予防に導く スポーツ整形外科

ORTHOPAEDIC
SPORTS MEDICINE
LEADING TO INJURY
PREVENTION

編集　**古賀英之**　東京医科歯科大学

二村昭元　東京医科歯科大学

齋田良知　順天堂大学

山藤　崇　東京医科大学

加藤欽志　福島県立医科大学

文光堂

編 集

古賀　英之	東京医科歯科大学大学院医歯学総合研究科運動器外科学分野長，准教授	
二村　昭元	東京医科歯科大学大学院医歯学総合研究科運動器機能形態学講座准教授	
齋田　良知	順天堂大学医学部整形外科学講座准教授	
山藤　崇	東京医科大学整形外科学分野助教	
加藤　欽志	福島県立医科大学医学部整形外科学講座講師	

執 筆 (執筆順)

古賀　英之　東京医科歯科大学大学院医歯学総合研究科運動器外科学分野長，准教授

中前　敦雄　広島大学病院整形外科講師

安達　伸生　広島大学大学院医系科学研究科教授

中瀬　順介　金沢大学医学部整形外科助教

土屋　弘行　金沢大学医学部整形外科教授

小笠原一生　大阪大学大学院医学系研究科助教

笹木　正悟　東京有明医療大学大学院保健医療学研究科講師

下河内洋平　大阪体育大学大学院スポーツ科学研究科教授

大見　頼一　日本鋼管病院リハビリテーション技術科主任

津田　英一　弘前大学大学院医学研究科整形外科学講座・リハビリテーション医学講座教授

木村　由佳　弘前大学大学院医学研究科整形外科学講座助教

前　達雄　大阪大学大学院医学系研究科運動器スポーツバイオメカニクス学共同研究講座特任教授

史野　根生　行岡病院スポーツ整形外科センター長

相澤　純也　東京医科歯科大学医学部附属病院スポーツ医学診療センター理学療法技師長

古松　毅之　岡山大学病院整形外科講師

中川　裕介　東京医科歯科大学大学院医歯学総合研究科軟骨再生学助教

片桐　洋樹　東京医科歯科大学大学院医歯学総合研究科運動器外科学助教

小柳　磨毅　大阪電気通信大学医療福祉工学部理学療法学科教授

木村　佳記　大阪大学医学部附属病院リハビリテーション部

川崎　隆之　順天堂大学医学部整形外科学講座准教授

本橋　恵美　一般社団法人 Educate Movement Institute 代表理事
　　　　　　株式会社 E.M.I 代表取締役

真木　伸一　株式会社 Re-Vive 代表取締役

田崎　篤　聖路加国際病院整形外科，リハビリテーションセンター副センター長

北村　信人　聖路加国際病院整形外科スポーツ総合医療センター部長

新井　隆三　京都大学大学院医学研究科整形外科学助教

松浦　哲也　徳島大学大学院医歯薬学研究部特任教授

星加　昭太　東京医科歯科大学大学院医歯学総合研究科臨床解剖学分野
　　　　　　船橋整形外科病院スポーツ医学・関節センター

二村　昭元　東京医科歯科大学大学院医歯学総合研究科運動器機能形態学講座准教授

亀山顕太郎　松戸整形外科病院リハビリテーションセンター

石井　壮郎　松戸整形外科病院臨床解析センター長

塩多　雅矢　部活体塾

千葉　慎一　ウェルケアわきた整形外科リハビリテーション室技師長

松木　圭介　船橋整形外科病院スポーツ医学・関節センター

菅谷　啓之　船橋整形外科病院スポーツ医学・関節センターセンター長

草野　寛　慶友整形外科病院スポーツ医学センター・整形外科部長

古島　弘三　慶友整形外科病院スポーツ医学センター・センター長

髙橋　信夫　川久保病院リハビリテーション科
赤坂　清和　埼玉医科大学大学院医学研究科教授
板倉　尚子　日本女子体育大学健康管理センター
成田　崇矢　桐蔭横浜大学スポーツ健康政策学部スポーツ
　　　　　　テクノロジー学科教授
加藤　知生　桐蔭横浜大学スポーツ健康政策学部スポーツ
　　　　　　テクノロジー学科教授
花岡美智子　東海大学体育学部競技スポーツ学科准教授
関口　貴博　船橋整形外科クリニック理学診療部課長
奥脇　透　国立スポーツ科学センター副センター長
金子　晴香　順天堂大学医学部整形外科学講座講師
吉田　圭一　順天堂大学医学部整形外科学講座助教
松田　直樹　株式会社ワイズ・スポーツ＆エンターテイメント
山本　晃永　株式会社ワイズ・スポーツ＆エンターテイメント
　　　　　　代表
秋吉　直樹　おゆみの中央病院リハビリテーション部
荻内　隆司　川口工業総合病院副院長，整形外科部長
村上　憲治　帝京科学大学医療科学部東京理学療法学科教授
藤高　紘平　貴島病院本院付属クリニックリハビリテーション科
植木　博子　東京医科歯科大学大学院医歯学総合研究科運
　　　　　　動器外科学
齋田　良知　順天堂大学医学部整形外科学講座准教授
松田　匠生　横浜市スポーツ医科学センターリハビリテー
　　　　　　ション科
船越　雄誠　聖隷浜松病院スポーツ整形外科部長
熊井　司　早稲田大学スポーツ科学学術院教授
金内　洋一　福島県立医科大学医学部整形外科学講座助教
小池　崇文　K & SDS～soins de sante～
亀田　壮　医療法人明和会亀田病院副院長
髙橋　達也　船橋整形外科病院スポーツ医学・関節センター
高橋　謙二　船橋整形外科病院スポーツ医学・関節センター
　　　　　　下肢部門部長
小林　洋平　白報会王子病院整形外科部長
山藤　崇　東京医科大学整形外科学分野助教
島川　朋享　春江病院関節温存・スポーツセンター

Per Holmich　Sports Orthopedic Research Center-
　　　　　　Copenhagen professor
神戸　裕一　アントラーズスポーツクリニック
齊藤　昌愛　聖路加国際病院整形外科
加谷　光規　足立外科整形外科クリニック副院長
福島　健介　北里大学医学部整形外科学診療講師
柴田弘太郎ロバーツ
　　　　　　大阪府済生会野江病院整形外科兼リハビリテー
　　　　　　ション科部長
宇都宮　啓　Steadman Philippon Research Institute
錦野　匠一　錦野クリニック整形外科
高橋　誠　産業医科大学若松病院リハビリテーション部
大原　英嗣　市立ひらかた病院整形外科主任部長
辰村　正紀　筑波大学附属病院水戸地域医療教育センター・
　　　　　　茨城県厚生連総合病院水戸協同病院整形外科講師
加藤　欽志　福島県立医科大学医学部整形外科学講座講師
山下　一太　徳島大学大学院医歯薬学研究部運動機能外科
　　　　　　学講師
青木　保親　東千葉メディカルセンター整形外科部長
　　　　　　千葉大学大学院医学研究院総合医科学講座特任教授
四家　卓也　Sports & Medical fitness Re-Birth ゼネラ
　　　　　　ルマネージャー
松本　裕司　名古屋スポーツクリニックリハビリテーション科
後藤　強　徳島大学病院リハビリテーション部
佐藤　正裕　八王子スポーツ整形外科リハビリテーション
　　　　　　センター統括
半谷　美夏　国立スポーツ科学センタースポーツメディカ
　　　　　　ルセンター整形外科副主任研究員
山﨑　良二　大阪警察病院整形外科，脊椎・脊髄センター，
　　　　　　スポーツ医学センター
長谷部清貴　帝京大学医学部附属溝口病院リハビリテーション部
阿久澤　弘　早稲田大学スポーツ科学学術院助教
中前　稔生　広島大学大学院医系科学研究科助教
倉持梨恵子　中京大学スポーツ科学部スポーツ健康科学科
　　　　　　准教授

序

　近年，世界的なスポーツ医学の進歩に伴い，スポーツ外傷・障害に対するアプローチは従来の治療に特化した医療から，その予防に焦点が当てられるようになってきている．その発想は北欧を中心にいち早く 2000 年代から取り入れられ，2005 年に世界で初めてスポーツ外傷予防医学の学会が Norway の Oslo Sports Trauma Research Center 主催のもと開催されて以来，徐々に広まりをみせるようになった．私は 2008 年に Oslo Sports Trauma Research Center に留学し，スポーツ傷害に対する予防医学の研究に携わらせていただくなかでその考え方を勉強するようになった．また同学会にも第 2 回から参加するようになり，スポーツ外傷・障害に対する予防医学の世界的な発展を間近に見てきた．本学会に最初に参加した当時は日本からの参加者も少なく，この分野において日本はまだまだ発展途上であった．特に study design においては欧米と比較しかなりの差があったことを鮮明に記憶している．しかし同学会が第 3 回より IOC の主催となり，2020 年には第 6 回 IOC World Conference on Prevention of Injury & Illness in Sport がモナコで開催されるなか，国内においても近年ようやくその注目度が高まり，質の高い研究が発信されるようになってきた．

　一方で 2020 年に東京オリンピック・パラリンピックを迎えるにあたり，国内におけるスポーツ医学に対する一般の関心，理解も一層深まってきている．スポーツ医学は単にスポーツ選手の競技力向上をサポートするだけでなく，一般のスポーツ愛好家に対するスポーツ外傷・障害の予防と治療を通して健康増進を促し，ひいては健康寿命の延伸に重要な役割を果たすようになった．

　このようななかでタイミングよく文光堂からスポーツ外傷・障害予防についての本書の企画をいただき，私なりに新たな視点から本邦における最新のスポーツ外傷・障害予防について編集をさせていただいた．その要点は以下のとおりである．

1）タイトルをあえて予防に導くスポーツ整形外科とさせていただき，さらに対象となる部位・疾患を代表的なものに限定した．その分，疾患ごとに深く掘り下げ，予防医学の基本から最新のトピックスまでを取り上げた．

2）前十字靱帯損傷やハムストリング損傷に代表されるように，多くのスポーツ整形外科疾患において最も高い危険因子はその疾患の既往である．そのことから，本書では再発予防（手術加療やリハビリテーションも含め）にも重点を置いた．

3）本書の編集にはあえて現時点で最も油の乗っている若手の先生を指名させていただいた．それに伴い執筆者についても若手の先生を積極的に採用させていただき，よりアクティブな書を目指した．

　最後に本書の企画から編集まで若輩者の私を助けていただいた文光堂の方々に深謝するとともに，この企画に賛同し各分野において編集を担当していただいた編集の先生方，ならびに快く執筆をお引き受けいただいた先生方に御礼申し上げたい．本書がスポーツ外傷・障害の予防医学の新たな羅針盤として，多くの先生方の座右の書になれば幸いである．

2019 年 10 月

古賀　英之

巻頭カラー

I　ACL・半月板損傷

図1　正常 ACL 付着部
a　大腿骨側. 矢印：resident's ridge.
b　脛骨側. 点線（黒），外側半月板前節，実線（色）：ACL 付着部.
（p.63 参照）

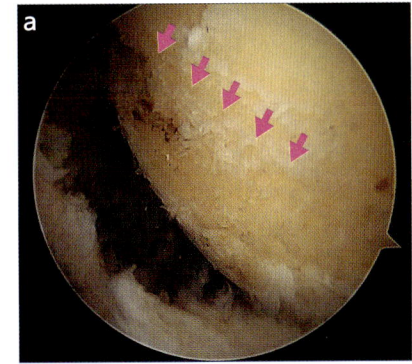
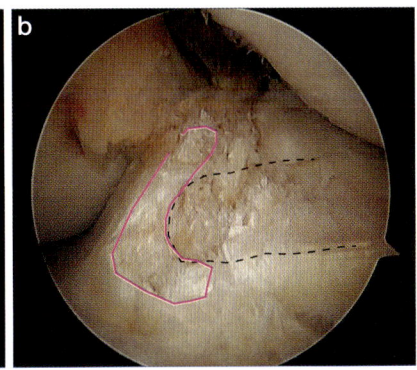

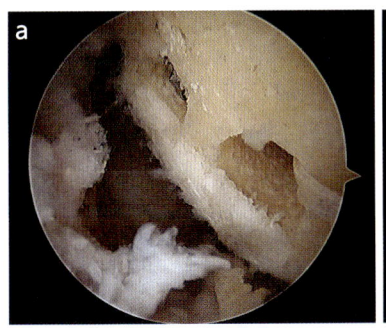
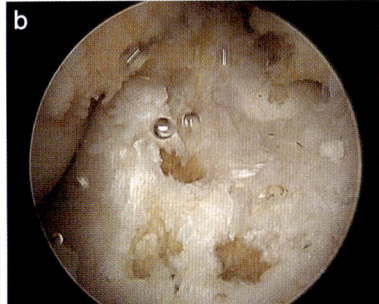
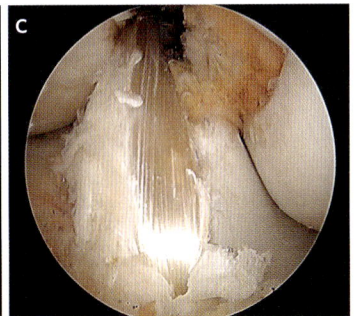

図2　解剖学的三重束 ACL 再建術
a　大腿骨側骨孔
b　脛骨側骨孔
c　再建靱帯
（p.63 参照）

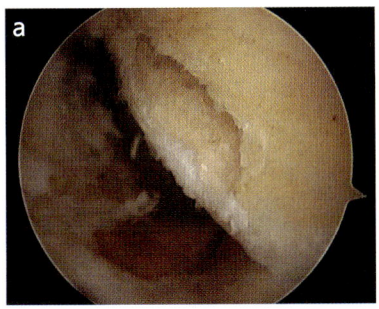
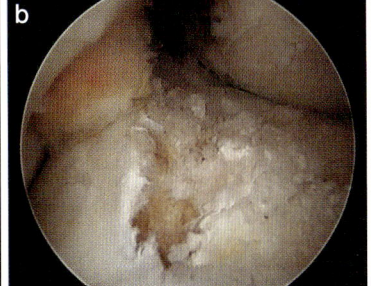
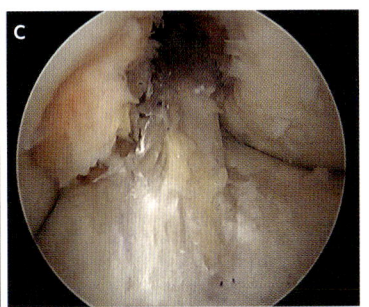

図4　解剖学的長方形骨孔 ACL 再建術
a　大腿骨側骨孔
b　脛骨側骨孔
c　再建靱帯
（p.65 参照）

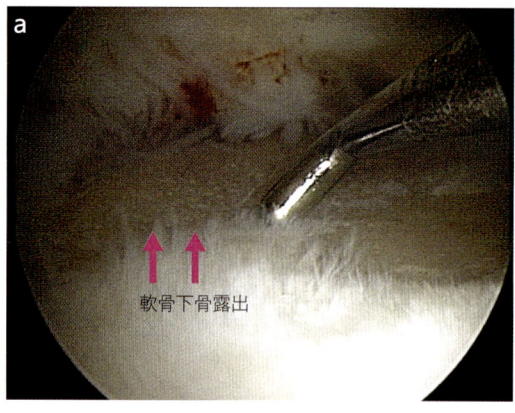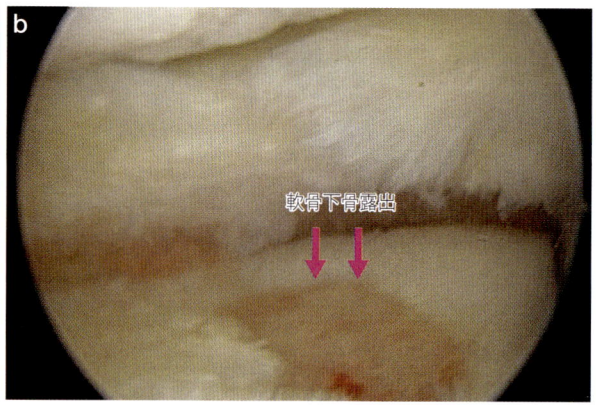

図2 ▶ 部分切除術後の軟骨欠損

a　28歳男性，ラグビー選手．8年前にACL再再建術と外側半月板部分切除術を受けた．2年前より左膝痛，左膝関節水腫を繰り返すようになった．関節鏡視にて軟骨欠損，軟骨下骨の露出を認める．

b　20歳女性バレーボール選手．3年前に外側半月板損傷に対し外側半月板部分切除術を受け，2年前より左膝関節水腫を繰り返していた．関節鏡視にて軟骨欠損，軟骨下骨の露出を認める．

（p.91 参照）

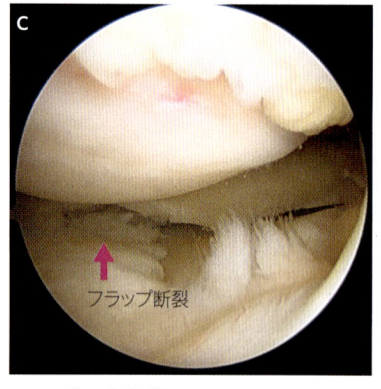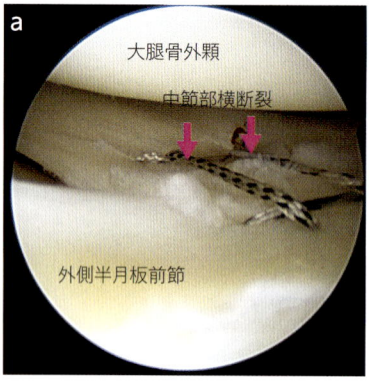

図4 ▶ 半月板放射状断裂の自然経過例

c　関節鏡視では水平断裂部は変性しフラップ断裂を伴っていた．

（p.93 参照）

図5 ▶ 放射状断裂に対する半月板縫合術

a　前十字靱帯損傷に伴う中節部の縦断裂，tie-grip 法にて縫合した．

b　術後1年の関節鏡視．断裂部は完全ではないが部分的に癒合していた．糸は消失していた．

（p.93 参照）

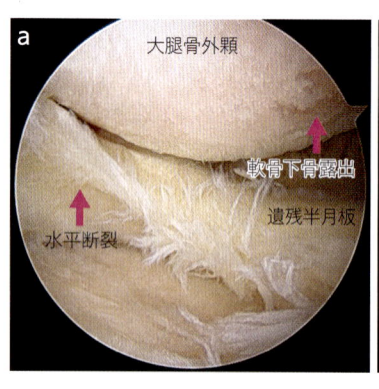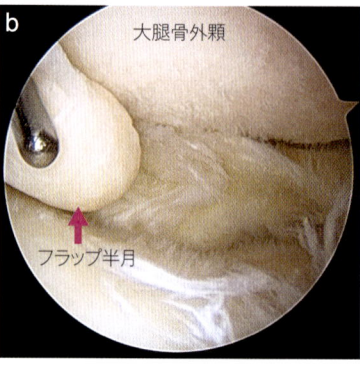

図7 ▶ 円板状半月に伴う水平断裂を放置された症例

30代前半女性．

a　関節鏡視にて軟骨欠損，軟骨下骨の露出を認める．遺残半月板は変性しており，水平断裂を認める．

b　円板状半月の中央部がフラップ状半月となり，大腿骨外顆と脛骨プラトーに挟まれていた．

（p.94 参照）

図8　後根損傷時の荷重分散

b　正常時は半月板に前節から，中節，後節への荷重分散を認める．後根切断後は中節，後節の荷重分散機能がほぼ失われている．

（文献17より引用，CC BY-NC-ND 4.0）

（p.95参照）

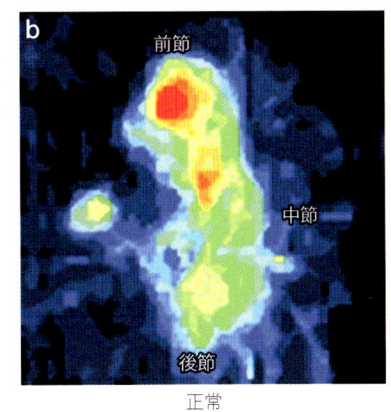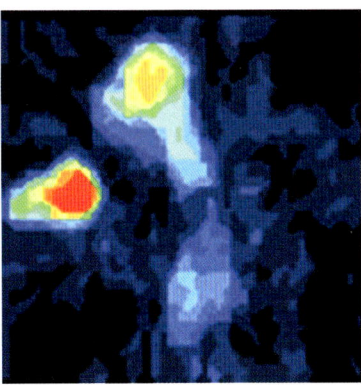

正常　　　　　　　　　　　　　　後根切断

図9　外側半月板後根損傷と付随する軟骨損傷

a　外側半月板後根が消失していた．半月板はやや上方に引っ張られていた．

b　外側半月板の内縁に沿ってプローベが入ってしまう裂溝状の軟骨損傷を認めた．

（p.95参照）

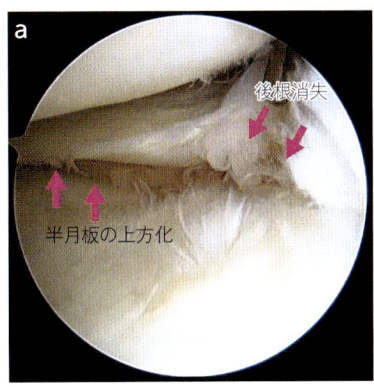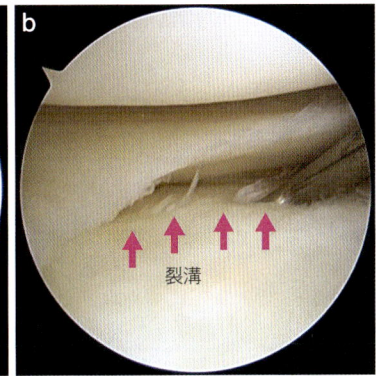

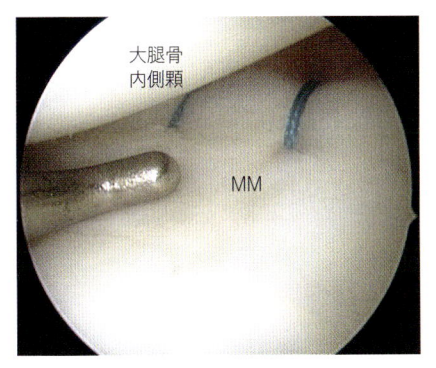

図2　内側半月板（medial meniscus：MM）中─後節の縦断裂に対するinside-out法による縫合

（p.99参照）

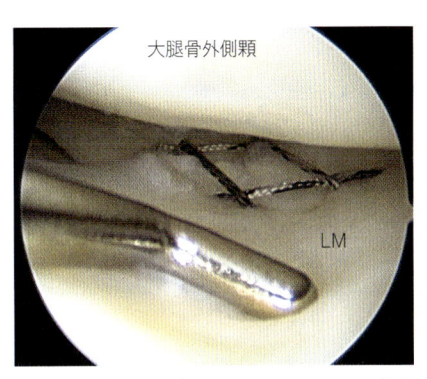

図3　外側半月板（lateral meniscus：LM）中節放射状断裂に対するtie-grip法を用いた縫合

（p.99参照）

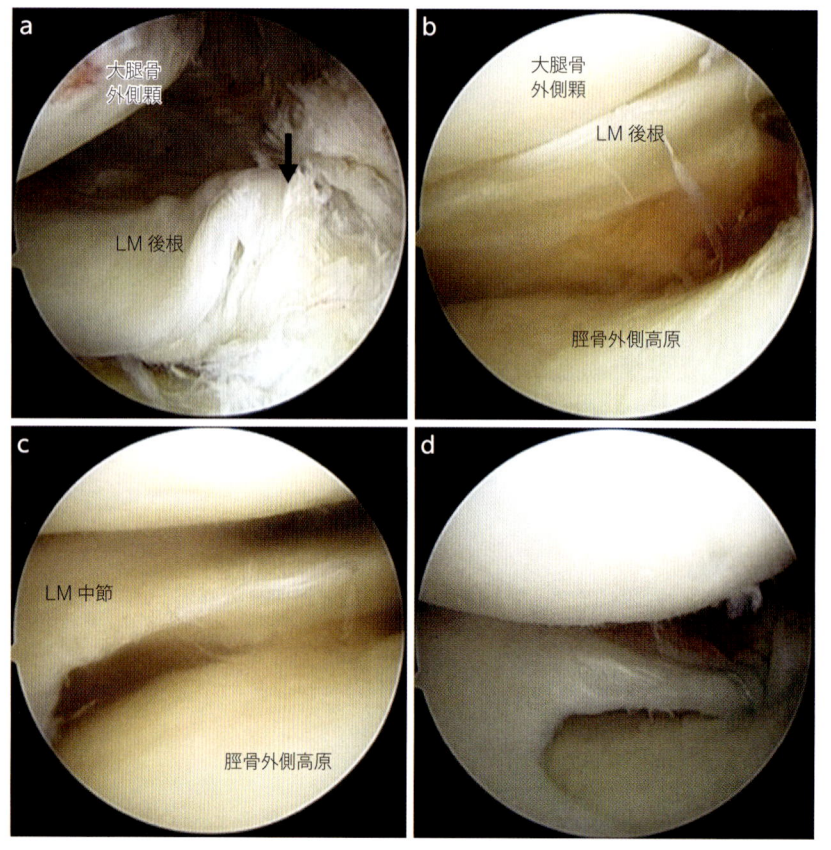

（p.99 参照）

図 4 ACL 再断裂例における陳旧性外側半月板後根損傷

a 外側半月板（LM）後根部は一見瘢痕治癒している（矢印）. meniscofemoral ligament は消失している.

b プロービングにて後根部が lift-off する.

c LM 中節部は逸脱し, 相対する脛骨高原の軟骨は softening している.

d 断端の縫合, pull-out 固定後. 断端部は骨孔内に十分に引き込まれ, LM の逸脱は完全に整復されている.

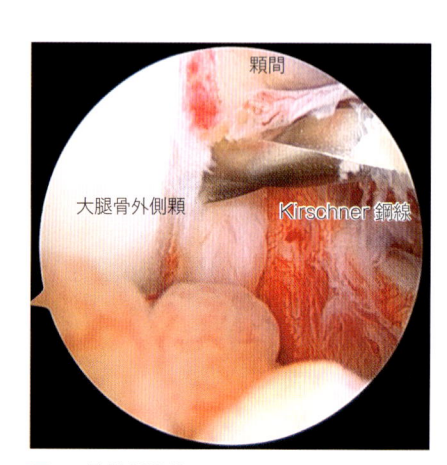

図 5 骨髄刺激法

大腿骨顆間部へ Kirschner 鋼線を用いて骨穿孔術を行うことにより, 骨髄からの出血を促し半月板の治癒を促進する.

（p.100 参照）

図6 逸脱外側半月板に対する鏡視下 centralization 法

a 外側半月板（LM）は逸脱し，脛骨外側高原の辺縁が露出している．

b アンカーの挿入．

c アンカーの糸を半月板辺縁の関節包に通し水平マットレス縫合を形成する．

d アンカーの糸を締結後（矢頭），LM が内方化されていることが鏡視下に確認できる．

（p.101 参照）

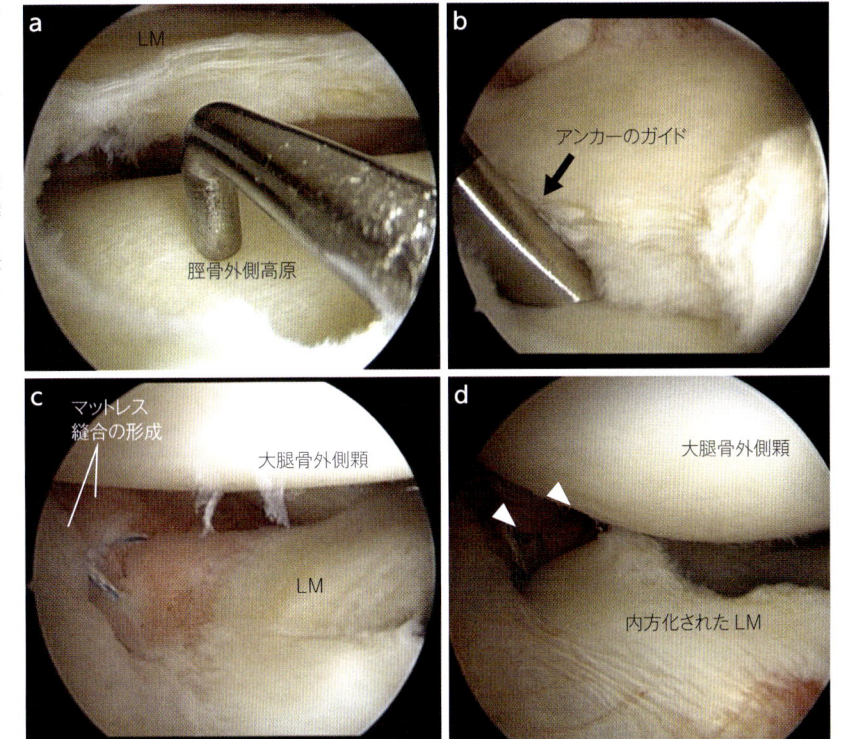

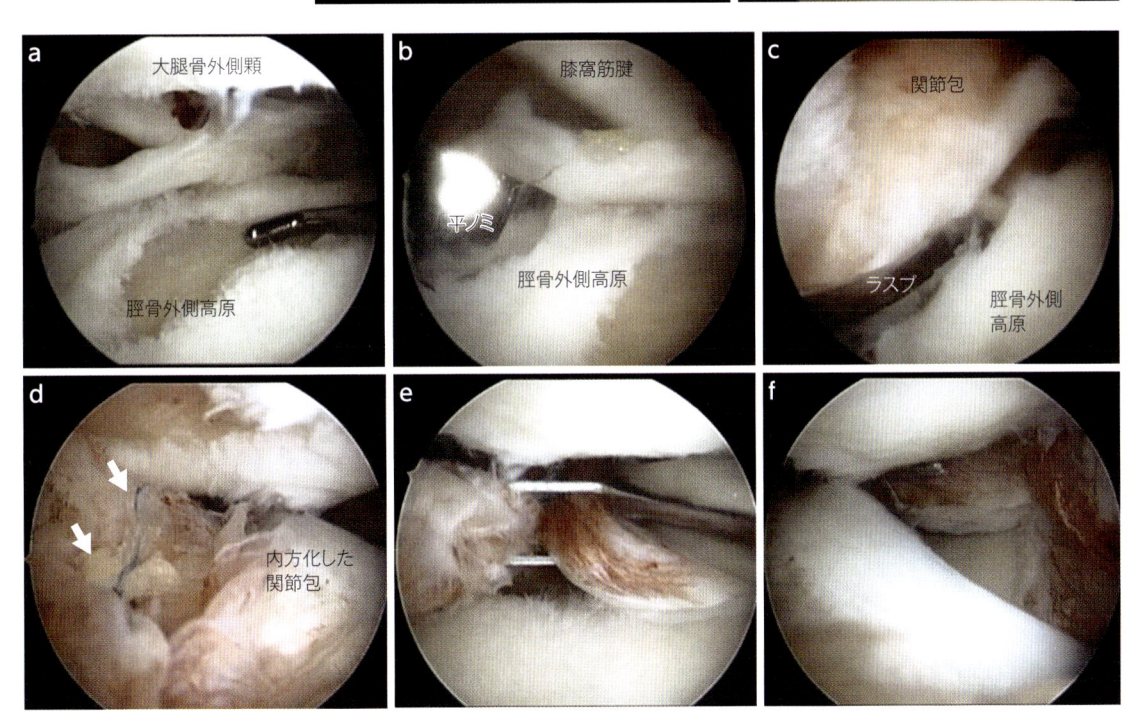

図8 外側半月板（LM）亜全切除後 OA 症例の手術所見

a LM 中節部は欠損し，相対する脛骨高原の軟骨は欠損している．

b 脛骨骨棘の切除．

c 半月脛骨関節包の剝離．

d 内方化後．関節包が内方化されていることが鏡視下に確認できる（矢印：マットレス縫合締結部）．

e 内方化した関節包と残存している半月板後節を縫合．

f 最終的に内方化した関節包と残存 LM により hoop が形成された．

（p.103 参照）

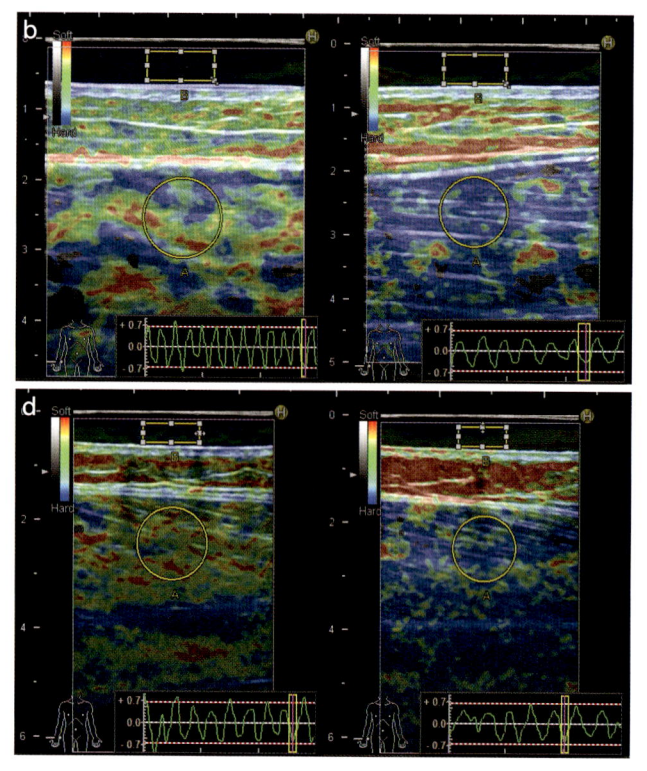

図3 ▶ ストレッチング

b 大腿直筋近位の超音波エラストグラフィ画像
安静時（左）に比べて伸張時（右）は組織弾性が増加し，カ
ラーマッピングの分布が青色（hard）に変化している．
d 外側広筋遠位の超音波エラストグラフィ画像
安静時（左）に比べて伸張時（右）は組織弾性が増加し，カ
ラーマッピングの分布が青色（hard）に変化している．
（p.107 参照）

Ⅱ 上肢の外傷・障害

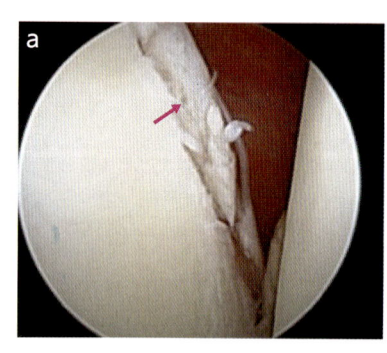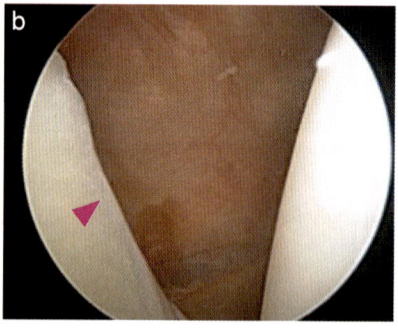

図4 ▶ Bankart 病変

a, b （すべて右肩，後方から鏡視）関
節唇がばさついている症例（a 矢印）や，
関節唇が内方に落ちるように消えてい
る（b 矢頭）症例もある．
（p.142 参照）

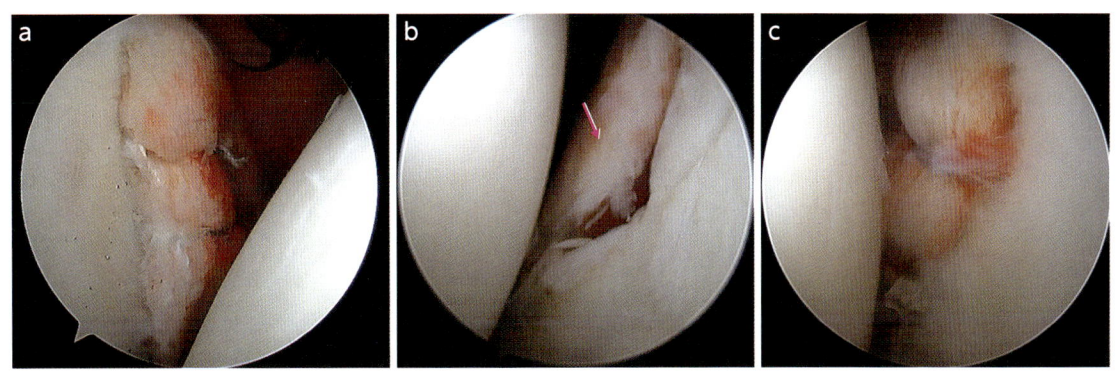

図 8 鏡視下 Bankart 修復術

a　右肩後方鏡視. 鏡視下 Bankart 病変修復後.
b　左肩後方鏡視. 骨性 Bankart 病変（矢印）を認める.
c　術後. suture anchor を用いて修復した.
（p.144 参照）

図 9 鏡視下後方Bankart修復術　左肩　側臥位，前上方穿刺孔より鏡視

a　後方骨性病変を認める（矢印）.
b　suture anchor を用いて修復固定した.
（p.144 参照）

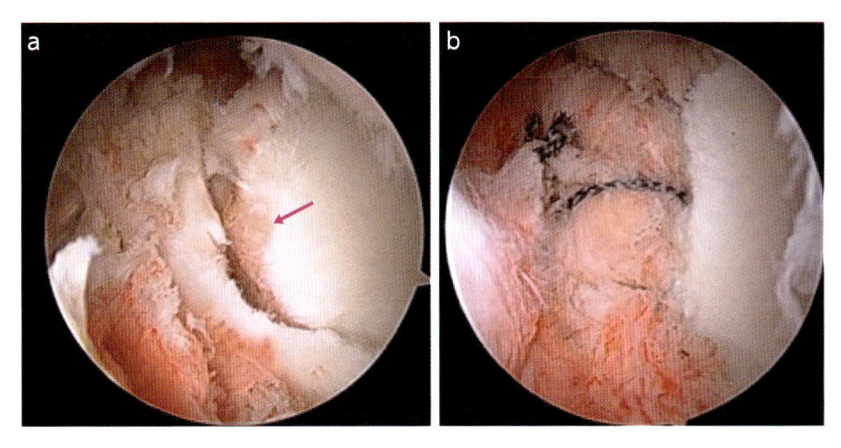

図 11 鏡視下 Hill-Sachs remplissage　右肩

a　処置前. b　骨面を新鮮化して，suture anchor を挿入. 棘下筋腱，小円筋腱を貫きながら糸を引き出す.
（p.146 参照）

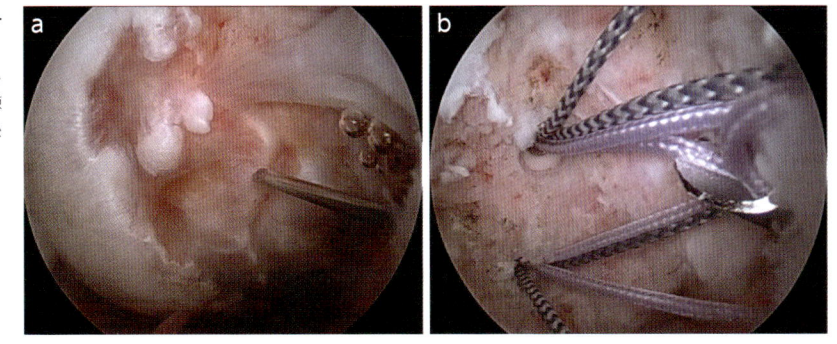

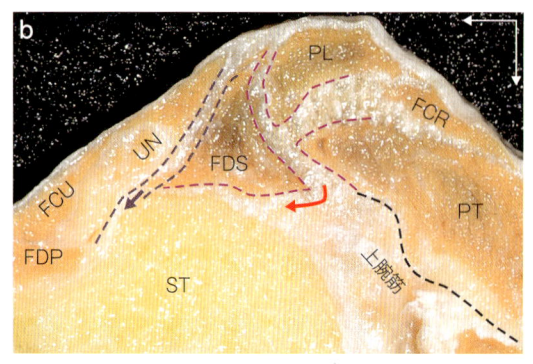

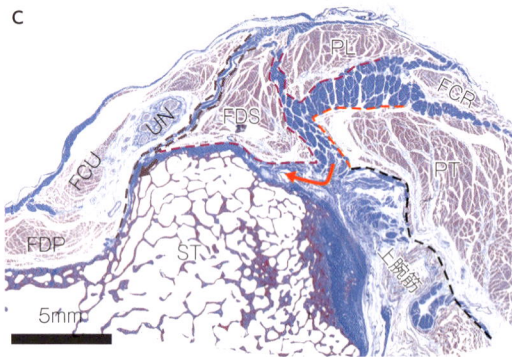

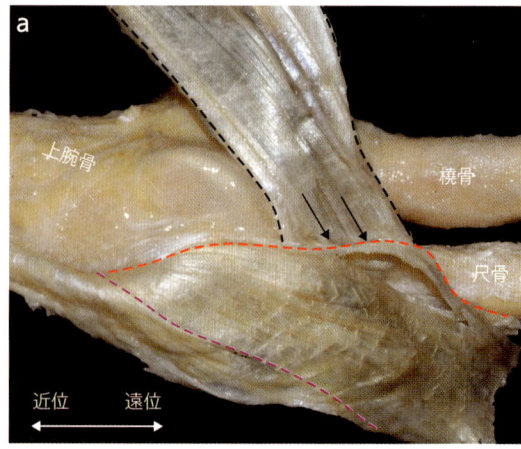

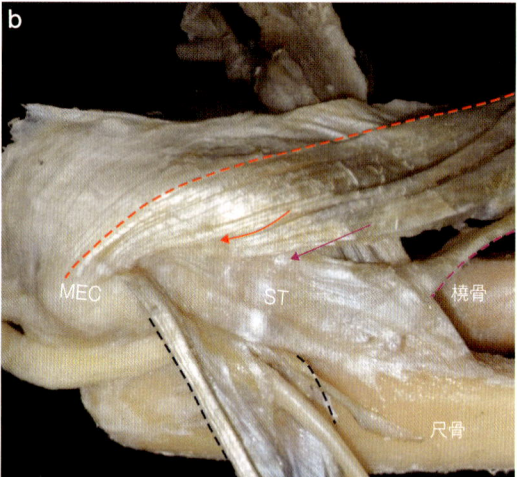

図2 ▶ 回内屈筋群と腱性中隔. 鉤状突起結節（ST）レベルの冠状断組織を示す（マッソン・トリクロム染色）

b 円回内筋（PT）と浅指屈筋（FDS）の間には，膜厚な腱性中隔（赤点線・赤矢印）が存在し，FDS深層腱膜へと連続している．FDSと尺側手根屈筋（FCU）間にも同様に腱性中隔（茶点線・茶矢印）が存在し，FCUの深層腱膜へと連続している．
c マッソン・トリクロム染色ではPT/FDS間の腱性中隔（赤点線・赤矢印）は濃染された膠原線維として認められ，FDS深層腱膜や上腕筋腱へと連続している．またFDS/FCU間の腱性中隔（茶点線・茶矢印）はFCU深層腱膜へと連続している．
PL：長掌筋腱，FCR：橈側手根屈筋，FDP：深指屈筋，UN：尺骨神経
（文献15より引用改変）
（p.161 参照）

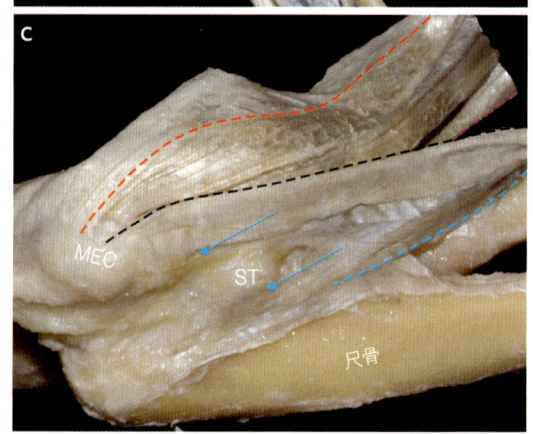

図3 ▶ 腱性中隔と周囲構造の関係. 左肘を内側から観察

a 鉤状突起結節において上腕筋腱の一部（黒点線・黒矢印）が円回内筋（PT）／浅指屈筋（FDS）間の腱性中隔（赤点線）付着部の基部に停止している．
b PT/FDS間の腱性中隔（赤点線・赤矢印）は，上腕骨内側上顆（MEC）前壁の基部から起始し鉤状突起結節（ST）前面に停止，後方へはFDSの深層腱膜へと連続しながら腕尺関節を覆っている．
c FDS/尺側手根屈筋（FCU）間の腱性中隔（青点線・青矢印）は，MEC後壁から起始しST後面に停止，後方へはFCUの深層腱膜へと連続しながら腕尺関節を覆っている．
（p.162 参照）

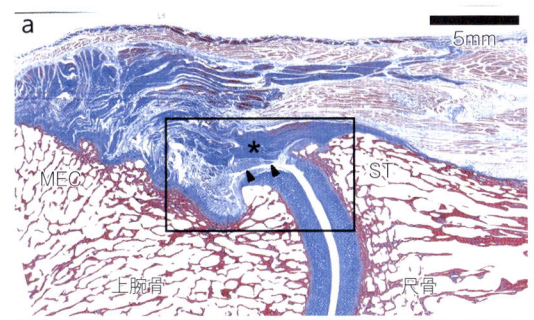

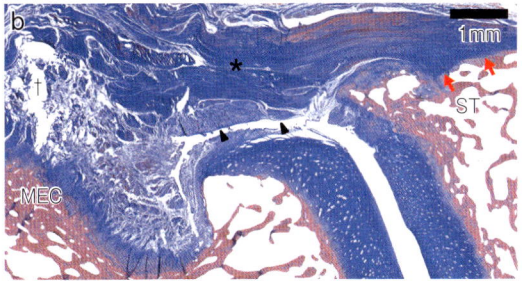

図 4　腱性中隔と関節包の組織．上腕骨内側上顆（MEC）前壁を含む斜位矢状断面（図1a）組織を示す（マッソン・トリクロム染色）

a　円回内筋／浅指屈筋間の腱性中隔（★）の深層に関節包（矢頭）を認める．

b　aの黒枠内拡大像．関節包（矢頭）は近位では翻転して滑膜腔を形成（†），遠位では腱性構造と結合して鉤状突起結節（ST）の近位縁に付着している（赤矢印）．
（p.163 参照）

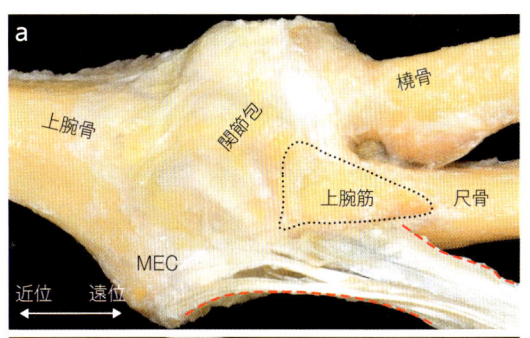

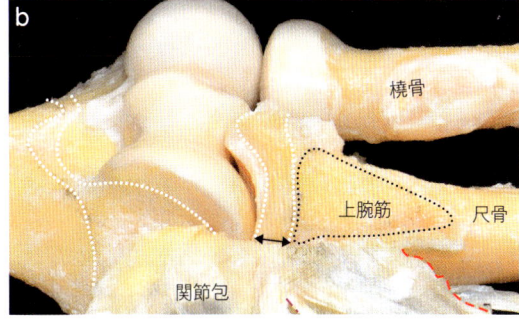

図 5　腱性中隔と関節包．左肘を前内側から観察

a　上腕筋腱を切離し，関節包と円回内筋／浅指屈筋間の腱性中隔（赤点線）を認める

b　関節包（白点線）と腱性中隔（赤点線）を外側より分離し剝離翻転すると，鉤状突起結節の近位において関節包が幅を持って付着している（黒矢印）．
MEC：内側上顆
（p.163 参照）

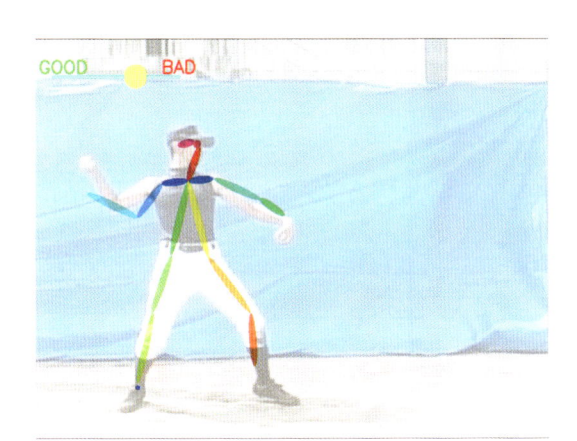

図 5　人工知能の適用例
（p.172 参照）

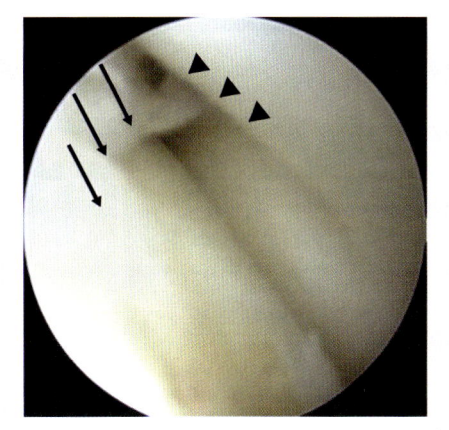

図 2　SLAP病変と腱板関節面断裂部のインピンジメント（右肩後方鏡視）

肩関節を外転外旋位として確認する．上方関節唇（矢印）と腱板の関節面断裂部（矢頭）がインピンジメントを生じている．
（p.187 参照）

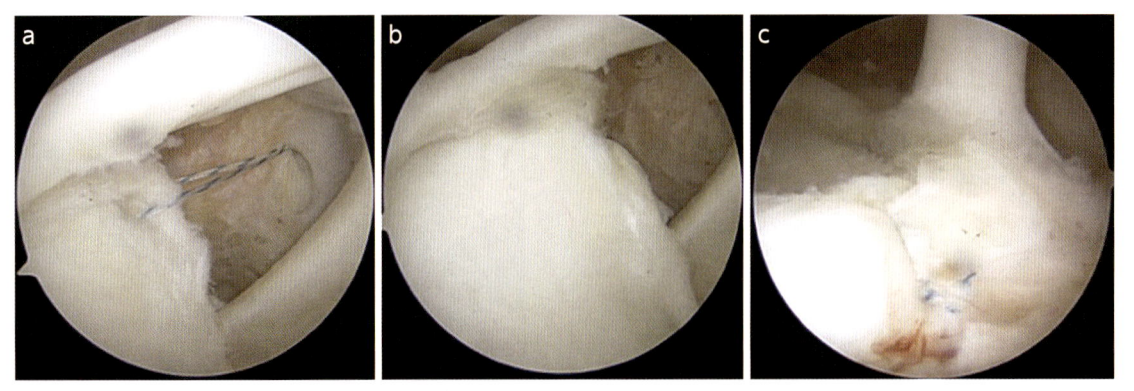

図3 ▶ SLAP 修復（右肩）

a　スーチャーアンカーを挿入し，前方関節唇に縫合糸をかける．
b　縫合後（後方鏡視）．
c　縫合後（前方鏡視）．
（p.188 参照）

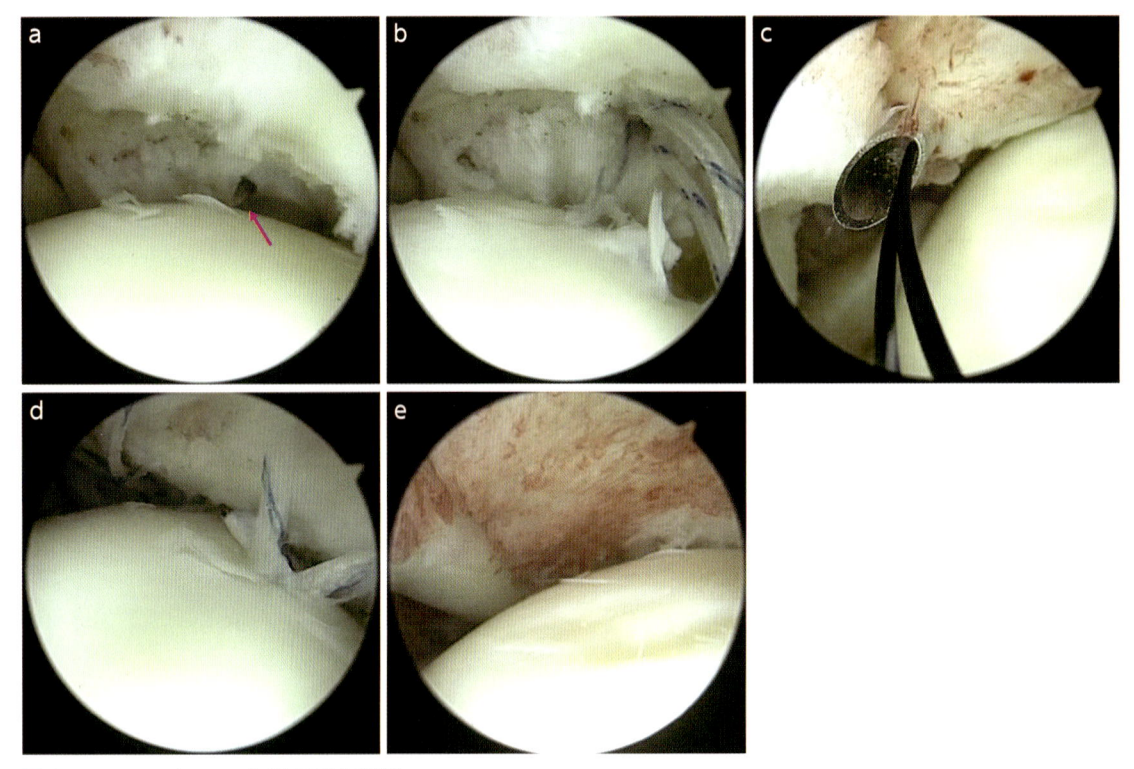

図4 ▶ trans-tendon repair（右肩後方鏡視）

a　注射針（矢印）にて腱板縦切部を確認する．
b　スーチャーアンカーの挿入．
c　硬膜外針を腱板に刺入し，ループにした 2-0 ナイロン糸を挿入する．
d　ループのナイロン糸を用いて腱板に縫合糸をかける．
e　縫合後．knot-tying は肩峰下滑液包鏡視で行っている．
（p.189 参照）

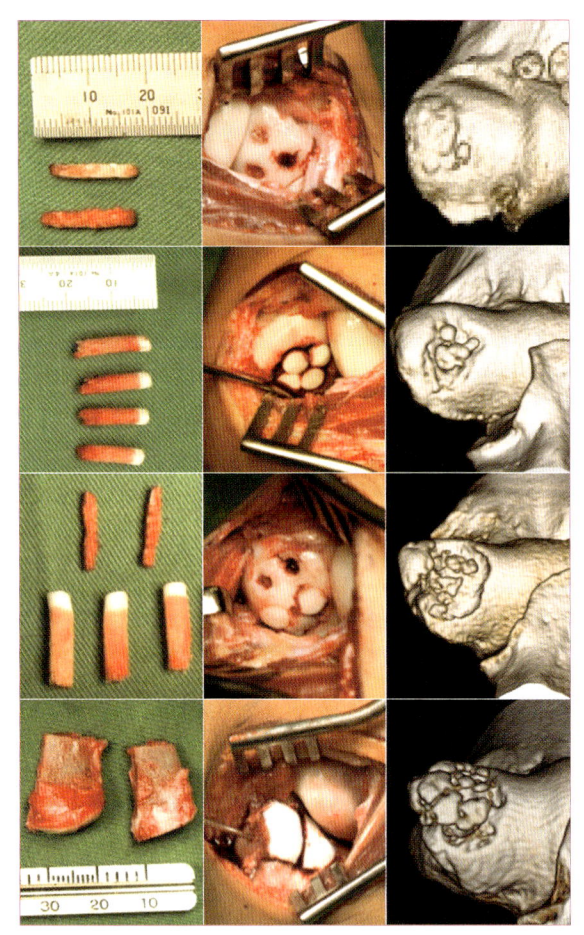

図2 上腕骨小頭離断性骨軟骨炎に対する各術式の選択
（p.193 参照）

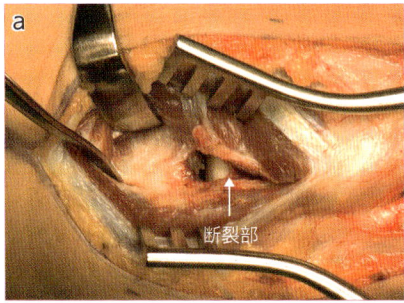

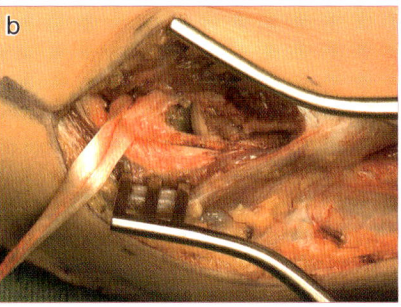

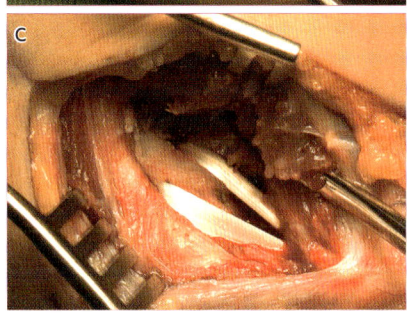

図3 肘尺側側副靱帯再建術の実際（伊藤法）
a　屈筋群を線維方向に split し損傷した AOL を確認.
b　PL を鉤状結節側の骨孔に通した状態.
c　上腕骨側の骨孔を通して骨釘で固定.
（p.195 参照）

Ⅲ　下肢の外傷・障害

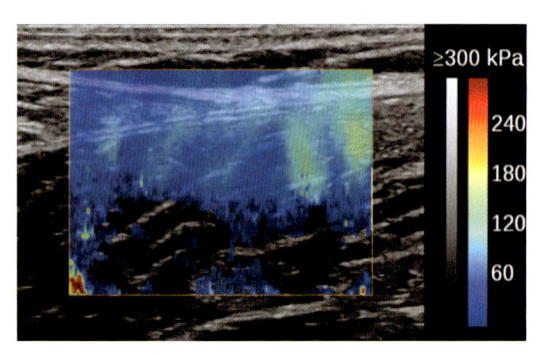

図 5 ▶ 正常の腓腹筋内側頭筋腱移行部の描出と剪断波エラストグラフィ像
（文献 15 より引用）
（p.245 参照）

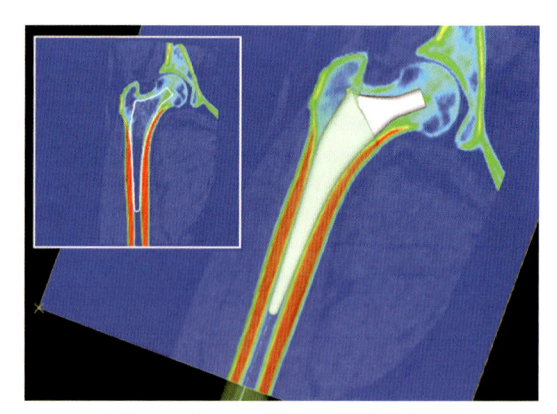

図 3 ▶ 股関節インプラント挿入による応力解析
Mechanical Finder による解析例.
（文献 11 より許諾を得て転載）
（p.266 参照）

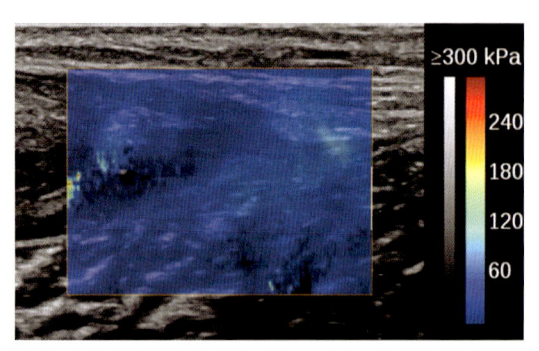

図 6 ▶ 受傷後早期の腓腹筋内側頭筋腱移行部肉ばなれにおける剪断波エラストグラフィ像
（p.246 参照）

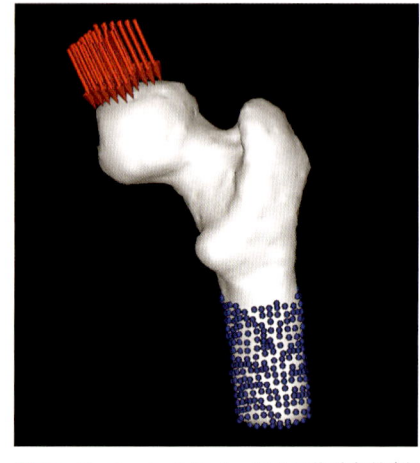

図 4 ▶ Mechanical Finder による荷重条件（赤矢印）と拘束条件（青点）
（文献 11 より許諾を得て転載）
（p.266 参照）

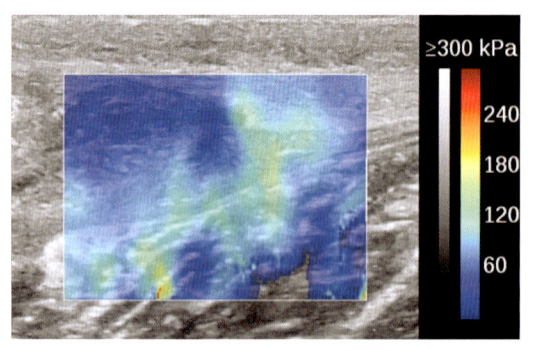

図 7 ▶ 組織修復後の腓腹筋内側頭筋腱移行部肉ばなれにおける剪断波エラストグラフィ像
（p.246 参照）

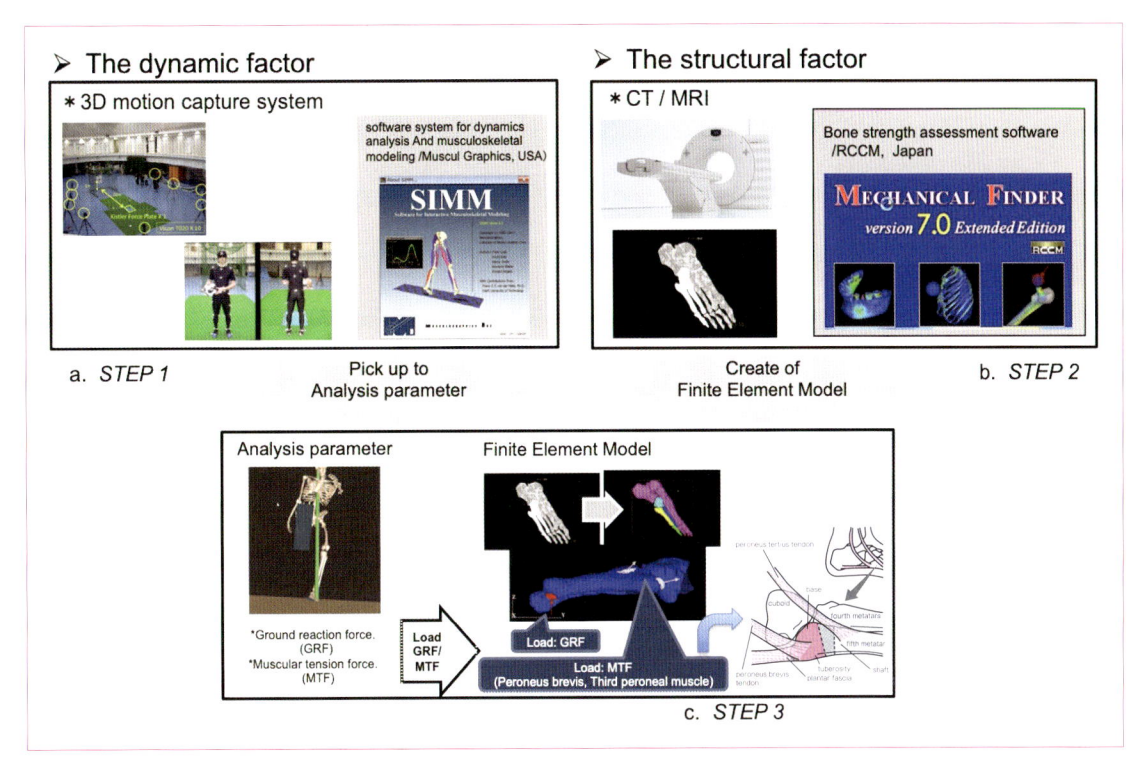

図6 解析システム
（p.268 参照）

図7 有限要素モデル
左：足部有限要素モデル
右：第4・5中足骨・立方骨
メッシュモデル
（p.268 参照）

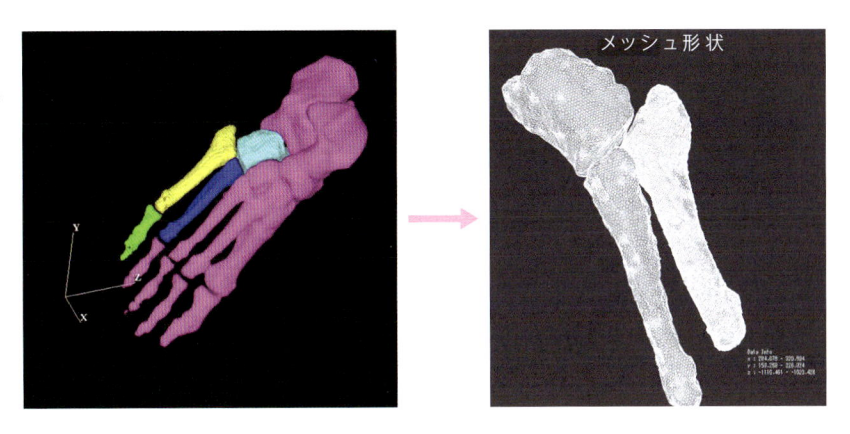

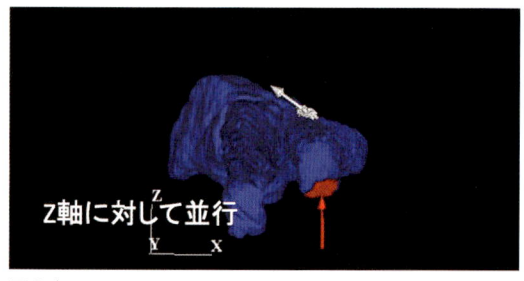

図8上

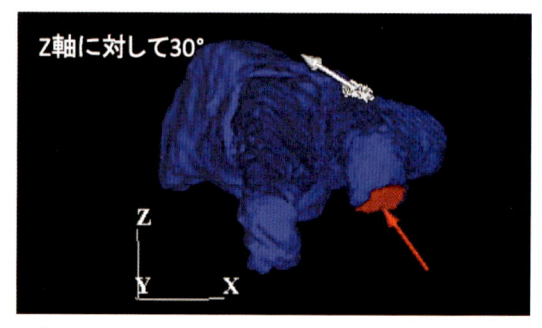

図8中

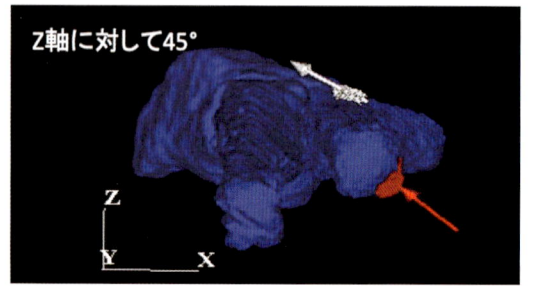

図8下

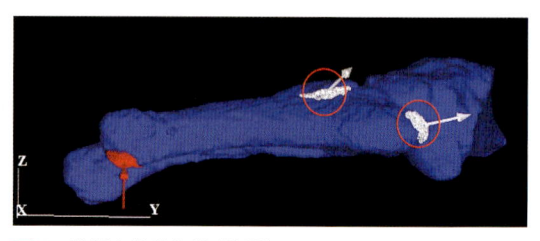

図9 **筋張力荷重条件（位置）**
（p.269 参照）

図8 **荷重条件（位置）**
（p.269 参照）

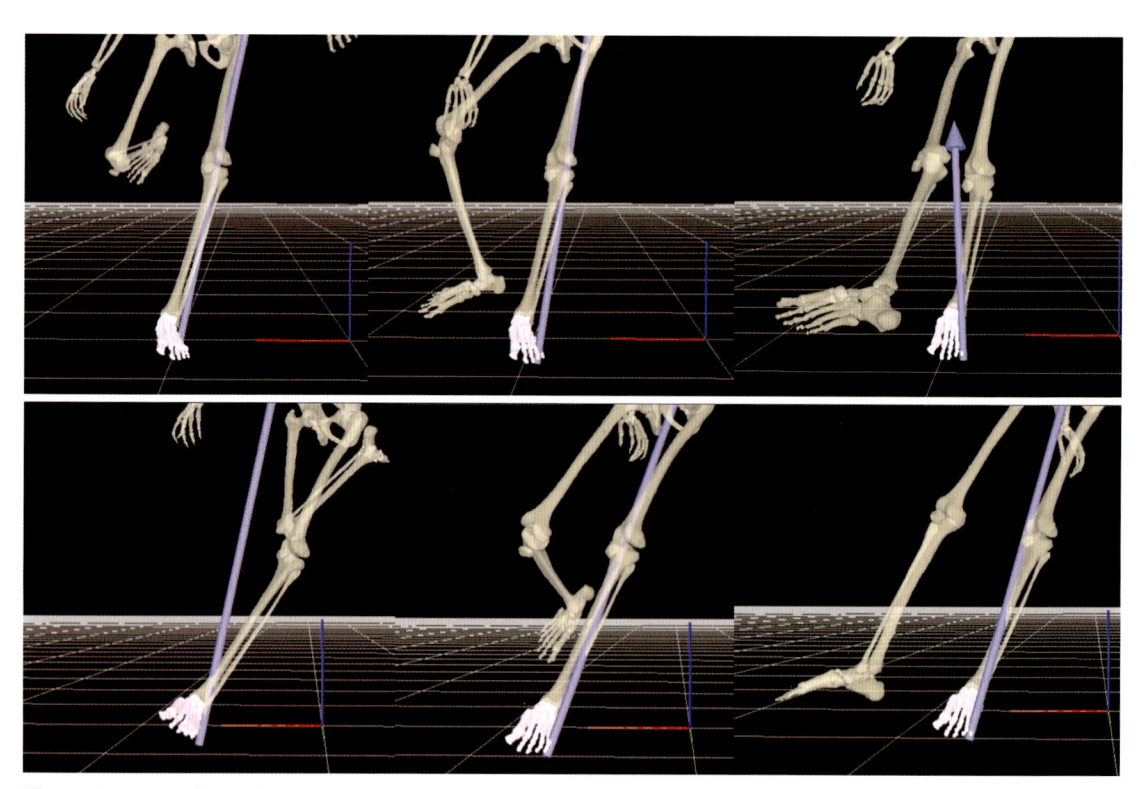

図14 **キック動作軸脚と床反力の関係**
上：インサイドキック，下：インフロントキック
（p.272 参照）

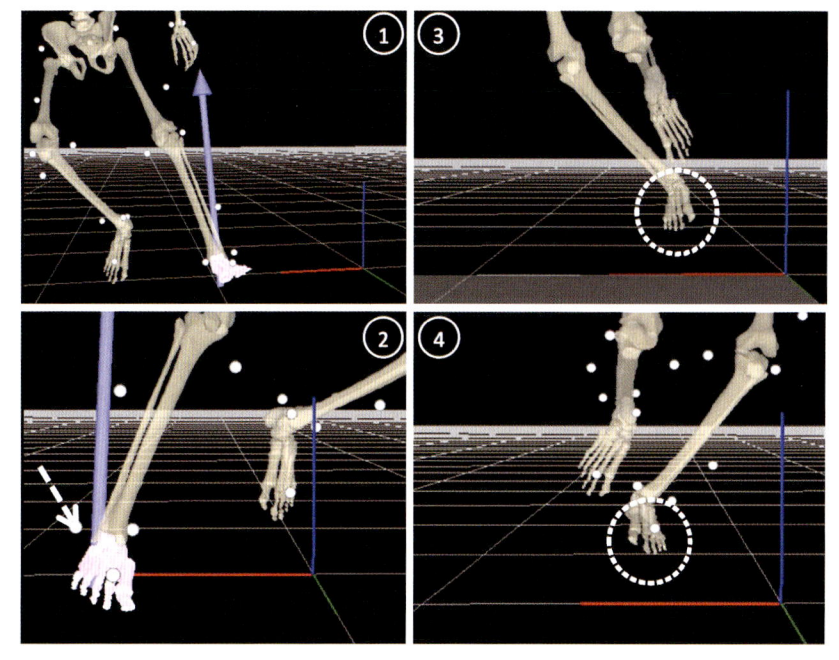

図15 カッティング動作と床反力の関係

① 左脚接地による右方向へのターン.

② 右脚接地による左方向へのターン.

③ 動作へのアプローチ(左脚接地前の右脚に注目).

④ 動作へのアプローチ(右脚接地前の左脚に注目).

(p.272参照)

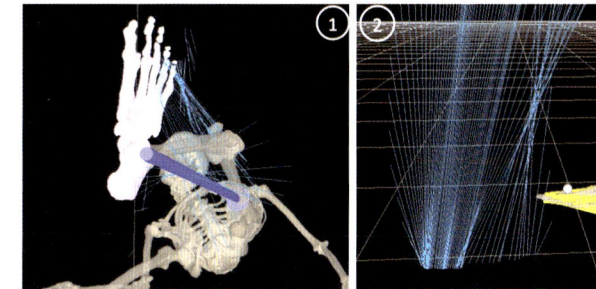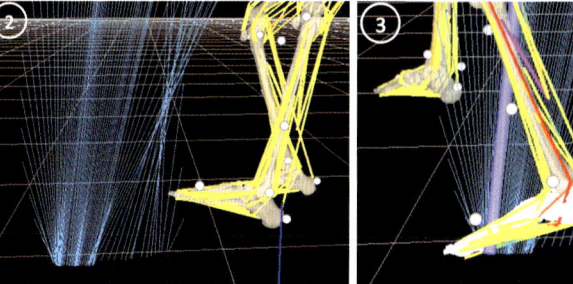

図16 動作と床反力軌跡の関係

① インサイドキック時の軸脚の床反力軌跡.青細線の軸脚の床反力接地時の床反力軌跡を接地経過に示す.

②,③ カッティング.左脚軸脚での右方向へのターンを②は接地直前,③は離地直前を示す.青細線は左脚接地時から離地までの間の床反力軌跡を長軸に沿って示す.線の間隔が狭いほど床反力の作用している時間が長い.

(p.273参照)

図5 荷重圧分布の計測機

選手の主観的な荷重位置と機器による客観的な荷重位置を比較することができる.

(p.296参照)

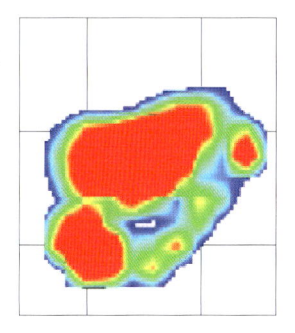

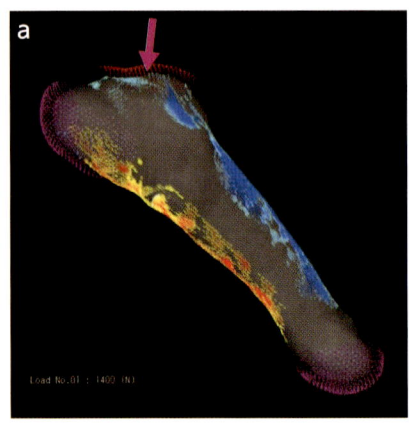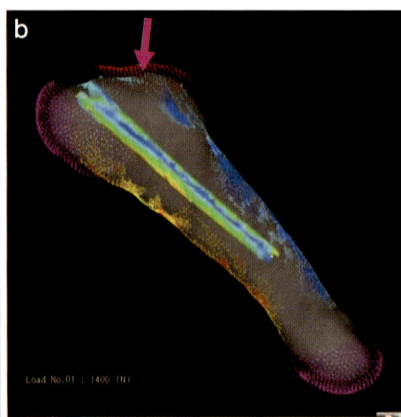

図7 ▶ **有限要素解析 1,400 N**
a 術前は外側皮質骨に強い引張応力が生じ、骨折した.
b 術後は皮質骨における応力は術前と比較して減少し、スクリュー外側への引張応力が強くなった.
(p.307 参照)

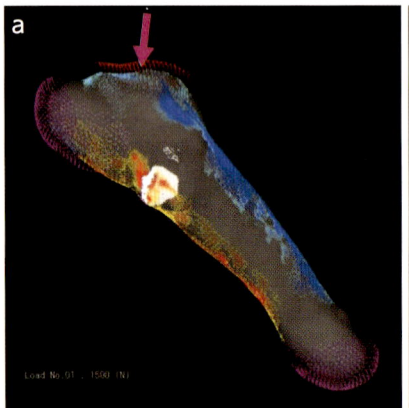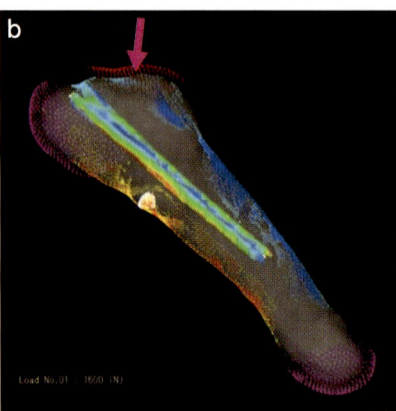

図8 ▶ **有限要素解析 1,600 N**
a 術前モデルにおける破断荷重.
b 術後モデルではスクリューにより、完全破断が防がれていた. スクリュー外側に引張応力が生じていた.
(p.307 参照)

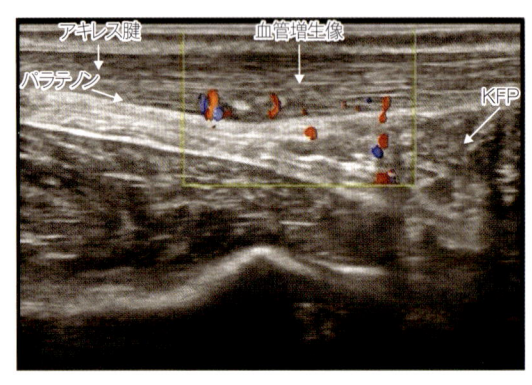

図1 ▶ アキレス腱実質に spindle shaped hypertrophy を認め、パラテノン深層および KFP に血管侵入および血管増生所見を認める(カラードプラ法).
(p.332 参照)

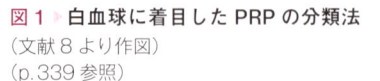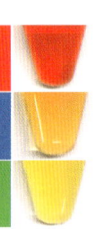

図1 ▶ **白血球に着目した PRP の分類法**
(文献8 より作図)
(p.339 参照)

Ⅳ　股関節痛

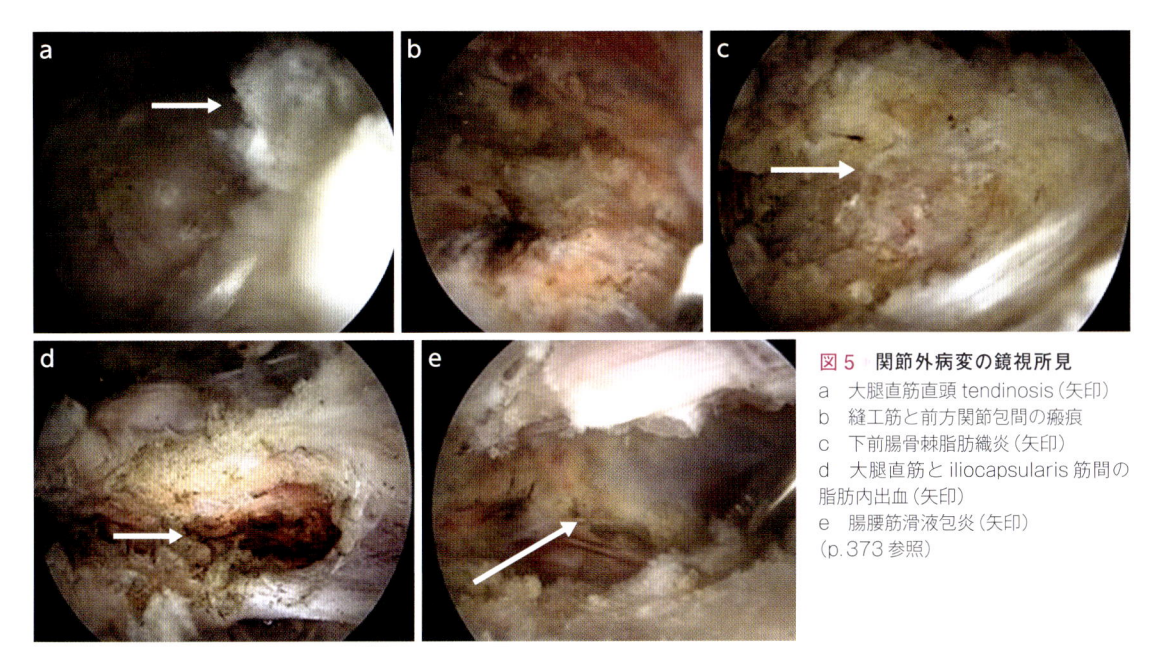

図 5　関節外病変の鏡視所見
a　大腿直筋直頭 tendinosis（矢印）
b　縫工筋と前方関節包間の瘢痕
c　下前腸骨棘脂肪織炎（矢印）
d　大腿直筋と iliocapsularis 筋間の脂肪内出血（矢印）
e　腸腰筋滑液包炎（矢印）
（p.373 参照）

図 6　関節外デブリドマン術後の鏡視所見
（p.373 参照）

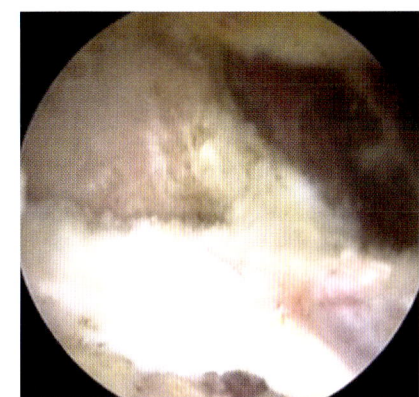

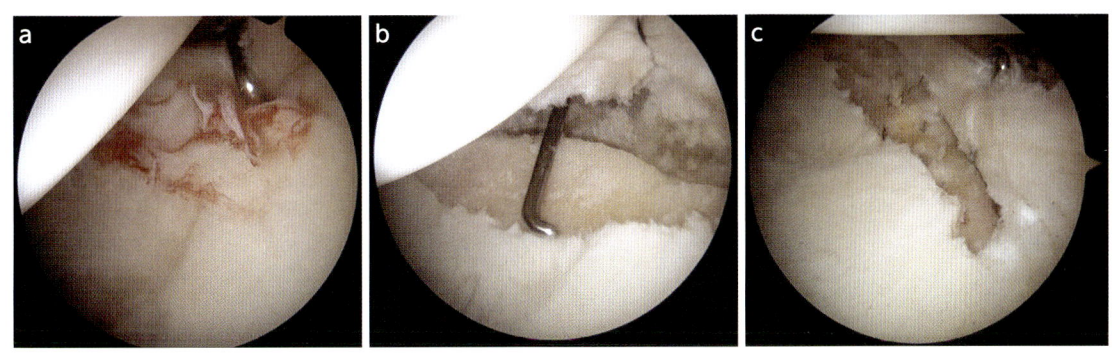

図 3　Cam FAI 症例の股関節鏡視
a　左股関節内 PLP より前方を鏡視．臼蓋の軟骨損傷を認める．
b　軟骨切除，臼蓋形成後の鏡視，関節唇をナイロン糸で牽引して見やすくしている．
c　関節唇縫合後
（p.385 参照）

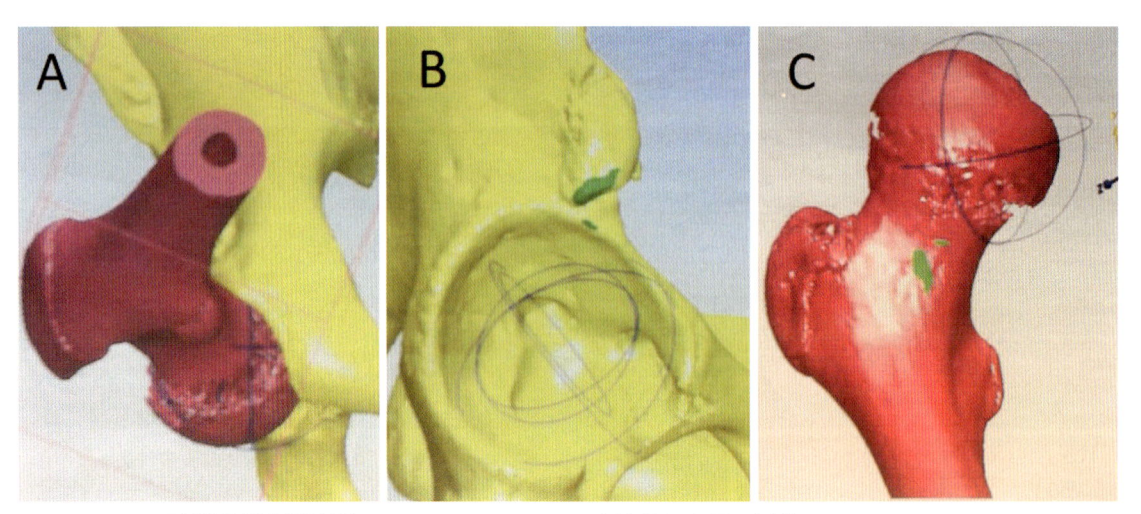

図5 ▶ 3DCT：下前腸骨棘裂離骨折後の subspine impingement 症例（図4と同一症例）

A 屈曲内旋動作の simulation
B 下前腸骨棘下方の衝突部位
C 大腿骨側の衝突部位

骨癒合後にスポーツ復帰したが右鼠径部痛発症. 3DCTによる simulation により下前腸骨棘下端と大腿骨頸部遠位とのインピンジメントを確認した.

（p.398 参照）

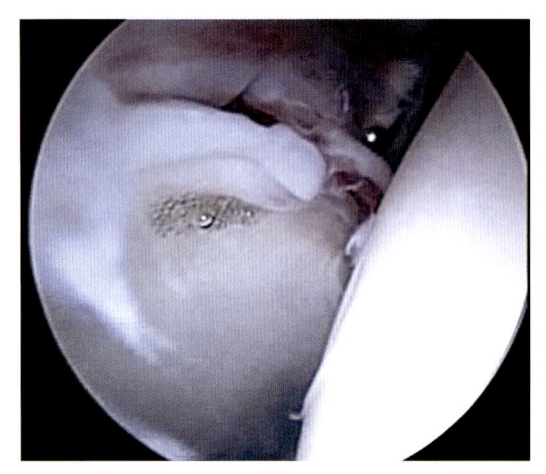

図1 ▶ 症例

16歳, 男子高校生, サッカー, ミックスタイプ FAI
臼軟骨のデラミネーションが著明で, 関節唇にも変性断裂と
充血がみられる.

（p.409 参照）

V 腰部障害

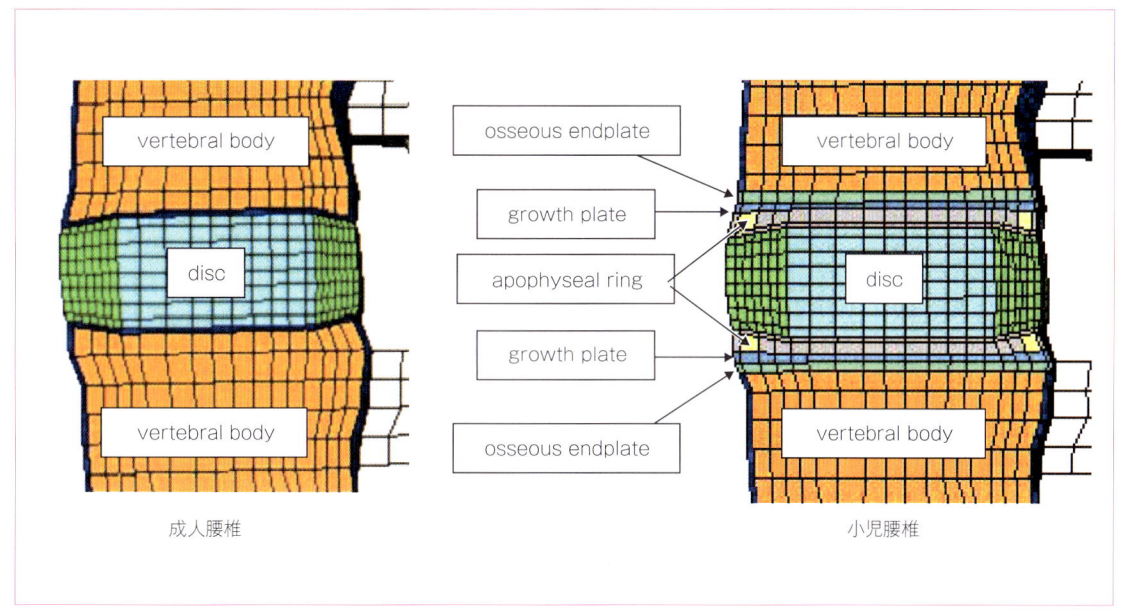

図2　成人腰椎と小児腰椎の有限要素モデル
（文献 7 より許諾を得て改変し転載）
（p.430 参照）

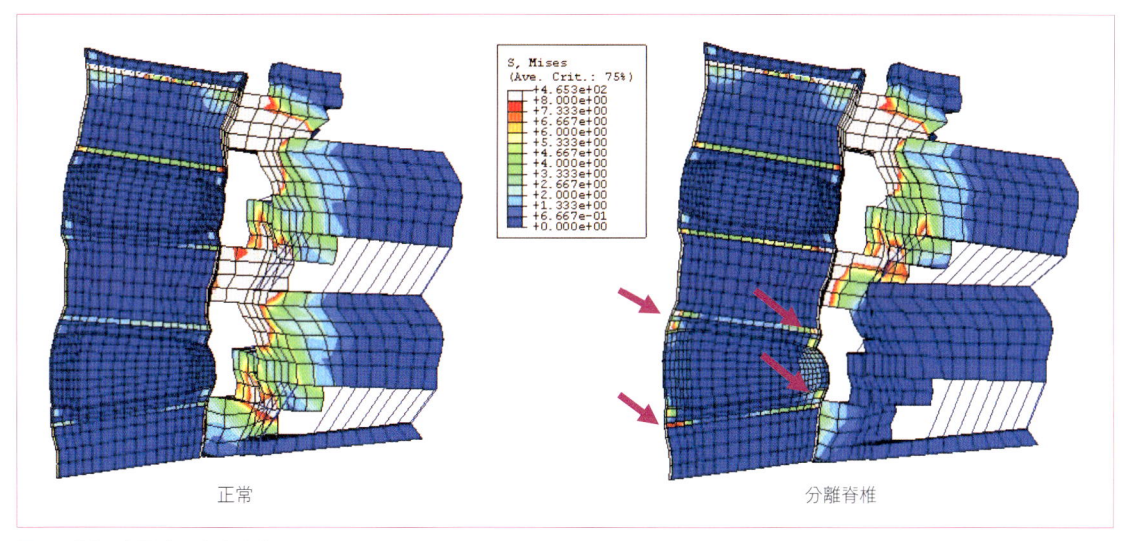

図7　腰椎伸展時の応力分布
（文献 14 より許諾を得て改変し転載）
（p.434 参照）

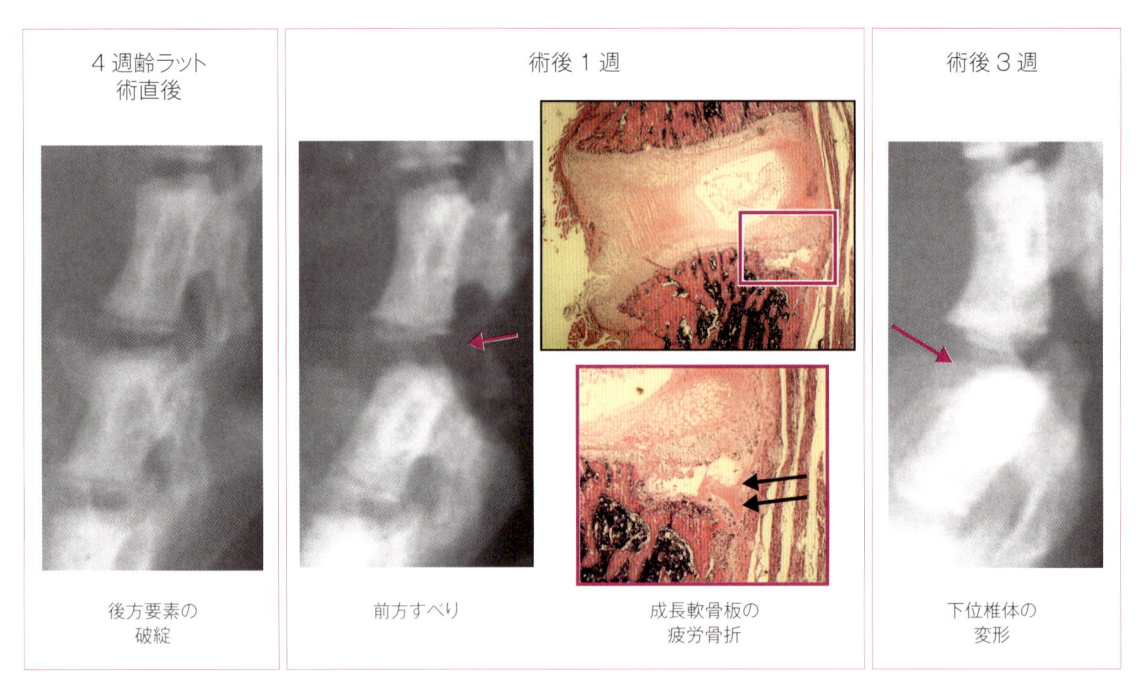

図 8 ▶ 成長軟骨板の疲労骨折によるすべり
（文献 15 より許諾を得て改変し転載）
（p.434 参照）

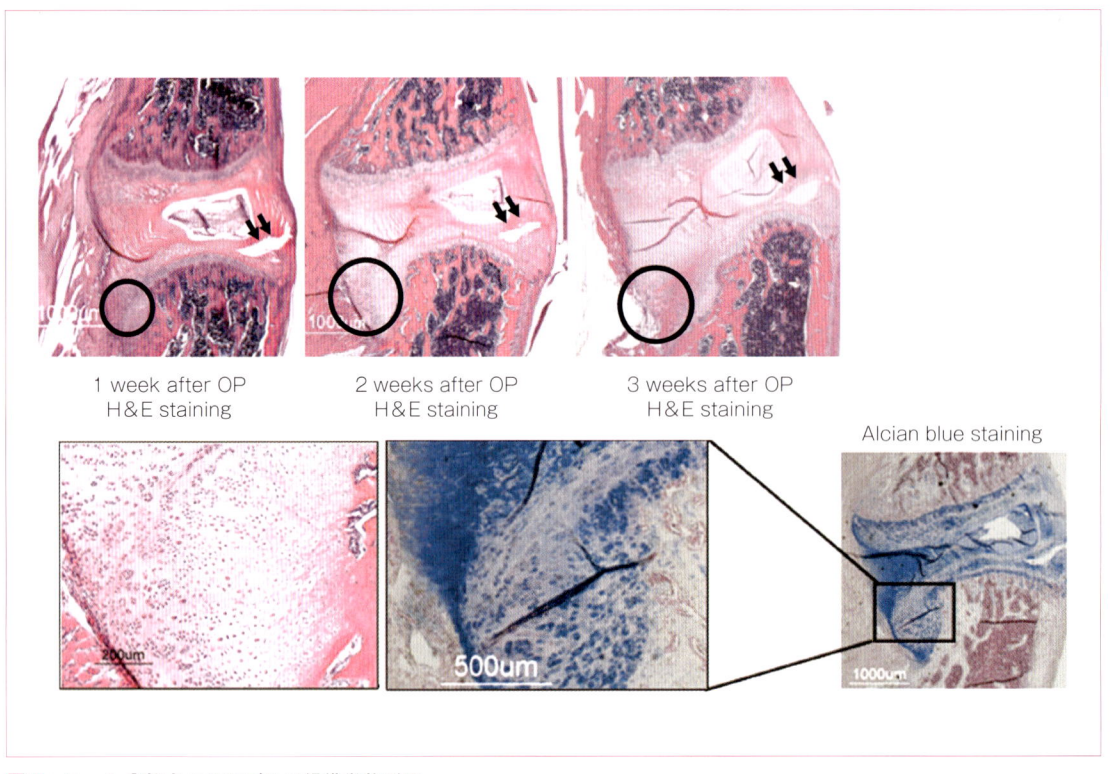

図 9 ▶ ラット分離すべりモデルの組織学的所見
（文献 16 より許諾を得て転載）
（p.435 参照）

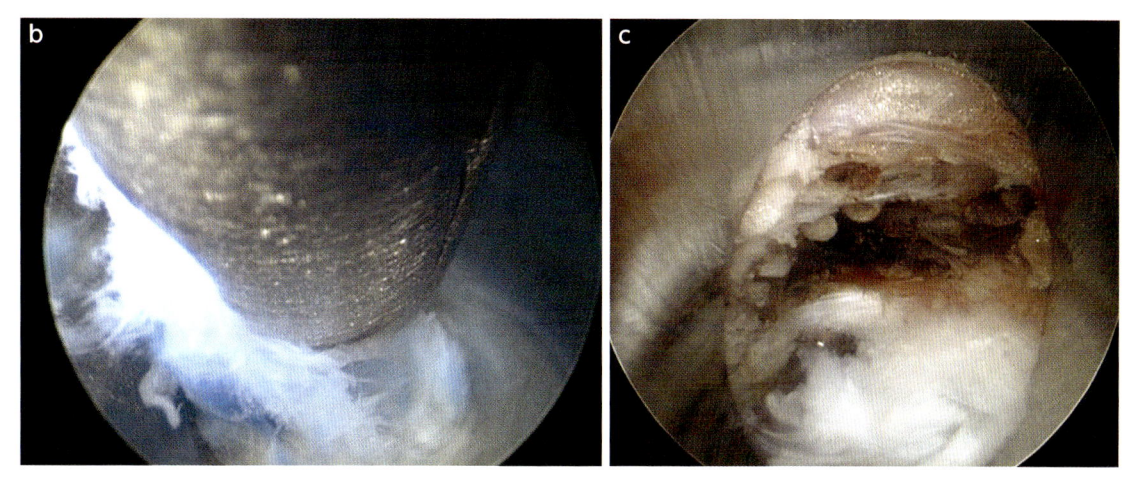

図 1 FELD の実際
椎間板造影を行い，患者の下肢痛の有無に注意しながら内視鏡を挿入し，髄核鉗子を用いてヘルニアを摘出する（b）．ヘルニア摘出後，神経根の除圧を確認する（c）．
（p.503 参照）

総　　　説

スポーツ外傷・障害の予防

古賀英之

要点整理

　国内外においてスポーツ医学が大きな注目を集めるなか，近年ではスポーツ外傷・障害に対する予防に焦点が当てられるようになってきている．予防に対するアプローチではその原因特定のためのステップが重要であり，危険因子や受傷メカニズム解明のための研究が多く行われてきた．一方で現時点では外傷・障害予防のための適切なスクリーニングテストが存在するとはいえず，予防プログラムはすべてのアスリートに適用すべきものである．

はじめに

　世界中で高齢化が進むなかで，心身とも自立した活動的状態で生存できる期間としての健康寿命（平均寿命から要介護状態となった期間を引いた期間）の延伸は，わが国のみならず世界共通の最重要課題である．そこで世界保健機構は 2000 年より「運動器の 10 年」世界運動を開始し，この運動は 2010 年からの 10 年においても継続されている．わが国では，要支援・要介護となった原因は運動器の障害が 25 ％を占めて第 1 位，高齢者の有訴者率では関節痛がそれぞれ男性で 3 位，女性で 2 位となっている．健康寿命阻害因子としていわゆるロコモティブシンドローム（身体運動機能障害）が提唱され，その克服が喫緊の課題となっている．大規模コホート研究によれば，国内での変形性膝関節症患者は約 2,400 万人，うち有訴者数は約 1,000 万人と推定されており，この領域がわが国の将来に果たす役割は益々高まっていくものと考えられる．

　一方，2020 年に東京オリンピック・パラリンピックを迎えるにあたり，国内におけるスポーツ医学に対する一般の関心，理解も一層深まってきている．スポーツ医学は単にスポーツ選手の競技力向上をサポートするだけでなく，一般のスポーツ愛好家に対するスポーツ外傷・障害の予防と治療を通して健康増進を促し，ひいては上述の健康寿命の延伸に重要な役割を果たすようになった．

　このように国内外においてスポーツ医学が大きな注目を集めるなか，スポーツ外傷・障害に対するアプローチとしては従来の治療に特化した医療から，近年ではその予防に焦点が当てられるようになってきている．その発想は北欧を中心にいち早く 2000 年代から取り入れられ，2005 年に世界で初めてスポーツ外傷予防医学の学会がノルウェーのオスロで開催されて以来，徐々に広まりをみせるようになった．同学会が第 3 回より IOC の主催となり，2020 年には第 6 回 IOC World Conference on Prevention of Injury & Illness in Sport がモナコで開催されるなか，国内においても近年ようやくその注目度が高まり，質の高い研究が発信されるようになってきた．

1 スポーツ外傷・障害予防へのアプローチ

　スポーツ外傷・障害の予防に対するアプローチとして，古くから数多く引用され，今でもなお世界中で多く用いられているものがいわゆる van Michelen モデルである[1]（**図 1**）[2]．このモデルは 4 つのステップからなる．第 1 のステップは発生

率，重症度などの傷害発生状況の把握であり，このステップで予防のフォーカスを当てるべき傷害を同定する．第2のステップでは内的および外的要因，危険因子や受傷メカニズムなどその傷害の原因となるものを特定，解明する．第3のステップでは第2のステップで得られた知見をもとに予防プログラムを導入する．第4のステップでは第1のステップを繰り返すことにより予防プログラムの効果を評価する．そのうち実際に予防方法を考えるうえでは特に第2ステップが大事であり，多くの研究においてこの部分に焦点が置かれている．

　スポーツ外傷・障害の原因を考えるうえでは，Bahrらが提唱したモデルを用いると理解しやすい（**図2**）[2]．年齢，性別，生理学的あるいは解剖学的素因，技術，精神的要因など（これに加えて近年ではその外傷・障害の既往が最も大きな素因であることが数多くの外傷・障害で報告されている）の内因性の素因に加えて，外因性の素因，すなわちスポーツの要素，防具，用具や環境などの要因が加わることにより，アスリートは非常に外傷・障害を生じやすい状況におかれる．そこに実際の場面においてその受傷メカニズムが加わることにより，外傷・障害が発生する．

　実際にこれらのリスクファクターや受傷メカニズムを同定するための研究方法にはさまざまなアプローチがあり，Krosshaugらが報告している（**図3**）[3]．これまで，選手への聞き取り調査，臨床所見（関節鏡，画像所見など）の研究，模擬動作における3次元動作解析，in vivo研究，cadaverを用いた研究，受傷シーンのビデオ解析，コンピューターモデルを用いたシミュレーションなどのさまざまなアプローチから研究が行われてきている．

2 スポーツ外傷・障害予防モデルの実際の適用

　ここではアルペンスキーワールドカップにおける膝前十字靱帯（anterior cruciate ligament：ACL）損傷予防対策を例に，予防モデルの実際の適用方法をみてみる．

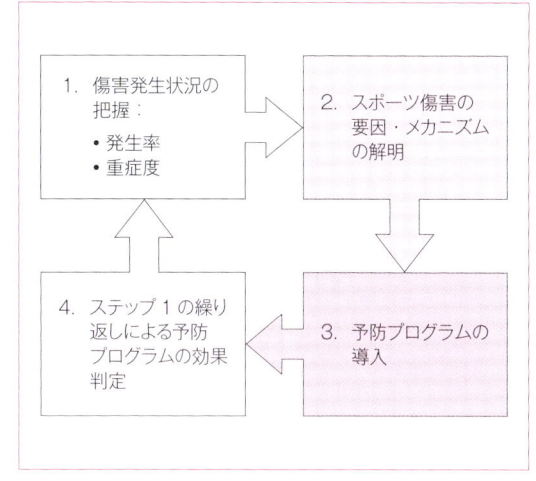

図1　スポーツ外傷・障害予防研究のための4つのステップ
（文献2より引用．筆者訳）

1 ステップ1

　国際スキー連盟（International Ski Federation：FIS）は，スキーワールドカップにおいて増加の一途をたどる外傷・障害の調査のため，2006〜2007シーズンよりFIS Injury Surveillance System（FIS ISS）を開始した．FIS ISSによる近年のデータによると，ワールドカップアルペンスキーにおける外傷の発生頻度は極めて高い[4]．5ヵ月に及ぶFISワールドカップシーズンの間に，3人に1人のスキーヤーがtime-loss injury（1日以上競技を休む必要のある怪我）を生じており，大会中の外傷頻度は9.8injuries/1,000runsにものぼる．その中でも最多の障害部位は膝関節であり，全体の1/3を占める．そしてその中でも最多のtime-loss injuryはACL損傷である．その発生頻度は極めて高く，1シーズンに5.0%のスキーヤーがACL損傷を発生しており，他のスポーツ種目と比較しても極めて高い．競技別にみるとその発生頻度は競技スピードに相関しており，downhillが最も多く，次いでsuper-G，Giant slalomとなっており，slalomが最も発生頻度が低い．また他のスポーツ種目と比較して異なる点として特筆すべきは男女比であり，他のスポーツ種目における非接触性ACL損傷は女性のほうが高い一方，アルペンスキーにおいては男性のほうが約2倍発生頻度

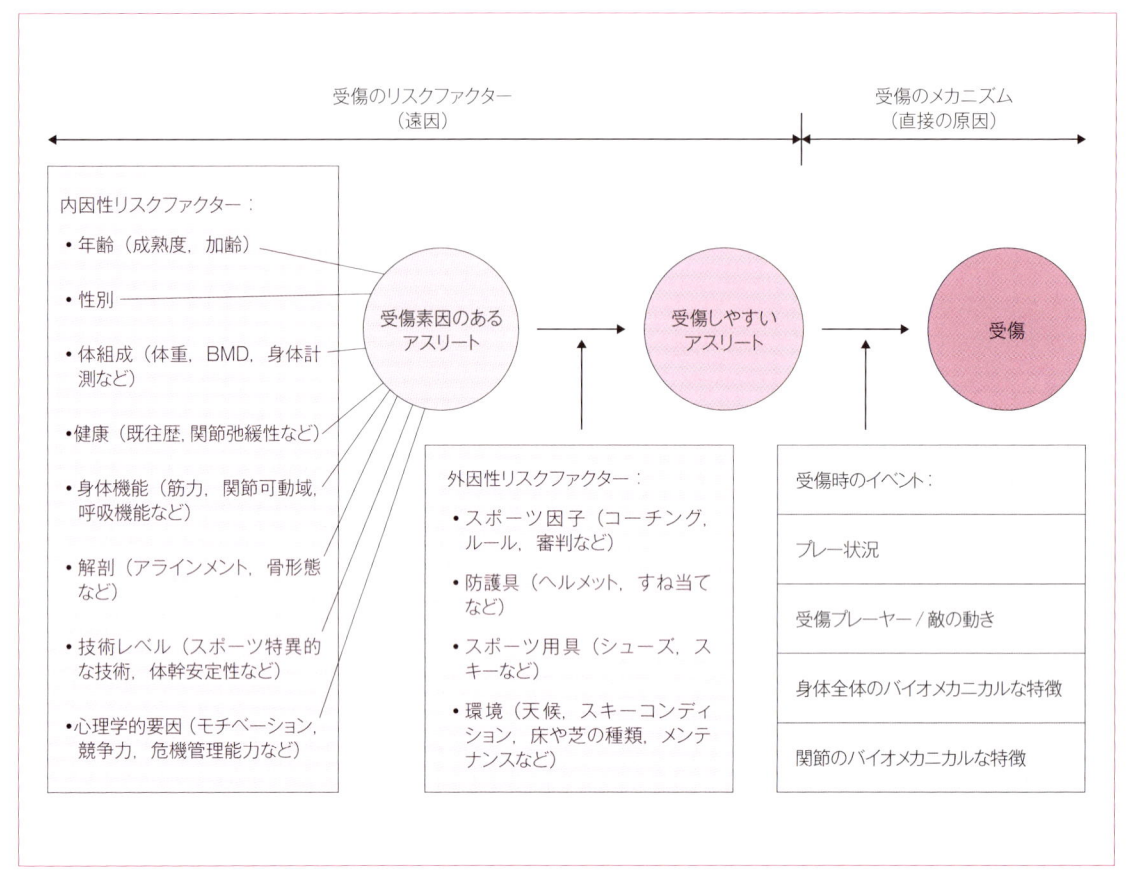

図2 ▶スポーツ外傷・障害のリスクファクター / 受傷メカニズムモデル
（文献2より引用，筆者訳）

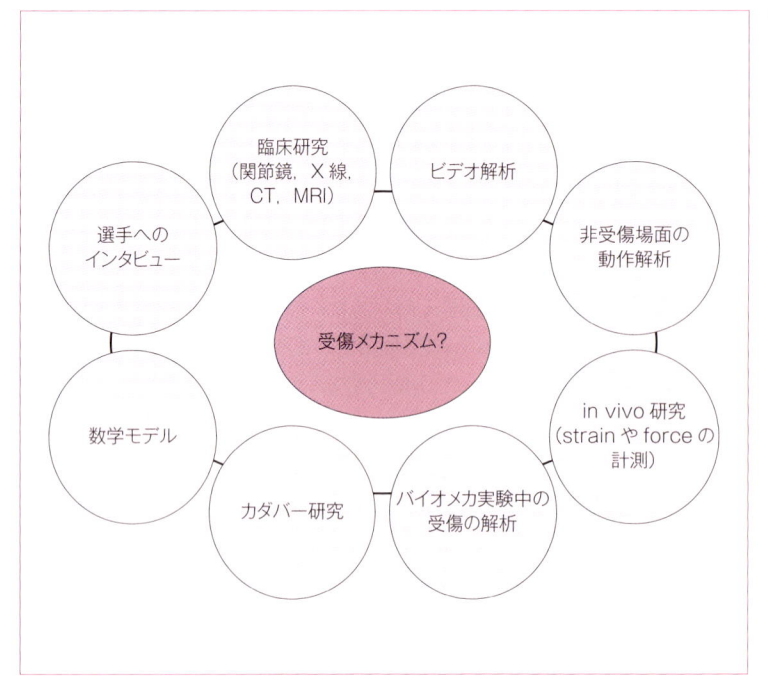

図3 ▶リスクファクター / 受傷メカニズムの研究に対するアプローチ方法
（文献3より引用，筆者訳）

が高い．以上のデータからアルペンスキーにおける ACL 損傷の予防の必要性が急務であることが明らかであることが示唆される．

2 ステップ2

これまでアルペンスキーにおける ACL 損傷のメカニズムについては，主にレクリエーショナルスキーヤーを対象としたものしか報告されておらず，トップアスリートにおける ACL 損傷のメカニズムは解明されていなかった．上述の図3で示した解明のためのアプローチのなかでも，受傷シーンのビデオ解析は実際の受傷時のバイオメカニカルな情報を得ることができる唯一の方法である．そこで FIS はノルウェーの Oslo Sports Trauma Research Center に依頼し，アルペンスキーワールドカップにおける ACL 損傷の受傷シーンのビデオ解析を行うことによって，そのメカニズムを明らかにすることを試みた[5]．その結果，slip-catch，dynamic snowplow，landing back-weighted という3つの主要なメカニズムが同定された．その中でも slip-catch メカニズムが半数を占めた．

そのバイオメカニカルな解析から，ワールドカップ ACL 損傷のメカニズムはその多くが膝外反および内旋によって生じていることがわかった．また model-based image-matching 法（ACL 損傷の受傷メカニズムの項 p.25 で詳述）を用いた3次元解析により，受傷時には急激な屈曲，外反，内旋が生じており，その組み合わせによって ACL 損傷が生じていることが確認できた[6]．このうち急激な屈曲は斜面から受ける衝撃によって生じる圧迫力に由来することが推定された．また急激な外反および内旋は，後傾によってスキーテールから接地した際にスキーテールが下腿を外反，内旋させるレバーとして作用すること，またカービングスキー自体の self-steering effect（スキーエッジの曲率によって下腿が内旋される）によって生じているものと推定された．

3 ステップ3〜4

以上の結果，並びに並行して行われたさまざまなタイプのスキーにおける床反力の比較研究から近年のカービングスキーの導入が ACL 損傷の増加

の一因という結論に至り，2012/13 シーズンよりスキーサイズに関するルール変更が行われることとなった．すなわち従来よりも長く，幅が狭く，回転半径の大きいスキーに変更され，カービングスキーから一昔前のスキーに逆戻りするようなルール改正が行われた．その結果，2012/13 シーズンのワールドカップにおける ACL 損傷は過去7シーズンで最少となったが，2013/14 シーズンには再び増加してしまった．スキーサイズの変更による受傷メカニズムの明らかな変化は認められなかった．今回の取り組みが ACL 損傷の減少につながらなかった最大の要因として，スキーサイズの変更は数ある素因の中から外的素因の1つにアプローチしたに過ぎず，さまざまな素因とメカニズムが絡み合って生じる実際の損傷リスクを下げるに至らなかったことであろう．今後の取り組みとして，コースセッティングの改良やより優れた用具の開発などの外的素因だけでなく，内的素因も含めた多角的なアプローチが必要と考えられる．

3 スクリーニングテストの意義

また近年ではこれら危険因子に対するスクリーニングテストの意義についても警鐘が鳴らされている[7]．Bahr はその総説のなかで，スクリーニングテストが実際に外傷・障害を予期・予防するために妥当なことを示すためには，以下の3つを満たす必要があると述べている．

1. 前向きコホート研究によって，スクリーニングテストで用いられる非常に相関の強いリスクファクターを同定し，閾値を設定すること．
2. 他の多くのコホートにおいて，適切な統計，適切な母集団を用いてそのテストと閾値の妥当性を検証すること．
3. 仮にこれらを満たすスクリーニングテストが存在したとして，randomized controlled trial を行い，実際の予防プログラムをこのスクリーニングテストで同定されたハイリスク群のみに適用したほうが，全てのアスリートに適応するよりも有用であることを示すこと．

現時点においてこれらの観点から十分な意義を

もつスクリーニングテストは存在しない．なぜなら現状のテストにおいてはほぼ全てのデータが連続変数で示されるため，仮に統計学的有意差のあるリスクファクターが同定されたとしても，どこに閾値を引いてもハイリスク群とローリスク群の間には必ずオーバーラップが存在し，明確な閾値を引くことはほぼ不可能である．例えば現時点で最も有意なリスクファクターとされるその外傷・障害の既往をスクリーニングに用いたとしても，既往のないアスリートも実際にはある一定数その外傷を生じるわけであり，ハイリスク群だけに予防プログラムを適応するだけでは予防につながらない．そのためこれまで統計学的に有意差のあるリスクファクターとして示されてきたほぼ全てのテストにおいて，受傷のリスクを十分な精度をもって同定することはできないといえる．

　以上の観点から，現時点においては外傷・障害を予防するための適切なスクリーニングテストは存在せず，よって予防プログラムは全てのアスリートに行うべきである，と言えるのではないか．一方で，既存の発想を変えることによって上記を満たす新たなスクリーニングテストを発見できれば，スポーツ予防医学界における革新的な発展になるといえよう．

おわりに

　スポーツ外傷・障害に対する予防について，これまでの国内外における流れと，その考え方の概略を実際の例を示しながら述べた．今後国内からもスポーツ予防医学に関するより質の高い取り組み，研究が行われ，実際のアスリート外傷・障害リスクの減少につながることを願っている．

◆ 文　献

1) van Mechelen W, et al：Incidence, severity, aetiology and prevention of sports injuries. A review of concepts. Sports Med 14：82-99, 1992
2) Bahr R, et al：Understanding injury mechanisms：a key component of preventing injuries in sport. Br J Sports Med 39：324-329, 2005
3) Krosshaug T, et al：Research approaches to describe the mechanisms of injuries in sport：limitations and possibilities. Br J Sports Med 39：330-339, 2005
4) Florenes TW, et al：Injuries among male and female World Cup alpine skiers. Br J Sports Med 43：973-978, 2009
5) Bere T, et al：Mechanisms of anterior cruciate ligament injury in World Cup alpine skiing：a systematic video analysis of 20 cases. Am J Sports Med 39：1421-1429, 2011
6) Bere T, et al：Kinematics of anterior cruciate ligament ruptures in World Cup alpine skiing：2 case reports of the slip-catch mechanism. Am J Sports Med 41：1067-1073, 2013
7) Bahr R：Why screening tests to predict injury do not work-and probably never will…：a critical review. Br J Sports Med 50：776-780, 2016

I

ACL・半月板損傷

ACL損傷の疫学

中前敦雄・安達伸生

要点整理

ACL損傷の発生数については男性の方が女性よりやや多いとされているが，ACL損傷発生の危険性を示す発生頻度は男性に比べて女性の方が2〜3倍高い．どのスポーツでACL損傷発生数が多いかについては，国や地域で大きく異なる．男性のACL損傷発生年齢のピークは大学生頃，女性のピークは高校生頃と考えられる．ACL損傷の約70％は非接触型損傷とされるが，接触型損傷の定義やスポーツ種目により異なってくる．

はじめに

膝前十字靱帯（ACL）損傷は，人口10万人あたりに年間30〜78件発生するとされている[1]．ACL再建数は増加傾向にあり，スポーツ外傷の中でもACL損傷は大きな問題となっている．それぞれのスポーツ種目や性別，年代でどのくらいACL損傷が生じているかを知ることは，スポーツ選手や患者に対してACL損傷に関する情報を提供する際に重要であり，また長期的な目で外傷予防プログラムの効果を判定するためにも必須である．

1 ACL損傷発生の性差

ACL損傷の発生数については，男性の方が女性よりやや多いとされている．Sandersら[1]が1,841例のACL損傷例を対象に行った研究では，男性が1,096例で59％を占めていた．また人口10万人当たりのACL損傷発生数は，男性では年間81.7件であったのに対し，女性では55.3件であった．さらにDodwellら[2]によると，2009年の時点では，人口10万人あたりのACL再建数は男性の方が女性より15％多く（男性54.3件，女性47.2件），この傾向は1990〜2009年の間でほぼ同様であった．

しかし，ACL損傷発生数において女性より男性の方が多いという現象は，男性のスポーツ参加人口の方が女性より多いことによるものである．スポーツ活動を行った回数や時間などを一定にして，ACL損傷発生の危険性をみた場合，女性の方が男性よりACL損傷発生頻度は高くなる．このACL損傷の発生頻度については，1人が1,000回練習または試合をした際のACL損傷発生回数で示されることが多い．2016年のStanleyらの報告によると，ACL損傷発生頻度は男性に比べて女性で高く，大学生では2.46倍，高校生では2.30倍であったとしている[3]．この報告を含め，これまで発表されてきた研究などから総体的にみると，ACL損傷の発生頻度は男性に比べて女性の方が2〜3倍高いことが考えられる．ただし次で述べるように，スポーツ種目やスポーツレベルなどにより男女比が大きく異なることに注意が必要である．

2 ACL損傷とスポーツ種目

どのスポーツでACL損傷発生数が多いかについては，その国や地域でどのスポーツに人気があるかにより大きく異なる．広島大学病院を中心に行ったACLに関する多施設共同研究では，2017

図1 ● 広島大学病院を中心に行った ACL に関する多施設共同研究における ACL 損傷発生原因

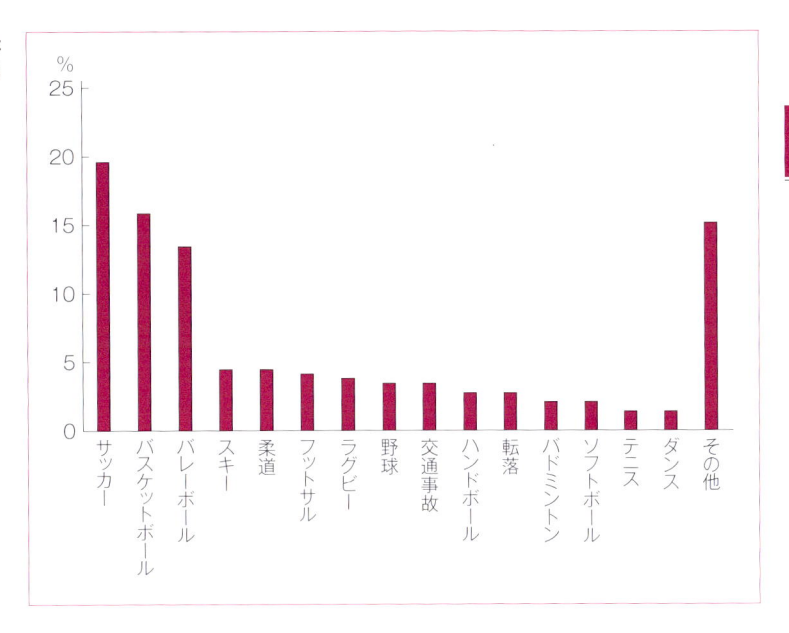

年の 291 例の ACL 損傷の中で最も多かったのがサッカー，2 番目にバスケットボール，3 番目にバレーボールであった（図1）．一方，堀江ら（東京医科歯科大学）の報告では，ACL 損傷発生数が最も多かった種目はバスケットボール，2 番目にスキー，3 番目にサッカーであった[4]．このように，ACL 損傷発生数は日本国内でも地域により差が生じるため，各国での差はさらに大きくなる．例えば Agel ら（アメリカ）[5]の報告では，アメリカンフットボール（男性）の ACL 損傷発生数が最多の 513 件であり，次に多い女性のバスケットボール（162 件）を圧倒しており，3 番目は女性のラクロス（59 件）であった．

また，ACL 損傷発生の危険性を表す ACL 損傷発生頻度は，スポーツ種目やスポーツレベルなどにより大きく異なるが，どのスポーツで ACL 損傷発生頻度が特に高いかについては報告によりやや差がみられる．ACL 損傷発生頻度についていくつかの報告を総合すると，男性ではアメリカンフットボールやラクロス，女性では体操，ラクロス，ハンドボール，バスケットボール，サッカーでの発生頻度が高いようである[6〜14]．これらに加え，スキーについては他のスポーツ種目との比較が難しいが，ACL 損傷発生頻度は比較的高いと考えられる．

前述のように ACL 損傷の発生頻度については，1 人が 1,000 回練習または試合をした際の ACL 損傷発生回数（per 1,000 athlete-exposures（A-Es）；以下，ACL 損傷発生頻度）で示されることが多い．以下に代表的なスポーツ種目における ACL 損傷発生頻度について述べる．

1 サッカー

現在サッカーは 200 以上の国と地域で 2 億 5 千万人以上の選手がおり，競技人口，スポーツ視聴人口ともに世界で最も人気のあるスポーツとされている．そのため地域差はあるものの，多くの ACL 損傷例が存在する．2007 年の Prodromos らのメタアナリシス[6]では，大学サッカーでの女性の ACL 損傷発生頻度は 0.32，男性は 0.12 であり，男性に対する女性のレート比は 2.67 であった．2016 年の Gornitzky らのメタアナリシス[7]では，サッカーにおける女性の ACL 損傷発生頻度は 0.148，男性は 0.040 であり，男性に対する女性のレート比は 3.7 であった．サッカーでの ACL 損傷発生頻度について男女ともに検討している比較的最近の研究を表1[5, 10〜12]に示す．

また，初回 ACL 損傷では練習よりも試合の方が男女ともに有意に危険（男性：オッズ比；6.9，女性：オッズ比；3.8）とされている[8]．さらに女性のサッカー選手は，活動性が同等の女性の非サッカー選手と比べて，同側の ACL 再損傷（11 ％）や

表1 ▶ サッカーにおける ACL 損傷発生頻度

著者（ジャーナル名　出版年）	男性発生頻度*	女性発生頻度*	男女比（レート比）
Agel J et al (Clin J Sport Med 2016)[5]	0.04	0.10	2.6
Beynnon BD et al (Am J Sports Med 2014)[10]	0.026	0.131	5.13
Joseph AM et al (J Athl Train 2013)[11]	0.042	0.093	2.23
Mihata LC et al (Am J Sports Med 2006)[12]	0.12	0.32	2.67

*：1人が1,000回練習または試合をした際のACL損傷発生回数.

表2 ▶ バスケットボールにおける ACL 損傷発生頻度

著者（ジャーナル名　出版年）	男性発生頻度*	女性発生頻度*	男女比（レート比）
Agel J et al (Clin J Sport Med 2016)[5]	0.08	0.22	2.7
Beynnon BD et al (Am J Sports Med 2014)[10]	0.037	0.061	1.66
Joseph AM et al (J Athl Train 2013)[11]	0.022	0.088	4.07
Mihata LC et al (Am J Sports Med 2006)[12]	0.08	0.28	3.50

*：1人が1,000回練習または試合をした際のACL損傷発生回数.

反対側ACL損傷（17％）が有意に多いという報告[9]もあり，ACL損傷予防を重点的に考慮する必要があるかも知れない.

2 バスケットボール

　バスケットボールは現在200以上の国でナショナルチームがあり，競技人口が多く世界で2番目に人気のスポーツであるともいわれている．ACL損傷発生頻度も比較的高いため，この競技でのACL損傷患者は比較的多くみられる．Prodromosらのメタアナリシス[6]では，大学バスケットボールでの女性のACL損傷発生頻度は0.29，男性は0.08であり，男性に対する女性のレート比は3.63であった．高校バスケットボールでは，女性のACL損傷発生頻度は0.09，男性は0.02であり，レート比は4.5であった．一方，プロバスケットボールになると女性のACL損傷発生頻度は0.20，男性は0.21であり，男女比は0.95となり性差を認めなかった．Gornitzkyらのメタアナリシス[7]では，女性のACL損傷発生頻度は0.091，男性は0.024であり，男性に対する女性のレート比は3.8であった．バスケットボールでのACL損傷発生頻度について男女ともに検討して

いる比較的最近の研究を**表2**[5, 10~12]に示す．また，初回ACL損傷では練習よりも試合の方が男女ともに有意に危険（男性：オッズ比；4.0，女性：オッズ比；4.4）とされている[8].

　バスケットボールにおけるACL損傷時の状況を調べた研究もある．Krosshaugと著者ら[15]は，バスケットボールでのACL損傷の瞬間を捉えたビデオを用いた研究において，ACL損傷時の選手の動作は全39例のうち片脚着地が10例，両脚着地が13例で着地時が圧倒的に多く，続いてカッティングが4例であったことを示している．また試合の状況については，39例中29例は攻撃中であった.

3 バレーボール

　比較的広く世界で行われているスポーツであり，世界では7番目位に人気のあるスポーツとされている．基本的には初回ACL損傷も再損傷も頻度はあまり高くないとされているが，我々の多施設共同研究では発生数でみると3番目に多かった．Gornitzkyらのメタアナリシス[7]では，バレーボールにおける女性のACL損傷発生頻度は0.018と低かった．初回ACL損傷では練習よりも試合の方

表3　アメリカンフットボールにおける ACL 損傷発生頻度

	男性 発生頻度	女性 発生頻度	男女比 （レート比）
Agel J et al (Clin J Sport Med 2016)[5]	0.17	―	―
Beynnon BD et al (Am J Sports Med 2014)[10]	0.056	―	―
Joseph AM et al (J Athl Train 2013)[11]	0.088	―	―
Scranton PE et al (Foot Ankle Int 1997)[13]	0.07	―	―
DeLee JC et al (Am J Sports Med 1992)[14]	0.11	―	―

1 人が 1,000 回練習または試合をした際の ACL 損傷発生回数.

が有意に危険（女性のみ：オッズ比；2.3）とされている[8].

4 アメリカンフットボール

　地理的に競技人口の偏りが激しく，前述のように Agel ら（アメリカ）[5] の報告では，アメリカンフットボール（男性）の ACL 損傷発生数が最多の 513 件であり，次に多い女性のバスケットボール（162 件）を圧倒している．Prodromos らのメタアナリシス[6] では，アメリカンフットボールでの ACL 損傷発生頻度（男性）は 0.08 であった．Gornitzky らのメタアナリシス[7] では，アメリカンフットボールにおける ACL 損傷発生頻度（男性）は 0.089 であった．本競技での ACL 損傷発生頻度についての研究を**表3**に示す．また，初回 ACL 損傷では練習よりも試合の方が有意に危険（オッズ比；6.9）とされている[8].

5 野　球

　こちらも地理的に競技人口の偏りが激しいスポーツである．日本では他国と比べて野球人口が多いため，ベースに滑り込んだ際などに ACL 損傷が生じた例などをみることもあるが，ACL 損傷発生頻度は高くない．2016 年の Agel らの報告[5] では，野球（男性）での ACL 損傷発生頻度は 0.02 と低く，ソフトボール（女性）でも 0.06 である．2013 年の Joseph らの報告[11] では，ACL 損傷発生頻度は男性で 0.003，女性で 0.027 である．

6 スキー

　本邦においても ACL 損傷の発生件数において上位に入るスポーツであり，ACL 損傷発生頻度も比較的高いことが予想される．Prodromos ら[6] らは，一般的なスキーヤーを対象とした研究では 2 つの論文があり[16, 17]，ACL 損傷発生頻度は 0.63 と 0.40 であったのに対し，エキスパートレベルのスキーヤーについては 2 つの論文があり[18, 19]，ACL 損傷発生頻度は 0.02 と 0.04 でかなり低かったという特徴的な結果を示した．エキスパートレベルのスキーヤーの ACL 損傷発生において性差はなかった．ただ，発生頻度については他のスポーツと比較する際にやや制限がある．通常，ACL 損傷の発生頻度については，前述のとおり一人が 1,000 回練習または試合をした際の ACL 損傷発生回数で示されることが多いが，本研究で選択されたスキーを対象とした研究では，1 人が 1,000 日スキーをした際の ACL 損傷発生回数としている．

7 ハンドボール

　ハンドボールは特に北欧において人気があり，ACL 損傷発生頻度が比較的高いスポーツとしても有名である．ハンドボールにおける ACL 損傷発生頻度を男女ともに調べた研究は 2 つあり[20, 21]，1 つの研究では女性の ACL 損傷発生頻度は 0.86，男性は 0.24 と高く，男性に対する女性のレート比は 3.59 であった．もう 1 つの研究では女性の ACL 損傷発生頻度は 0.56，男性は 0.11 であり，男性に対する女性のレート比は 5.01 であった．

　ハンドボールにおける ACL 損傷時の状況を調べた研究もある．Olsen ら[22] は，ハンドボールでの ACL 損傷の瞬間を捉えたビデオを用いた研究にお

いて，ACL 損傷時の選手の動作は主に 2 つあり，最も多かった（60％）のが着地後のカッティング動作（plant-and-cut movement）で，次に多かった（20％）のがジャンプシュート後の片足での着地であることを示した．

8 体操競技

体操競技は ACL 損傷発生頻度が比較的高いことが示されている．Agel ら[5]は，女子体操競技における ACL 損傷発生頻度は 0.24 であったとしている．また Gans ら[8]は，女子体操競技はバスケットボールよりも初回 ACL 損傷，再損傷ともにより危険であること，初回 ACL 損傷では練習よりも試合の方がかなり危険（オッズ比；6.1）であることを示している．

9 ラクロス

ラクロスも ACL 損傷発生頻度が比較的高いことが示されている．Prodromos ら[6]は，大学ラクロスでの女性の ACL 損傷発生頻度は 0.18，男性は 0.17 であり，男性に対する女性のレート比は 1.06 であったとしている．また Agel ら[5]は，ラクロスにおける ACL 損傷発生頻度は女性では 0.23，男性では 0.13 であったとしている．さらに Gans ら[8]は，ラクロスは初回 ACL 損傷に関して，バスケットボールよりも男性，女性ともにより危険であること，また初回 ACL 損傷では練習よりも試合の方が有意に危険（男性：オッズ比；6.2，女性：オッズ比；4.5）であることを示している．

3 ACL 損傷発生と年齢・経時的変化

ACL 損傷の発生と年齢については，Sanders ら[1]が 1,841 例の ACL 損傷例を対象に検討している．その結果，彼らの予想に反し，男性の ACL 損傷発生年齢のピークは高校年代ではなく 19〜25 歳の期間であった．女性の ACL 損傷発生年齢のピークは 14〜18 歳の期間で，この年齢期間における人口 10 万人あたりの ACL 損傷発生数は年間 227.6 件で，19〜25 歳の期間（113.2 件）に比べて 2 倍となっていた．この結果について

Sanders らは，女性は中学・高校生の期間に競技スポーツをすることが多く，それ以降は競技スポーツをあまりしなくなるためではないかと推察している．14〜18 歳の期間における人口 10 万人あたりの女性の年間 ACL 損傷発生数（227.6 件）は，同じ年齢期間の男性の発生数（203.0 件）よりも多い．このことは，本邦における中高生を対象とした ACL 損傷の実態調査[23]において，男性よりも女性の方が ACL 損傷発生数が多かったことを説明している．

また ACL 再建手術数については年々増加しているとの報告が多い．Dodwell ら[2]はニューヨーク州における分析において，ACL 再建を受ける人の割合はどの年代でも増えているが，20 歳以下では特に増加しており，20 歳以下での人口 10 万人あたりの ACL 再建数は 1990 年で 17.6 件であったのが，2009 年では 50.9 件と，3 倍近く増加していることを示している．しかし ACL 再建数が増えたからといって ACL 損傷発生数が増加しているとは限らない．その地域の ACL 再建の適応が変化してきた可能性も十分にある．前述の Sanders らは，男女とも 21 年の間に ACL 再建数は有意に増加したことを示す一方，人口 10 万人あたりの ACL 損傷発生数は女性ではほぼ変わらなかったが，男性では有意に減少したと報告している[1]．

4 接触型損傷と非接触型損傷

一般的には ACL 損傷の約 70％はターンや着地などの非接触型損傷で起こるとされている．しかし，これもスポーツ種目により大きく影響を受ける．アメリカンフットボールが調査対象の中で最多の ACL 損傷数であった前述の Agel ら[5]の報告では，女性の ACL 損傷は非接触型損傷が 60％であったが，男性では非接触型損傷は 39％であったとしている．ただ，接触型と非接触型の定義については注意が必要である．Krosshaug ら[15]はバスケットボールでの ACL 損傷の瞬間を捉えた 39 例のビデオを用いた研究において，11 例で ACL 損傷の際に何らかの接触がみられたが，患側膝へ直達外力が加わっていた例は 4 例のみであったと

している．また，コンタクトスポーツでは接触型ACL損傷が多いと考えられがちであるが，そうではないことも示されている．Johnstonら[24]は2018年にアメリカンフットボールでのACL損傷のビデオ分析を行っているが，その72.5％は非接触型損傷であったとしている．ただし，接触型損傷は患肢への接触があったものとしており，患肢以外への接触があったものは非接触型損傷に分類している．また当科でのACL損傷のビデオ分析では，患肢へ直接の接触がみられた狭義の「接触型損傷」でも，結果的に下肢外反位での膝への軸圧負荷を強制されたことによるACL損傷と思われる例が複数あり，患肢へ直接接触がみられたACL損傷でも受傷メカニズムは非接触型ACL損傷と同一である例は少なくない可能性が考えられる．

おわりに

スポーツ外傷においてACL損傷は大きな問題であり，これまでにも多くの疫学的調査が行われてきた．しかしその結果は一定ではなく地域性もみられ，さらにフットサルやダンスなどでのACL損傷が増加するなど変化も徐々にみられている．現状における各スポーツ種目や性別，年代でのACL損傷発生数，あるいは発生頻度を調査し統計学的に検討を行うことは，スポーツ選手やACL損傷患者に対する情報提供だけでなく，スポーツ政策やルール改定，外傷予防トレーニングプログラム作成など，総合的に外傷予防の戦略を構築していくためにも必要であり，本邦においても大規模な調査が望まれる．

◆ 文 献

1) Sanders TL, et al：Incidence of anterior cruciate ligament tears and reconstruction：a 21-year population-based study. Am J Sports Med 44：1502-1507, 2016
2) Dodwell ER, et al：20 years of pediatric anterior cruciate ligament reconstruction in New York State. Am J Sports Med 42：675-680, 2014
3) Stanley LE, et al：Sex differences in the incidence of anterior cruciate ligament, medial collateral ligament, and meniscal injuries in collegiate and high school sports：2009-2010 through 2013-2014. Am J Sports Med 44：1565-1572, 2016
4) 堀江雅史ほか：当科におけるハムストリング腱を用いた2重束ACL再建術後のスポーツ復帰状況. 臨スポーツ医 31：1016-1020, 2014
5) Agel J, et al：Collegiate ACL injury rates across 15 sports：National collegiate athletic association injury sur-veillance system data update（2004-2005 through 2012-2013）. Clin J Sport Med 26：518-523, 2016
6) Prodromos CC, et al：A meta-analysis of the incidence of anterior cruciate ligament tears as a function of gender, sport, and a knee injury-reduction regimen. Arthroscopy 23：1320-1325.e6, 2007
7) Gornitzky AL, et al：Sport-specific yearly risk and incidence of anterior cruciate ligament tears in high school athletes：a systematic review and meta-analysis. Am J Sports Med 44：2716-2723, 2016
8) Gans I, et al：Epidemiology of recurrent anterior cruciate ligament injuries in national collegiate athletic association sports：the injury surveillance program, 2004-2014. Orthop J Sports Med 6：2325967118777823, 2018
9) Allen MM, et al：Are female soccer players at an increased risk of second anterior cruciate ligament injury compared with their athletic peers? Am J Sports Med 44：2492-2498, 2016
10) Beynnon BD, et al：The effects of level of competition, sport, and sex on the incidence of first-time noncontact anterior cruciate ligament injury. Am J Sports Med 42：1806-1812, 2014
11) Joseph AM, et al：A multisport epidemiologic comparison of anterior cruciate ligament injuries in high school athletics. J Athl Train 48：810-817, 2013
12) Mihata LC, et al：Comparing the incidence of anterior cruciate ligament injury in collegiate lacrosse, soccer, and basketball players：implications for anterior cruciate ligament mechanism and prevention. Am J Sports Med 34：899-904, 2006
13) Scranton PE Jr, et al：A review of selected noncontact anterior cruciate ligament injuries in the National Football League. Foot Ankle Int 18：772-776, 1997
14) DeLee JC, et al：Incidence of injury in Texas high school football. Am J Sports Med 20：575-580, 1992
15) Krosshaug T, et al：Mechanisms of anterior cruciate ligament injury in basketball：video analysis of 39 cases. Am J Sports Med 35：359-367, 2007
16) Warme WJ, et al：Ski injury statistics, 1982 to 1993, Jackson Hole Ski Resort. Am J Sports Med 23：597-600, 1995
17) Deibert MC, et al：Skiing injuries in children, adolescents, and adults. J Bone Joint Surg Am 80：25-32, 1998
18) Oates KM, et al：Comparative injury rates of uninjured, anterior cruciate ligament-deficient, and reconstructed knees in a skiing population. Am J Sports Med 27：606-610, 1999
19) Viola RW, et al：Anterior cruciate ligament injury incidence among male and female professional alpine skiers. Am J Sports Med 27：792-795, 1999
20) Seil R, et al：Sports injuries in team handball. A one-year prospective study of sixteen men's senior teams of a superior nonprofessional level. Am J Sports Med 26：681-687, 1998
21) Myklebust G, et al：A prospective cohort study of anterior cruciate ligament injuries in elite Norwegian team handball. Scand J Med Sci Sports 8：149-153, 1998
22) Olsen OE, et al：Injury mechanisms for anterior cruciate ligament injuries in team handball：a systematic video analysis. Am J Sports Med 32：1002-1012, 2004
23) 高橋佐江子ほか：我が国の中高生における膝前十字靱帯損傷の実態. 日臨スポーツ医会誌 23：480-485, 2015
24) Johnston JT, et al：Video analysis of anterior cruciate ligament tears in professional american football athletes. Am J Sports Med 46：862-868, 2018

ACL損傷の危険因子

中瀬順介・土屋弘行

要点整理

　日本人高校女子バスケットボール選手を対象として非接触型ACL損傷の危険因子を前向きに調査した．body mass index（BMI）が大きいこと，股関節外転筋力が強いこと，心理的競技能力が高いこと，片脚着地時に膝関節外反量が大きいことが危険因子であった．ACL損傷の危険因子は，modifiable risk factorsとnon-modifiable risk factorsに分けて考える必要があり，modifiable risk factorsへの介入が効果的であるが，ACL損傷には多因子が関与し，現時点ではハイリスク選手をスクリーニングすることは困難であり，すべての選手を対象として予防プログラムを行うべきと考える．

はじめに

　膝前十字靱帯（ACL）損傷は，世界中で毎年200万件以上発生しているといわれている[1]．本邦の膝関節外科医は新しいACL再建術[2,3]や詳細な解剖学的研究[4]など多くの研究成果を世界に報告し，ACL再建術の治療成績の向上に貢献してきた．一方，ACL損傷の危険因子や予防に関する報告は少なく，欧米に遅れをとっているのが現状である．欧米から非接触型ACL損傷はある程度予防することが可能とする報告[5]があり，近年非接触型ACL損傷の予防に注目が集まっている．効果的な予防法を確立するためには危険因子の同定が必須である．これまで欧米を中心として非接触型ACL損傷に関する危険因子が報告[6,7]されているが，我々が渉猟しえた限りでは，本邦のACL損傷の危険因子に関する前向きコホート研究の報告はない．

　本項では，日本人高校女子バスケットボール選手を対象として行った非接触型ACL損傷に関する3年間のコホート研究の結果を示し，それを基に現時点で我々ができることと今後の展望についても言及する．

1 非接触型ACL損傷の危険因子：これまでの報告

　非接触型ACL損傷の危険因子は，「modifiable risk factors」と「non-modifiable risk factors」に大別（**表1**）され，「modifiable risk factors」への介入が非接触型ACL損傷の発生率減少につながる[8]．「non-modifiable risk factors」には，若年（20歳未満）女性であること，膝関節の解剖学的な特徴である大腿骨顆間幅が狭いことや全身関節弛緩性などが挙げられる．一方，「modifiable risk factors」には，動作や肉体的な疲労に基づく因子が多く挙げられている．また，「internal risk factors」と「external risk factors」にわけて段階的に危険因子を理解する方法もある（総説図2参照）[9]．欧米から多くのレビューが報告[10,11]されているが，これらはすべて欧米人を対象とした研究が元になっている．日本人を含むアジア人と欧米人では骨格や筋力に違いがあり，日本人を対象とした非接触型ACL損傷の危険因子に関する調査が必要と感じ，2009年から調査を開始した．

表 1 **ACL 損傷の危険因子**

modifiable risk factors	non-modifiable risk factors
dynamic knee valgus 着地時の股関節, 膝関節屈曲不足 体幹, 股関節のコントロール不良 膝関節屈曲, 股関節外転筋力低下 膝屈筋群の出力遅延 関節位置覚低下 筋疲労	20 歳未満 女性 ホルモンの影響 大腿骨顆間幅が狭いこと 全身関節弛緩性 回内外反足 人工芝, 床 膝, 足関節の腱, 筋損傷の既往

(文献 8 より引用. 筆者訳)

表 2 **身体的特徴**

	ACL 損傷群 (n = 14)	コントロール群 (n = 156)	p 値
身長 (cm)	161.3 ± 6.7	162.0 ± 5.7	0.63
体重 (kg)	57.5 ± 7.8	55.4 ± 6.2	0.22
BMI (%)	22.1 ± 1.8	20.1 ± 2.7	0.17
全身関節弛緩性 (点)	1.8 ± 1.3	2.7 ± 2.2	0.03
膝前方弛緩性 (mm)	4.0 ± 1.0	3.8 ± 1.1	0.54
足舟状骨高 (mm)	8.5 ± 6.2	8.0 ± 3.3	0.78
大腿骨前捻角 (度)	16.2 ± 3.7	16.7 ± 3.3	0.60

2 日本人高校女子バスケットボール選手を対象とした研究

2009〜2011 年に北陸 3 県の強豪(県大会ベスト 4 以上)バスケットボールチーム(8 チーム)に入部した女子新入部員 207 名中, 半月板手術や ACL 再建術など膝関節に手術歴があった 12 名を除いた 195 名を対象として, 非接触型 ACL 損傷に関する 3 年間の前向きコホート研究を行った.

高校入学時に以下に示すベースライン調査を行い, その後, 高校卒業までの 3 年間に発生した ACL 損傷を調査した. ベースライン調査 ① 身体的特徴:身長, 体重, BMI, 全身関節弛緩性, 足舟状骨高測定, 膝関節前方弛緩性, 大腿骨前捻角, ② 下肢筋力:膝関節伸展・屈曲筋力, 股関節外転筋力, ③ バランステスト:重心動揺検査, ④ 動作解析:片脚ドロップジャンプテスト, ⑤ 心理学的競技能力検査:DIPCA. 3. 計測方法や使用機種など詳細は原著を参考されたい[12〜15].

195 名中, 計測日の体調不良やデータ欠損など

により 24 名の選手が除外され, 171 名の選手が対象となった. ベースライン調査日から高校卒業までの 3 年間で ACL 損傷は 15 名 16 膝に発生した. 全例部活動中の受傷であり, 練習中が 7 膝, 試合中が 9 膝であった. 16 膝中 14 膝が非接触型損傷であり, 11 膝がフェイント中の減速動作で, 3 膝がジャンプの着地による受傷であった. 明らかな接触型損傷と判断した 2 名 2 膝は本研究から除外し, 非接触型 ACL 損傷 13 名 14 膝(ACL 損傷群), コントロール群 156 名について統計学的処理を行った.

① 身体的特徴

ACL 損傷群に比べてコントロール群で全身関節弛緩性が有意に高値を示した. この結果は, これまでの欧米の結果に反するものであった. その他の項目では 2 群間で差はなかった(表 2).

② 下肢筋力

股関節外転筋力が ACL 損傷群で有意に強く, 膝関節伸展・屈曲筋力についても ACL

表3 ▶ 下肢筋力

	ACL損傷群 (n = 14)	コントロール群 (n = 156)	p値
膝関節伸展筋力（Nm/kg）	1.73 ± 0.39	1.58 ± 0.35	0.14
膝関節屈曲筋力（Nm/kg）	0.97 ± 0.27	0.89 ± 0.20	0.17
股関節外転筋力（Nm/kg）	1.42 ± 0.32	1.26 ± 0.24	0.02

表4 ▶ バランス能力

	ACL損傷群 (n = 14)	コントロール群 (n = 156)	p値
単位軌跡長（cm/s）	1.35 ± 0.39	1.16 ± 0.26	0.09
外周面積（cm²）	2.62 ± 1.64	2.20 ± 1.22	0.37

表5 ▶ 非接触型ACL損傷の危険因子（多変量解析）

	標準偏回帰係数	標準誤差	p値	オッズ比	95%信頼区間
BMI	− 0.381	0.143	0.008	0.683	0.517 ～ 0.904
全身関節弛緩性	0.322	0.185	0.081	1.393	0.961 ～ 1.982
膝関節伸展筋力	− 0.244	1.309	0.852	0.783	0.060 ～ 10.183
膝関節屈曲筋力	− 0.638	2.199	0.772	0.529	0.007 ～ 39.321
股関節外転筋力	− 3.432	1.374	0.012	0.032	0.002 ～ 0.477
単位軌跡長	− 1.625	0.871	0.062	0.197	0.036 ～ 1.086

損傷群で強い傾向を示した（**表3**）．下肢筋力に関するこれまでの報告では，以前は股関節外転筋力や膝関節屈曲筋力が弱いことがACL損傷の危険因子とする報告が多かったが，近年では下肢筋力とACL損傷の発生には関連がなかったとする報告もあり，一定の見解が得られていない．

③ バランス能力

　静的バランス能力が低いことがACL損傷の危険因子とする報告があるが，本研究では，単位軌跡長，外周面積ともに有意差はなかった（**表4**）．静的バランス能力は足趾筋力と相関するという報告もあり，今後注目していきたい．

　これらの結果について，ロジスティック回帰分析を行ったところ，BMIが大きいこと，股関節外転筋力が強いことが日本人高校女子バスケットボール選手における非接触型ACL損傷の危険因子となった（**表5**）．

④ 動作解析

　膝関節外反量は母趾先端接地時，膝関節最大外反時ともにコントロール群に比べてACL損傷群で有意に大きい値となった（**表6**）．膝外反量が大きいことについては多くの報告があり，体全体として「dynamic knee valgus」が生じるとする説は理解しやすい．ACL損傷の予防では，この「dynamic knee valgus」をどのように改善していくかということをさまざまな角度からアプローチする必要がある．

　2次元動作解析では，体表に16個の表面マーカーを装着して30cmのボックスから片脚着地し，その後真上に最大ジャンプする動作を指示し，正面からビデオカメラで撮影した．得られた画像の1秒間を30フレームに

表6 動作解析

	ACL 損傷群 (n = 15)	コントロール群 (n = 15)	p 値
母趾先端接地時（cm）	1.9 ± 1.9	0.4 ± 2.0	0.04
膝関節最大外反時（cm）	9.2 ± 3.8	4.8 ± 4.3	0.01

図1 膝関節外反量の計測

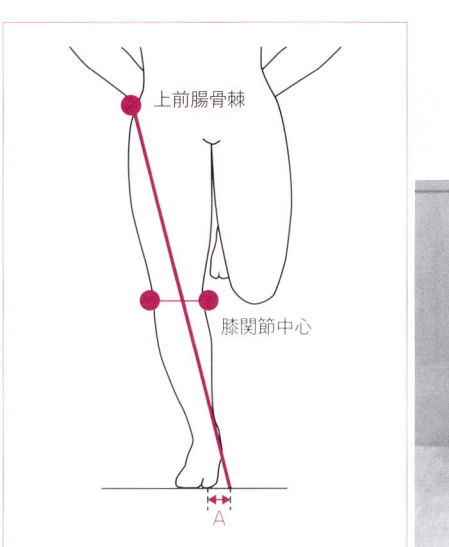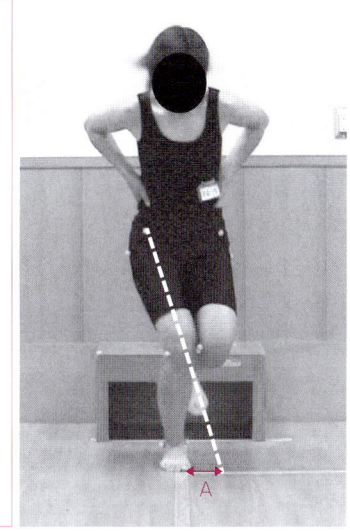

上前腸骨棘

膝関節中心

A

A

分割し，加賀谷らの報告[16]に準じて上前腸骨棘と膝関節中心を結んだ延長線と母趾中央部の足部縦軸延長線上との距離を計測し，母趾より内側を通過する場合を正として膝関節外反量（A）を求めた（図1）．計測した距離はボックスの高さを基準として補正し，母趾先端接地時と膝関節最大外反時の2点を計測した．

対象はベースライン調査後にACL損傷を受傷し，ビデオ解析が可能であった15膝（ACL損傷群）と人数を合わせた非ACL損傷群（コントロール群）15膝とした．

⑤ 心理学的競技能力検査

DIPCA.3の総得点ではACL損傷群で有意に高値を示し（ACL損傷群 172.3±22.3，コントロール群 160.0±21.6，p値0.03），心理学的競技能力が高いことが非接触型ACL損傷の危険因子であった．また，項目別ではACL損傷群の選手は判断力にすぐれ，闘争心や自己実現意欲が強かった．

日本人高校女子バスケットボール選手を対象として非接触型ACL損傷の危険因子に関する研究を行ったところ，高校入学から卒業までの3年間で10人に1人の選手がACL損傷を受傷していた．BMIが大きいこと，股関節外転筋力が強いこと，心理的競技能力が高いこと，片脚着地時に膝関節外反量が大きいことが危険因子となった．この中でBMI，下肢筋力と心理的競技能力については，競技能力が高い選手は下肢筋力が強く，BMIも大きくなる．また，高校部活動においてレギュラー選手は試合出場や出場時間が長くなり，ACL損傷を受傷する環境に暴露される時間が長くなる．実際，本研究においてもACL損傷を受傷した選手は多くはレギュラー選手であり，新チームの中心となって活躍していく高校2年生時後半の発症が多かった．

3 本研究結果から考えるACL損傷の予防

今回の危険因子の中で「片脚着地時の膝関節外

反量が大きいこと」は「modifiable risk factor」であり，介入すべき項目と考える．「modifiable risk factors」は主にバイオメカニクス的要因といわれている．実際に，着地時の膝関節外反量を減少させることは簡単ではないが，我々は ACL 損傷予防プログラムを検証した研究結果[17]から「足部内在筋」が鍵になるのではないかと考えている．足部内在筋に注目してトレーニングを行うと，下肢全体のアライメントとしての，膝関節外反が改善する可能性があると考え，独自の予防プログラムを作成し，検証している．

ACL 損傷のスクリーニングについての詳細は次項に記載されるが，本研究結果からは現時点では，スクリーニングを行うよりもすべての選手を対象として予防プログラムを行う方が有効であると考えている．今後，中学・高校入学時の身体計測結果や運動能力結果などが全国規模でのビッグデータとして扱うことが可能となれば，ACL 損傷などに関するスクリーニングを行い，介入できる時代が来るかもしれない．しかし，スクリーニング後の介入方法やコンプライアンスなど課題も多い．

一方で，人工知能の開発が急激に進んでおり，ACL 損傷ハイリスク選手を簡単にスクリーニングできる時代が来るかもしれない．

おわりに

ACL 損傷に関して，これまで我々整形外科医の仕事は断裂した ACL を再建し，膝関節の不安定性を改善し，選手をスポーツの現場に戻すことが主であった．しかし，近年，悪性腫瘍や生活習慣病の予防に注目が集まり，医学界のみならず，社会全体が疾患の予防に注目するようになった．スポーツ整形外科領域でもこの機を逸しないよう「prevention is better than cure」の旗印のもと，実際に ACL 損傷患者を診察し，治療する膝関節外科医が ACL 損傷予防に注目し，研究し，社会に発信していくことが重要と考えている．

◆ 文　献

1）Renstrom PA：Eight clinical conundrums relating to anterior cruciate ligament（ACL）injury in sport：recent evidence and a personal reflection. Br J Sports Med 47：367-372, 2013

2）Shino K, et al：Rectangular tunnel double-bundle anterior cruciate ligament reconstruction with bone-patellar tendon-bone graft to mimic natural fiber arrangement. Arthroscopy 24：1178-1183, 2008

3）Ochi M, et al：Anterior cruciate ligament augmentation procedure with a 1-incision technique：anteromedial bundle or posterolateral bundle reconstruction. Arthroscopy 22：463. e1-5, 2006

4）Mochizuki T, et al：Anatomic and histologic analysis of the mid-substance and fan-like extension fibers of the anterior cruciate ligament during knee motion, with special reference to the femoral attachment. Knee Surg Sports Traumatol 22：336-344, 2014

5）Donnell-Fink LA, et al：Effectiveness of knee injury and anterior cruciate ligament tear prevention programs：a meta-analysis. PLoS One 10：e0144063, 2015

6）Mehl J, et al：Evidence-based concepts for prevention of knee and ACL injuries. 2017 guidelines of the ligament committee of the German Knee Society（DKG）. Arch Orthop Trauma Surg 138：51-61, 2018

7）Nessler T, et al：ACL injury prevention：What does research tell us? Curr Rev Musculoskelet Med 10：281-288, 2017

8）Stevenson JH, et al：Assessing the effectiveness of neuromuscular training programs in reducing the incidence of anterior cruciate ligament injuries in female athletes：a systematic review. Am J Sports Med 43：482-490, 2015

9）Bahr R, et al：Understanding injury mechanisms：a key component of preventing injuries in sport. Br J Sports Med 39：324-329, 2005

10）Smith HC, et al：Risk factors for anterior cruciate ligament injury：a review of the literature-part 1：neuromuscular and anatomic risk. Sports Health 4：69-78, 2012

11）Smith HC, et al：Risk factors for anterior cruciate ligament injury：a review of the literature-part 2：hormonal, genetic, cognitive function, previous injury, and extrinsic risk factors. Sports Health 4：155-161, 2012

12）Oshima T, et al：Poor static balance is a risk factor for non-contact anterior cruciate ligament injury. Arch Orthop Trauma Surg 138：1713-1718, 2018

13）Shimozaki K, et al：Greater body mass index and hip abduction muscle strength predict noncontact anterior cruciate ligament injury in female Japanese high school basketball players. Knee Surg Sports Traumatol Arthrosc 26：3004-3011, 2018

14）Numata H, et al：Two-dimensional motion analysis of dynamic knee valgus identifies female high school athletes at risk of non-contact anterior cruciate ligament injury. Knee Surg Sports Traumatol Arthrosc 26：442-447, 2018

15）Kosaka M, et al：Psychological traits regarding competitiveness are related to the incidence of anterior cruciate ligament injury in high school female athletes. Knee 23：681-685, 2016

16）加賀谷善教ほか：二次元画像で算出した Knee in distance および Hip out distance の妥当性〜片脚着地動作における三次元動作解析との比較から〜. 体力科学 59：407-414, 2010

17）Nakase J, et al：Whole body muscle activity during the FIFA 11+program evaluated by positron emission tomography. PLoS One 8：e73898, 2013

1 ACL損傷［危険因子・スクリーニング］

ACL損傷に対する スクリーニングテストの意義

小笠原一生

要点整理

　前十字靱帯（ACL）損傷は動的な姿勢制御不良により生じる．本項では，片脚ドロップ着地テストで表出される個人特異的な姿勢制御特性に着目した新しいスクリーニングテストについて紹介し，ACL損傷予防の基礎となるリスクの予測について現状を述べる．

はじめに

　膝前十字靱帯（ACL）損傷は特に重篤なスポーツ外傷であり，その予防はスポーツ医学領域の重要課題である．リスクスクリーニングの意義は，介入対象の焦点化を目的に，何らかの危険カットオフ値を超える選手を事前に特定することにある．しかし，これから先のスクリーニングテストには，単にハイリスクな選手を特定するだけではなく，スクリーニングの結果に応じて，個々の選手に応じた予防指針が示されるような，すなわち，リスク予測と予防とが一体となるようなあり方が求められよう．この観点から，スクリーニングというよりもむしろ評価（evaluation）と表現した方が適切かもしれない．本項では，我々が取り組む「姿勢戦略の個性」に基づくACL損傷リスク予測研究とスポーツ現場での取り組みの一端を紹介し，ACL損傷のリスク評価の意義について考察する．なお，本項で扱うスクリーニングテストは，特定の運動課題を行った際の動作の特徴からリスクを評価するものに限定する．

1 ACL損傷リスクのスクリーニングの歴史

　ACL損傷は，ジャンプ着地や急なストップなどで，他者からの接触なく生じることから，患部の膝のみならず全身姿勢の制御不良から生じる外傷

とみなされてきた．1980年代よりACL損傷予防を目的とした大規模コホート研究（各種トレーニングメニューによる介入）がなされているが，未だ抜本的な解決には至らず，その発生件数は減少していない．その背景には，ACL損傷リスクのスクリーニング法が未確立であるからとの指摘がある．

　ACL損傷のリスク予測の試みは，Hewettら[1]により体系化され現在に至る．Hewettら[1]は，ジャンプ着地課題中に観察される膝の不良なバイオメカニクスとACL損傷発生との関連を前向き的に調査し，drop vertical jump（DVJ）課題中の膝外反モーメント最大値（下腿の外転を強制し膝を外方へ脱臼させる力学的負荷）が将来のACL損傷発生と特異的かつ鋭敏に関連すると報告した．これ以降，本学域ではこの膝外反モーメント最大値がACL損傷リスクを反映する指標として長らく重要視されている．しかし近年，Hewettら[1]の方法を別の対象で検証したKrosshaugら[2]やBahrら[3]が，立て続けにDVJ課題や膝外反モーメントの有用性を否定して以来，本学域におけるACLリスク予測への期待は世界的に下火傾向にある．

　なぜ，Hewettら[1]の方法はKrosshaugら[2]の対象でうまくいかなかったのか？ ここで，従来法の問題点を考察してみたい．まずは，1）膝のみに注目した微視的指標にこだわったリスク予測をした点が挙げられる．次に，2）単変数のみの表現力が

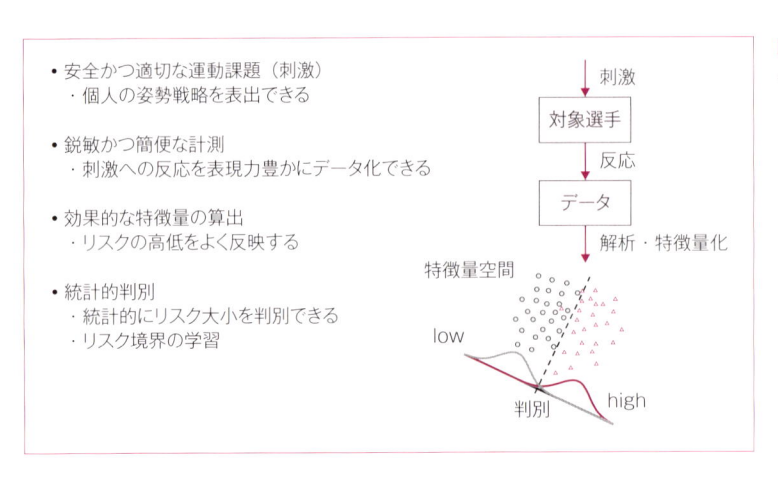

図 1 ▶ スクリーニングテストが具備すべき機能

低い統計でリスク判別を試みた点がある．このようなテストでは ACL 損傷の背景にある全身性や，多要因性といった性質を十分に反映できない可能性がある．最後に，3）少ない対象者数での統計が影響したと考えられる．

　Krosshaug ら[2]や Bahr ら[3]の指摘は，直接的には ACL 損傷リスクの予測可能性を否定するものである．しかし解釈を変えれば，我々ACL 損傷に携わる者に対してよりよい予測法の確立を要請する強力なメッセージとも捉えられる．筆者らは，従来法の限界を見極めたうえ，より妥当な運動課題と評価指標による ACL 損傷リスク予測法を提案し[4]，現場実装まで繋げる活動をしてきた[5]．我々は，片脚ドロップ着地時の床反力波形に記録された姿勢動揺の個性に着目している．床反力は，膝外反モーメントに比べて全身挙動を表現する自由度が高い．そして，あたかも指紋のような性質を有することがわかっている．これを根拠に我々は2011〜2018 年で片脚ドロップ着地課題＋床反力測定＋機械学習の方法論によって延べ 1,200 名のアスリートの姿勢動揺データを収集・解析し ACL 損傷リスクと姿勢動揺特性との関連を調べてきた．

2 スクリーニングテストの設計

　実効性の高いスクリーニングテストの設計には，1）運動課題，2）データ計測，3）指標化，4）判別の各要因が互いによく調和することが大切と考

えている（図 1）．運動課題は，選手に入力する刺激であり，その選手が持つ姿勢制御的反応を適切に引き出すことが求められる．なお，ACL 損傷のリスクのテストだからといって，いたずらに危険な課題や負担を選手に強いることは賢明ではない．我々は現状，20 cm の高さからの片脚ドロップ着地を採用しており，対象をアスリートに限定すれば，容易に実施できる課題である．ただし DVJ 課題が両脚着地であるのに対して，我々の片脚ドロップ着地課題は，前額面，水平面の姿勢保持の難易度を高めることになり，両脚着地に比べて姿勢不安定時の個人の姿勢戦略がより顕著に表出することになる．次にどのようなデータを，どんな機器で測定するかである．選手の姿勢制御に現れる反応を精度よく記録でき，かつできるだけ簡易な測定機器が現場的に望ましい．我々は可搬型の床反力計（TFP 404011 AB，テクノロジーサービス社製）を現場に持ち込み，測定している（図 2）．続いて，測定したデータから，ACL 損傷のリスクを見積もる尺度としてどのような特徴量が適切なのかを検討する．ここで我々は機械学習を活用し，ACL 損傷者と非損傷者を最も精度良く分離できる複数指標の組み合わせ，および判別境界を前向き的に学習している．ひとたび妥当な指標群と判別境界が学習できたならば，新たな選手にこのテストを実施し，学習した判別境界に照らし合わせることで，その選手の姿勢特性が，ACL 損傷者に近いのか，非損傷者に近いのかを確かめてリスクの大きさを判別することになる．

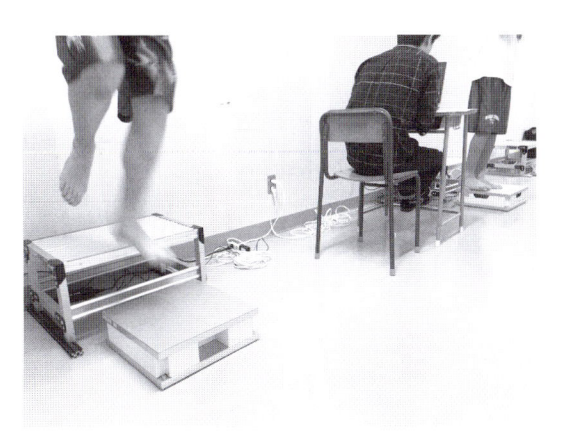

図2 可搬型床反力計を用いた片脚ドロップ着地テストの実際

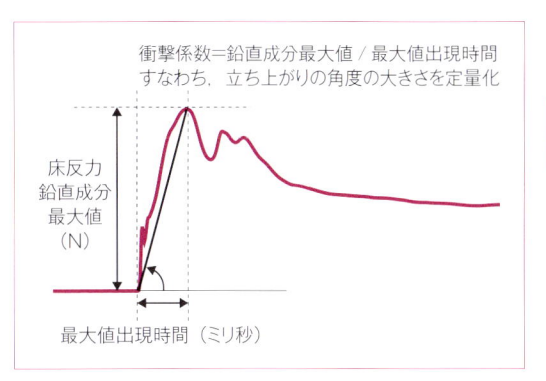

図3 衝撃係数

I

ACL・半月板損傷

特に，最後の統計的手続きが鍵である．従来法のように ACL 損傷のメカニズムに関連しそうな指標だけに着目して ACL 損傷リスクを評価するのではなく，床反力データから算出された数多ある指標の中から ACL 損傷者と非損傷者を最も精度高く分離できた指標群をリスクとのかかわりが強いものとみなして，リスク指標として採用するという考えである．このようなデータ駆動型の発想は現在の AI 社会ではとても一般的である．従来法の問題は，医学的・解剖学的・バイオメカニクス的な仮説から，有用と推察される指標だけに候補を絞ってリスク予測を試みた点にあろう（仮説駆動形）．あるいは，臨床家の中には，そのような手順でリスク指標を定めなければならないと考える人も多いだろう．しかし，いったん新たな発想を受け入れてみることも大切である．そのうえで，はじき出された結果について，なぜその指標が ACL 損傷と強く関連したかを医学的・解剖学的・バイオメカニクス的な立場から説明していくことで，より広い可能性からリスク探索が可能となる．また，普段は想定しないような要素が実は大切だったと気づかされることも多い．データ駆動型の利点を取り入れ，スポーツ医学ならではの観点から機械学習を活用することで ACL 損傷リスクの予測精度が高まることが期待される．

3 片脚ドロップ着地テストによる ACL 損傷のリスク評価

先述したとおり，我々の片脚ドロップ着地テストは，20 cm の高さから前方に設置した床反力計上に片脚で着地し，その後，5 秒間の片脚静止立位を保つものである．この時，選手の視線は特に指定しない．左右脚それぞれ 6 回の成功試技が計測できたらテスト終了である．記録するのは床反力データ（1,000 Hz）である．

床反力データからはさまざまな特徴量が算出できる．興味深いことに，着地直後（20〜200 ミリ秒）の床反力データの変化は実に個性に富むもので，その時間帯から算出した特徴量は極めて個人特異性の高いものとなる[6]．言い換えれば，10 人の選手のデータを数直線上に並べた場合，10 人のデータが適度に重なり合わず，ばらついて分布するような性質を持つ．その代表例として緩衝係数と名づけた指標があり，これは床反力鉛直成分の最大値をその出現時間で除した値である（図3）．この指標はすなわち，床反力の鉛直成分がどれほど急峻に立ち上がったかを数値化したものであり，着地衝撃の大きさを定量すると同時に，着地脚の硬さ/軟らかさ（下肢関節のインピーダンス）を表現している．一方で，着地後 5 秒までの長い時間窓から算出した指標は反対に個人特異性が低くなる傾向にあり（すなわち個人普遍性が高い），正常なアスリートであれば数直線上でどの人も同じようなところに集中するような性質を持つ．その代表的な指標としては，着地後 20 ミリ秒〜5 秒間

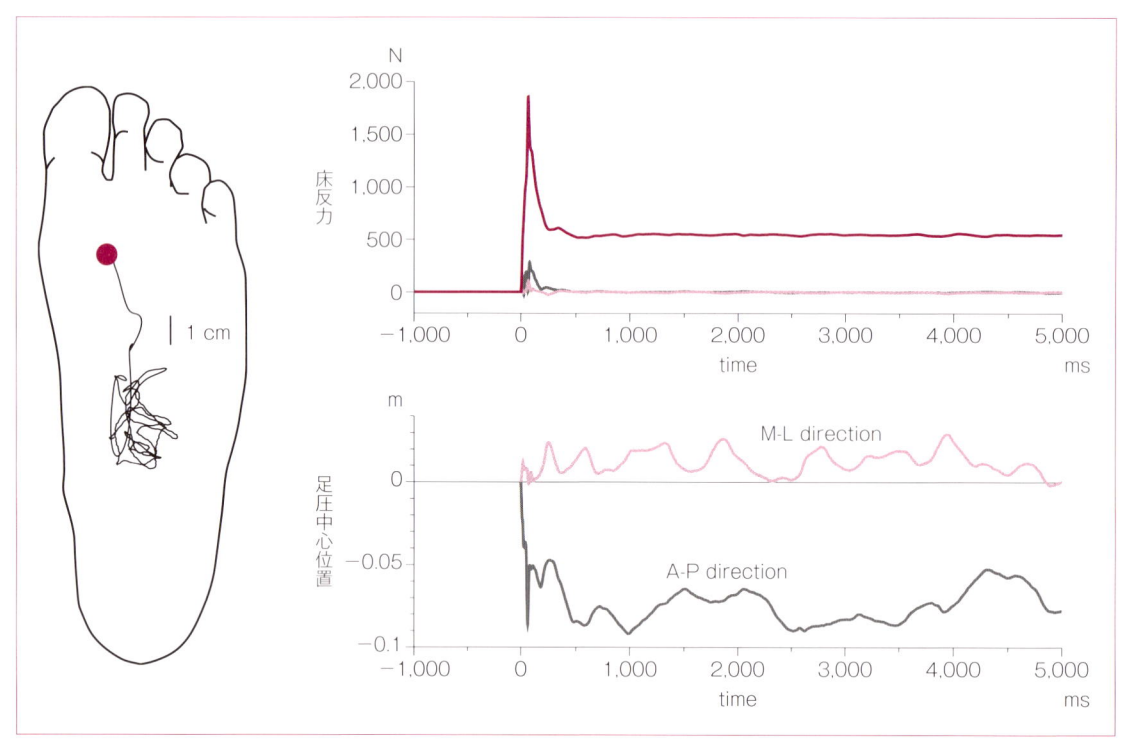

図4 足圧中心軌跡長

の足圧中心軌跡長（CoP20_5）がある（**図4**）．この指標は着地直後の動的な時期からその後の静止時期も含めた重心動揺の大きさを表している．同じ床反力データを基にしていても，着目する時間窓を変えることで個性の反映の程度が異なる特徴量を生み出せることは，とても興味深い．

　女子大学ハンドボール選手を対象とした前向き研究では，この個性の強い衝撃係数を横軸とし，個人普遍性の高いCOP20_5を縦軸にした2次元空間において，ACL損傷者が左下と右下に集中して分布することを示し，ACL損傷者と非損傷者を隔てる2つの判別境界を学習した[7]．**図5**には日本代表女子ハンドボールチームの35名に対して同様のテストを実施し，その判別境界に照らし合わせた結果を示した（倫理承認：大阪大学医学部附属病院観察研究倫理審査委員会16028-4）．実際，この集団においても左下，右下の危険領域にACL損傷者が位置したことがわかる．

　この結果では，特に着地脚の硬さ/軟らかさを表す横軸の両極にACL損傷者が存在することが興味深い．左下に位置したACL損傷者からは，着地

荷重に座屈してしまうほど極端に軟かな脚はハイリスクであることがわかるし，対称的に，右下に位置したACL損傷者では，過度に硬く自由度を落とした脚もリスクが高いことを示している．縦軸においた姿勢動揺の大きさを表すCoP20_5がACL損傷者では小さい．このことは，直感的には姿勢が安定しているような印象を与える．しかし，本来ヒトが有するはずの適度で安定な揺らぎが，やや失われていることを表していると考えられる．姿勢制御の研究領域では，各筋が適切に筋張力を調整して関節に適度な柔軟性を持たせることで，突然の外乱に対して大きく姿勢を崩すことなく安定性を確保すると考えられており[8]，ゆえにヒト立位姿勢には一定範囲での揺らぎが生じるのが自然である．この揺らぎ量は同年代であれば普遍的なものであるが[9]，ACL損傷者は共通してその値が小さかったことから，柔軟かつ安定な姿勢制御が失われていた可能性を示唆している．**図5**は2指標による2次元空間での判別の例であるが，数学的にはさらに高次元での判別境界の学習も可能である．指標を増やすほど精度は上がるが，我々

図5 衝撃係数と足圧中心軌跡長の分布からみた ACL 損傷

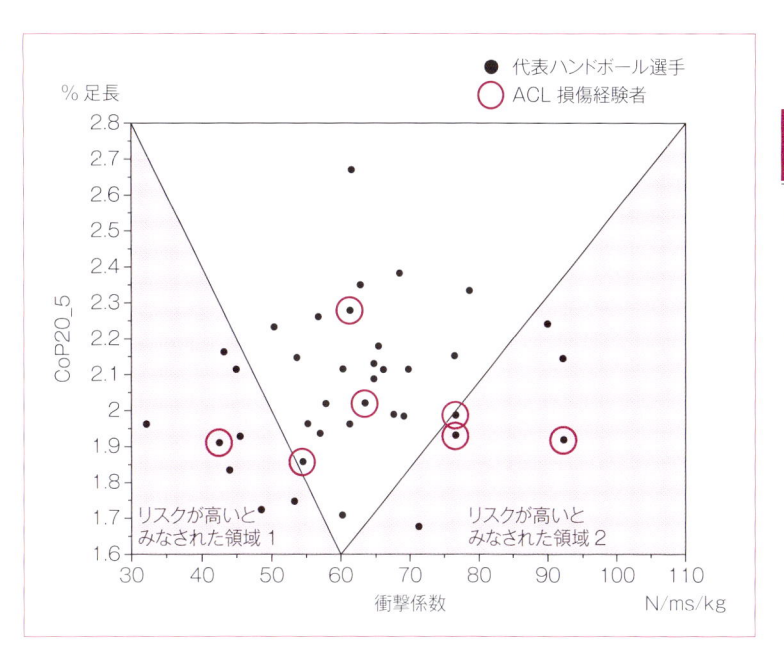

が保有する対象のデータでは，5 指標から成る 5 次元空間での判別で精度が頭打ちとなった[10]．このことから，床反力データが含む特徴量において 5 つほどの姿勢戦略に関する特徴が ACL 損傷のリスクと関連し，ACL 損傷が複数要因に起因する外傷であることを示唆している．このような新たな観点から ACL 損傷リスクのスクリーニング方法を見直していくと，膝外反モーメント最大値という微視的な 1 次元指標だけでカットオフ値を決めようとしていた従来法が奏功しないのは当然のように感じる．

4 リスク評価に基づいた予防方針

図5 において左下に位置してしまうような選手については問題視している．これらの選手には，着地タイミングを見越した筋の予備緊張が十分ではなく，姿勢が座屈してしまう特徴がある．対策としては，自体重に対する相対的な筋力不足を解消することや，筋発揮タイミングの adjustment を促すアプローチで，適切に硬い着地を獲得させ，横軸の位置を右にシフトできるようにトレーニングすべきであろう．また，膝蓋骨周りの疼痛や過去の ACL 損傷などが影響して硬い着地を避ける事

例も経験している．これら個別的な背景を勘案しつつ，着地に際して荷重をしっかりと受け止められる硬い脚の獲得をゴールとした方針が有効であろう．一方で，図5 において右下に存在する選手の存在位置を左にシフトするという方針は熟考を要する．高い関節インピーダンスを着地タイミングに合わせて作れることは，俊敏な切り返しやストップ動作が求められる球技選手や，ピタッと止まらなくてはならない体操選手にとって重要なことであり，パフォーマンスが高いことを意味している．よって，ACL 損傷のリスクを下げるために軟らかな着地を目指す方針は，場合によってはパフォーマンスを落とす可能性がある．極端に衝撃係数が高い選手の床反力鉛直成分は，急峻な立ち上がりで尖った形が共通する（図6a）．接地直後の足関節での衝撃吸収が十分ではなく，膝では骨性や靱帯性の支えを得て関節インピーダンスを作るタイプであろうと推察される．このような荷重の受け止めでは，力の逃げ場がなく，ACL 損傷のリスクは高まると推察される．一方で，高い衝撃係数を呈しながらも，縦軸においてより上に位置する（姿勢の揺らぎがある）選手では，床反力鉛直成分の立ち上がりの急峻さがマイルドである（図6b）．各関節は動く余地を確保しつつ拮抗筋同士の的確な同時収縮で瞬間的にインピーダンスを高

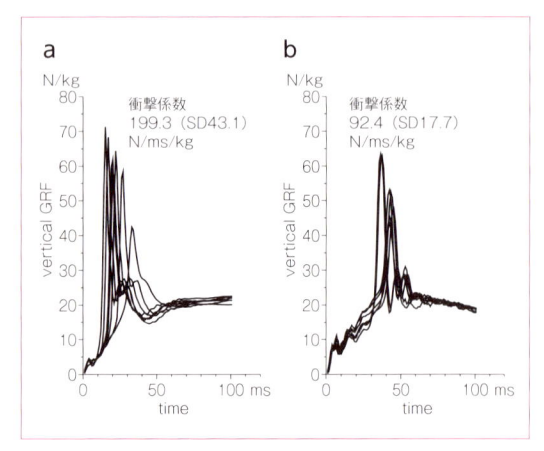

図6 衝撃係数の高い対象2名の床反力鉛直成分波形の違い

められている．高い衝撃係数を示す選手にもこのような特性に違いがあるので，縦軸の位置で判断し，前者では足関節での衝撃吸収を含めて，骨性に頼らない関節安定化のトレーニング（下肢関節を適度に屈曲させ筋収縮によって衝撃を受け止めるなど）により，横軸の左シフトを目指すのが妥当かもしれない．パフォーマンスと予防のいずれをも犠牲にしない対策を，選手のタイプ別に検討することは極めて重要と考えられる．

カットオフ値の上か下かといったデジタルな結果しかわからないスクリーニングよりも，得た結果から選手のタイプが評価でき，予防指針を定める際の判断材料になるようなリスク評価を目指している．現場のスピード感を損なうことなくサイエンスとしての妥当性を検証するという難しい運用が求められるが，このようなリスク評価の考え方は，今後ますます重要性を増すものと思われる．

おわりに

本項で紹介した手法を含め，これまで提案されてきたスクリーニングテストは，個人の姿勢制御特性やバイオメカニクス的特性に着目したリスク評価法である．これは裏を返せば，それらの身体機能特性に反映されるリスクだけしか評価できない方法論である．再度，**図5**にご注目いただきたい．左右下の危険領域とは異なる，中央あたりに2名のACL損傷選手が存在しているのがわかる．これらの選手は，現場サイドの印象として，身体

機能的にはACL損傷リスクは低いと考えていた選手たちであった．しかし実際この2名はACL損傷を負ってしまった．この事実は，不良な身体機能以外のリスクファクターが引き起こすACL損傷の存在を示唆しており，そこには選手固有の認知行動学的，心理的な特性や，競技特性との関わり，受傷の直前の相手選手を含めた外環境からのアフォーダンスなどが影響すると考えている[11]．この詳細は他項に譲るが，現在，これら多因子にわたる複雑なリスクの連なりを構造化しサイエンスとして議論するための基盤構築を進めている．大切なことは，そのスクリーニング法がACL損傷に関するどのようなリスクを評価しているのかを明確にし，その限界を認めたうえで，予測精度を挙げるあらゆる努力を継続することであり，このことが実効性の高いリスクスクリーニング手法の確立や，予防法の発展，ひいてはアスリートの安全につながると考えられる．

◆ 文　献

1) Hewett TE, et al：Biomechanical measures of neuromuscular control and valgus loading of the knee predict anterior cruciate ligament injury risk in female athletes：a prospective study. Am J Sports Med 33：492-501, 2005
2) Krosshaug, T et al：The vertical drop jump is a poor screening test for ACL injuries in female elite soccer and handball players. Am J Sports Med 44：874-883, 2016
3) Bahr R：Why screening tests to predict injury do not work-and probably never will…：a critical review. Brit J Sport Med 50：776-780, 2016
4) 杉山恭二ほか：片脚drop jump着地動作における重心動揺総軌跡長の再現性．スポーツ傷害 17：40-42, 2012
5) 小笠原一生ほか：ハンドボール女子日本代表における前十字靱帯損傷リスクの評価と予防の試み：2017年度おりひめコンディショニングクリニックを通じて．ハンドボールリサーチ 7：29-35, 2018
6) 小笠原一生ほか：新規な動的バランス評価指標の開発とその個人特異性に関する研究．臨バイオメカニクス 37：311-317, 2016
7) 小笠原一生ほか：片脚着地時の姿勢戦略に基づく非接触型前十字靱帯損傷の潜在的リスク同定．日臨スポーツ医会誌 25：346-353, 2017
8) Nomura T, et al：Modeling human postural sway using an intermittent control and hemodynamic perturbations. Math Biosci 245：86-95, 2013
9) Yamamoto T, et al：Universal and individual characteristics of postural sway during quiet standing in healthy young adults. Physiological Reports 3：e12329, 2015
10) 若林魁人ほか：ヒト着地動作の床反力と足圧中心動揺による下肢スポーツ外傷リスク予測．第11回Motor Control研究会，名古屋，2017
11) 小笠原一生：初回の前十字靱帯損傷のリスク因子．シンポジウム1：ACL損傷・再損傷を予防する．第29回日本臨床スポーツ医学会，札幌，2018

ACL 損傷の受傷メカニズム

古賀英之

要点整理

ACL 損傷の受傷メカニズムを model-based image-matching 法を用いて明らかにした．ACL 損傷は接地後約 40 ms で生じ，膝外反，内旋および脛骨前方移動により断裂が生じていた．また接地後 ACL 損傷時までの間，股関節は内旋位で固定，足部は踵接地後足底が地面に固定されており，股関節および足部によるエネルギー吸収が不十分となることが損傷に寄与していた．予防プログラムは膝関節と股関節の両方に対するアプローチおよび "feed-forward strategy" に焦点を当てていくことが重要と考えられた．

はじめに

膝前十字靱帯（ACL）損傷はスポーツ活動中に生じることが多く，わが国においてもその数は年々増加傾向にある．近年の ACL 再建術の進歩に伴い短期的には手術により良好な結果が得られるようになったが，スポーツ復帰には未だに長期間を要し，また長期的には ACL 再建術は変形性膝関節症への進行を予防できないとの報告もある．そのため ACL 損傷，特に介入可能である非接触性損傷に対する予防法の確立が望まれているが，その受傷メカニズムの解明は予防法を考えるうえでは欠かせない大事なステップである．

本項では，実際の非接触性 ACL 損傷の受傷シーンをビデオ解析することによって得られた知見を示し，それをもとに我々が提唱した ACL 損傷の受傷メカニズムについて紹介する．またそのメカニズムをもとに考えられうる予防法についても言及する．

1 非接触性ACL損傷の受傷メカニズム：これまでの報告

受傷メカニズムの研究方法には，選手への聞き取り調査，臨床所見（関節鏡，画像所見など）の研究，模擬動作における 3 次元動作解析，in vivo 研究，cadaver を用いた研究，受傷シーンのビデオ解析，コンピューターモデルを用いたシミュレーションなどのさまざまなアプローチがある．これまで非接触性 ACL 損傷のメカニズムについてはこれらのアプローチからさまざまな仮説が提唱され，議論されてきた．その議論の中心は主に ACL 損傷のメカニズムが sagittal plane factor と non-sagittal factor のどちらによるものか，というものであった．DeMorat ら[1] は cadaver study に基づき，急激な大腿四頭筋の収縮により ACL 損傷が生じるという quadriceps drawer mechanism を提唱した．それに対し Mclean ら[2] は mathematical simulation model を用いて，sagittal plane loading のみでは ACL 損傷を引き起こすことはできないと反論した．また Hewett ら[3] は女性アスリートに対する prospective study において，着地動作における外反角度の増加量および外反力の大きさが ACL 損傷の risk factor であることを示し，外反力が ACL 損傷の重要なメカニズムであることを提唱した．これまで行われた ACL 損傷の受傷ビデオの視覚的分析においても，膝外反が ACL 損傷の主要なメカニズムであることが示唆されていた[4,5]．その一方で cadaver study や simulation study においては，純粋な膝の外反のみでは内側側副靱帯（MCL）を損傷しない限り ACL 損傷は生

じないことも示されていた[6]．一方，本邦においてはいわゆる "knee-in, toe-out" の肢位がビデオ分析の結果などからACL損傷のメカニズムとして考えられており，教科書的にも膝外反，外旋位がACL損傷の典型的な受傷肢位と考えられていた．

2 model-based image-matching法

このように受傷メカニズムの研究アプローチの中でも受傷シーンのビデオ解析は実際の受傷時のバイオメカニカルな情報を得ることができる唯一の方法であるが，これまでその方法は単純な視覚的分析（ビデオをコマ送りしながら受傷シーンの状況の分析や関節角度の推定を行う方法）に限られていた．しかし視覚的分析による関節角度の推定は最も容易と思われる膝関節の屈曲角度においてさえかなりの誤差があることが示されており，また損傷のタイミングの推定は困難であること，低画質のビデオでは分析がさらに制限されることから，より精度の高いビデオ解析方法の開発が必要とされていた[7]．そこで我々は単純な視覚的分析にかわる新たなビデオ解析のアプローチとして，コンピューターグラフィックソフトウェアであるPoser® を用いた model-based image-matching（MBIM）法を開発した．この方法は複数のビデオカメラから撮影された実際の受傷シーンのビデオを背景として用い，背景のビデオに3次元モデルをマッチさせることにより3次元的なキネマティクスを推定する，というものである．始めにバックグラウンドのモデルを作成し，それをビデオ内の周囲ランドマークとマッチさせることによりカメラの位置を推定する．次にスケルトンモデルを選手の身体計測から得られた値をもとにカスタマイズしたうえでビデオ上の選手にフレームごとにマッチさせることにより受傷シーンにおけるキネマティクスおよび床反力を得ることができる．この方法を表面マーカーを用いた動作解析を gold standard として validation study を行ったところ，2方向以上の撮影で行った解析における root mean square difference は膝屈曲/伸展で10°以下，膝内外反で6°以下，膝内外旋で11°以下，

質量中心速度で0.3m/s以下と，単純な視覚的分析よりもはるかに正確な3次元情報を得ることができた[8]．そこで我々はMBIM法を用い，非接触性ACL損傷の受傷シーンのビデオ解析を試みた．

3 非接触性ACL損傷におけるバイオメカニクス

我々はMBIM法を用い，非接触性ACL損傷の受傷シーンのビデオ解析を試みた．ハンドボール，バスケットボールにおける2方向以上から撮影された非接触性ACL損傷の受傷シーン10例のビデオ解析を行った[9]（図1）．全例が通常のテレビ放映（アナログ放映）で撮影されていた．症例は全例女性で，ハンドボール7例，バスケットボール3例．全例がゲーム中の受傷であり，7例がカッティング動作，3例がジャンプ後の片足着地であった．また脛骨前方移動に注目して high definition（HD）放映されたサッカーにおける非接触性ACL損傷の受傷シーンの1例についても解析を行った[10]（図2）．

1 膝関節のキネマティクス

膝関節のキネマティクスは全例で驚くほど一致していた（図3）．接地時屈曲角度は平均23°と軽度屈曲位であり，接地後40msの間に24°増加していた．接地時の膝外反角度は平均0°とほぼ中間位であったが，接地後40msの間に12°増加しており，全ての症例で急激な膝外反変化が接地後40ms以内に生じていた．一方，膝回旋角度は接地時には外旋5°であったが，接地後40msの間に8°の急激な内旋を認め，その後200msの間に逆に17°の外旋が生じていた．また垂直床反力のピーク（peak vertical ground reaction force：peak vGRF）は接地後平均40msで生じていた．

またHD放映されたサッカーの1例においても膝関節のキネマティクスは始めの10例と一致していた．すなわち接地後30msまでに急激な外反（21°）および内旋（21°）が生じており，その後外旋に転じていた．また脛骨前方移動は膝屈曲角度が最大伸展位（26°）となった接地後20msから急激に生じ始め，接地後30msまでに9mmに達し

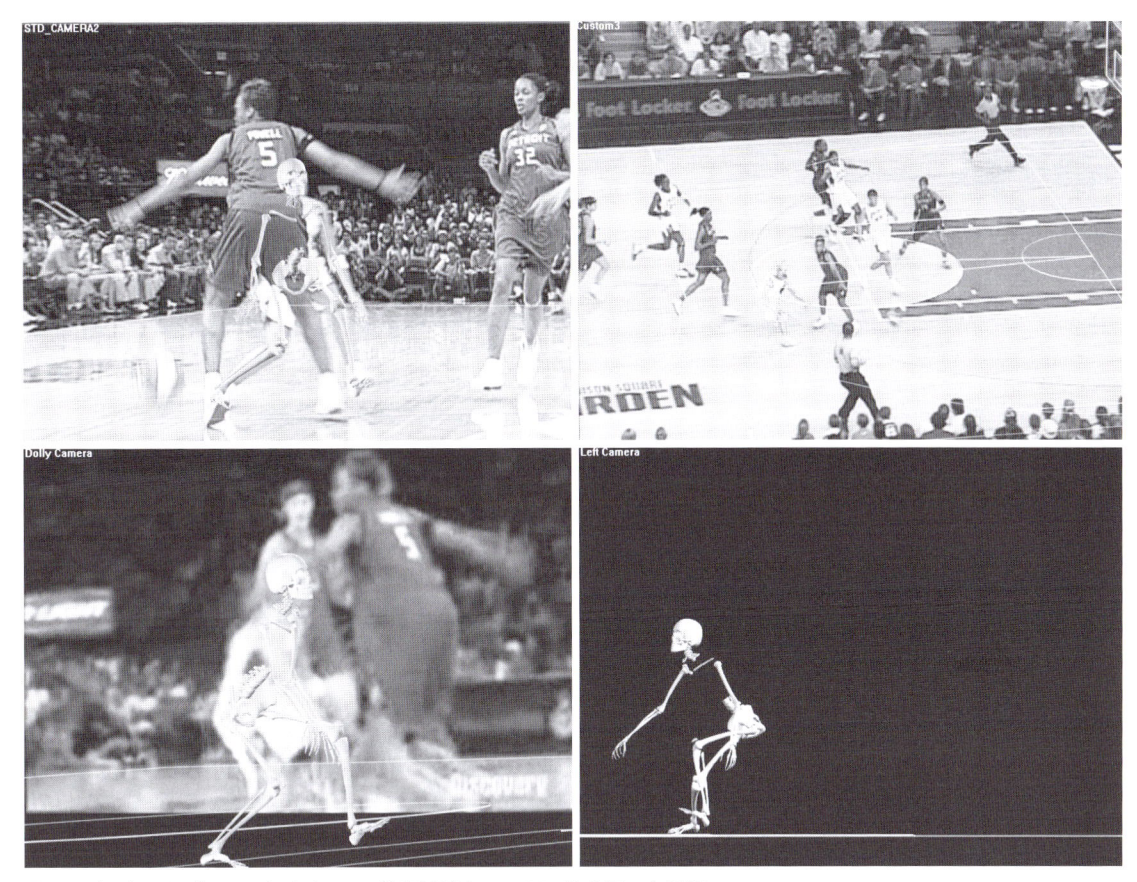

図1　バスケットボールにおける ACL 損傷ビデオの MBIM 法を用いた解析

ていた（図4）．

2 非接触性ACL損傷の受傷のタイミング

　今まで行われてきた受傷シーンのビデオ解析において，受傷の正確なタイミングは単純な視覚的分析では予測が不可能であると考えられてきた[4]．しかし MBIM 法による解析では，以下の criteria を用いることにより受傷のタイミングの推定が可能となった．
（1）関節角度の変化が正常でなくなるとき．
（2）急激な関節角度の変化がみられたとき．
（3）床反力の評価．
　我々の研究においては，急激な膝外反＋内旋が接地後40msまでに生じており，垂直床反力のピークは接地後40msで生じていた．またサッカーの1例では急激な脛骨の前方移動が接地後30msには健常者の最大前方引出し量とほぼ一致

する9mmに達していた．以上の結果，およびコンピューターシミュレーションモデルにおける片足着地動作ではACLは接地後約40msに最大張力を生じるという過去の報告[11]とから，ACL損傷は接地後40ms付近で生じていると考えられた．

3 股関節と足関節のキネマティクス

　我々は前述の10例について，股関節と足関節のキネマティクスについても解析を行った[12]（図5）．すると膝関節のキネマティクスとは対照的に，接地時および接地後40msの股関節角度は屈曲52°→53°，外転21°→15°，内旋27°→28°と，股関節内旋位でほぼ一定であった（図6）．一方，足関節のキネマティクスをみてみると，全例で接地時は背屈位で踵接地し，20ms後には全足底が床に接地，40ms後には全足底が接地したまま再び背屈位となった．足関節の屈曲角度は平均で接

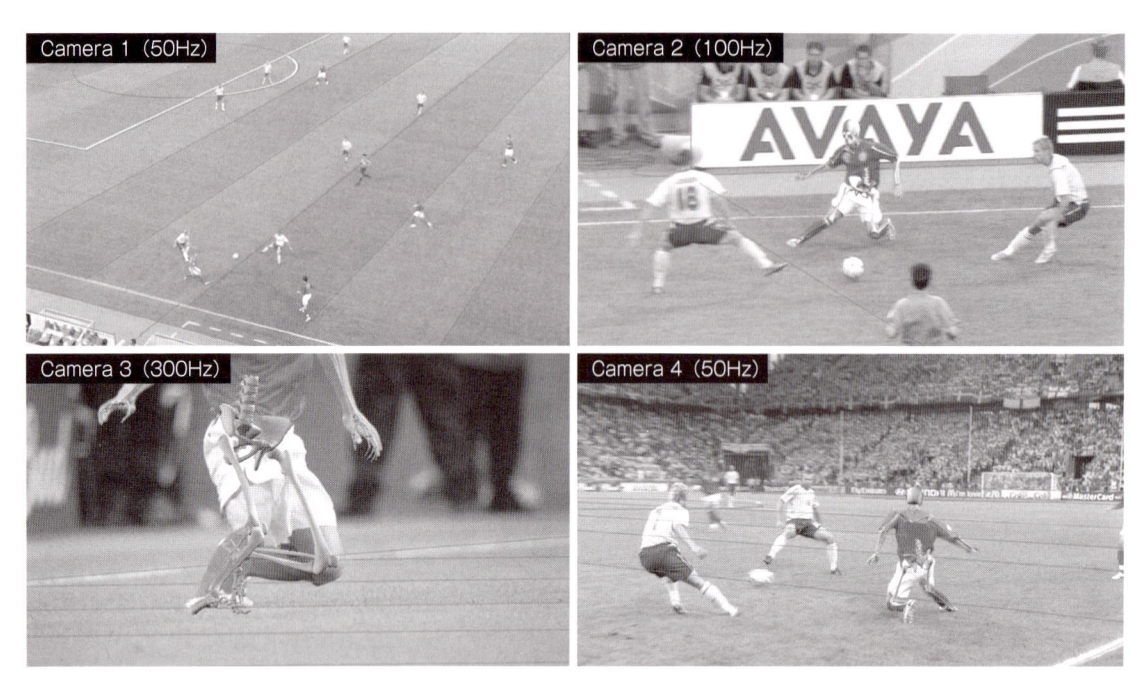

図2 ▶ サッカーにおける ACL 損傷ビデオの MBIM 法を用いた解析

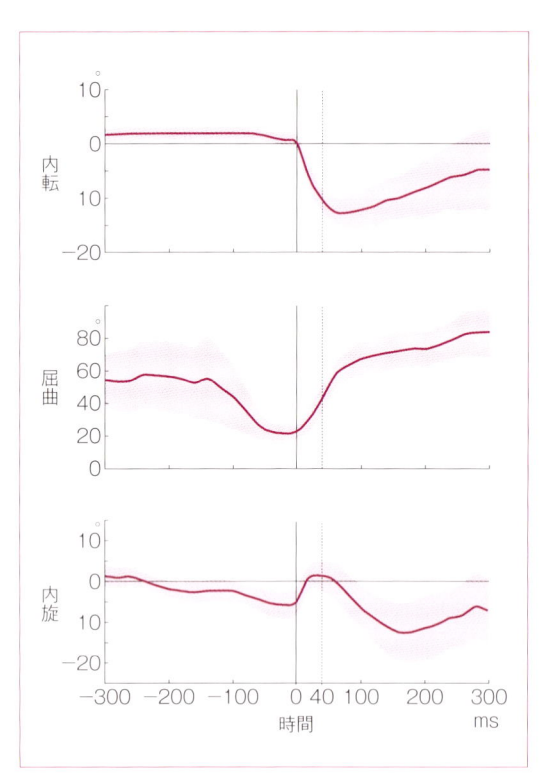

図3 ▶ バスケットボール，ハンドボールの ACL 損傷 10 例における膝関節のキネマティクス
time 0 は接地時を表す．色実線は平均，色アミの範囲は 95％信頼区間を表す．

地時は背屈 2°，20 ms 後は底屈 10°，40 ms 後は背屈 2°であった．足関節回外角度は接地時 7°から 40 ms 後は 19°へと有意に増加した．足関節回旋角度は接地時外旋 5°から 40 ms 後は内旋 8°へと有意に内旋方向に増加した（図7）．

4 非接触性ACL損傷のメカニズム

　これまでの単純な視覚的分析によるビデオ解析では，膝外反＋外旋位（いわゆる knee-in, toe-out）はしばしばみられる受傷肢位である．しかしこの肢位は果たして ACL 損傷の原因なのか，それとも単なる ACL 損傷による結果なのかはこれまで議論の分かれるところであった．我々の結果では，急激な外反が接地後 40 ms までに生じていた一方で，接地後 40 ms は内旋が生じ，その後急激に外旋に転じていた．また脛骨前方移動は膝最大伸展位になると同時に生じ始め，断裂の瞬間まで急激に増加していた．以上の結果と過去の研究[13~16]から，我々は ACL 損傷の瞬間には膝外反による外側コンパートメントへの圧迫力により内旋と前方移

図4 サッカーにおける ACL 損傷の 1 例の膝関節のキネマティクス
a　接地時
b　接地後 20 ms
c　接地後 30 ms

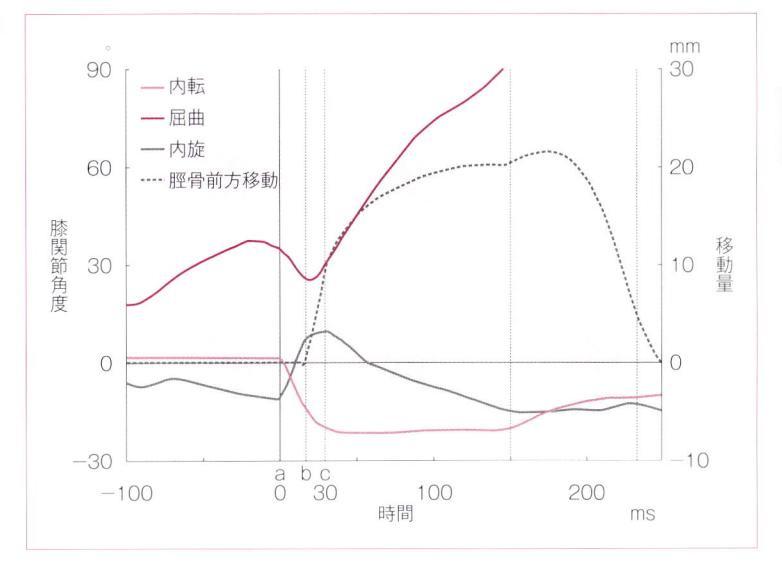

図5 ハンドボールの受傷例における股関節および足関節のキネマティクス
a, b　接地時
c, d　接地後 20 ms
e, f　接地後 40 ms
股関節は強い内旋位で固定されている．また足部は踵接地し，その後の 20 ms で急激に底屈し全足底が接地，40 ms 後には全足底が地面に固定された状態で再度背屈している．

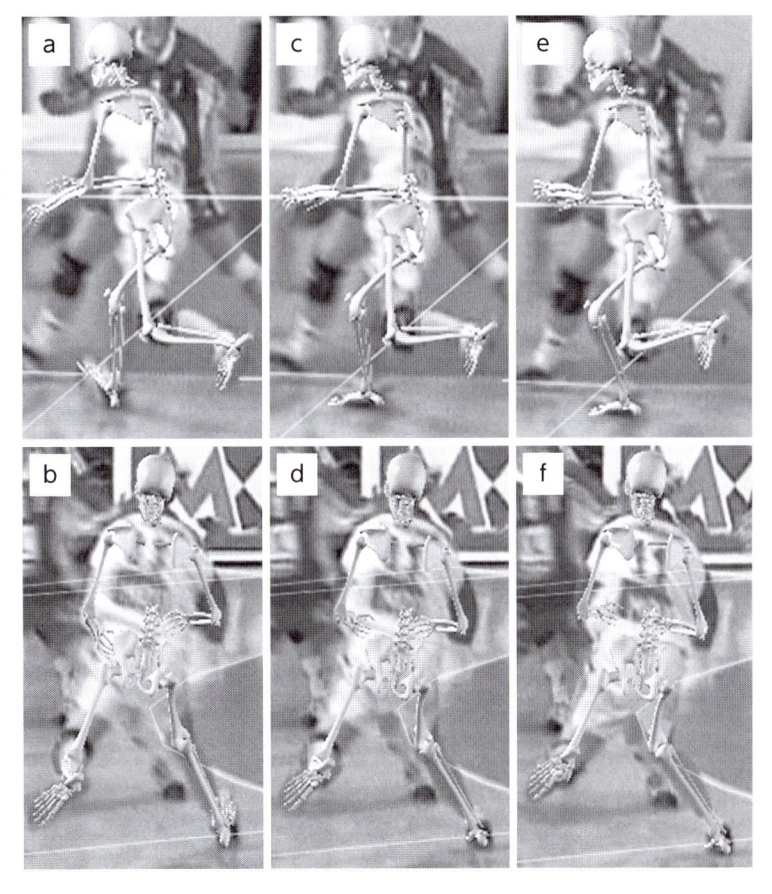

動が生じているのではないかと考えた．また膝外旋は ACL 断裂後に生じており，いわゆる knee-in, toe-out は ACL 損傷の後に生じた単なる結果に過ぎないと思われた．以上の結果を踏まえた非接触

性 ACL 損傷のメカニズムは以下のとおりである（図8）．
（1）膝に外反力が加わると，それによって MCL が緊張し外側コンパートメントに圧迫力が

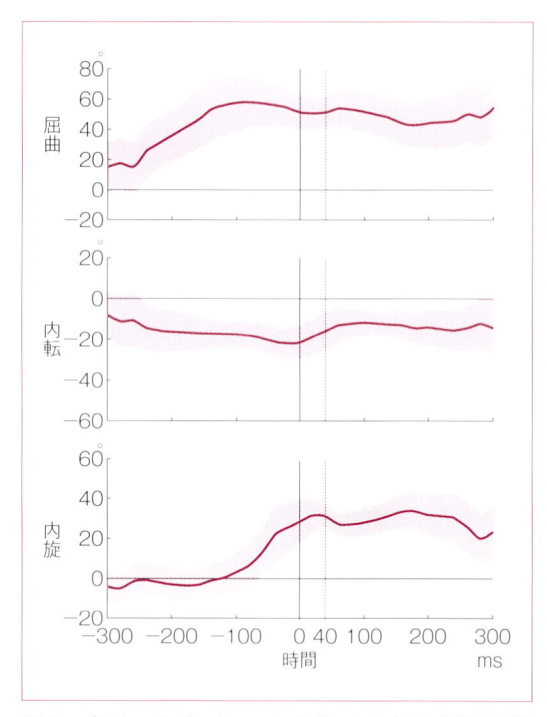

図6 ▶ バスケットボール，ハンドボールのACL損傷10例における股関節のキネマティクス
time 0は接地時を表す．色実線は平均，色アミの範囲は95％信頼区間を表す．

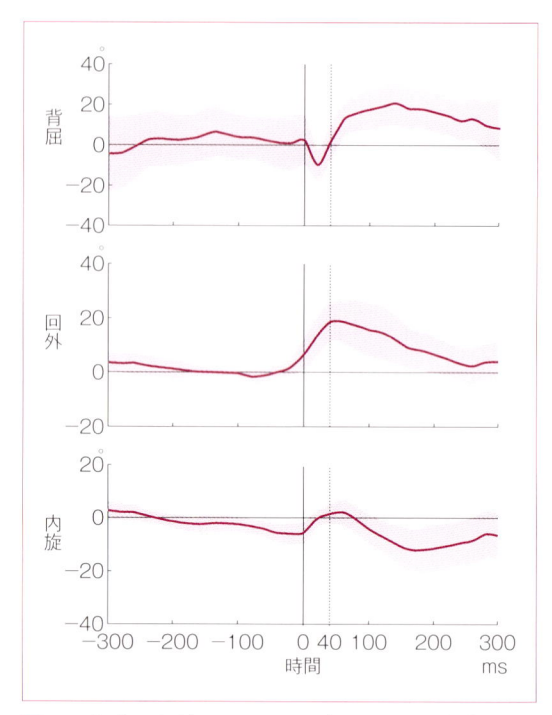

図7 ▶ バスケットボール，ハンドボールのACL損傷10例における足関節のキネマティクス
time 0は接地時を表す．色実線は平均，色アミの範囲は95％信頼区間を表す．

生じる.

（2）この圧迫力により，脛骨の骨形態（脛骨外側高原の後傾）によって大腿骨外顆が後方に偏位することにより脛骨前方移動および内旋が生じ，ACLが断裂する.

（3）ACL断裂により脛骨前方引出し力に対するprimary restraintが消失し，また足部が地面に固定されていることも相まって大腿骨内顆も後方に偏位することにより，ACLの断裂後に脛骨外旋が生じる.

一方でACL損傷における股関節の重要性は以前より指摘されており，ACL損傷時に股関節の果たす役割として，Bodenら[17]は受傷時のビデオ解析においてACL損傷時の接地後100ms間の股関節屈曲，外転角度はコントロールと比較して変化が小さかったと述べている．またHashemiら[18]はcadaver studyにおいて，膝関節屈曲角度20°，大腿四頭筋およびhamstringのforce levelを最小としてsimulated landingを行うと，股関節を固定することによりACL損傷を生じさせることが

できたと報告している．我々の研究でも股関節角度は接地時から接地後40msまで屈曲・外転・内旋位で固定されており，そのことがACL損傷の発症に大きな役割を果たしていると考えられた．すなわち正常な状態では着地の際に膝・股関節は協調して動き，股関節でエネルギー吸収することにより膝関節への負荷を軽減させる．しかしアンバランスな着地では膝・股関節の協調した動きがなく，相対的に膝関節への負荷が増大しACL損傷のリスクが増す，と考えられた.

アンバランスな着地にはいくつかの原因が考えられうる.

（1）体幹が直立もしくは後傾していると重心は膝より後方に位置し，床反力により生じるjoint compression forceは膝を股関節以上に屈曲させ股関節は相対的に伸展となる.

（2）股関節外転・外旋筋不全により接地時における股関節が内転・内旋位となり，接地後に膝関節が外反位になりやすくなる.

（3）股関節が強い内旋位で接地していることも原

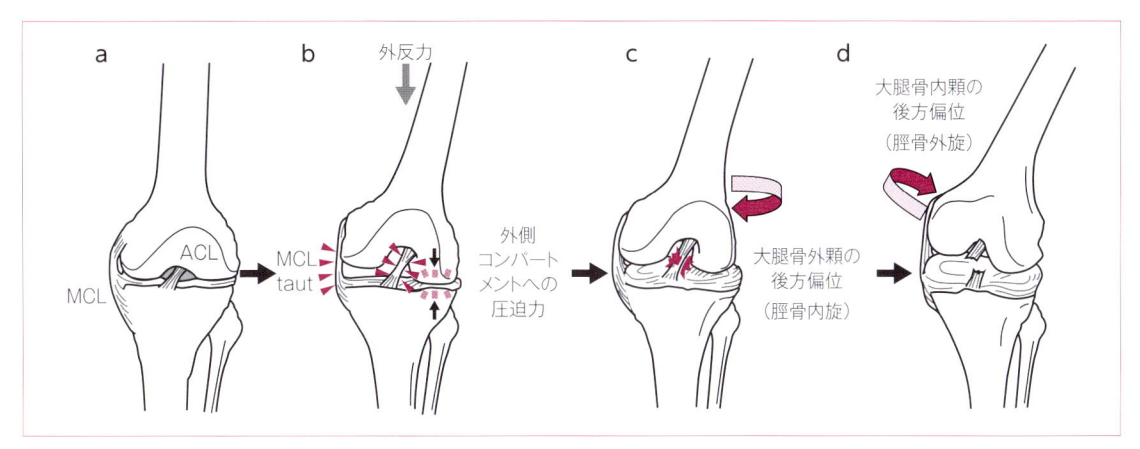

図8　ACL 損傷メカニズム
a.b　膝に外反力が加わると，MCL が緊張し外側コンパートメントに圧迫力が生じる.
c　この圧迫力により大腿骨外顆が後方に偏位することにより脛骨前方移動および内旋が生じ，ACL が断裂する.
d　ACL 断裂により脛骨前方引出し力に対する primary restraint が消失し，大腿骨内顆も後方に偏位することにより，ACL の断裂後に脛骨外旋が生じる.

因の 1 つと考えられる. ACL 損傷患者は股関節の内旋制限があることが報告されていることから[19]，接地時に股関節が強い内旋位でロックされてしまっている可能が考えられる. 実際に臼蓋形成不全は ACL 損傷の risk factor として報告されていることから[20]，股関節内旋制限が risk factor として関与しているかもしれない.

一方，足関節のキネマティクスについては，Boden らは受傷時のビデオ解析において ACL 損傷時には全例が踵もしくは全足底での接地をしており，コントロールと比較して足関節背屈角度が大きかったと述べている[17]. またサイドステップ動作における動態解析においても，つま先着地は膝外反モーメントを低下させると報告されている[21]. 我々の研究でも全例が踵接地し，大きな膝外反モーメントが生じていることが示唆された. また接地後急激に全足底が床に接地した後は足底と地面の間に動きがみられなかったことから，足底と地面の間には高い摩擦力が生じており，足底が地面に固定されることも股関節ほどではないが ACL 損傷に関与していることが示唆された.

これらの理由から，受傷時に股関節および足部によるエネルギー吸収が不十分となることから膝関節により大きな負荷がかかり，そのことが ACL

損傷に寄与していると考えられる.

5　メカニズムから考える ACL 損傷の予防

以上の受傷メカニズムに対する知見をもとに，ACL 損傷に対する予防法について提唱する. 受傷時には膝外反，内旋位をとること，股関節が内旋位で固定されて股関節でのエネルギー吸収ができないことが ACL 損傷の原因と考えられることから，ACL 損傷の予防を考えるうえでは，膝関節のみならず体幹・股関節に対するアプローチを積極的に行っていくことも重要と思われる. すなわち予防プログラムにおいては，（1）膝外反・内旋位を避け，（2）床反力を股関節で吸収させるために接地時に股関節内旋位を避けて十分屈曲させるようにするようなカッティングおよびランディングテクニックを獲得することに焦点を当てるべきである. 実際に Omi らは股関節に注目した予防プログラムを女子バスケットボールチームに導入し，ACL 損傷のリスクを有意に減らすことに成功している[22]（「股関節に着目した予防トレーニング」の項（p.48）参照）. また，ACL 損傷が接地後 40 ms 程度で生じていることから，いわゆる "feed-back strategy"，すなわち接地後のキネマティクスを矯

正することに重点を置く予防プログラムでは ACL 損傷を予防できないことが示唆される（接地後に危険を感じてから反応するには少なくとも 150～200 ms かかる）．このことから，接地前から危険を予知し，また接地前の膝関節や股関節の動きをコントロールするための "feed-forward strategy"，すなわち接地前の筋の pre-activation や神経コントロールなどのトレーニングに予防プログラムの焦点が当てられるべきである．

おわりに

　MBIM 法は従来視覚的分析に限られていた受傷シーンのビデオの詳細な解析を可能にし，非接触性 ACL 損傷のメカニズムの詳細を明らかにすることができた．すなわち ACL 損傷は接地後 40 ms 付近で生じており，膝外反に伴う外側コンパートメントの圧迫力によって膝内旋および脛骨前方移動が生じることにより ACL が断裂する．また接地時から ACL 損傷時までの間，股関節は内旋位にてほぼ一定であること，また足部は踵接地後足底が地面に固定されることから，接地時において股関節および足部によるエネルギー吸収が不十分となることから膝関節により大きな負荷がかかり，そのことが ACL 損傷に寄与している．以上より予防プログラムは膝関節と股関節の両方に対するアプローチを行っていくこと，また接地前から危険を予知し，接地前の膝関節や股関節の動きをコントロールするための "feed-forward strategy" に焦点を当てていくことが重要と考えられた．

◆ 文 献

1) DeMorat G, et al：Aggressive quadriceps loading can induce noncontact anterior cruciate ligament injury. Am J Sports Med 32：477-483, 2004

2) McLean SG, et al：Sagittal plane biomechanics cannot injure the ACL during sidestep cutting. Clin Biomech（Bristol, Avon）19：828-838, 2004

3) Hewett TE, et al：Biomechanical measures of neuromuscular control and valgus loading of the knee predict anterior cruciate ligament injury risk in female athletes：a prospective study. Am J Sports Med 33：492-501, 2005

4) Krosshaug T, et al：Mechanisms of anterior cruciate ligament injury in basketball：video analysis of 39 cases. Am J Sports Med 35：359-367, 2007

5) Olsen OE, et al：Injury mechanisms for anterior cruciate ligament injuries in team handball：a systematic video analysis. Am J Sports Med 32：1002-1012, 2004

6) Shin CS, et al：The effect of isolated valgus moments on ACL strain during single-leg landing：a simulation study. J Biomech 42：280-285, 2009

7) Krosshaug T, et al：Estimating 3D joint kinematics from video sequences of running and cutting maneuvers-assessing the accuracy of simple visual inspection. Gait Posture 26：378-385, 2007

8) Krosshaug T, et al：A model-based image-matching technique for three-dimensional reconstruction of human motion from uncalibrated video sequences. J Biomech 38：919-929, 2005

9) Koga H, et al：Mechanisms for noncontact anterior cruciate ligament injuries：knee joint kinematics in 10 injury situations from female team handball and basketball. Am J Sports Med 38：2218-2225, 2010

10) Koga H, et al：Estimating anterior tibial translation from model-based image-matching of a noncontact anterior cruciate ligament injury in professional football：a case report. Clin J Sport Med 21：271-274, 2011

11) Shin CS, et al：The influence of deceleration forces on ACL strain during single-leg landing：a simulation study. J Biomech 40：1145-1152, 2007

12) Koga H, et al：Hip and ankle kinematics in noncontact anterior cruciate ligament injury situations：Video analysis using model-based image matching. Am J Sports Med 46：333-340, 2018

13) Meyer EG, et al：Anterior cruciate ligament injury induced by internal tibial torsion or tibiofemoral compression. J Biomech 41：3377-3383, 2008

14) Hashemi J, et al：Shallow medial tibial plateau and steep medial and lateral tibial slopes：new risk factors for anterior cruciate ligament injuries. Am J Sports Med 38：54-62, 2010

15) Matsumoto H, et al：Roles of the anterior cruciate ligament and the medial collateral ligament in preventing valgus instability. J Orthop Sci 6：28-32, 2001

16) Speer KP, et al：Osseous injury associated with acute tears of the anterior cruciate ligament. Am J Sports Med 20：382-389, 1992

17) Boden BP, et al：Video analysis of anterior cruciate ligament injury：abnormalities in hip and ankle kinematics. Am J Sports Med 37：252-259, 2009

18) Hashemi J, et al：An alternative mechanism of non-contact anterior cruciate ligament injury during jump-landing：in-vitro simulation. Exp Mech 47：347-354, 2007

19) Gomes JL, et al：Decreased hip range of motion and non-contact injuries of the anterior cruciate ligament. Arthroscopy 24：1034-1037, 2008

20) Yamazaki J, et al：Hip acetabular dysplasia and joint laxity of female anterior cruciate ligament-injured patients. Am J Sports Med 39：410-414, 2011

21) Kristianslund E, et al：Sidestep cutting technique and knee abduction loading：implications for ACL prevention exercises. Br J Sports Med 48：779-783, 2014

22) Omi Y, et al：Effect of hip-focused injury prevention training for anterior cruciate ligament injury reduction in female basketball players：a 12-year prospective intervention study. Am J Sports Med 46：852-861, 2018

ACL損傷の危険場面と肢位，非受傷時のキネマティクス

笹木正悟・古賀英之

要点整理 ▶

膝前十字靱帯（ACL）損傷を引き起こす危険場面と危険肢位を整理するとともに，スポーツ現場で撮影したビデオ映像から ACL 非受傷時の下肢キネマティクスを明らかにした．体幹傾斜を伴う後方重心での着地姿勢は ACL 損傷の危険肢位であるものの，接地時に適度な膝屈曲角度を獲得することで受傷回避できている場面がみられた．また，非受傷場面の膝関節は接地後にスムーズな屈曲運動を生じており，股関節は接地直後から屈曲および内旋運動を生じるための可動性を有していた．ACL 損傷予防のためには，競技特性を踏まえた動作を通じて予防介入を行うこと，プレー動作の中で体幹や股関節を適切にコントロールできるように指導していくことが重要であると考えられた．

はじめに

スポーツ傷害の予防戦略を講じていくうえで，受傷メカニズムの分析と理解は重要である．傷害の発生モデルとして，選手が有する「リスクファクター（内的因子・外的因子）」に何らかの「誘発イベント」が関与するフローが提唱されている．スポーツ傷害の原因となるメカニズムとは，主に誘発イベントが危険因子に作用するプロセスのことを指し，a) 競技・プレーのシチュエーション，b) 選手・相手の行動，c) 全身のバイオメカニクス的特徴，d) 関節・組織のバイオメカニクス的特徴を分類して検討する必要がある[1]．また，スポーツ現場に目を向けてみると，受傷リスクとなる誘発イベントは試合や練習の至るとことで散見することができる．しかしながら，ACL 損傷に関与しうる誘発事象が出現したとしても，実際に受傷するケースと受傷に至らないケースに分かれる．つまり，一見してハイリスクと捉えられる非受傷場面の中には，誘発イベントを回避するための予防のヒントが隠されている可能性もある．

本項では，ACL 損傷のメカニズムにつながる危険場面や肢位について整理したあと，ACL 損傷を回避している非受傷時のキネマティクスについて紹介する．また，それらをもとに考えられる予防戦略についても言及する．

1 ACL損傷（非接触型）の危険場面と肢位

1 シチュエーションとアクション

ACL 受傷場面のシチュエーションやアクションは，ビデオ映像から検証することができる．例えば，ハンドボールではカッティングによる受傷が多い[2]一方で，バスケットボールではジャンプ後の着地による受傷が多く[3]，インドアコートにおける球技種目でも ACL 損傷が好発するシチュエーションは競技によって異なる．ラケットを使うバドミントンではオーバーヘッドストローク後の片足着地[4]，スキー板を使うアルペンスキーではバランスを崩してのターン[5]など，用具を使う中で強いられる競技特有の動作が ACL 損傷に起因する場合もある．また，同じルーツをたどるフットボール競技において，ラグビーでは攻撃のカッティング[6]，サッカーでは守備のプレッシング[7]と，ACL 損傷に至る攻守のアクションが異なって

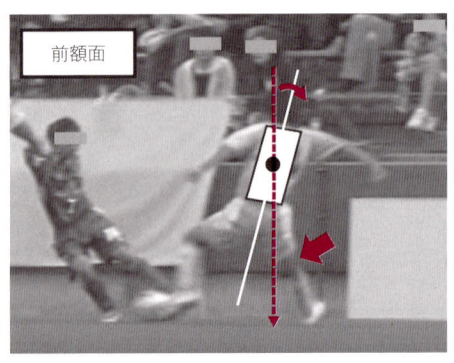
前額面

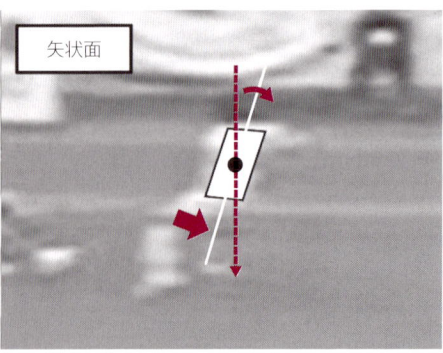
矢状面

図1 ▶ ACL受傷時に みられる不安定な着 地姿勢
受傷脚側に体幹は側方 傾斜し（左図），後傾か つ後方重心（右図）の姿 勢になっている．

いる．コリジョンスポーツに分類されるアメリカ ンフットボールやラグビーをみてみると，競技特 性から想像できるイメージとは異なり，ノンコン タクトやインダイレクトによるACL損傷が全体の 半数以上を占めており，多くはピボットやカッ ティングという方向変換のアクションが受傷機転 となっている[6,8]．これらのことから，競技による 受傷の背景（シチュエーションや用具の使用など） は異なっても，多くのスポーツ現場では「カッティ ング（方向変換）」と「ランディング（着地）」がACL 損傷を好発させるアクションになると考えられる．

2 全身のバイオメカニクス的特徴

受傷部位（ACL損傷であれば膝関節）の局所的な 運動力学にフォーカスする前に，身体全体の運動 パターンや姿勢，外的負荷に目を向けることは重 要である．例えば，比較的ゆっくりとした動作中 にACL損傷が発生することは少なく，多くの受傷 場面では接地時に水平方向もしくは鉛直方向に対 して速度の速い運動が行われている[2,6,7]．また， 両足よりも片足の支持局面でACL損傷は発生しや すく，その時の身体重心は支持基底面より後方に 位置するケース（いわゆる後方重心）が多い．つま り，接地の瞬間に前額面では側方（特に支持脚側） に，矢状面では後方に身体が傾く不安定な着地姿 勢となっている（**図1**）．特に，女性は男性に比べ て受傷時の体幹側方傾斜が大きい傾向にあり[9]， 前額面における不良な体幹位置はACL損傷を助長 する危険肢位になると考えられる．また，Sheehan ら[10]は矢状面におけるACL受傷姿勢のビデオ分析 を行い，接地足（base of support：BOS）から体幹

中心（center of mass：COM）までの距離（COM to the BOS：COM_BOS）が大腿長の1.2倍以上にな るケースでACL損傷が多発していることを示して いる．つまり，身体重心が後方に位置したままで 急激な着地，減速，方向変換を強いられることは， ACL損傷の危険肢位になると考えられる．こうし た体幹の側方傾斜や後方重心での接地は床反力の 発生方向を変化させ，膝関節モーメントを増大さ せる要因となる．さらに，ACL受傷時の接地パ ターンに着目してみると，つま先ではなく踵もし くは足底全体が最初に床と接触するケースが多 く[6,7]，着地時の床反力増大につながっていると考 えられる．若年女子選手を対象としたコホート研 究において，過大な床反力を伴うstiffな着地様式 はACL損傷リスクを高める危険因子として抽出さ れている[11]．また，ACL受傷場面の鉛直推定床反 力は接地後40ms以内（範囲：0-83ms）に体重 の約3.2倍（95％ 信頼区間：2.7-3.7×body weight）発生しており[12]，接地時の姿勢制御と衝 撃緩衝はACL受傷メカニズムを身体全体から考え るうえで重要である．

3 局所のバイオメカニクス的特徴

ACL受傷膝のキネマティクスや隣接関節となる 股関節および足関節の特徴については，前項「ACL 損傷の受傷メカニズム」で詳しく述べられている． 膝関節軽度屈曲位での接地，接地後40msの間に 生じる膝外反と脛骨内旋，接地時から屈曲・外 転・強い内旋位で固定された股関節などは，関節 や組織を局所的に捉えた場合の危険肢位と考えら れる．

図2　矢状面におけるビデオ分析（接地時の評価）

体幹傾斜角度は体幹長軸と垂線のなす角度，下肢屈曲角度は大腿長軸と垂線のなす角度，膝屈曲角度は大腿長軸と下腿長軸のなす角度として算出した．接地足から体幹中心までの距離（COM_BOS）は，大腿長軸の長さで除した数値として算出した．

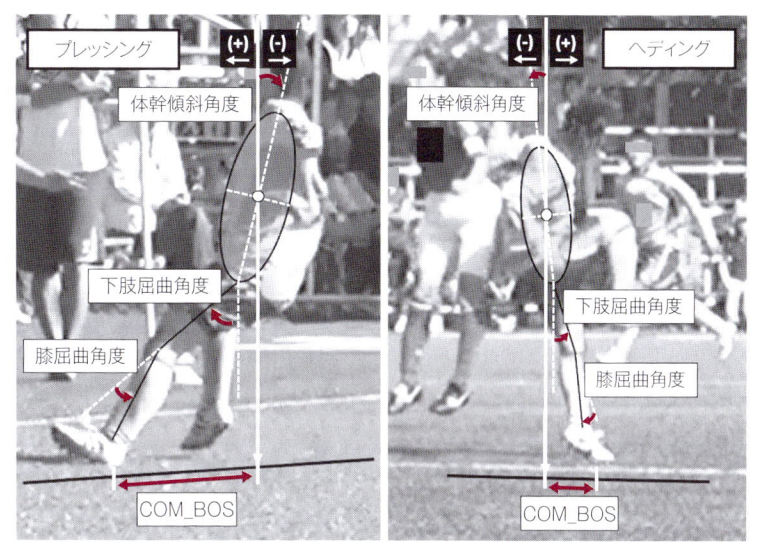

2 危険肢位を伴う非受傷場面のキネマティクス

　実際のスポーツ現場に目を向けてみると，安全な状況や得意なプレーだけを任意に選択できるわけではなく，前述した危険場面や肢位と対峙せざるを得ないケースは多々みられる．特に，ハイレベルな戦いや拮抗した試合展開の中では，リスクを背負いながらもチャレンジすることが勝敗に影響を及ぼす状況さえ存在する．そうした場合に，一見してハイリスクと考えられる肢位でプレーしたとしても，ACL損傷に至らない非受傷場面にはメカニズムを回避する何らかのポイントが隠されているはずである．そこで我々は，サッカーの試合中に生じた動作の中からリスクを伴う非受傷場面を抽出し，ACL損傷に至らなかった接地時の姿勢や3次元的なキネマティクスの検討を試みた．

1 矢状面における非受傷場面のビデオ分析

　サッカーのACL受傷メカニズム[7]として提唱されている「守備のプレッシング」と「ヘディング後の片足着地」場面をコート周囲から高解像度のデジタルビデオカメラ（1080p, 60Hz）で撮影し，矢状面から撮影できた60場面（プレッシング31場面，ヘディング29場面）の非受傷映像についてビデオ分析を行った[13]．ビデオ動画から接地時の静止画像を作成し，体幹傾斜角度，下肢屈曲角度，膝屈曲角度，接地足から体幹中心までの距離（COM_BOS）を算出した（**図2**）．プレッシング場面はヘディング場面に比べて体幹後傾位（後傾8°vs前傾4°），下肢屈曲位（49°vs13°），大きなCOM_BOS（1.2vs0.2）を呈し，より後方重心になりやすい接地姿勢だった．また，これら60場面のうち17場面（全体の28%）のCOM_BOSは大腿長の1.2倍以上であり，Sheehanら[10]が示したリスクを伴う閾値（COM_BOS＞1.2）に達していてもACL損傷には至っていないシーンであった．非受傷場面の膝屈曲角度をみてみると，プレッシング場面で平均29°，ヘディング場面で平均22°となり，Waldenら[7]が分析した受傷場面の膝屈曲角度（プレッシング5°，ヘディング5°）よりも大きかった．つまり，体幹後傾かつ後方重心の姿勢を呈しやすい守備のプレッシング場面においても，接地時に適度な膝屈曲角度を獲得することはACL損傷を回避するための重要な動作技術であると考えられる．

　こうしたスポーツ現場で生じる動作を用いたアプローチにより，非受傷場面の接地時における平面空間上の特徴については確認できた．しかしながら，単純な視覚的分析や2次元評価によってバイオメカニクス的特徴を正確に把握するには限界がある．また，接地前後の経時的なキネマティク

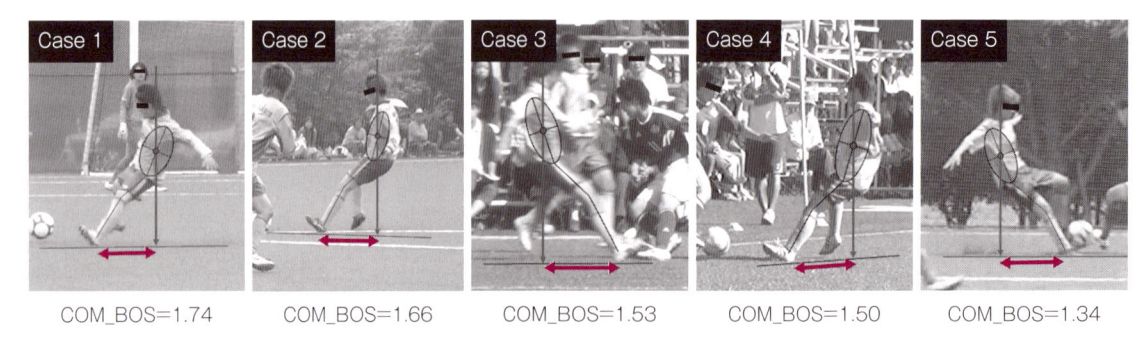

図3 ▸ model-based image-matching 法による解析を行ったプレッシング場面
COM_BOS が大腿長の 1.2 倍以上になっており，後方重心の姿勢でボール奪取を行っている．
（文献 15 より作成）

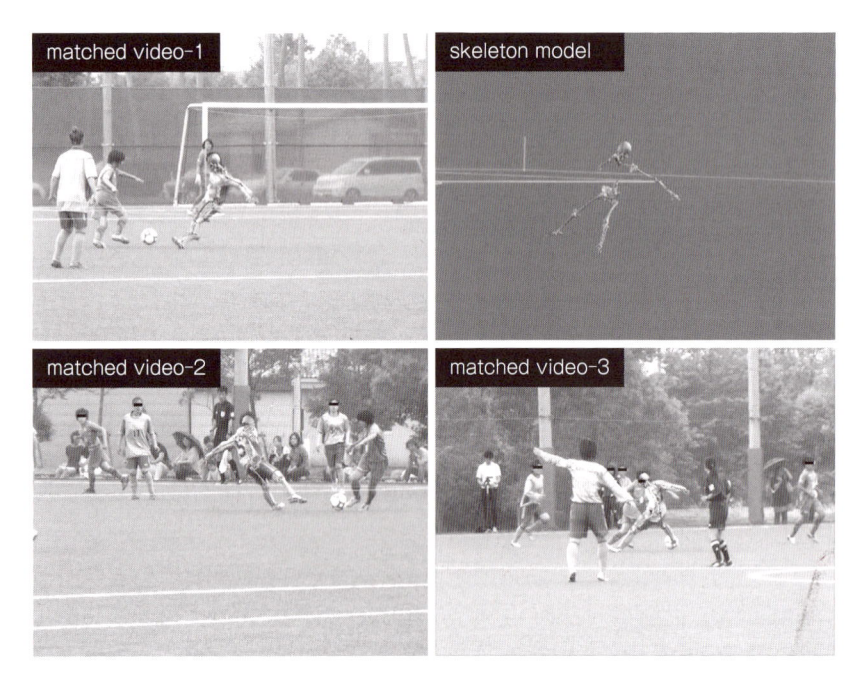

図4 ▸ MBIM 法を用いた非受傷場面（守備のプレッシング）の解析
（文献 15 より作成）

スを精度の高い手法で分析すること，さらに，ACL 受傷場面と同じ手法を用いて比較することで，「なぜ ACL 損傷に至らなかったのか」という非受傷場面に隠されたヒントの核心に迫れると考えた．そこで我々は，Koga ら[12, 14]と同じく model-based image-matching（MBIM）法を用いて，後方重心を呈していたプレッシングの非受傷場面の解析を試みた．

2 非受傷場面（プレッシング）の膝関節キネマティクス

矢状面におけるビデオ分析を行った非受傷場面の中から，以下の基準を満たすプレッシング 5 場面（図3）[15]を選出し，MBIM 法を使った 3 次元的動作再構築を行った（図4）[15]．

① 相手選手のボール奪取を片脚支持で試みる守備のプレッシング場面．
② COM_BOS が大腿長の 1.2 倍以上[10]となった後方重心姿勢．
③ 4 方向の角度から同時にビデオ撮影できていた場面．
④ 骨格情報（全身の骨長）を計測できた選手．

膝関節のキネマティクスを接地前 200 ms から接地後 200 ms まで分析し（図5），Koga ら[12]の ACL 受傷場面と比較した．接地時の膝関節屈曲角度は軽度屈曲位（平均 13°）であったものの，接地後 40 ms の間には 11°の増加（95 % 信頼区間：

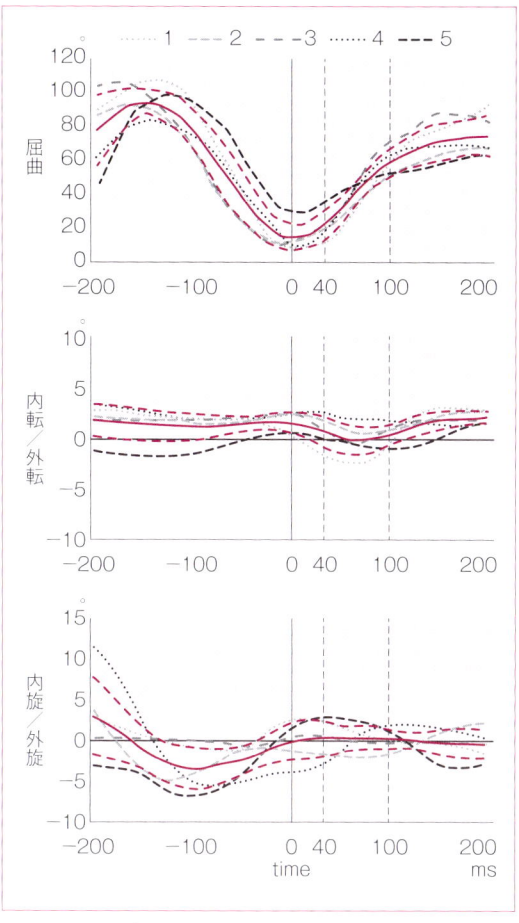

図5 守備のプレッシングにおける非受傷場面5例の膝関節キネマティクス

time 0 は接地時（initial contact）を表している．色の実線は平均，色の点線は95％信頼区間（上限と下限），黒（灰）色の点線は5例の個別データを示す．
（文献15より引用，筆者訳）

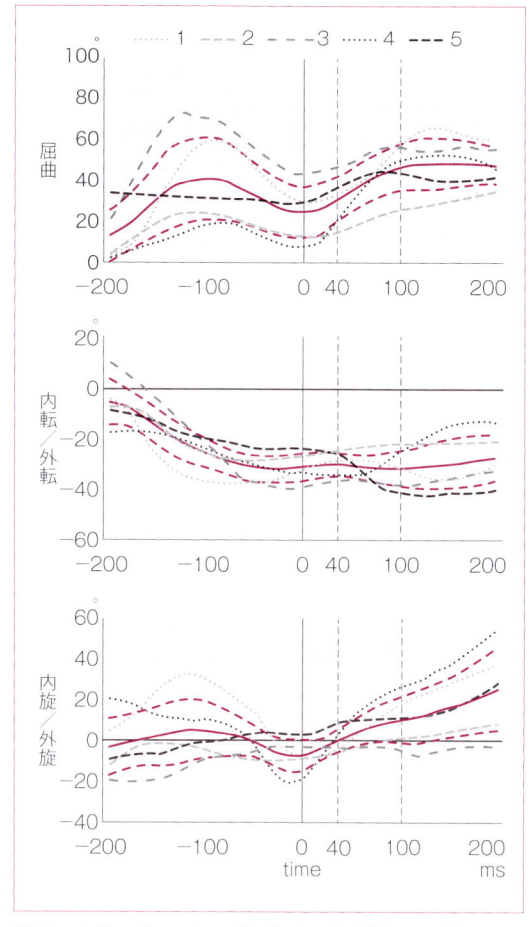

図6 守備のプレッシングにおける非受傷場面5例の股関節キネマティクス

time 0 は接地時（initial contact）を表している．色の実線は平均，色の点線は95％信頼区間（上限と下限），黒（灰）色の点線は5例の個別データを示す．
（文献15より引用，筆者訳）

3〜14°）しか角度変位を認めなかった．ACL受傷場面では接地後40msの間に24°（95％信頼区間：19〜29°）の急激な屈曲変位が生じていた[12]一方で，非受傷膝は接地後100msまで滑らかな屈曲運動を行っていた．また，非受傷場面の膝関節外反および回旋角度は接地時にほぼ中間位であり，その後も角度変位を認めずに一定であった．受傷膝は接地直後から急激な外反と内旋を認めているが[12]，非受傷膝では前額面および水平面の異常運動を生じることなく，矢状面の正常な屈曲伸展運動が行えていた．

3 非受傷場面（プレッシング）の股関節キネマティクス

膝関節と同様に股関節のキネマティクスについても解析を行ったところ，Koga ら[14]が報告したACL受傷場面とは明らかに異なる関節運動が行われていた（**図6**）[15]．非受傷場面の股関節屈曲角度は平均25°で接地しており，その後40msの間に8°（95％信頼区間：2〜13°），100msの間に22°（95％信頼区間：11〜32°）の増加を示した．また，非受傷場面の股関節は平均として外旋7°で接地しており，40ms後には内旋1°，100ms後には内旋10°まで動いていた．股関節外転角度は平均30°で接地し，その後は角度変位を認めずに

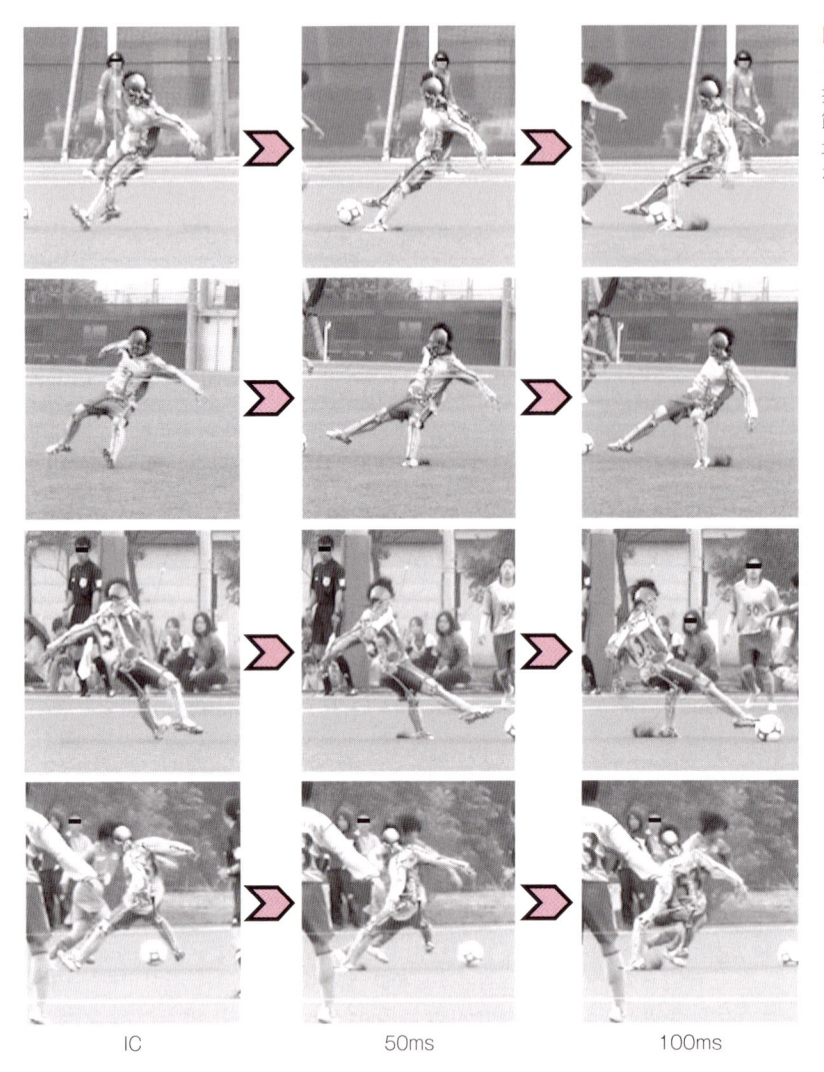

図7 サッカーにおけるプレッシング場面の非受傷例

接地時（initial contact：IC）に股関節は強い屈曲・内旋位にならず，接地後から膝関節と股関節はスムーズな協調運動を行っている．

IC　　　　　　50ms　　　　　　100ms

一定であった．受傷場面の股関節は屈曲（平均52°），内旋（平均27°），外転（平均21°）位で接地し，その後は完全にロックされたまま可動性を失っていたが，非受傷場面では屈曲および内旋方向への可動性を有し，矢状面と水平面でスムーズな関節運動が行えていた（**図7**）．

3 危険場面と肢位，非受傷動作から考えるACL損傷の予防戦略

ACL損傷予防のための介入アプローチとして，筋力やバランス，神経筋コントロールの向上に加えて，正しい動作技術の習得は非常に重要である[16]．ジャンプやホップ，カッティングの安定性向上を目的とした基本動作エクササイズはウォームアップなどで広く導入が進んできたが，今後は「それぞれのスポーツ現場における危険場面」によりフォーカスしてACL損傷予防を考えていくことが必要である．競技によってはACL損傷を誘発しやすい危険場面（プレー動作）やそれに伴う危険肢位は異なるため，競技特性を考慮した動作指導が必要となる．例えば，ジャンプからの着地動作がうまくできたとしても，カッティング動作時のエラーが出現する場合もある．Kristianslundら[17]は，ドロップジャンプとサイドステップカッティングにおける動作パターンや関節モーメントは明らかに異なることを示している．また，単純なプラント＆カット動作に問題がないとしても，守備

という状況下でのプレッシング動作が正しく行えるとは限らない．そのため，方向変換時のフットワークやランニング技術をプレッシング場面の中で習得していくことが，サッカーにおける ACL 損傷の予防介入には必要となる[7]．こうした取り組みは，メディカルスタッフ（ドクターやアスレティックトレーナーなど）だけでなく，現場の指導者やコーチと連携して進めていくことが非常に重要であると考えられる．日頃のトレーニングやプレー中の動作を観察し，現場の中でリスクや変化を見つけていくことが，ACL 損傷を防ぐための第一歩となる．そして，ACL 損傷メカニズム[12]を回避するために，① 競技動作の中で股関節を可動させることができる肢位（極度な内旋位を避ける）で接地すること，② 接地後には下肢 3 関節（足関節・膝関節・股関節）を協調運動させてエネルギー吸収を行うことが大切になる．このことは，接地直後に生じる床反力の「大きさ」を減少させるだけでなく，「発生時間」を遅延させることにもつながる．股関節や体幹を前額面／矢状面／水平面といった 3 次元的な空間の中で如何にしてコントロールするかが，バラエティーの高い運動を求められるスポーツ現場における ACL 損傷の予防戦略となる．

おわりに

ACL 損傷の受傷メカニズムを理解することに加えて，それを引き起こす誘発イベントに目を向けることは大切である．競技の特性（シチュエーション／用具の使用）は異なっても，多くのスポーツ現場ではカッティング（方向変換）とランディング（着地）が ACL 損傷を好発させるアクションとなっている．また，体幹傾斜を伴う後方重心での着地姿勢で ACL 損傷が発生していることから，接地時の姿勢制御や正しい関節肢位の確保は重要である．ACL 損傷を回避できた非受傷場面を MBIM 法で解析してみると，受傷場面とは異なり股関節と膝関節によるスムーズな協調運動が行われており，接地直後から適切なエネルギー吸収ができていた．ACL 損傷予防のためには，競技特性を踏まえた動作を通じて予防介入を行うこと，プレー動作の中で体幹や股関節を適切にコントロールできるよう

指導していくことが重要である．

◆ 文 献

1) Bahr R, et al：Understanding injury mechanisms：a key component of preventing injuries in sport. Br J Sports Med 39：324-329, 2005
2) Olsen OE, et al：Injury mechanisms for anterior cruciate ligament injuries in team handball：a systematic video analysis. Am J Sports Med 32：1002-1012, 2004
3) Krosshaug T, et al：Mechanisms of anterior cruciate ligament injury in basketball：video analysis of 39 cases. Am J Sports Med 35：359-367, 2007
4) Kimura Y, et al：Mechanisms for anterior cruciate ligament injuries in badminton. Br J Sports Med 44：1124-1127, 2010
5) Bere T, et al：Events leading to anterior cruciate ligament injury in World Cup Alpine Skiing：a systematic video analysis of 20 cases. Br J Sports Med 45：1294-1302, 2011
6) Montgomery C, et al：Mechanisms of ACL injury in professional rugby union：a systematic video analysis of 36 cases. Br J Sports Med 52：994-1001, 2018
7) Waldén M, et al：Three distinct mechanisms predominate in non-contact anterior cruciate ligament injuries in male professional football players：a systematic video analysis of 39 cases. Br J Sports Med 49：1452-1460, 2015
8) Johnston JT, et al：Video analysis of anterior cruciate ligament tears in professional american football athletes. Am J Sports Med 46：862-868, 2018
9) Hewett TE, et al：Video analysis of trunk and knee motion during non-contact anterior cruciate ligament injury in female athletes：lateral trunk and knee abduction motion are combined components of the injury mechanism. Br J Sports Med 43：417-422, 2009
10) Sheehan FT, et al：Dynamic sagittal plane trunk control during anterior cruciate ligament injury. Am J Sports Med 40：1068-1074, 2012
11) Leppänen M, et al：Stiff landings are associated with increased ACL injury risk in young female basketball and floorball players. Am J Sports Med 45：386-393, 2017
12) Koga H, et al：Mechanisms for noncontact anterior cruciate ligament injuries：knee joint kinematics in 10 injury situations from female team handball and basketball. Am J Sports Med 38：2218-2225, 2010
13) Sasaki S, et al：The relationships between the center of mass position and the trunk, hip, and knee kinematics in the sagittal plane：a pilot study on field-based video analysis for female soccer players. J Hum Kinet 45：71-80, 2015
14) Koga H, et al：Hip and ankle kinematics in noncontact anterior cruciate ligament injury situations：video analysis using model-based image matching. Am J Sports Med 46：333-340, 2018
15) Sasaki S, et al：Kinematic analysis of pressing situations in female collegiate football games：new insight into anterior cruciate ligament injury causation. Scand J Med Sci Sports 28：1263-1271, 2018
16) Petushek EJ, et al：Evidence-based best-practice guidelines for preventing anterior cruciate ligament injuries in young female athletes：a systematic review and meta-analysis. Am J Sports Med 47：1744-1753, 2018
17) Kristianslund E, et al：Comparison of drop jumps and sport-specific sidestep cutting：implications for anterior cruciate ligament injury risk screening. Am J Sports Med 41：684-688, 2013

I

ACL・半月板損傷

パフォーマンス向上を両立させた予防トレーニング

下河内洋平

要点整理

　アスリートのパフォーマンス向上を目的としたトレーニングにおいては，筋力・パワー向上のトレーニング，そして競技特異的なトレーニングが必要不可欠である．このようなパフォーマンス向上目的のトレーニングの中に，ACL 損傷予防のエッセンスを組み入れる工夫を行うことが，アスリートのトレーニングに対するモチベーションを維持し，ACL 損傷発生率を長期的に少なくするためには重要である．

はじめに

　非接触性膝前十字靱帯（ACL）損傷が頻繁に生じる球技などの競技スポーツにおいて選手のパフォーマンス向上のために欠かせないトレーニング目標は，パワー発揮能力の向上である．つまり，大きな速度で身体が動いているときに，さらに加速できる能力や，短時間のうちに大きな力発揮を行い，身体重心速度を最大限まで高める（もしくは急激にゼロにする）能力を向上させることがパフォーマンス向上には重要となる．これに対して，ACL 損傷予防のトレーニングは主に衝撃吸収の能力を高め，安全に減速動作を行える能力を向上させることが主な目的となる．なぜなら，ほとんどのACL 損傷は動作中の急激な減速局面に生じるからである[1]．

　これら二つのトレーニング目標は異なるため，そのためのトレーニング方法やその効果は異なる場合がある．例えば，筆者らのデータ[2]によると，ACL 損傷予防を目的としたジャンプ—着地の典型的な衝撃吸収能力向上を目指した ACL 損傷予防トレーニングを大学女子ハンドボールチームに 1 ヵ月間行わせたところ，跳躍能力が高い選手群は跳躍能力が低下し，跳躍力が低い選手群は跳躍能力が有意に変化しなかった．しかし，両群ともその

後の 4 ヵ月間は着地トレーニングに加えプライオメトリクストレーニングを行い，両群の跳躍力に有意な向上がみられた．これらの結果は，トレーニング効果には特異性があり，ACL 損傷予防のトレーニングとパフォーマンス向上のトレーニングの効果は必ずしも両立しないことを示している．

　これら 2 つのトレーニングのうち，アスリートが実施するトレーニングの目的は，ほとんどの場合，競技パフォーマンス向上である．そのため，ACL 損傷予防という目的のみのトレーニングは選手たちのニーズを満たすことができないことが多い．そのような場合，パフォーマンス向上目的のトレーニングの中に ACL 損傷予防のエッセンスを取り入れ，両方の目的を達成させる形でトレーニングプログラムを構築していくことが必要となる．

　スポーツにおけるパフォーマンス向上や ACL 損傷予防にも競技特異性が存在し，単純化しすぎることはできないが，本項では，特に ACL 損傷が頻繁に生じるバスケットボールやハンドボールなどの球技において，ACL 損傷予防とパフォーマンス向上の両面から重要であると考えられる要素の一部を解説し，ACL 損傷予防とパフォーマンス向上を両立させるためのトレーニングの考え方を紹介する．

図1 横方向のサイドステップからの切り返し動作の三次元動作解析実験
（文献12より引用）

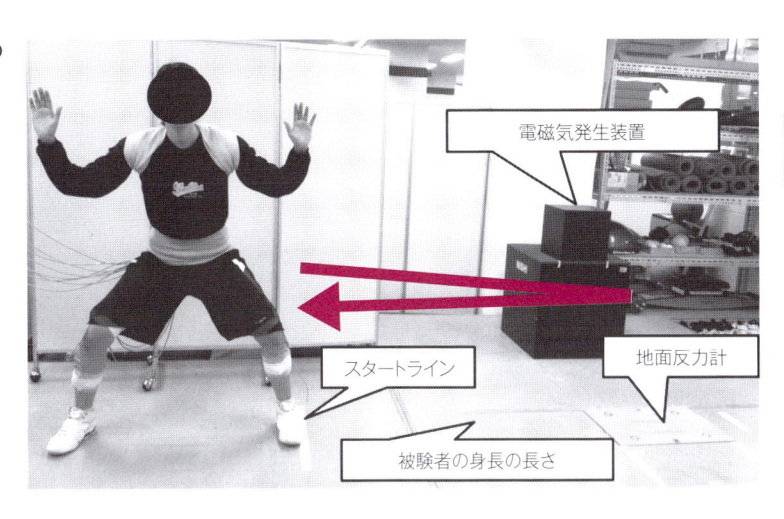

1 膝を屈曲する能力がなぜACL損傷予防とパフォーマンス向上において重要か?

1 膝関節を屈曲させる能力がACL損傷予防に重要な理由

ACL損傷の過半数は非接触性で急激な減速動作中に生じることが知られている[1]．このACL損傷発生にかかわると考えられている膝関節負荷は，脛骨前方剪断力，膝関節外反トルク，膝関節回旋トルクである[1,3,4]．実際にACL損傷が生じる場面では，これらの膝関節負荷が複数生じてACL損傷が生じることが指摘されており，単一の膝関節負荷のみではACL損傷のメカニズムを説明することは難しいことが指摘されている[4]．しかし，ACLの主要な機能は脛骨の大腿骨に対する前方偏移を制限することであるため，急激な減速動作中に過度な脛骨前方剪断力が生じないようにトレーニングすることは，ACL損傷を予防するうえでは一つの重要な要素であるといえる．

ACLを損傷させるような大きな脛骨前方剪断力が発生する原因には，これまで，少なくとも2つの原因が考えられてきた．一つは大腿四頭筋の収縮力[1,5]で，もう一つは地面反力[6,7]である．

大腿四頭筋の収縮力が脛骨前方剪断力を生み出す理由としては，膝蓋腱が脛骨を引っ張る角度で説明することができる（図1）[12]．膝蓋腱は脛骨に対して，膝屈曲角度が浅い場合は脛骨長軸に対して10～15°程度前方に傾いているが，約70°以上の深い膝屈曲角度になると逆に脛骨長軸よりも後

方に傾くことが報告されている[8]．したがって，膝屈曲が30°以下と浅い場合には，膝蓋腱の張力には脛骨前方剪断力成分が生じるため，これがACLを損傷させる膝関節増大に貢献する可能性が指摘されている．

一方，地面反力が脛骨前方剪断力を生み出すメカニズムとしては，地面反力が脛骨に対して作用する方向と脛骨プラトーの後方傾斜が関係するといわれている[6]．脛骨長軸に平行な力が与えられると，その力の一部は脛骨プラトーにある後方傾斜により前方剪断力に変換される．ACL損傷時によくみられるように，後方重心で足部がフラットな状態で着地動作を行うと，より大きな最大地面反力（衝撃）をより接地直後に身体が受けることがわかっている[7,9]．このような着地においては，接地から衝撃を受けるまでの時間が非常に短くなるため，膝を屈曲させて脛骨を前方へ傾斜させる時間がなくなり，衝撃が脛骨長軸と平行または脛骨を前方へ押すように働きやすい[7]．結果的に脛骨プラトーの存在に，より大きな脛骨長軸に働く力が脛骨前方剪断力に変換され，ACL損傷発生リスクを高めることが報告されている[7]．逆に，衝撃発生時に十分に膝が屈曲し脛骨が前方へ傾斜した状態をつくれば，地面反力は脛骨を後方に押すように働き，ACL損傷リスクは減少することが示されている[7]．さらに，前者の着地動作は後者の着地動作と比較し，より大きな最大膝関節伸展モーメントがより膝屈曲が浅い時に生じ，その時の股関節伸展モーメントは小さくなることが報告され

ている[9]. これらはすべて脛骨前方剪断力をさらに大きくする条件であるため、後方重心で足をフラットな状態（足関節で衝撃吸収を行わない状態）で着地することはACL損傷リスクを高めるといえる.

着地動作などの下肢関節の屈曲・伸展運動においては、膝関節の屈曲角度が大きくなるほど大腿四頭筋などの下肢伸筋群にかかる負荷が大きくなる. そのため、スポーツ現場においては、下肢伸筋群の筋力が弱い選手が膝関節を共収縮により接地前に固め、あまり膝関節を屈曲しない硬い衝撃吸収動作を行う場面をしばしば観察する. このような衝撃吸収動作は上述のとおりACL損傷リスクを増大させる膝関節負荷を生じさせやすい. これらのことから、ACL損傷予防における重要なトレーニング目標の一つとしては、大腿四頭筋を含む下肢伸筋群の絶対的筋力を強化し、試合や練習の最後まで十分に膝関節を屈曲させる能力を身に着けることは重要であるといえる.

2 膝関節を屈曲させる能力と切り返し動作遂行能力の関係性

スポーツやトレーニング現場では、ディフェンス動作時などの横方向スライディングや切り返し動作を素早く行うためには、股関節外転筋など、股関節の前額面の動きにかかわる筋群の機能が重要であると考えられることが多くあった[10]. しかし、先行研究[11]においては、股関節外転筋の機能が横方向の動作の素早さを決定づけるという証拠はみあたらなかったため、筆者ら[12]は横方向のスライディング動作からの切り返し能力が、前額面と矢状面のどちらの股関節の動きにより関係しているかを検証した. 実験には28名の大学1部リーグ女子バスケットボールクラブの選手達に参加してもらった. 選手達は地面反力計上より各自の身長分ほど離れたスタート地点から、**図1**のように横方向にできる限り素早くスライディング動作を2ステップ行ってもらい、地面反力計上で、できる限り素早く切り返し、スタート地点までできる限り速くスライディングで戻ってもらうというタスクを行った. 切り返しの素早さは、切り返し動作直後の骨盤重心の横移動速度を切り返し動作時の接地時間で割った値（切り返し指数）を指標

として評価した. そして、切り返し動作時の最大地面反力の大きさとその前額面上の水平からの鋭角、接地時の股関節の前額面および矢状面の角速度、接地直前の最大股関節伸展および外転速度を3次元磁気動作追尾システムおよび地面反力計で計測し、それらの指標と切り返し指数との関係性を検証した.

その結果、これらの分析結果は、横方向のスライディングからより素早い切り返し動作を行うためには、切り返し時には身体重心をより低くし、股関節伸筋群により股関節をより速く伸展させて力強く地面を蹴り、より大きな地面反力水平成分（すなわち大きな摩擦力）を獲得することが必要であることを示している. 逆に、股関節外転筋群は切り返しの素早さには関係がないか、むしろ、それを用いて地面を蹴ろうとすると、切り返しの素早さを低下させる可能性も示唆された.

また、切り返し時の地面反力ベクトルと水平線がなす鋭角が適度に小さいと地面反力水平成分（摩擦力）が大きくなり横方向の切り返しの素早さが増すという結果と、切り返し時の身体重心が低いほど切り返しの素早さが増すという結果から、横方向の切り返し動作を素早く行うための姿勢（スタンス）が導き出される. 切り返し時の地面反力は、切り返し時に地面を蹴る足に作用し、基本的には身体重心を通る. このことから、横方向の切り返し動作を素早く行うための姿勢は、ワイドスタンスで膝関節を十分に屈曲させて身体重心を下げる姿勢であることがわかる（**図2a**）. 大腿四頭筋や股関節伸筋群の筋力不足または足関節背屈可動域制限などでこの姿勢を取れないアスリートは、**図2b**のように地面反力の水平からの鋭角が大きくなってしまい、横方向に身体重心を加速もしくは減速させる力を生み出しにくくなり、パフォーマンス向上の制限因子となる.

ACL損傷は急激な減速—加速動作である切り返し動作時に生じることが多いが、このような動作の遂行能力の向上は、ハンドボールやバスケットボールのパフォーマンス向上に欠かせない. Shimokochiら[12]の研究でもわかる通り、この切り返し動作や方向転換動作の遂行能力を高めるためには、試合や練習の最後まで膝を十分に屈曲さ

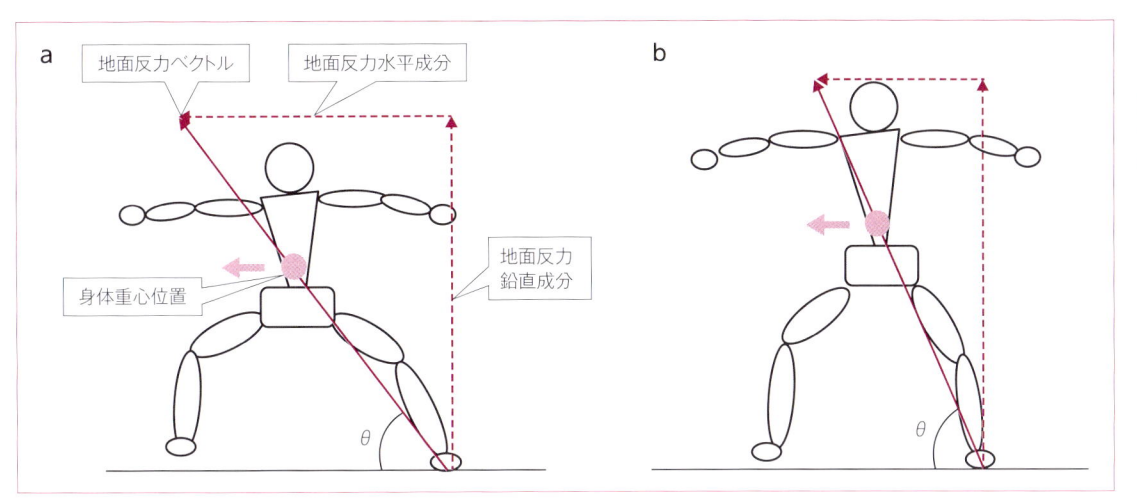

図2　切り返し時のスタンスの違いによる地面反力の鉛直成分と水平成分の大きさの相違
a　膝が十分に屈曲して身体重心が低い位置にありワイドスタンスの場合.
b　膝屈曲が不十分で身体重心が高く足幅も狭い場合.

せて衝撃吸収や力発揮を行うための下肢伸筋群の十分な筋力や筋持久力が必要となる．下肢伸筋群の筋力向上の基本的なトレーニングはスクワットやランジなどの下肢関節の屈曲―伸展動作を伴うトレーニングである．このようなトレーニングを行う場合は，大腿骨長軸が水平になるまで膝を屈曲させて身体重心を下げ，さらに十分な過負荷がかかるような重量設定を重視して行うことは，ACL損傷予防とパフォーマンス向上の両面から重要であるといえる．

　また，このような横移動からの切り返し動作時には，慣性の法則から考えると体幹が切り返しをする脚側に傾きやすい．実際のプレー中は相手選手などが突然体幹へ接触することもあり，よりその危険性は高まる．体幹が切り返し動作を行う脚側に傾くと，膝関節外反負荷が増加しやすく，膝関節外反負荷の増加はACL損傷リスクを高める[3, 13]．前向き研究[14]においても，突然の外乱刺激に対する体幹の安定性低下はACL損傷発生リスクを高めることが報告されており，特に，横方向の体幹の安定性の欠如は最もACL損傷リスクとの関連性が高いことが報告されている[14, 15]．このようなことから，外乱刺激に対する体幹の安定性を高め，かつ横方向の切り返し能力を高めるために，例えばトレーニングの工夫として，**図3**のように

ウォーターバッグを前に持ち，サイドステップや切り返しを行うというトレーニングも有効である．さまざまな工夫により外乱刺激に対する体幹の安定性を高めるトレーニングを行うことは，接触の多いハンドボールやラグビーなどの球技スポーツにおいてはパフォーマンス向上とACL損傷予防の点から特に重要であるといえる．

2　ACL損傷予防とパフォーマンス向上の両立に重要なフォーム―パワーポジションの重要性

　前述のとおり，ACL損傷メカニズムには，脛骨前方剪断力や回旋トルクがかかわっていると考えられている．これらの膝関節負荷に対抗する力を生み出す主要な筋肉は内側および外側ハムストリングスである．特に，これらの筋群の両方が同時に収縮することで，より膝関節の安定性が高まり，ACLのストレスを軽減することに繋がることが知られている[16, 17]．したがって，ACL損傷が生じやすい減速動作時に両側ハムストリングスを十分に働かせるフォームや動きを習得すること，ハムストリングスの強化を行うことは，ACL損傷予防の観点からは非常に重要であるといえる．

　衝撃吸収動作や跳躍動作，切り返し動作などの運動時にハムストリングスが収縮する理由は，ハ

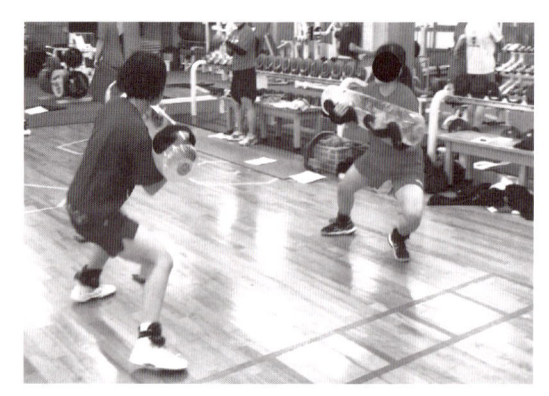

図3 ▶ ウォーターバッグを用いたサイドステップと切り返しのトレーニング

ムストリングスがこれらの動作を行うときに股関節伸筋群として働くからである．異なる見方をすれば，股関節伸筋群を使用する必要がないフォームや動き，または姿勢でこれらの動きを行えば，ハムストリングスは収縮せず，膝関節の安定性は低下し，ACL 損傷の危険性が高まるといえる[1, 7, 18]．

ハムストリングスが股関節伸筋群として十分に活動し，かつ大腿四頭筋や足関節底屈筋群もバランスよく活動しているポジションはパワーポジションと呼ばれ，このポジションを通過して行われる下肢三関節の屈曲—伸展動作の習得は ACL 損傷予防とパフォーマンス向上の両面から重要であるといえる．Decker ら[19]は 60 cm の台高からの両脚ドロップ着地中の下肢三関節における体重当たりのエネルギー吸収量を比較し，女性は男性よりも膝関節と足関節における相対的衝撃吸収量が有意に大きいことを報告した．また，同研究[19]では，両脚ドロップ着地中の下肢三関節のエネルギー吸収量を 100 ％とした場合，男性は股関節と足関節でそれぞれ約 30 ％，膝関節で約 40 ％のエネルギー吸収をしていたのに対し，女性は股関節で約 18 ％，膝関節で 47 ％，足関節で 35 ％のエネルギー吸収を行っていたことが報告されている．この結果は，下肢三関節の屈曲動作による両脚ドロップ着地において，ACL 損傷リスクが高い女性は男性よりも，下肢三関節の伸筋群をバランスよく用いて衝撃吸収をしておらず，ハムストリングスを含む股関節伸筋群による衝撃吸収が少ないことを示している．

このような ACL 損傷予防におけるハムストリングスの重要性を考えると，パフォーマンス向上のためのトレーニングに ACL 損傷予防の要素を取り入れるためには，さまざまな下肢三関節の屈曲—伸展動作を伴うトレーニングメニューにおいて，このパワーポジションを意識したフォーム指導を行う必要がある．例えば，**図4** に示されたパワークリーンは代表的なパフォーマンス向上のためのパワートレーニングであり，全身の爆発的な伸展能力や跳躍力向上のために行われる．このトレーニングメニューにおいて，パフォーマンス向上の観点からは，下肢や体幹の伸展速度を高めてバーベルの挙上速度をできる限り高くすることが最も重要となる（**図4a**）．しかし，ACL 損傷予防の観点からは，バーベル挙上後に股関節，膝関節，足関節をバランスよく屈曲／背屈させたパワーポジションでバーベルをキャッチすることを徹底することが最も重要となる（**図4b**）．ACL 損傷メカニズムから考えると，のけぞった姿勢でのバーベルのキャッチは，危険な衝撃吸収動作[7, 9, 20]を習慣づけさせる可能性があるため，選手には極力行わせるべきではない．また，両脚を広く開き，膝が足よりも内側に位置するようなポジションでのキャッチも膝関節外反負荷を増大させる可能性があることから行わせるべきではない．また，**図5** のようにプライオメトリクストレーニングなどの跳躍トレーニングを行う場合においても，必ず跳躍の最後にはパワーポジションで着地をすることを徹底させるということも，ACL 損傷予防とパフォーマンス向上を両立させる有効なトレーニング方法の一つとなり得る．

3 片脚でトレーニングすることの重要性

バランストレーニングは ACL 損傷予防に有効であることが，いくつかの介入研究[21, 22]において報告されている．しかし，競技スポーツの現場においては，バランストレーニングのみをトレーニングプログラムに取り入れる時間的余裕がないことが多い．その場合，通常両脚で行うトレーニングメニューを片脚で行うと，筋力／パワートレーニ

図4 ▶ パワークリーンにおける爆発的に下肢三関節を伸展させるセカンドプル（a）とパワーポジションによるバーベルのキャッチ（b）

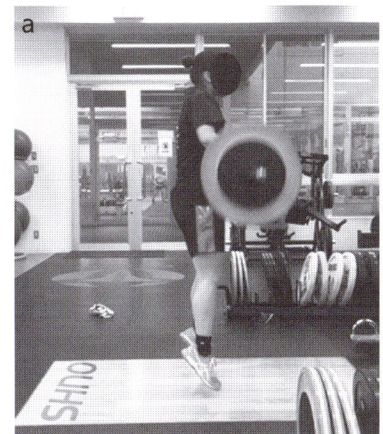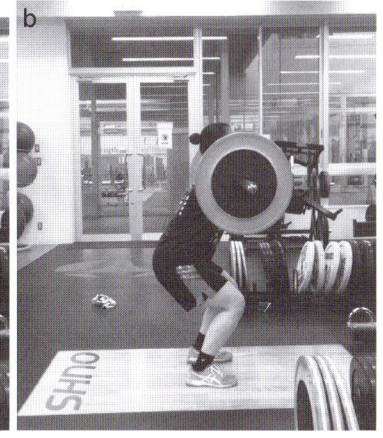

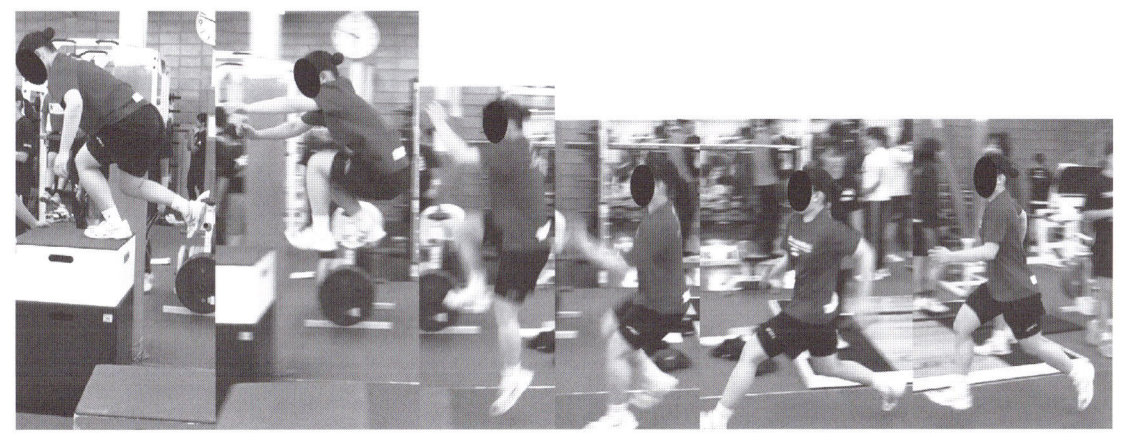

図5 ▶ 跳躍トレーニングと着地トレーニングを両立させた例
助走からの片脚ジャンプ〜90cmの台上着地〜3秒静止．

ングとバランストレーニングを両立させることができる．例えば，前述のパワークリーンを片脚で行い，片脚によるパワーポジションでバーベルのキャッチ動作を行えば，パワー向上トレーニングにバランストレーニングの要素やフォーム習得の要素を取り入れることができる．スクワットも片脚で行えば，筋力トレーニングの要素だけでなく，バランストレーニングの要素も取り入れることができる．

　バランストレーニングの要素を含む片脚によるトレーニングは，筋力向上にも非常に有効である．筋力を向上させるためには，トレーニングにおいてより多くの速筋線維を動員し，大きな力を発揮することが必要である[23]．われわれの検討では，片脚で力を発揮した方が，両脚で行うよりも大き

な力を発揮ができる[24]ことから，両脚で行うよりも大きな力発揮を行える片脚でのトレーニングは，筋力向上のためのトレーニングとしては有効であるといえる．

　さらに，片脚スクワットなどでは，両脚で同じトレーニングを行うよりも，軽負荷を用いて支持脚に著しく大きなトレーニング負荷をかけることが可能である．これは，両脚スクワットと片脚スクワットにおいて片脚が支える負荷の大きさを比較すると明確である．例えば，身体質量が60kgの人が100kgのバーベルを担いでスクワットした場合，片脚の質量が身体全体の質量の16％とすると，片足にかかる負荷は70.4kgとなる．同じ人が自重で片脚スクワットを行うと，片脚には50.4kgの負荷がかかるため，100kgのバーベル

を担いだ両脚スクワットと同等の負荷を片脚スクワットで支持脚にかけるための負荷はたったの20kgのバーベルを担ぐだけでよいということになる．このように，片脚スクワットではバーベルによる体幹への負荷を著しく減らすことができ，大きな負荷を支持脚にかけられるという理由から，片脚スクワットでは純粋に下肢の筋力向上という目的のトレーニングとしても非常に安全で有効であることがわかる．前述のとおり，片脚では両脚よりも大きな力を出せることから，このような片脚トレーニングに慣れてくると，両脚で同様のトレーニングを行うよりも，より大きな過負荷を下肢に与えることが可能となる．

また，実際のスポーツ場面においては，両脚よりも片脚のみを用いて地面を蹴り，衝撃吸収動作を行うことが圧倒的に多い．このような点からも，片脚によるトレーニングは非常に機能的であるといえる．これらのことを総合して考えると，片脚のみを用いたトレーニングは，ACL損傷予防とパフォーマンス向上とを両立させるトレーニングとしては，非常に有効な選択肢であるといえる．

4 パフォーマンス向上とACL損傷予防を両立させるトレーニングの進め方

本項では，パフォーマンス向上とACL損傷予防において共通する一部の要素を取り上げ，そこから両方のトレーニング目的に共通するトレーニング方法の一部を示した．大きなパワー発揮を行いやすい運動形態は伸長─短縮サイクル運動といい，切り返し動作やジャンプ動作，走動作などの急激な減速動作を含むほぼすべての競技動作はこの伸長─短縮サイクル運動で行われる．そして，それらの遂行能力を高めることはパフォーマンス向上の面からは必要不可欠といっても過言ではない．しかし，同時に，これらの動作の急激な減速局面においては大きな膝関節負荷がかかりやすく，ACL損傷が生じやすい．また，この運動の遂行能力を高めるためには，大きな筋力も必要となるため，高重量を用いた筋力トレーニングの必要性も高まる．よって，パフォーマンス向上とACL損傷予防のトレーニングにおいては，選手のレベルが上

がるほど危険性も伴うといえる．

これらのことは，特にトレーニング初心者においては，トレーニング初期においては負荷を用いないフォーム習得や筋の使い方の習得を目的としたトレーニングを優先させることが，いかに重要かを示している．何が正しい動きで正しい筋の使い方かはパフォーマンス向上とACL損傷予防の両面から総合的に判断するべきである．そして，徐々に負荷を用いたトレーニングを行い，目的とする身体部位に過負荷をかけていき，最終的に高重量を用いたトレーニングに移行していくべきである．

また，ACL損傷が生じやすい動作や競技に必要な動作，またはそれらの力発揮様式などは，それぞれの競技に特異的である．選手の競技レベルが高くなればなるほど，またトレーニングの熟練者になればなるほど，競技に特異的なトレーニングの重要度が高くなってくる．そのため，このような高いレベルでのトレーニングにおいては，競技に特異的なトレーニングの中にACL損傷予防のエッセンスを組み入れていく工夫が，よりACL損傷予防とパフォーマンス向上の両方を達成するためのトレーニングプログラム構築や選手指導には重要となるであろう．

◆ 文　献

1) Shimokochi Y, et al：Mechanisms of noncontact anterior cruciate ligament injury. J Athl Train 43：396-408, 2008
2) 内田靖之ほか：第1回日本トレーニング指導学会，大阪学院大学，大阪，2012
3) Koga H, et al：Mechanisms for noncontact anterior cruciate ligament injuries：knee joint kinematics in 10 injury situations from female team handball and basketball. Am J Sports Med 38：2218-2225, 2010
4) Quatman CE, et al：A 'plane' explanation of anterior cruciate ligament injury mechanisms：a systematic review. Sports Med 40：729-746, 2010
5) DeMorat G, et al：Aggressive quadriceps loading can induce noncontact anterior cruciate ligament injury. Am J Sports Med 32：477-483, 2004
6) Meyer EG et al：Anterior cruciate ligament injury induced by internal tibial torsion or tibiofemoral compression. J Biomech 41：3377-3383, 2008
7) Shimokochi Y, et al：Changing sagittal-plane landing styles to modulate impact and tibiofemoral force magnitude and directions relative to the tibia. J Athl Train 51：669-681, 2016
8) Isaac DL, et al：In-vivo sagittal plane knee kinematics：ACL intact, deficient and reconstructed knees. Knee 12：25-31, 2005

9) Shimokochi Y, et al：Changing sagittal plane body position during single-leg landings influences the risk of non-contact anterior cruciate ligament injury. Knee Surg Sports Traumatol Arthrosc 21：888-897, 2013

10) Roozen M：Developing hip joint adduction and abduction strength. NSCA's Performance Training J 4：18-19, 2005

11) Kea J, et al：Hip abduction-adduction strength and one-leg hop tests：test-retest reliability and relationship to function in elite ice hockey players. J Orthop Sports Phys Ther 31：446-455, 2001

12) Shimokochi Y, et al：Relationships among performance of lateral cutting maneuver from lateral sliding and hip extension and abduction motions, ground reaction force, and body center of mass height. J Strength Cond Res 27：1851-1860, 2013

13) Meyer EG, et al：7th World Congress of Biomechanics, Boston, Massachusetts, U.S., 2014

14) Zazulak BT, et al：The effects of core proprioception on knee injury：a prospective biomechanical-epidemiological study. Am J Sports Med 35：368-373, 2007

15) Hewett TE, et al：Video analysis of trunk and knee motion during non-contact anterior cruciate ligament injury in female athletes：lateral trunk and knee abduction motion are combined components of the injury mechanism. Br J Sports Med 43：417-422, 2009

16) Li G, et al：The importance of quadriceps and hamstring muscle loading on knee kinematics and in-situ forces in the ACL. J Biomech 32：395-400, 1999

17) Solomonow M, et al：The synergistic action of the anterior cruciate ligament and thigh muscles in maintaining joint stability. Am J Sports Med 15：207-213, 1987

18) Shimokochi Y, et al：The relationships among sagittal-plane lower extremity moments：implications for landing strategy in anterior cruciate ligament injury prevention. J Athl Train 44：33-38, 2009

19) Decker MJ, et al：Gender differences in lower extremity kinematics, kinetics and energy absorption during landing. Clin Biomech (Bristol, Avon) 18：662-669, 2003

20) Sheehan FT, et al：Dynamic sagittal plane trunk control during anterior cruciate ligament injury. Am J Sports Med 40：1068-1074, 2012

21) Myklebust G, et al：Prevention of anterior cruciate ligament injuries in female team handball players：a prospective intervention study over three seasons. Clin J Sport Med 13：71-78, 2003

22) Myklebust G, et al：Prevention of noncontact anterior cruciate ligament injuries in elite and adolescent female team handball athletes. Instr Course Lect 56：407-418, 2007

23) Macdougall D, et al：Principles of training for strength, power, and speed. The Physiology of Training for High Performance, Oxford University Press, Oxford, 271-275, 2014

24) Simon AM, et al：Lower limb force production and bilateral force asymmetries are based on sense of effort. Exp Brain Res 187：129-138, 2008

Ⅰ

ACL・半月板損傷

股関節に着目した予防トレーニング

大見頼一

要点整理

　我々は股関節に着目した予防トレーニング法として hip-focused injury prevention プログラム（HIP プログラム）を開発した．HIP プログラムはジャンプ着地，股関節・体幹筋力強化，バランスの 3 要素から構成されるプログラムである．HIP プログラム介入によって，高リスク種目である女性バスケットボール選手の非接触性 ACL 損傷発生率は有意に減少した．また介入前後で着地時の膝関節外反角度は有意に減少した．女性選手に対する ACL 損傷予防として HIP プログラムは有益と考えられた．またスポーツ現場介入では，指導者の理解と選手に対する興味をもたせる指導が重要である．

はじめに

　膝前十字靭帯（ACL）損傷は，再建術を受けるとスポーツ復帰まで 6 ヵ月以上かかる重篤なスポーツ外傷である．これまでに ACL 損傷を予防するためにさまざまなプログラムが考えられ，効果検証されてきた[1]．

　本項では，我々が考案した股関節に着目した予防プログラムである，hip-focused injury prevention プログラム（HIP プログラム）を紹介する．またこのプログラムの実際とその効果，またスポーツ現場での指導のポイントについても言及する．

1 股関節に着目する理由

　膝関節は股関節と足関節に挟まれた関節であり，そのアライメントは上下から影響を受ける．その中でも股関節は，大きな可動性を持ち，屈曲・伸展，内転・外転，内旋・外旋というさまざまな動きができる関節である．建内は，下肢運動連鎖の中で足部が接地している状態を想定すると，股関節が内転すると膝関節外反を誘発するとしている[2]．臨床においても片脚スクワット時に股関節が内転・内旋すると膝関節外反が惹起されることは多い（図1）．このように股関節の肢位は膝関節

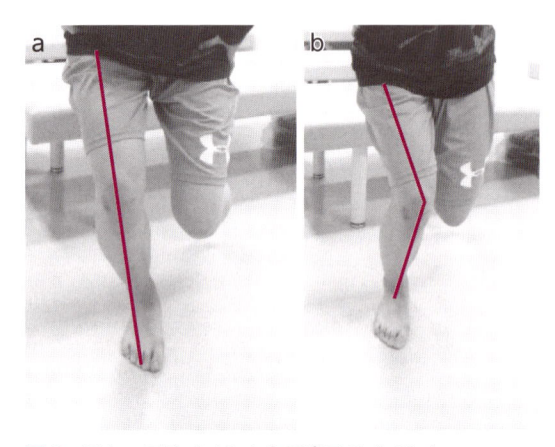

図1 ▶ 正しいアライメントと不良アライメント
a　正しいアライメント．膝とつま先の方向が一致している．
b　不良なアライメント．股関節内転・内旋すると膝関節外反が惹起される．

のアライメントに大きな影響を与えると考えられる．

　次に傷害予防の実践について述べる．傷害予防を実践するためには，傷害の発生率などの現状を把握し，発生メカニズムやリスクファクターなどの要因を分析し，予防戦略を立て介入し，効果検証するという一連の流れがある[3]（総説参照）．「ACL 損傷の受傷メカニズム」（p.25）の項で述べられているように非接触性 ACL 損傷は，接地から

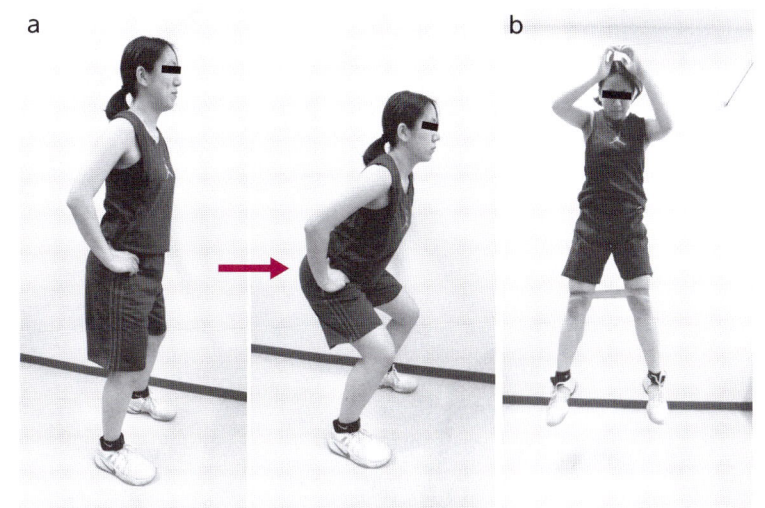

図2 「股関節を曲げる」指導法とミニバンドを使用した空中姿勢

a 手を骨盤に当てる. 次に骨盤と体幹でその手を押しつぶすようにスクワットを行う.
b ジャンプ時に空中でミニバンドを張り, neutral position を学習させる.

約40msec 後に生じ, 膝関節外反, 内旋が急激に起きるが, 股関節は内旋位でロックしたような状態であり, 股関節によるエネルギー吸収が不十分であったとされている[4,5]. また, Khayambashi らは前向き研究を行い, 非接触性損傷のリスクファクターとして股関節外転筋, 外旋筋の弱化を挙げている[6]. 上記の受傷メカニズムから考えると, 股関節の機能改善を図ることが ACL 損傷予防に有益と考えられる.

上記以外に股関節に着目する理由のエビデンスを以下にあげる. ACL 損傷のリスクファクターとして着地動作での膝関節外反モーメント, 外反角度の増大があり[7], これに関した報告として股関節外転筋, 外旋筋と着地時の膝関節外反の関連を調査した研究がある. 女性は男性と比較してジャンプ着地時の膝関節外反が大きく, 股関節外転筋力が低いこと[8]や股関節外旋筋力が弱い女子選手は非予測課題での着地・カッティング動作で下肢のコントロールが不良であるといわれている[9]. また股関節に着目したトレーニング介入も行われており, Stearns らは, 股関節に着目したトレーニング（プライオメトリック, バランスなど）を実施した結果, ドロップジャンプにて膝関節外反角度が減少したことを報告している[10].

さらにトレーナビリティの観点から股関節をみると, 股関節には外旋6筋という深層にある小さな筋やハムストリングや大殿筋, 中殿筋などの比較的大きな筋があり, トレーニングによってその機能を大きく変えることができると思われる. 上記の報告をまとめると股関節の機能改善が ACL 損傷予防に貢献する可能性を示している.

2 予防トレーニングの実際

1 HIP プログラムのポイント

初発の ACL 損傷では女性選手の発生が多く, 我々は主に女性選手の ACL 損傷予防に取り組んでいる. そして, ACL 損傷予防には「股関節の使い方」が重要なポイントであると考えている. 具体的には,「股関節を曲げる」「股関節内旋位を防ぐ」という指導を行っている. 膝関節外反モーメントを減少させるには, 床反力を減少させることが必要であり, 股・膝・足関節を協働して屈曲させて柔らかい着地を身につけることが大切である. 臨床では, 女性選手は主に膝関節を屈曲させて衝撃吸収することが多く,「股関節を曲げる」ことを意識させて, 膝関節と股関節を協働して屈曲するように指導している. 実際の指導方法としては骨盤に手を当てて, 骨盤と体幹でその手をつぶすようにさせるとコツをつかみやすい（**図2a**）. 次のポイントとして「内旋位を防ぐこと」がある. Sasaki らは ACL 損傷に近いシーンを model-based im-

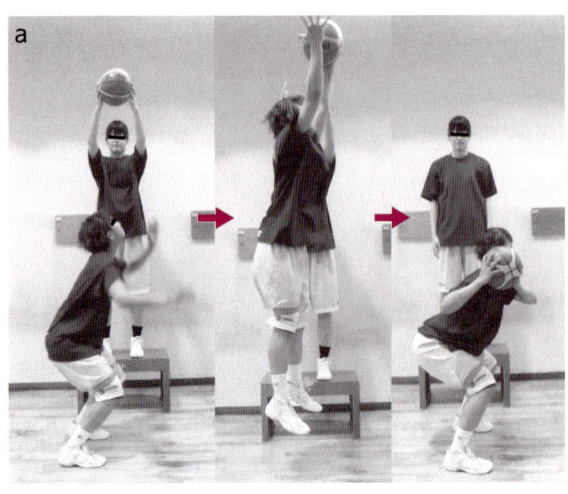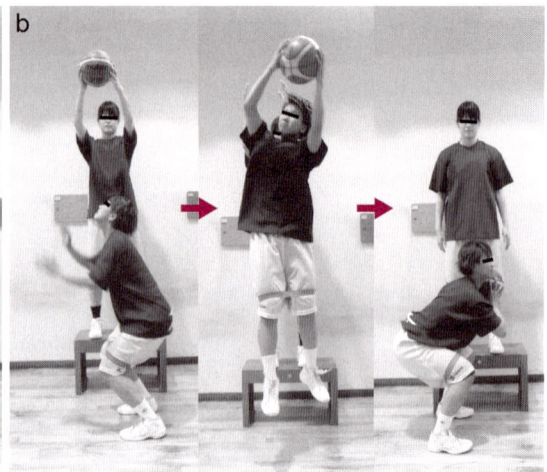

図3 ▶ ジャンプ着地エクササイズの代表例
a　リバウンドジャンプ（ミニバンド）
b　180°ターンジャンプ（ミニバンド）
両ジャンプとも空中でミニバンドを張って接地前から正しいアライメントを意識させて行う（図ではバスケットボール動作を模倣）．

age matching 法を用いて解析し，非損傷シーンの接地時の股関節は外旋位であった[11]と報告しており，内旋位を防ぐことは重要である（p.33 参照）．また接地後極めて短時間で受傷することから，接地前動作の改善も必要である．我々はジャンプエクササイズ時に空中姿勢の改善を指導している．ミニバンドを使用したジャンプエクササイズでは，空中で大腿遠位に巻いたミニバンドを張ることを意識させて股関節内転・内旋を防ぎ，neutral position を保持させている（**図2b**）．ミニバンドを使用させると選手からは「バンドをつけたほうが膝の正しいポジションを意識しやすい」と好評である．このようにミニバンドの使用によって動作改善に意識して取り組むことができる．

2 HIPプログラムの構成

　HIP プログラムは，ジャンプ着地エクササイズ，筋力強化エクササイズ，バランスエクササイズの3つの要素で構成されている．HIP プログラムの目的は，① 正しいジャンプ着地動作の習得，② 股関節を中心とした筋力強化（股関節外旋筋・外転筋，ハムストリング），体幹支持性向上，③ バランス能力向上である．本プログラムはレベル 1 〜 3 の3段階で構成されており，3ヵ月ごとにレベルアップして難易度を上げている．我々はシーズ

ン中も継続して実施することも大切であると考えており，インシーズンもプログラムは継続させている．

3 HIPプログラムの実際

a） ジャンプ着地エクササイズ

　紙幅の関係で代表的なエクササイズについて以下に述べる．ジャンプ着地エクササイズは，上方，回転，前後，左右の4種目から成る．ジャンプ着地エクササイズを行う前に重要なのが，パワーポジションである．前額面では膝とつま先の方向を一致させ，頭部・体幹を側屈させず正中位を保ち，矢状面では股・膝関節を屈曲させて，体幹と下腿の前傾角度を平行とする．ジャンプ着地エクササイズでは，特に股関節を屈曲させて，着地姿勢がパワーポジションになるようにさせる．また，実施中は2人1組で，パートナーがジャンプ着地のアライメントを必ずチェックする．これによってパートナーも「アライメントを意識して見る」ことになり，教育効果があると考えられる．

　① 上方ジャンプ
　リバウンドジャンプ（**図3a**）：ジャンプする選手はミニバンドを大腿遠位に巻いて，ジャンプを行う．開始当初は着地後パワーポジションで3秒間静止する．**図3a** ではバスケットボール競技を

図4　股関節・体幹筋力強化エクササイズとバランスエクササイズの代表例
a　サイドブリッジ＋股外転
b　シェルエクササイズ
c　片脚外転
d　BOSUへのホップ

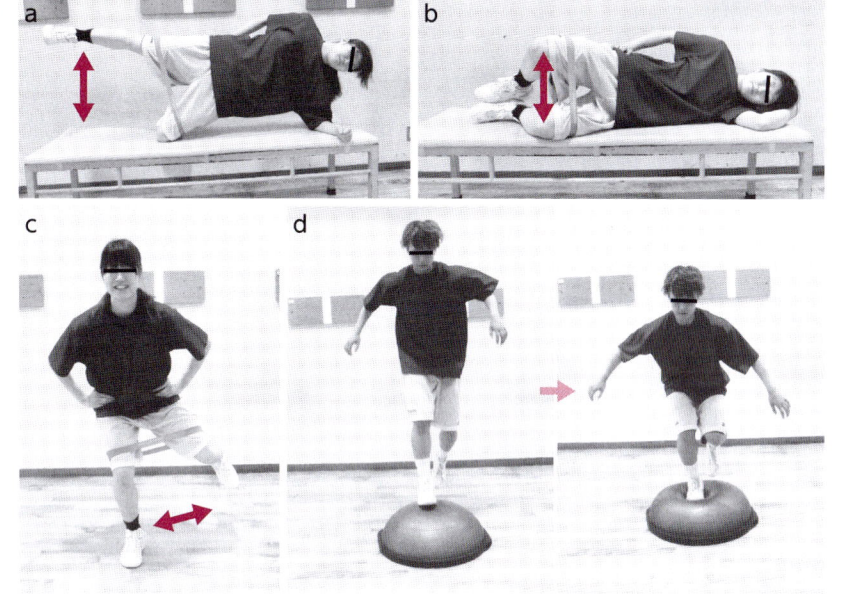

イメージしたリバウンドジャンプを行っているが，通常のスクワットジャンプでもよい．

　②回転ジャンプ

　180°ターンジャンプ（図3b）：両手を大きく振り上げて，180°ターンするようにジャンプしてパワーポジションで着地する．

　③前後ジャンプ

　両脚または片脚前後ジャンプ：両脚または片脚でラインかミニハードルを越えるように前後にジャンプし着地する．前後ジャンプでは，特に後方へのジャンプ着地が重要である．後方にジャンプすると着地時に後方重心になりやすいので，母趾球に荷重して重心を前方にコントロールできるようにさせる．

　④左右ジャンプ

　両脚または片脚左右ジャンプ：両脚または片脚でラインかミニハードルを越えるように左右にジャンプして着地する．ジャンプを左右に行うことによって，体幹側屈，膝関節内外反になりやすいので，それを防ぐために行う．

b）股関節・体幹筋力強化エクササイズ

　①サイドブリッジ＆股関節外転（図4a）：側臥位で，肘を肩甲骨の真下に置き，下側の膝を90°に屈曲する．大腿遠位にミニバンドを巻き，骨盤を挙上し，反対側の股関節外転運動を行う．

　②シェルエクササイズ（図4b）：側臥位で大腿遠位にミニバンドを巻き，骨盤が後方回旋しないように股関節の外旋運動を行う．

　③片脚外転（図4c）：立脚側の股関節外転筋強化を目的で行う．片脚スクワット姿勢で立ち，大腿遠位にミニバンドを巻き遊脚側の股関節外転運動を行う．

c）バランスエクササイズ

　バランスディスクやBOSUを使用して実施する．まずは，ディスク上でパワーポジションを保持することから開始し，両脚スクワットから片脚スクワット，BOSUへのホップ動作へと難易度を上げていく．

　①ディスク上での両脚スクワット：ディスクの中心に乗り，頭部・体幹を正中に保ちながらスクワットを行う．

　②BOSU上へのホップ（図4d）：BOSU上に跳んだ脚とは反対側の脚で着地する．着地前から正しいアライメントコントロールを意識して行う．

3　予防トレーニングの効果

　高リスク種目のひとつである女性バスケットボール選手（大学生）を対象にHIPプログラムによる予

防介入を行い，予防効果の検証を行った[12]．介入前の4年間をコントロール期：360名，介入した初めの4年間を介入期Ⅰ：268名，次の4年間を介入期Ⅱ：180名とした．介入期ⅠはHIPプログラムを実施し，介入期Ⅱはmodified HIPプログラムを実施した（表1）．実際の介入方法としては複数名の理学療法士が講習会形式で知識教育を目的とした講義と少人数に分けたグループ指導を選手に直接行った．日常のプログラム管理は学生トレーナーが行った．各期の1,000 athlete-exposure（AE）当たりの非接触性ACL損傷発生率を算出した（図5）[12]．コントロール期と介入期Ⅰ＋Ⅱで，非接触性ACL損傷発生率をカイ二乗検定およびリスク比を用いて比較した．その結果，非接触性ACL損傷発生率は，コントロール期が0.21/1,000 AEに対し，介入期Ⅰ＋Ⅱが0.08/1,000 AEで，リスク比は0.37（95％CI：0.15〜0.92；p＝0.026）で有意に減少した．またコンプライアンス率は89％であった．減少した要因としては，股関節に着目した複数要素で構成されたプログラムであることや高いコンプライアンスが保たれたこと，バスケットボール種目に特化したことが考えられた．

さらにmodified HIPプログラムによる予防介入によって着地動作がどのように変化するかについて二次元解析を行った[13,14]．対象は大学女性選手11名（新入生）で，実施前に片脚着地動作測定を行い，9ヵ月間modified HIPプログラムを実施し，再度測定を行った．動作課題は30cm台からの片脚着地動作とし，前額面・矢状面からハイスピードデジタルカメラ（120Hz）で撮像した．つま先接地時と接地後50 msec時の膝関節外反・屈曲角度，股関節内転・屈曲角度についてImageJを用いて算出した（図6）[14]．その結果，50 msec時の膝関節外反，股関節内転角度が有意に減少した．また接地時と50 msec時の股関節屈曲角度が有意に増加した（表2）[14]．変化した要因として，ミニバンドを使用したジャンプ動作を繰り返したこと，股関節・体幹筋力強化によって前額面上で有益な改善を示し，また股関節を曲げるという指導も効果的であったと考えられた．

4 スポーツ現場での予防介入指導のポイント

健常選手に予防介入を行う際に最も重要なことは「予防トレーニングに興味を持たせるように指導すること」である．健常選手はこれまでに大きなケガをしたことがない選手も多く，予防介入に対して単にトレーニング量が増えるだけではないのかと思う場合もある．よって，選手の目線に立って，どのようにしたら興味をもって取り組んでもらえるのかという視点で指導することが大切である．具体的に我々は，プログラムを指導する前に知識教育として講義を行っている（図7）．講義内容としては，なぜ予防トレーニングが必要かということから始まり，ACL損傷シーンの動画解説，正しいパワーポジションと間違ったパワーポジションの理解，予防トレーニングのポイント解説を行っている．このような講義は可能な限り，指導者に聞いてもらうようにしている．この講義によって，指導者と選手の予防に対する関心と理解に努めている．

次に予防トレーニングは2人1組で互いのアライメントをチェックするよう指導している．臨床では，アライメントチェック方法として鏡やビデオを用いたフィードバックが有効な場合が多い．しかし，多人数を対象とした予防介入ではこのような指導方法は行えない．よって，選手自身が互いのアライメントをチェックしあうことによって「アライメントに興味をもつ」ことにつなげている．これによって自分自身のアライメントの特徴を知ることもできる．我々は間違ったアライメントは指摘しあい，正しいアライメントは褒めるよう互いにコミュニケーションをとるよう指導している．実際，選手からは「練習中に膝が内側に入りやすい選手をみつけやすくなった」という声が聞かれている．また指導者に対する予防介入の効果の説明も大切である．我々の介入も複数のチームで実施したが，実際には継続して行うことが困難なチームもあった．指導者の予防介入への理解が予防介入の継続を決めると考えられる．指導者に対して，予防介入の成果をデータで提示することで良好な関係を築き，継続した指導が可能になることが多

表1 ▶ Hip-focused Injury Prevention training プロトコル

介入期I（2007～2010）

	Stage I		Stage II		Stage III	
	Exercise	回数,セット数	Exercise	回数,セット数	Exercise	回数,セット数
1. ジャンプエクササイズ	リバウンドジャンプ（ボールキャッチ）	10回	リバウンドジャンプ＋プッシュ（ボールキャッチ）	10回	リバウンドジャンプ＋プッシュ（ボールキャッチ）	10回
	180°ターン	10回	180°ターン（ボールキャッチ）	10回	180°ターン（ボールキャッチ）	10回
	両脚前後ジャンプ	10回	片脚前後ジャンプ	10回	片脚前後ジャンプ	10回
	両脚左右ジャンプ	10回	片脚左右ジャンプ	10回	片脚左右ジャンプ	10回
2. 筋力エクササイズ	片脚スクワット	10回×2	片脚スクワット（両手にダンベルを持つ）	10回×2	片脚スクワット（両手にダンベルを持つ）	10回×2
	サイドブリッジ	30秒×2	サイドブリッジ＋股関節外転	20回×2	サイドブリッジ＋股関節外転（チューブ抵抗）	20回×2
	両脚ヒップリフト	10回×2	片脚ヒップリフト	10回×2	片脚ヒップリフト（BOSU上で）	10回×2
	ロシアンハムストリング	10回×2	ロシアンハムストリング	10回×2	ロシアンハムストリング（ダンベルを胸に持つ）	10回×2
	片脚外転	20回×2	片脚外転（弱チューブ抵抗）	20回×2	片脚外転（中チューブ抵抗）	20回×2
3. バランスエクササイズ	両脚バランス保持＆パス	30秒×2	シングルレッグバランス＆ドリブル	30秒×2	シングルレッグバランス＆ドリブル	30秒×2
（すべてBOSU上で実施する）	片脚バランス保持	30秒×2	フォワードランジ	10回×2	片脚スクワット	10回×2

介入期II（2011～2014）

	Stage I		Stage II		Stage III	
	Exercise	回数,セット数	Exercise	回数,セット数	Exercise	回数,セット数
1. ジャンプエクササイズ	リバウンドジャンプ（ボールキャッチ）	10回	リバウンドジャンプ＋プッシュ（ボールキャッチ）	10回	コンタクトジャンプ	10回
（ミニバンドを使用して実施する）	180°ターン（ボールキャッチ）	10回	180°ターン（ボールキャッチ）	10回	90°ターン＋プッシュ（ボールキャッチ）	10回
	両脚前後ジャンプ	10回	片脚前後ジャンプ	10回	ワンレッグホップ（ボールキャッチ）	10回
	両脚左右ジャンプ	10回	片脚左右ジャンプ	10回	サイドジャンプ（ボールキャッチ）	10回
2. 筋力エクササイズ	シェルエクササイズ（弱チューブ抵抗）	20回×2	シェルエクササイズ（中チューブ抵抗）	20回×2	シェルエクササイズ（強チューブ抵抗）	20回×2
	サイドブリッジ	30秒×2	サイドブリッジ＋股関節外転	20回×2	サイドブリッジ＋股関節外転（チューブ抵抗）	20回×2
	両脚ヒップリフト	10回×2	片脚ヒップリフト	10回×2	片脚ヒップリフト（BOSU上で）	10回×2
	ロシアンハムストリング	10回×2	ロシアンハムストリング	10回×2	ロシアンハムストリング（ダンベルを胸に持つ）	10回×2
	片脚外転（弱チューブ抵抗）	20回×2	片脚外転（中チューブ抵抗）	20回×2	サイドステップ歩き（チューブ抵抗）	15m×2
3. バランスエクササイズ	両脚スクワット	20回×2	片脚スクワット	20回×2	前方ホップ	10回×2
（すべてBOSU上で実施する）	シングルレッグバランス＆ドリブル	30秒×2	フォワードランジ	10回×2	サイドホップ	10回×2

（文献12より引用．筆者訳）

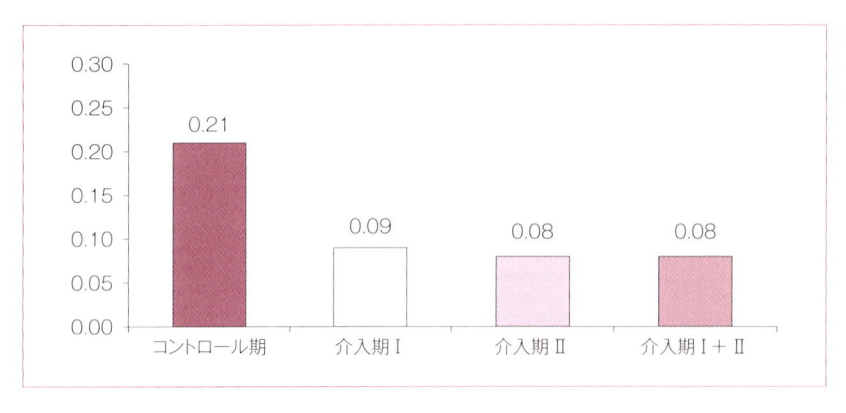

図 5 ▶ 各 期 に お け る 1,000 athlete-exposure 当たりの非接触性 ACL 損傷発生率
（文献 12 より引用）

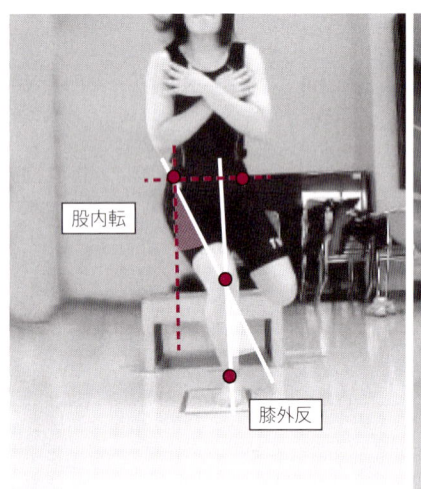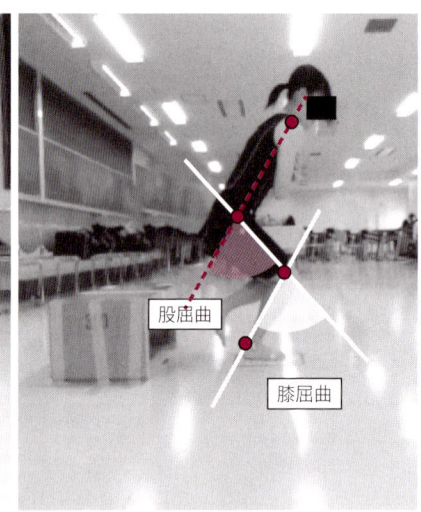

図 6 ▶ 二次元動作解析での膝関節外反と屈曲角度，股関節内転と屈曲角度
（文献 14 より引用）

表 2 ▶ 接地後 50 msec 時の膝・股関節の各角度（modified HIP program 実施前後の比較）

		実施前	実施後
下肢関節角度（°）	膝関節外反	9.0 ± 6.5	5.9 ± 4.5 *
	股関節内転	5.5 ± 4.2	1.7 ± 2.7 *
	膝関節屈曲	41.6 ± 3.5	42.7 ± 2.3
	股関節屈曲	34.0 ± 4.8	39.2 ± 4.7 *

* : $p < 0.05$

（文献 14 より引用）

い．データの収集とその提示は予防介入の重要なポイントである．

おわりに

　我々の考案した HIP プログラムの理論的背景，実際の介入方法からその効果，現場での指導のポイントについて述べた．ACL 損傷を予防するために「股関節に着目すること」は一つの良い方法と考えられる．今後は，バスケットボール以外の高リスク種目での検証やさらに高リスクである ACL 再建術後の再損傷予防にも有効なのか，検証が必要である．

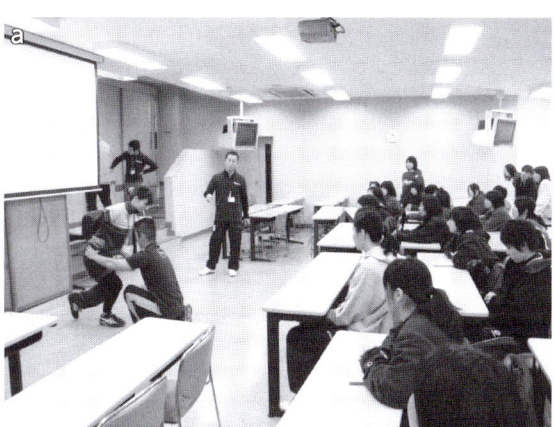
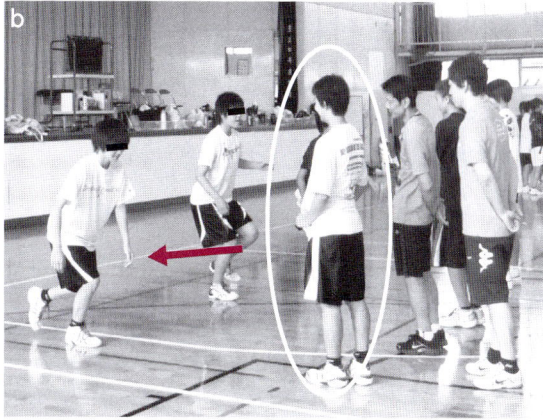

図7　興味をもってもらうための知識教育
a　予防講義．正しいアライメントと間違ったアライメントを教える．
b　2人1組でのアライメントチェック（○印がチェックしている選手）．

◆ 文　献

1）Sugimoto D, et al：Evaluation of the effectiveness of neuromuscular training to reduce anterior cruciate ligament injury in female athletes：a critical review of relative risk reduction and numbers-needed-to-treat analyses. Br J Sports Med 46：979-988, 2012
2）建内宏重：股関節と下肢運動連鎖．臨スポーツ医30：205-209，2013
3）Bahr R, et al：Understanding injury mechanisms：a key component of preventing injuries in sport. Br J Sports Med 39：324-329, 2005
4）Koga H, et al：Mechanisms for non-contact anterior cruciate ligament injuries knee joint kinematics in ten injury situations from female team handball and basketball. Am J Sports Med 38：2218-2225, 2010
5）Koga H, et al：Hip and ankle kinematics in noncontact anterior cruciate ligament injury situations：video analysis using model-based image matching. Am J Sports Med 46：333-340, 2018
6）Khayambashi K, et al：Hip muscle strength predicts noncontact anterior cruciate ligament injury in male and female athletes：a prospective study. Am J Sports Med 44：355-361, 2016
7）Hewett TE, et al：Biomechanical measures of neuromuscular control and valgus loadings of the knee predict anterior athletes. Am J Sports Med 33：492-501, 2005
8）Jacobs CA, et al：Hip abductor function and lower extremity landing kinematics：sex differences. J Athl Train 42：76-83, 2007
9）Lawrence RK, et al：Influences of hip external rotation strength on knee mechanics during single-leg drop landings in females. Clin Biomech 23：806-813, 2008
10）Stearns KM, et al：Improvements in hip muscle performance result in increased use of the hip extensors and abductors during a landing task. Am J Sports Med 42：602-609, 2014
11）Sasaki S：Kinematic analysis of pressing situations in female collegiate football games：New insight into anterior cruciate ligament injury causation. Scand J Med Sci Sports 28：1263-1271, 2018
12）Omi Y, et al：Effect of hip-focused injury prevention training for anterior cruciate ligament injury reduction in female basketball players：a 12-year prospective intervention study. Am J Sports Med 46：852-861, 2018
13）野口　恵ほか：大学女子バスケットボール選手における膝前十字靱帯損傷予防トレーニングが片脚着地動作に与える影響．日臨スポーツ医会誌21：180，2013
14）大見頼一：予防トレーニングによる着地動作の変化．臨スポーツ医36：516-521，2019

リアルタイムフィードバックによる ACL損傷予防

津田英一・木村由佳

要点整理

　膝前十字靱帯の予防では，選手の動作を評価し危険な姿勢・肢位を修正する指導が必要不可欠である．その際，選手が理解しやすい方法で動作の特徴や修正点を説明することは重要なポイントである．視覚的な情報を直接，リアルタイムでフィードバックする方法は，その要請に対する有力な回答の一つである．ビデオ映像や3次元動作解析装置を用いたリアルタイムフィードバックシステムが幾つか開発されており，動作指導に応用することで危険肢位回避への有効性を示すデータも報告されている．

はじめに

　膝前十字靱帯（ACL）損傷への対策として，予防の重要性が議論されるようになり久しいが，未だ決定的な予防法は確立されていない．予防戦略としては，選手個人の身体特性である内因性因子の修正を目指すものが多かったが，受傷メカニズムが解明されるにつれ誘発因子である動作にも注目が集まるようになった．危険な姿勢や肢位を回避してACL損傷を未然に防ぐには，選手の動作を評価しその修正を指導しトレーニングに反映させることが必要である．したがって，いかに正確に動作を評価しその結果を選手が理解しやすい形でフィードバックするかが，動作指導の成否のカギを握る．

1 動作評価・指導の重要性

　ACL損傷予防として動作が注目されるようになった大きな契機の一つとして，2005年に発表されたHewettら[1]の前向き研究がある．女性スポーツ選手を対象として，あらかじめ着地—ジャンプ動作を解析し追跡調査にて非接触型ACL損傷を受傷した選手の特徴を分析した．その結果として，損傷群では非損傷群に比較して着地時の膝関節外反角度が8°大きく，最大膝関節外反モーメントが2.5倍大きいことを報告した．この着地動作の特徴をneuromuscular control deficitと称し非接触型ACL損傷の予測因子とし，スクリーニングとしての有用性を提唱した．以来，動作評価においては減速動作中に生じる動的下肢外反アライメントやmedial knee motionを検知することに主眼が置かれた．さらにKogaら[2]により，ACL損傷発生場面の関節キネマティクスが詳細に解析され，膝関節外反と下腿内旋が生じていることが明らかになると，動作指導においてはそのような危険肢位を回避することの必要性がさらに強調されるようになった．今日では，単一の因子を抽出して予防戦略を講じることへの限界を指摘する報告もあるが[3]，ACL損傷予防を考えるうえで，選手の動作を評価しより安全なものへと導くことの重要性が否定されることはない．

　これまでもスポーツに関連する動作の評価にはさまざまな方法が用いられており，その妥当性の検証や予防戦略上の有用性に関して多くの報告がある．各分野の技術革新により最良の方法を開発する取り組みは今後も必要であるが，現時点では各評価法の利点・欠点を十分に理解し，対象や目的に応じて使い分けることが重要と考える．医学研究など特殊な例を除いて，スポーツ・臨床の現

表1 ▶ landing error scoring system real-time（LESS-RT）

評価項目	判定基準	配点
歩隔	極端に広いあるいは狭い歩隔での着地	0，1点
最大足部回旋	中等度以上の回旋あるいは軽度以上の内旋	0，1点
接地時の足部対称性	一方の足部が遅れて接地あるいは一方がつま先から他方が踵から接地	0，1点
最大膝関節外反	軽度の外反あるいは極度の外反	0，1，2点
体幹側屈	体幹が左右に側屈	0，1点
足部接地	踵からあるいは全面同時に接地	0，1点
膝関節屈曲可動域	深い，中等度，浅い膝関節屈曲	0，1，2点
体幹前屈可動域	深い，中等度，浅い体幹前屈	0，1，2点
体幹・膝関節可動性	体幹前屈・膝関節屈曲がすべて十分な可動域，平均的な可動域，1ヵ所でも最小可動域	0，1，2点
全体的な印象	側方動揺を伴わない柔軟な着地，平均的な着地，大きな側方動揺を有する衝撃吸収を伴わない着地	0，1，2点

（文献4より引用改変，筆者訳）

場では評価のみの目的で動作評価が行われることはなく，多くの場合その先にある動作指導に必要な情報収集として行われる．したがって最適の評価法を選択するにあたっては，その結果を如何に選手に伝え指導に活用できるかも含めて検討する必要がある．

ACL損傷予防への応用を前提とした場合，理想的な評価法の条件としては，①客観的評価，②定量化が可能，③選手の理解が得られるように結果提示が可能，④即時にフィードバック（リアルタイムフィードバック）が可能，⑤スポーツ・臨床現場で簡便に使用可能，などが挙げられる．

2 目視による動作評価・指導

現在でも最も一般的に用いられている動作評価法は目視によるものである．医療機関においては医師やセラピスト，スポーツ現場では指導者やトレーナーが検者となって行われることが多い．選手に課題となるスポーツ関連動作を行ってもらい，それを検者が観察し評価を行うものである．動作を行うスペースさえあれば特別な機器を要さず簡便にできる点が最大の利点である．またスポーツ現場では実際にプレーを行う環境で評価を行えるため，スポーツ活動時と近似した条件で評価を行

えることも，他の方法と比較した場合に大きな利点となる．一方，最大の問題点は大なり小なり検者の主観に影響を受けるため客観性に欠ける点である．特に検者間の比較では，経験年数や専門性が評価に差を生じさせる要因となりやすい．さらに定量化が不可能なため，選手間で比較することや経時的変化を確認すること，動作の優劣を判断する基準を設けることが困難である．これらの問題点を解決する手法として，幾つかの基本的なスポーツ関連動作については複数の評価項目とそれに対する判定基準を具体的に設定し，動作の適正度をスコア化する手法がとられている．代表的な動作評価スコアとしてPaduaら[4]が報告したlanding error scoring system real-time（LESS-RT）がある（**表1**）．LESS-RTでは，台上からの着地—ジャンプ動作を4試技行わせ，検者は正面あるいは側面から動作を観察する．動作評価のために10個の評価項目が設定されており，うち5項目には0あるいは1点，5項目には0，1，2点の配点が与えられている．それぞれの評価項目には具体的な判定基準が示されており，10項目の合計点数で動作の適正度がスコア化される．級内相関係数0.72〜0.81と高い検者間信頼性が示されている．目視による評価であっても経験あるセラピストが行うと，ビデオ解析による結果と一致したとする報告もあるが[5]，検者間で均一な評価を行うのは

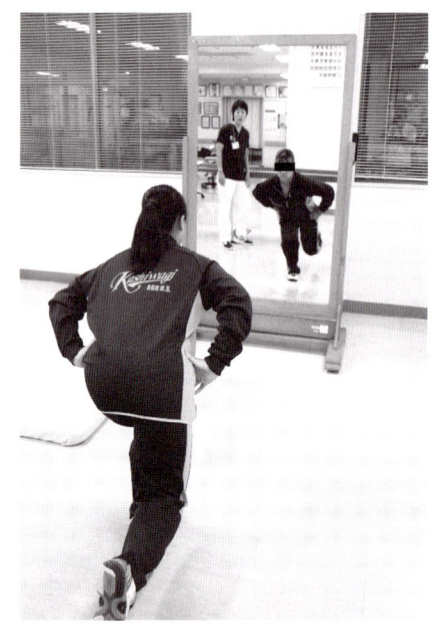

図1 ▶ ミラーを用いたリアルタイムフィードバックと動作指導

必ずしも容易ではない.

　目視による動作評価のもう一つの欠点は，選手自身は動作を観察することができず，本来は視覚的情報として直接的にフィードバックされるべき情報が，検者の言語や動作など他の媒体に置き換えられて提示される点である．一つの動作に対して同じ表現を用いても，それを具体的な姿勢・肢位に変換する際に検者と選手間で認識の相違があると，評価結果が指導に有効に生かされない．伊藤ら[6]は13名のセラピストにスクワット動作を行わせ，ビデオ映像による動作評価を行った．その結果，膝関節屈曲角度，体幹と下腿の前傾，膝関節前面とつま先の位置関係について適正と判定されたのは38％，62％，46％にとどまり，セラピスト間でも姿勢・肢位に対する認識が異なることが指摘された．動作の模倣によって評価結果を提示したり指導を行ったりする際には問題となる.

3　2次元動作解析システムの応用

　最も簡便に，動作を視覚的情報として選手にフィードバックする方法としては，古典的ではあ

るがミラーを用いた方法がある（図1）．ミラーに正対し動作を行うことで，前額面における身体各部の位置，体幹・下肢のアライメント，関節角度などの2次元情報をリアルタイムフィードバックで提示することが可能である．ミラーさえあれば場所を選ばず行えるため，スポーツ現場での指導やホームエクササイズでの動作確認などでも頻繁に用いられている．ただし原則として得られる2次元情報は前額面のみに限られ，目視で行われる以上その評価に関する問題点は前項で挙げた通りである．矢状面からの2次元情報を獲得したり，速い動作にも対応したりするためには，通常はビデオ撮影により映像として記録する手法が用いられる.

　前項で紹介したLESS-RTに先行して開発されたlanding error scoring system（LESS）[7]では，台上からの着地—ジャンプ動作を正面と側面の2方向からデジタルビデオで撮影する．ビデオ映像から必要に応じて抽出した静止画をもとに，17個の評価項目についてそれぞれ設定された判定基準により評価を行う（表2）[7]．15項目には0あるいは1点，2項目には0，1，2点の配点が与えられており，17項目の合計点数で動作の適正度がスコア化される．3次元動作解析との比較により妥当性の検証が行われており，トップレベルのユース・サッカー選手を対象とした前向き研究では，ACL損傷のスクリーニングテストとしての有用性とともに，予防介入を推奨する基準値（LESS 5点以上）が示されている.

　ただしビデオ映像を用いてリアルタイムフィードバックを行うためには，モニターシステムに接続し同時再生する必要がある．この場合，前額面映像に関しては，直感的に身体各部の位置や動きを理解し修正が行えるようミラーイメージとして提示することが望ましい．専用ソフトウェアVizMoを使用すると，モニター上に再生される理想的な動作を示す輪郭に，ビデオ映像から得た選手の輪郭を挿入することが可能となる（図2）[8]．選手は2つの輪郭が可能な限り重ね合うように動作を行うことで，適正な動作を習得する指導効果が得られる.

　ミラーとビデオ映像を組み合わせてリハビリ・ナビゲーションシステムとして開発されたデジタ

表2 ▶ landing error scoring system（LESS）

評価項目	判定基準	配点
膝関節屈曲	接地時に 30°未満	0，1 点
股関節屈曲	接地時に体幹と大腿が一直線上	0，1 点
体幹傾斜	接地時に床面に対して垂直あるいは股関節伸展	0，1 点
足関節底屈	踵からあるいは全面同時に接地	0，1 点
膝関節内側偏位	接地時に膝蓋骨中心が中足部より内側	0，1 点
体幹側屈	接地時に体幹の正中線が左右に傾斜	0，1 点
歩隔	接地時に足部が肩峰を超えて外側	0，1 点
	接地時に足部が肩に掛からず内側	0，1 点
足部回旋	接地時に 30°以上外旋	0，1 点
	接地時に 30°以上内旋	0，1 点
足部接地の同期	一方の足部が遅れて接地あるいは一方がつま先から他方が踵から接地	0，1 点
膝関節屈曲可動域	接地から最大屈曲までの可動域が 45°以下	0，1 点
股関節屈曲可動域	接地から膝関節最大屈曲まで大腿が体幹よりも垂直位	0，1 点
体幹前傾可動域	接地から膝関節最大屈曲まで前傾が増加しない	0，1 点
膝関節内方移動	膝蓋骨中心が中足部を超えて内方に移動	0，1 点
体幹・関節可動性	体幹前傾・股関節屈曲・膝関節屈曲がすべて十分な可動域，中等度の可動域，1 ヵ所でも最小可動域	0，1，2 点
全体的な印象	側方動揺や回旋運動を伴わない柔軟な着地，中間的な着地，大きな側方動揺や回旋運動を有するあるいは衝撃吸収を伴わない着地	0，1，2 点

（文献 7 より引用，筆者訳）

図2 ▶ VizMo を用いたリアルタイムフィードバックと動作指導
理想の動作を示す輪郭に 3 次元動作解析装置で取得した選手の動作を投影する．選手はそれらが重なり合うように動作を修正する．
a：片脚スクワット，b：両脚着地
（文献 8 より引用）

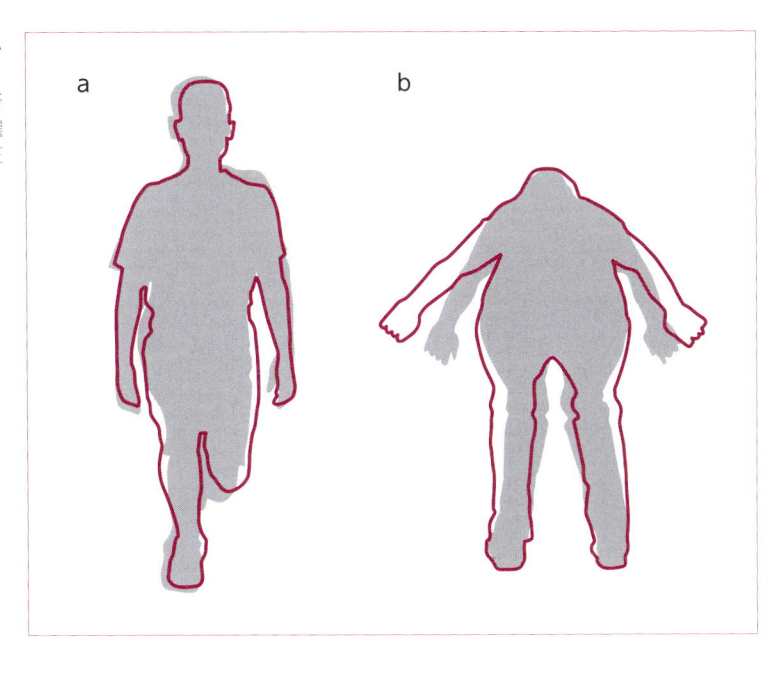

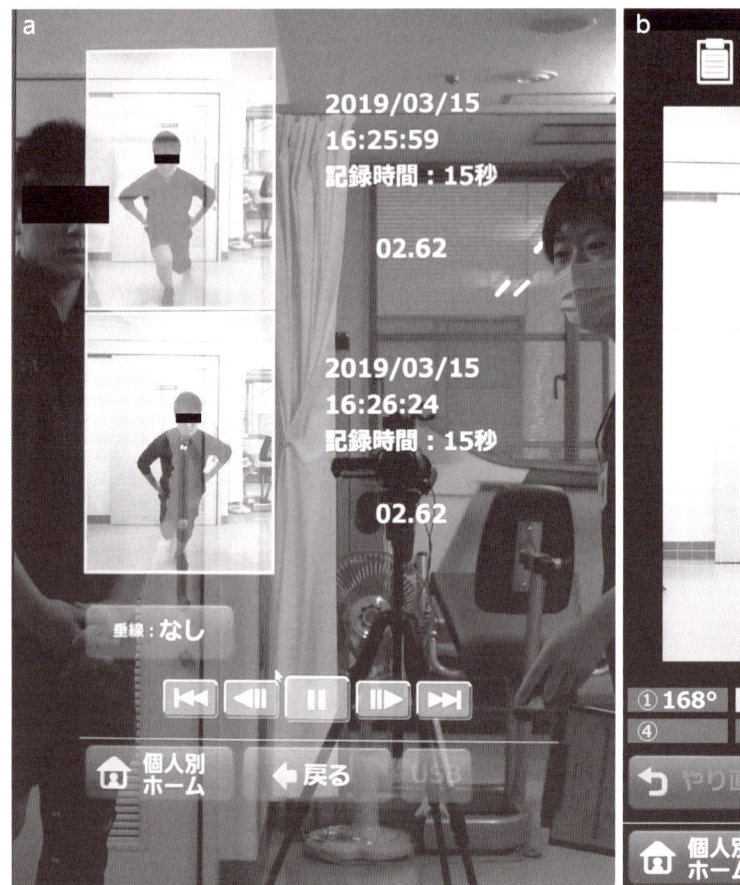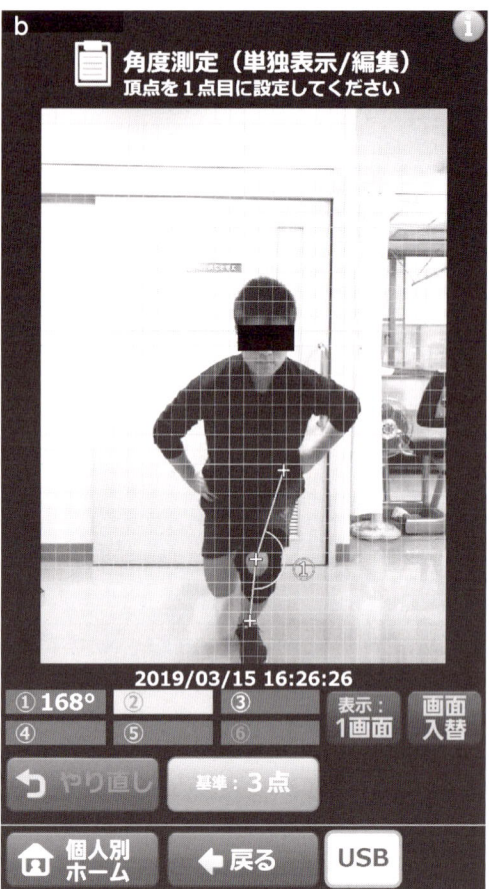

図3 ▶ デジタルミラーを用いた動作指導（a）と関節角度測定（b）

ルミラー（PN-S3019030，パナソニック社）を動作評価・指導に応用した報告もある[9]（**図3**）．本機器は，画面が文字通りミラーとして機能するほか，デジタルカメラにより動作を撮影・記録し，その映像を画面上に再生してリアルタイムフィードバックが可能である．デジタルカメラは任意の位置に設置することが可能であり，目的に応じて最適な方向からの映像を取得できる．画面上には同時に2画面で映像再生が可能であり，左右非対称の動作を比較したい場合はそれぞれの映像を，経時的な変化を検討したい場合は履歴から読み込んだ過去の映像と同時に再生することが可能である．身体各部の動きを一つ一つ映像で確認することで，選手の理解が深まるものと期待できる．またビデオ映像から静止画を取り込むことによって，2次元画像ではあるが前額面画像から関節の内外転，内外反角度を，矢状面画像から伸展屈曲角度

を，その場で測定することができる．次項で述べる3次元動作解析装置と比較すると，測定精度やサンプリングレートの問題，撮影範囲の制限などの短所もあるが，コンパクトなサイズで移動用のキャスターもついているため，専用の測定室は不要で通常のリハビリテーションルームの一角でも使用可能である．

4 ｜ 3次元動作解析システムの応用

3次元動作解析法は，前述の①〜④までの条件を満たす理想的な評価方法の一つである．得られたキネマティクスデータをもとにスティックピクチャーを作成し，正対するスクリーンにミラーイメージとなるよう再生することによりリアルタイムフィードバックが可能となる（**図4**）．Benja-

図4　3次元動作解析装置とプロジェクターを用いたリアルタイムフィードバック

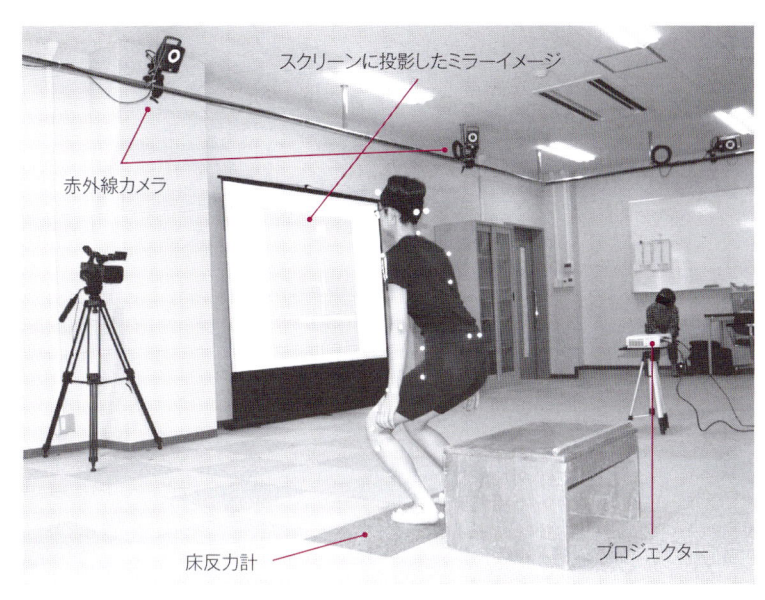

スクリーンに投影したミラーイメージ

赤外線カメラ

床反力計

プロジェクター

I

ACL・半月板損傷

minse ら[9]は，モーションキャプチャーシステムにより取得したデータを動作解析ソフト Visual 3D（C-Motion 社）で解析し，その結果をモニター上にリアルタイムで再生するシステムを開発した．モニター上には動作が骨格モデルで再現され，選択した関節のキネマティクス・キネティクスがグラフで表示される．Dowling ら[10]は，3次元動作解析装置と慣性センサーを組み合わせたシステムを用いて，動作のリアルタイムフィードバックを可能としている．同システムを用いて動作指導することにより，着地―ジャンプ動作における大腿部の前額面角速度と膝関節外反モーメントの減少を即時的に達成することに成功した．Nyman ら[11]は，非接触型コントローラーである Kinect（Microsoft 社）を応用してリアルタイムフィードバックシステムを構築した．4週間の動作トレーニングにより，着地―ジャンプ動作における最大膝関節角度の増加と膝関節間距離の減少が得られたことを報告した．いずれの方法も正確な動作の評価という点では優れた方法ではあるが，3次元動作解析装置を含め専用のシステムを使用できる施設は限られている．近い将来，更なる技術開発によりスポーツや臨床の現場でも先端機器を簡便に使用できる日が来ることが期待される．

◆ 文　献

1) Hewett TE, et al：Biomechanical measures of neuromuscular control and valgus loading of the knee predict anterior cruciate ligament injury risk in female athletes：a prospective study. Am J Sports Med 33：492-501, 2005
2) Koga H, et al：Mechanisms for noncontact anterior cruciate ligament injuries：knee joint kinematics in 10 injury situations from female team handball and basketball. Am J Sports Med 38：2218-2225, 2010
3) Bahr R：Why screening tests to predict injury do not work-and probably never will…：a critical review. Br J Sports Med 50：776-780, 2016
4) Padua DA, et al：Reliability of the landing error scoring system-real time, a clinical assessment tool of jump-landing biomechanics. J Sport Rehabil 20：145-156, 2011
5) Stensrud S, et al：Correlation between two-dimensional video analysis and subjective assessment in evaluating knee control among elite female team handball players. Br J Sports Med 45：589-595, 2011
6) 伊藤郁恵ほか：セラピスト間でのスクワット評価．スポーツ傷害 23：21-23, 2018
7) Padua DA, et al：The landing error scoring system as a screening tool for an anterior cruciate ligament injury-prevention program in elite-youth soccer athletes. J Athl Train 50：589-595, 2015
8) Benjaminse A, et al：Optimization of the anterior cruciate ligament injury prevention paradigm：novel feedback techniques to enhance motor learning and reduce injury risk. J Orthop Sports Phys Ther 45：170-182, 2015
9) 津田英一ほか：スポーツ外傷・障害予防のポイント．整・災外 62：1167-1175, 2019
10) Dowling AV, et al：Inertial sensor-based feedback can reduce key risk metrics for anterior cruciate ligament injury during jump landings. Am J Sports Med 40：1075-1083, 2012
11) Nyman E Jr, et al：Real-time feedback during drop landing training improves subsequent frontal and sagittal plane knee kinematics. Clin Biomech (Bristol, Avon) 30：988-994, 2015

再損傷を減らすための ACL 再建術の工夫

前　達雄・史野根生

要点整理

ACL 再損傷の大きな要因の 1 つに，不適切な骨孔位置があげられる．解剖学的な研究をもとに，骨性の landmark を指標に骨孔作製をすることで，術後成績は安定している．移植腱として，ハムストリング筋腱および骨つき膝蓋腱が一般的に用いられ，各移植腱の利点を活かした骨孔形状・配置を行っているが，外傷による再断裂を依然認める．今後，術式や術後リハビリテーションプログラムのさらなる改良によって，これらの課題解決に取り組む必要がある．

はじめに

膝前十字靱帯（ACL）再建術後，再再建術が必要な症例には，明らかな外傷を機転とするもの以外に，biological failure（生物学的問題）や technical failure（手術手技における問題）が報告されている[1]．なかでも，technical error は再再建術の最も多い原因であり，再損傷例の 22～79 ％に認められる[2]．technical error には，非解剖学的な骨孔作製，不十分な顆間形成術，不適切（過度あるいは過少）な移植腱張力負荷，不適切な移植腱の初期固定不良，そして不十分な移植腱のサイズなどが挙げられる[3]．technical failure をなくすことにより，再手術は減少することができることから，特に正確な骨孔作製が重要である．

ところで，ACL 再建術は解剖学的研究の進歩や手術器機の改良により，isometric 法から解剖学的再建へと変遷し，良好な成績の報告が散見される[4~7]．ACL 再建術において，本邦ではハムストリング筋腱を用いた解剖学的二重束再建術が広く行われているが，さらに正常 ACL の形状に近似した再建法を目指し，脛骨側に 3 つの骨孔を作製する解剖学的三重束再建法を我々は行っている[8]．また，スポーツ復帰に高いモチベーションを持ち，積極的に筋力トレーニングを行う症例には，骨付き膝蓋腱を用いた長方形骨孔再建法を

行っている[9]．

1 解剖学的三重束 ACL 再建術[8]

大腿骨側の ACL 付着部は，resident's ridge 後方で，後方軟骨縁前方に囲まれた位置であることが報告されているが，脛骨側 ACL 付着部の解剖学的研究も進歩し，ACL 付着部形状が C 型をしていることが報告されている[10]（**図 1**）．解剖学的三重束 ACL 再建術は，脛骨側骨孔を 3 つ作製することで，正常の ACL 付着部をより正確に再現し，さらに線維の走行も末広がりの扇型を呈することができる（**図 2**）．

1 術式の特徴

本術式の特徴として，（1）正常 ACL の線維走行・形態の模倣，（2）移植腱と骨孔壁間隙接触面積の増加による生物学的治癒の促進，（3）移植腱による脛骨骨孔関節内開口部での応力の分散，などが挙げられる．

2 手術適応

本術式も ACL 損傷膝全般が適応ではあるが，特に良い適応は以下の通りである．

図1 正常 ACL 付着部
a 大腿骨側. 矢印：resident's ridge.
b 脛骨側. 点線（黒），外側半月板前節，実線（色）：ACL 付着部.
（巻頭カラー参照）

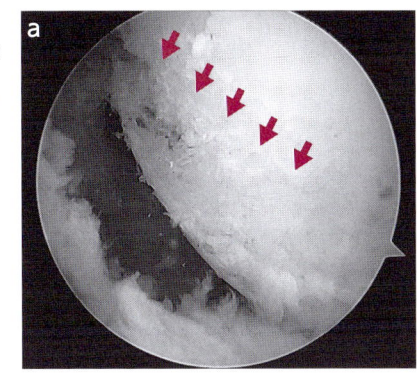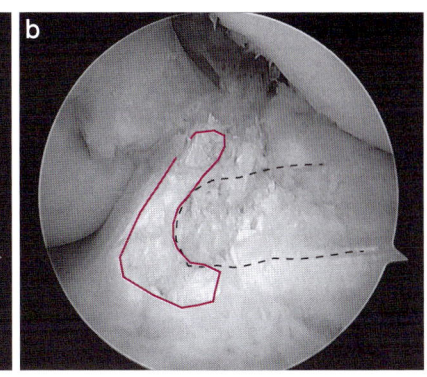

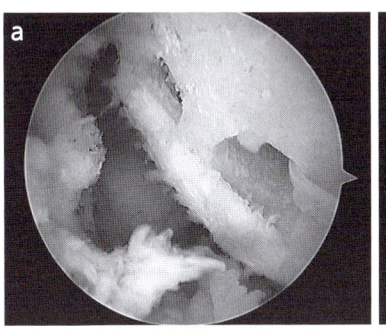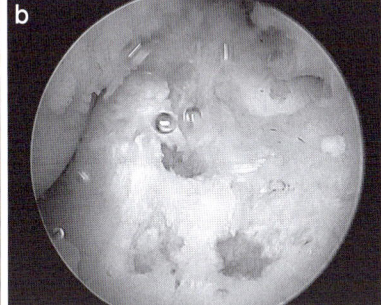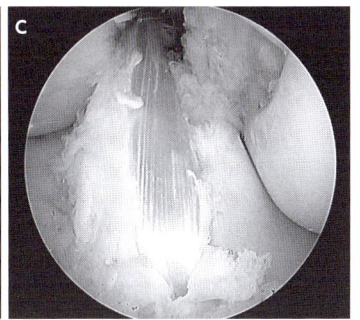

図2 解剖学的三重束 ACL 再建術
a 大腿骨側骨孔
b 脛骨側骨孔
c 再建靱帯
（巻頭カラー参照）

1）大腿四頭筋筋力が弱い症例
2）膝蓋腱部分断裂例/jumper's knee
3）膝蓋腱を用いた再建靱帯の断裂例
4）膝蓋腱短縮例（腱長 35 mm 以下）

3 後療法

　合併する半月・軟骨損傷により多少の変更はあるが，手術翌日より大腿四頭筋の等尺性収縮や下肢挙上運動に加え，膝蓋骨の他動・自動運動を行う．2 週間の軽度屈曲位でのニープレース固定後，可動域訓練および部分荷重を開始し，4 週後で全荷重歩行を許可する．その後は，下肢の筋力トレーニング，バランストレーニング，体幹トレーニングを経て，6～8ヵ月でのスポーツ復帰を目標としている．我々の過去の研究で，ハムストリング筋腱を用いた二重束 ACL 再建法において，若年者とスポーツ活動性の高い症例が再損傷の危険因子であったことから，筋力が回復した後も，これらの症例には特に慎重にスポーツ復帰をするように促している[11]．本術式における受傷前のスポーツへの復帰率は，卒業や仕事，転勤を理由に復帰しなかった症例を除いた 86％であった．

4 生体力学的特性

　正常 ACL 形態を詳細に調べた研究の中には，前内側線維束をさらに内側と外側に分けて，3 本の線維束から成り立っており，それらが機能分担していると報告しているものもある[12~14]．Fujie らは，新鮮屍体膝を用いて，脛骨に前方荷重を負荷した際の 3 本の線維束の張力分担を調べているが，伸展位では狭義の前内側線維束と後外線維束が同等に作用し，屈曲 90°では前内側線維束（狭義）が主に作用している一方，全角度において中間線維束も機能しており，各線維束が機能分担してい

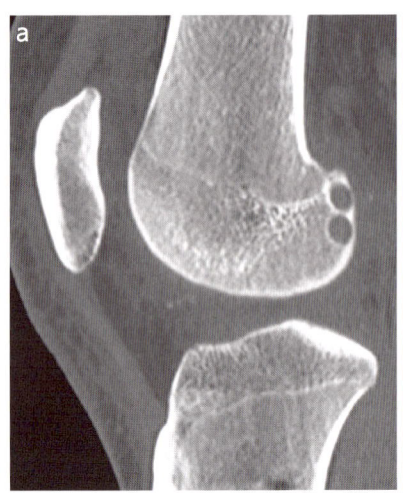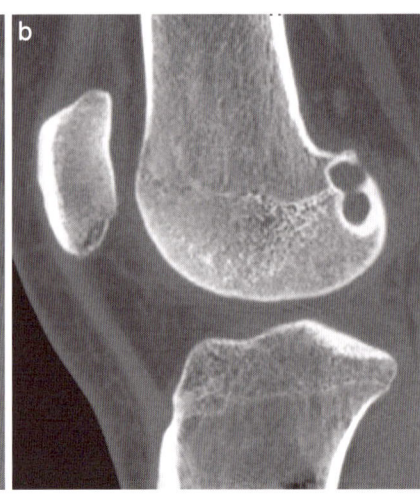

図 3 ▶ 大腿骨側骨孔拡大
a　術後 2 週
b　術後 1 年

ることを報告している[15].

　我々は，移植腱固定時の張力を同一にした，ハムストリング筋腱を用いた二重束再建法と三重束再建法において，術直後の患側の前方 laxity を比較したところ，三重束法の方が有意に低値であったことから，三重束法の方が前方制動において効率的な再建法であることを報告した[16].　したがって本術式では，移植腱を固定するのに必要な初期張力も二重束再建法よりもさらに低減化させることができ，膝 20°屈曲位での二重束法の laxity match pretension（LMP）値（健側と同程度の膝 laxity を獲得するのに必要な移植腱張力）が 7.3N であったことを考慮すると，三重束法の LMP 値は，我々が理想と考える正常 ACL 張力に近い値であり，本術式は正常 ACL をかなり再現できた術式であると考える[17].

5　成　績

　我々は本術式を施行した 108 例の 2 年成績について調べたところ，水腫・腫脹および可動域制限を認めるものはなかった．膝安定性の評価として，Lachman test は全例陰性であり，pivot shift test も 94％で陰性，6％が glide であった．また KT Knee Arthrometer を用いた，下腿への徒手最大前方荷重負荷時の前方移動量の患健側差は 0.5±1.2mm であった．さらに IKDC の自覚評価は，全例「正常」または「やや正常」と，非常に良好な成績であった．脛骨―大腿骨の位置関係を術前

と術後 6 ヵ月を 3D computer model を用いて比較したところ，術前には ACL 損傷により脛骨が 1.4mm 前方に転位していたが，術後 6 ヵ月には正常膝と同等な位置関係になっていた[18].　したがって本術式は，解剖学的な骨孔作製に加え，初期張力を低減化させ，ゆっくりとしたリハビリテーションプログラムを組むことで，良好な成績が得られ，変形性関節症性変化への進行を抑制できる可能性がある．

　ハムストリング筋腱を用いた ACL 再建術は，大腿骨側の移植腱固定に Endo-Button らの suspensory fixation device を用いて外側骨皮質上で行うため，移植腱の固定間距離が長く，bungee cord motion の増大が不可避となり，骨孔拡大が生じやすいといった問題点がある．骨孔拡大は移植腱の弛緩につながり，再建 ACL 不全の一因となるほか，再々建術時に骨孔作製の障害となる．我々は解剖学的三重束 ACL 再建術を行った術後 1 年の大腿骨側骨孔の拡大を評価したところ，過去の報告よりは少ないが，骨孔開口部では，前方線維束骨孔は 23％，後外側線維束骨孔は 29％拡大していた[19]（図 3）.

2　解剖学的長方形骨孔 ACL 再建術[9]

　骨付き膝蓋腱は，1）骨片を有するため，骨孔内での早期治癒が期待できる点や，2）骨―腱移行部

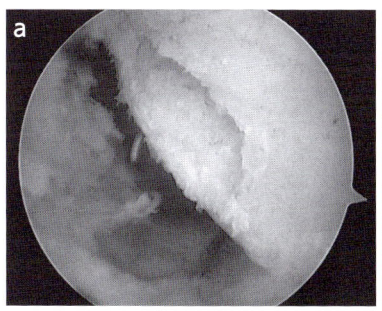
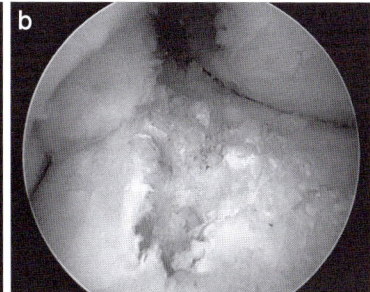
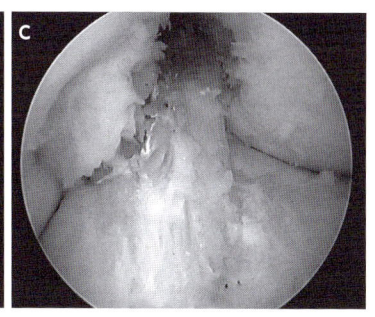

図4 解剖学的長方形骨孔 ACL 再建術
a　大腿骨側骨孔
b　脛骨側骨孔
c　再建靱帯
（巻頭カラー参照）

を行するため，骨一腱移行部を大腿骨骨孔の関節側開口部に一致させることでACLの付着形態が再建でき，windshield wiper 現象による移植腱の劣化を少なくすることができる点などの利点がある．本術式は長方形断面の骨孔を作製することによりACL付着部の形状を近似できる．さらに骨片を直方体状に形成することにより，直方体状の大腿骨側骨孔と一致するため骨孔壁と骨片の間隙が最小化され，骨孔と移植腱骨片との癒合に有利である．脛骨側においても長方形断面の骨孔を作製するため，帯状の移植腱の腱性部との空隙を減少させることが可能である．さらに，移植腱の前方部は大腿骨骨孔近位から脛骨骨孔前方へ，移植腱の後方部は大腿骨骨孔遠位から脛骨骨孔後方へ配置され，正常ACLの線維配列が模倣できる利点も有する（図4）．

1　術式の特徴

　本術式の特徴として，（1）正常ACLの線維走行の模倣，（2）移植腱と骨孔壁間隙の最小化による生物学的治癒の促進，（3）骨付き膝蓋腱の骨一腱移行部と大腿骨側骨孔開口部の一致による，windshield wiper 現象に起因する移植腱劣化の防止，そして（4）大腿骨側固定に interference screw を用いることによる骨孔開口部での固定（aperture fixation）や，移植腱固定間距離の短縮がもたらす bungee cord motion の減少，などが挙げられる[6]．

2　手術適応

　本術式は骨付き膝蓋腱を移植腱として採取するため，大腿四頭筋の筋力回復遅延や膝をついた際の疼痛（kneeling pain），術後の膝前方部痛（anterior knee pain）などが生じやすい欠点を有している．したがって，ACL損傷膝全般が適応ではあるが，特に良い適応は以下の通りである．

1）スポーツ復帰に対して高いモチベーションを持ち，積極的に筋力トレーニングなどのトレーニングに取り組む症例
2）競技特性上，ハムストリング筋の筋力低下を避けたい症例
3）ハムストリング筋腱を用いた再建靱帯の断裂により，再度の再建術が必要な症例
4）ハムストリング筋腱低形成の症例

3　後療法

　合併する半月・軟骨損傷により多少の変更はあるが，手術翌日より大腿四頭筋の等尺性収縮や下肢挙上運動に加え，膝蓋骨の他動・自動運動を行う．1週間の軽度屈曲位でのニーブレース固定後，可動域訓練を開始し，2週後から部分荷重，4週後で全荷重歩行を許可する．その後は，下肢の筋力トレーニングだけでなく，バランストレーニングや体幹トレーニングを経て，6〜8ヵ月でのスポーツ復帰を目標としている．コンタクト競技の選手は再損傷率が高いため，80％くらいの運動負

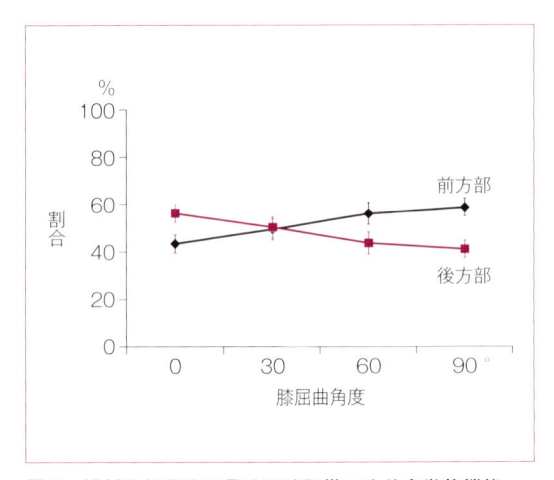

図5　解剖学的長方形骨孔再建靱帯の生体力学的機能
前方荷重 132N 負荷時の張力分担.

荷からの復帰を促し，1～2ヵ月かけながら完全復帰を目指すようにしている[20]．受傷前のスポーツへの復帰率は，もともとモチベーションが高い症例が多いこともあり95％であった．

4 生体力学的特性

　骨付き膝蓋腱を用いた解剖学的長方形骨孔 ACL 再建術は，二重束 ACL 再建術の概念を 1 本の移植腱で追求した再建法であり，膝への外力に対し，正常 ACL 同様，移植腱内で機能分担をしていることが期待される．我々は，本術式において，脛骨側骨片から移植腱を 2 つの部位（AM 部，PL 部）に分け，脛骨前方荷重負荷時の各部位の張力分布を調べたところ，伸展位で PL 部が，屈曲位では AM 部が有意に大きな張力分担をしていた[21]（**図5**）．これは，Fujie ら[22]が過去に報告した，正常 ACL の各線維束の張力分布と同様であり，また我々が過去にハムストリング筋腱を用いた解剖学的二重束再建法における，2 つの線維束の張力分布を調べた研究の結果とも同様であった[23]．さらに屈曲伸展運動による各部位の張力変化も正常 ACL の各線維束と同様に，伸展位付近では後方の線維束の荷重が増加した．したがって本術式では，機能的に正常 ACL にかなり近似し，さらに二重束再建法を模倣した再建靱帯となっていると考えられる．

5 成 績

　解剖学的長方形骨孔 ACL 再建術は，移植腱に骨片が付いていることにより，骨孔内での骨と骨の早期固着が期待でき，さらに大腿骨側骨孔開口部に，移植腱の骨─腱移行部を合わせることにより，大腿骨側では正常 ACL の付着形式をも模倣できる優れた術式である．Suzuki らは，本術式を施行した 24 症例に対し，術後 8 週に CT を撮影し，大腿骨骨孔長軸に沿って骨と移植腱の骨片との固着を調べたところ，全例，半分以上の CT スライスにおいて骨癒合がみられたと報告しており，移植腱に骨片がついている長所を示している[24]．

　Tachibana らは，本術式を施行した 61 例の 2 年成績について調べたところ，水腫，腫脹，および 5°以上の可動域制限を認める症例はなかった．また，膝安定性の評価として，Lachman および pivot shift test は 98.4％，95.1％で陰性であり，KT Knee Arthrometer を用いた，下腿への徒手最大前方力負荷時の前方移動量の患健側差は 0.2±0.9mm であった．さらに IKDC の自覚評価は，全例「正常」または「やや正常」と，非常に良好な成績であった[25]．

　骨付き膝蓋腱を移植腱に用いた場合も術後の骨孔拡大は生じるが，Taketomi らは，移植腱である骨付き膝蓋腱の大腿骨側固定を Endo-Button にて施行した，ACL 再建術後 1 年での骨孔拡大が 17～22％であったことを報告した[26]．我々は，大腿骨側骨孔開口部に移植腱である骨付き膝蓋腱の骨─腱移行部を合わせ，interference screw にて開口部で固定することにより，同部位での bungee cord motion や windshield wiper 現象を防ぐことができ，骨孔拡大率の縮小が期待できると考える．Tachibana らは術後 1 年での大腿骨側骨孔は，平均 13％の縮小を認めたことを報告しており，骨孔拡大という点においても優れた術式であると考える[27]．

おわりに

　ACL 再建術は，解剖学的な研究の進歩や手術機器の改良により，近年安定した手術となっている．しかし，再断裂や骨孔拡大，スポーツ復帰に時間

を要することなど，依然課題は残っている．術式や術後リハビリテーションプログラムのさらなる改良によって，これらの課題解決に今後取り組む必要がある．

◆ 文　献

1) Getelman MH, et al：Revision anterior cruciate ligament reconstruction surgery. J Am Acad Orthop Surg 7：189-198, 1999

2) Menetrey J, et al："Biological failure" of the anterior cruciate ligament graft. Knee Surg Sports Traumatol Arthosc 16：223-231, 2008

3) Kamath GV, et al：Revision anterior cruciate ligament reconstruction. Am J Sports Med 39：199-217, 2011

4) Hussein M, et al：Prospective randomized clinical evaluation of conventional single-bundle, anatomic single-bundle, and anatomic double-bundle anterior cruciate ligament reconstruction：281 cases with 3-to 5-year follow-up. Am J Sports Med 40：512-520, 2012

5) Kondo E, et al：Prospective clinical comparisons of anatomic double-bundle versus single-bundle anterior cruciate ligament reconstruction procedures in 328 consecutive patients. Am J Sports Med 36：1675-1687, 2008

6) Muneta et al：A prospective randomized study of 4-strand semitendinosus tendon anterior cruciate ligament reconstruction comparing single-bundle and double-bundle techniques. Arthroscopy 23：618-628, 2007

7) Mae T, et al：Anatomic double-bundle anterior cruciate ligament reconstruction using hamstring tendons with minimally-required initial tension. Arthroscopy 26：1289-1295, 2010

8) Shino K, et al：Anatomically oriented anterior cruciate ligament reconstruction with a bone-patellar tendon-bone graft via rectangular socket and tunnel：A snug-fit and impingement-free grafting technique. Arthroscopy 21：1402. e1-e5, 2005

9) Shino K, et al：Rectangular tunnel double-bundle anterior cruciate ligament reconstruction with bone-patellar tendon-bone graft to mimic natural fiber arrangement. Arthroscopy 24：1178-1783, 2008

10) Siebold R, et al：Flat midsubstance of the anterior cruciate ligament with tibial "C"-shaped insertion site. Knee Surg Sports Traumatol Arthrosc 23：3136-3142, 2015

11) Mae T, et al：Risk factors for ipsilateral graft rupture or contralateral anterior cruciate ligament tear after anatomic double-bundle reconstruction. AP-SMART 1：90-95, 2014

12) Otsubo H, et al：The arrangement and the attachment areas of three ACL bundles. Knee Surg Sports Traumatol Arthrosc 20：127-134, 2012

13) Norwood LA, et al：Anterior cruciate ligament：functional anatomy of its bundles in rotator instabilities. Am J Sports Med 7：23-26, 1979

14) Amis AA, et al：Functional anatomy of the anterior cruciate ligament. Fiber bundle actions related to ligament replacements and injuries. J Bone Joint Surg 73-B：260-267, 1991

15) Fujie H, et al：Mechanical functions of the three bundles consisting of the human anterior cruciate ligament. Knee Surg Sports Traumatol Arthrosc 19 (suppl)：S47-53, 2011

16) Mae T, et al：Immediate postoperative anterior knee stability：double-versus triple-bundle anterior cruciate ligament reconstructions. Arthroscopy 29：213-219, 2013

17) Mae T, et al：Anatomical two-bundle versus Rosenberg's isometric bi-socket ACL reconstruction：A biomechanical comparison in laxity match pretension. Knee Surg Sports Traumatol Arthrosc 15：328-334, 2007

18) Matsuo T, et al：Tibiofemoral relationship following anatomic triple-bundle anterior cruciate ligament reconstruction. Knee Surg Sports Traumatol Arthrosc 22：2128-2135, 2014

19) Tachibana Y, et al：Morphological changes in femoral tunnels after anatomic anterior cruciate ligament reconstruction. Knee Surg Sports Traumatol Arthrosc 23：3591-3600, 2015

20) 前　達雄ほか：コンタクトスポーツ選手における ACL 再建術後のスポーツ復帰．日臨スポーツ医会誌 21：165-169, 2013

21) Mae T, et al：Biomechanical characteristics of the anatomic rectangular tunnel anterior cruciate ligament reconstruction with a bone-patellar tendon-bone graft. J Orthop Sci 22：886-891, 2017

22) Fujie H, et al：Mechanical functions of human ACL bundles：Development and application of a robotic simulator. Proceedings, TOYOTA International Symposium on Human Life Support Biomechanics, 1999

23) Mae T, et al：Force sharing between two grafts in the anatomical two-bundle anterior cruciate ligament reconstruction. Knee Surg Sports Traumatol Arthrosc 14：505-509, 2006

24) Suzuki T, et al：Early integration of a bone plug in the femoral tunnel in rectangular tunnel ACL reconstruction with a bone-patellar tendon-bone graft：a prospective computed tomography analysis. Knee Surg Sports Traumatol Arthrosc 19 (suppl)：s29-35, 2011

25) Tachibana Y, et al：Anatomical rectangular tunnels identified with the arthroscopic landmarks result in excellent outcomes in ACL reconstruction with a BTB graft. Knee Surg Sports Traumatol Arthrosc 27：2680-2690, 2019

26) Taketomi S, et al：Eccentric femoral tunnel widening in anatomic anterior cruciate ligament reconstruction. Arthroscopy 30：701-709, 2014

27) Tachibana Y, et al：Femoral tunnel enlargement after anatomic anterior cruciate ligament reconstruction：Bone-patellar tendon-bone/single rectangular tunnel versus hamstring tendon/double tunnels. J Orthop Sci 23：1011-1018, 2018

ACL 再建術後の再損傷予防のためのリハビリテーション

相澤純也

要点整理

ACL 再建術後の約 3 ヵ月間はグラフト，半月板処置部，腱採取部などに過負荷を与えないケア，エクササイズ・動作を選択しながら合併症，廃用・過用症候群，代償性アライメント不良の予防に努める．その後，再損傷やパフォーマンス低下の要因となる身体機能や神経筋コントロールの問題を改善しながら，基準を設けて走行，競技特異的動作，スポーツ復帰へと段階的に進めていく．

はじめに

膝前十字靱帯（ACL）再建術後のリハビリテーションではグラフトの靱帯化や処置・侵襲部（半月板，軟骨，腱）の治癒を阻害せずに合併症，廃用・過用症候群，代償性アライメント不良を予防することを前提とし，再損傷の予防と，受傷前パフォーマンスレベルでのスポーツ復帰が主目的となる．これらを達成するためには，属性や外的要因を含めた再損傷リスク要因を把握しアプローチすることが重要になる．また，個々のアスリートが参加するスポーツの特異性を考慮しながら，パフォーマンス低下や復帰遅延に影響する身体機能面や心理面の問題を改善することが求められる．

本項では，まず ACL 再損傷の疫学的特徴やリスク要因を整理する．そして，初回片側再建術後を想定して主に再損傷予防のためのリハビリテーションについて時期別，アプローチ別に解説する．過去の研究によるエビデンスに加えて，筆者らが蓄積してきた臨床データ・経験およびクリニカルパターンや，これに基づく実践的アプローチについて述べる．なお，リハビリテーションの時期や進め方は各施設の術式，術後成績，診療体制などによって異なるため，一例として参考にしていただきたい．

1 ACL 再損傷の発生率とリスク要因

反対側を含めた再損傷発生率に関するシステマティックレビュー，メタアナリシスでは，25 歳以下の若年アスリートでスポーツに復帰している者の再損傷率は 23 ％[1]であり，エリートアスリートの術側再損傷率は 5.2 ％[2]であった．再建術後 5 年以上経過した者の再損傷率は同側で 5.8 ％，反対側で 11.8 ％と報告されている[3]．平均 14 歳の若年者の約 4 年のフォローアップにおける再損傷率は同側で 19 ％，反対側で 13 ％であった[4]．

再損傷のリスク要因としては神経筋機能，筋力，片脚ホップスキルの問題が挙げられ，手術時年齢が若いことや，復帰するスポーツの活動レベルが高いことなども報告されている（**表1**）[4~13]．

2 再建術直後からジョギング開始まで（約 3 ヵ月間）

1 グラフト，侵襲・処置部の保護

グラフト，骨孔，半月板縫合部，腱採取部に過度なストレスを与えないようにエクササイズや動作を選択，調整する．グラフトは虚血壊死期，血管再生期・線維芽細胞増殖期，コラーゲン構造リ

モデリング期を経て徐々に靱帯化するといわれ，血管進入期である術後 2〜3 ヵ月が最も弱く，1 年経過しても正常靱帯の強度にはなりにくい[14]．グラフトと骨の固定性は術後 2〜3 週間は脆弱であり，4 週以降から増していく．したがって，術後特に 2 ヵ月未満ではグラフトや骨孔部への過度なストレスにつながる膝の過伸展や過大な屈伸運動の繰り返し，脛骨の過度な前方移動・回旋運動や，これらが生じやすい動作，エクササイズに特に注意して回避させる[15]．端坐位で下腿遠位部に強い抵抗をかけた膝完全伸展運動ではグラフトに過度なストレインがかかりやすいため術後早期は控えるか，下腿近位抵抗の負荷，装具の装着，60° 以上屈曲域での実施を検討する．半月板の縫合，centralization などの修復術後では実際の動作中の膝角度を計測して理解させながら屈曲 90° 以上でのスクワットやしゃがみ動作などは回避させる．半腱様筋腱や薄筋腱をグラフトとして採取された術後数日から数週間は，ハムストリングスの強い収縮を伴うレッグカールやヒップリフトは慎重かつ段階的に指導する．

2 術後合併症の予防

術直後に麻酔が覚め始めた段階から深部静脈血栓症予防のための足関節・足部自動運動を非術側含めて開始させる．術後 1〜2 日目あたりから anterior interval の癒着や，膝蓋骨外側軟部組織の硬さによる膝前部痛の予防のために，膝蓋骨，膝蓋下脂肪体，腸脛靱帯のモビライゼーションを術創部に過度なストレスを与えない範囲で開始する．膝蓋骨，膝蓋下脂肪体，腸脛靱帯のモビライゼーションは，頭側，尾側，内外側の移動や傾斜の程度を非術側と比較しながら他動的に移動させ最終域で保つ．可動域やその左右差を患者自身にも触知・認識させる．膝伸展制限がある場合は膝窩部にタオルを敷きハムストリングスを弛緩させて実施する．

当院では膝前部痛のスクリーニングやテストとして，杖なしでの階段昇降が許可された後に，台から一側の踵を床にゆっくり下した際の痛みの有無や程度を確認するステップダウンテストを定期的に実施している[16]．当院における再建術後 3 ヵ

表 1 ▶ ACL 再建術後アスリートにおける再損傷リスク要因

- 着地中の膝内外反運動範囲が過大
- 片脚立位での動的バランスが不良
- 着地中の膝内的モーメントが非対称
- 大腿四頭筋力が非対称
- 片脚ホップ距離・時間が非対称
- 復帰基準を満たさずにスポーツ復帰すること
- 復帰するスポーツの競技レベルが高い
- 再建術からスポーツに復帰するまでの期間が短い
- 手術時の年齢が若い

（文献 4〜13 より作表）

月（116 名，術後平均 96 日）のデータでは約 13 ％がこのテストで陽性となっている．

3 膝関節腫脹のコントロール

術後の長引く関節腫脹は関節原性の四頭筋萎縮や歩行立脚期の膝伸展モーメント減少につながる[17]．補装具と RICES を適時用いて炎症症状を軽減させる．当院ではグラフトや半月板処置部の保護も兼ねて術後約 1 ヵ月は両側松葉杖と膝伸展位保持装具で歩行中の下肢荷重と関節運動を制限させ，その後，腫脹，膝機能，生活・就労環境に合わせて段階的に除去している．膝蓋跳動テストやストロークテスト，膝蓋骨直上の周径で関節腫脹の程度を確認して活動量を増減させる．当院における再建術後 3 ヵ月（122 名，術後平均 96 日）のデータでは約 70 ％がストロークテストで trace 以下となっている．当院では膝蓋跳動テスト陽性かつストロークテスト 2＋以上，もしくは前回確認時より明らかに増大している場合には，荷重動作・エクササイズを維持または軽減するよう助言している．いずれの場合でも関節液の循環を促すために膝蓋骨モビライゼーションや膝蓋上嚢部マッサージを積極的に行わせる．

4 関節可動域制限，筋機能低下の改善

炎症，痛み，防御性筋活動，線維化や，関節保護・不動により膝の可動性・可動範囲や筋機能が低下しやすい．膝伸展制限は角度計測とともに heel height difference で左右差をみる．当院における再建術後 3 ヵ月（120 名，術後平均 99 日）のデータでは平均で 11 mm 術側高位となっている．片脚スクワットが可能になれば膝周囲筋力の弱さ

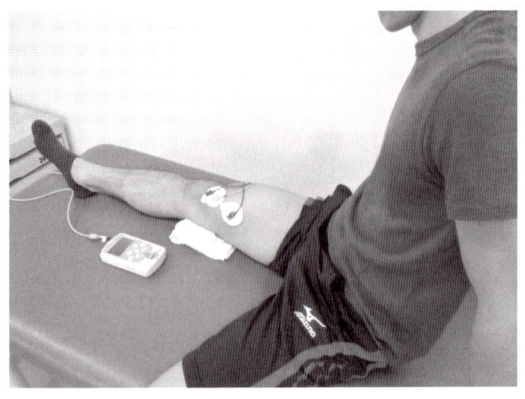

図1 電気刺激を併用した四頭筋セッティングエクササイズ
長坐位や背臥位で電気刺激を併用しながら四頭筋を等尺性に収縮させる．膝蓋骨移動量，内側広筋硬度，筋電位量などを患者にフィードバックする．外側広筋・大腿筋膜張筋優位な活動パターンやアライメント異常などが学習されないようにコントロールさせる．体幹の過度な前傾，同側骨盤の挙上・後退，反股関節の内旋，下腿の内旋，膝蓋骨の上外方移動，足部の外反，股関節伸展による見かけ上の膝伸展，踵の過度な押しつけなどに注意しコントロールさせる．

や非対称性を膝屈曲角度から推察する．当院における再建術後 3 ヵ月（67 名，術後平均 98 日）の片脚スクワット中膝屈曲角度の平均は術側 73°，非術側 83° となっている．膝伸展制限に対する伸展最終域保持や，四頭筋機能改善のための電気刺激併用四頭筋セッティングを指導する（**図 1**）．膝屈曲制限や内側ハムストリングス機能低下を改善するためにベッド上で踵を滑らせながら膝を屈曲・伸展させるヒールスライドを指導する．荷重位での膝安定性向上のために膝屈曲位での四頭筋とハムストリングスの同時収縮エクササイズも指導する．これらは術後 1〜2 日目から症状に合わせて段階的に進める．半腱様筋腱や薄筋腱が採取されている場合にはヒールスライド中に採腱部痛がないことを確認する．術式や術後管理による伸展の許可範囲や伸展制限装具の適応については医師と事前に相談しておく．

　膝を含めた下肢筋力の維持・向上を目的にスクワットなどの自重負荷トレーニングを指導する．非術側下肢で術側下肢を代償する動きや，四頭筋の弱さを殿筋やハムストリングスで過度に代償する動きが定着しないように注意し，「両脚→スプリット→片脚」，「ミニ（膝屈曲 45° 未満）→ハーフ（45°〜90°）→ディープ（90° 以上）」と段階的に負

荷を増大させていく．

　グラフトや腱採取部が過負荷にならない肢位を選択しながら腰椎・骨盤・股関節複合体の筋機能や運動性の低下を予防するために側臥位での股関節外転やクラム（開排）エクササイズを指導する[18]．

5 基本肢位・動作における代償性のアライメント，運動パターンの修正

　再建術後は痛み，怖さ，膝関節機能障害などにより臥位，坐位，立位，起立・着座動作，歩行などの基本肢位・動作において代償性のアライメント不良や運動パターン異常が生じやすい．これらの過度・過小，非対称性などを口頭や徒手，鏡を用いてフィードバックしながら修正する．ハムストリングスの過緊張による膝屈曲位アライメントは，背臥位や長坐位での弛緩や，立位で膝屈曲角度を鏡などでフィードバックしながら内側広筋の収縮を促して伸展させることを習慣化するよう指導する．ACL 損傷後や再建術後は，歩行時に非損傷側と比べて損傷側の膝伸展・屈曲角度範囲が減少し，膝伸展モーメントが減少する四頭筋活動回避戦略（quad avoidance strategy）を呈しやすい[19]．膝の過伸展や膝崩れへの不安を訴えない範囲で，歩行周期全般にわたって損傷・術側のハムストリングスの過大活動をコントロールさせ，四頭筋活動と膝伸展を促す．遊脚後期のスムーズな膝屈曲も促す．術側下肢の歩幅過大，術側立脚期の体幹前傾・骨盤後退も松葉杖を使用している段階からコントロールさせる．

6 基本スポーツ動作における再損傷リスク要因としてのアライメント不良の修正

　炎症症状や痛みの状態に合わせて，グラフト，半月板処置部，腱採取部に過度なストレスを与えないように肢位，関節角度，荷重量を調整しながらスクワットやランジなどの基本的かつ軽負荷なスポーツ動作中のアライメントをチェックする（**図2**）．基本スポーツ動作中の過度な膝外反や体幹側方傾斜はジャンプ着地やカッティングなどのよりダイナミックな動作でも出現し再損傷リスク要因となりうるため，術前のアライメント不良も念頭に置きながら修正し，可能な範囲で理想的なアライメントや運動パターンを学習させる．ランジでは前方や後方に重心を移動する際の体幹後傾も

図2 スクワット中の代償性運動パターン

右ACL再建術例では，スクワット中に膝の痛みや屈曲制限を代償するために，膝の屈曲が非術側より浅くなり，骨盤が左偏位，左傾斜，右回旋が生じやすい．これによって術側の膝は後退し，非術側の膝は前方かつ外反位，距骨下関節は回内位になりやすく，腰椎は相対的に右回旋，左側屈位になりやすい．MCL損傷を合併しているケースでは膝外反による損傷部へのストレスを減らすために，この代償性アライメント異常がより出現しやすい．

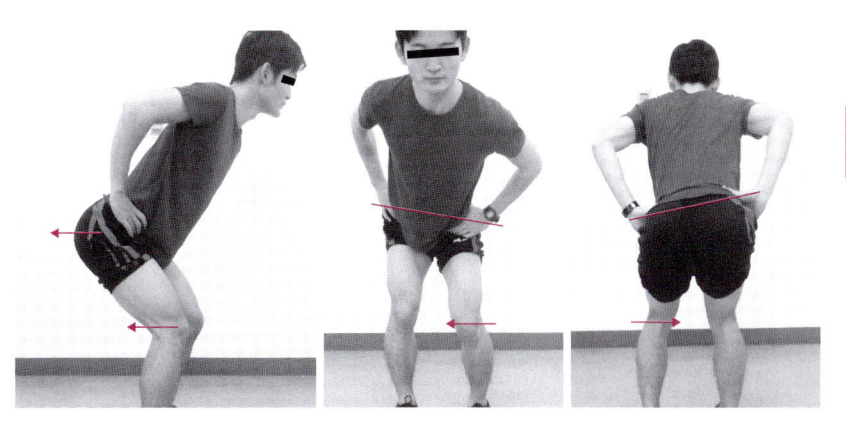

チェックし，コントロールさせる．

7 ジョギング開始の判断

　当院ではジョギング開始基準（**表2**）を設け，術後3ヵ月を経過した時点でこれらの基準をクリアしているかをテストしている．そして，医師と理学療法士の判断をすり合わせてジョギング開始を許可している．許可後は膝の炎症や痛みが出ない範囲で時間，距離，速度，路面，シューズを調整し段階的に強度を上げるよう指導している．

3 ジョグ開始〜スポーツ復帰まで（約4〜9ヵ月間）

1 膝筋力の弱さ・非対称性の改善

　再建術後は膝伸展筋ピークトルクの非対称性（術側＜非術側）が残存し，着地中の膝伸展内的モーメントが小さくなり，他関節での代償性異常運動パターンにつながりやすい[20]．再建術数週後の膝伸展筋力はスポーツ復帰後の片脚ジャンプ距離，着地衝撃，主観的能力に関連する[21]．膝筋力の低下や非対称性は再損傷やパフォーマンス低下の要因であり，非術側に対する術側の計測値の割合（limb symmetry index, LSI）がスポーツ復帰の判断指標として広く使われている[22]．

　視診・触診で四頭筋のボリュームや硬度を左右で比べた後に大腿周径を計測する．等運動性筋力計測機器を用いて最大トルクやパワーを計測する．等尺性筋力であればハンドヘルドダイナモメータ

表2 ACL再建術後のジョギング開始基準の一例

術後経過月数	3ヵ月以上
膝関節腫脹	ストロークテスト zero〜1＋
膝伸展可動域	0°（非術側伸展制限例は左右差なしが目標）
膝伸展筋力 LSI	65%↑
膝屈曲筋力 LSI	65%↑
サイドブリッジ保持時間	両側とも中間位保持可能
片脚スクワット能力	明らかなマルアライメントなく膝屈曲70°以上で可能
25cmステップダウンテスト	膝前部痛なく可能
ジョギング動作	マルアライメントなし痛みなし，滑らかな膝運動

をバンドで固定して計測できる．計測機器が使用できない場合は片脚スクワット中の膝屈曲角度で膝伸展筋力の左右差や推移を推察する．当院のデータでは，Biodexによる等運動性膝筋力のLSIは，再建術後3ヵ月（62名，術後平均98日）で伸展64%，屈曲64%，術後6ヵ月（34名，術後平均185日）では伸展86%，屈曲87%となっている．片脚スクワット中の膝屈曲角度は術後6ヵ月（34名，術後平均185日）では両側とも86°となっている．LSIのさらなる増大に向けて段階的にウェイト負荷をかけて術側下肢を主としたスプリットスクワットやブルガリアンスクワット，レッグエクステンション／カールなどを指導する．

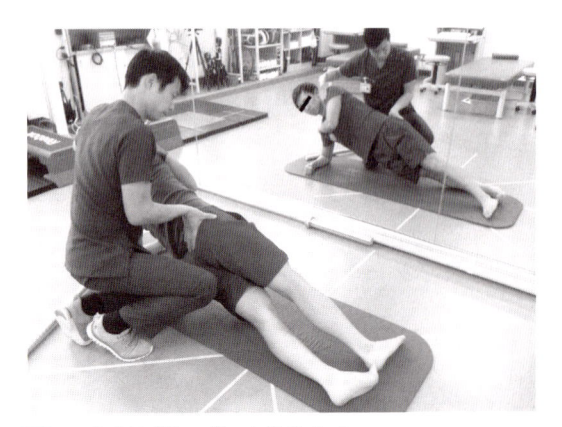

図3 ▶ サイドブリッジエクササイズ
腰部痛を訴えない範囲で，上部体幹の下方回旋や骨盤の上方回旋をコントロールしながら，頭頚部，体幹を中間に保たせる．徒手誘導，視覚を利用してアライメントを修正させる．保持時間が短い側を下にしたエクササイズを多めに行うよう指導し，非対称性を減らす．

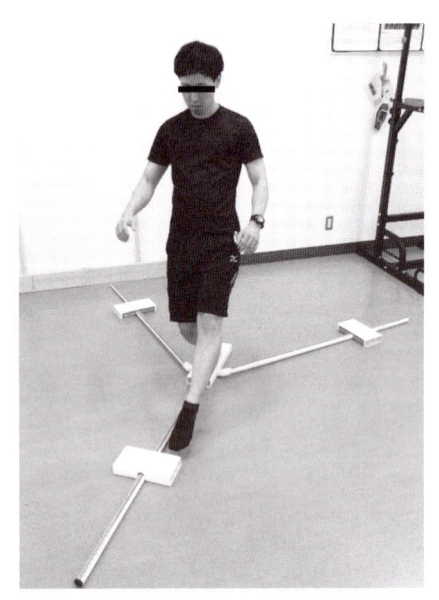

図4 ▶ 下肢リーチ距離の計測（Y-balance test）
片脚で立ち，前方，後内方，後外方のボックスを他方の足先で開始肢位に戻れる範囲でなるべく遠くにスライドさせる．軸足（計測下肢）は素足か靴下のみ着用とし，上肢の位置や踵の離床は任意とする．各方向6回の練習，3回の本計測の後，最大値もしくは平均値を採用する．

2 腰椎・骨盤・股関節複合体の安定持久性の不足・非対称性の改善

実際のACL損傷場面では過度な体幹側屈・前傾や，股関節内転・内旋がみられ，体幹のコントロール不足，固有感覚低下は膝スポーツ外傷のリスク要因といわれている[23,24]．荷重位での膝の安定性には腰椎・骨盤・股関節複合体との運動連鎖による安定性が重要であり，腰椎・骨盤・股関節複合体の安定持久性はスプリント，アジリティ，全身パワーに関係する[25]．ブリッジテストで安定性や持久性を評価し，テスト肢位を利用したエクササイズを指導する（**図3**）．当院の術後6ヵ月（34名，術後平均185日）では術側下のサイドブリッジ保持時間が72秒，非術側下が71秒となっている．

3 動的片脚立位バランスの不足・非対称性の改善

再建術後にスポーツ復帰しても片脚での動的立位バランスの非対称性や，健常者との差は残存しやすく，これらは再損傷の予測因子とされている[13]．バランス能力は片脚立位での保持時間（開眼，閉眼），下肢リーチ距離で数値化する．フォースプレートや重心動揺計があれば，片脚立位や着地直後の足圧軌跡長も計測し，非対称性を評価する．Biodex社製Balance System SDやNatus Medical社製EquiTestのような専用機器が

あれば外乱刺激反応としての動的バランス能力を計測できる．下肢リーチ距離の計測ではY-balance test（**図4**）が有用であり，当院の術後6ヵ月（34名，術後平均185日）での前方リーチ距離は術側支持で73cm，非術側支持で76cm，LSIが97%となっている．エクササイズはテスト課題を用いて，アライメントをコントロールしながら重心や足圧中心の軌跡範囲を小さく留めるイメージでバランスを安定させる．空中時期に体幹下肢筋の適度な予備活動を意識させ，着地直後にバランスを安定させる片脚着地バランスエクササイズも指導する．

4 再損傷リスクとしての動的マルアライメントのコントロール

再建術後患者を対象とし，両脚ドロップ着地後の垂直ジャンプを課題とした前向き研究では，術側膝の内外反角度の範囲過大，内的膝伸展モーメントの非対称性などが再損傷リスク要因として挙げられている[13]．キネティクス・キネマティクスには受傷前からある程度の非対称性があるが，一

表3　再損傷リスク要因として注目すべき着地直後の動的マルアライメント

- 過度な膝外反（valgus）
- 股・膝関節の屈曲不足
- 支持側への体幹側方傾斜
- 体幹の前傾不足，後傾
- 過度な足部内転
- 遊脚側の股関節内旋，足部外転の過大
- 両脚着地での骨盤術側回旋，非術側偏位（非術側膝外反）

定範囲を超えて過度になると将来的なスポーツ外傷につながりうる[26,27]．リスク要因としてのこれらのキネティクス・キネマティクスは動作指導による神経筋コントロールや，身体機能を高めるエクササイズ，トレーニングにより改善しうる[28]．非接触ACL初回損傷は着地後40 msec以内に着地衝撃がピークを迎え，膝の外反，内旋とともにACLストレインが急増して発生しやすい[29]．これらの報告を考慮し，この時期では再損傷リスク要因として着地直後の動的マルアライメントを主に評価する（表3）．アライメントの評価では，片側のアライメントや角度の過大/過少とともに，両側を比較しながら非対称性を確認する．動的マルアライメントと筋機能低下などの機能不全との関連を推察し，それらを即時的に高めるアプローチ（口頭指示，鏡，動画，徒手誘導，抵抗）を試行しながら，実際のスポーツで要求される特異的動作で自己修正ができるように段階的に学習させていく（図5）．

5 片脚ジャンプ着地能力の不足・非対称性の改善

　片脚ジャンプスキルの低下や非対称性はスポーツ復帰後も残存しやすく，再損傷リスクおよび復帰阻害因子とされている[22,30]．片脚ホップ（前方，外方，内方）距離，片脚トリプルホップ距離，片脚トリプルクロスオーバーホップ距離，6 m片脚ホップ時間を計測する．当院の術後6ヵ月（34名，術後平均185日）では，片脚ホップ距離のLSIが前方88％，外方86％，内方89％となっている．テスト中の膝崩れ，肉ばなれ，捻挫などの事故を予防するために十分にウォームアップした後に，アライメントコントロールに注意させながら段階的に距離を増して最大距離を計測する．これらの

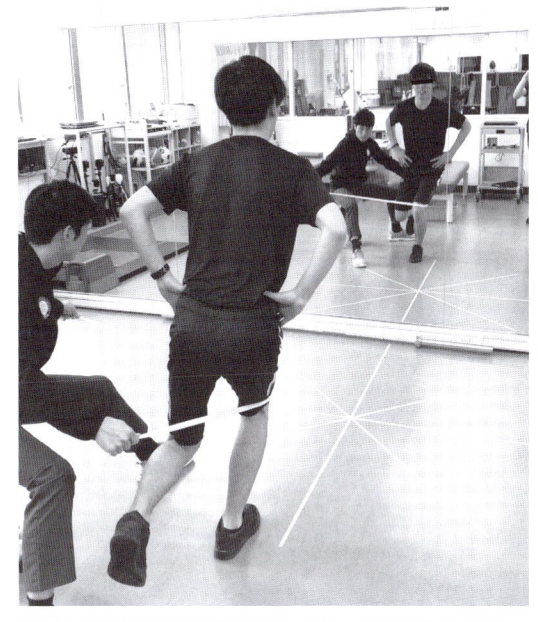

図5　片脚着地中の膝外反コントロールエクササイズ
片脚着地直前にゴムバンドを用いて大腿部から股関節内転・内旋，膝外反をコントロールする筋群に負荷を与える．アスリートには殿筋群や内側広筋，内側ハムの活動を着地前から意識させ，ゴムバンドによる外乱でアライメントが崩れないように指示する．

テスト課題に多方向/ジグザグ/ターン/連続などの要素を加えたドリルで片脚ジャンプ着地スキルを高め，非対称性を改善させる．非術側下肢のパワーを向上させるためにウェイトトレーニングも合わせて指導する．

6 着地衝撃の過大・非対称性のコントロール

　片脚着地中の最大垂直床反力（PVGRF）のピークの大きさやタイミングの速さは筋活動パターン，アライメント，脛骨後傾角と影響し合ってACLストレインを急増させるため将来的なACL損傷のリスク要因となりうる[31~33]．両脚着地では術側の緩衝能力を代償するためか非術側のPVGRFが術側よりも高まりやすい[34]．着地前の空中時期から着地直後までの衝撃吸収のイメージ（羽毛が床に落ちるように，足音がしないように，など），アライメント，筋活動，運動のパターンを指導する[35]．実際のスポーツ活動では着地衝撃を吸収するだけではパフォーマンスは高まらないが，再損傷予防のために吸収しようと思えば適切に緩衝できる動

表4 ▶ カッティング中の膝外反増大につながるアライメント不良

- 体幹が反対側に流れる
- 体幹が進行方向を向いてない
- 骨盤と支持脚が遠のく
- 骨盤が過度に前傾
- 股関節外転・内旋↑
- 膝が過度に内側に入る
- つま先が外を向く

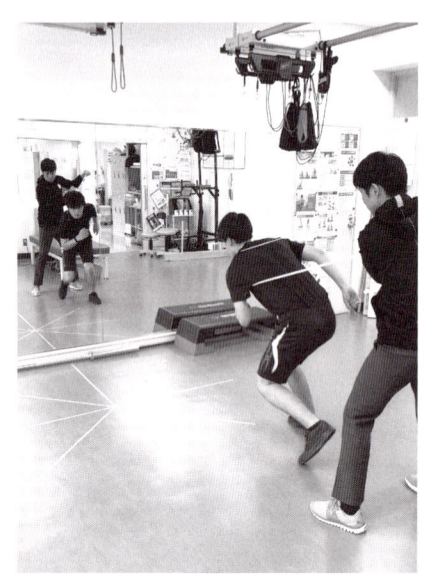

図6 ▶ カッティング中の体幹側方傾斜コントロールエクササイズ

片脚着地直前にゴムバンドを用いて肩甲帯部から体幹の流れをコントロールする筋群に負荷を与える．アスリートには腹斜筋群や殿筋群の活動を着地前から意識させ，ゴムバンドによる外乱でアライメントが崩れずに素早く切り返すよう指示する．

きを学習させる．

7 カッティングでのリスクアライメントのコントロール

カッティング中の体幹・股関節アライメント，足底位置は膝外反角度・モーメント増大に関連する[36]．ACL や半月板への過度なストレスにつながるアライメント不良（表4）を確認，フィードバックし，口頭指示に加えて抵抗運動を利用して修正を図る（図6）．進行方向を無作為に急に指示するなどの非予測課題でも修正を試みる．

8 スポーツ復帰の判断

スポーツ復帰率は術後1年で33〜92％とされ，競技レベルが比較的高いアスリートの44％は損傷前レベルのスポーツに復帰できていない[37, 38]．スポーツ復帰の阻害要因としては痛み，関節腫脹，膝可動域制限，膝伸展筋力低下，片脚ジャンプ着地スキル不足，精神的恐怖などが挙げられており，これらは術後経過期間とともに自然に改善するわけではない[33, 39]．当院のデータでは再建術後アスリートが試合形式のスポーツに復帰するまでに平均で8.2ヵ月かかり，その際の自覚的パフォーマンスは73％である．実際に競技特異的な練習や試合への参加を判断する際には ACL-RSI，IKDC，TSK のスコアによる主観的能力や心理的恐怖を含めたスポーツ復帰基準（表5）をチェックした後に，医療施設やスポーツ現場の多職種で検討・判断し，リスクとその低減策について十分に説明する．

おわりに

臨床データやクリニカルパターンを示しながら再損傷予防とスポーツ復帰に向けた ACL 再建術後リハビリテーションのポイントについて解説した．アスリートがより早期にスポーツに復帰し活躍するためには，スポーツ現場の専門職と連携し，競技特性を考慮したフィールドでの再損傷予防アプローチやパフォーマンスエンハンスメントも不可欠になる．

◆ 文 献

1) Wiggins AJ, et al：Risk of secondary injury in younger athletes after anterior cruciate ligament reconstruction：a systematic review and meta-analysis. Am J Sports Med 44：1861-1876, 2016
2) Lai CCH, et al：Eighty-three per cent of elite athletes return to preinjury sport after anterior cruciate ligament reconstruction：a systematic review with meta-analysis of return to sport rates, graft rupture rates and performance outcomes. Br J Sports Med 52：128-138, 2018
3) Wright RW, et al：Ipsilateral graft and contralateral ACL rupture at five years or more following ACL reconstruction：a systematic review. J Bone Joint Surg Am 93：1159-1165, 2011
4) Dekker TJ, et al：Return to sport after pediatric anterior cruciate ligament reconstruction and its effect on subsequent anterior cruciate ligament injury. J Bone Joint Surg Am 99：897-904, 2017

表5　ACL 再建術後のスポーツ復帰基準の一例

	競技特異的・部分練習参加	対外試合・公式戦参加
術後経過月数	6ヵ月↑	7ヵ月↑
膝関節腫脹ストロークテスト	zero ～ 1 ＋	zero ～ 1 ＋
膝伸展筋力 LSI	80％↑	90％↑ ※コンタクトスポーツ, 格闘系は100％↑
膝屈曲筋力 LSI	80％↑	90％↑ ※コンタクトスポーツ, 格闘系は100％↑
サイドブリッジ保持時間	30秒↑	60秒↑
下肢前方リーチ距離 LSI	90％↑	95％↑
片脚ホップ距離 LSI（前, 外, 内方向）	80％↑	90％↑
PVGRF LSI	80 ～ 120％	90 ～ 110％
自覚的走行能力	80％↑	90％↑
非対人練習	怖さなし	怖さなし
競技特異的フィールドトレーニング	－	問題なし

5) Shelbourne KD, et al：Incidence of subsequent injury to either knee within 5 years after anterior cruciate ligament reconstruction with patellar tendon autograft. Am J Sports Med 37：246-251, 2009

6) Paterno MV, et al：Incidence of contralateral and ipsilateral anterior cruciate ligament（ACL）injury after primary ACL reconstruction and return to sport. Clin J Sport Med 22：116-121, 2012

7) Allen MM, et al：Are female soccer players at an increased risk of second anterior cruciate ligament injury compared with their athletic peers? Am J Sports Med 44：2492-2498, 2016

8) Magnussen RA, et al：Graft size and patient age are predictors of early revision after anterior cruciate ligament reconstruction with hamstring autograft. Arthroscopy 28：526-531, 2012

9) Webster KE, et al：Younger patients are at increased risk for graft rupture and contralateral injury after anterior cruciate ligament reconstruction. Am J Sports Med 42：641-647, 2014

10) Grindem H, et al：Simple decision rules can reduce reinjury risk by 84％ after ACL reconstruction：the Delaware-Oslo ACL cohort study. Br J Sports Med 50：804-808, 2016

11) Salmon L, et al：Incidence and risk factors for graft rupture and contralateral rupture after anterior cruciate ligament reconstruction. Arthroscopy 21：948-957, 2005

12) Borchers JR, et al：Activity level and graft type as risk factors for anterior cruciate ligament graft failure：a case-control study. Am J Sports Med 37：2362-2367, 2009

13) Paterno MV, et al：Biomechanical measures during landing and postural stability predict second anterior cruciate ligament injury after anterior cruciate ligament reconstruction and return to sport. Am J Sports Med 38：1968-1978, 2010

14) Marumo K, et al：The "ligamentization" process in human anterior cruciate ligament reconstruction with autogenous patellar and hamstring tendons：a biochemical study. Am J Sports Med 33：1166-1173, 2005

15) Escamilla RF, et al：Anterior cruciate ligament strain and tensile forces for weight-bearing and non-weight-bearing exercises：a guide to exercise selection. J Orthop Sports Phys Ther 42：208-220, 2012

16) Nijs J, et al：Diagnostic value of five clinical tests in patellofemoral pain syndrome. Man Ther 11：69-77, 2006

17) Torry MR, et al：Intra-articular knee joint effusion induces quadriceps avoidance gait patterns. Clin Biomech（Bristol, Avon）15：147-159, 2000

18) Bishop BN, et al：Electromyographic analysis of gluteus maximus, gluteus medius, and tensor fascia latae during therapeutic exercises with and without elastic resistance. Int J Sports Phys Ther 13：668-675, 2018

19) Gardinier ES, et al：Gait and neuromuscular asymmetries after acute anterior cruciate ligament rupture. Med Sci Sports Exerc 44：1490-1496, 2012

20) Ithurburn MP, et al：Young athletes with quadriceps femoris strength asymmetry at return to sport after anterior cruciate ligament reconstruction demonstrate asymmetric single-leg drop-landing mechanics. Am J Sports Med 43：2727-2737, 2015

21) Pua YH, et al：Associations of isokinetic and isotonic knee strength with knee function and activity level after anterior cruciate ligament reconstruction：a prospective cohort study. Knee 24：1067-1074, 2017

22) Kyritsis P, et al：Likelihood of ACL graft rupture：not meeting six clinical discharge criteria before return to sport is associated with a four times greater risk of rupture. Br J Sports Med 50：946-951, 2016

23) Hewett TE, et al：Video analysis of trunk and knee motion during non-contact anterior cruciate ligament injury in female athletes：lateral trunk and knee abduction motion are combined components of the injury mechanism. Br J Sports Med 43：417-422, 2009

24) Zazulak BT, et al：Deficits in neuromuscular control of the trunk predict knee injury risk：a prospective biomechanical-epidemiologic study. Am J Sports Med 35：1123-1130, 2007

25) Okada T, et al：Relationship between core stability, functional movement, and performance. J Strength Cond Res

25：252–261, 2011

26）Aizawa J, et al：Limb-dominance and gender differences in the ground reaction force during single-leg lateral jump-landings. J Phys Ther Sci 30：387–392, 2018

27）McPherson AL, et al：Sagittal plane kinematic differences between dominant and non-dominant legs in unilateral and bilateral jump landings. Phys Ther Sport 22：54–60, 2016

28）Myer GD, et al：The effects of plyometric versus dynamic stabilization and balance training on lower extremity biomechanics. Am J Sports Med 34：445–455, 2006

29）Koga H, et al：Mechanisms for noncontact anterior cruciate ligament injuries：knee joint kinematics in 10 injury situations from female team handball and basketball. Am J Sports Med 38：2218–2225, 2010

30）Gokeler A, et al：A critical analysis of limb symmetry indices of hop tests in athletes after anterior cruciate ligament reconstruction：A case control study. Orthop Traumatol Surg Res 103：947–951, 2017

31）Dai B, et al：Using ground reaction force to predict knee kinetic asymmetry following anterior cruciate ligament reconstruction. Scand J Med Sci Sports 24：974–981, 2014

32）Aizawa J, et al：Correlations between sagittal plane kinematics and landing impact force during single-leg lateral jump-landings. J Phys Ther Sci 28：2316–2321, 2016

33）Myer GD, et al：No association of time from surgery with functional deficits in athletes after anterior cruciate ligament reconstruction：evidence for objective return-to-sport criteria. Am J Sports Med 40：2256–2263, 2012

34）Decker MJ, et al：Landing adaptations after ACL reconstruction. Med Sci Sports Exerc 34：1408–1413, 2002

35）Ericksen HM, et al：Different modes of feedback and peak vertical ground reaction force during jump landing：a systematic review. J Athl Train 48：685–695, 2013

36）Jamison ST, et al：Knee moments during run-to-cut maneuvers are associated with lateral trunk positioning. J Biomech 45：1881–1885, 2012

37）Ardern CL, et al：Return to the preinjury level of competitive sport after anterior cruciate ligament reconstruction surgery：two-thirds of patients have not returned by 12 months after surgery. Am J Sports Med 39：538–543, 2011

38）Losciale JM, et al：The association between passing return-to-sport criteria and second anterior cruciate ligament injury risk：A systematic review with meta-analysis. J Orthop Sports Phys Ther 49：43–54, 2019

39）Lentz TA, et al：Comparison of physical impairment, functional, and psychosocial measures based on fear of reinjury/lack of confidence and return-to-sport status after ACL reconstruction. Am J Sports Med 43：345–353, 2015

半月板の解剖と機能

古松毅之

要点整理

半月板は膝の関節運動や歩行・階段昇降・スポーツにおける荷重などのさまざまなメカニカルストレスから膝関節を保護する線維軟骨組織である．半月板の主な機能としては膝関節における荷重分散・衝撃吸収・安定性維持があげられる．近年，膝関節スポーツ外傷・障害における半月板損傷もしくは続発する半月板機能不全が，多くの膝関節機能障害を引き起こすことが明らかとなってきた．半月板の解剖・構造・機能を理解することは，スポーツ整形外科の診療において必須である．

はじめに

半月板はさまざまなメカニカルストレスから膝関節を保護する線維軟骨組織であり，荷重分散や衝撃吸収などの機能を有し，関節の安定性や潤滑にも関与している[1~3]．膝関節運動時には半月板が後内方へ移動することで，大腿骨と脛骨の適合性を維持している[4]．また，平地歩行時には体重の約3倍の重さが膝関節にかかるとされており，その際，半月板には1.5 MPaを超える接触圧と7%を超える伸展張力がかかると考えられている[5]．その接触圧と張力，および前後方向への移動に耐えうるように，線維軟骨組織である半月板ではI型コラーゲンが円周状に配列されている．つまり，半月板は荷重ストレスを周囲に分散することで膝関節をさまざまなメカニカルストレスから保護し，生理的な膝関節運動を誘導する組織であると考えられる[6]．半月板損傷によりその構造が破綻すると，荷重を周囲に分散させる機能や理想的な膝関節運動を誘導する働きが低下し，膝関節軟骨への負担が増加する[1]．近年，半月板損傷後および半月板切除術後の半月板機能不全は，変形性膝関節症をはじめとする多くの膝関節機能障害を引き起こすことが明らかとなり，現在では半月板機能を温存する目的で関節鏡視下半月板修復術の適応が拡大している．

本項では半月板の解剖・構造・機能・バイオメカニクスを紹介しつつ，半月板損傷のメカニズムについて考察したい．

1 半月板の解剖・形態

膝関節には脛骨関節面上方からみてC字型をなす内側半月板（medial meniscus：MM）とC～O字状の形態をとる外側半月板（lateral meniscus：LM）が存在する（図1，2）．両半月板ともに前方（anterior root，前根）および後方（posterior root，後根）付着部で脛骨に連結される．脛骨横径のほぼ中央を脛骨結節から後方にかけて，MM前根付着部・前十字靱帯（anterior cruciate ligament：ACL）脛骨付着部・LM前根付着部・LM後根付着部・MM後根付着部・後十字靱帯（posterior cruciate ligament：PCL）脛骨付着部の順に脛骨接合部が存在している．MMは半月関節包靱帯を介して内側側副靱帯とも連結している．一方で，LMは後方に存在する膝窩筋腱・外側側副靱帯と連結しておらず，LM後方領域は比較的可動性に富むとともに不安定である．このようなLMの不安定性を補う構造物として後半月大腿靱帯（Wrisberg靱帯）が存在する．

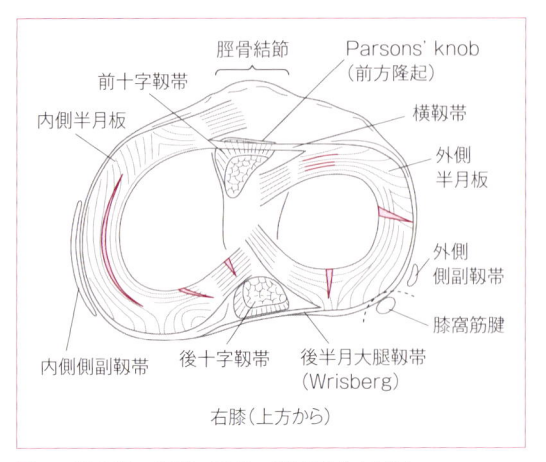

図1 ▶ 半月板の解剖・形態・断裂様式（右膝）

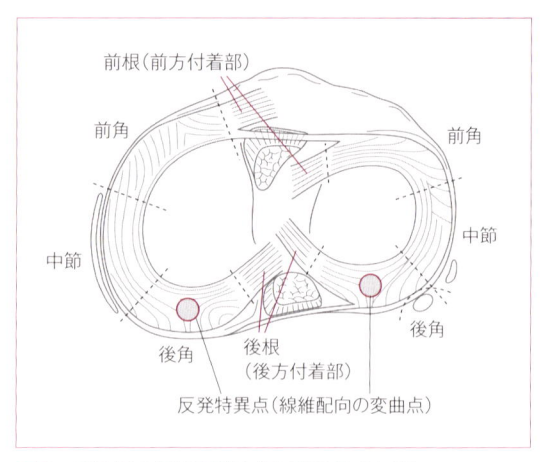

図2 ▶ 半月板の線維配列と領域別名称（右膝）

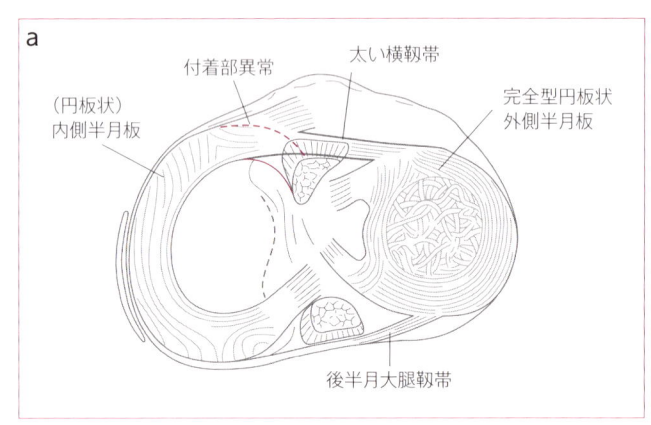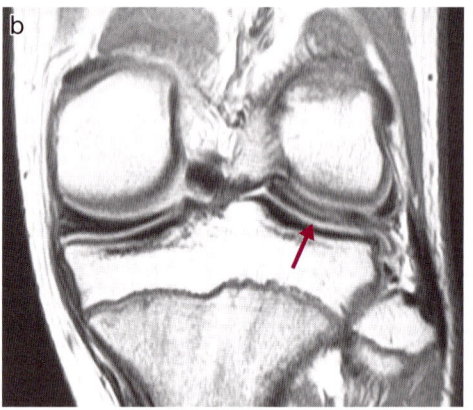

図3 ▶ 半月板の形態異常
a　完全型円板状 LM と付着部異常.
b　完全型円板状 LM（矢印）の magnetic resonance 画像（13 歳，男子．左膝）.

　半月板を形作る I 型コラーゲンを主体とした膠原線維は，内外側脛骨プラトーを中心としてそれぞれ円周状に配列されている[7]．そのため，各領域の線維配列に沿うようにコラーゲン線維間が離開し，半月板断裂をきたす傾向にある．断裂様式としては縦・横・斜・水平・フラップ・変性断裂などが存在する．円周状に配列した線維間の結合を裂くような「縦方向の断裂」が拡大し広範囲に及ぶと，膝関節のロッキングをきたすバケツ柄状断裂へと進展する可能性がある．また，糸状のコラーゲン線維そのものを断ち切る「横もしくは斜め方向の断裂」は半月板の非血行領域を含み，かつ膝関節運動により常に損傷部が離開するストレスに曝されるため自然治癒を期待しにくい．さらに，MM・LM ともに後角（posterior horn）領域には線維配向の変曲点が存在するため[7]，同部位に MM 後角斜断裂や LM 後角横断裂といった半月板損傷を認めることも多い．

2 半月板の形態異常

　円板状 LM はアジア系人種に高頻度で認められる半月板の形態異常である[8]（図3）．臨床上，問題となるのは完全型円板状 LM の中央部水平断裂である．「LM が全体的に厚いためクッション性に優れるのでは？」と誤解されることもあるが，中央部の線維配列に規則性が認められず，繰り返す

図4　半月板の構造
円周状に配列されたコラーゲン線維は ra-dial tie fiber に固定される．関節包に近接した outer 1/3 の領域に血管網が確認される．

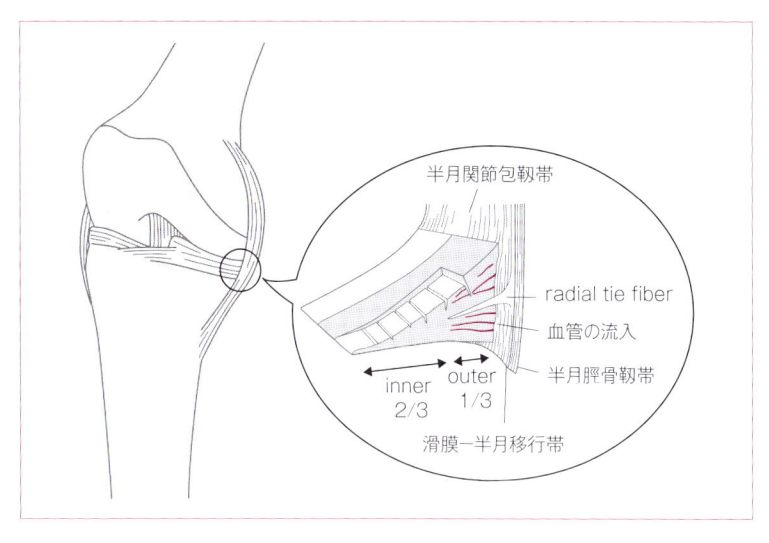

半月関節包靱帯
radial tie fiber
血管の流入
半月脛骨靱帯
inner 2/3
outer 1/3
滑膜－半月移行帯

メカニカルストレスにより広範囲にわたる水平断裂をきたすことが多い．また，外側大腿骨顆部が平坦化するとともに，骨髄内病変を伴うことがある．一般的には，学童期から青年期にかけて症状を伴うようになることが多く，ときに中高年となってはじめて症状が出現し診断に至ることもある．半月板の形状も遺伝すると考えられ，両親や兄弟に同様の症状や膝関節運動時のパキッという軋音の既往がないかを確認することも必要である．また，完全型円板状 LM にはコードのように太い（＞3 mm）横靱帯や MM 前方付着部の形態異常を認めることがあるが[9]，臨床的に何らかの症状を呈することは少ない．文献的には，円板状 LM の頻度は 1.5〜15.5％と報告されている．一方で，非常にまれではあるが円板状 MM を認めることがあり，その頻度は 0.06〜0.3％とされる．

3　半月板の構造（図4）

　半月板の横断面は三角定規（30°/60°/90°）のような形をしている．このような半月板形状も大腿骨と脛骨の適合性を高め，膝関節の安定性を維持することに有利となる．半月板の内縁に近い inner 領域は血流が存在せず，inner2/3 の領域に認められる半月板損傷は治癒しにくいと考えられている．一方で，半月板の外縁に近い outer 領域は滑膜－半月移行帯を介して関節包に連続しており，血流が豊富である[6,7]．そのため，outer 1/3 の領域における半月板損傷は比較的治癒しやすいとされる．また，半月板辺縁は一部を除き半月関節包靱帯や半月脛骨靱帯により安定化されており，荷重により半月板が関節裂隙から周囲に押し出される力学的ストレス（フープ hoop ストレス）に拮抗する．さらに，outer 1/3 領域には円周状に配列するコラーゲン線維を繋ぎ止める radial tie fibers が多く存在する．そのため，半月板の outer 領域では，全層性に縦断裂をきたす危険性が inner 領域よりも低いものと考えられる．実際に，広範囲にわたる全層性の縦断裂である半月板バケツ柄状断裂は inner2/3 領域内に認めることが多い．

4　半月板の機能

1　荷重分散（図5）

　半月板はその特徴的な形態と構造により，膝関節にかかる垂直方向の荷重ストレスを周囲へのhoop ストレスとして分散させる働きを担う．脛骨前方・後方付着部に固定された円周状のコラーゲン線維がたわむことで荷重ストレスを受け流し，膝関節軟骨を保護する．コラーゲン線維の連続性

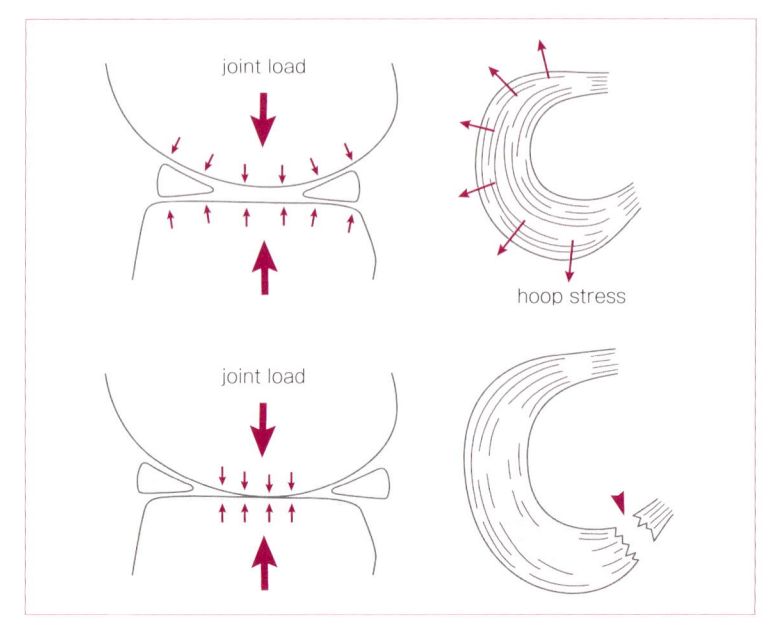

図5 ▶ 半月板の機能─荷重分散─
荷重ストレスを hoop ストレスへと変換して周囲に分散させる．

を途絶させる半月板横断裂は，半月板の荷重分散機能を著しく低下させる．一方で，MM 後角（後節）を 50％・75％・100％と切除した際には膝関節接触圧が徐々に増加し，MM 最外縁までの切除では接触圧が MM 全切除と同等の約2倍にまで増加する[10]．同様に，MM 後角を 20％・50％・100％と切除した際にも接触圧が徐々に増加し，最終的には約 1.5 倍の接触圧に達する．これらの報告によると，MM 後角の inner 1/2 領域までを部分切除もしくは欠損したとしても，実験的荷重時の膝関節接触圧は有意に増加しないものと考えられる．しかし，これらの現象は MM 後角部分欠損を作製した直後の実験的計測結果であり，半月板部分欠損を余儀なくされた症例がその後どのような経過をたどり，膝関節にどのような影響を及ぼすのかについては不明である．実際の半月板はより複雑なメカニカルストレスに曝されており，かつ長期間にわたり恒常性を維持しなければならず，円周状に配列されたコラーゲン線維を短絡的に切断することは，半月板の機能と構造を温存するという観点から避けるべきである．

　近年，ハイキング・ジムでの運動・日常生活動作などに伴う軽微な外傷により発生する MM 後根断裂（MM posterior root tear：MMPRT）が注目されている．MM 後方付着部の横断裂を主体とする MMPRT は膝関節内側コンパートメントにかかる接触圧を約2倍に増加させるとともに[1]，膝内側関節裂隙の狭小化と膝内反変形を助長させることから，短期間で膝骨壊死・軟骨下骨不全骨折を引き起こし，人工膝関節置換術に至る危険性が極めて高いことが認識されるようになった[11~13]．一方で，MMPRT と混同されやすい MM 後角断裂は，後根付着部損傷を伴わない MM 後角実質部の変性水平断裂をきたすことが多い．MM 後角断裂は膝関節内側コンパートメントの接触圧を 13％程度しか増加させず，放置したとしても膝関節接触圧はあまり変化しない．

2 衝撃吸収（図6，7）

　半月板の inner 領域は軟骨組織に類似した特性をもつため，関節軟骨と同様に膝関節への衝撃を吸収するのに適している．前述したように，平地歩行時には体重の約3倍の重さが膝関節にかかるとされている．実験的に 2,000N の荷重ストレス（体重約 70kg のヒトが平地歩行をする際の荷重ストレス）を負荷した際には，半月板に 1.5MPa を超える接触圧と7％を超える伸展張力がかかると考えられている[5]．過剰なメカニカルストレスが繰り返し，もしくは瞬間的に作用することで，半月板の各領域に特徴的な断裂が形成されるものと

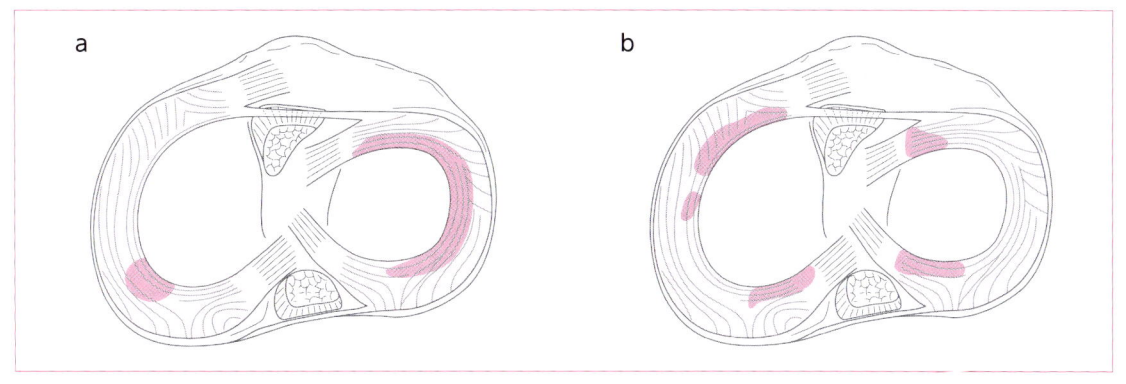

図6 半月板の機能―衝撃吸収―
2,000N荷重環境下で半月板にかかる接触圧（a）と伸展張力（b）.

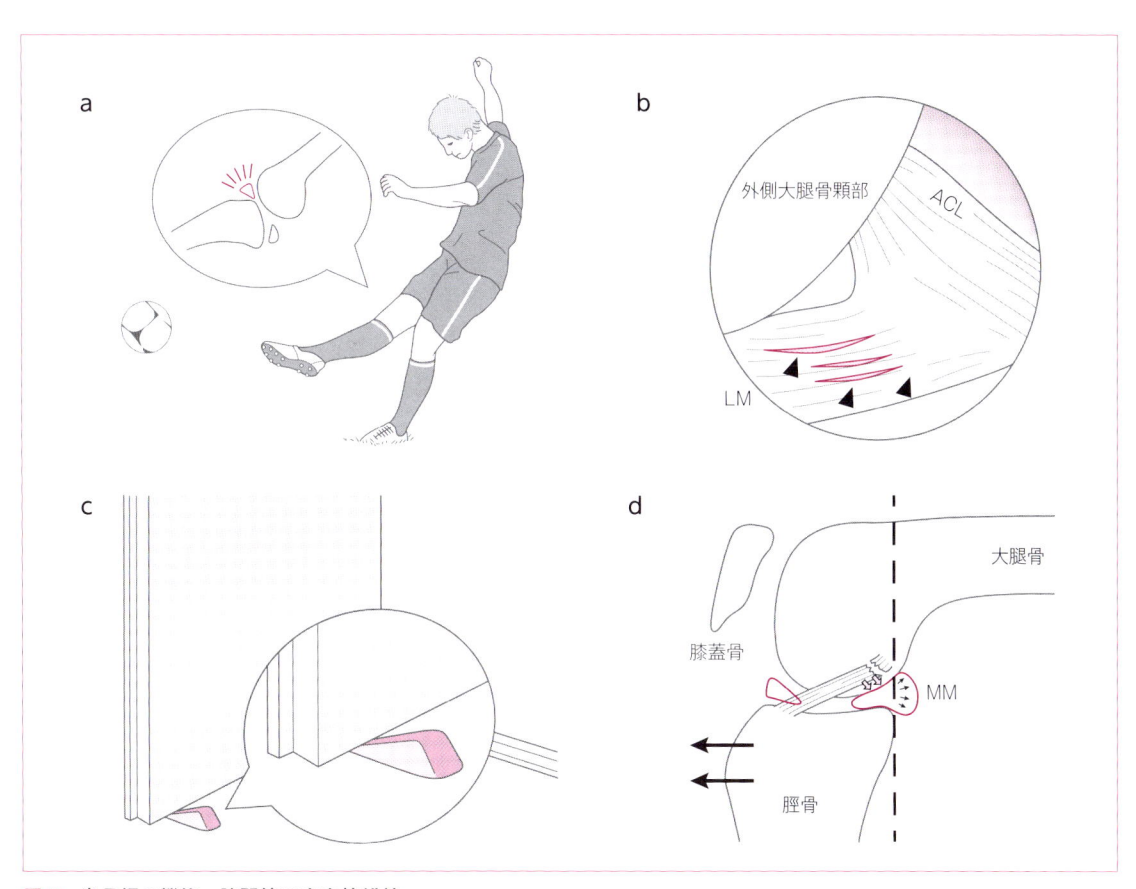

図7 半月板の機能―膝関節の安定性維持―
a, b LM前角が頻回に挟まれることによって縦断裂をきたす.
c, d secondary stabilizerとしての半月板機能（door stop phenomenon）.

推察される．特にLMのinner領域は過剰な接触圧に曝されるため，LM中節部の横断裂や円板状LMにおいては水平断裂をきたしやすい．LM横断裂の断裂深部には荷重時のストレスが集中するこ

とから，軽度の横断裂であっても時間経過とともに増悪し，最外縁に達する完全な横断裂もしくはフラップ断裂に進展するものと考えられる．また，キック動作を繰り返すサッカーなどでは，急激な

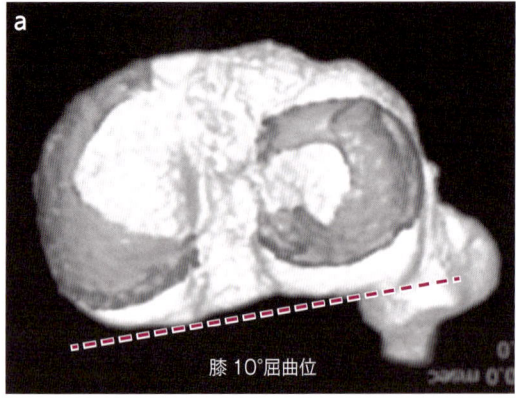

膝 10°屈曲位

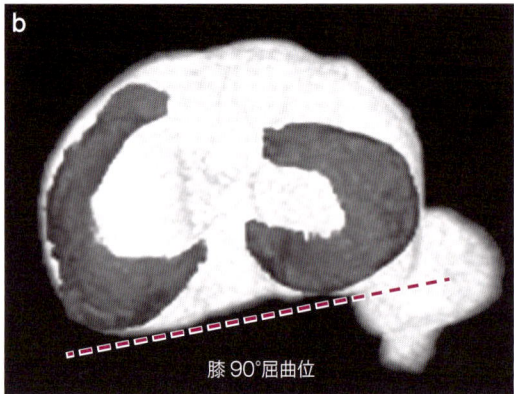

膝 90°屈曲位

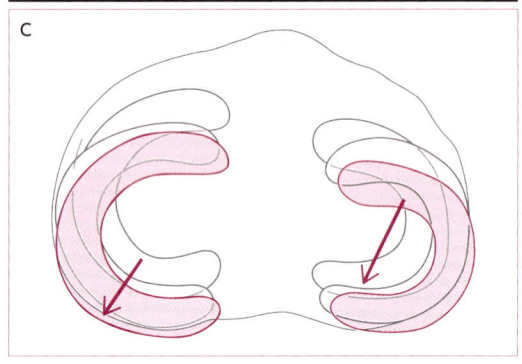

図8 ▶ 半月板の可動性
膝関節10°屈曲位（a）から90°屈曲位（b）にかけて，半月板が後内方へ移動する．c　膝関節屈曲に伴う半月板の後内方移動．

膝関節の伸展により LM 前角が外側大腿骨顆部と脛骨の間に挟まれるため複数の縦断裂をきたすことがあるが，その多くは無症状である．一方で，MM の inner 2/3 領域では7％を超える伸展張力が作用するが，隣接するコラーゲン線維間における張力の差によって線維間の結合が剪断され，縦断裂をきたすものと考えられる．

3 膝関節の安定性維持（図7, 8）

MM は膝関節の屈曲に伴って 3～7 mm 後内方へ移動することで膝関節の安定性に寄与するとともに[14]，下腿外旋や脛骨前方移動の際には ACL の働きを補助するように「第2の砦（secondary stabilizer）」としての機能を発揮する．特に ACL 不全膝においては脛骨の前方動揺性を制動するストッパーとして MM 後角（後節）に過剰なストレスがかかる．そのため，ACL 損傷を放置して慢性的な不安定膝に移行した場合，LM と比較して MM に続発性の半月板損傷を認めることが多い．これらのドアストッパーのような MM の働きと膝関節の動きを「door stop phenomenon」とも称する．近年，ACL 損傷の 15～24％ に合併するとされる MM 後角最外縁と関節包付着部周囲の断裂として ramp lesion・hidden lesion といった縦断裂も報告されている．その原因として，ACL 不全膝では脛骨前方移動量が増加することから，MM 後角が過剰なメカニカルストレスに曝され，二次的な MM 損傷をきたしやすいものと考えられる．実際に，ACL 不全膝では膝 90°屈曲位において MM 後角が相対的に後方へ移動するとともに，大腿骨顆部に圧迫された形状となる[15]．

LM は膝関節の屈曲に伴って 4～10 mm 後内方へ移動することで膝関節の安定性に寄与するとともに[14]，下腿内旋の際には secondary stabilizer としての機能を発揮する．アスリートにおける半月板単独損傷（平均 22 歳）のうち，LM 損傷は 30.7％ に認められたと報告されている．一方で，青少年期には LM 損傷の割合が 67％ と多くを占めており，ACL 損傷に合併する LM 後根横断裂や完全型円板状 LM における水平断裂がその原因と考えられる．正常膝における歩行時の荷重ストレス・伸展張力は，MM よりも LM の方が大きいとされる[5]．LM の部分切除や全切除は MM 切除と比較して膝関節の接触圧をより増大させることも報告されており，短絡的な LM 部分切除は膝外側コンパートメントの変性を早期に引き起こすことが予想される．また，LM 損傷や LM 亜全切除などにより壮年期までに膝外側コンパートメントの荒廃をきたした症例では治療に難渋することが多

いため，LM 損傷に対するスポーツ整形外科診療ではより慎重に対応する必要がある．

おわりに

　半月板は複雑な膝関節運動をサポートし，荷重分散・衝撃吸収を担う重要な組織である．半月板損傷によりこれらの機能が低下すると，膝関節軟骨へのストレスが増加するとともに変形性膝関節症へと進展する危険性が高まる．膝関節のスポーツ整形外科診療に携わる医療従事者は，半月板の解剖と構造を理解したうえで，どの領域に，どんなメカニカルストレスが作用し，どのような半月板断裂をきたしやすいかを常にイメージする必要がある．また，これらの知識を総合的に活用して，半月板損傷に対する治療方針の決定やリハビリテーションもしくは損傷予防プログラムを作成すべきである．

◆ 文　献

1) Messner K, et al：The menisci of the knee joint. Anatomical and functional characteristics, and a rationale for clinical treatment. J Anat 193：161-178, 1998
2) 大森　豪：半月板の機能とバイオメカニクス．関節外科 26：261-264, 2007
3) 古松毅之：半月板損傷治療にかかわるバイオメカニクス．関節外科 37：241-247, 2018
4) 米谷泰一ほか：半月板の動態．MB Orthop 26（13）：17-22, 2013
5) Shirazi R, et al：Role of cartilage collagen fibrils networks in knee joint biomechanics under compression. J Biomech 41：3340-3348, 2008
6) 古松毅之：半月板細胞の機能—inner 細胞・outer 細胞の特徴とメカニカルストレスに対する細胞応答—．MB Orthop 26：9-16, 2013
7) Petersen W, et al：Collagenous fibril texture of the human knee joint menisci. Anat Embryol（Berl）197：317-324, 1998
8) Cui JH, et al：Collagenous fibril texture of the discoid lateral meniscus. Arthroscopy 23：635-641, 2007
9) Ozcanli H, et al：Relation of discoid lateral meniscus and cord-like anterior intermeniscal ligament：morphological and clinical study. Surg Radiol Anat 33：673-678, 2011
10) Lee SJ, et al：Tibiofemoral contact mechanics after serial medial meniscectomies in the human cadaveric knee. Am J Sports Med 34：1334-1344, 2006
11) 古松毅之：内側半月板後根断裂（MMPRT）に対する縫合法の落とし穴．OS NEXUS No.15 膝関節手術の落とし穴，宗田　大編，メジカルビュー社，東京，76-89, 2018
12) 古松毅之：内側半月板後根断裂の診断と治療—診断率と手術手技の向上を目指して—．別冊整形外 73：154-158, 2018
13) 古松毅之：内側半月板後根断裂と半月板逸脱の関連．運動器リハビリテーション 29：18-23, 2018
14) Yao J, et al：Magnetic resonance image analysis of meniscal translation and tibio-menisco-femoral contact in deep knee flexion. J Orthop Res 26：673-684, 2008
15) Inoue H, et al：Anterior cruciate ligament reconstruction improves a pathological posterior shift of the medial meniscus in the knee-flexed position. Knee Surg Sports Traumatol Arthrosc 26：434-441, 2018

I

ACL・半月板損傷

半月板損傷の受傷機転，頻度および損傷形態

中川裕介・古賀英之

要点整理

半月板損傷はスポーツ外傷の中で手術となる頻度が高く，膝関節のピボット動作，コンタクトを伴う種目に多い．内側半月板損傷が外側に比べ発生頻度が高く，発生数は男性が多いが，男女比が同等の種目では発生率に差はない．10歳代後半と60歳代に手術件数のピークが存在する．損傷部位は内外側とも後節が多いが，外側の方が前節に損傷が及ぶ頻度が高い．損傷形態は内外側とも縦断裂の頻度が高く，バケツ柄断裂を内側で，横断裂を外側で多く認める．

はじめに

半月板損傷は膝関節外傷の中で最も高頻度に発生する疾患の一つであり，特に若年者ではスポーツ活動中の受傷が多い．本項では半月板損傷の発生頻度，発生部位，損傷形態の疫学について，過去の文献の知見を紹介する．また筆者が所属する東京医科歯科大学および関連施設で行っている前十字靱帯（ACL）損傷・半月板損傷を対象とした多施設共同研究で得た知見についても紹介する．

1 受傷機転・発症要因

半月板損傷はACL損傷に合併する損傷と，単独損傷に分けられる．ACL損傷では，受傷時に膝関節の外反，脛骨の前方亜脱臼に伴い，外側脛骨高原後方と大腿骨外側顆中央に骨挫傷を認めることが多い．これに対応して外側半月板の後節から中節にストレスが加わり損傷することが多い．また受傷後の二次的な障害として前方亜脱臼の繰り返しにより，内側半月板の後節部に過剰なストレスが加わり縦断裂をきたすことが多い．一方，半月板単独損傷をきたす特徴的な受傷機転については以下の3つがある．

① 過伸展損傷．サッカーなど蹴る動作や伸展位での着地で膝が過伸展位となり，外側半月板前節が損傷する．

② 外反損傷．膝外側からタックルされたりする外力や，ジャンプの踏切りや，着地動作，カッティング動作で膝が内に入るなどの外反ストレスは外側半月板損傷の横断裂や，フラップ断裂をきたしやすい．

③ 屈曲損傷．スキーなどで尻もちをついて転倒するなど，膝関節屈曲によって内側半月板後節，後角の損傷が起こる．

また中高齢者に発生する単独損傷は明らかな外傷歴がないことも多い．加齢による半月板変性を基盤として，マルアライメント（O脚は内側半月板損傷のリスクとなる），動作特性による繰り返しのメカニカルストレスにより生じることが多い．

2 損傷頻度

半月板の存在する膝関節は，スポーツ種目にもよるが最も外傷が発生しやすい部位といえる．アメリカンフットボールのNational Collegiate Athletic Association（NCAA）Division Iの選手の10年間の手術症例を調査した報告によると，部位別で膝関節が35％と最も多く，ついで肩関節16％，

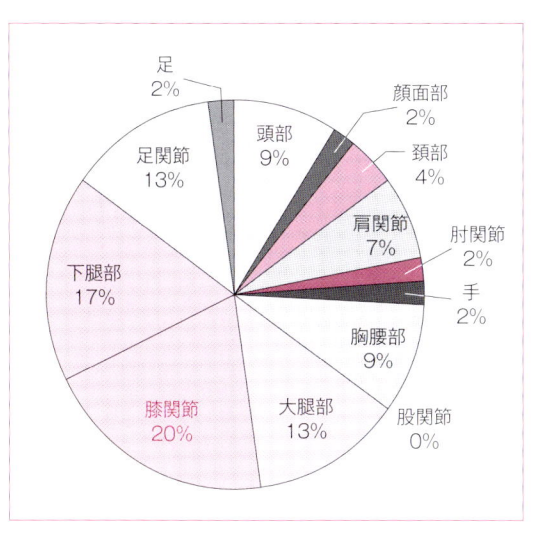

図1 社会人ラグビーチーム1年間の傷害部位

足
2%

足関節
13%

顔面部
2%

頭部
9%

頸部
4%

肩関節
7%

肘関節
2%

手
2%

下腿部
17%

胸腰部
9%

膝関節
20%

大腿部
13%

股関節
0%

表1 NBA選手の外傷，傷害に対する手術法頻度

患者数 計348例	%	手術
65	18.7	ACL再建術
54	15.5	半月板手術
52	14.9	手指・手関節骨折 観血的手術
46	13.2	肩関節脱臼制動術
41	11.8	足部骨折 観血的手術
34	9.8	腰椎椎間板ヘルニア摘出術
32	9.2	膝関節軟骨損傷に対するマイクロ フラクチャー法
24	6.9	アキレス腱縫合術

（文献2より引用）

足関節12%，足9%，手8%，股関節8%と続く[1]．また筆者がチームドクターである社会人ラグビーチームの1年間に発生した外傷（練習を中止する必要があったもの）の件数は，膝関節が20%と部位別でトップであった（**図1**）．手術に至る外傷，傷害の件数を調査した報告では，National Basketball Association（NBA）選手に発生したACL再建術，アキレス腱縫合術，腰椎椎間板ヘルニア摘出術，軟骨損傷に対するマイクロフラクチャー，半月板手術，手および足の骨折に対する観血的整復固定術，肩関節脱臼制動術の8つの手術（348件）の中で半月板手術はACL再建術についで2番目に多かった（**表1**）[2]．また前述したアメリカンフットボールのNCAA DivisionⅠの調査でも，半月板部分切除術が肩関節脱臼制動術についで2番目に多い手術となっている[1]．膝関節外傷に占める半月板損傷の頻度を，ドイツ体育協会が10年間の膝関節の傷害調査で報告している．関節鏡手術を施行した2,763人の診断はACL損傷が49.5%と最も多く，内側半月板（単独）損傷が25.4%，内側側副靱帯損傷13.0%，外側半月板（単独）損傷8.7%，外側側副靱帯損傷1.6%，後十字靱帯損傷1.5%であった[3]．内側・外側半月板損傷を合わせるとACL損傷についで2番目に手術に至ることが多い膝関節外傷である．このように膝関節はスポーツ外傷で最も傷害される頻度が高く，また半月板損傷はACL再建術と並んでス

ポーツ選手に施行される整形外科手術の中で最も頻度が高い手術であることが，これらの疫学的調査からもわかる．

半月板損傷の頻度であるが，ニューヨーク州シラキュースで10年間に半月板切除術を行った症例の後ろ向き調査によると，手術を要する半月板損傷に至る頻度は61人／100,000人であった[4]．男女比は男性が女性の3倍の頻度で，内側半月板が81%で外側が19%であった．内外側の比率はスポーツにより異なり，内側半月板損傷の比率は野球90%，スキー78%，バスケットボール75%，レスリングが55%であった．レスリング以外の大部分のスポーツで内側半月板が大多数であった．またほとんどの種目で男性が多かったが，スキーにおいて男女比はほぼ変わらなかったと報告されている．2007年から2013年の6年間の米国のハイスクールの22のスポーツでの半月板損傷の調査では，10万回の競技で5.1回の受傷割合であった[5]．これは週4回1年間部活を行うと約1/100人の発生頻度である．試合中と練習中の比較では，10万回あたり試合中が11.9回，練習中が2.7回と試合中の発生率が高かった．最も発生頻度が高いのは男子のアメリカンフットボール11.2（試合中は40.7）で，女子サッカー9.0，女子バスケットボール7.5，男子レスリング7.3，女子新体操6.2と続く．一方，損傷頻度が低い種目は女子のチアリーディング0.5，女子水泳0.8，

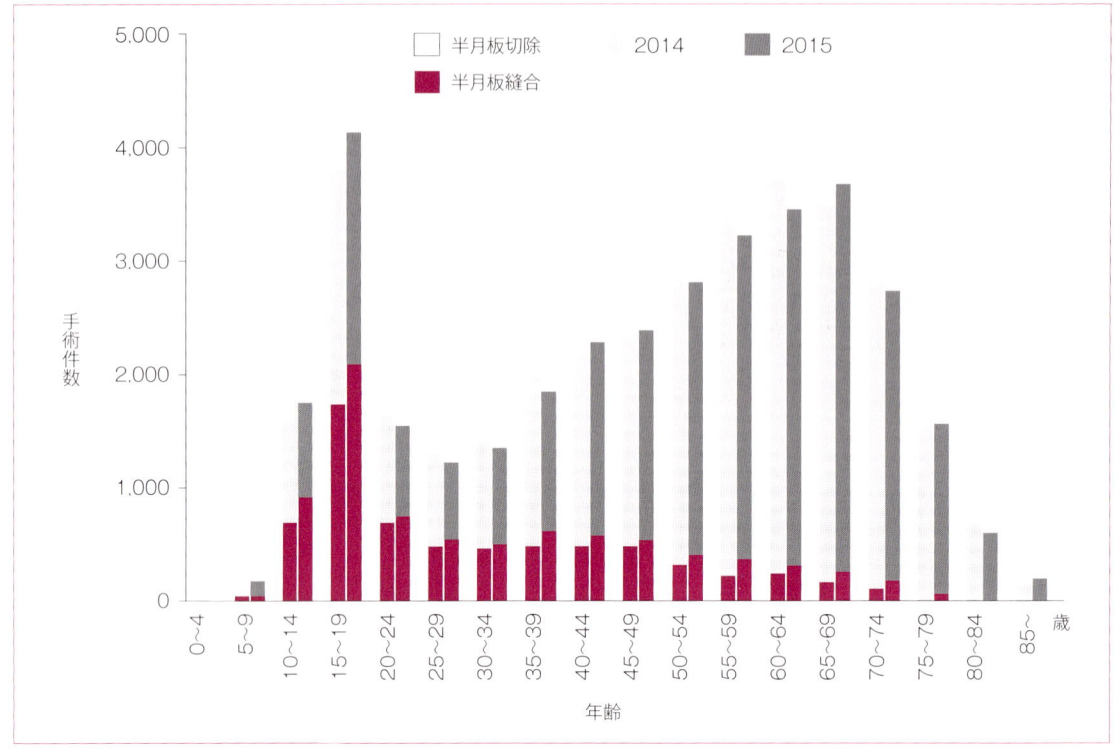

図2 NDB オープンデータ（レセプト情報の集計）に基づいた半月板手術件数の年齢分布
（文献7より引用）

女子クロスカントリー0.9，男子陸上 1.0，男子野球 1.1 であった．受傷機転は 55.9％がコンタクトによる受傷であり，54％が ACL 損傷など他の膝外傷を合併していた．半月板損傷は膝関節のピボット動作を伴い，接触プレーの多い競技で発生頻度が高いことがわかる．

半月板損傷の男女比については，全体的な発生件数では男性が 68％であった．しかし男女の競技人口が同程度のサッカー，バスケットボール，ラクロス，陸上競技，野球/ソフトボールなどでは女性 5.5 男性 2.1 で女性の発生率が高かった．また 2009 年から 2013 年までの米国の大学とハイスクールの 5 つの競技（サッカー，バスケットボール，アイスホッケー，ラクロス，野球）について半月板損傷（単独）の男女差を比較した研究では，高校生では女性の方が発生頻度は低かったが，大学レベルでは男女差は変わらなかったと報告されている[6]．これらの報告から男女の発生リスクについては，発生件数は男性の方が多いものの，これは多くの種目で競技人口が男性の方が多いか

らであり，競技人口が類似する競技においては女性の方が発生率は同等か高いことが示されている．

年齢については，Katano らによる本邦の National Database（NDB）オープンデータ（レセプト情報）をもとにした半月板手術症例数の報告によると，15〜19 歳という若年者と 60〜69 歳の中高齢者の 2 峰性の分布となっている（**図2**）[7]．10 歳代後半に多いのは，部活動などでスポーツ活動が高く，外傷による半月板損傷を受傷する機会が多いことが考えられる．60 歳代で多いのは，変形性膝関節症に伴う，半月板損傷が一部含まれており，半月板変性を基盤とした損傷が多いことによるものと考えられる．

3 TMDU MAKS study データによる半月板損傷部位，損傷形態の評価

東京医科歯科大学整形外科 膝・スポーツグループは，ACL 損傷および半月板損傷患者を対象とした 1 都 6 県にわたる東京医科歯科大学附属病

図3　MAKS study で用いている手術記録の中の内側半月板（MM）損傷に関わる項目

断裂部位，損傷形態をチェックボックスと図示により記録する．外側半月板損傷にも同様の項目がある．

（文献 8，9 より引用，筆者訳）

内側半月板損傷：（No ，Yes）

（ 前 ／ 中 ／ 後 ）（ White ／ White　　White ／ Red　　Red ／ Red ）

損傷深度：不完全 ／ 完全

損傷形態：□ 縦　　□ バケツ柄　　□ 水平　　□ 横　　□ フラップ

　　　　　□ 逸脱　　□ 複合　　□ その他（　　　　　　　　　　　　）

MM：□ 未処置　　□ 切除（ 全体の　　　　 ％）

□ 縫合　（ インサイドアウト ／ アウトサイドイン ／ オールインサイド ）

□ 追加処置　（ ラスプ ／ その他（　　　　　　　　　　　　）　））

□ セントラリゼーション

□ その他（　　　　　　　　　　　　　　　　　　　　　　　　）

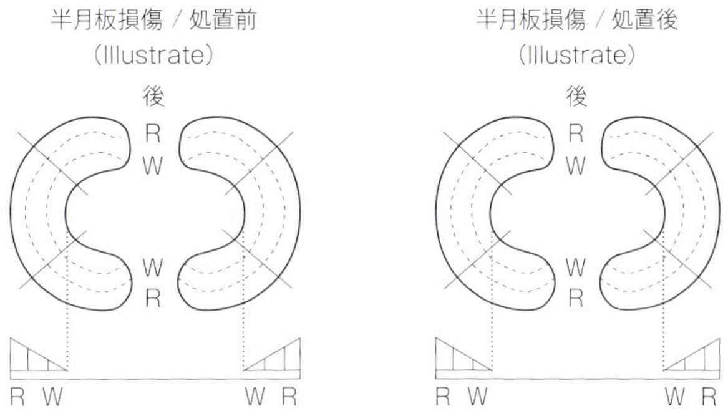

半月板損傷／処置前　　　　　　　　　半月板損傷／処置後
（Illustrate）　　　　　　　　　　　　（Illustrate）

院，および関連施設 10 病院の参加する多施設・前向き研究 Tokyo Medical Dental University Multicenter Arthroscopic Knee Surgery Study（TMDU MAKS study）を，2013 年 8 月 1 日から開始した[8,9]．評価手段を統一化し，共通の手術記録を用いて関節鏡視下の半月板損傷の所見および処置方法を記録している（**図3**）[8,9]．2013 年 8 月〜2019 年 3 月までにレジストレーションされた初回 ACL 再建術および ACL 再建術に合併しない内側半月板損傷例，外側半月板損傷例について関節鏡視下の半月板損傷部位（前節，中節，後節），損傷形態の記録を後ろ向きに調査した．

4　ACL 再建術（初回）に伴う半月板損傷

　1,310 例のレジストレーションのうち 299 例（22.8％）に半月板損傷が存在せず，219 例（16.7％）に内側半月板のみの損傷が，473 例（36.1％）に外側半月板のみの損傷が存在した（**表2**）．内外側両方の半月板損傷が存在する例が 317 例（24.1％）あった．半月板損傷の部位では内外側とも 80％以上の症例で後節に損傷が存在した．中節に損傷が存在す症例は内側の方が多く，前節の損傷は外側の方が多かった（**表3**）．損傷形態では内外側とも縦断裂が最多であった．バケツ柄断裂は内側が外側に比べ多く認められ，一方横断裂は外側で多く認められた（**表4**）．

　ACL 損傷に合併する半月板損傷の頻度は報告により 16〜82％と幅がある．549 例を解析した Hagino らの報告ではその頻度は 79.2％であり，77.2％である我々の報告と類似していた[10]．また内側半月板損傷は 14.9％，外側半月板損傷は 38.8％，内・外側半月板損傷 25.4％とこの数値もかなり近い値であり，本邦の ACL 再建術時の半月板損傷の合併頻度を示唆する値である．

表2 ▶ ACL 再建術患者

ACL 再建術（初回）	内訳
数	1,310
平均年齢（SD）	25.1（9.4）
男（%）	729（55.6）
女（%）	581（44.3）
半月板損傷なし（%）	299（22.8）
内側半月板損傷あり（%）	219（16.7）
外側半月板損傷あり（%）	473（36.1）
内・外側半月板損傷あり（%）	317（24.1）

表3 ▶ ACL 再建術に合併する半月板損傷の部位

内側半月板	前節	中節	後節
症例数	20	252	485
頻度（%）	3.7	47.0	90.4
外側半月板	前節	中節	後節
症例数	52	205	655
頻度（%）	6.6	25.9	82.9

表4 ▶ ACL 再建術に合併する半月板損傷の損傷形態

内側半月板	縦	バケツ柄	水平	横	フラップ	複合
数	355	84	45	21	62	21
頻度（%）	66.2	15.7	8.4	3.9	11.6	3.9
外側半月板	縦	バケツ柄	水平	横	フラップ	複合
数	432	26	45	192	100	34
頻度（%）	54.7	3.3	5.7	24.3	12.7	4.3

5 半月板単独損傷

　内側半月板損傷314例，外側半月板損傷280例（うち43例が内外側半月板に損傷を認める）を解析した（**表5**）．内・外側半月板損傷とも男性の方が女性に比べ多かった．部位は内側半月板では大部分の例で後節に損傷を認めたが，ACL に合併した半月板損傷と比べ中節に及ぶ損傷を多く認めた．外側半月板ではその傾向はより顕著であった（**表6**）．前節の損傷は ACL に合併した半月板損傷同様に外側半月板が内側半月板に比べ多かった．損傷形態ではバケツ柄断裂は内側半月板で多かった．ACL に合併した半月板損傷と比べると，半月板単独損傷では平均年齢が高く，変性を有する例が多いため水平断裂や複合断裂の頻度が高くなっていた．またフラップ状断裂の頻度も高かった（**表7**）．

　過去の報告で若年アスリートの半月板単独損傷378例（女性21.7%，男性78.3%，平均年齢22.3歳）を解析した報告では，69.3%が内側半月板で30.7%が外側半月板損傷であり，内側ではバケツ柄断裂32.4%，縦断裂22.1%，横断裂23.0%，水平断裂13.8%，フラップ状断裂8.7%でバケツ柄断裂が多く，外側はバケツ柄断裂1.7%，縦断裂9.5%，横断裂48.2%，水平断裂25.8%，フラップ状断裂14.8%で横断裂が多かった[11]．1,485例（1,370人）の半月板単独損傷で関節鏡手術を行った症例（女性31%，男性69%，平均年齢46歳）の解析では73%が内側半月板，19%が外側半月板，8%が内外側両方の損傷であった[12]．部位では内側は後節98%，中節28%，前節1%であった．外側は55%が後節，59%が中節で24%に前節が含まれていた．この部位の分布は MAKS のデータと類似していた．損傷形態では内・外側ともに水平断裂が最も高く，ついで複合断裂であった．内側では次いでフラップ状断裂，縦断裂，バケツ柄断裂，横断裂の順であるのに対し，外側では横断裂，縦断裂，フラップ状断裂，バケツ柄断裂の順であった．スポーツ種目ごとの内，外側半月板の損傷頻度も検討されており，サッカー，バスケットボール，陸上競技，スキー，テニスでは内側半月板損傷の頻度が有意に高く，バレーボールや体操，レスリングなどのスポーツでは差を認めなかった．性差については縦断裂，バケツ柄断裂，水平断裂は差を認め

表5 半月板単独損傷

内側半月板損傷	内訳
数	314
平均年齢 (SD)	38.0 (17.1)
男 (%)	198 (63.0)
女 (%)	116 (36.9)
外側半月板損傷	内訳
数	280
平均年齢 (SD)	32.5 (16.5)
男 (%)	174 (55.4)
女 (%)	106 (33.8)

表6 半月板単独損傷部位

内側半月板	前節	中節	後節
症例数	34	244	280
頻度 (%)	10.8	77.7	89.2
外側半月板	前節	中節	後節
症例数	80	204	202
頻度 (%)	28.6	72.9	72.1

I
ACL・半月板損傷

表7 半月板単独損傷の損傷形態

内側半月板	縦	バケツ柄	水平	横	フラップ	複合
数	87	115	88	52	79	54
頻度 (%)	27.7	36.6	28.0	16.6	25.2	17.2
外側半月板	縦	バケツ柄	水平	横	フラップ	複合
数	91	54	60	56	79	37
頻度 (%)	32.5	19.3	21.4	20.0	28.2	13.2

なかったが，横断裂は女性の方が多いという結果であった．単独損傷の場合患者群の背景，年齢やスポーツレベルが研究ごとにさまざまであり，そのために報告により結果が異なるものと考えられる．

おわりに

　半月板損傷の疫学について，過去の文献のレビューと我々の多施設研究から得られた知見を紹介した．半月板損傷はスポーツ外傷の中でも頻度が高い疾患で，手術となりその後の競技人生に影響を与える外傷である．疫学研究から半月板損傷リスクが高い年齢，競技などが明らかになっていることから，特にそれらの競技者への予防プログラムは重要と考える．また ACL 損傷の多くに半月板損傷が合併することから，ACL 損傷患者の診療の際には，半月板損傷についても留意する必要がある．

◆ 文　献
1) Mehran N, et al：Epidemiology of operative procedures in an NCAA division Ⅰ football team over 10 seasons. Orthop J Sports 4 (7)：2325967116657530, 2016
2) Minhas SV, et al：The effect of an orthopaedic surgical procedure in the national basketball association. Am J Sports Med 44：1056-1061, 2016
3) Majewski M, et al：Epidemiology of athletic knee injuries：A 10-year study. Knee 13：184-188, 2006
4) Baker BE, et al：Review of meniscal injury and associated sports. Am J Sports Med 13：1-4, 1985
5) Mitchell J, et al：Epidemiology of meniscal injuries in US high school athletes between 2007 and 2013. Knee Surg Sports Traumatol Arthrosc 24：715-722, 2016
6) Stanley LE, et al：Sex differences in the incidence of anterior cruciate ligament, medial collateral ligament, and meniscal injuries in collegiate and high school sports：2009-2010 through 2013-2014. Am J Sports Med 44：1565-1572, 2016
7) Katano H, et al：Trends in isolated meniscus repair and meniscectomy in Japan, 2011-2016. J Orthop Sci 23：676-681, 2018
8) Ueki H, et al：Risk factors for residual pivot shift after anterior cruciate ligament reconstruction：data from the MAKS group. Knee Surg Sports Traumatol Arthrosc 26：3724-3730, 2018
9) Hiyama K, et al：Anterior cruciate ligament injuries result in a larger functional deficit in fighting sport athletes：comparison of functional status among different sport types. Journal of ISAKOS：Joint Disorders & Orthopaedic Sports Medicine 3：128-133, 2018
10) Hagino T, et al：Meniscal tears associated with anterior cruciate ligament injury. Arch Orthop Trauma Surg 135：1701-1706, 2015
11) Terzidis IP, et al：Meniscal tear characteristics in young athletes with a stable knee：arthroscopic evaluation. Am J Sports Med 34：1170-1175, 2006
12) Metcalf MH, et al：Prospective evaluation of 1485 meniscal tear patterns in patients with stable knees. Am J Sports Med 32：675-680, 2004

◆ 執筆協力者
片桐洋樹

半月板損傷後の選手寿命，引退に追い込む損傷形態

片桐洋樹・古賀英之

要点整理

　スポーツ選手において半月板損傷後に変形性膝関節症が進行し，引退を余儀なくされることがある．そこで，本項では昨今報告された半月板損傷後の選手寿命などの成績とバイオメカニクス研究の結果を紹介する．本項での文献学的考察では半月板部分切除術は大腿脛骨関節にかかる負荷を増大し，選手寿命を短縮した．一方，半月板縫合術では初期の再断裂の課題はあるものの良好な長期成績と軟骨変性予防効果を認めた．これらを踏まえ，スポーツ選手の半月板損傷に対する治療においては，各術式の利点欠点のインフォームドコンセントを十分に行い，選手の理解を得たうえで可能な限り縫合術を試みることが肝要である．

はじめに

　スポーツ選手において半月板損傷後に変形性膝関節症が進行し，引退を余儀なくされることがある．スポーツ選手に良い治療と息の長い選手生活を提供するには，正しい知識が不可欠である．そこで，本項では昨今報告された半月板損傷後の選手寿命などの成績とバイオメカニクス研究の結果を紹介する．

1 半月板部分切除術

　日本全体では10代後半に限っても半月板損傷に対する手術療法のうち約半数もの症例で半月板部分切除術が行われている[1]．

　半月板部分切除術を選択する最大の利点はスポーツ復帰までの期間が半月板縫合術に比較し短いことである．イングランドのプロサッカー選手に対する検討では内側半月板損傷に対する半月板部分切除術後に平均5週で試合復帰でき，外側半月板損傷に対する半月板部分切除術後においても平均7週で試合復帰できた．しかし，一方で外側半月板部分切除術後においては約70％の選手にリハビリテーション期間中に関節水腫を認め，

7％の選手に再手術を要したと報告されている[2]．

　また，半月板部分切除術後の短期成績は良好であることは知られている．NBAのプロバスケットボール選手での検討においてはシュート，スチールなどによるレーティングが半月板切除術後1年では半月板損傷前と同等の結果を残した[3]．NFLのアメリカンフットボール選手においても術後のスターターで起用される率や1年間の試合数は術前と比較して有意な差はなく良好であったとされている．しかしながら，同一集団において半月板部分切除術後に平均2.5年で引退を余儀なくされたと報告されている[4]．同じくNFLのアメリカンフットボール選手における選手寿命は，半月板損傷がない選手に比較し，半月板部分切除術後の選手は約半分に短縮している[5]．また，NBAのバスケットボール選手でも半月板損傷はACL損傷，アキレス腱断裂，四肢の骨折などの他の外傷と比較して最も選手寿命を短縮すると報告されている（**図1**）[3]．

　このように半月板部分切除術後に選手寿命が短縮する要因として，半月板の荷重分散機能の損失に引き続く，軟骨変性の進行による変形性膝関節症があげられる．半月板は荷重による軸圧をhoop stressに変換しエネルギーを吸収する役割を持ち，

図1 NBA のバスケットボール選の整形外科手術後の選手寿命

半月板部分切除術は ACL 損傷，アキレス腱断裂，腰椎椎間板ヘルニア，足関節骨折，手・手関節骨折，マイクロフラクチャー，肩関節脱臼と比較して最も選手寿命を短縮している．
（文献 3 より引用）

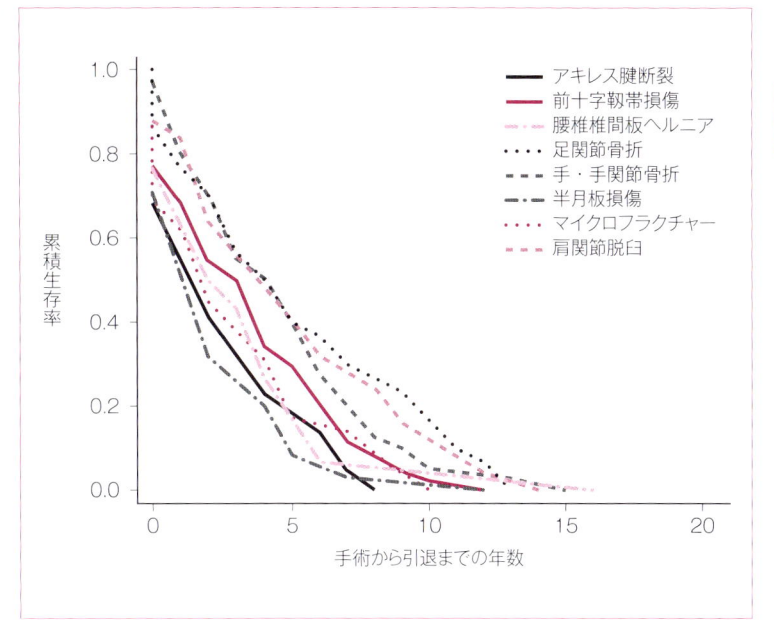

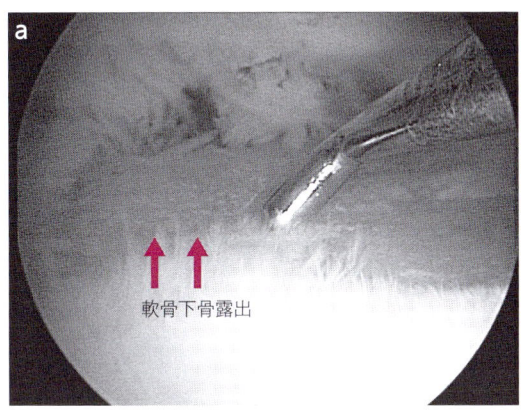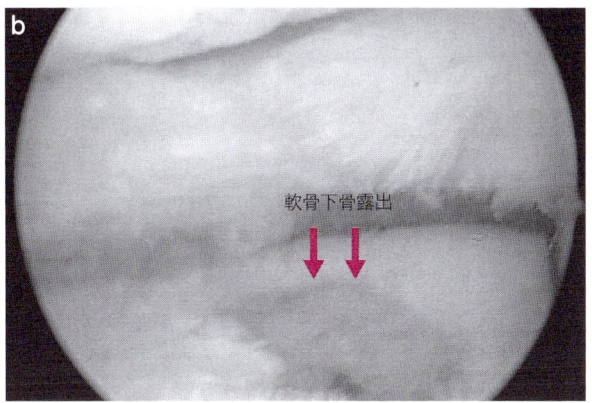

図2 部分切除術後の軟骨欠損

a 28 歳男性，ラグビー選手．8 年前に ACL 再再建術と外側半月板部分切除術を受けた．2 年前より左膝痛，左膝関節水腫を繰り返すようになった．関節鏡視にて軟骨欠損，軟骨下骨の露出を認める．
b 20 歳女性バレーボール選手．3 年前に外側半月板損傷に対し外側半月板部分切除術を受け，2 年前より左膝関節水腫を繰り返していた．関節鏡視にて軟骨欠損，軟骨下骨の露出を認める．
（巻頭カラー参照）

外側おいては約 70 ％，内側においては約 40 ％の荷重分散を担っている．そのため，半月板が全切除されると大腿脛骨関節にかかる接触圧は外側では約 4 倍，内側においても約 2 倍に上昇する[6]．また，部分的な半月板切除のみでも荷重分散機能が大きく失われる．NFL のアメリカンフットボール選手の外側半月板部分切除術後の 25 ％に，内側半月板部分切除術後の 7 ％に軟骨の全層欠損を認めたとされ，また別の報告では内側においても

外側と同等の高い率で軟骨変性を認めている[7, 8]．我々も半月板部分切除術後急速に軟骨の全層欠損を伴う軟骨損傷を生じ，疼痛，関節水腫に苦労するアスリートを多く経験している（**図2**）．

2 半月板縫合術

半月板縫合術は術後再断裂のリスクと術後成績

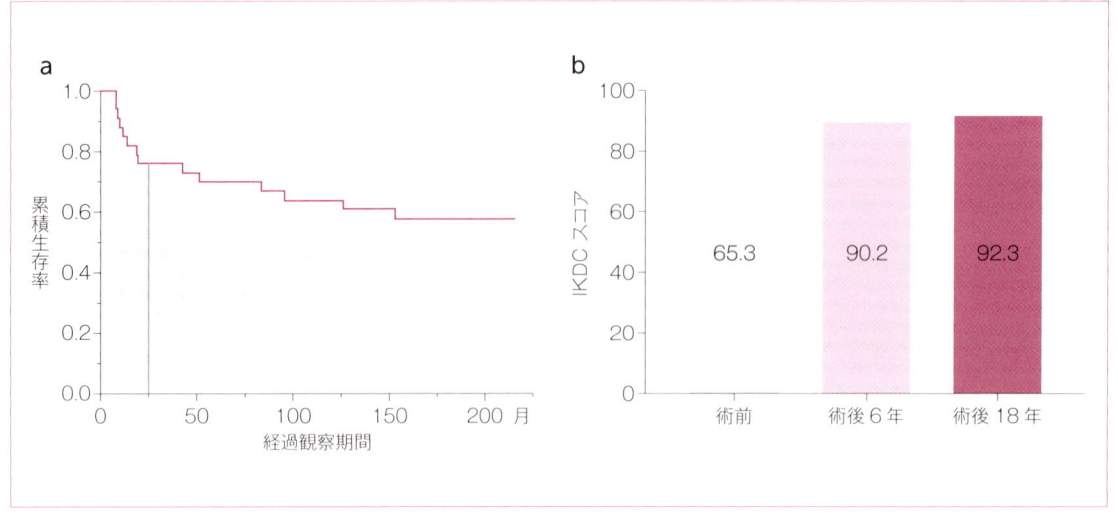

図3 ▸ 18歳以下のアスリートの半月板縫合の長期成績
a 半月板縫合のサバイバルレートでは初期の2年以内に25％程度の再断裂を認めたが，一方で平均6年の中期以降，平均18年の
　最終観察時までに再断裂する症例はなかった．
b IKDCスコアは平均6年の中期での高値が，平均18年の最終観察時まで継続していた．
（文献11より引用）

の報告の少なさから2000年代初頭までは選択されることは少なかった．しかし，昨今纏められた半月板縫合術のシステマティックレビューでは28編の論文，664人の結果として，約90％の選手が元のレベルに復帰できたとされ，術後5年でLysholmスコアの平均が約85点と高い膝機能スコアが報告されている[9]．さらに長期の軟骨変性を比較した報告でも，半月板部分切除術後には9年後にX線学的変形性膝関節症の進行を約6割の患者に認めたのに対し，縫合術後は約8割の選手で正常な関節が保たれていた[10]．半月板単独損傷では前十字靱帯損傷と合併した半月板損傷に比較して再断裂が起こりやすい．しかし，18歳以下の若年アスリートを18年間フォローアップした検討では初期2年の間に約25％の再断裂を認めたが，その後の経過における再断裂率は低かった（**図3**）[11]．さらに，これらの症例の最終IKDCスコアは92.3点と高値であった．このように，半月板単独損傷に対する縫合術においては復帰早期に再断裂，再手術を要する症例が一定数あるが，長期的には良好な成績が報告されている．

3 縦断裂

　縦断裂の多くはACL損傷に伴い，特に内側半月板に起こりやすい．自験例でもACL損傷に伴う内側半月板損傷の約80％が縦断裂の形態をしていた．縦断裂ではロッキングとなることがあり，その際にはほとんどの症例で手術療法が選択される．また，ロッキングとはならないが，引っ掛かりやキャッチングと表現される症状を示す場合には軟骨変性の原因となりうる．そのため10mm以上の縦断裂においては縫合すべきであるとされている[12]．一方で10mm以下でも不安定性を有するようであれば，損傷領域の拡大，引っ掛かりやロッキングなどの症状，軟骨変性の原因となり，選手寿命を短縮する可能性が高い．

4 放射状断裂

　放射状断裂は輪状膠原線維束が断裂することにより，半月板のhoop機能が失われ大腿脛骨関節面より外方への半月板の逸脱を伴い荷重分散機能

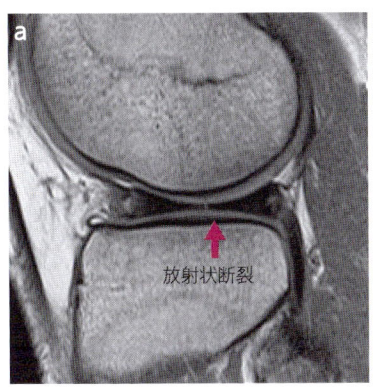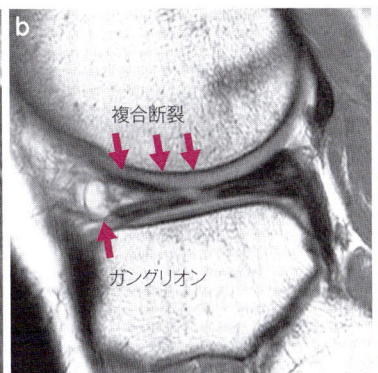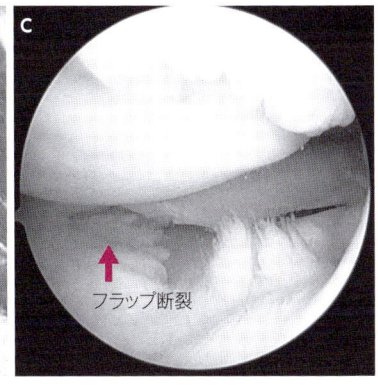

図4　半月板放射状断裂の自然経過例

a　MRIにて外側半月板に放射状断裂を認めた．
b　同選手の1年後のMRI．放射状断裂から前方に水平断裂となる複合断裂を認める．前方にはガングリオンを認めた．
c　関節鏡視では水平断裂部は変性しフラップ断裂を伴っていた．
（c：巻頭カラー参照）

図5　放射状断裂に対する半月板縫合術

a　前十字靱帯損傷に伴う中節部の縦断裂，tie-grip法にて縫合した．
b　術後1年の関節鏡視．断裂部は完全ではないが部分的に癒合していた．糸は消失していた．
（巻頭カラー参照）

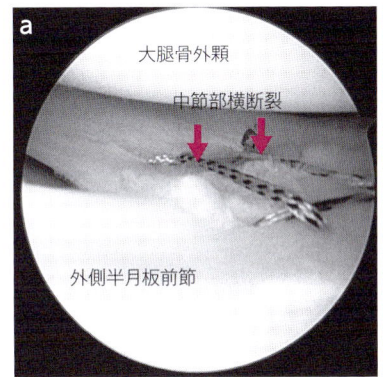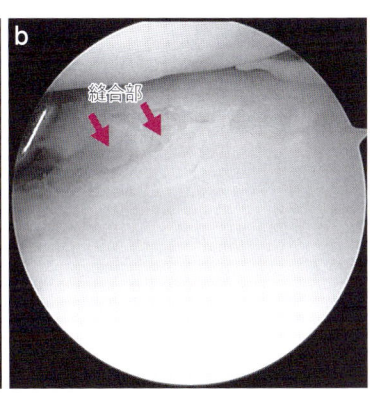

が大きく失われ，大腿脛骨関節面の接触圧は約2～2.5倍に上昇する[13]．実際に選手の強い要望で放射状断裂に対し保存療法にてサッカー復帰した自験例では，1年以内に関節部痛，関節水腫を繰り返し，放射状断裂はフラップ断裂を含む複合断裂となりガングリオンを形成し，関節鏡手術に至った（図4）．一方で縫合術において，放射状断裂では必ず無血管野を含むため完全な癒合を得ることは容易ではない．提示した症例のように外側縁のみ癒合し，内側縁が不完全な癒合となることもある（図5）．しかし部分的な癒合しか得られなくても，一部でも輪状膠原線維束の連続性が保たれることにより，荷重分散機能が大きく改善するとのバイオメカニクス研究があるため，可能な限りの癒合を促すことにより，選手寿命の延長が期待できる．

5 水平断裂

　水平断裂は壮年期以降に半月板の変性に伴い発生するとされているが，若年のスポーツ選手においても円板状半月を持つ場合には発生することが多い．バイオメカニクスによる検討では，水平断裂では大腿脛骨関節面の接触圧は約1.5～2倍に上昇した[14]．断裂した半月板の部分切除では接触圧に改善は期待できないが，水平断裂の上下に糸をかけ俵状に縫合することにより正常に近い荷重分散機能を再獲得でき，大腿脛骨関節への負担も抑えられると報告されている（図6）[14]．さらに円板状断裂の亜全摘では半月板が外方へ逸脱し急速に軟骨損傷が進む症例も多い．また，円板状半月に伴う水平断裂を放置された症例では30代前半

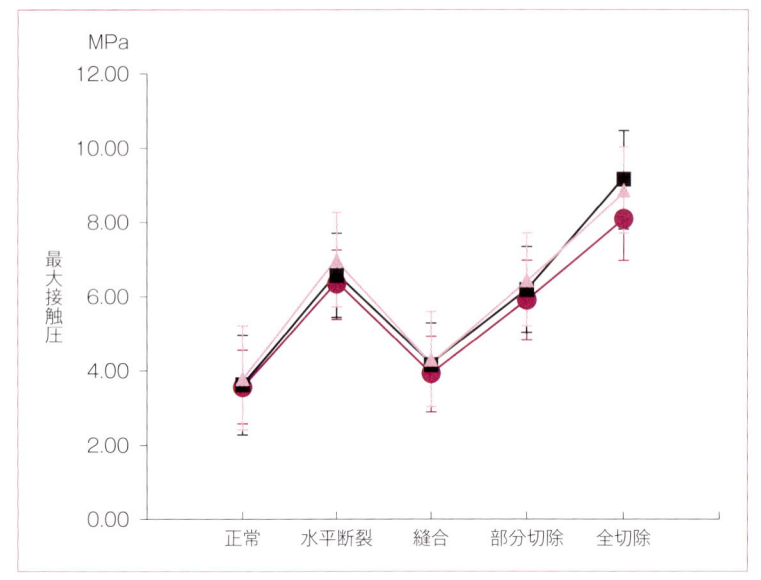

図 6 ▶ 水平断裂時の荷重分散

水平断裂では大腿脛骨関節面のピーク接触圧は約 1.5〜2 倍に上昇した．水平断裂の上下に糸をかけ俵状に縫合することにより正常に近いピーク接触圧となっている．断裂した半月板部分切除ではピーク接触圧は約 1.5 に上昇した．
（文献 14 より引用）

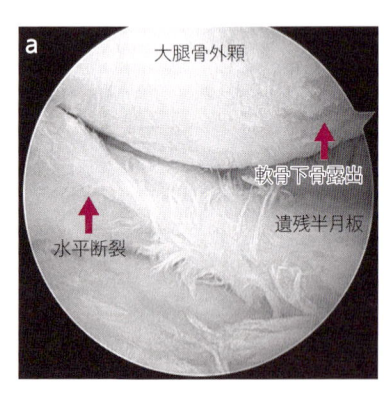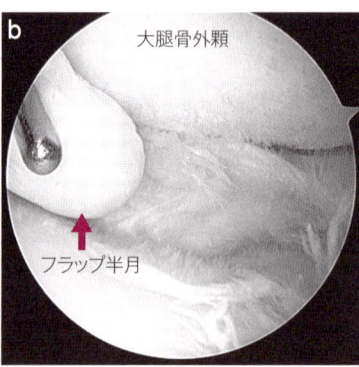

図 7 ▶ 円板状半月に伴う水平断裂を放置された症例

30 代前半女性．
a 関節鏡視にて軟骨欠損，軟骨下骨の露出を認める．遺残半月板は変性しており，水平断裂を認める．
b 円板状半月の中央部がフラップ状半月となり，大腿骨外顆と脛骨プラトーに挟まれていた．
（巻頭カラー参照）

には軟骨の全層欠損を伴う軟骨損傷を生じ，疼痛，関節水腫を繰り返していた（図 7）．

6 後根損傷

　若年〜壮年期に起こる外側半月板の後根損傷は前十字靱帯断裂に伴って発生することが多い．自験例では前十字靱帯断裂の 12 ％に外側後根損傷を認めており，内側後根損傷の 10 倍の比率であった[15]．後根損傷は全切除に近い圧分散機能の損失を生み，大腿脛骨関節にかかる接触圧を全切除と同等に上昇させる[16]．我々のバイオメカニクス研究の結果でも後根切断後は半月板が外方へ逸脱し，中節と後節の荷重分散機能がほぼ失われた（図 8）[17]．また，外側後根損傷においては半月大腿靱帯が保たれていると圧分散機能が維持されるとするバイオメカニクス研究もある．しかしながら前十字靱帯損傷に伴う外側後根損傷が見逃されていた症例で，10 年後の関節鏡視では半月大腿靱帯は保たれており，半月板の外側への逸脱は強くなかったにもかかわらず，上下方向の不安定性を認め半月板の走行に沿って脛骨軟骨面に裂溝を認めた（図 9）．このような外側後根損傷のみで半月大腿靱帯は保たれたタイプは単純なバイオメカニクス研究のテストでは現れないが，軟骨損傷を作り選手寿命を短縮すると考えられる．

図 8　後根損傷時の荷重分散

a　ブタ膝の後根を切断した.

b　正常時は半月板に前節から，中節，後節への荷重分散を認める. 後根切断後は中節，後節の荷重分散機能がほぼ失われている.

（文献 17 より引用, CC BY-NC-ND 4.0）

（b：巻頭カラー参照）

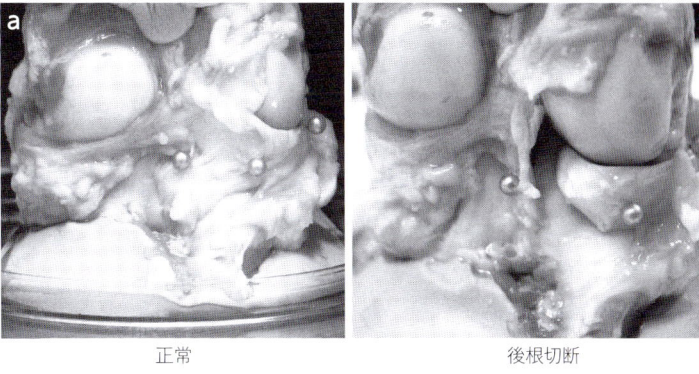

正常　　　　　　　　　　　後根切断

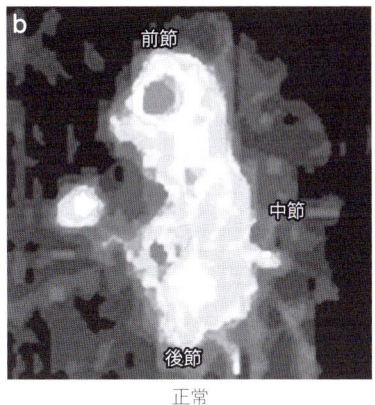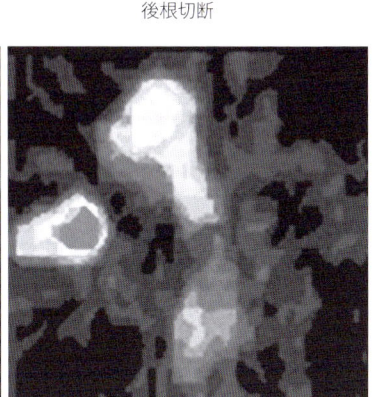

正常　　　　　　　　　　　後根切断

図 9　外側半月板後根損傷と付随する軟骨損傷

a　外側半月板後根が消失していた. 半月板はやや上方に引っ張られていた.

b　外側半月板の内縁に沿ってプローベが入ってしまう裂溝状の軟骨損傷を認めた.

（巻頭カラー参照）

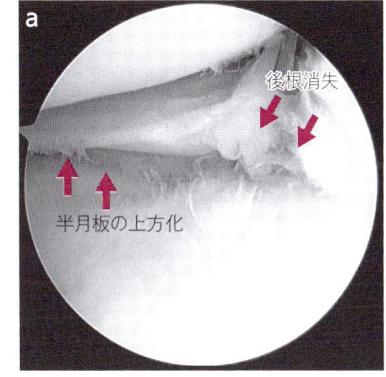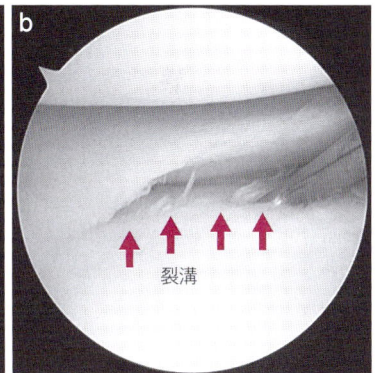

おわりに

　昨今，半月板部分切除術により選手寿命が短縮されるエビデンスが集まってきた，また半月板縫合術において初期の再断裂の課題はあるものの良好な長期成績と軟骨変性予防効果が示されるようになった. 個別の損傷形態に対してはバイオメカニクス研究の側面より大腿脛骨関節にかかる接触圧の上昇など，軟骨変性につながる因子の報告が多数ある. これらを踏まえ，スポーツ選手の半月板損傷に対する治療は，縫合術と切除術の利点欠点について十分にインフォームドコンセントを行い，選手の理解を得たうえで可能な限り半月板縫合術を試みることが肝要である. 一方で，縫合術後の初期の再断裂率を低減する新規の試みの必要性，個別の損傷形態に対する縫合術後の長期成績の蓄積が今後の課題である.

◆ 文　献

1) Katano H, et al：Trends in isolated meniscus repair and meniscectomy in Japan, 2011-2016. J Orthop Sci 23：676-681, 2018

2) Nawabi DH, et al：Return to play after lateral meniscectomy compared with medial meniscectomy in elite professional soccer players. Am J Sports Med 42：2193-2198, 2014

3) Minhas SV, et al：The effect of an orthopaedic surgical procedure in the national basketball association. Am J Sports Med 44：1056-1061, 2016

4) Aune KT, et al：Return to play after partial lateral meniscectomy in national football league Athletes. Am J Sports Med 42：1865-1872, 2014

5) Brophy RH, et al：Predictive value of prior injury on career in professional American football is affected by player position. Am J Sports Med 37：768-775, 2009

6) Fox AJ, et al：The basic science of human knee menisci：structure, composition, and function. Sports Health 4：340-351, 2012

7) Nepple JJ, et al：Full-thickness knee articular cartilage defects in national football league combine athletes undergoing magnetic resonance imaging：prevalence, location, and association with previous surgery. Arthroscopy 28：798-806, 2012

8) Smith MV, et al：Knee osteoarthritis is associated with previous meniscus and anterior cruciate ligament surgery among elite college American football athletes. Sports Health 9：247-251, 2017

9) Eberbach H, et al：Sport-specific outcomes after isolated meniscal repair：a systematic review. Knee Surg Sports Traumatol Arthrosc 26：762-771, 2018

10) Stein T, et al：Long-term outcome after arthroscopic meniscal repair versus arthroscopic partial meniscectomy for traumatic meniscal tears. Am J Sports Med 38：1542-1548, 2010

11) Hagmeijer MH, et al：Long-term results after repair of isolated meniscal tears among patients aged 18 years and younger：an 18-year follow-up study. Am J Sports Med 47：799-806, 2019

12) Vaquero-Picado A, et al：Arthroscopic repair of the meniscus：Surgical management and clinical outcomes. EFORT Open Rev 3：584-594, 2018

13) Zhang AL, et al：Tibiofemoral contact pressures in radial tears of the meniscus treated with all-inside repair, inside-out repair and partial meniscectomy. Knee 22：400-404, 2015

14) Beamer BS, et al：Changes in contact area in meniscus horizontal cleavage tears subjected to repair and resection. Arthroscopy 33：617-624, 2017

15) Minami T, et al：Lateral meniscus posterior root tear contributes to anterolateral rotational instability and meniscus extrusion in anterior cruciate ligament-injured patients. Knee Surg Sports Traumatol Arthrosc 26：1174-1181, 2018

16) Forkel P, et al：Biomechanical consequences of a posterior root tear of the lateral meniscus：stabilizing effect of the meniscofemoral ligament. Arch Orthop Trauma Surg 133：621-626, 2013

17) Ozeki N, et al：Biomechanical analysis of the centralization procedure for extruded lateral menisci with posterior root deficiency in a porcine model. J orthop Sci pii：S0949-2658（19）30064-8, 2019

半月板温存手術の試み

古賀英之

要点整理

スポーツ選手の半月板損傷に対しては未だに切除術が多く行われているが，スポーツへの早期復帰が可能である一方，高率に変形性関節症性変化を生じる．損傷した半月板はその機能温存と関節症進行予防のために可能な限り縫合すべきであるが，後療法が長くなり，再断裂率も決して低くない．以上より両術式の利点欠点を説明したうえで治療法を選択する．一方で逸脱半月板に対しては centralization 法が半月板機能再建のためのオプションとなりうる．

はじめに

半月板は関節軟骨とともに膝関節の荷重分散，関節安定性，潤滑機能などを分担しており，関節軟骨の保護に重要な役割を果たしている．その損傷は膝関節の疼痛・腫脹・可動域制限を引き起こし，また長期的には関節軟骨の損傷・変性をきたし，変形性関節症（osteoarthritis：OA）に至るケースもある．従来アスリートの半月板損傷に対する外科的治療はこれまでその治癒能力の低さ，手技的な問題や後療法の簡便さ，短期的には早期復帰が可能であることなどから，半月板切除術が広く行われてきた．一方で半月板切除後には半月板自体の荷重面積の低下に加えて半月板の逸脱が生じ，関節軟骨の変性，OA の進行を生じることが知られるようになり[1]，それによって引退に追い込まれるアスリートも少なくない．近年では半月板切除術はさまざまな外科的手術の中で，選手生命を最も短縮させることが報告されている[2,3]．そのため，近年はできる限り半月板の温存を目指した治療が推奨されるようになり，手術器具や手技の進歩もあって積極的に縫合術が行われるようになってきている．一方で半月板縫合術の問題点としては後療法が長くなること，また再断裂の可能性が決して低くないことが挙げられる．

本項では，半月板損傷形態ごとにその治療法を概説し，併せて我々が行っている半月板機能温存への試みについて述べる．

1 半月板の損傷形態

半月板損傷の治療法は部位，断裂形態や前十字靱帯（anterior cruciate ligament：ACL）損傷合併の有無によって大きく異なる．その断裂形態はさまざまであり，代表的なものとしては縦断裂，横（放射状）断裂，水平断裂，フラップ状断裂，近年注目されている後根損傷，あるいは先天的な形態異常として円板状半月板などが挙げられる．

ACL 損傷には半月板損傷を高率に合併する．ACL 新鮮損傷例では外側半月板損傷が多く，陳旧例では内側半月板損傷が増加する．特に外側半月板後根損傷の多くは ACL 損傷に合併し，荷重分散機能だけでなく ACL 損傷膝における回旋制動性にも影響を与える[4]．また近年ではいわゆる ramp lesion（内側半月板後角部の関節包断裂）が ACL 損傷，特に陳旧性の ACL 損傷に合併し，前方および回旋制動性に影響を与えることが報告されている[5]．

先天的な形態異常としての円板状半月板はほとんどが外側に生じる．小児の半月板損傷は円板状

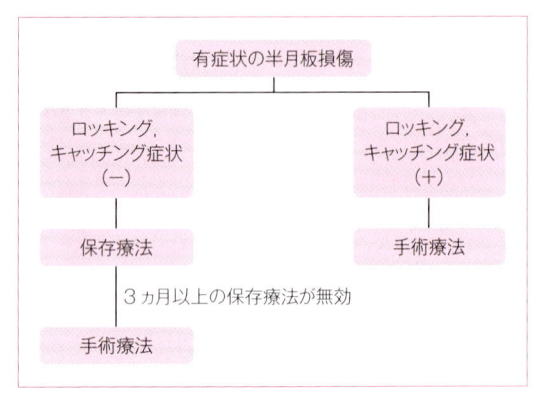

図1　半月板損傷に対する治療のアルゴリズム

半月板に起因するものが多く，受傷機転を伴わず発症するものも多い．ときに大腿骨外側顆に離断性骨軟骨炎を合併することがあり注意が必要である．

　近年注目されている病態として半月板の逸脱がある．半月板の荷重分散機能は荷重による軸圧をhoop stress に変換しエネルギーを吸収することによって行われているが，半月板の hoop を失うような損傷，すなわち放射状断裂，後根損傷，円板状半月，半月板切除後においては半月板が逸脱する．これは半月板の荷重分散機能が低下していることを示唆し，半月板の逸脱は OA の進行と相関することが示されている[6~8]．

2 半月板損傷の治療

　膝半月板損傷の治療には保存療法と手術療法がある（**図1**）．手術療法には大まかに切除術と縫合術があり，切除術と縫合術の利点欠点を十分に理解し治療法を選択する．

1 保存療法

　物理的症状がなく症状が疼痛のみの場合は保存療法で症状が軽快することもあり，原則としてまずはリハビリテーションやヒアルロン酸の関節内注射などの保存療法を行う．一方で半月板損傷自体が自然治癒することはほとんどなく，引っかかり，ロッキングなどの物理的症状が症状の中心である場合，3ヵ月以上の保存療法に抵抗する場合

には手術療法を考慮する．

2 手術療法

a）縫合術

　若年アスリートの半月板損傷では，損傷した半月板は温存すべきであり，関節鏡視下に可能な限り縫合する．縫合術により半月板の機能が温存でき，OA への進行を予防できる可能性があるが，後療法が長くなること，また特に半月板単独損傷では再断裂の可能性が決して低くないことなどが問題点として挙げられる．一方で ACL 損傷に合併する半月板損傷においては，ACL 再建術と同時に行うために後療法に大きな差が生じないこと，ACL 再建に伴う骨髄からの出血により治癒が促進されることから縫合術の成績は良好であり，積極的に縫合術を行うべきである．

　半月板縫合術の手術手技は大きく分けて以下の3つがある．

　① inside-out 法：両端針つき縫合糸を用い，関節内から縫合針を刺入し関節包上で糸を縫合する．主に中―後節に用いる．

　② outside-in 法：関節外から縫合のための器械を刺入して糸を通し，関節包上で糸を縫合する．主に前節に用いる．

　③ all-inside 法：縫合器械を用いて関節内の操作のみで縫合する．

　このうちどの手技を用いるかはその断裂形態によって異なる．以下断裂形態ごとに手術法の概略を示す．

（1）縦断裂

　中―後節の縦断裂は inside-out 法の良い適応となる．断裂部に対し，大腿骨側および脛骨側に垂直マットレス縫合を行い，先に展開しておいた関節包上で縫合する（**図2**）．小断裂，後角近くの断裂や ramp lesion に対しては all-inside 法で縫合することも多い．一方で前節部の縦断裂は outside-in 法を用いて縫合する．

（2）放射状断裂

　従来は部分切除術の適応であったが，切除により荷重分散機能が失われてしまうことから近年では積極的に縫合術が行われている．inside-out 法もしくは all-inside 法を用いて縫合するが，tie-

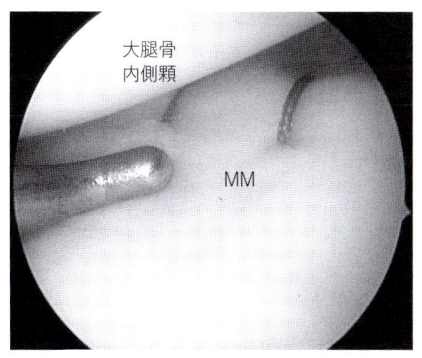

図2 内側半月板（medial meniscus：MM）中―後節の縦断裂に対する inside-out 法による縫合
（巻頭カラー参照）

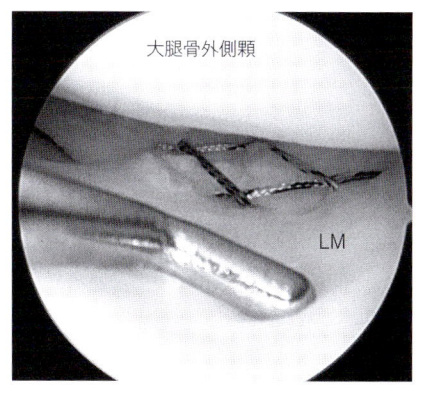

図3 外側半月板（lateral meniscus：LM）中節放射状断裂に対する tie-grip 法を用いた縫合
（巻頭カラー参照）

図4 ACL 再断裂例における陳旧性外側半月板後根損傷
a 外側半月板（LM）後根部は一見瘢痕治癒している（矢印）．meniscofemoral ligament は消失している．
b プロービングにて後根部が lift-off する．
c LM 中節部は逸脱し，相対する脛骨高原の軟骨は softening している．
d 断端の縫合，pull-out 固定後．断端部は骨孔内に十分に引き込まれ，LM の逸脱は完全に整復されている．
（巻頭カラー参照）

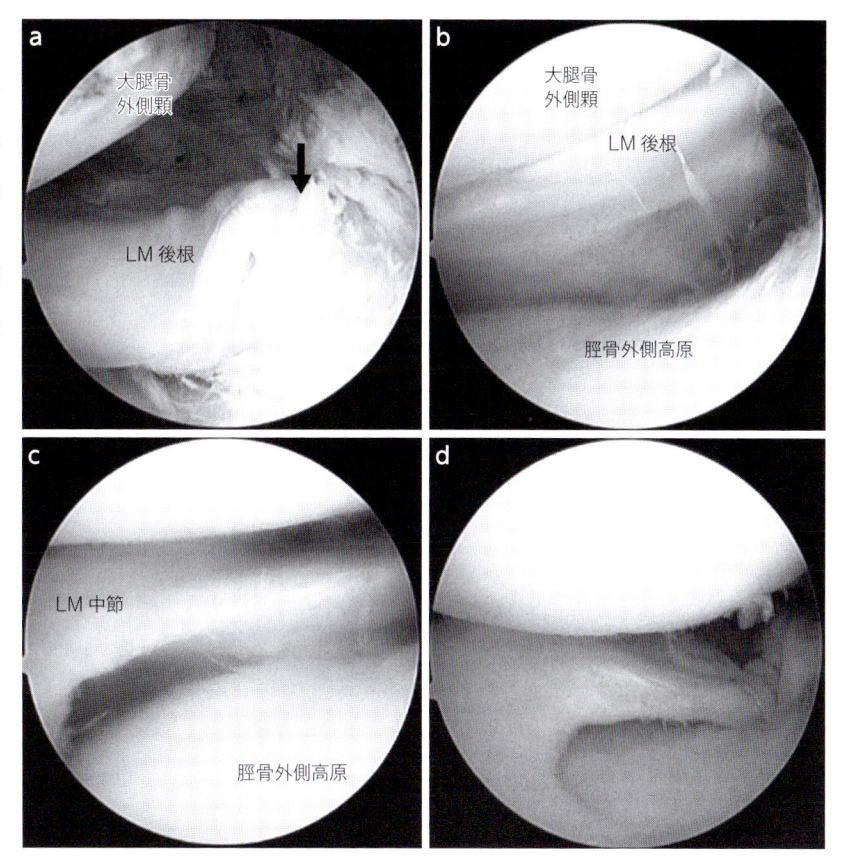

grip 法などを用いて強固な縫合を心がける（図3）．

（3）水平断裂

　同様に近年では縫合術が行われるようになってきている．断裂部位に応じて前節は outside-in 法，中―後節は inside-out 法，後角付近は all-inside 法を用いて縫合することが多い．

（4）後根損傷

　前述のごとく外側半月板後根損傷は ACL 損傷に多く合併し，荷重分散機能や膝安定性の観点から積極的に縫合すべきである．断裂形態に応じ all-inside 法，もしくは骨孔を作成し pull-out 法にて修復を行う（図4）．

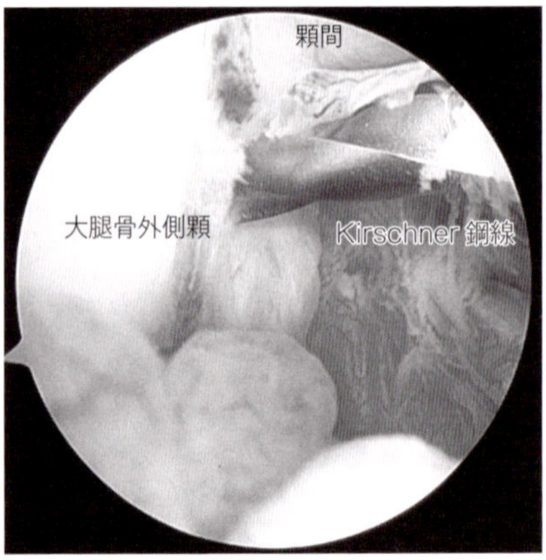

図5 ▶ 骨髄刺激法
大腿骨顆間部へ Kirschner 鋼線を用いて骨穿孔術を行うことにより，骨髄からの出血を促し半月板の治癒を促進する．
（巻頭カラー参照）

（5）円板状半月板

従来は亜全切除に至る例が大多数であったが，亜全切除術後に急激な軟骨損傷や離断性骨軟骨炎を生じることが多いため，近年では形成術と縫合術の併用によって積極的に辺縁部を温存する手術が試みられており，良好な短期成績が報告されている[9]．しかし円板状半月板は温存した辺縁部が手術時にはすでに変性していることも多く，また collagen fiber の配列が正常と異なることから[10]，たとえ半月板の辺縁を温存できても術後外方への逸脱を生じ急速に軟骨損傷が進む症例が存在することを留意しておかなければならない．

b) 半月板縫合術に対する治癒促進

特に半月板単独損傷に対する縫合術ではその再断裂率を低下させるためにも治癒を促すための手技は必須である．断裂部の新鮮化，断裂周囲半月・滑膜のラスピングに加え，フィブリンクロットや大腿骨顆間部への骨髄刺激法（**図5**）などが併用される．

c) 切除術

治癒困難な変性断裂などは鏡視下に部分切除を行う．切除術は縫合術と比較しスポーツへの早期復帰が可能である一方，前述のごとく術後に高率に OA 変化が進むため[1]，切除術と縫合術の利点欠点を十分に説明したうえで治療法を選択する必要がある．

3 半月板逸脱に対する機能温存の試み

1 半月板の逸脱

前述のように半月板は，断裂や変性などにより hoop 構造の破綻が生じると外方への逸脱を起こす．半月板の逸脱が生じると，その荷重分散機能が失われて関節軟骨に対する負荷が増大することから，OA を生じ，結果として引退に追い込まれる選手も少なくない．

半月板逸脱をきたす損傷形態のうち，前述のごとく後根部断裂や放射状断裂については近年の手術手技の発達により解剖学的に修復が可能になってきている．一方，半月板切除術は半月板逸脱の主な原因のひとつであり[11]，特に外側では膝窩筋腱裂孔の存在というその解剖学的特徴から，膝窩筋腱裂孔に切除が及ぶことにより容易に hoop が失われ半月板が逸脱する．またたとえ切除が膝窩筋腱裂孔に及ばずとも，半月脛骨関節包付着部の脆弱性により関節包が弛緩し逸脱が生じることが報告されている[11,12]．また円板状半月板においては，近年では形成術と縫合術の併用による良好な短期成績が報告されているが[9]，温存した辺縁部が手術時にはすでに変性していることも多く，また collagen fiber の配列が正常半月板と異なる[10]ことから，たとえ半月板の辺縁を温存できても術後逸脱を生じ急速に OA が進む例が存在することが報告されている[13]．

2 逸脱外側半月板に対する鏡視下 centralization 法

我々は半月板逸脱に対する新たな治療の試みとして，逸脱した外側半月板を膝窩筋腱裂孔のすぐ前方でアンカーを用いて内方化させる方法（鏡視下 centralization 法）を新たに開発した（**図6**）．同法は動物実験において，半月板逸脱により増加した関節軟骨にかかる接触圧を正常レベルまで低下させること[14]，半月板逸脱によって生じる経時的な OA 進行を抑制すること[15]が示されている．centralization 法の当初の適応は外側半月板切除術後の症例で，MRI の coronal view にて外側半月板の中節に 3 mm 以上の逸脱を生じており，そ

図6 逸脱外側半月板に対する鏡視下 centralization 法

a 外側半月板（LM）は逸脱し，脛骨外側高原の辺縁が露出している．

b アンカーの挿入．

c アンカーの糸を半月板辺縁の関節包に通し水平マットレス縫合を形成する．

d アンカーの糸を締結後（矢頭），LM が内方化されていることが鏡視下に確認できる．

（巻頭カラー参照）

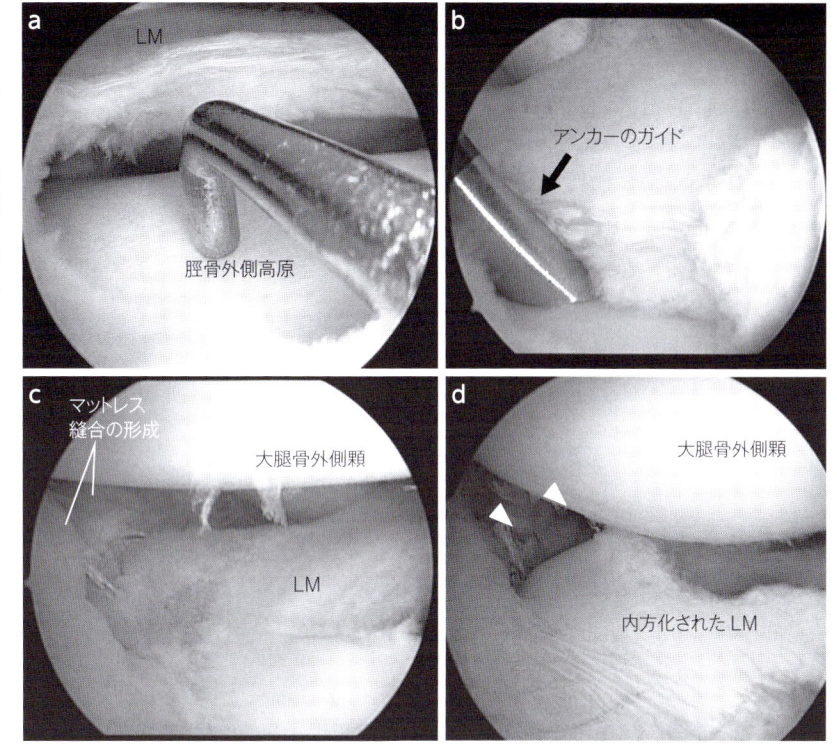

図7 鏡視下 centralization 法における画像所見の術前後経過

a MRI における半月板逸脱幅は術後有意に改善している．

b 単純 X 線ローゼンバーグ撮影における外側関節裂隙幅は術後有意に増加し，術後2年でも保たれている．

（文献16〜18より作図）

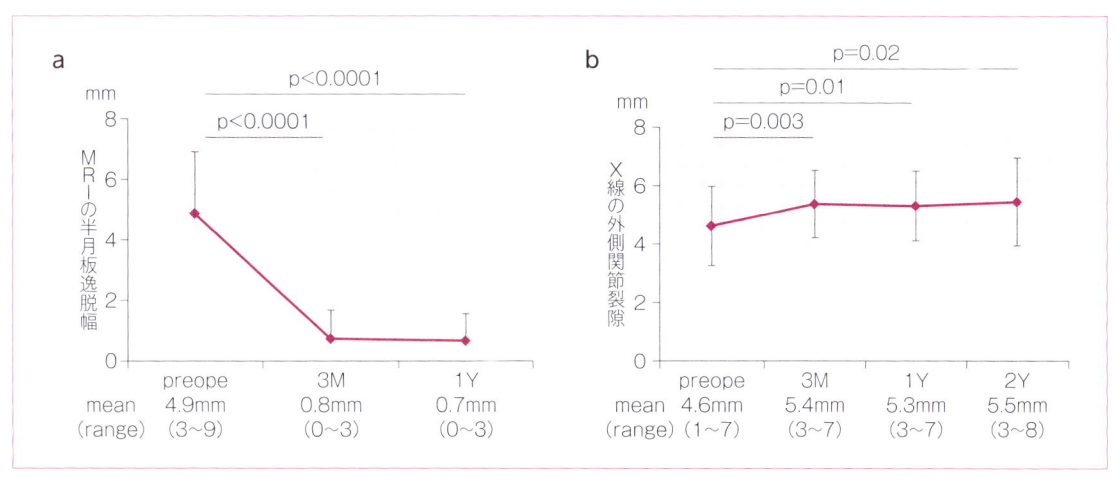

の機能不全が原因で OA や軟骨損傷をきたしていると考えられるものや，初回手術でも解剖学的修復が不可能な外側半月板逸脱例であり，また円板状半月板の初回手術例においても前述の理由から術後の逸脱を予防する目的で適応とした．その術後2年成績は臨床所見，画像所見ともに良好であった（**図7，表1**）[16〜18]．

本手法の利点としては外側半月板の中節が残存していれば施行が可能であり，本手法による荷重分散機能の再獲得が期待できる．すなわち，たと

表 1 ▶ 鏡視下 centralization 法の臨床成績

N = 20	術前	術後 2 年	p value
膝伸展角度患健差（°），mean（SD）	1.5（3.1）	0.1（0.3）	n.s.
膝屈曲角度患健差（°），mean（SD）	4.0（10.1）	0.5（1.5）	n.s.
McMurray test 陽性患者数	17	1	＜0.001
Lysholm score，mean（SD）	69（15）	97（3）	＜0.001
自覚的患者満足度，mean（SD）	22（21）	84（19）	＜0.001
自覚的スポーツパフォーマンスレベル，mean（SD）	15（19）	82（23）	＜0.001
KOOS，mean（SD）			
pain	72（7）	89（10）	0.001
symptoms	74（10）	91（7）	＜0.001
activity in daily life	89（6）	94（7）	n.s.
sport and recreational function	42（19）	79（24）	0.003
quality of life	46（26）	78（18）	0.003

（文献 16〜18 より作表）

え前回手術による切除範囲が膝窩筋腱裂孔にまで及んでいた場合でも，失われた hoop 機能を再建することはできないが，内方化された外側半月板は逸脱せずに“クッション”として機能しうる．また円板状半月板も本手法の良い適応である．前述のごとく円板状半月板の手術後には，たとえ半月板の辺縁を温存できても術後逸脱を生じうる．本手法はこの術後の逸脱を少なくとも短期的には予防しうると考える．

一方で本手法は膝屈伸時における半月板の正常な動きを制限してしまう可能性があり，それによって膝可動域制限や半月板の過制動による縫合部の破綻などを生じる危険性が考えられる．また本術式の最大の課題は長期成績であり，長期 follow-up においてどの程度の survival rate が得られるかを今後調査していく必要がある．

3 外側型 OA に対する centralization 法を応用した半月板形成術

近年では上記の良好な短期成績の結果を受けて，外側半月板/円板状半月切除後あるいは他の原因により残存半月が小さい，あるいはほぼ消失してしまった外側型 OA であり，特に人工関節置換術が適応とならないような若年者やスポーツ選手，骨性アライメントに過度の外反がなく遠位大腿骨骨切り術の適応とならないような症例に対して

も同法を応用した術式を適応している[19]．すなわち，大腿骨および脛骨の骨棘を切除するとともに，半月板欠損部の脛骨側関節包を剝離，前進させることによりアンカーを用いて関節包を内方化させたうえで，残存する半月板と縫合することにより hoop の再建を行うというものである（図 8）．

LM 切除後には術後急速に OA が進行する症例が多く存在する．若年者，特にアスリートにおけるこのような症例に対する手術法として，鏡視下 debridement，大腿骨遠位骨切り術（distal femoral osteotomy：DFO），半月板同種移植術（meniscus allograft transplantation：MAT）などが選択肢として挙げられる．しかしながら DFO はアスリートには適応しにくいこと，MAT は OA の進行した陳旧例では成績が悪いことや，本邦では施行が困難であることなどから，これまで有効な治療法はなかった．我々はこのような症例に対して centralization 法を応用した半月板形成術を開発し，症例数はまだ少ないものの良好な短期成績を得ている（図 9）．

本法の課題として，まだ短期の経過観察期間であり，長期成績が得られていないこと，症例数が少ないことなどが挙げられる．また特に円板状半月の症例などで大腿骨外側顆の低形成を伴うような外反膝においては本術式に DFO を併用すべきで

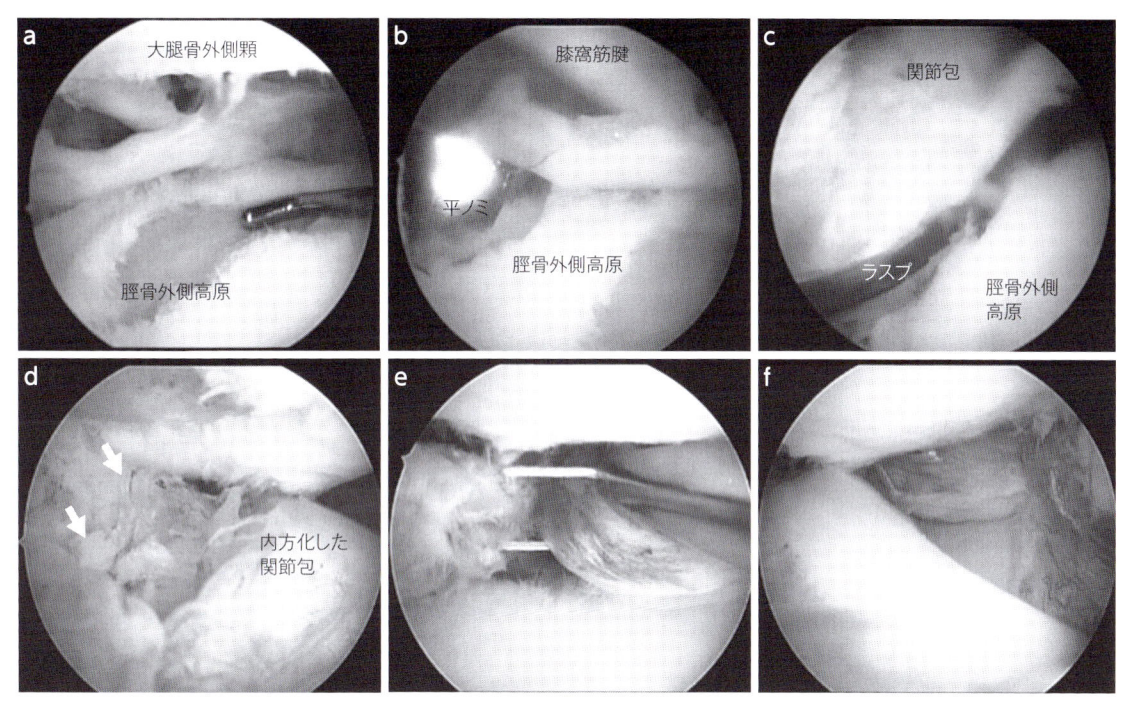

図8　外側半月板（LM）亜全切除後 OA 症例の手術所見

a　LM 中節部は欠損し，相対する脛骨高原の軟骨は欠損している．
b　脛骨骨棘の切除．
c　半月脛骨関節包の剝離．
d　内方化後．関節包が内方化されていることが鏡視下に確認できる（矢印：マットレス縫合締結部）．
e　内方化した関節包と残存している半月板後節を縫合．
f　最終的に内方化した関節包と残存 LM により hoop が形成された．
（巻頭カラー参照）

**図9　代表症例の単純 X 線
（a〜c）および MRI（d〜f）所見**

a.d　術前所見．外側関節裂隙の
　　消失と LM の欠損を認める．
b.e　術後 3ヵ月．X 線では外側
　　関節裂隙が開大し，MRI では
　　内方化された関節包（白矢印）
　　が確認される．
c.f　術後 1 年．X 線では外側関
　　節裂隙は 2mm まで開大し，
　　MRI では半月板様組織の再生
　　がみられる（白矢頭）．

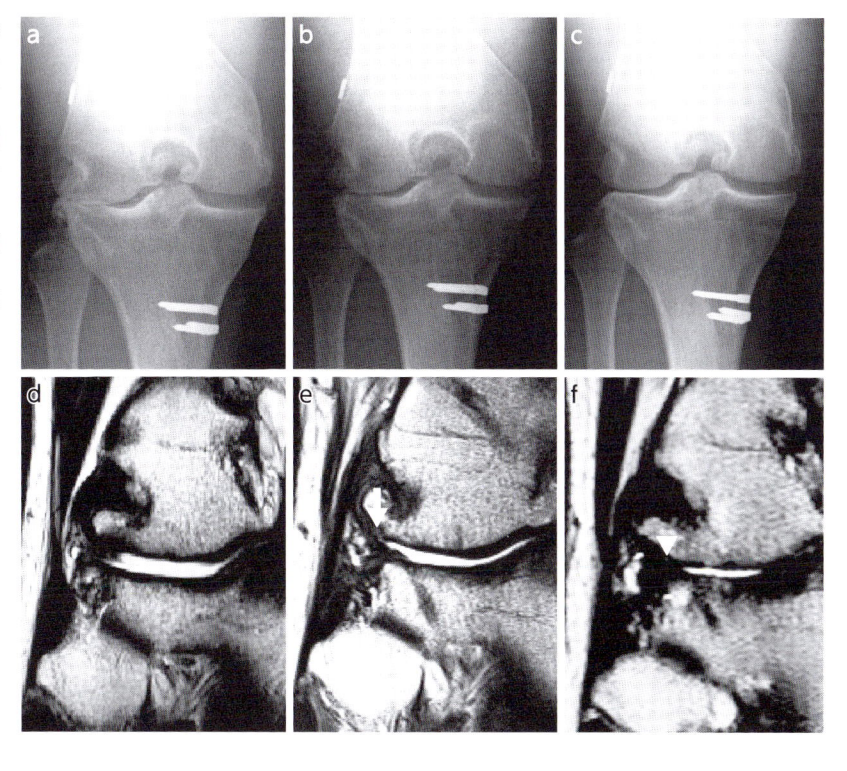

あると考える．しかしながら他に有効な手術方法がない現状においては，本法は少なくともスポーツ復帰が困難となっている若年アスリートに対しては半月板機能再建のための有効なオプションになりうる．

おわりに

スポーツ選手の半月板損傷に対する治療法の概略，ならびに我々が行っている逸脱半月板に対する半月板機能温存の試みについて述べた．スポーツ選手の半月板損傷に対する治療法は未だに切除術が多く行われているのが現状であり，切除術はスポーツへの早期復帰が可能である一方，術後に高率にOA変化を生じる．そのため損傷した半月板は可能な限り温存すべきであり，関節鏡視下に可能な限り縫合する．縫合術により半月板の機能が温存でき，OAへの進行を予防できる可能性があるが，後療法が長くなること，また再断裂の可能性が決して低くないことなどが問題点として挙げられる．以上を踏まえ，切除術と縫合術の利点欠点を十分に患者に説明したうえで治療法を選択する．一方で半月板が逸脱していたり，半月板の温存が困難，もしくはすでに欠損しておりOA変化をきたしたりしている症例においては，centralization法は半月板機能再建のための1つのオプションとなりうる．

◆ 文 献

1) Paradowski PT, et al：Osteoarthritis of the knee after meniscal resection：long term radiographic evaluation of disease progression. Osteoarthritis Cartilage 24：794–800, 2016

2) Minhas SV, et al：The effect of an orthopaedic surgical procedure in the National Basketball Association. Am J Sports Med 44：1056–1061, 2016

3) Nawabi DH, et al：Return to play after lateral meniscectomy compared with medial meniscectomy in elite professional soccer players. Am J Sports Med 42：2193–2198, 2014

4) Minami T, et al：Lateral meniscus posterior root tear contributes to anterolateral rotational instability and meniscus extrusion in anterior cruciate ligament–injured patients. Knee Surg Sports Traumatol Arthrosc 26：1174–1181, 2018

5) Peltier A, et al：The role of the meniscotibial ligament in posteromedial rotational knee stability. Knee Surg Sports Traumatol Arthrosc 23：2967–2973, 2015

6) Berthiaume MJ, et al：Meniscal tear and extrusion are strongly associated with progression of symptomatic knee osteoarthritis as assessed by quantitative magnetic resonance imaging. Ann Rheum Dis 64：556–563, 2005

7) Lee DH, et al：Predictors of degenerative medial meniscus extrusion：radial component and knee osteoarthritis. Knee Surg Sports Traumatol Arthrosc 19：222–229, 2011

8) Guermazi A, et al：Baseline radiographic osteoarthritis and semi–quantitatively assessed meniscal damage and extrusion and cartilage damage on MRI is related to quantitatively defined cartilage thickness loss in knee osteoarthritis：the Multicenter Osteoarthritis Study. Osteoarthritis Cartilage 23：2191–2198, 2015

9) Ahn JH, et al：Arthroscopic partial meniscectomy with repair of the peripheral tear for symptomatic discoid lateral meniscus in children：results of minimum 2 years of follow–up. Arthroscopy 24：888–898, 2008

10) Atay OA, et al：Discoid meniscus：an ultrastructural study with transmission electron microscopy. Am J Sports Med 35：475–478, 2007

11) Kijowski R, et al：Arthroscopic partial meniscectomy：MR imaging for prediction of outcome in middle–aged and elderly patients. Radiology 259：203–212, 2011

12) Nasu H, et al：An anatomic study on the attachment of the joint capsule to the tibia in the lateral side of the knee. Surgical and radiologic anatomy：SRA 2017

13) Choi NH：Radial displacement of lateral meniscus after partial meniscectomy. Arthroscopy 22：575 e1–4, 2006

14) Ozeki N, et al：Biomechanical analysis of the centralization procedure for extruded lateral menisci with posterior root deficiency in a porcine model. J Orthop Sci pii：S0949–2658（19）30064–8, 2019

15) Ozeki N, et al：Centralization of extruded medial meniscus delays cartilage degeneration in rats. J Orthop Sci 22：542–548, 2017

16) An JS, et al：Osteochondral lesion of lateral tibial plateau with extrusion of lateral meniscus treated with retrograde osteochondral autograft transplantation and arthroscopic centralisation. Asia–Pacific journal of sports medicine, arthroscopy, rehabilitation and technology 8：18–23, 2017

17) Koga H, et al：Arthroscopic centralization of an extruded lateral meniscus. Arthrosc Tech 1：e209–212, 2012

18) Koga H, et al：Two–year outcomes after arthroscopic lateral meniscus centralization. Arthroscopy 32：2000–2008, 2016

19) Nakagawa Y, et al：Arthroscopic centralization achieved good clinical improvements and radiographic outcomes in a rugby player with osteoarthritis after subtotal lateral meniscectomy：A case report. J Orthop Sci pii：S0949–2658（17）30242–7, 2017

半月板手術後の再損傷予防のためのリハビリテーション

小柳磨毅・木村佳記

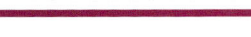

要点整理

半月板手術後の再損傷予防のためのリハビリテーションは，術式や症状に応じた個別的，段階的な課題達成型のプログラムを実施する．プログラムは，膝の臨床症状と姿勢や動作の詳細な評価に基づいて進行する．中核をなす運動療法は，半月板への力学的負荷（圧縮と剪断，回旋など）を階層化して段階的に実施し，損傷部への負荷集中を回避する姿勢制御能力を獲得する．

1 術後リハビリテーションの原則

損傷半月板の温存を目指す半月板縫合術をはじめ，半月板損傷に対する手術療法は，日々進歩して適応が拡大している[1]．さらに動物実験の知見などに基づき，縫合術後においてもスポーツ復帰まで最短で6ヵ月間のリハビリテーション（リハ）プログラムが実施されている[2]．一方で，術後の組織治癒や生体力学は不明な点も多く，再断裂により再手術が必要な症例や，関節症変化が進行する例も報告されている．このため，手術後のリハは再損傷の予防に配慮し，単に時系列に進行するのではなく，術式や症状に応じた個別的，段階的な課題達成型のプログラムとして進めることが肝要である．課題達成型プログラムの実現には，膝の臨床症状と姿勢や動作の詳細な観察，半月板への圧縮や剪断，回旋などの力学的負荷を階層化した運動療法が必要である．神経線維に乏しい半月板の治癒過程では，疼痛だけでなく腫脹や熱感，クリックやひっかかり感の有無に注意する．経過中にこれらの症状が急激に出現，増悪または持続する場合は，運動負荷を制限する．さらに損傷部への負荷集中を回避する，合理的な姿勢（運動）制御能力の獲得は，再損傷の予防に貢献する．

本項では，再損傷予防に向けた半月板術後のリハを，物理療法，運動療法，補装具について示す．特に中核を成す運動療法は，力学的負荷に直結する荷重条件に分類して解説する．

2 物理療法

フィブリンクロットの挿入や大腿骨顆部のドリリングなど[1]の生物学的治癒の促進技術が適用された半月板縫合術では，術後の腫脹と疼痛が非常に強い症例がある．関節穿刺や投薬の判断材料として，適宜，医師に関節症状を報告する．

術後数日は持続冷却装置を用い，その後は運動後の炎症再燃を抑制するためにRICEを徹底する（**図1a**）．高電圧電気刺激療法や微弱電流刺激療法は，それぞれ急性期の浮腫軽減や創傷治癒の促進に有効とされ，積極的な使用が推奨される[3]．関節水腫や疼痛は大腿四頭筋の収縮を抑制するため，神経筋電気刺激を利用し，大腿四頭筋セッティングと同期させる．電気刺激の併用は筋萎縮の予防のみならず，筋収縮により組織間の癒着を防ぎ，滑走性を維持する効果も期待できる（**図1b**）．

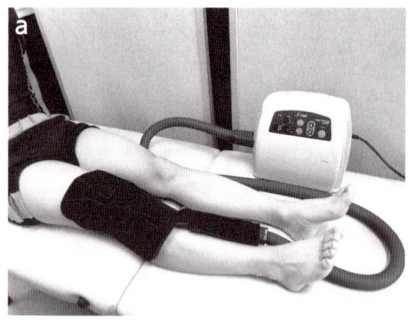 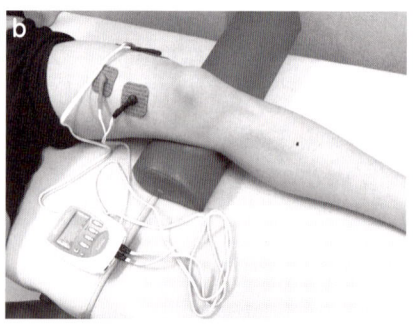

図 1 ▶ 物理療法
a　アイシングシステム CE 4000
　　（日本シグマックス株式会社）
b　神経筋電気刺激（Rehab：
　　chattanooga™，日本シグマッ
　　クス株式会社）

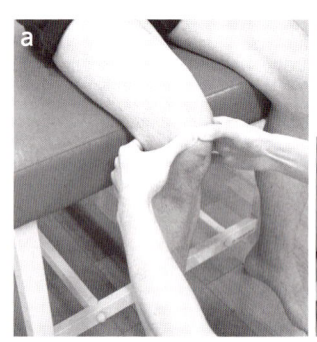 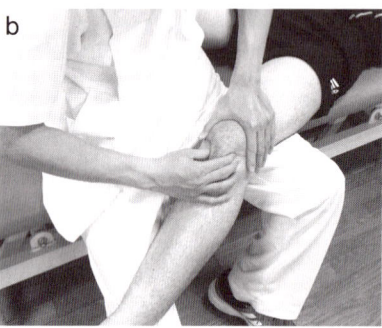 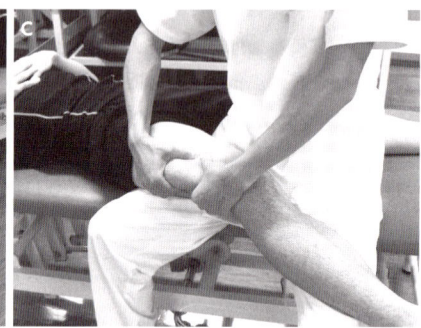

図 2 ▶ 軟部組織のモビライゼーション
a　膝蓋骨の上方組織（膝蓋骨の下方誘導）
b　膝蓋下脂肪体
c　大腿外側

3 運動療法

1 柔軟性（関節可動域）の維持・改善

　術後 1〜2 週間は関節運動を制限し，その後，段階的に可動域を拡大する．可動域の拡大には，膝周囲における軟部組織の被動性を維持するモビライゼーションと，筋の伸張性を維持するストレッチングの手技を用いる．

a）軟部組織のモビライゼーション

　関節包は切開や縫合糸の締結，膝蓋下脂肪体は関節鏡ポータルの作成による侵襲を受けて柔軟性や滑走性が低下するため，創部の治癒後にモビライゼーションを行う．他動的な膝蓋骨の移動や傾斜は，膝蓋上嚢や膝蓋下脂肪体，膝蓋支帯や広筋群などの柔軟性を反映する（図 2a, b）．関節角度に応じて，広筋群，腸脛靱帯，大腿二頭筋などを一塊に絞り出し，各組織の変形と組織間の滑走を促して拘縮を予防する[2]（図 2c）．

b）筋のストレッチング

　半月板は膝屈曲に伴い後方に変位し，特に深屈曲では変位に加えて変形も大きい[4]．半月板縫合術後は，膝関節の過屈曲に注意して可動域と柔軟性を改善する．開始期は Thomas test 変法[5]の肢位を用いて，股関節前面の伸張を行う（図 3a）．本法では腹臥位での膝屈曲では伸張され難い大腿直筋近位の伸張が可能である[6]（図 3b）．次に可動域が膝屈曲 120°を超えれば，あらかじめ膝関節を制限範囲まで屈曲した後，骨盤後傾位を保持して股関節を伸展する（図 3c）．本法は膝関節の過屈曲を防ぎつつ，大腿直筋と外側広筋の遠位を効率的に伸張できる[7]（図 3d）．

　体重負荷した持続伸張は膝屈曲拘縮の改善に有用であるが，反張膝の症例では，過伸展による前節部への過剰な圧縮を避ける（図 3e）．

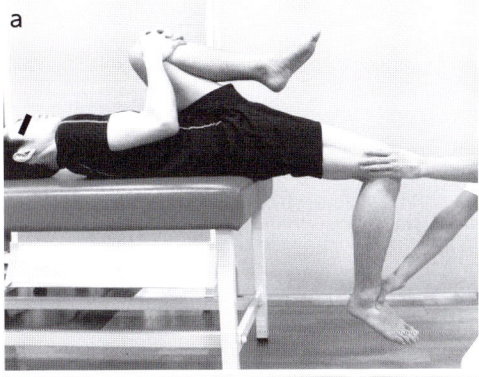
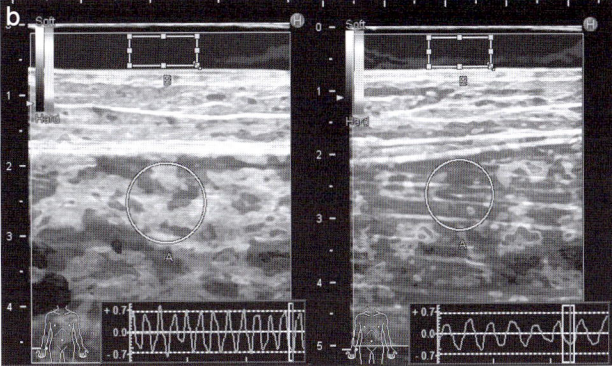
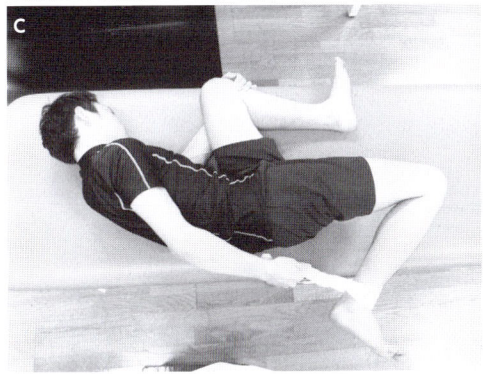
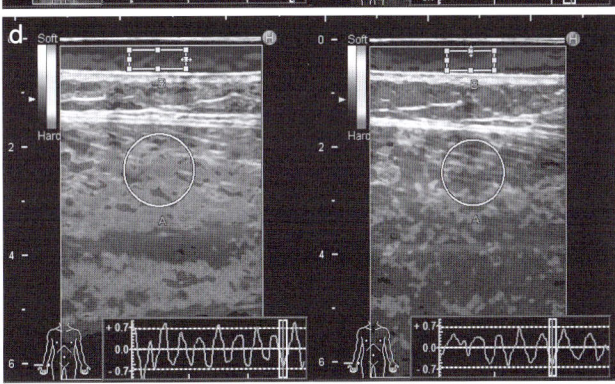
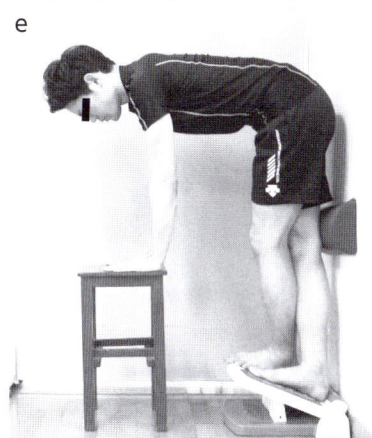

図3 ストレッチング
a modified Thomas test 肢位を用いたストレッチ
b 大腿直筋近位の超音波エラストグラフィ画像
安静時（左）に比べて伸張時（右）は組織弾性が増加し，カラーマッピングの分布が青色（hard）に変化している．
c 大腿四頭筋遠位部のストレッチ
d 外側広筋遠位の超音波エラストグラフィ画像
安静時（左）に比べて伸張時（右）は組織弾性が増加し，カラーマッピングの分布が青色（hard）に変化している．
e 過伸展を制御した持続伸張（後脚）
（b，d：巻頭カラー参照）

2 筋力強化（非荷重位）

　強負荷のレッグエクステンションは，全荷重に相当する膝関節の圧縮力や剪断力を生じる[8]．このため，半月板の変形と膝関節における前後の剪断力が少ない膝屈曲60°前後での等尺性収縮から強化を開始する（図4a，b）．その後，徐々に等張

性運動を開始し，負荷量を漸増する．荷重トレーニングへの移行前には，膝伸展位から脱力して屈曲した後，急激に伸展する反動を加える．膝伸展域における下腿の前方への変位と剪断力を抑制するために，下腿近位を支点として，大腿遠位の後面から負荷を加える（図4c）．逆に後方への変位と剪断力の抑制には，下腿遠位を支点として，下

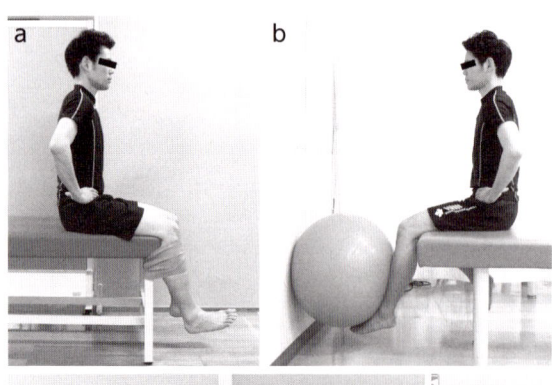

図4 ▶ **筋力強化（非荷重位）**
a tube
b balloon
c 下腿近位を支持支点
大腿遠位に抵抗
d 下腿遠位を支持支点
下腿近位に抵抗
e sling bridge
f side bridge

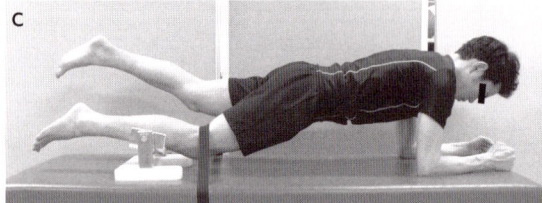
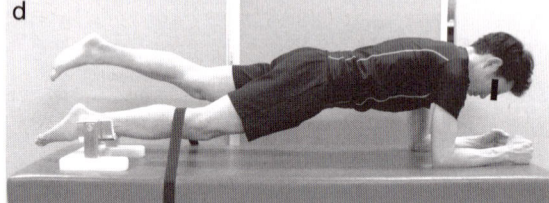
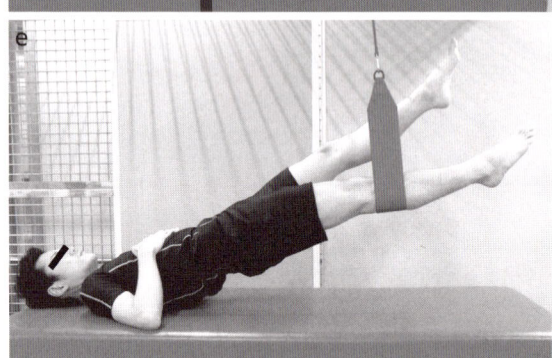
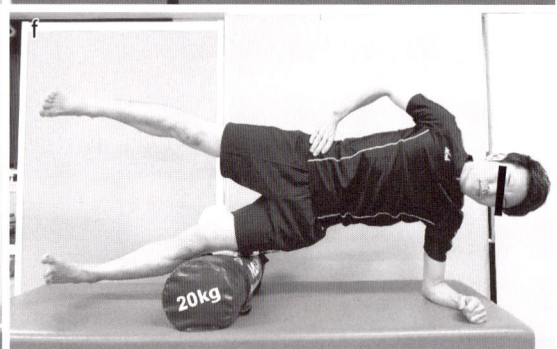

腿近位の後面から負荷を加える（**図4d**）．

　同様にレッグカールにおける膝深屈曲と後方剪断力の抑制には，下腿近位の後面で支持し，股関節を伸展する sling bridge を用いる（**図4e**）．

　side bridge の内反負荷を回避するため，大腿遠位で支持する（**図4f**）．

3 筋力強化・姿勢制御トレーニング（半荷重位）

　膝屈伸時における半月板の変位は荷重に伴い増大することから[9]，全荷重でのトレーニングに先駆けて，可及的に半荷重位で筋力強化と姿勢制御の機能改善を図る．

　前後開脚にて片側殿部を着座した half sitting 姿勢で，体幹の前傾運動により前方の脚に負荷を与える[2]（**図5a**）．本法は，部分荷重で股関節の屈伸を伴わずに実施でき，両脚スクワットに比較して

膝内外反負荷は小さいが大腿四頭筋の活動は高い[10]．術側を後方に接地した half sitting での体幹後傾運動は，両脚スクワットに比較して荷重量が小さいにもかかわらず，内側広筋の活動が特に高まる[11]（**図5b**）．

　上下肢で体重支持する scrum 姿勢は大腿四頭筋の活動が高く，支持脚による姿勢の対称性も評価できる（**図5c**）．座面と背部で支持した leg press は，両脚での等尺性の蹴り出しから開始し，最終的に片脚の膝伸展位から脱力して屈曲した後，急激に伸展する反動を加える．これらは，走行や跳躍に必要な筋腱複合体の伸張と腱への弾性エネルギーの蓄積と，これに続くパワー発揮の基礎となる（**図5d**）．

　ペダリング動作は圧縮と剪断の負荷が小さく，フィットネスの改善も行える．懸垂装置や水中の

図5　筋力強化・姿勢制御ト
レーニング（半荷重位）
a　forward half sitting
b　backward half sitting
c　scrum
d　leg press

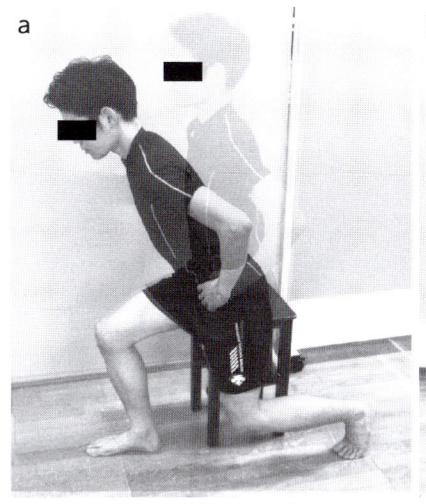
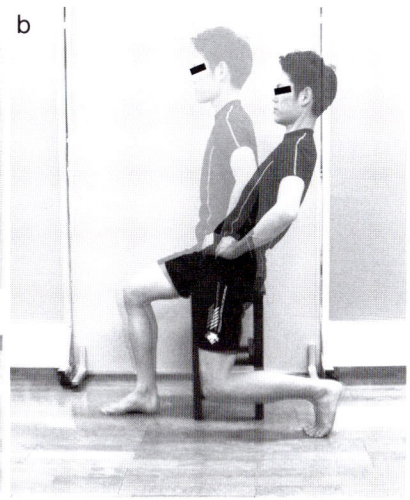
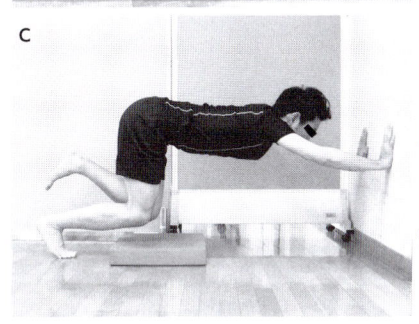
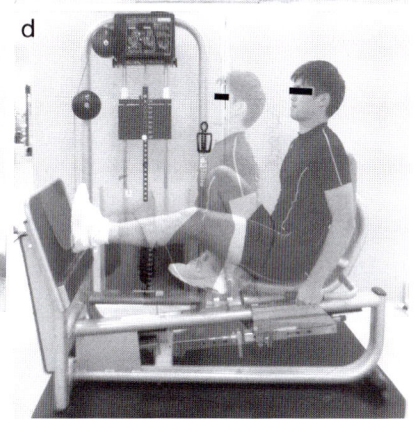

浮力を利用した歩行やランニングは，全荷重に先駆けて実施する．

4 姿勢制御・衝撃吸収・加速機能・方向転換トレーニング（全荷重位）

a）姿勢制御能力の獲得

半月板を円周状に走行するコラーゲン線維は，軸圧荷重を円周方向に変換，分散する機能を持つが，横方向の力には脆弱である[12]．このため，膝関節の過度の回旋や内外反は，縫合部に過剰な横方向の力を与える可能性が高い．

姿勢制御能力の獲得は，スクワットや跳躍動作を含め，以下に示す静的な片脚立位姿勢の保持が基本となる．前額面上で下肢と体幹は正中，骨盤と肩甲帯は水平を保持し，矢状面上では，体幹と下腿の軽度屈曲と骨盤前傾を保持する．これらの姿勢保持が困難な場合は，大腿四頭筋力，足部アーチ機能，体幹や骨盤の支持機能などの低下が

示唆される（図6a）．静的な姿勢制御に続き，身体重心の上下動，体幹や対側下肢の移動などを加え，より動的な姿勢制御能力を獲得する（図6b）．

スクワットは適度な前傾姿勢を保ち，膝関節の屈曲は0〜60°の範囲から開始し，100°まで増大する．半月板の変位や変形が大きいフルスクワットは，復帰まで控える．屈曲に伴い膝関節が過剰に内側移動（knee-in）する症例は，股関節を能動的に外転・外旋させ，足部外側への荷重を誘導する．

後脚の大腿四頭筋の活動が顕著に高まるsplit squat（図7a）は，脛骨プラトーの垂直化により，膝関節の圧縮力が低減される[13]．

backward leg reach exercise（図8a）の床反力ピークは，最終姿勢が同一であるforward lunge exercise（図8b）のおよそ65％である[14, 15]．膝関節への衝撃が小さいleg reach exerciseは，lunge

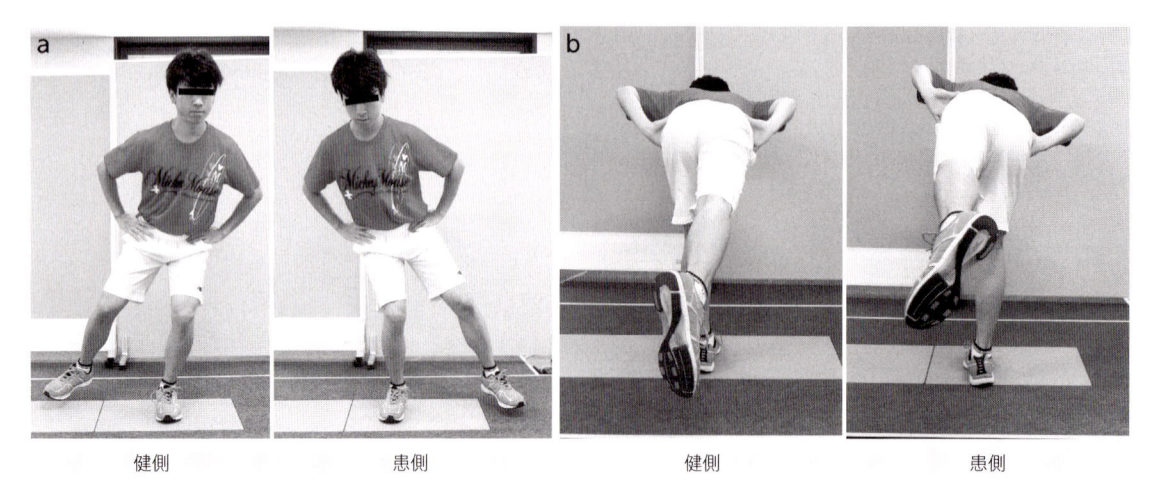

図6 ▶ 姿勢制御能力の獲得（全荷重位）
a 対側股関節を外転した片脚スクワット姿勢
b 体幹を前傾した片脚立位姿勢

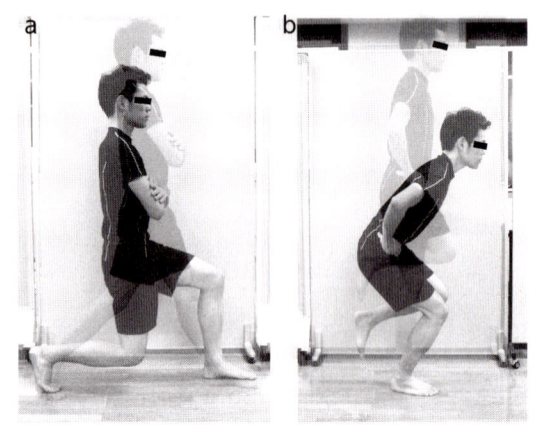

図7 ▶ スクワット（全荷重位）
a split squat
b modified drop squat

exercise に先行して実施する．さらに leg reach exercise は，対側下肢の移動に抵抗負荷する resistive backward leg reach で，膝伸展モーメントは 30％増大する[16]．前額面上で移動（外転）に抵抗負荷する resistive lateral leg reach exercise（図8c）も同様に，股関節の外転モーメントがおよそ 67％増大し，膝関節に加わる外部モーメントは外反から内反に変換する[17]．side lunge（図8d）は接地直後に急激な内旋が生じるため，足部を外転した肢位から開始する．

姿勢制御能力の向上に応じて，片脚支持で上肢

や体幹部への運動負荷を加え，速度を漸増する（図9）．股関節や体幹の運動でこれらの負荷を吸収し，膝関節への下行性の運動連鎖を制動する能力を高める．

b）衝撃吸収・加速機能の獲得

着地衝撃は，足尖接地から床反力ピークまでの到達時間に反比例する[18]ことから，トレーニングの導入にはトランポリンなどを用いて衝撃を緩和する．こうした衝撃緩和は着地後の重心動揺も抑制する．着地動作において，膝伸展域では半月板前節，過屈曲位では半月板後節の負荷が大きくなるため[19]，スクワットと同様に適度な膝屈曲運動が必要である．体幹と骨盤の適度な前傾は，足圧中心を前方に位置させて足底屈・股伸展モーメントを増加させ，膝関節負荷と衝撃を低減できる[20]．

爪先立ちから脱力して下降し，踵接地の瞬間に膝関節を屈曲して急激に停止する modified drop squat（MDS）[21]は，膝関節における衝撃吸収機能の評価とトレーニングに用いる（図7b）．MDS は膝関節負荷が走行や跳躍の接地時より小さいが，踵接地に伴って膝関節の伸展モーメントとパワーを発揮する衝撃吸収の力学特性はこれらと近似する[21]．MDS の膝屈曲角度や円滑性が低下する症例は，走行や跳躍の着地時にも同様の現象が観察される．このため，まず両脚 MDS を安定させ，次に片脚 MDS の左右差を改善し，ミニジャンプや

図8　リーチとランジ（全荷重位）
a　resistive backward leg reach
b　forward lunge
c　resistive lateral leg reach
d　外力を加えた side lunge

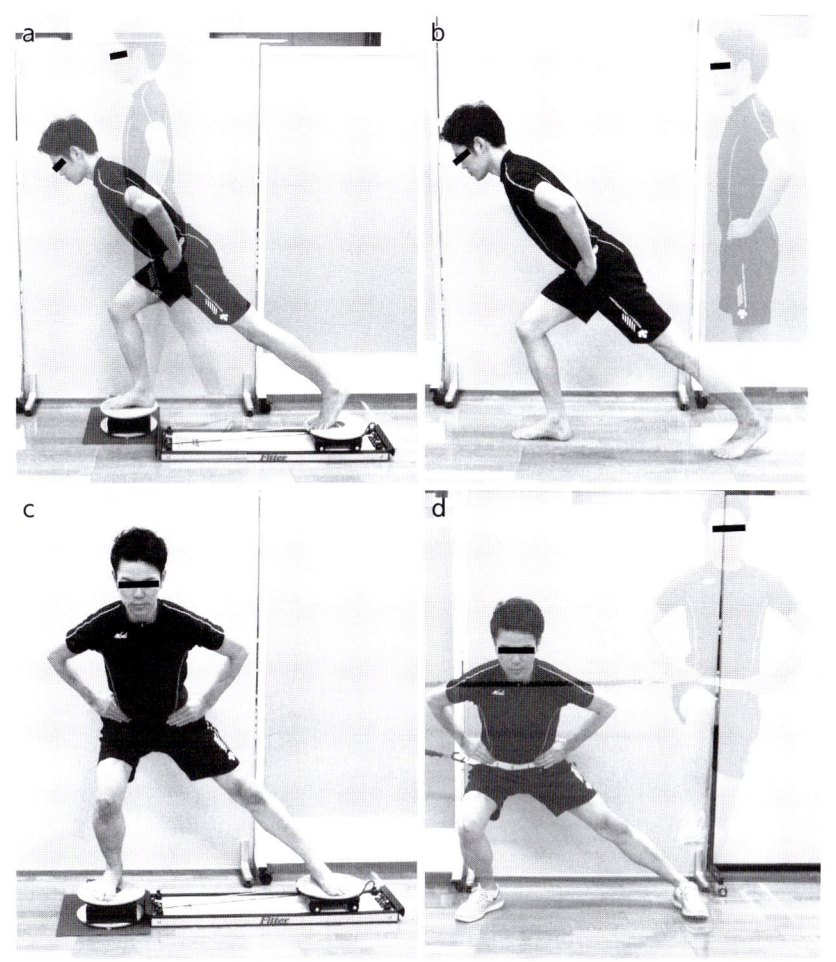

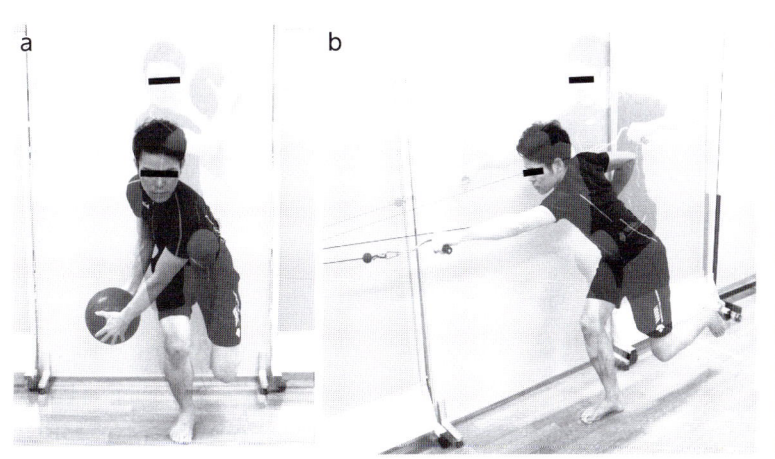

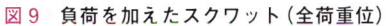

図9　負荷を加えたスクワット（全荷重位）
a　ball
b　wire

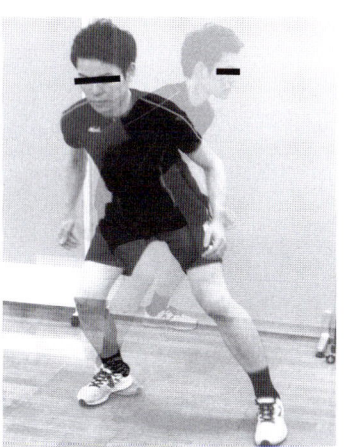

図10　方向転換トレーニング（全荷重位）
pivot turn.

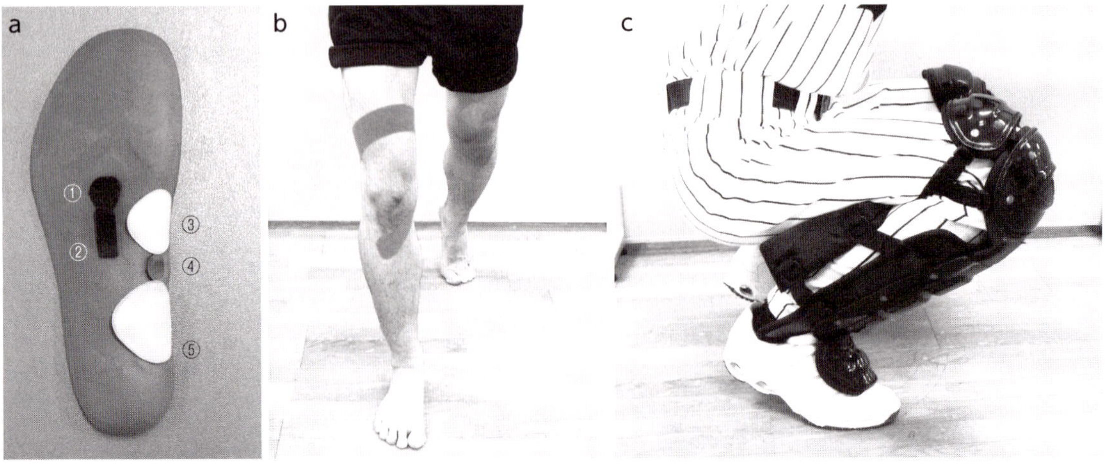

図11 ● 補装具
a　足底板
① 横アーチ前方，② 横アーチ後方，③ 第一中足骨挙上，④ 楔状骨挙上，⑤ 後足部回外
b　テーピング（内旋誘導）
c　下腿後面パッド

ジョギングに移行する．

爆発的な推進力を発揮するための加速機能の強化は，衝撃吸収に引き続いて求心性収縮を行うプライオメトリックトレーニングを用いる．脱力により膝関節を屈曲して着座した後，急激に立ち上がる運動は，膝関節のパワー発揮を強化する．着地衝撃の吸収と跳躍の離地の両局面への貢献度が大きい足関節パワーの強化には，足関節の底背屈運動を中心とした跳躍動作を行う．股関節のパワートレーニングは，短距離走のスタート姿勢から急激に股関節を伸展して前方に踏み出す．

c）方向転換動作の獲得

接地後の方向転換は，前足部と股関節の回旋を一致させることで，膝関節における過度の回旋・圧縮を回避する（図10）．踵からの接地は衝撃の増大と膝関節へ強い回旋負荷を与えるリスクがある．

4 補装具

足底板はアーチを安定させ，踵接地を遅らせて衝撃を緩和する（図11a）．またテーピングは過剰な関節運動の制動や，合理的な姿勢の誘導に有用である（図11b）．さらに，着圧ウエアも衝撃吸収の効果があるとされる．

競技特性により，膝深屈曲と回旋を繰り返す症例には，膝窩部に挿入して蹲踞位の半月板後節へのストレスを軽減するパッドが開発されている（図11c）．

フィールドのトレーニングを開始する際は，衝撃吸収性が高く床面との摩擦が小さいシューズを着用する．

おわりに

再損傷の予防を目指す半月板手術後のリハは，治癒過程に合わせ，過負荷となる膝関節の圧縮力，剪断力および回旋力を回避する．さらにスポーツ復帰に向けて，個別的，段階的な課題達成型プログラムにより，合理的な姿勢制御能力を獲得する．

◆ 文　献

1）中田　研ほか：半月板修復（縫合）術：半月板単独損傷．臨スポーツ医 30（臨時増刊）：137-142，2013
2）木村佳記ほか：半月板単独損傷（縫合術後）．スポーツ理学療法プラクティス 急性期治療とその技法，片寄正樹ほか編，文光堂，東京，184-194，2017
3）玉置龍也：スポーツ傷害に対する物理療法と運動療法の実践．理学療法学 43（suppl 3）：116-119，2016
4）中田　研ほか：3D dynamic MRI による前十字靱帯・半月板の動態解析．整・災外 55：1375-1382，2012
5）Harvey D：Assessment of the flexibility of elite athletes using the modified Thomas test. Br J Sports Med 32：68-70, 1998
6）木村佳記ほか：大腿四頭筋の伸長肢位と組織弾性の関係 —Modified Thomas test と Ely test 肢位の比較—．日整外超

I

ACL・半月板損傷

音波学会誌 29：38-44，2017

7） 木村佳記ほか：大腿四頭筋の伸長法と組織弾性の関係―骨盤肢位による影響―．日整外超音波学会誌 28：28-33，2016

8） Nisell R：Mechanics of the knee. A study of joint and muscle load with clinical applications. Acta Orthop Scand Suppl 216：1-42, 1985

9） Vedi V, et al：Meniscal movement. J Bone Joint Surg Br 81：37-41, 1999

10） 多田周平ほか：Half sitting を用いた体幹前傾運動とスクワットの運動力学的特性の比較―三次元動作解析装置と筋電計を用いた分析―．第 50 回日本理学療法士学術大会抄録集，530，2015

11） 瀬戸菜津美ほか：Backward half sitting exercise の運動力学的解析．第 45 回日本臨床バイオメカニクス学会抄録集，136，2018

12） Tissakht, M et al：Tensile stress-strain characteristics of the human meniscal material. J Biomech 28：411-422, 1995

13） 木村佳記ほか：スプリットスクワットの運動解析．臨床バイオメカニクス 32：441-448，2011

14） 木村佳記ほか：フォワードランジにおける前脚の動作解析．日本臨床バイオメカニクス会誌 25：425-429，2004

15） 小川卓也ほか：バックワードランジの運動解析．臨床バイオメカニクス 32：449-454，2011

16） 木村佳記ほか：後方へのレッグリーチ動作における支持脚の運動解析．臨床バイオメカニクス 30：451-456，2008

17） 木村佳記ほか：側方への抵抗レッグリーチ動作における支持脚の運動解析．臨床バイオメカニクス 31：445-452，2010

18） 阿江通良ほか：第 18 講スポーツ用具のバイオメカニクス．スポーツバイオメカニクス 20 講，朝倉書店，東京，139-146，2002

19） 中田　研ほか：膝軟骨・半月板損傷 損傷を防ぐポイント．臨スポーツ医 25（臨時増刊）：127-134, 2008

20） Shimokochi Y, et al：Changing sagittal plane body position during single-leg landings influences the risk of non-contact anterior cruciate ligament injury. Knee Surg Sports Traumatol Arthrosc 21：888-897, 2013

21） 近藤さや花ほか：衝撃吸収の評価としての改変ドロップスクワットの運動解析．臨床バイオメカニクス 37：327-334，2016

◆ 執筆協力者

多田周平・山田大智

II

上肢の外傷・障害

ラグビーでの疫学調査と動作解析

川崎隆之

要点整理

　ラグビー選手の肩関節脱臼をテーマに外傷疫学やタックルの動作解析を行い，その知見や筆者の経験から予防を中心とした現場に有益なポイントを考察した．競技において脱臼の発生状況は多様であるため，予防に対して取り組むべき課題も多いが，ユース世代のタックル技術を向上させることが最も効果的であると思われる．

はじめに

　ラグビー競技はコンタクトプレーが多く，競技が激しくなる高校生以上のカテゴリーになるにつれ外傷性肩関節脱臼の頻度が高くなる．多くの場合手術が必要で，選手に与える負の影響は決して看過できないものである．外傷の予防は疫学などの臨床調査から抽出した受傷メカニズムやリスク因子に対して，効果的な介入方法を考案してその効果を検証するといった工程を踏むことが一般的であり，本項では筆者らが取り組んできた内容を概説する．

1 外傷疫学調査：内在リスク因子と受傷機転

　筆者らはまず肩関節脱臼の実態を調査するべく，全国大会出場かそれに準じた力をもった関東圏の高校ラグビー7チーム（415選手）を対象として外傷疫学調査を行った[1]．2シーズンを通した調査における肩関節初回脱臼頻度（発生率）は3.2events/1,000player-game hourであり，これは1チーム15人が50試合（4,000時間）行った場合3.2人が受傷したことを示す．また全選手のうち，一度でも肩を脱臼したことのある選手の割合（有病率）は15％であった．これは全国大会に出場した中学生の6.8％，高校生の11.4％に

脱臼歴があったと報告した外山ら[2,3]の結果とおおむね一致した．この調査とは別に筆者らがチームドクターとして関わる大学チームでは，脱臼歴を有する選手は20％を越えており，そのほとんどが高校生活3年間で初回受傷を経験している．これらは少ないサンプルサイズ，強豪チームという偏りはあるにせよ，国内におけるユース選手の肩関節脱臼がいかに多いかを表すものであった．

　これに対して海外のラグビー強豪国が示す脱臼罹患率は国内のものと異なり，プロフェッショナルなチームの発生率が最も多く，競技カテゴリーが上がるにつれ，体重やスピードが増加し，受傷頻度も高くなると認識されている（**表1**）[1,4~8]．こうした違いは，海外強豪国に比べて国内ユースラグビー選手に肩関節脱臼が多い可能性を示唆するものである．その理由としては，国内では ① 競技開始年齢が遅く，技術が低いうちに怪我のリスクを伴うコンタクトを強いられる，② 体格や競技レベルに応じたチーム編成やマッチメイクに適切な配慮がない，③ 日本特有の，足元へのロータックルの意識などといったことが推定され，将来的にはより大規模な調査と検証が望まれる．

　先の疫学調査では，選手の特性に基づき脱臼しやすい選手の要因についても調査をしている．年齢，学年，競技レベル，ポジション，body mass

表1 ラグビー強豪国における肩関節脱臼頻度の報告

年号，報告者，誌名	国名	カテゴリー	試合/1,000ph
2005, Brooks JHM. Br J Sports Med[4]	英	プロ	1.3
2007, Headey J. Am J Sports Med[5]	英	プロ	1.3
2013, Roberts SP. BMJ[6]	英	成人アマ	1.7
2015, Usman J. J Sci Med Sport[7]	NZ	プロ	1.8
2015, Bohu Y. Br J Sports Med[8]	仏	全カテゴリー	1.0
2014, Kawasaki T. J Shoulder Elbow Surg[1]	日本	高校415選手	3.2 (95% CI：1.4〜4.7)

（文献1, 4〜8より作表）

indexなどの身体特性を独立因子として，初回脱臼受傷に影響を及ぼす要因を多変量解析した結果，初回脱臼のハイリスク因子は対側の肩関節脱臼歴（オッズ比3.6）であった．この結果は肩関節脱臼の内在因子があることを示唆し，スクリーニングに有益と思われる．

また初回脱臼の原因となったプレーは6割以上が"タックルして"であり，以下"転倒して"，"タックルされて"，"ブレイクダウン（ボールの争奪）"が続いた（**表2**）．以上よりラグビー競技における肩関節脱臼の発生はタックル[注1]に着目する必要があり，より詳細な調査が必要となった．

ポイント①

・国内ユースカテゴリーの脱臼頻度はラグビー強豪国に比べて高い．

・対側の肩関節脱臼歴は肩関節脱臼のハイリスク因子であり，受傷機転はタックルが最多である．

2 受傷シーンの映像から考える受傷肢位

疫学調査の結果をうけて，これまでに収集した初回脱臼受傷時の映像をまとめると，ラグビー競技における肩関節脱臼の発生状況は極めて多様なことが明らかであった[9]（**図1**）．

表2 初回脱臼の原因となるプレー

タックルして	68.8
転倒，トライスコア時	10.2
タックルされて	8.0
ブレイクダウン	8.0
その他	5.1

1 タックルによる受傷機転

タックルによる初回肩関節脱臼の受傷機転は2つのパターン（アームタックルと逆ヘッドタックル）に大別できる．ひとつめのアームタックル（**図1a**）は，タックラーがボールキャリアーに接近して肩を当てることができずに上肢を伸ばして捕まえにいく状況で生じ，受傷した選手が"振り切られて腕をもっていかれた"と想起するケースがこれに相当する．受傷時の映像をみると外転外旋位である肩関節に水平外転が強制されており，受傷時の肩関節は可動範囲の最終域（エンドレンジ）での脱臼と推測することができる．

多くのケースはこのような状況で受傷するが，なかには異なるパターンもみられ，タックラーがボールキャリアーに肩を強く当ててタックルした際に受傷することがあった．この場合いわゆる"逆

注1）：タックルとは？　ラグビーのタックルはボールキャリアー（ボールを保持して攻撃する役）を捕まえて地面に倒すまでの一連の動作のことを示す．競技における代表的なコンタクトプレーであり，外傷リスクを伴うため禁止事項も多いが，その大半はボールキャリアーの怪我を回避するために定められたもので，タックラーが自身を怪我から守るためには高度な技術を身につける必要がある．

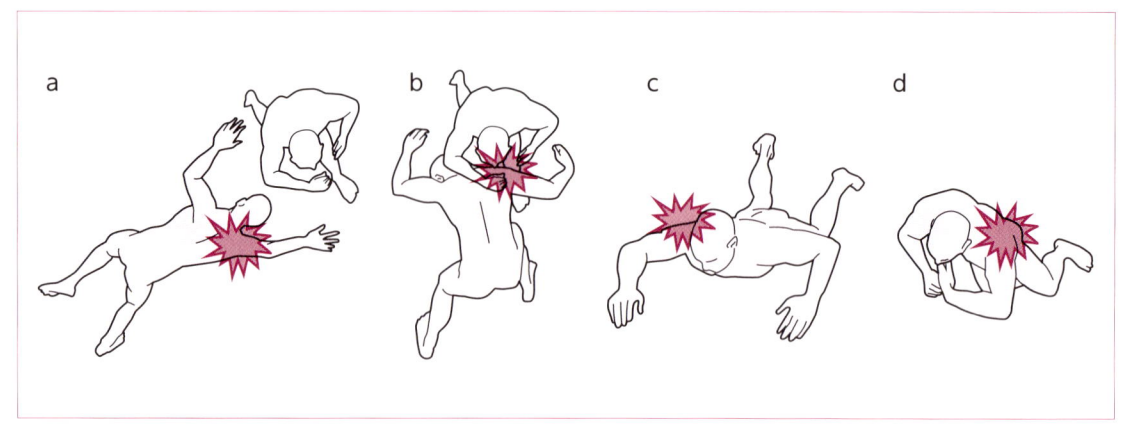

図1 ◦ ラグビー競技における肩関節脱臼の受傷肢位
a アームタックル，b 逆ヘッドタックル，c トライスコア，d 転倒時

ヘッドタックル"（**図1b**）が特徴的で，これは相手ボールキャリアーの進行方向を頭部で遮るようにインパクトするタックルである[注2]．通常は肩で衝突するが，時に頭部顔面が当たるため肩関節外傷よりむしろ頭頚部外傷のリスクが高い[10]．逆ヘッドタックルで肩が脱臼することは競技者にも割と知られていないが，筆者の周りだけでも毎年のように発生しており，受傷時映像ではいずれも不適切な頭部位置とともに外転＋回旋中間位の肩関節にボールキャリアーが強くインパクトしていることと，タックルする肩のバインドが十分でないことが確認できた．アームタックルの時とは異なり，この際の肩関節肢位はいずれも可動範囲の中間域（ミッドレンジ）であることは特筆に値する．

2 タックル以外の受傷機転

タックルの次に多い転倒においても，受傷時の状況は多様である．最も特徴的な状況はボールキャリアーがトライする際に手を伸ばしてボールを地面に着ける際や，相手ボールキャリアーの背面から飛び込んでタックルした際に地面に手をつく際の受傷であり（**図1c**），肩関節はいずれも最大屈曲位であることが特徴的である．転倒受傷のもう一つの状況は，ボールキャリアーとして転倒した際に，ボールを抱えた上肢の肘で地面に衝突した場面である（**図1d**）．この際の肩関節肢位は軽度外転位のことが多いが，地面に接地した後，肩関節の角度はさらに外転や屈曲方向に変化している．このように転倒時の肩関節肢位については，前方・側方と手を投げ出す方向は異なるものの，いずれも肘以遠から着地して肩甲上腕関節面に屈曲方向の介達外力が及ぶと推定でき，両者は同じ脱臼メカニズムであると推定される．その他の状況では，ブレイクダウンで地面にあるボールを取りに行くプレー（ジャッカル）において，伸展位の肩に相手のブローが入って受傷するケースや，スクラムが潰れる（コラプス）際に味方と組んだ肩が水平外転強制されて受傷するケースなどが典型的である．

ポイント②

・受傷機転は多様であり，それぞれに対して対策を講じる必要がある．

・逆ヘッドタックルによる初回亜脱臼は疼痛以外の自覚症状に乏しいことが多い．

注2）：ラグビーにおける肩関節亜脱臼の初回受傷では選手自身にも "肩がずれた" 自覚がなく，一過性に生じた疼痛が消失すると選手はそのまま競技を継続できることも多い．特に逆ヘッドタックルでの初回受傷はこのようなエピソードによる亜脱臼が多く，メディカルスタッフはこうした特徴に留意する必要がある．バーナーや脳振盪と同時受傷することもあるため，肩の症状は見過ごされることも珍しくないが，翌日になって手が挙がらなくなった場合には肩関節内の損傷が疑われるため，正しい診断のために医療機関を受診させるべきである．

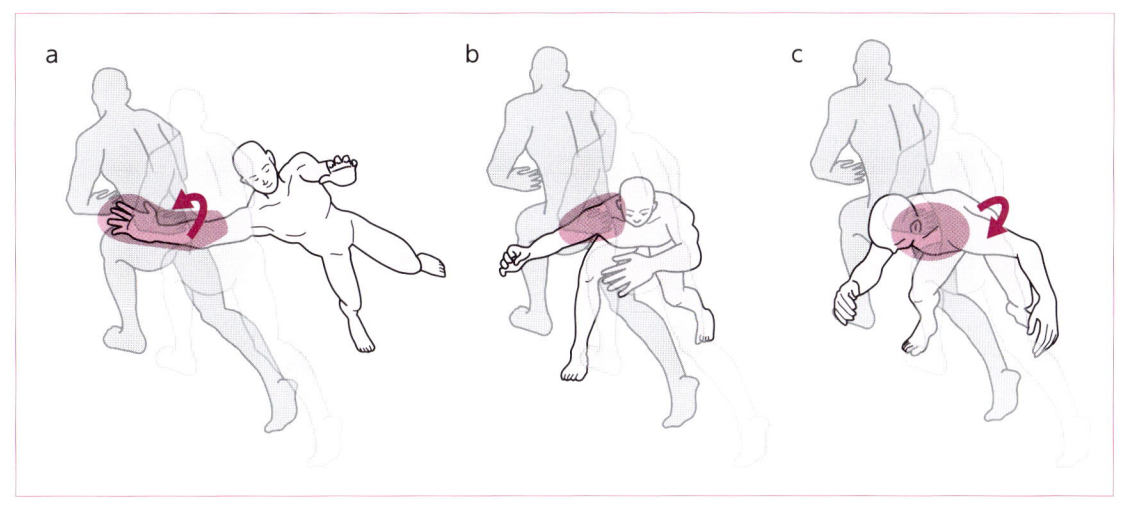

図 2 タックルの種類
a アームタックル，b ショルダータックル，c 逆ヘッドタックル

表 3 タックルの種類と平均関節角度

種類	インパクト時の頚椎			インパクト時の肩関節			インパクト直後の肩関節変化（Δ0.04秒）		
	伸展	側屈	回旋	外転	外旋	水平外転	外転	外旋	水平外転
アームタックル	16（−20）*	−15（0）	20（+31）*	104（+39）*	79（+8）*	−30（+10）	0（−7）	8（+6）*	−4（−6）
ショルダータックル†	36	−15	−9	65	71	−40	7	2	2
逆ヘッドタックル	−6（−42）*	−40（−25）*	−52（−43）*	80（+15）*	25（−46）*	−40（0）	8（+1）	−12（−14）*	−6（−8）

† : 基準肢位（対照）．* : 有意差あり．各ボックス括弧内は基準肢位との差を示す．

3 動作解析を用いたタックルにおける肩関節肢位の測定

先の調査によって，最も頻度の高いタックルでの受傷にも 2 つの受傷肢位があり，脱臼メカニズムの検証は，それぞれのタックルごとに考える必要性が示唆された．タックルにはいくつかの分類や呼称があるが，筆者らは先に記した知見を参考にまず 1 対 1 の正対するタックルにおいて，最初にタックラーが衝突した部位によってタックルを便宜上 3 つに分類した（図 2）．この分類は簡便かつ肩関節肢位を想定するのに有効で，アームタックルと逆ヘッドタックルは先の受傷シーンで確認できた脱臼誘発の可能性があるタックルである．

それぞれのタックルの特徴を明らかにするため，モーションキャプチャシステムを用いて，実験環境下に各タックルのタックルインパクト時と直後の肢位変化を測定した[11]．15 m 離れて正対する被検者 2 人の実戦形式の 1 対 1 タックルをタスクとし，生じたタックルを先の分類に従い 3 群に分けて解析した結果を図 2，表 3 に示す（N＝40）．まずコントロールとしたショルダータックル（図 2b）に比べて，アームタックル（図 2a）のインパクト時の肢位は体幹が捻れ，肩の外転，水平外転が増加しており，インパクト直後に肩はさらに外旋する特徴がみられた．インパクト時の肩関節外転角度の増加はアームタックルだけでなく，“逆ヘッドタックル”でも同様に観察された．他方，

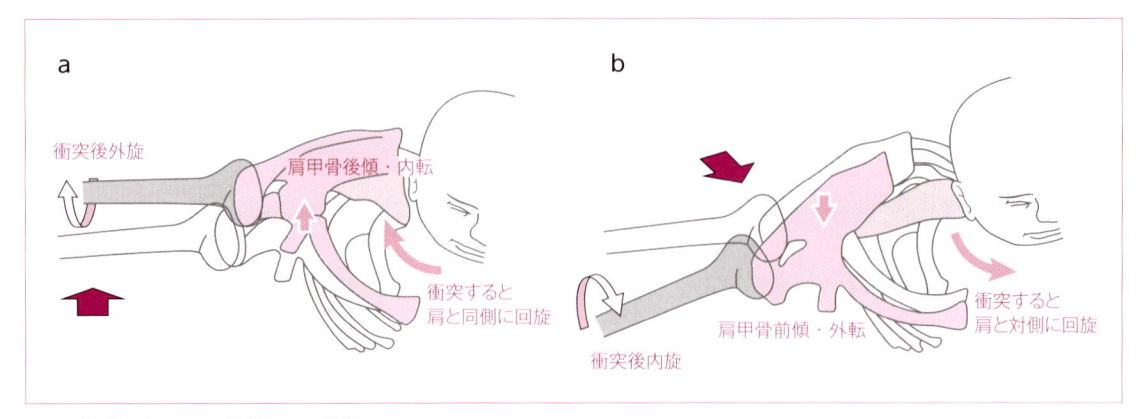

図 3 ▶ 推定される肩関節脱臼時の肢位
a アームタックル，b 逆ヘッドタックル時の肩の肢位．大きい色矢印はインパクト部位と方向を示す．

逆ヘッドタックル（**図 2c**）では，他のタックルにはみられない特徴として肩関節の外旋減少と頚椎の屈曲かつ対側回旋が明らかで，さらにインパクト直後に肩が内旋することが観察された．調査によって測定された角度は各タックルに特徴的な関節角度であって，脱臼した際の角度を明らかにしたわけではないことに留意すべきであるが，これらの特徴が脱臼を誘発した一因に相違ない．

各タックルに特徴的な肩関節肢位の結果を踏まえ，外力が加わった部位と方向から肩関節脱臼機序を推測してみたい．まずアームタックルでの脱臼を考える場合，相手ボールキャリアーはタックラーの手掌や前腕にインパクトする．この推進力は上肢を介して外転外旋位を呈する肩関節に作用すると考えることができる（**図 3a**）．一般的に肩関節は外転の増加によって動的安定性が低下し，脱臼リスクを高めることが知られている[12]が，相手を捕らえようとして伸びきった上肢は長いレバーアームに相当し，梃子の支点となる肩関節にはより大きな外力が作用することも脱臼を導く要因であると推測された．さらにインパクト直後には肩が外旋方向に変化しており，このタックルで肩関節が脱臼する場合は，いわゆる外転外旋水平外転という典型的な肩関節脱臼の機序と推定して矛盾しない[13]．

他方，逆ヘッドタックルの場合は受傷時の映像をみてタックラーの肩がスピードに乗ったボールキャリアーに衝突していることは確認できるが，

該当選手に聴取しても外力の正確な作用部位を明らかにすることは難しい．これに加えて先のデータが示すように，逆ヘッドタックルにおけるインパクト時と直後の肩関節肢位はアームタックルのそれとは有意に異なるため，両者の脱臼機序も異なる可能性がある．とりわけ両者のインパクト直後の肢位変化の違いは興味深く，アームタックルはインパクト直後に肩が外旋するのに対し，逆ヘッドタックルでは内旋方向に変化するが，これは後者の場合外力が肩の上から下に向かって作用することを示唆し，直達外力によって受傷する可能性を推測させる．

今日まで競技の中で衝突部位の詳細を計測するのは容易でないため，その後の脱臼に至る機序を推測し，なぜ逆ヘッドタックルにおいて肩関節が脱臼するのかに言及することは難しい．筆者は受傷映像や動作解析の結果を基に，逆ヘッドタックルにおいてタックラーはインパクトの直前で衝突を避けて顔を背けるため，頚椎が屈曲対側回旋していることに着目した（**図 3b**）．

ポイント③
・アームタックルでは相手に接近できず片側の前腕以遠で捕らえるため，肩関節は外転外旋肢位になり，インパクト直後にはさらに外旋する．
・逆ヘッドタックルでは顔面の衝突を避けるために頚椎は屈曲対側回旋している．肩関節肢位は中間域であり，インパクト直後には肩関節が内旋方向に変化する．

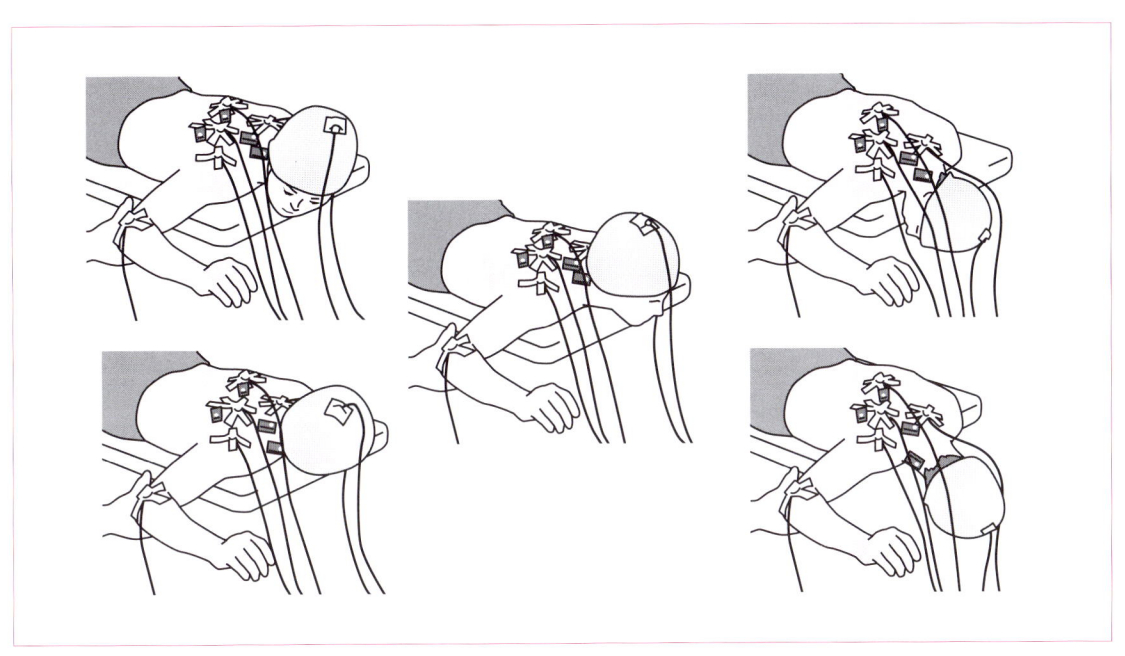

図4 実験環境と測定した頚椎肢位
中央が頚椎中間位（対照），左上から時計回りに頚椎伸展同側回旋，屈曲同側回旋，屈曲対側回旋，伸展対側回旋を示す．

4 頚椎肢位が肩甲骨の動きに与える影響

これまでの経緯から，タックル時の姿勢において頭部が下がることによって肩甲骨が脱臼を誘発しやすい不適切な位置になると推定した．このような知見は過去の基礎研究でも報告されている[14]が，タックルの姿勢における頚椎と肩甲骨の位置関係を調査したものは見当たらないため，新たに磁気位置センサーシステム[注3]を用いた実験を行った．

実験はタックル肢位を想定した腹臥位における頚椎中間位かつ肩関節90°外転回旋中間位を基準として，頚椎4肢位における肩の回旋運動をタスクとした（**図4**，N＝348試技）．体表ランドマークに設置した磁気位置センサーから体幹，肩甲骨

表4 頚椎肢位と肩甲骨の向き

頚椎屈伸＋頚椎回旋	肩甲骨前傾	肩甲骨上方回旋[†]	肩甲骨外転
伸展＋同側	−7.5 〜−20	−2 〜−0.5	−2.5 〜−6
伸展＋対側	−4 〜−15	0.9 〜 2.3	1 〜−3.2
屈曲＋同側	3 〜−7.5	−0.8 〜 0.6	0.4 〜−4.4
屈曲＋対側	4 〜− 7.0	1.0 〜 2.5	3 〜 0

[†]：計測側上肢を同側とする．ボックス内の肩甲骨角度（関節外旋0〜70°）は頚椎中間位（対照）との差を示す．

や上腕の位置情報を読み取り，コンピュータ上で各セグメントの成す角度を算出した結果，頚椎屈曲＋対側回旋位は他の肢位のなかで最も肩甲骨前傾・外転が大きいことが明らかであった（**表4**）．この結果から，実際の逆ヘッドタックルでみられ

注3）：先の実験で用いたモーションキャプチャシステムの手法は，骨ランドマークに設置した体表マーカの動態を測定したあと，コンピュータ上で構築した各セグメントの成す角度を算出したもので，肩関節は体幹に対する上肢の角度を計算した結果を示している．一般的に肩関節周囲は動作によって皮膚がずれるため測定誤差が生じやすいが，外転120°までの運動域では極めて少ないとされている．近年はより高い精度の計測を求めて磁気位置センサーを用いた研究が散見される．磁気位置センサーも体表のセンサーを測定するものであるが，位置情報に回転情報（ジャイロスコープ）を加えて6つの自由度をもつ特徴がある．

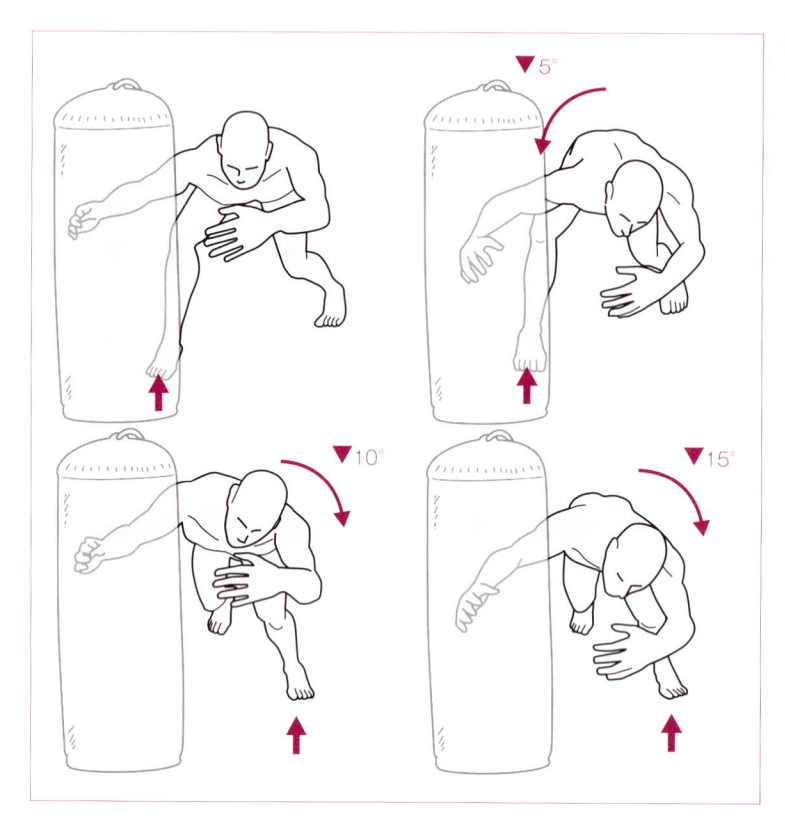

図5 タックルの種類と体幹の傾き
高さと踏み込む足を変えた4通りのタックルについて比較した．矢印は踏み込む足を示す．

る頭が下がり顔を背けた姿勢は最も肩甲骨前傾・外転が大きいことが推測された．頚椎のこうした肢位は標的から視線が外れることを示唆するが，通常視覚認識を失うと腕の深部位置覚は低下するといわれている[15, 16]．また別の基礎実験によると，肩甲骨の前傾・外転肢位は肩関節における剪断力増加と不安定性増大の一因となることが示唆されており[17]，これらの要因はいずれも逆ヘッドタックルが肩関節脱臼のリスクであることを間接的に説明しうるものと考えている．

ポイント④

・頭が下がり，顔を背けることによってインパクト側の肩甲骨は著明に前傾・外転し，肩関節脱臼を誘発する可能性がある．

5 コンタクト肢位から考える理想的なタックル

インパクトする瞬間のタックルの姿勢は怪我の発生のみならず，タックルの成否や力の伝達に直結してゲームパフォーマンスを大きく左右するため，選手や指導者は一般的なショルダータックルのキネマティクスを熟知しなければならない．そこで選手に推奨できるタックルを明らかにすべく，筆者らはモーションキャプチャシステムを用いたタックル解析によってタックルの高さ，踏み込み足がインパクト時の姿勢に及ぼす影響を検証した（N＝67試技）[18]．静止したタックルバッグに対して，タックルの高さ，踏み込み足を変えた4通り（2×2）のタックルをタスクとし，実験環境下に各タックルのタックルインパクト時の頚椎・体幹と肩関節角度を測定した結果，ヒットする肩と反対側の足で踏み込んだタックルは，インパクトの瞬間の体幹と足の向きが標的に対して直線にならず，力を効果的に伝えていないことが示唆された（**図5**）．また膝の高さを想定した低い姿勢のタックル（ロータックル）では，体幹（胸腰椎）後弯の増加と踏み込み足側への平均5°の回旋がみられた．こうした結果から，ロータックルは頭部が下がるリスクとなり，冠状面における体幹の回旋は平衡

バランスを損ないやすいため，低い姿勢を保ったタックルにはより高度な身体能力が要求されると考えられた．

ポイント⑤

・踏み込み足はヒットする肩と同側であることが体幹をまっすぐターゲットにヒットさせるために重要である．

・ロータックルは腰椎が後弯し，踏み込む足側への体幹が回旋する傾向があり，頭部が下がったり視線が外れたりする可能性がある．

6 予防のために取り組むべきこと

アームタックル，逆ヘッドタックルはいずれも肩関節脱臼を誘発するタックルであることを示してきたが，それぞれのタックルに至る経緯を考えると予防に関しては異なる取り組み方が必要である．グラウンドにおける具体的な練習メニューに関しては他項に譲り，ここではその概要を記すに止めておく．アームタックルはまずボールキャリアーへのアプローチに難があることが多く，これを遂行するには相手の動きに対応して姿勢を崩すことなく，身体の中心を真っ直ぐに当てる（スクエアを保つ）身体能力が重要といわれている．したがって肩周囲の強化のみならず，反応速度や俊敏性の向上を目的とした下肢体幹の機能訓練が必要である．またアームタックルせざるを得ない状況においては，体幹も相手に向くように上手く回旋することで肩への負荷は軽減すると推測できる．具体的な指導としては下肢と体幹が残らないことを意図して，両手で（反対側の手も）相手を捉えるように意識させることが有効である．

他方，もうひとつのリスクである逆ヘッドタックルは，そもそも頭頚部も含めた外傷頻度の高いタックルであるためどのような状況でも回避すべきタックルであるが，筆者らが近年行った調査では試合で発生した全タックルの8％を占めていた[5]．選手への問診によって，相手の推進力を阻止しやすいと考えて意図的に行ったケースがある一方，アームタックルと同様に回避できなかったり，偶発的に逆ヘッドでタックルしてしまったり

など，不可抗力な状況も少なからず存在していることがわかった．このような結果から，競技における逆ヘッドタックル数そのものはなんらかの介入によって少なくすることが見込めるが，ゼロにするのは難しいと推定される．すぐに改善できそうな予防策としては，頭が下がると相手の動きの追視とその対応も疎かになりやすいため，インパクト直前まで頭を上げてしっかり相手を追視し，瞬時に正しい状況判断ができる能力を高めることが有効と思われる．

国内では指導者がユースの選手に対してボールキャリアーの膝より低いロータックルを推奨することが多い．ロータックルは下肢の動きを抑止することで相手ボールキャリアーの進行を止める効果的なタックルであるが，上に挙げたように体幹のバランスを保つことが容易でなく，頭部も下がりやすいため，肩だけでなく頭頚部外傷発生の誘因となる可能性がある．ロータックルによる姿勢不良を回避するには腰を落としてできるだけ脊柱が後弯しないような姿勢作りが必要である．また頭を上げて視線を保つことも重要である．以上より競技に関わるスタッフは，適切な姿勢を保ったロータックルはより技術的に難しく，十分な時間をかけて習得する必要があることに留意して，ユース世代の選手を指導することが望まれる．海外の強豪国で育った選手は皆，膝下を目がけたロータックルを指導された経験がないという．また筆者らが最近行った調査では，海外強豪国同士の試合においてロータックルが少ない代わりに，相手を上体で包み込むように捕らえて倒すスマザータックルの割合が有意に高いことがわかった．こうした環境や指導の違い，ひいてはラグビー分化の違いも怪我の発生頻度に少なからず影響を与えていると思われる．

肩関節脱臼を経験すると，再発の怖さからリスクを回避したタックルしかできなくなることも少なくないが，そうした選手は次に転倒で再受傷するようになる．ボールキャリアーとして転倒受傷する際は，ボール保持に気を取られること，タックラーと交錯しながらボディバランスを崩しやすいことが正しく受身がとれない要因となるため，練習でこうした状況を反復し，自分に有利な体勢

を保持したままグランディングできるよう，低い重心移動と体幹平衡機能の訓練が必要である．一方，スクラムコラプス時の受傷は，両上肢を拘束されるスクラム最前列中央であるフッカーに多いが，これに関してはいまのところ為す術がなく，再受傷を回避するためにポジションを転向することもある．

おわりに

　スポーツにおける怪我を減らすには，競技運営側からルールを変える，指導者や当事者自身の意識を高めるといった多角的なアプローチが必要があるが，怪我のリスク因子を明らかにし，それを減らしていく手段を提言していくことはコメディカルが担う役割のひとつといえる．今後は本項で紹介した調査や研究が国内で活性化され，選手や指導者にも大きな問題意識を持って貰うことが最も重要である．

◆ 文　献

1）Kawasaki T, et al：Incidence of and risk factors for traumatic anterior shoulder dislocation：an epidemiologic study in high-school rugby players. J Shoulder Elbow Surg 23：1624-1630, 2014
2）外山幸正ほか：高校ラグビー選手における外傷について．日本ラグビー学会誌 3：1-8, 2010
3）外山幸正ほか：中学ラグビー選手における外傷について．日本ラグビー学会誌 4：27-32, 2011
4）Brooks JHM, et al：Epidemiology of injuries in English professional rugby union：part 1 match injuries. Br J Sports Med 39：757-766, 2005
5）Headey J, et al：The epidemiology of shoulder injuries in English professional rugby union. Am J Sports Med 35：1537-1543, 2007
6）Roberts SP, et al：Epidemiology of time-loss injuries in English community-level rugby union. BMJ Open 3：e003998, 2013
7）Usman J, et al：Shoulder injuries in elite rugby union football matches：Epidemiology and mechanisms. J Sci Med Sport 18：529-533, 2015
8）Bohu Y, et al：The epidemiology of 1345 shoulder dislocations and subluxations in French Rugby Union players：a five-season prospective study from 2008 to 2013. Br J Sports Med 49：1535-1540, 2015
9）Maki N, et al：Video analysis of primary shoulder dislocations in rugby tackles. Orthop J Sports Med 5（6）：23259671177 12951, 2017
10）Sobue S, et al：Tackler's head position relative to the ball carrier is highly correlated with head and neck injuries in rugby. Br J Sports Med 52：353-358, 2018
11）Tanabe Y, et al：The kinematics of 1-on-1 rugby tackling：a study using 3-dimensional motion analysis. J Shoulder Elbow Surg 28：149-157, 2019
12）Labriola JE, et al：Active stability of the glenohumeral joint decreases in the apprehension position. Clin Biomech 19：801-809, 2004
13）Usman J, et al：Shoulder injuries in elite rugby union football matches：epidemiology and mechanisms. J Sci Med Sport 18：529-533, 2015
14）Kebaetse M, et al：Thoracic position effect on shoulder range of motion, strength, and three-dimensional scapular kinematics. Arch Phys Med Rehabil 80：945-950, 1999
15）Fookson O, et al：Azimuth errors in pointing to remembered targets under extreme head rotations. Neuroreport 5：885-888, 1994
16）Knox JJ, et al：Changes in head and neck position affect elbow joint position sense. Exp Brain Res 165：107-113, 2005
17）Mueller AM, et al：The effect of simulated scapular winging on glenohumeral joint translations. J Shoulder Elbow Surg 22：986-992, 2013
18）Kawasaki T, et al：Kinematics of rugby tackling：A pilot study with 3-dimensional motion analysis. Am J Sports Med 46：2514-2520, 2018

❶ 肩関節脱臼 ［予防トレーニングと再発予防］

ラグビーのコンディショニング，傷害予防

本橋恵美

要点整理

　ラグビー日本代表で実施しているリコンディショニング経験をもとに，筋の柔軟性や関節可動性改善とベストコンディションを保つためのヨガプログラムおよび疲労評価法を紹介する．また免疫不全が起きやすい理由についても言及する．

はじめに

　ラグビーは身体接触が意図的に行われるコリジョンスポーツであり，急性外傷および慢性傷害を発生する確率が高い．疲労蓄積による免疫低下状態では，身体接触による感染症も惹起されやすいという報告もある[1]．疲労の蓄積とリカバリー不足が要因の一つであると考えられる．これらを少しでも軽減させるには良好なコンディションを維持することが必須といえる．特にラグビーはフィットネスの強化のためハードトレーニングが多いことから，筋緊張・筋損傷を起こしやすく，筋や関節の可動性を改善することが問題解決に繋がる可能性が高い．筆者が担当するラグビーセブンズ（7人制）日本代表に導入している筋緊張緩和のためのリカバリープログラムや疲労評価法の実例を挙げ，可動性改善および傷害予防への意識改善について言及する．

1 疲労蓄積による症状

　コンディションを整えるには，慢性疲労症候群のような症状が発症する前に，慢性疲労を初期段階で回避する必要がある．これらが蓄積すれば傷害発生率が高まり，パフォーマンスの低下はもちろんのこと免疫力も低下する．特に激しいコンタクトや運動量の多いラグビーにおいては，ウイルス感染・腫瘍細胞に対する防御に重要な役割を担っている NK 細胞濃度も活性も低下する[2]．身体接触が多いラグビーでは口唇ヘルペスも起こしやすく，スクラムに関連することから「Scrumpox」と呼ばれている．しかし，acyclovir といった抗ヘルペスウイルス薬の予防投与はアメリカで行われているが[3]，本邦においては行われていない．また結膜炎やものもらいといった眼周囲の病変も，スクラムによって瞬く間に感染した事例はいくつもある．さらに上気道感染に対する抵抗力に関与している唾液 IgA も低下する[4]．上気道感染症は鼻水，くしゃみ，鼻詰まり，喉の痛みなどを伴うことから，アスリート個人の体調を著しく悪化させる．オリンピック出場者が罹患した主な内科系疾患のうち，夏季オリンピックでおよそ4割，冬季オリンピックでおよそ6割が呼吸器系疾患であり，その多くが上気道感染症であったことが報告されている[5]．特にラグビーのようなチームスポーツにおいては他の選手やサポートスタッフに感染症が蔓延することで，チーム全体の士気，チームワークさらにパフォーマンスを低下させる危険性がある．

2 ラグビーの傷害

　男子のラグビーの傷害発生頻度は 5,859 件/10

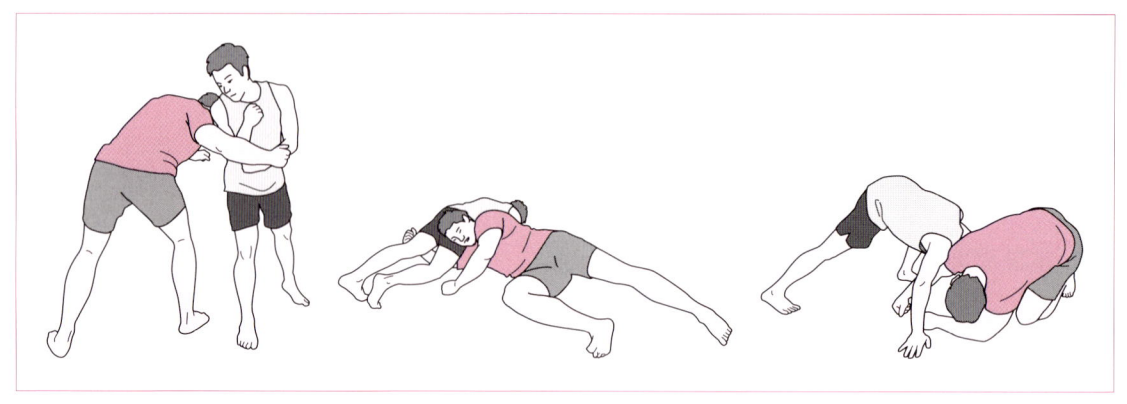

図1 ■ 肩関節脱臼が発生しやすいタックル

万人で，特に大学生（19〜22歳）において最も高く22,258件/10万人であった．これは同年代におけるスポーツ全体傾向の約6.5倍に相当する[6]．特に頭頚部や肩関節・上腕における発生頻度が高いという特徴がみられる．本項のテーマである肩関節脱臼の発生機序は，ラグビーの場合は，タックルに行く際に，頭が下がり背中が丸まり，肩甲骨が外転位で，両上肢を使って身体の芯で相手をとらえられず，タックルポイントがずれて，一方の上肢だけで相手をとらえてしまうこと，また，自分だけ先に倒れてしまった結果，前進する相手に自身の一方の上肢を持っていかれることで発生することが多い症状である（**図1**）．ジャッカルなどの密集プレイで相手に乗られて，このように腕を持っていかれたりすることによる介達外力や直達外力により，上腕骨頭が求心位をはずれて前下方に転位する．このとき安定化機構である下関節上腕靭帯複合体（IGHLC）が破綻するが，若年者では脱臼を反復するようになる（反復性肩関節脱臼，亜脱臼）．IGHLCの破綻は，約80％が関節窩からの剥離損傷（バンカート病変）であり，残りは関節包断裂，上腕骨側からの剥離損傷，関節包の伸張によって起こるとされている[6]．外力の大きさ，方向，関節の緩みの程度により，関節窩や上腕骨には骨欠損を生じ，その大きさや位置は脱臼の再発に大きく関与する．また，下肢に関しては足関節捻挫や肉ばなれは日常的に発生している．これらも足関節の背屈制限や大腿部の筋緊張が要因となっている．

3 疲労評価

　傷害予防のためには，疲労が溜まってからコンディションを整えるのではなく，日々疲労評価を実施し，年間を通して戦略的にスケジュールを組み，トレーニングの合間にリカバリープログラムをコンスタントに導入することが重要である．また想定以上の疲労が蓄積されることもあるので頻度の変更など，臨機応変に対応することもチームに求められるスキルであると考える．ラグビーセブンズ日本代表での疲労評価はアスレティックトレーナーが実施している．主観的なものとして自覚的運動強度（rate of perceived exertion：RPE）（**表1**）[7]，客観的な指標として主にGPSのデータをもとに評価を行っている．RPEは，ラグビー日本代表のトレーニングを支えるためにオーダーメイドで開発されたクラウドで行うサービス「ONE TAP SPORTS」のアプリを導入している（**図2**）．疲労度を「チーム単位で可視化」したものである．毎朝とトレーニング前後に選手自身が入力する形で記録する．選手側が主観で入力する項目とスタッフが入力する項目および，客観的なデータが存在する．選手は疲労度や体調，睡眠，痛みの有無などについてスマートフォンやタブレットを利用して入力するのであるが，スライドバーをタップするだけで手軽に入力できるよう工夫されている．加えて，スタッフによる練習強度や内容などの情報入力と，体重などの基礎データ，怪我の有無や

表1 自覚的運動強度の指標

Borg Scale			New Borg Scale	
	（オリジナル）	（小野寺ら）		
20				
19	very, very hard	非常にきつい		
18			・	maximal
17	very hard	かなりきつい	10	very, very strong
16			9	
15	hard	きつい	8	
14			7	very strong
13	somewhat hard	ややきつい	6	
12			5	strong
11	fairly light	楽である	4	somewhat strong
10			3	moderate
9	very light	かなり楽である	2	weak
8			1	very weak
7	very, very light	非常に楽である	0.5	very, very weak
6			0	nothing at all

自覚的運動強度 RPE とは，運動時の主観的負担度を数字で表したもので，Borg Scale が代表的である．Borg Scale は，数字を 10 倍するとほぼ心拍数になるように工夫されている．

（文献 7 より引用）

状態，治療に関するデータなどが追加される．コンディション管理の基本である脈拍，体重，心拍数に加え，血中酸素飽和度（SPO$_2$）など，さまざまな数値も自由に設定できる．入力されたデータは，選手ごとに自動的に集計・グラフ化されるため，時系列でのコンディション管理・分析が可能である．その結果，練習量が多いために疲労度が大きく，多くの痛みを訴えている場合，翌日の練習量を減らすことや，選手によっては練習を休ませるというような判断が可能となる．また，閾値を設定して問題発生の可能性が高まっている場合や，疲労度が非常に高い場合にはスタッフにアラートが送られる．こうして毎日定期的に入力・管理することを習慣づけることにより，選手自身がコンディションを把握し，不調時にはどう回復させるか，また快調を維持するためにはどうコンディションを整えれば良いかといった意識が高まっている．また，不調によるストレスを一人で抱えることなく，スタッフが状況把握することで素早い対応や精神的フォローを行うことが可能である．

4 傷害予防

　関節脱臼を例に挙げると，肩関節の可動性が低いことも原因の一つである．コンタクトの衝撃に耐えるだけの筋量は必要であるが，胸部や肩周りの筋肥大により筋緊張が起こり，関節可動域（range of motion：ROM）が狭く動作範囲に制限があり，衝撃を吸収しにくく脱臼が発生しやすい（図3）．

　セブンズではヨガプログラム CPY（Core Power Yoga CPY®）により可動制限や筋緊張を改善できるよう実施している．この CPY は過度な可動性は求めず，スポーツ医学に基づき参考可動域の範囲内でポーズを取るものである．また可動性だけでなく安定性も獲得させることを目的としている．左

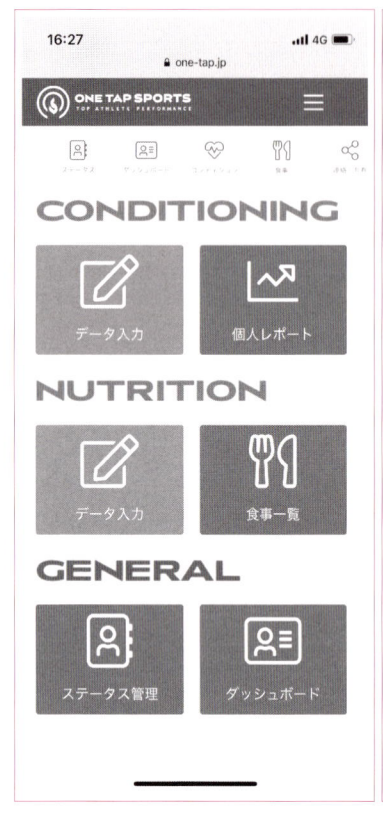
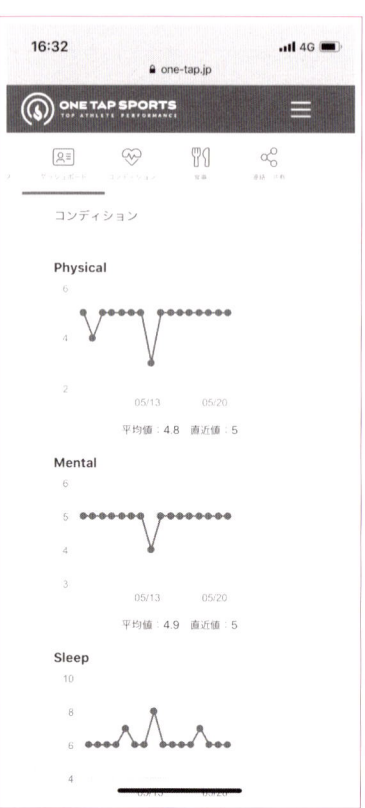

図2 ▶「ONE TAP SPORTS」のアプリ
ラグビー日本代表のトレーニングを支えるためにオーダーメイドで開発されたクラウドで行うサービス．機能別に入力する．ONE TAP CONDITIONING は，選手の体調・コンディションを可視化し，チームが状態を把握するシステム．ONE TAP TRAINING は日々のトレーニングを記録し，トレーニングレベルや選手の成長を可視化するシステム．ONE TAP PRACTICE は，練習計画の共有や運動強度を管理するシステム．ONE TAP TREATMENT はトレーナーやドクターなどによる，日々のトリートメントやリハビリテーションにおける処置内容を記録・管理するシステム．ONE TAP INJURY は，傷害発生時に傷害報告書の作成を簡単に行えるシステム．ONE TAP PHYSICAL は体組成データやフィジカルテストの結果など，定期的に行う測定データを一限管理するシステム．ONE TAP NUTRITION は選手の日々の食事データや栄養を管理するシステム．ONE TAP GROWTH は身長・体重・測定月を入力することで成長曲線と成長速度曲線を自動グラフ化するシステム．

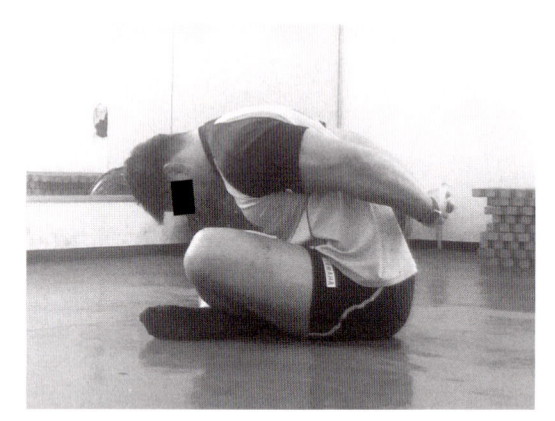

図3 ▶ ラグビー選手の肩関節の可動性
背部で手を組み前屈して上肢が上がらない．

右非対称の動きや片脚でバランス力を求められるエクササイズが多く，脊柱の安定性を得るために必要な神経系の制御にも効果的である．バランスを感知する深部知覚受容体は脊椎の椎間関節，靱帯や傍脊柱筋群に存在し，中枢機能と協働して姿勢制御反射を司っている．これらの神経系の制御

は体幹ローカル筋群が収縮することにより動的・機能的安定性が獲得できる．この神経筋協調性を高める運動学習を習得することがポイントのプログラムでもある．さらに，コリジョンスポーツの筋収縮様式は短縮性収縮が多いが，エネルギー消費，酸素消費が高頻度に繰り返されるとパンプアップし筋が収縮しにくく，筋力の低下や可動性の低下が生じやすい．そのため筋の疲労物質の除去や乳酸の再利用，筋緊張を緩和するためにヨガによる可動性を改善することは効果的である．

1 細分化したプログラム

合宿中は可動性改善と疲労蓄積のリカバリーを主な目的とし，多いときは1日3回実施している（図4, 5）．具体的には練習後に実施する筋を緩めるプログラム，練習前のウォームアップは筋を緩めすぎず過緊張な状態を整えるプログラム，海外遠征で長時間のフライト後に実施する腰椎骨盤帯周囲をほぐすプログラム，筋緊張部位別に適応したプログラムなどである．状況や環境に応じた細

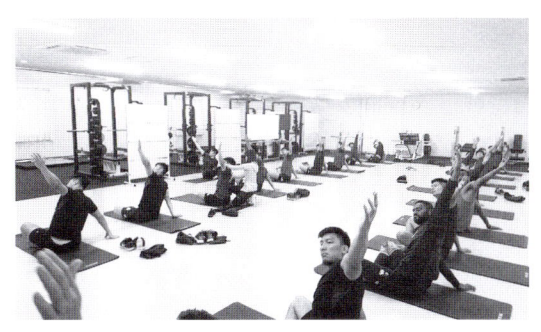

図4 ▶ 練習後のヨガセッション
主に可動性の低い肩関節・胸郭・股関節を中心にモビリティを高める内容で進めている．

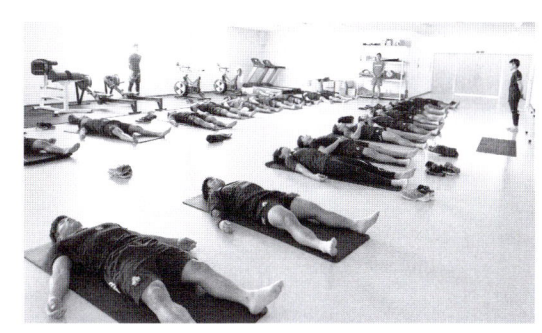

図5 ▶ ヨガセッション後のリラックスタイム
セッション終了時には自律訓練法により全身の脱力を促し，睡眠へと導入する（覚醒してから終了）．

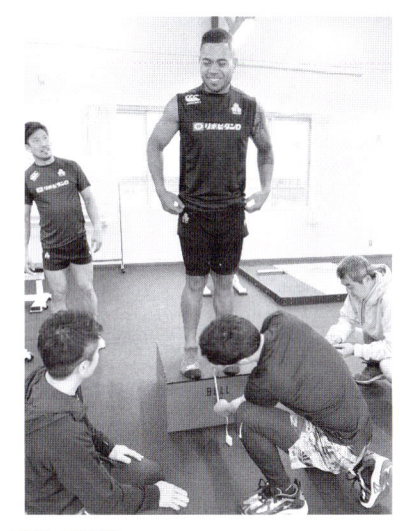

図6 ▶ FFD の計測
代表合宿中ヨガプログラム前後に FFD を計測．

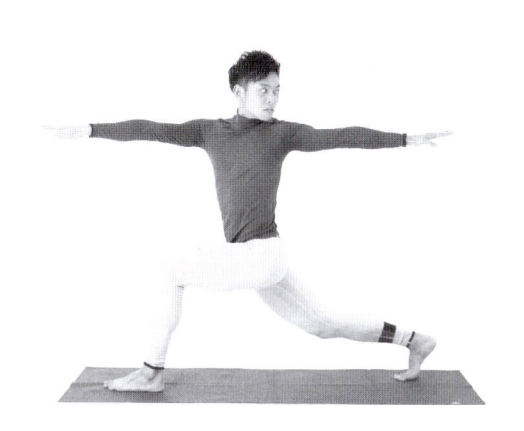

図7 ▶ ランジツイスト
体幹捻転での荷重バランストレーニングと，胸郭の回旋可動域向上ストレッチ．

分化したプログラムの提供はより問題点を改善しやすい．特にラグビー選手は可動性が低いため，ヨガの効果を実感しやすい．選手8名に1時間のCPY実施前後にFFD（指床間距離）を測定し平均4.1cmの改善がみられた（**図6**）．しかし筋トレ・練習・試合により筋緊張が再び起こり，ROMが狭まることから定期的なリカバリーによりそれらを解消する必要がある．本項ではCPYの代表的なエクササイズを5つ紹介する．ただし通常は単発でなく約40ポーズを連続して行い，全身のモビリティとスタビリティを向上させる（**図7~11**）．

おわりに

半年以上シーズンが続くラグビーにおいては，フィットネススキルを向上しながら計画的にリカバリーを実施し，疲労回復状態で良好なコンディショニングを維持することが求められる．よって疲労回復のリカバリープログラムは疲労時のみではなく，年間を通して戦略的な計画を立て実施することが望ましい．これは勝負の世界に大きな影響を与えるといえるだろう．しかし，コンディショニングトレーニングは競技特性により異なるためエビデンスが確立しにくい．そのためアスレティックトレーナーやコンディショニングコーチは日々実践し，あらゆる臨床経験を積み，競技別に情報共有していただきたい．そして多くのアスリートの傷害予防のために，それらを活用し，選手たちが最高のコンディションで最高のパフォーマンス

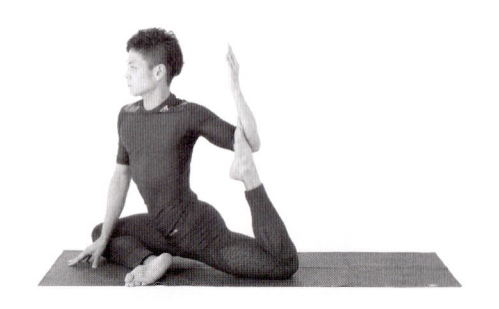

図 8 ▶ ピジョン
殿筋と大腿四頭筋の可動性，前後開脚時の体幹の垂直安定性の
強化.

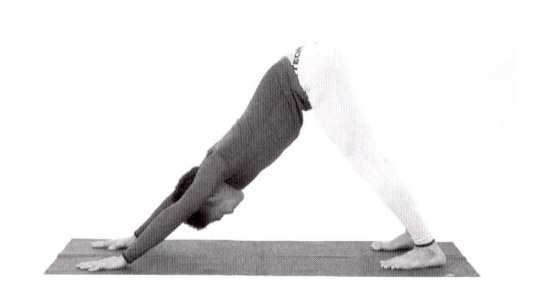

図 9 ▶ ダウンドッグ
肩関節，大胸筋，広背筋の可動性，下腿三頭筋のストレッチ効
果.

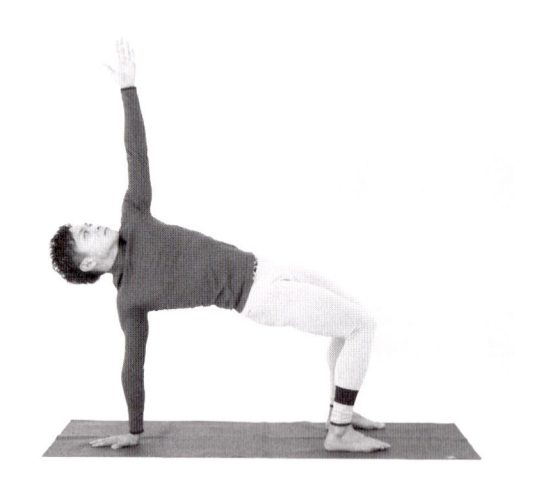

図 10 ▶ スリーポイントブリッジ
ハム，殿筋の筋力向上と肩甲骨の胸郭への固定性と体幹の安定
強化.

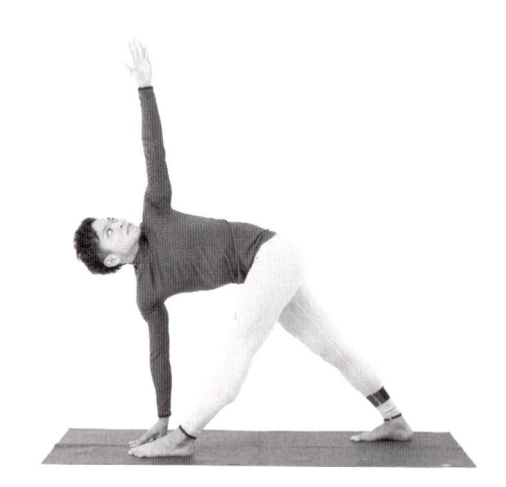

図 11 ▶ トライアングルツイスト
殿筋，ハムのストレッチ，体幹回旋可動域と安定性増強.

を見せてくれることに資することができれば幸い
である.

◆ 文 献
1) Shephard RJ : Overview of the epidemiology of exercise immunology. Immunol Cell Biol 78 : 485-495, 2000
2) Mackinnon LT, et al : Mucosal (secretory) immune system responses to exercise of varying intensity and during overtraining. Int J Sports Med 15 : S71-83, 1994
3) Kuzushima K, et al : Prophylactic oral acyclovir in outbreaks of primary herpes simplex type 1 imfection in a closed mommunity. Pediatrics 89 : 379-383, 2002
4) Gleeson M, et al : Exercise effects on mucosal immunity. Immunol Cell Biol 78 : 536-544, 2000
5) Soligard T, et al : Sports injuries and illness incidence in the Rio de Janeiro 2016 Olympic Summer Games : A prospective study of 11274 athletes from 207 countries. Br J Sports Med 52 : 1265-1271, 2017
6) Mizuno N. et al : Recurrent anterior shoulder dislocation caused by midsubstance complete capsular tear. J Bone Joint Surg Am 87 : 2717-2723, 2005
7) 岩本広明：全身持久力の検査測定の目的と意義およびその具体的手法と測定指標. 公認アスレティックトレーナー専門科目テキスト5 検査・測定と評価，河野一郎ほか監，鹿倉二郎ほか編，日本体育協会，東京，64-68，2007

❶ 肩関節脱臼［予防トレーニングと再発予防］

ラグビー選手の外傷性肩関節脱臼予防プログラム

真木伸一

要点整理

ラグビー競技における肩関節脱臼はタックル動作で生じることが多い．タックルにおける肩関節脱臼は，アプローチの失敗とインパクトにおける姿勢不良が主な要因となるため，状況判断，認知課題を伴うリアクショントレーニングや，方向変換スピードの強化，股関節・脊柱・肩甲骨の可動性，操作性を重視したトレーニングを行い，予防プログラムとしている．本項では筆者らが実践している具体的内容について触れていく．

はじめに

ラグビー競技における肩関節脱臼は，発生頻度が高く，競技復帰に長期の期間を要するため，予防策を講じる必要のある外傷である．外傷を予防するためには，疫学調査，受傷メカニズムの検証，プログラム立案，実践，振り返りといった戦略を要するが，ラグビーにおける肩関節脱臼のメカニズムに関するコンセンサスは得られておらず，予防を考えるうえでの情報は不足しているといわざるを得ない．Kawasaki が中心となって行ってきたラグビー選手に対する疫学調査[1]，受傷メカニズムの検証[2,3]は，本邦のラグビーにおける外傷の発生頻度，危険因子，受傷メカニズムに言及しており，これに関しては他項を参照していただきたい．本項においては，Kawasaki がその研究をもとに「予防のために取り組むべきこと」として挙げた項目について，具体的に筆者らが取り組んでいる内容について述べた後，局所機能面と術後リハビリテーションにおいて再受傷を防ぐために行っている工夫について紹介する．

1 受傷起点と受傷肢位からみえた取り組むべき課題

ラグビーにおける肩関節初回脱臼の6割以上は

タックルした際に生じる．タックルにおける受傷起点は大きく分けてアームタックルによる受傷，逆ヘッドタックルによる受傷の2つが存在する．アームタックルによる肩関節脱臼は，ボールキャリアに対するアプローチ段階で相手との距離が遠く，すれ違う，もしくは飛び込む形で生じることが多い．逆ヘッドタックルにおける肩関節脱臼は，頚椎の屈曲，対側回旋を中心とした姿勢不良が要因と考えられている．したがって，① アームタックルによる受傷を防ぐにはアプローチの問題に対する取り組み，② 逆ヘッドタックルによる受傷を防ぐには姿勢不良に対する取り組み，がそれぞれ必要と考え対応している．

2 アプローチ不良に対するプログラム

アプローチにおけるエラーを減らすために必要な能力とそれぞれのトレーニングプログラムについて述べる．Gabbet[4]は，1対1のタックルスキルを評価して，タックルスキルと身体能力の関係を報告した．これによれば，タックルスキルの高い選手は10mスプリント，方向転換速度が，スキルの低い選手に比べて速かった．また，Speranzaら[5]は，8週間のトレーニングの前後で，

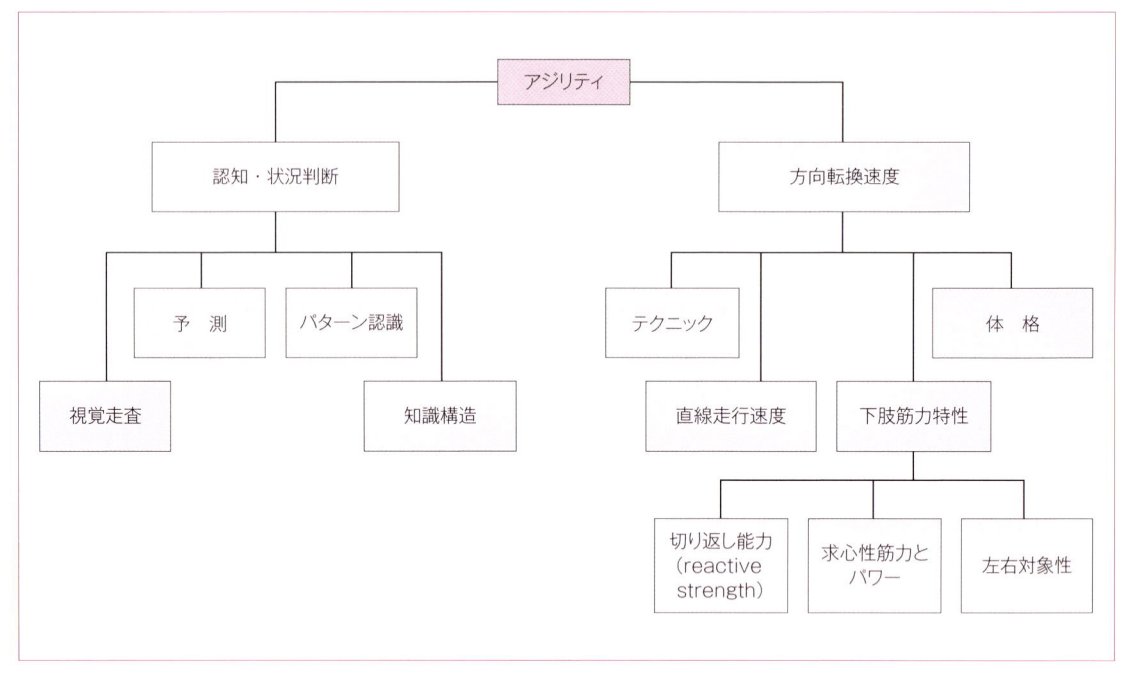

図1 ▶ Young らによるアジリティの構成要素
（文献6, 7より引用）

タックルスキルと squat, bench press, counter movement jump, plyometric push up（プラットフォーム上）の能力を評価し，体重あたりのスクワット重量とタックルスキルの向上が関連したことを示した．タックルスキルの評価項目は，① 重心点を相手に当てる，② 肩でコンタクトする，③ ボディポジションのスクエアと直線が保たれている，④ 頭を下げずに相手をみる，⑤ 足を止めずに動かしている，⑥ 支持足より前方に重心位置が保たれている，の6項目であり，姿勢を保持してボールキャリアに正確に肩でコンタクトする能力に，スプリント速度，方向転換速度，下肢筋力といった体力的要素が関係していることが推測される．これらの体力的要素に加えて，ボールキャリアとの距離，位置関係，スピードの差などの状況判断や周囲のディフェンスの数，オフェンスの陣形などからボールキャリアの次の動きを予測する認知的側面も，アプローチの問題に大きく関係する．Young ら[6]は，ランニングスポーツに求められるアジリティ能力を知覚・意思決定要素と方向転換能力の2つの要素からなるものと定義した（**図1**）[7]．1対1のタックルにおいては，ボールキャ

リアのフェイクに惑わされず，的確に相手の動きを予測して動く能力が求められる．Brault ら[8]は，1対1の局面でアタック側の選手がディフェンスを抜き去ろうとする際，2つの戦略を取っていることを報告した．1つは，自分が進もうとする方向とは逆方向に行くものとタックラーがミスリードするように，足を外に大きく踏み出し，頭と上部体幹を見せかけの方向へ回旋させること，もう1つは，次のステップに備えて重心点を動かさないようにすること，下部体幹を回旋させないようにすることである．この特徴を踏まえて，Holding ら[9]は，タックラーに対する具体的なフィードバックとして，ボールキャリアの体全体を観ることをやめて骨盤周囲に集中し，重心が落下する方向へ反応することを勧めている．つまり，アプローチにおける失敗を減らしていくために行うべきトレーニングは，体重あたりの下肢筋力を向上させ，方向転換能力を改善し，1対1の局面でボールキャリアの観るべきポイントに集中して重心点の落下方向へ身体を動かすトレーニングであると考えられる．筆者らの関わるチームにおける取り組みとしては，S&Cと協力し，下肢筋力の定期的な測

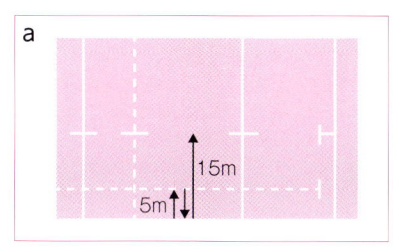
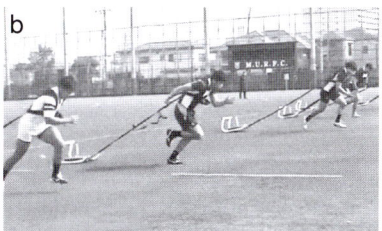
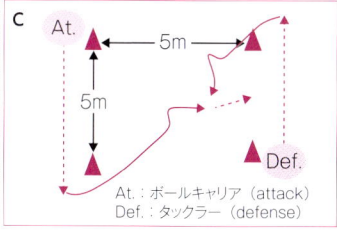

図2　方向転換速度向上とリアクションを含むタックル動作の練習
a　フィールドを利用した方向転換ドリルの例.
b　スレッドを用いた加速力強化の様子.
c　ボールキャリア（At.）のステップに対しリアクションするドリル.
タックラー（Def.）は5m直線を走ってコーンを折り返したらアタック（At.）の選手と相対し，ステップに対してリアクションして両手でAt.を四角の外に押し出して終了．Def.はしっかりと相手の体の芯に両手でタッチして押し出すよう実施する．

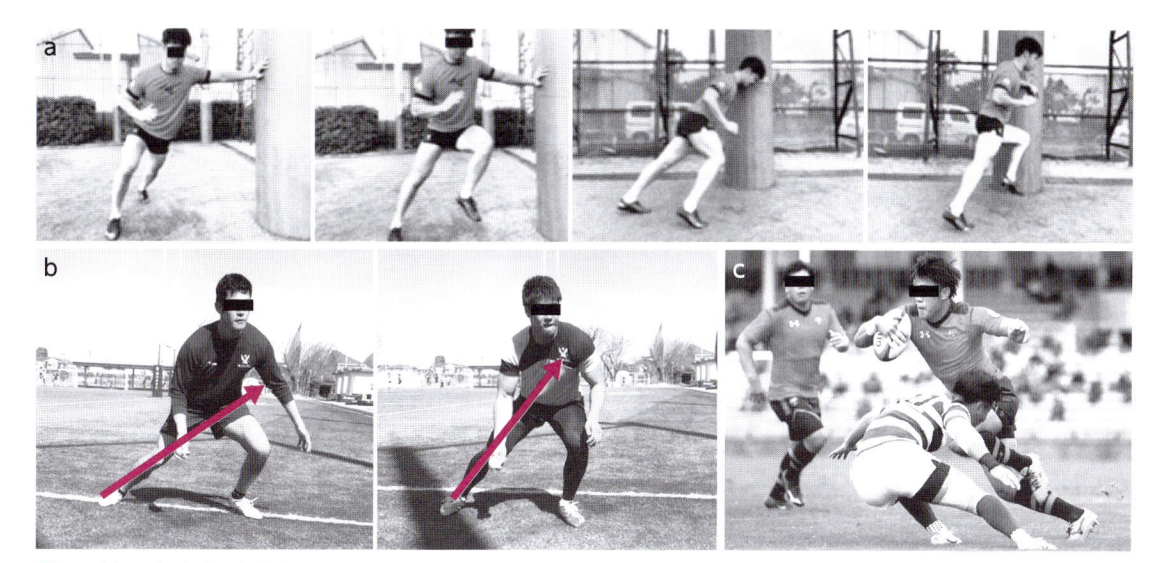

図3　適切に身体重心を横方向へ運ぶための段階的トレーニング
a　自身の重心点を床反力が押す力にするための脚の角度と股関節伸展練習.
b　目的を持った行為の中でaの練習が生かされているかどうか確認.
c　最終的にパフォーマンスで生かされるよう実践練習まで進める.

定と把握，方向転換能力の改善とボールキャリアに対するリアクション練習として**図2**に示すようなフィールドを利用した方向転換ドリル，スレッドを用いた加速走，1対1のアプローチ練習を主に行っている．また，方向転換の速度を上げていく工夫として，床半力の身体重心方向への入力角度を適切にする下肢アライメントの配列と股関節伸展動作を意識した荷重トレーニングを行い，テニスボールを用いた横方向へのリアクション練習において，下肢によって出力した力が身体重心を押す方向に向かっているか確認するなどの工夫をしている（**図3**）.

3　姿勢不良に対するプログラム

　逆ヘッドタックルを受傷機転とする肩関節脱臼に共通の「姿勢不良」への対応は，身体の可動性とその操作性に着目して行っている．具体的には，タックルに入る際に脊柱をニュートラルな状態に保ちながら低い姿勢になれる，ということを重視している．これには股関節，脊柱，肩甲帯の可動性が大きく関与する．股関節は，タックル動作のみならず，ブレイクダウンやモール，スクラム姿勢においても大きく，柔軟に動かせる必要があり，

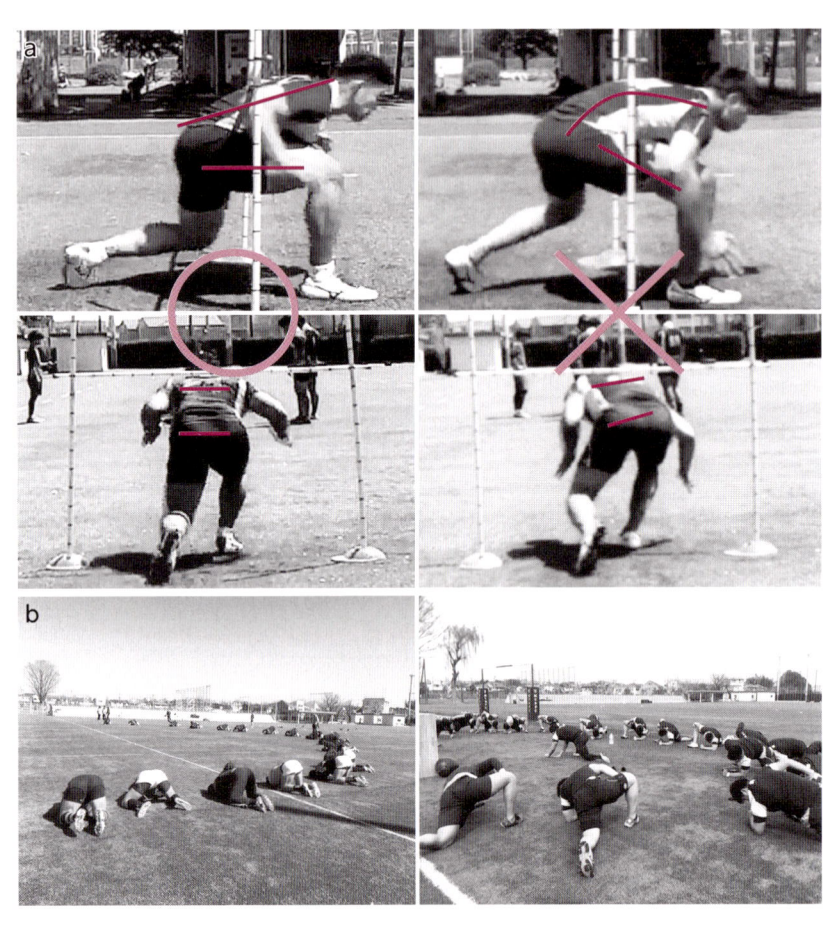

図4 良姿勢でのタックルに対する取り組み
a 加速しながら低い姿勢を保つ評価．頭部を腰より高く保ち，脊柱の直線を崩さない．
b 脊柱・股関節の可動性を改善する取り組みは，チーム全体で徹底して行う．

ラグビーで用いられる「低い重心位置」での動作の安定に寄与する形を意識して可動域を広げる努力をしている（図4）．股関節は屈曲外旋方向への可動域を重点的に改善し，素早い落下運動と低い位置での安定を意図したトレーニングへと進歩させる．また，瞬間的に相手より低い姿勢になる際に生じる頭部屈曲，逆ヘッドタックルにみられる頸椎の対側回旋は脱臼を生じるメカニズムと考え取り組む必要があり，ボールキャリアと自分の頭部，頸部との間にスペースを作らず，コンタクト後は，相手の背中を見上げるように視線を置くなどの練習を通して，いつでも背骨がまっすぐな状態のタックル姿勢とその後のバインド，レッグドライブの形を養っていく（図5）．

4 肩関節脱臼予防を意図した局所の機能面に対する取り組み

受傷につながる動作のエラーを減らす取り組みだけでなく，外傷予防においては，局所的な機能面への取り組みも重要である．肩甲上腕関節は，肩甲骨と上腕骨が連結する関節であり，上肢に加わる外力に対して肩甲骨と肋骨がどのような振る舞いをみせるかも，肩関節脱臼を防ぐ上で大変重要な要因と考えている．上腕骨を後方へ運ぶような外力が働いていても，肩甲骨が上腕骨を確実に追従できていれば，肩甲上腕関節に働く leverage force を小さくすることができると考えられる（図6）．肩甲骨が上腕骨を柔軟に追従する機能を獲得するためには，肋骨から可動性を作る必要がある．肋骨は，上位肋骨と下位肋骨に大きく分けられる

が，上位肋骨は，ポンプハンドルのように動き，肩甲骨の後傾・内転と前傾・外転と連動する動きを作る．上位肋骨が後方へ回旋する動きが制限されると，肩甲骨の後傾内転機能が低下し，上肢遠位に加わった後方への力が上腕骨頭を前方に押し出す力となる．したがって，肋骨のトレーニング，可動性を確保するところからトレーニングを開始する（図7 ①〜③参照）．

　肩甲骨の操作性を向上させ，上腕骨を追従する能力を向上させるために，肩甲骨の動きでは「立甲」を習得させている（図6）．どのようなポジションにある上腕骨に対しても，肩甲骨軸を一致させ，ゼロポジションを保つことで，肩甲上腕関節における剪断力を最小限にできるよう，コントロールする能力を向上させていく．立甲習得は，人によって要する期間が異なるものの，練習を継続すれば多くの選手が習得可能である．ただし，立甲習得過程における肩甲骨—胸郭の分離，肩甲骨の胸郭上での他方向への操作，上肢への荷重感覚の入力がラグビーのパフォーマンスに影響するのであって，最終的に立甲の習得がトレーニングの目的になることのないよう留意する．立甲習得の過程において肩甲骨周囲筋を上肢運動の力源にしていくことで，対象物がどこにあっても押す，引く，という局面で体軸からの力を上肢に伝えることができるため，スクラムでの頸の取り合い，モールにおける味方選手との密着，ハンドオフでの力の伝達などで優位に立つことができる利点を有している．

ポイント

　ラグビーのタックルで生じる肩関節脱臼の要因は，アームタックルと逆ヘッドタックルに大別され，それぞれアプローチ不良と姿勢不良が関係する．アプローチ不良に対する予防トレーニングのポイントは，下肢筋力，方向転換速度を向上させることと周辺状況の分析，ボールキャリアへの反応といった認知的側面の能力改善が挙げられ，逆ヘッドタックルによる受傷の予防策は，股関節・脊柱・肩甲骨の可動性を高め，タックル時の姿勢制御戦略の幅を広げることが挙げられる．局所機能面では，肩甲骨，肋骨の可動性を重視し，上腕

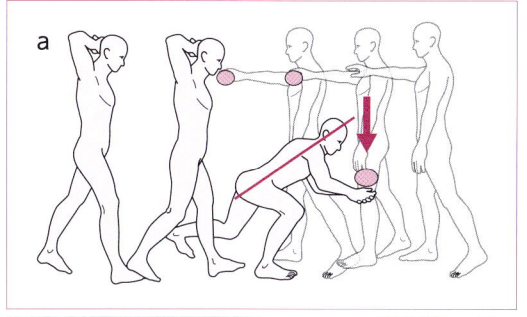

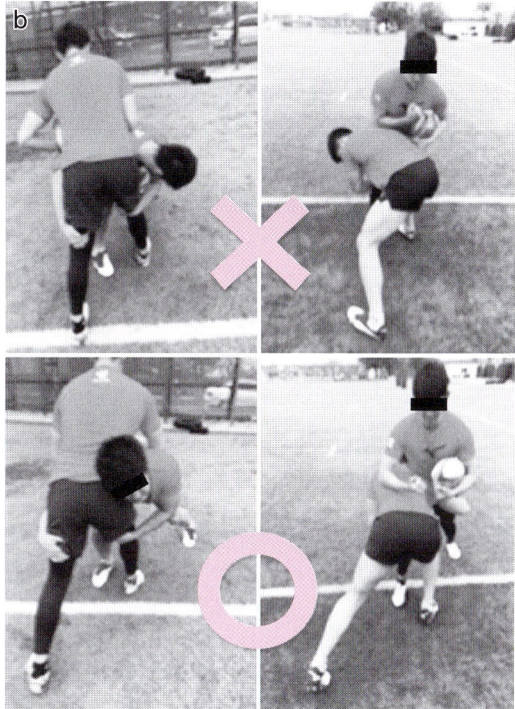

図5　素早く低い姿勢への移動とコンタクト時の姿勢
a　移動しながら落とされたボールに反応してタックル姿勢を作りつつボールをキャッチする．背中はまっすぐ，素早く腰の位置を低くする．
b　相手と密着し視線は相手の背中を追うように習慣づける．

骨を肩甲骨が追従できる能力を高める必要がある．

5　術後リハビリテーション —再脱臼予防を念頭に—

　肩関節脱臼のリハビリにおけるプロトコルや，プログラム構成上の留意点などは，多くの成書や文献において述べられており，詳細はそちらを参照いただきたい．ここでは，これまで述べてきた内容を中心に，術後リハビリにおいて，再受傷を

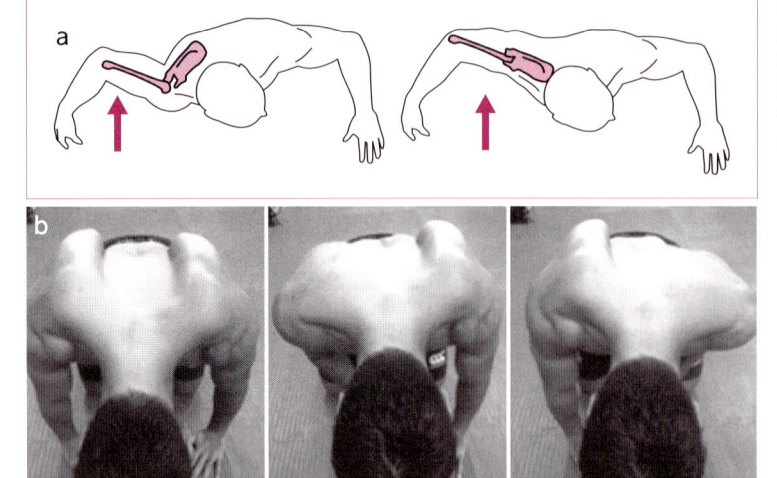

図 6 ▶ 肩甲骨の動き作り
a 肩甲骨が上腕骨を追従することで leverage force を減らす.
b 立甲. 肩甲骨と胸郭を分離する能力とどのような肢位でも上腕骨軸と肩甲骨軸を合わせたゼロポジションを作れる能力の獲得.

避けるために，既知のプログラムに加えている工夫を紹介する.

1 術直後から固定除去まで：Phase1

　この時期に最も重要なのは，手術侵襲による炎症を遷延化させないことで，疼痛管理が主になる. 疼痛の減少に伴い，選手自身の持つ身体像を向上させ，平衡機能を向上させるために，脊柱の分節的な可動性を改善させるワークを自動運動にて行わせる（**図 7-①**）. この時，選手は自身の椎体を下位腰椎から順にひとつずつ動かすことを意識して回旋運動を行う. 介助者がいるのであれば，感覚の悪いセグメントには，徒手的な感覚刺激を与えて，運動を誘発していく. 次に，横隔膜と腹筋群，多裂筋の共働作業として「みぞおち」を操作するトレーニングを実施する（**図 7-②**）. ここは，深層において大腰筋の起始部，横隔膜の停止部が椎体上で筋連結を有し，術後の疼痛や固定肢位の影響による円背姿勢から横隔膜，大腰筋機能を低下させることが多いため，早期に介入していく. 加えて，胸部を骨盤帯と分離して側方へ移動させる運動（**図 7-③**）を実施. 肩甲骨運動の土台となる脊柱の分節性，胸郭の運動性を改善させておく.

　体幹筋群の機能低下を防ぐため，腹横筋と多裂筋の共働収縮を狙った draw-in やコンタクトプレーを行ううえで重要となる腹腔内圧の上昇を目的としたいきみ動作と腹腔内圧を上昇させたまま胸腔内圧を減少させる bracing を併用して上肢筋群に収縮が入らない範囲で体幹筋機能の向上を図っておく.

2 固定除去〜術後8週まで：Phase 2

　修復組織が徐々に生着し始めるこの時期に無理な運動は禁物である. 患部の保護を第一に考えつつ，徐々に可動域の改善を図るが，予防的観点からこの時期には股関節の可動性と脊柱のさらなる操作性を向上させていく. 股関節自動運動での内外旋可動域を改善するために shinbox switch（**図 7-④**）を導入し，脊柱と股関節の連動を意図したトレーニングを実施していく. 術後 6 週程度で，患肢への荷重と cuff exercise が許可されたら，前鋸筋機能と腹筋群の機能改善のため，cat back を導入し，立甲習得のため，四つ這い位で上腕骨外旋，肩甲骨外転位保持の練習を開始していく（**図 7-⑤**）. この時期，患部に対する負荷量は上げられないが，股関節・脊柱の運動性を向上させていくには良い機会ととらえ，股関節を動力源としながら脊柱を介して重心操作を行う種々のトレーニングを用いて，身体の操作性を改善させていくことをリハビリの中に盛り込んでいく.

3 術後8週以降：Phase 3

　修復組織の回復が得られ，強化期に移行する段階で，前述した立甲の習得練習を開始する．四つ這い位での上肢荷重と上腕骨回旋，肩甲骨の胸郭上での分離操作（図7-⑥），上腕骨の回旋を用いて肩甲骨と肋骨の運動を誘発するひねりの動き（図7-⑦）などを実施していく．また，身体の中心に軸を保ったまま，胸郭や骨盤帯周囲に加わる力をうまく受け流せる能力を獲得させていくため，相手の力を「いなす」練習として push（pull）work（図7-⑧）という練習を実施し，すべての外力に力を入れて抵抗するだけでなく，必要に応じて身体各部位の力を抜ける練習を取り入れている．

4 術後12週以降：Phase 4

　肩甲上腕関節・肩甲胸郭関節における安定性が十分に向上したら，コンタクト動作の基礎練習を開始していく．段階的に強度を上げていき，その場にとどまった状態で身体に衝撃を与える程度の練習から，相手の身体をしっかりつかむパメリングや，片膝立ちでのタックル動作などで形を作っていく．徐々にアプローチを含めた実際のコンタクト動作に移行するが，タックルの際は，体軸をしっかりと相手に近づけることを意図して，はじめは手を後ろに組んだ状態で相手に身体を当てにいく練習から始めていく．術後4ヵ月を過ぎた頃から本格的にタックル動作およびモールやラックの動作練習を開始し，それぞれのスキルコーチにも介入してもらいながら，医学的な立場から動作修正の問題点を共有する．特に，姿勢不良によって生じるリスク（頭部屈曲・対側回旋，脊柱後弯）は，復帰までに修正し，両肩で均等にコンタクトできるように反復する．また，2対1の状況や，スペースのある局面でのディフェンスなど，状況判断→動作修正→コンタクトといった認知を伴う課題の練習も反復し，実践に向けた準備をしていく．

　加えて，復帰前に注意したいことは，術後の再受傷に転倒が関与することが多いという事実である[10]．転倒は，予測して生じるものとは限らず，不意の外力によって思うような態勢が取れない，手のつき方ができない，といった状況にならざるをえないことが多く，そのような場合でもその場に応じた適切な身体さばきができることを修得目標とし，受け身や，グラウンドワークの練習を盛り込んでいくことが望ましいと考えている．

おわりに

　筆者らは，肩関節脱臼を予防するためのプログラムを構築するため，タックルのパフォーマンスと身体機能の関係を調査してきた．股関節可動性，重心移動能力，敏捷性，直線スピードを評価するフィールドテストを実施し，タックルの成功率や，タックル姿勢を想定したランニング動作との関連を調査したが，フィールドテストとタックル成功率の間に相関はなかった．タックルを「成功」させる要素が「タックルに綺麗な姿勢で入る要素」と一致しないことが一因と考えているが，メディカルの立場からは，外傷を予防するために必要な姿勢やコンタクト方法を提言できるよう，今後さらに運動課題を熟慮し，リスクを減らす取り組みにつなげていきたい．

◆ 文　献

1) Kawasaki T, et al：Incidence of and risk factors for traumatic anterior shoulder dislocation：an epidemiologic study in high-school rugby players. J Shoulder Elbow Surg 23：1624-1630, 2014

2) Tanabe Y, et al：The kinematics of 1-on-1 rugby tackling：a study using 3-dimensional motion analysis. J Shoulder Elbow Surg 28：149-157, 2019

3) Kawasaki T, et al：Kinematics of rugby tackling：A pilot study with 3-dimensional motion analysis. Am J Sports Med 46：2514-2520, 2018

4) Gabbet TJ：Physiological and anthropometric correlates of tackling ability in Rugby league players. J Strength Cond Res 23：540-548, 2009

5) Speranza MJ, et al：Effect of strength and power training on tackling ability in semiprofessional Rugby league players. J Strength Cond Res 30：336-343, 2016

6) Young WB, et al：Is muscle power related to running speed with changes of direction? J Sports Med Phys Fitness 42：282-288, 2002

7) Sheppard JM, et al：Agility literature review：classifications, training and testing. J Sports Sci 24：919-932, 2006

8) Brault S, et al：Balancing deceit and disguise：How to successfully fool the defender in a 1 vs. 1 situation in rugby. Hum Mov Sci 29：412-425, 2010

9) Holding R, et al：Applying biomechanical research to coaching instruction of stepping movements in Rugby football. Strength and Conditioning J 36：8-12, 2014

10) Kawasaki T, et al：Midterm clinical results in rugby players treated with the bristow procedure. Am J Sports Med 46：656-662, 2018

Ⅱ　上肢の外傷・障害

①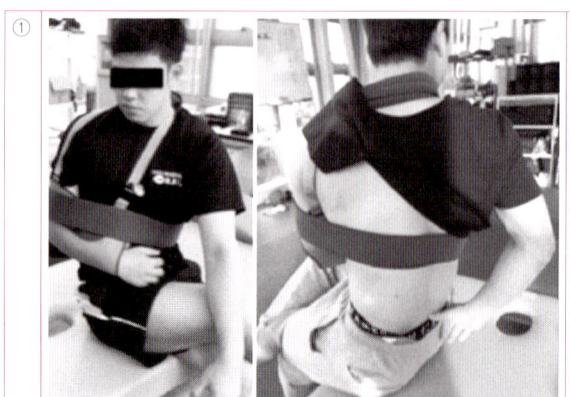

脊柱を回旋させるストレッチ
第5腰椎から順にひとつずつ椎体を自動的に回旋させる．感覚入力のため，動きの出しづらい部分は触刺激を入れて実施する．

②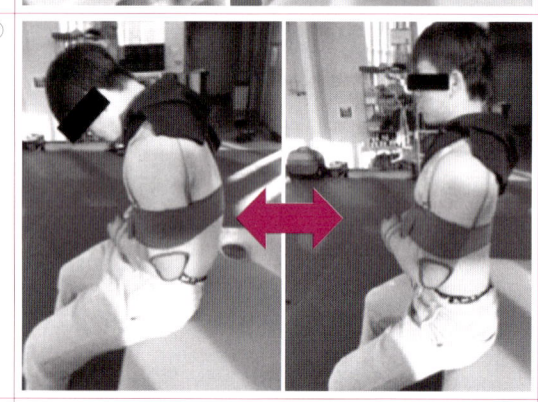

みぞおちのワーク
可能な限りみぞおちを柔らかく動かす．胸郭を丸めて，拡げることを繰り返す．上体が前方に傾く体幹の屈曲にならないよう注意する．

③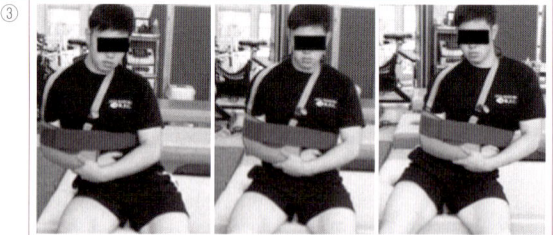

胸郭のスライド（側方移動）
骨盤に対して胸郭を側方へ移動させる．肋骨と側腹部の動きが重要．地面に対する両目の平行な位置を崩さないようにするとよい．

④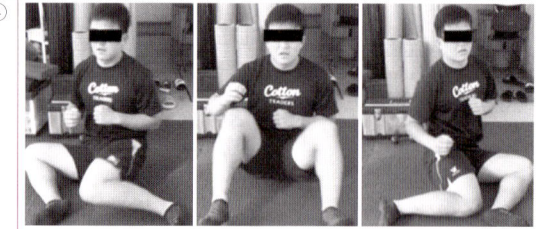

shinbox switch
股関節の可動性を重視したトレーニング．実施中，両肩を結んだラインは地面と平行に保ち，常に前方を向いている状態を保つ．

⑤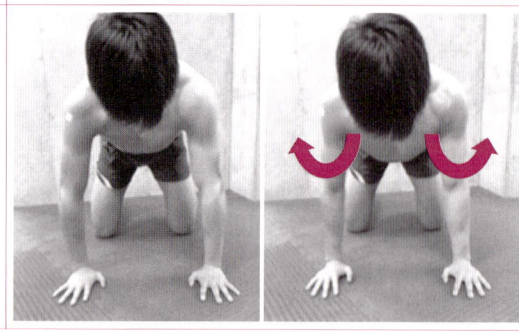

四つ這い外旋
四つ這いになって手を固定したまま，肘の内側を前方に向けるよう，上腕骨を外旋させる．

図7 ▶ 再脱臼予防を目的とする術後リハビリの工夫

⑥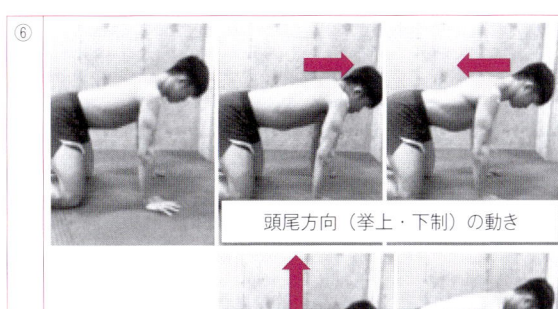

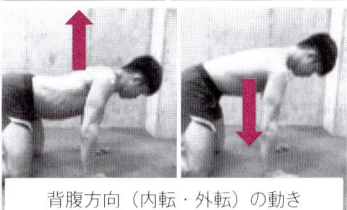

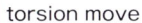

scapula grid・circle (格子・円)

四つ這いになり，肩甲骨を操作して肩の軌跡で格子や円を描く．この時，胸椎の屈曲伸展は伴わないようにコントロールする．

⑦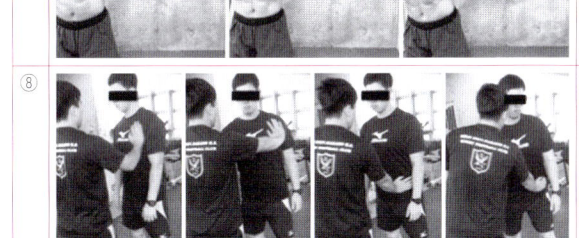

torsion move

指先からひねり出した動きを頸部までつなげるようにねじり続ける．肋骨の動きと肩甲骨が連動できるまで続ける．

⑧

push (pull) work

胸・骨盤の4ヵ所をパートナーが前方から押す．押される側は，押された分だけ動く．この時，決して左右への重心移動は行わず，回旋の動きで力をいなす．

図7 （つづき）

肩関節脱臼の外科的治療

田崎　篤・北村信人

要点整理

アスリートの外傷性肩関節脱臼は再発率が高い．スポーツによる衝突と，日々の筋力トレーニングに対する耐久性，競技における上肢の機能的な動作を要するため，外科的治療は高い安定性と機能性を再構築する必要がある．そのうえで関節の機能に関わる解剖学の習熟は重要になる．上腕関節包靱帯は鏡視下修復による組織連続性が関節機能再建に望ましい．またラグビーのような衝突性スポーツでは外力に対する肩関節の中間可動域および最終可動域の両方での確固たる制動性が必要であり，アスリートの信頼性を得るために烏口突起移行術は有効な術式である．

はじめに

肩関節は人体で最も可動域が大きい関節といえるが，その反面最も脱臼する頻度が高い．肩関節の脱臼は1年間に10万人あたり8〜24人に発症するとされ，特に若年者，男性ほど反復性脱臼に移行しやすいとの報告がある[1,2]．脱臼の方向は95％の症例は前方とされ，続いて後方が4〜5％程度，稀に下方である[3,4]．

肩関節脱臼は関節上腕靱帯と関節唇の複合体の解剖学的破綻により生じる．初回脱臼後の予後として，20歳未満の運動競技者には約90％に，20歳代では50〜75％の選手が再脱臼を受傷すると報告されている[5,6]．筋電図を用いた研究によると，肩前方脱臼の約半数の患者に，主に腋窩神経に電気生理学的異常所見を認めたことからも，肩関節反復性脱臼はその時間的経済的負担だけでなく，身体的に許容できる病態ではない[7]．

治療は，保存療法として肩関節の外転装具固定による治療効果が報告されている[8]．一方で脱臼時に生じる関節包靱帯の損傷，関節窩前方の骨欠損，関節位置覚の低下など，非可逆的な形態や機能の問題が生じるため，外科的治療による関節安定性の再構築が予測できる有効な治療結果に繋がる[9〜11]．

肩関節脱臼の頻度が高い衝突性スポーツの一つとしてラグビーが挙げられる．本競技は最大限の衝突を繰り返すため，強固な安定性のみが手術治療結果に要求されると誤認されるが，高い頻度で筋力トレーニングを繰り返すうえでの疼痛の生じない関節耐久性や，球技としての繊細かつ柔軟な機能も要求される．よって，選手が満足する結果を得るためには外科医としての修練を要する．

1 肩の安定化手術治療に大切な概念

1 解剖学的要素

a) 軟部組織

関節包靱帯は，連続性を維持しながら肩関節を包むことによりその安定性に寄与する．

1) circle stability concept：関節包靱帯は一部の不連続が生じれば全方向に不安定性が生じる（**図1**）[12]．

2) vacuum effect：包まれた関節包内に生じる吸引効果が関節の安定化に寄与する[4]（**図2**）．

3) slack and tension with torque：適度に弛緩した関節包は，回旋により緊張が生じると，そ

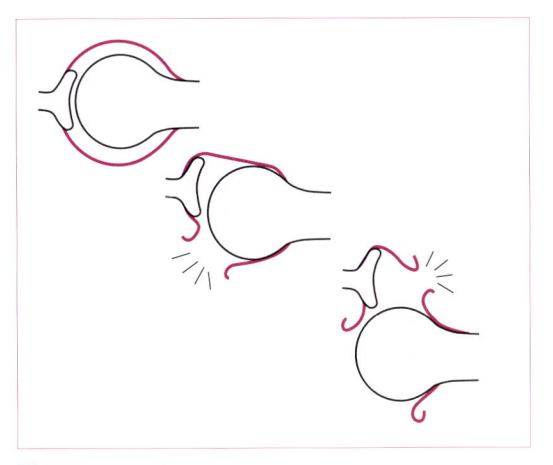

図 1 ▶ circle stability concept
関節包の連続性が全方向の安定性に必要である.

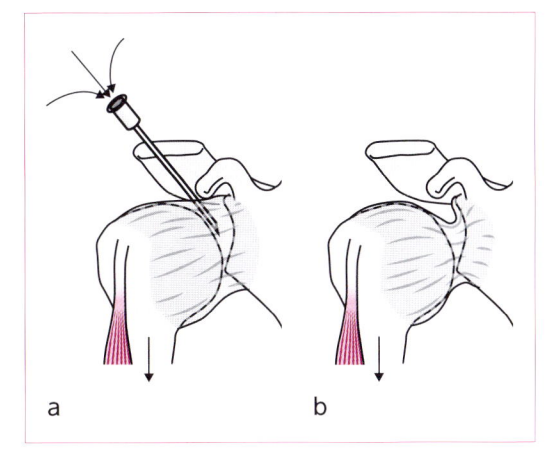

図 2 ▶ vaccum effect
a 陰圧前，b 陰圧後
関節包内の陰圧が安定性に寄与する.

図 3 ▶ slack and tension with torque
適度に弛緩した関節包（a）は，回旋による
緊張求心力を産む（b）.

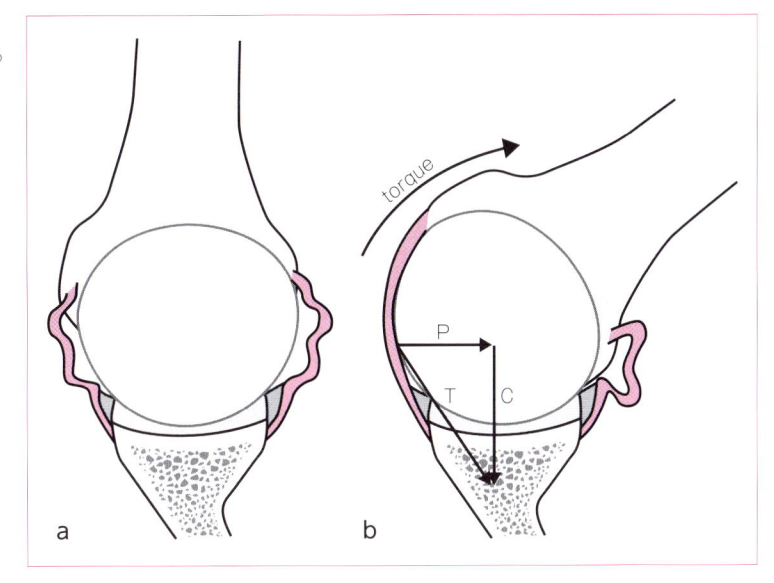

の牽引力が求心力として働く[4]（図 3）.

　これらの効果を生み出すために，外科的治療において十分に術前評価を行ったうえで，関節包靱帯が全周性に適切な緊張と緩みを持って連続しているように修復することが望ましい．そのうえで，関節内病変を観察できる関節鏡視下手術は理論上利点を持つ.

　外傷性肩前方脱臼の症例では，関節包靱帯の断裂部位の90％以上が関節窩辺縁の付着部である（Bankart 病変）（図 4a，b）．一方で上腕骨側付着部での断裂（humeral avulsion of glenohumeral

ligament：HAGL）や，関節包実質部での断裂も生じ得ることに留意する[10, 13]（図 4c）．Bankart 病変に対して，関節包靱帯を関節鏡視下に関節窩縁の骨に修復するには，近年 suture anchor を用いる方法が汎用されている．しかし本方法で得られる軟部組織と骨の修復状態は，本来持つ生物学的な治癒は十分には得られないとの報告がある[14]．さらに，suture anchor を挿入するための骨孔を形成するドリルによる熱性骨壊死も懸念される[15]．また，関節包靱帯はその周辺にある線維性構造 "periarticular fiber system" や上腕二頭筋長頭

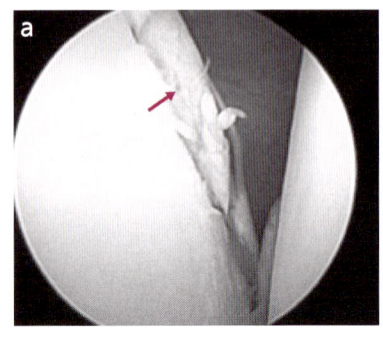
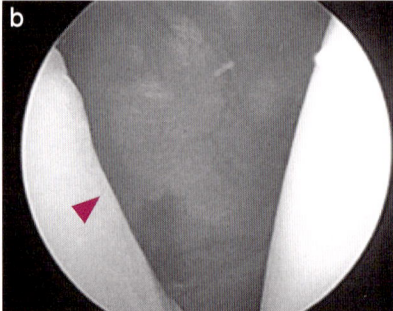
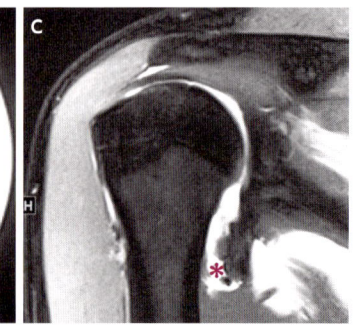

図4 ▶ Bankart 病変

a, b （すべて右肩，後方から鏡視）関節唇がばさついている症例（a矢印）や，関節唇が内方に落ちるように消えている（b矢頭）症例もある．
c HAGL病変．右肩MRI冠状断（＊）で関節包靱帯が上腕骨側から剝離している．
（a, b：巻頭カラー参照）

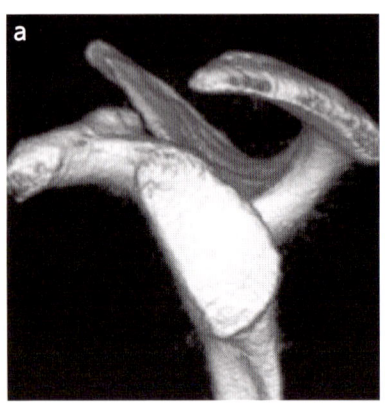
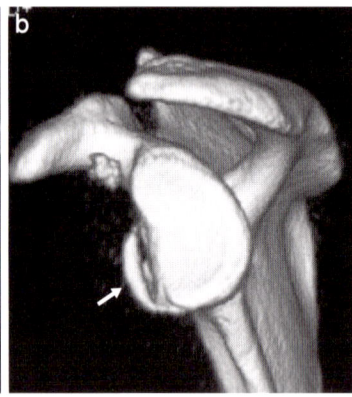

図5 ▶ 関節窩骨病変　左肩三次元CT矢状断像

a 関節窩骨欠損（前方），b 関節窩骨病変（矢印）

腱・上腕三頭筋長頭腱と三次元的に連続している[16]．しかし，手術的にこれらを再構築することは不可能である．よって，関節鏡視下Bankart修復術では肩関節が本来持つ解剖学的構造を再現できるとはいいがたく，よって，衝突性スポーツ選手は術後再脱臼が20〜50％の患者に生じるとの報告がある[17]．

b）骨構造

関節を構成する骨形態も，その安定性に重要である．特に関節窩骨欠損は関節面長の21％を越えると有意に不安定性が出現する[18]（**図5a**）．また，鏡視下Bankart修復術後の再脱臼の有意因子として10％以上の関節窩骨欠損が報告されており，関節窩の骨形態は術前に評価をすべきである．また，関節窩前面から裂離した骨病変（骨性Bankart病変）は，外傷性前方不安定症を有する衝突性スポーツ選手の半数近くに出現する[19]（**図5b**）．

よって，骨形態を評価するうえで，術前評価として三次元CTは必須である．骨病変は関節鏡視下修復手術により骨癒合すれば関節窩面の再構築が得られる[20]（**図6a〜c**）．よって，骨性Bankart病変は切除せずに修復すべきである．

一方で，上腕骨後外側の陥没病変であるHill-Sach病変も肩関節脱臼により頻出する（**図7**）．この陥没部が関節窩面と接触を失わせ，関節安定性を損なわせるという概念がある[21]．よって，本病変を腱板で充填することで安定性を担保する術式（Hill-Sachs remplissage）も行われている[22]．

2 機能要素

前方不安定症は関節外転外旋位や水平伸展位の最終可動域で出現するが，一方で関節中間可動域の安定性も，アスリートにとって必要な機能である．中間可動域における関節包が最も弛緩する位

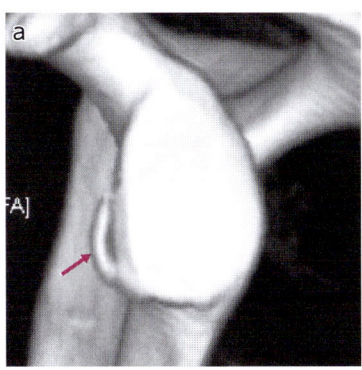 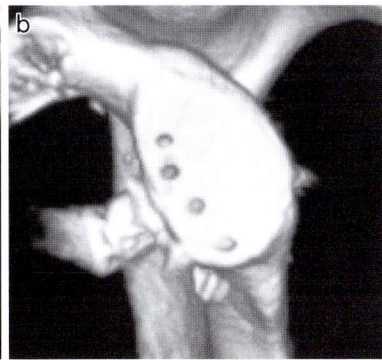 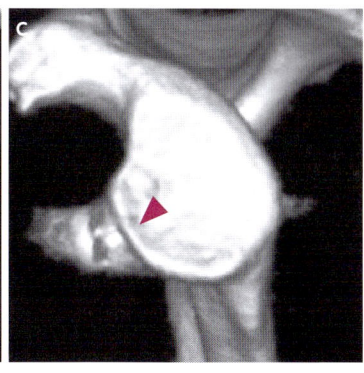

図6 骨性関節窩病変を伴う症例に対しての鏡視下修復術，烏口突起移行術併用法
すべて左肩三次元CT矢状断像
a　術前．矢印が骨性病変．
b　術後．骨性病変を烏口突起で関節窩前面との間に挟んでいる．
c　術後2年．関節窩病変は癒合して，関節面辺縁（矢頭）が弧状に形成されている．

置は軽度屈曲外転位であり，unpack position とも呼ばれる[23]．中間可動域での安定性を失うと，腕を引っ張られるような動作や軽度屈曲して後方に圧迫する手技で不安定性を自覚する．よって，外科的治療により最終可動域の安定性のみならず中間可動域の安定性の再構築がその目標となる．

2 手術術式

現在主に選択されている手術手技を述べる．

1 関節鏡視下Bankart修復術

関節鏡視下に関節包関節唇複合体を修復する本術式は，肩関節外傷性不安定症に対する現在の標準術式である．体位は頭位挙上（座位）させたbeach chair position もしくは牽引器を用いた側臥位が選択される．beach chair positon では肢位のコントロールがしやすく，一方で側臥位では後方関節唇損傷など後方病変の処理がしやすい．一般には穿刺孔は鏡視を行う後方の穿刺孔を1ヵ所，手術を行うための穿刺孔を前方に2ヵ所（前方，前上方），の計3ヵ所用いる．損傷した関節包関節唇複合体の修復による再緊張化が手術の目的であり，関節窩骨前縁に癒着している損傷した複合体を前方から下方まで十分に剥離する．修復部の接

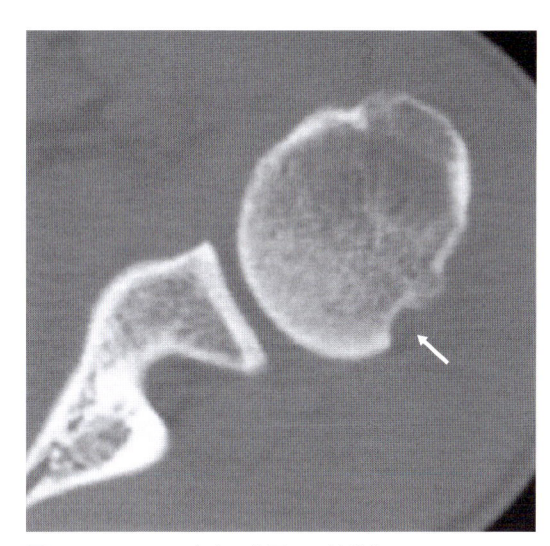

図7 Hill-Sachs病変　左肩CT軸位像
上腕骨頭後外側の陥没像（矢印）．

面となる骨面を新鮮化したのちに，通常 suture anchor 4 本で複合体を上方に持ち上げるように縫合する（図8a）．骨性Bankart病変では，骨に縫合糸を貫くか巻きつけるように，同様の方法で固定を行う（図8b，c）．また，後方に病変が出現している際には，鏡視を前上方穿刺孔から行い，前方と同様に後方の穿刺孔から修復を行う（図9a，b）．

2 烏口突起移行術（Bristow法，Latarjet法）

烏口突起を付着する共同腱（烏口腕筋，上腕二

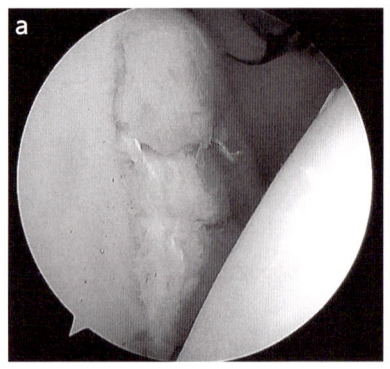 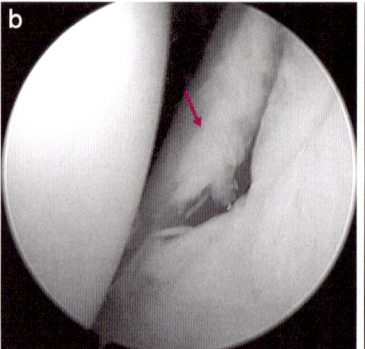 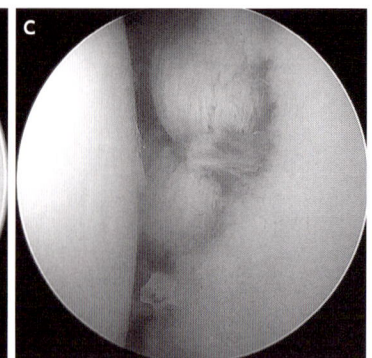

図8 ▶ 鏡視下 Bankart 修復術
a 右肩後方鏡視. 鏡視下 Bankart 病変修復後.
b 左肩後方鏡視. 骨性 Bankart 病変（矢印）を認める.
c 術後. suture anchor を用いて修復した.
（巻頭カラー参照）

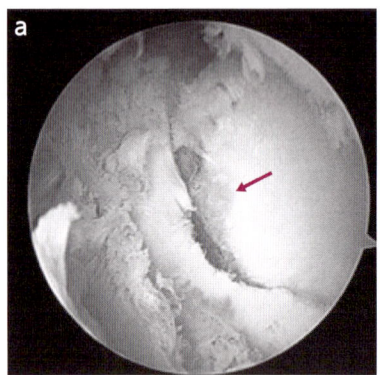 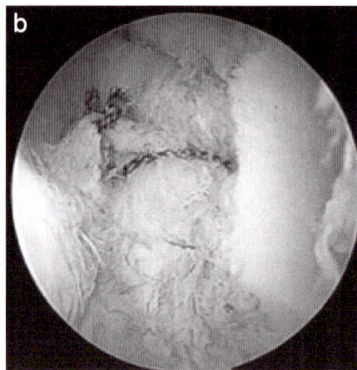

図9 ▶ 鏡視下後方Bankart修復術　左肩側臥位, 前上方穿刺孔より鏡視
a 後方骨性病変を認める（矢印）.
b suture anchor を用いて修復固定した.
（巻頭カラー参照）

頭筋腱短頭）と共に関節窩前面に固定して移行することで，共同腱の肩甲下筋を前方から圧迫する効果（sling effect）により関節を制動する術式である[24]. 烏口突起を縦に置いてスクリュー1本で固定する手技を Bristow 法，横置きしてスクリュー2本で固定する手技を Latarjet 法と呼び，その選択は術者に委ねられている. 本術式は関節可動域終末（end range）と中間可動域（mid range）の安定性に優れており，ラグビー選手のプレーにおいて良好な自覚的安定性をもたらす, 信頼できる術式である[25]. 一方で関節面近傍に設置した烏口突起片が上腕骨頭の摺動面としての関節窩面積の補填になるかどうかは，結論が出ていない. また，烏口突起癒合不全による再脱臼，術後神経損傷などの報告がある[6]. また，一般には前上腕関節靱帯の修復はしない.

我々は，鏡視下 Bankart 修復術と open Bris-

tow 手術を併用して行っている[19]. 5cm 程度の皮膚切開を烏口突起下端から腋窩方向へ置き，三角筋と大胸筋の筋間を分け入り烏口突起を露出，先端から 15cm 程度の部分で切離する（**図10a**）. 烏口突起には術前計測に基づいて washer を用いてスクリューを挿入する. 通常は 4.0mm 径で 36〜40mm 長のスクリューを用いる. 体の大きな選手には 4.5mm 径を用いることもある. その後肩甲下筋（腱部分より内側）のやや下方部を線維方向に鈍的に侵入して，関節窩前面の関節包を露出する（**図10b**）. 関節包は切開せず, glenoid retractor を用いて，関節窩面の高さから 5mm 程度内側の関節窩前方の骨面を露出する（**図10c**）. 続いて行う Bankart 修復により，関節包靱帯は関節窩縁に修復されるため，関節窩前面全体は広く露出される.

鏡視下 Bankart 修復術を行ったのちに，改めて

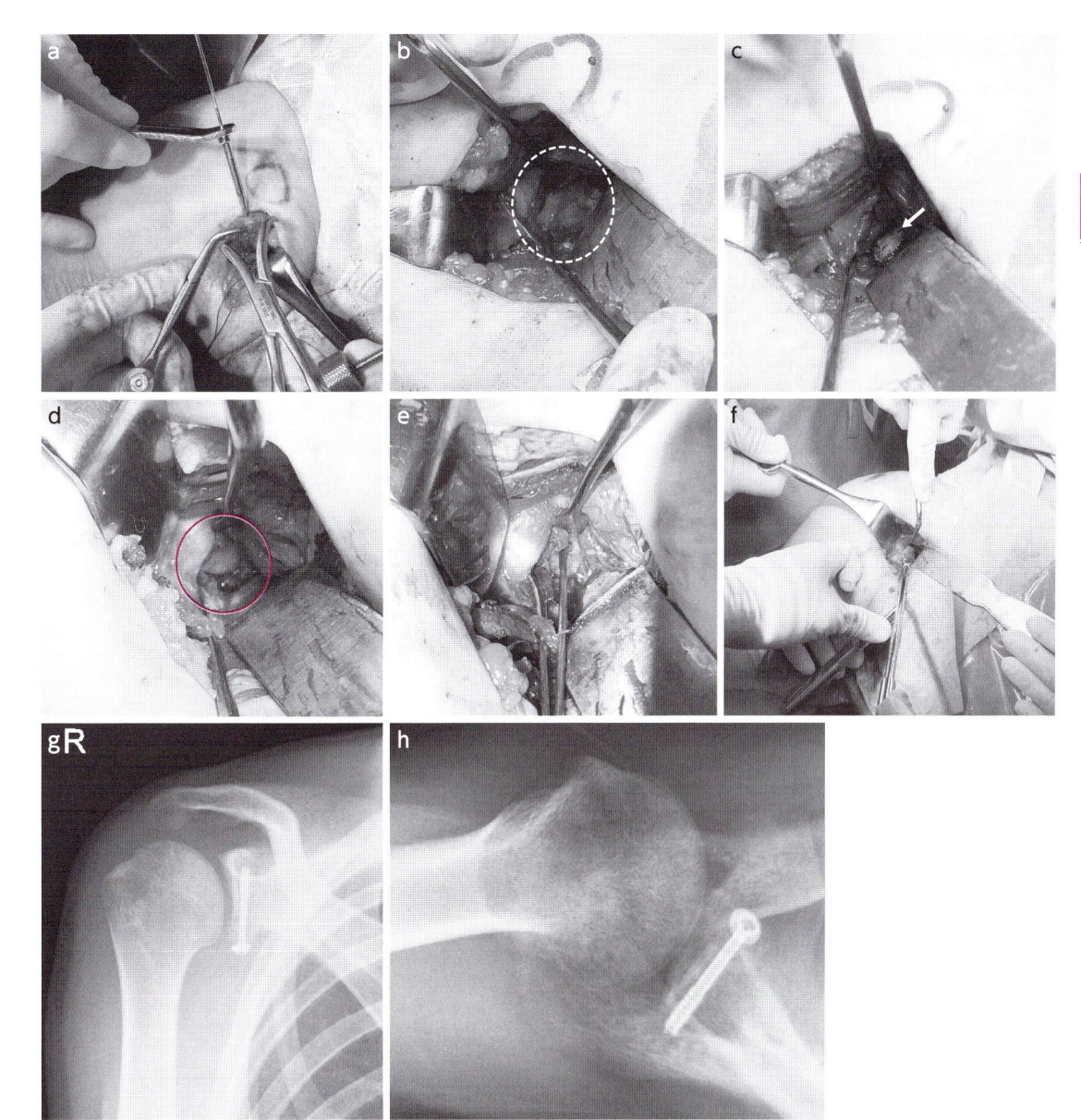

図 10 ▶ 関節鏡視下 Bankart open Bristow 法併用法　右肩　上方が頭側
a　切離した烏口突起に海綿骨側からスクリュー挿入の骨孔作成をする.
b　肩甲下筋を前後に分けて関節包を露出した (点線丸). 関節包は切開しない.
c　関節裂隙から約 5 mm 内方の関節窩前面の骨面を露出する (矢印).
d　鏡視下 Bankart 術後に関節窩前面を再展開する. 烏口突起を移行する骨面が確認できる (丸).
e　骨面に鋼線を挿入して, 骨表面を reaming して骨癒合の促進を図る.
f　スクリューを挿入して烏口突起を固定する.
g　術後 X 線正面像
h　術後軸写像

関節窩前面を展開, 骨面を露出して新鮮化する (**図 10d**). 鋼線を挿入して, 骨孔を ACL reamer で掘削して骨癒合を促す処置をする (**図 10e**). 鋼線で烏口突起に挿入した cannulated screw 1 本を誘導

して, ドライバーで固定する (**図 10f〜h**).

3 Remplissage 法

Hill-Sachs 病変が関節窩前縁に面することによ

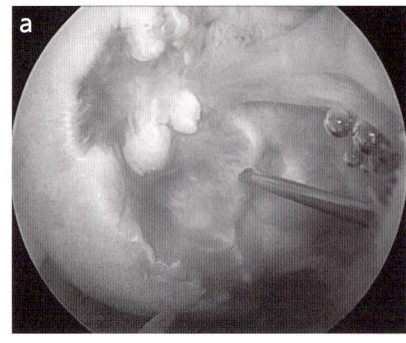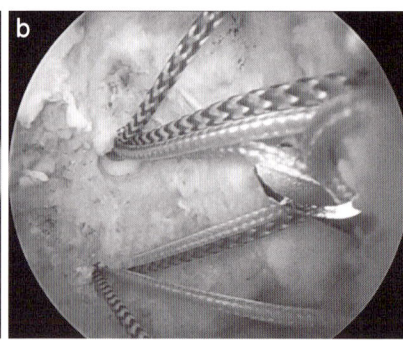

図 11 ▶ 鏡視下 Hill-Sachs remplissage　右肩
a 処置前．b 骨面を新鮮化して，suture anchor を挿入．棘下筋腱，小円筋腱を貫きながら糸を引き出す．
（巻頭カラー参照）

る脱臼の誘発を抑えるため，同病変に後方の腱板と関節包を押し付けるように縫合する術式である[22]．衝突性スポーツ選手の肩関節脱臼に対するBankart 修復術の補強術としてや，烏口突起移行術後の再脱臼例に行われる．後方からの鏡視で上腕を外旋すると Hill-Sachs 病変が確認されるので，同部位に suture anchor を 3 本程度挿入する（図11 a，b）．後方より肩峰下にカメラを移動して，棘下筋腱と小円筋腱を同定して，両腱成分に関節内から肩峰下へ糸をかけて，Hill-Sach 病変に縫合する．このことで関節包上後方の肥厚部に緊張が加えられ，circle concept により修復した Bankart病変の緊張化につながり関節包靱帯を介した安定化への寄与も期待できる[26]．

3 術後療法

　術後は肩装具による中間位で術後 3 週間の外固定を行い，以降可動域訓練を開始する．烏口突起移行術を行った際には X 線撮影を術後約 2〜3 週ごとに行い，骨癒合の状態を確認しながら，術後3 週以降は関節可動域訓練を開始し，8 週以後でランニング，パス練習を開始，術後 12 週で重量を用いた筋力トレーニング，コンタクト練習を開始する．術後約 4 カ月目の練習合流を目標とする．
　復帰までの機能回復リハビリテーションのポイントとしては，
　1）肩甲上腕関節：ラグビーは衝突を繰り返すスポーツであることから，inner muscle に偏重することなく，肩甲上腕関節全体の dynamic な筋力トレーニングにより，外力に対する安定性を向上

させなければならない．
　2）肩甲胸郭関節：脱臼後は疼痛により肩甲骨挙上，上方回旋位に拘縮していることがあり，可動性，胸郭柔軟性の再教育を行う．
　3）肩甲骨の上腕骨に対する追従機能：肩甲骨の上腕骨に対する追随機能の向上が，外力によって強いられる非生理的な上肢の肢位に対する緩衝になるため，それらを再現するようなメニューを行う．
　4）上肢−体幹−下肢の運動連鎖：ラグビー競技は地に足がついた状態で強く衝突し，相手をかわし，ボールを扱うスポーツであることから，これらの動作を司る運動連鎖訓練（closed kinetic chain exercise）を十分に行う．

◆ 文　献
1) Rowe CR, et al：Factors related to recurrences of anterior dislocations of the shoulder. Clin Orthop 20：40-48, 1961
2) Balg F, et al：The instability severity index score. A simple pre-operative score to select patients for arthroscopic or open shoulder stabilisation. J Bone Joint Surg Br 89：1470-1477, 2007
3) McFarland EG：Examination of shoulder. Laxity and Instability, McFarland EG ed, Thieme, Philadelphia, PA, 163-212, 2006
4) Barnes LF, et al：Glenohumeral instability. The Shoulder, Rockwood Jr CA, et al eds, Elsevier, New York, NY, 543-649, 2016
5) Wheeler JH, et al：Arthroscopic versus nonoperative treatment of acute shoulder dislocations in young athletes. Arthroscopy 5：213-217, 1989
6) Hovelius L, et al：The coracoid transfer for recurrent dislocation of the shoulder. Technical aspects of the Bristow-Latarjet procedure. J Bone Joint Surg Am 65：926-934, 1983
7) de Laat EA, et al：Nerve lesions in primary shoulder dislocations and humeral neck fractures. A prospective clinical and EMG study. J Bone Joint Surg Br 76：381-383, 1994
8) Itoi E, et al：External rotation and abduction bracing in

the management of first-time anterior shoulder disloca-
tion : Response. Am J Sports Med 43 : NP24-25, 2015

9) Nakagawa S, et al : Influence of posterior capsular tight-
ness on throwing shoulder injury. Knee Surg Sports Trau-
matol Arthrosc 21 : 1598-1602, 2013

10) Mizuno N, et al : Recurrent anterior shoulder dislocation
caused by a midsubstance complete capsular tear. Bone
Joint Surg Am 87 : 2717-2723, 2005

11) Torg JS, et al : A modified Bristow-Helfet-May procedure
for recurrent dislocation and subluxation of the shoulder.
Report of two hundred and twelve cases. J Bone Joint
Surg Am 69 : 904-913, 1987

12) Bowen MK, et al : Ligamentous control of shoulder stabil-
ity based on selective cutting and static translation exper-
iments. Clin Sports Med 10 : 757-782, 1991

13) Bhatia DN, et al : Surgical treatment of significant glenoid
bone defects and associated humeral avulsions of gleno-
humeral ligament (HAGL) lesions in anterior shoulder in-
stability. Knee Surg Sports Traumatol Arthrosc 21 :
1603-1609, 2013

14) Lafosse L, et al : Footprint fixation for arthroscopic re-
construction in anterior shoulder instability : the Cassio-
peia double-row technique. Arthroscopy 22 : 231 e231-
231 e236, 2006

15) Augustin G, et al : Thermal osteonecrosis and bone drill-
ing parameters revisited. Arch Orthop Trauma Surg
128 : 71-77, 2007

16) Huber WP, et al : Periarticular fiber system of the shoul-
der joint. Arthroscopy 13 : 680-691, 1997

17) Castagna A, et al : Mid-term results of a metal-backed
glenoid component in total shoulder replacement. J Bone
Joint Surg Br 92 : 1410-1415, 2010

18) Itoi E, et al : The effect of a glenoid defect on anteroinfe-
rior stability of the shoulder after Bankart repair : a ca-
daveric study. J Bone Joint Surg Am 82 : 35-46, 2000

19) Tasaki A, et al : Combined arthroscopic Bankart repair
and coracoid process transfer to anterior glenoid for
shoulder dislocation in rugby players : Evaluation based
on ability to perform sport-specific movements effective-
ly. Arthroscopy 31 : 1693-1701, 2015

20) Kitayama S, et al : Clinical outcome and glenoid morphol-
ogy after arthroscopic repair of chronic osseous Bankart
lesions : A five to eight-year follow-up study. J Bone
Joint Surg Am 97 : 1833-1843, 2015

21) Kawakami J, et al : In vivo glenoid track width can be bet-
ter predicted with the use of shoulder horizontal exten-
sion angle. Am J Sports Med 47 : 922-927, 2019

22) Elkinson I, et al : The effect of the remplissage procedure
on shoulder stability and range of motion : an in vitro
biomechanical assessment. J Bone Joint Surg Am 94 :
1003-1012, 2012

23) Hsu AT, et al : Determining the resting position of the
glenohumeral joint : a cadaver study. J Orthop Sports
Phys Ther 32 : 605-612, 2002

24) Helfet AJ : Coracoid transplantation for recurring disloca-
tion of the shoulder. J Bone Joint Surg Br 40-B : 198-
202, 1958

25) Yamamoto N, et al : The stabilizing mechanism of the
Latarjet procedure : a cadaveric study. J Bone Joint Surg
Am 95 : 1390-1397, 2013

26) Momma D, et al : Anatomic analysis of the whole articu-
lar capsule of the shoulder joint, with reference to the
capsular attachment and thickness. J Exp Orthop 5 : 16,
2018

Ⅱ

上肢の外傷・障害

投球障害肩の疫学・病態

新井隆三

要点整理

　本邦の調査によると野球で肩を痛めている子供は決して珍しくない．それらの障害は，投球動作で上肢を加速させること，すなわち外転位にある肩関節が最大外旋位から一気に内旋することが繰り返し行われることによって徐々に形成されていく．したがって投球障害予防には一球一球の負担を減らす投球動作の指導と，投球数の規制が必要である．これらを成り立たせるためには親・指導者・医療機関が協力した体制を構築することが重要である．

はじめに

　本項は投球障害肩の疫学について記載する．疫学とは実態調査であるので，その調査をもとに何が問題なのか，その問題をどう改善していくのかということが必ず付随するべきである．したがってこれまでになされてきた数々の調査結果をもとにどのような取り組みがなされ，何が課題として残されているのかということを，投球障害肩の病態を踏まえながら述べていきたい．

　なお，投球動作のようなオーバーヘッドモーションはテニスやバレーボール，ハンドボールなどでもみられる．しかし，これまで最も調査研究されているスポーツは野球であるので，以下野球における投球障害肩について述べる．

1 投球障害肩の疫学

　肩が痛い野球選手はどれくらいいるのだろうか．本邦での比較的大規模な報告には以下のようなものがある．

・伊藤博一ら[1]

　2002 年から 2008 年までに定期的に開催された，プロ野球球団主催の野球教室参加者 10,957 人（小学生 1,781 人，中学生 7,188 人，高校生 1,489 人，大学生 499 人）を対象とし，通常の投球で肩および肘が痛むかを口頭で調査した．投球時に痛みを有する選手の割合は，年代別に，小学生：肩 6.1 ％・肘 6.7 ％，中学生：肩 9.6 ％・肘 15.4 ％，高校生：肩 17.7 ％・肘 17.3 ％，大学生：肩 32.7 ％・肘 18.8 ％であった．すなわち，小学生から中学生にかけては肘の痛みを持つ選手の割合が高く，それ以降は肩の痛みを有する選手の割合が高い傾向があった．高校生 35.0 ％，大学生 51.5 ％を筆頭に全体で 25.6 ％以上もの選手が肩・肘に痛みを抱えてプレーしていたが，そのほとんどは病院での診察を受けず，現場の指導者も多くが把握していなかった．

・Kanematsu Y. et al[2]

　1983 年から 1985 年の地区選手権大会に出場した 9 歳から 12 歳の選手 2,055 人を対象とし，投球側の肩が痛くなった経験についてアンケート調査した．肩の痛みは 13.4 ％の選手が経験しており，野球の経験年数が発症と有意に相関していたが，ポジションや週あたりの練習時間は相関していなかった．

・Matsuura T. et al[3]

　2012 年夏の地区選手権大会に出場した 7 歳から 12 歳の選手 1,563 人（男性 1,504 人，女性 59 人）を対象とし，1 日以上野球に参加できな

かった痛みの経験についてアンケート調査した.
肩の痛みは15.9％の選手が経験しており，年齢
が発症と有意に相関していたが，野球の経験年数
やポジション，また週あたりの練習時間は相関し
ていなかった.

・Takagishi K. et al[4]

　2015年9月に全日本野球協会に所属する全国
の小学生野球選手8,354人に対し，2014年9月
から2015年9月の間の肩・肘の痛みを思い出し
て記載させるアンケート調査を行った. 2014年
9月時点で肩や肘に痛みのなかった7,894人（平
均年齢9.9±1.39歳，男性7,589人，女性305
人）のうち，上記1年間で新たに生じた1週間以
上続く痛みは，肩で8.0％の選手に，肘で17.4％
の選手に発症していた. 男性，年齢が増すこと，
投手，捕手，1日の全力投球数が50球以上であ
ることが，新たな肩肘の痛みを発症するリスクファ
クターであった.

・Takagishi K. et al[5]

　2016年に全国の中学生野球選手に対し，2015
年春夏から1年間での肩・肘の痛みを思い出して
記載させるアンケート調査を行った. 軟式野球で
は日本中学校体育連盟軟式野球部が都道府県ごと
に10チームを選抜して計422チーム8,771人
を，硬式野球では日本中学硬式野球協議会に所属
する計73チーム2,363人を対象とした. 2015
年春夏時点で肩や肘に痛みのなかった9,752人
（平均年齢13.1±0.8歳，男性9,508人，女性
65人）のうち，上記1年間で1週間以上続く痛み
が新たに生じた選手の割合は，肩で13.6％，肘
で19.2％であった. 学年が増すこと，投手，捕
手，1日の全力投球数が70球以上であること，
1ヵ月の試合数が平均10試合以上であることが，
新たな肩の痛みを発症するリスクファクターであっ
た. 肩の痛みを発症することのリスク評価では，
オッズ比で2年生は1年生の1.290倍，投手は
野手の1.666倍，捕手は野手の1.765倍であっ
た.

　これらの調査結果からは，小中学生では肩の痛
みよりは肘の痛みの頻度が高く，高校生以上では
肩の痛みが多くなる傾向があることがうかがわれ
る. また学年が増し，力を入れた投球が増えがち

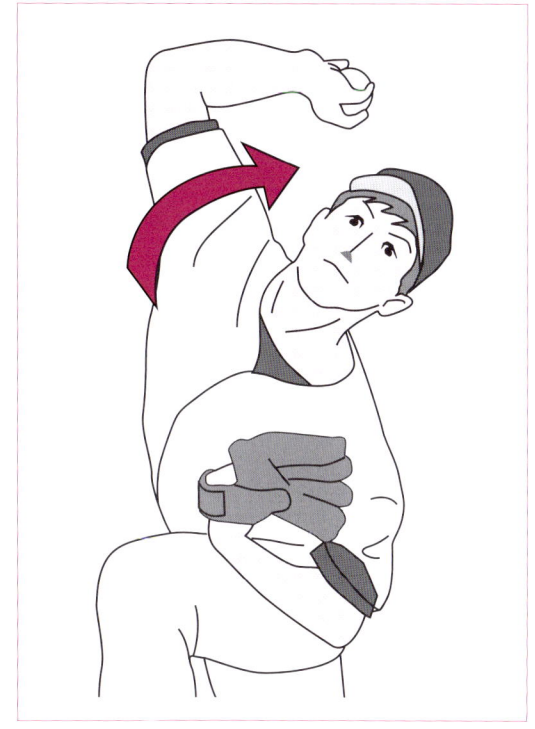

図1　投球側の右肩関節が外転位で最大外旋しているところ

な状況（投手・捕手・高頻度の試合など）にあると
痛みが生じる傾向が高まる. また少なくとも2000
年代頃では想像以上の数の選手が痛みを我慢しな
がらプレーし続け，しかも指導者がその痛みの状
況を把握できていなかったことが考えられる.

2　投球障害肩の病態

　それでは投球障害肩はどのように生じてしまう
のであろうか. 投球腕は肩関節外転位での最大外
旋位（**図1**）から7,000°/秒ものスピードで内旋
されるとともに加速する[6]. このとき上腕骨頭は
肩甲骨関節窩上でspinしているが，この際に生じ
た微小損傷が数多く積み重なって投球障害が形成
されると考えられている[7].

　速球投手で投球肩の最大外旋角度が大きい[8]こ
とからわかるように，投手の骨・軟部組織はより
外旋可動域を増すように変化・適応している[9]. 投
球側でよくみられる上腕骨後捻角の増加は外旋可
動域が増すための適応の一つといえるが，これは

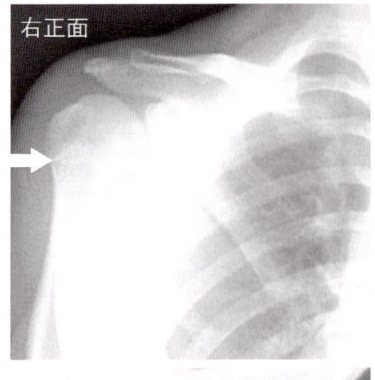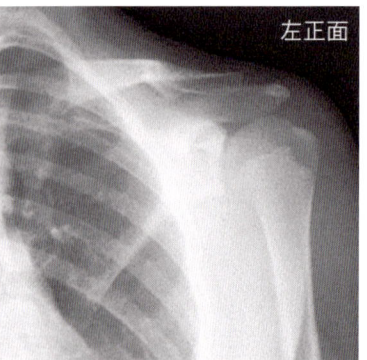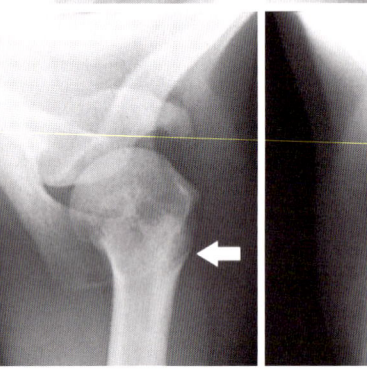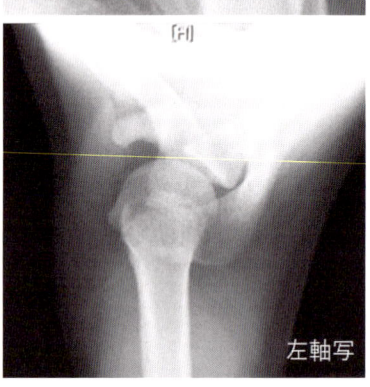

図2▶投球による骨端線の変化・後捻角増大

14歳6ヵ月，右投げ，捕手．右肩正面像では右上腕骨近位骨端線に骨硬化像がみられる．右肩軸写像では上腕骨が近位骨端線で変形し，後捻角が増大している．

少年期の投球によって上腕骨へ繰り返し外旋トルクがかけられた結果，上腕骨近位骨端軟骨が変化したことによる（**図2**）．リトルリーガーズショルダーはこの適応過程に支障をきたし，骨端線閉鎖障害として顕症化したものである[10]．

投球肩では外旋可動域が増加した分だけ内旋可動域が減少するが，この内旋可動域減少が過度に大きい状態は glenohumeral internal rotation deficit（GIRD）と定義される[11]．GIRD は肩関節後方の軟部組織が柔軟性を失うことで生じる．このとき外旋運動に伴って骨頭は後上方へ移動してしまい，さらに過度の外旋を許容することになる．この結果上腕二頭筋長頭腱起始部に連続する後上方関節唇がめくりあげられる（peel-back）ことになり，上方関節唇損傷（superior labrum anterior and posterior lesion：SLAP lesion）を生じる[12, 13]．またこの過度の外旋は腱板をよりねじることになるので腱板断裂の原因ともなる[13]．

また，関節窩上で骨頭が最大外旋位から内旋に転じるとき（上腕が加速され始めるとき），大結節腱板停止部の関節面側が関節窩後上方に圧迫されながらこすれあう（internal impingement）[14, 15]．

この現象が投球ごとに繰り返されることも腱板断裂や上方関節唇損傷の一因であると考えられている．肩甲上腕関節に前方不安定性があって水平過外転が許容されると，より internal impingement をきたしやすくなる[16]．

ボールリリース後の減速期に，下関節上腕靱帯後束へ牽引力がかかることで関節窩後下縁に骨棘が生じる（Bennett lesion）ことがある．しかしこの骨棘自体は無症状であることが多く，肩後方の痛みの原因を考えるにあたっては Bennett lesion 以外の要因がないか十分に検討する必要がある[17]．

3 投球障害肩を減らす取り組み

投球障害肩は微小損傷の繰り返しで生じるので，障害を減らすためには，

・一つ一つの投球動作で生じる微小損傷を少なくすること，とともに
・投球数が過多にならないように制限することの2点に留意する必要がある．

1 投球動作で生じる微小損傷を少なくする取り組み

投球のキネティクスの原則は，いわゆる運動連鎖というコンセプトに従う．すなわち下肢・体幹で生み出されたエネルギーが上肢・手にまで伝達されてボールを加速するということである．これをより具体的に述べると，投球動作は下肢が投球方向に動くことに始まり，下肢の移動が止まると体幹がねじりを伴って投球方向に移動を開始し，体幹の投球方向への移動が止まると上腕が振り出されて投球方向への移動を開始する．このような，もとの分節の減速とともに次の分節が加速するということがさらに前腕・手といった各分節でも繰り返される．

このように，ある分節が減速して次の分節が加速されるとき，この分節間では力学的エネルギー保存則が成立する．すなわち，隣り合う分節の運動エネルギー（1/2×分節の質量×分節の速度²）の和が一定であるので，ある分節の速度が急減してその分節の運動エネルギーが減ると，隣接する分節の運動エネルギーは増えざるを得ない．この時，両下肢より体幹，体幹より上腕，上腕より前腕，前腕より手の質量が少ないので，増えた運動エネルギーはその分節が加速することによって賄われることになる．したがって下肢・体幹が正確に使えていれば上肢の筋力を使わなくても自然と球速は上がる．逆に下肢・体幹を使わずに上肢で球速を上げようと力んでもほとんどボールの加速には貢献せず，微小損傷を悪化させる大きな原因となる．これは下肢・体幹と上肢とで質量がどれほど違うかを考えれば自明である．スナップスローといえども手首の力だけで投げているのではなく，小さな上肢の振りでも十分に加速できる正確なステップワークや体幹の強さ・柔らかさがあってこそ成立するものである．また，合理的な体の使い方をすれば自然と球速が上がるのでゆっくりしたボールは投げられない．一塁寄りのピッチャーゴロをファーストに送球するのが案外難しいのは，どこかに非合理的な体の使い方を入れないと近距離にいる一塁手が捕れないような速球になってしまうからである（したがってゴロを捕った投手はよく一塁に走り寄りながら下からトスをしている）．

以上のような観点に立てば，良いボールが投げられていない投手に向かって「腕を振って投げろ」と指導するのは本末転倒である．「腕が勝手に振られるようにする」にはどうしたらよいのか，ということが指導目標になるべきである．これはすなわち，良い動作が習得できた時には「ボールが前で離れる気がする」や「力を入れてないのに速いボールが投げられる」といったことが体感できる指導法ということになる[18]．

2 投球過多に対する取り組み

最近では1人の投手の投球数が1試合で250球に達したり，一つの大会期間中での投球数の合計が1,000球近くにまで及んだり，といった現象が単なる美談として語られるだけではなく，投手の将来性を摘んでしまう危険な行為として指摘されるようにもなってきた．

このような投球過多に対する警鐘は日本臨床スポーツ医学会の提言としてすでに1995年に鳴らされている（表1）[19]．

さらにこの内容を踏襲しながら2016年には全日本野球協会，日本整形外科学会，運動器の10年・日本協会から小学生に向けてさらに具体的な提言がなされている．ここでは子供たち自身に1日に数度ストレッチングをさせたり，毎週月曜日にセルフチェックさせたり，といった障害予防教育に言及されており，早期の医療機関受診や定期的メディカルチェックの勧めなど指導者・親・医療機関の密な連携が望ましいとされている[20]．

個々の競技団体でも投球過多をいかに防ぐのかという問題に関して具体案が提示されるようになってきた．日本中学硬式野球協議会では2013年に中学生投手の投球制限に関する統一ガイドラインが制定され，2015年からはこれを完全遵守することが求められるようになった．また，あわせて「中学生選手の障害予防のための指導者の義務」が明文化され，指導者の意識向上が求められている[21]．

以上のように，日本では2010年代中頃以降，投球過多に対する対策・啓蒙が学会主導から競技団体主導へと変化してきている．

一方，米国ではアメリカスポーツ医学研究所監

表 1 ▶ 1995 年　日本臨床スポーツ医学会「青少年の野球障害に対する提言」

1) 野球肘の発生は 11，12 歳がピークである．従って，野球指導者はとくにこの年頃の選手の肘の痛みと動きの制限には注意を払うこと．野球肩の発生は 15，16 歳がピークであり，肩の痛みと投球フォームの変化に注意を払うこと．
2) 野球肘，野球肩の発生頻度は，投手と捕手に圧倒的に高い．従って，各チームには，投手と捕手をそれぞれ 2 名以上育成しておくのが望ましい．
3) 練習日数と時間については，小学生では，週 3 日以内，1 日 2 時間をこえないこと，中学生・高校生においては，週 1 日以上の休養日をとること．個々の選手の成長，体力と技術に応じた練習量と内容が望ましい．
4) 全力投球数は，小学生では 1 日 50 球以内，試合を含めて週 200 球をこえないこと．中学生では 1 日 70 球以内，週 350 球をこえないこと．高校生では 1 日 100 球以内，週 500 球をこえないこと．なお，1 日 2 試合の登板は禁止すべきである．
5) 練習前後には十分なウォームアップとクールダウンを行うこと．
6) シーズンオフを設け，野球以外のスポーツを楽しむ機会を与えることが望ましい．
7) 野球における肘・肩の障害は，将来重度の後遺症を引き起こす可能性があるので，その防止のためには，指導者との密な連携のもとでの専門医による定期的検診が望ましい．

（文献 19 より引用）

修のもと，2004 年から徐々に競技団体ごとに投球数や登板間隔に関する規制を設けて運用してきた歴史がある．しかし投球数制限先進国の米国でもこれらの規制が必ずしも正しく運用されてはいない．Yang ら[22]が 2010 年 4 月から 2012 年 12 月までの間に全米の 9 歳から 18 歳までの投手 754 人に過去 1 年間の経験についてアンケート調査を行ったところ，アメリカスポーツ医学研究所が故障リスクの高いプレースタイルとして定義している「連投」を 43.4 ％が，「競技シーズンが重複する複数のチームでの投球」を 30.7 ％が，「同一日での複数試合登板」を 19.0 ％が行っていた．また，彼らを指導するコーチたちが必ずしも投球数規制に詳しいわけでもない．米国中西部地区で 9 歳から 15 歳の子供たちを指導している野球コーチ 228 人にウェブアンケートを実施したところ 95 人から回答が得られ，その 73 ％が投球数規制に従っていると答えた．しかし他のコーチも規制に従っていると考えているコーチは 53 ％にとどまり，さらに規制内容に関する質問への正答率は 43 ％にとどまった[23]．

これら米国の報告からは，投球数制限遵守をスポーツ現場の自助努力にゆだねているだけではおぼつかない現実が垣間見える．日本の小学生の全国調査でも，39.9 ％が週 4 日以上練習し，97.6 ％で土・日の練習が平均 2 時間以上に及び，35.6 ％が 50 球/日以上の全力投球を行っていることが明らかとなった[4]．また中学生の全国調査でも 36.0 ％が週 7 日練習し，19.6 ％が 70 球/日以上の全力投球を行っており[5]，調査が行われた 2015 年当時（小学生）あるいは 2016 年当時（中学生）に，1995 年に示された日本臨床スポーツ医学会の提言が浸透していたとはいえない．

日本では今後，競技団体自らが所属する野球選手の投球数を制限していくようになると思われるが，勝敗に影響する中心選手の出場機会を直接左右するだけに，どこまで踏み込んだルール制定ができるか，またそのルールが投球障害予防にどれほど効果的に作用するか，注目していく必要があると思われる．

おわりに

投球障害が微小損傷の繰り返しで形成されることを考えれば，投球数を制限することは合理的であり，近年競技団体が個々に自らの問題として投球数規制のルールを設けていることは前進といえよう．ただ，選手の出場機会を制限するだけでは楽しみを奪うことにもつながりかねない．投球障害予防のもう一つの本質，より効率的に体を使うことを追求することは，障害予防だけでなくパフォーマンの向上にも直結する．野球に限らず，けがを防ぐ取り組みが明日のスター選手を生むことにもつながれば，もっとスポーツが楽しくなると思われる．

◆ **文　献**
1) 伊藤博一ほか：年代別肩・肘有痛部位と真下投げ VAS 評価の詳細―野球選手 10957 名のフィールド調査から―．日臨スポーツ医学会誌 17：362-372，2009
2) Kanematsu Y, et al：Epidemiology of shoulder injuries in young baseball players and grading of radiologic findings of Little Leaguer's shoulder. J Med Invest 62：123-125,

2015

3) Matsuura T, et al：Epidemiology of shoulder and elbow pain in youth baseball players. Phys Sportsmed 44：97-100, 2016

4) Takagishi K, et al：Shoulder and elbow pain in elementary school baseball players：The results from a nation-wide survey in Japan. J Orthop Sci 22：682-686, 2017

5) Takagishi K, et al：Shoulder and elbow pain in junior high school baseball players：Results of a nationwide survey. J Orthop Sci 24：708-714, 2019

6) Dillman CJ, et al：Biomechanics of pitching with emphasis upon shoulder kinematics. J Orthop Sports Phys Ther 18：402-408, 1993

7) Olsen SJ 2nd, et al：Risk factors for shoulder and elbow injuries in adolescent baseball pitchers. Am J Sports Med 34：905-912, 2006

8) Matsuo T, et al：Comparison of kinematic and temporal parameters between different pitch velocity groups. J Appl Biomech 17：1-13, 2001

9) Lin DJ, et al：Shoulder injuries in the overhead-throwing athlete：Epidemiology, mechanisms of injury, and imaging findings. Radiology 286：370-387, 2018

10) Sabick MB, et al：Biomechanics of the shoulder in youth baseball pitchers：implications for the development of proximal humeral epiphysiolysis and humeral retrotorsion. Am J Sports Med 33：1716-1722, 2005

11) Burkhart SS, et al：The disabled throwing shoulder：Spectrum of pathology Part Ⅲ：the SICK scapula, scapular dyskinesis, the kinetic chain, and rehabilitation. Arthroscopy 19：641-661, 2003

12) Burkhart SS, et al：The disabled throwing shoulder：Spectrum of pathology Part Ⅱ：evaluation and treatment of SLAP lesions in throwers. Arthroscopy 19：531-539, 2003

13) Braun S, et al：Shoulder injuries in the throwing athlete. J Bone Joint Surg Am 91：966-978, 2009

14) Walch G, et al：Impingement of the deep surface of the supraspinatus tendon on the posterosuperior glenoid rim：An arthroscopic study. J Shoulder Elbow Surg 1：238-245, 1992

15) Jobe CM：Posterior superior glenoid impingement：expanded spectrum. Arthroscopy 11：530-536, 1995

16) Spiegl UJ, et al：Symptomatic internal impingement of the shoulder in overhead athletes. Sports Med Arthrosc Rev 22：120-129, 2014

17) Wright RW, et al：Prevalence of the Bennett lesion of the shoulder in major league pitchers. Am J Sports Med 32：121-124, 2004

18) 馬見塚尚孝：投球障害と野球医学．MB Orthop 30：25-31, 2017

19) 日本臨床スポーツ医学会学術委員会：青少年の野球障害に対する提言．日臨スポーツ医会誌 13：Suppl 241, 2005

20) 全日本野球協会，日本整形外科学会，運動器の10年・日本協会：平成27年度少年野球（軟式・硬式）実態調査報告，2016．https://www.joa.or.jp/media/comment/pdf/2016_survey_childrensbaseball.pdf（2019年5月17日閲覧）

21) 日本中学硬式野球協議会：中学生の投球制限に関する統一ガイドライン．http://littlesenior.la.coocan.jp/gif/toukyuusei.pdf（2019年5月17日閲覧）

22) Yang J, et al：Risk-prone pitching activities and injuries in youth baseball：Findings from a national sample. Am J Sports Med 42：1456-1463, 2014

23) Fezarale JJ, et al：Knowledge of and compliance with pitch count recommendations：a survey of youth baseball coaches. Sports Health 4：202-204, 2012

Ⅱ

上肢の外傷・障害

投球障害肘の疫学・病態

松浦哲也

要点整理

　高校生までの野球選手を対象とした疫学調査の結果，肘関節痛の要因としてオーバーユースの関与が示唆される．疼痛は内側が最も多く，投球数や試合数の制限で軽減が期待できる．一方，離断性骨軟骨炎は10歳前後に年齢特異的に発生し，オーバーユースの関与は乏しい．初期には無症候例が多いが，病期の進行とともに症状が出現し，病期進行にはオーバーユースの関与が示唆される．

はじめに

　肘の投球障害の多くは野球選手に発生している．障害への関心が高まり，小中学生を対象とした全国規模の疫学調査も実施されるようになった[1~3]．高校では未だ大規模な疫学調査はないが，地方レベルでの報告は散見される[4,5]．一方，大学・社会人やプロではまとまった報告はみられない．ここでは小学生から高校生までを対象とした疫学調査の結果から肘障害の実態を明らかにするとともに病態について考察する．

1 肘関節痛の発生頻度

　日本整形外科学会ならびに運動器の10年・日本協会は，全日本野球協会の協力を得て，平成26年度から2年間にわたって全国の小学生野球選手の調査を行った[1,2]．10,228名を対象とした平成26年度の調査では肘痛の既往を全選手の24.8％に認め，なかでも投手では36.1％と他のポジションよりも多かった（**図1**）[1,2]．

　平成28年度には，小学生選手と同様に日本整形外科学会と運動器の10年・日本協会が全日本野球協会の協力を得て，全国の中学生野球選手11,134名の調査を行った[3]．直近1年間の疼痛につき季節ごとに質問しているため，疼痛既往を

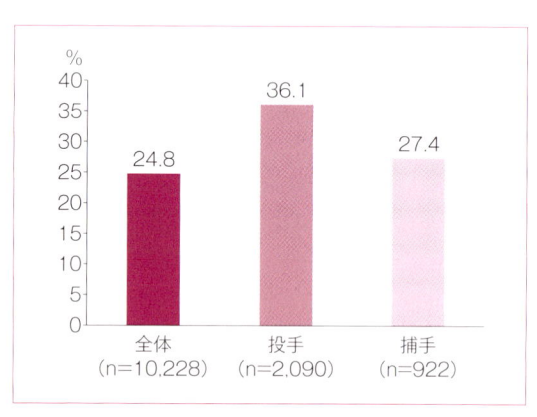

図1 ▶ 小学生野球選手の肘関節痛の既往
（文献1，2より作図）

調べた小学生との単純比較はできないが，肘痛を少なくとも34.0％に認めており，小学生よりも高い．ただしポジション別での解析は行われていない．

　高校生に関しては，平成19年と20年に原田らの71名を対象とした調査がある[4]．その結果，シーズン中に肘痛があったのは32名（45％）であった．また平成23年度に森原らは京都府の選手を対象に調査している[5]．272名を対象とした調査では調査時に肘痛を自覚していたのは56名（20.6％），過去に肘痛があったのは194名（71.3％）で，いずれの報告も小学生・中学生より疼痛発生頻度が高い．なお，いずれの報告もポ

ジション別での解析は行われていない.

いずれにしても年齢が高くなるほど肘関節痛の既往や自覚する選手が多くなることがわかる.

2 肘関節痛に対する対応

肘関節痛を自覚した際には,小学生選手では保護者に知らせる場合(84.9%)が監督・コーチに知らせる場合(62.2%)よりも多かった[2].中学生選手でも保護者に知らせる場合(69.7%)が監督・コーチに知らせる場合(52.2%)よりも多かった[3].

実際の対応については,小学生では投球中止(63.1%)がポジション変更(6.7〜7.9%)よりもかなり多かったが,休まず投げ続けた場合(18.1%)も少なくなかった[2].中学生でも投球中止(45.1%)がポジション変更(4.4〜4.7%)よりも多かったが,休まず投げ続けた場合(41.1%)が小学生よりも圧倒的に多かった(図2)[2,3].休養期間は,小学生では1ヵ月以上が32.8%と最も多かったが,2週間以内が45.2%を占めた[2].中学生でも1ヵ月以上が33.7%で,2週間以内が49.9%を占めており,小学生と同様の傾向であった(図3)[2,3].中学生では投球休止期間の過ごし方について調査しており,ランニング(62.4%),ストレッチ(52.3%)が多かった[3].

高校生選手では小学生・中学生に対する上記のような相談相手や具体的な対応に関する調査はないが,原田らは投球の支障度について調査している[4].その結果,肘の症状により投球に支障のあった選手は26名(37%)であった.肘痛の持続期間は1週間以内(50%),1週間から1ヵ月以内(37.5%),1ヵ月から6ヵ月以内(12.5%)で,大半が1ヵ月以内であった.投球に支障があった26名の支障の程度は軽度(84.6%),中等度(7.7%),重度(3.8%),極めて困難(3.8%)で,軽度が多数を占めた.

以上の結果から,年齢にかかわらず肘関節痛の持続期間やそれに応じた休養期間は1ヵ月以内が大半を占めていることがわかる.中学・高校生では自覚的な疼痛の程度は比較的軽度で,疼痛があってもプレーを継続しているケースが多いよう

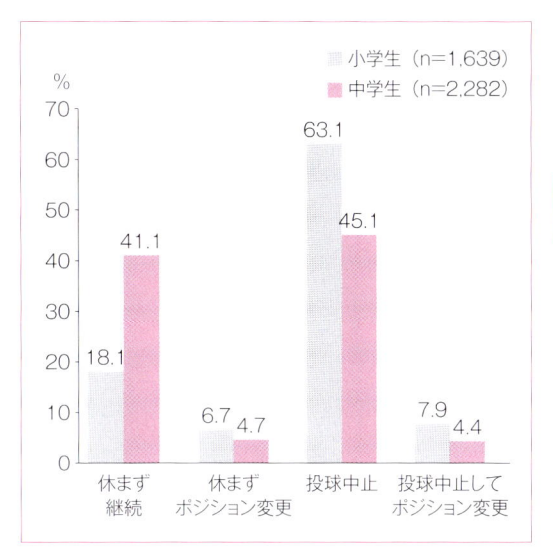

図2 小・中学生野球選手の肘関節痛に対する対応
(文献2,3より作図)

である.

3 部位別疼痛発生頻度

小学生選手では,内側が最も多く68.6%,次いで外側18.0%,後方16.1%,前方6.1%であった[2].中学生選手でも内側が最も多く65.6%,次いで後方28.4%,外側19.5%,前方16.1%であった(図4)[2,3].高校生選手の報告はないが,経験的には中学生同様に内側,後方,外側,前方の順と思われる.

すなわち年齢にかかわらず内側の疼痛が最も多い.内側の疼痛は尺側側副靱帯やその付着部に由来する場合が多いが,成長とともに障害されやすい部位は異なる[6].内側上顆の骨化が未熟な12〜13歳頃までは内側上顆下端,14〜15歳で内側上顆の骨化が完了すると鉤状結節,17〜18歳以降では尺側側副靱帯が損傷されやすくなる.また14〜15歳で内側上顆の骨端線が閉鎖する直前には骨端線での損傷(離開)が生じやすくなる.疼痛は外反ストレスによって誘発され,小学5年生選手を対象とした多施設研究の結果では外反ストレステスト陽性率14.3%[7],高校生選手ではmilkingテスト陽性率24%であり[4],年齢が高いほど

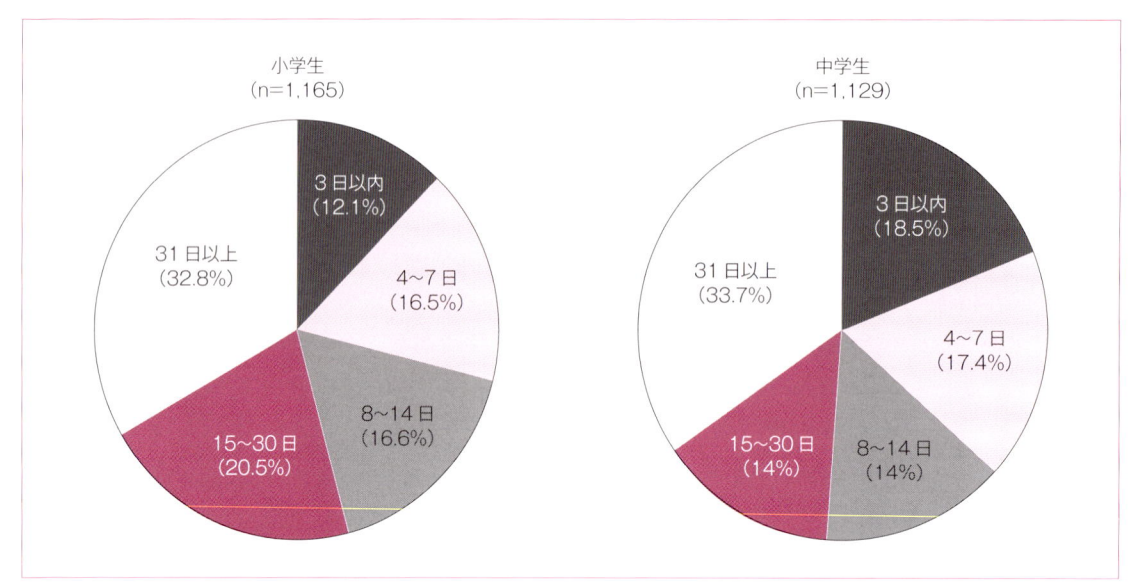

図3 ▶ **小・中学生野球選手が肘関節痛を経験した時の休養期間**
（文献2, 3より作図）

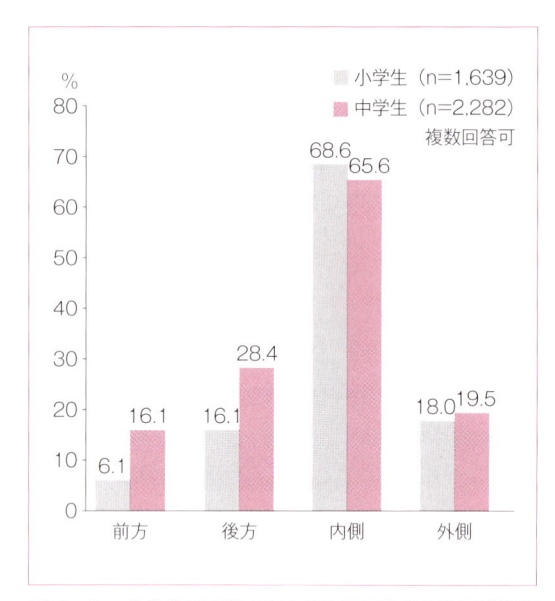

図4 ▶ **小・中学生野球選手における肘関節痛の部位別頻度**
（文献2, 3より作図）

陽性率の高いことがうかがわれる．また，中学・高校生では尺骨神経の障害も見逃せない．原田らの報告では，高校生選手の4％に環小指のしびれがみられ，肘痛や環小指のしびれにより投球に支障のある選手の75％に尺骨神経領域の筋力低下や知覚低下を認めたと報告している[4]．

一方，内側に次いで多いのが小学生では外側，中学・高校生では後方であることは興味深い．外側の疼痛は離断性骨軟骨炎（OCD）によるものが多い．OCDの初期では症状が乏しく，また進行しても症状が軽度な例が多いので発生頻度の検討は難しかった．しかし超音波検査を用いれば無症候例でも検出できるようになり，最近では小学生選手，中学・高校生選手を対象とした調査結果が，それぞれ徳島県，京都府から報告されている．徳島県での10〜12歳の小学生選手1,040名を対象とした報告では2.1％[8]，京都府での12〜18歳の中学・高校生選手2,433名を対象とした報告では3.4％[9]にOCDが認められた（**表1**）[10]．中学・高校生の方が有病率は高いが，病期を比較すると小学生では初期が90.9％，進行期が9.1％，終末期0％で[8]，中学・高校生では初期14.7％，進行期38.2％，終末期が13.2％で，障害の遺残例が13.2％，手術既往例が23.5％だった（**表2**）[10]．以上の結果から，OCDの発生のピークは小学生期にあるといえる．さらに，徳島県では小学生選手を対象に，障害発生の危険因子について前向きに検討している[11]．OCDを認めなかった6〜11歳の小学生野球選手1,275名を対象に1年後に再検査を行い，障害発生と年齢，ポジション，野球

表1 肘離断性骨軟骨炎の頻度

	松浦論文 (OJSM, 2014)	木田論文 (AJSM, 2014)
年齢	10～12 歳	12～18 歳
対象者数	1,040 名	2,433 名
頻度	2.1%	3.4%

（文献 10 より引用）

表2 肘離断性骨軟骨炎の病期

	松浦論文 (OJSM, 2014)	木田論文 (AJSM, 2014)
年齢	10～12 歳	12～18 歳
初期	90.9%	14.7%
進行期	9.1%	38.2%
終末期	0%	13.2%
遺残期	0%	13.2%
術後期	0%	23.5%

（文献 10 より引用）

表3 肘離断性骨軟骨炎の関連因子

	松浦論文 (Arthroscopy, 2019)	木田論文 (AJSM, 2014)
年齢	発生に関連あり	病期に関連あり
野球開始年齢	関連なし	関連あり
経験年数	関連なし	関連あり
ポジション	関連なし	関連なし
肘関節痛	関連なし	関連あり

（文献 9, 11 より作表）

表4 肘関節痛発症の関連因子

学年	高学年が関連あり
ポジション	投手, 捕手が関連あり
経験年数	関連なし
週間練習時間	16 時間以上が関連あり
肘, 肩の疼痛既往	肘関節痛が関連あり

（文献 15 より作表）

開始年齢，経験年数，週間練習時間と肘関節痛の既往との関連について多変量解析を行っている．その結果，10～11 歳のみが有意に障害発生と関連しており，他のポジション，野球開始年齢，経験年数，週間練習時間と肘関節痛の既往とは有意な関連がみられなかった．中学・高校生を対象とした報告では，障害と野球の開始年齢，経験年数，肘関節痛との間に関連はあると報告しており，年齢は障害発生や病期と関連しており，経験年数や肘関節痛は病期進行と関連していることが推測される（表3）[9, 11]．またポジションについては，小学生から高校生に至るまで有意差を示す結果がなく，障害との関連は考えにくい[10]．

　後方障害について，Kida らは 576 名の高校生選手を対象に調査している[12]．その結果，13.2% の選手に肘頭の圧痛あるいは伸展ストレスによる疼痛誘発がみられ，そのうち病院受診した選手の 75.8% が後内側インピンジメントと診断されている．そして平均 77 日で全選手が完全復帰を果たしたと報告している．

4 肘関節痛の発症要因

　小中学生を対象とした全国規模の疫学調査を受けて，Takagishi らは小中学生選手ではオーバーユースが肘関節痛の発症要因と結論付けている．その根拠として，小学生では 39.9% が 1 週間に 4 日以上，97.6% が土曜・日曜に 1 日 3 時間以上の練習や試合をしていることを挙げている[13]．中学生では週間投球数が 300 球以上，1 ヵ月に平均 10 試合以上が肘関節痛発症の危険因子と報告している[14]．

　徳島県では小学生選手 900 名を対象とした 1 年間の前向き研究が行われ，新規疼痛発症率は 25.8% であった．疼痛の発症要因として学年，経験年数，週間練習時間，ポジションと肘や肩の疼痛既往を選択し，疼痛発症との相関性をロジスティック回帰分析により分析している．その結果，肘関節痛発症に関与していたのは高学年，週間練習時間が 16 時間を超えることと，投手，捕手，肘関節痛の既往であった（表4）[15]．

表5 ▶ 1日の全力投球数と肘関節痛─50球で区切った場合─

投球数	50球を超えると関連あり
年齢	関連なし
週間練習日数	関連なし
年間試合数	70試合以上で関連あり

（文献18より作表）

表6 ▶ 1日の全力投球数と肘関節痛─連続数値とした場合─

投球数	関連あり
年齢	関連なし
週間練習日数	関連なし
年間試合数	70試合以上で関連あり

（文献18より作表）

表7 ▶ 週間全力投球数と肘関節痛─200球で区切った場合─

投球数	200球を超えると関連あり
年齢	関連なし
年間試合数	70試合以上で関連あり

（文献18より作表）

表8 ▶ 週間全力投球数と肘関節痛─連続数値とした場合─

投球数	関連あり
年齢	関連なし
年間試合数	70試合以上で関連あり

（文献18より作表）

5 投手の投球制限

　肘関節痛発症にオーバーユースが関与していることは疑いようもなく，1995年には日本臨床スポーツ医学会から，小学生では全力投球数を1日50球，週200球以内に制限すべきとの提言がなされた[16]．これは徳島県での野外検診で，肘のX線像異常が投手で野手の約3倍にみられ，1日の平均全力投球数が投手では約150球，野手では約1/3の50球程度であるという結果に基づいている[17]．しかしながら，これは後ろ向き調査の結果であり，徳島県では肘関節痛の既往がない小学生投手149名を対象に前向きに1年間追跡し，ガイドラインに示されている投球数が妥当なものか検証されている[18]．

　50球を境に2項に区切った場合の多変量解析の結果では，投球数の「50球より多い」と年間試合数の「70試合以上」で統計学的に有意な相関性を示していた（**表5**）[18]．連続数値とした場合の解析でも，投球数が多くなるほど，また年間試合数の「70試合以上」で統計学的に有意な相関性を示していた（**表6**）[18]．

　200球を境に2項に区切った場合の多変量解析では，投球数の「200球より多い」と年間試合数の「70試合以上」で統計学的に有意な相関性を示していた（**表7**）[18]．連続数値とした場合でも，投球数が多くなるほど，また年間試合数の「70試合以上」で統計学的に有意な相関性を示していた（**表8**）[18]．

　以上の結果より，1日50球，週200球以内に制限すべきとの日本臨床スポーツ医学会からの提言は妥当なものといえる．しかしながら投球数を連続数値として検討した結果では投球数が増えるほど肘関節痛の発症も増えており，1日50球，週200球以内なら安全というものではないことは留意すべきである．また年間試合数が70試合より多くなると肘関節痛を発症しやすく，試合数の制限もすべきといえる．

おわりに

　肘の投球障害はスポーツ障害を代表する疾患であるが，いまだ十分な病態解明がなされていない．疫学調査は実態から病態を考察できる重要な方法であり，充実した内容の調査を継続していく必要性がある．

◆ 文　献
1）全日本野球協会，日本整形外科学会，運動器の10年・日本協会：平成26年度少年野球（軟式・硬式）実態調査　調査報告，2015．https://www.joa.or.jp/media/comment/

pdf/2014_survey_childrensbaseball.pdf（2019 年 6 月 19 日閲覧）

2）全日本野球協会，日本整形外科学会，運動器の 10 年・日本協会：平成 27 年度少年野球（軟式・硬式）実態調査　調査報告，2016．https:／www.joa.or.jp/media/comment/pdf/2016_survey_childrensbaseball.pdf（2019 年 6 月 19 日閲覧）

3）全日本野球協会，日本整形外科学会，運動器の 10 年・日本協会：平成 28 年度中学野球（軟式・硬式）実態調査　調査報告，2017．https:／www.joa.or.jp/media/comment/pdf/2016_survey_middleschool_baseball.pdf（2019 年 6 月 19 日閲覧）

4）原田幹生ほか：高校野球選手の肘障害．日臨スポーツ医会誌 18：442-447，2010

5）森原　徹ほか：京都府高等学校硬式野球選手に対する肩・肘障害予防の取り組み～コンディショニング指導を含めたメディカルチェック．日臨スポーツ医会誌 22：309-317，2014

6）柏口新二：骨成長という内側支持機構の外傷・障害─どういった外傷・障害がいつ生じるのか─．肘実践講座 よくわかる野球肘 肘の内側部障害，山崎哲也ほか編，全日本病院出版会，東京，39-41，2016

7）Matsuura T, et al：Correlation between playing position, elbow physical findings and elbow pain in elementary school baseball players：Results of a multi-regional study in Japan. J Orthop Sci. in press

8）Matsuura T, et al：Prevalence of osteochondritis dissecans of the capitellum in young baseball players：results based on ultrasonographic findings. Orthop J Sports Med 2：2325967114545298, 2014

9）Kida Y, et al：Prevalence and clinical characteristics of osteochondritis dissecans of the humeral capitellum among adolescent baseball players. Am J Sports Med 42：1963-1971, 2014

10）松浦哲也：離断性骨軟骨炎の実態と対応．無刀流整形外科，柏口新二編，日本医事新報社，東京，170-178，2017

11）Matsuura T, et al：Cumulative incidence of osteochondritis dissecans of the capitellum in preadolescent baseball players. Arthroscopy 35：60-66, 2019

12）Kida Y, et al：Prevalence of posterior elbow problems in Japanese high school baseball players. J Shoulder Elbow Surg 25：1477-1484, 2016

13）Takagishi K, et al：Shoulder and elbow pain in elementary school baseball players：The results from a nation-wide survey in Japan. J Orthop Sci 22：682-686, 2017

14）Takagishi K, et al：Shoulder and elbow pain in junior high school baseball players：Results of a nationwide survey. J Orthop Sci 24：708-714, 2019

15）Matsuura T, et al：Risk factors for shoulder and elbow pain in youth baseball players. Phys Sportsmed 45：140-144, 2017

16）日本臨床スポーツ医学会整形外科学術部会編：野球障害予防ガイドライン，文光堂，東京，1998

17）岩瀬毅信ほか：少年野球肘の実態と内側骨軟骨障害．整形外科 MOOK 27 スポーツ障害，土屋弘吉ほか編，金原出版，東京，61-82，1983

18）松浦哲也ほか：少年野球選手の肘関節痛発症に関する前向き調査　危険因子の検討とガイドラインの検証．日整外スポーツ医会誌 32：242-247，2012

Ⅱ

上肢の外傷・障害

肘関節内側部の解剖と機能

星加昭太・二村昭元

要点整理

肘内側の安定化構造を腱性構造と関節包に基づいて再考する．円回内筋／浅指屈筋，浅指屈筋／尺側手根屈筋の筋間に腱性中隔を認め，この腱性中隔は上腕筋腱の内側部分，浅指屈筋，尺側手根屈筋の深層腱膜と結合し，組織学的に分離できない厚みのある腱性複合体を呈し腕尺関節を連結している．したがって従来の肘関節尺側側副靱帯とは浅指屈筋を中心とする円回内筋や上腕筋などの回内屈筋群の一部分であると考えられる．

はじめに

野球選手に多い肘関節尺側側副靱帯（UCL）損傷は投球動作における繰り返しの外反ストレスによって生じる[1]．UCL 損傷に対する保存療法は局所の機能改善だけでなく，肩甲帯，体幹，骨盤帯，下肢など運動連鎖の改善を目的とした全身機能に対する理学療法や肩周囲のトレーニングが主に行われていたが，その治療成績は悪く，復帰が困難な病態であった[2]．1986 年に Jobe によって発案された UCL 再建術（Tommy-John surgery）によりプロ野球選手の野球への復帰が可能となり，最近ではその術式が改良され良好な術後成績が報告されている[3]．しかし近年「靱帯再建によりパフォーマンスが向上する」という誤った認識による 10 代の手術件数の増加が問題視されている[4,5]．不要な手術を減らすためには，UCL 損傷の病態の理解と正確な診断，そして保存療法の革新が重要である．

投球動作における外反ストレスに対して静的制御因子として UCL，動的制御因子として円回内筋（PT），浅指屈筋（FDS），尺側手根屈筋（FCU）などの回内屈筋群に関して報告がされている[6~9]．しかし内側の安定化に関してそれぞれ個別に解析されてきたために，静的・動的安定化構造がどのように解剖学的に連続しているかについてはよくわかっていない．さらに UCL 損傷の画像診断学的根

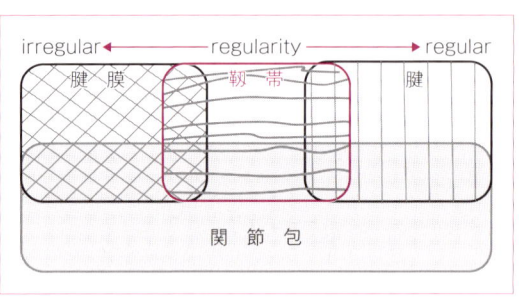

図 1　靱帯と関節周囲構造
靱帯は腱膜・腱・関節包などとオーバーラップする部分があり，その境界が不明瞭な構造である．
（文献 11 より引用改変）

拠として，関節造影 MRI における T sign（鉤状突起結節 UCL 付着部への造影剤の入り込み）が UCL 部分損傷の診断に用いられている[10]．しかし T sign の意味する構造学的解釈のためには，UCL の深層に元来存在すべき関節包の尺骨への付着様式や，UCL との層関係の理解が必須となるが未だ不明である．

元来，「靱帯」とは組織学的には腱よりは不規則に，腱膜よりは規則的に配列される膠原線維と定義されるものの，それらの構造や関節包との間には明確な境界はない（**図 1**）[11]．また「靱帯」という用語は関節を連続する束状構造の解剖学的な呼称であり，定義としては非常に曖昧である[12]．これ

らを考慮すると，今までは「靱帯」と呼ばれる骨と骨をつなぐ密性結合組織のみに着目して，周囲の腱，腱膜，関節包など他の密性結合組織と切り離して解析してきたために，関節構造を十分に理解できなかったといえる．つまり，関節構造の理解には「靱帯」という概念から一度離れて，腱や筋，筋膜といった関節周囲構造に基づいた包括的な理解が必要となる．本項では肘関節内側部の解剖学的知見を，関節周囲の腱性構造と関節包という「靱帯」とは異なる観点から詳説する．

1 肘内側は腱性中隔からなる腱性複合体によって腕尺関節を連結

　UCLと回内屈筋群の相互の解剖学的関係について，UCLと各回内屈筋群の筋線維の連続性に関して報告がされている[2,13,14]．一方，Otoshiら[7]は，回内屈筋群は前方共同腱を形成しUCLに付着していると報告している．しかし，その報告によればこれらの関係は肉眼的に区別可能ではあるが，組織学的には非常に類似しているとあり，その関係性は理解に苦しむ．そこで回内屈筋群とその周囲構造の関係を観察するために鉤状突起結節レベルの断面を作成すると，PT/FDS間に膜厚な腱性中隔を認める（**図2**）[15]．またFDS/FCU間にも疎ではあるが同様に腱性中隔が存在する．同部位の組織学的解析を行うと，この2つの腱性中隔はそれぞれFDS，FCUの深層腱膜へと連続し，上腕筋腱とも結合した複合体を形成していることがわかる．次に回内屈筋群，上腕筋の筋成分を除去すると，鉤状突起結節において上腕筋腱の内側部がPT/FDS間の腱性中隔付着部の基部に停止していることがわかる（**図3**）．腱性中隔を外側へ翻転し，内側から観察すると，PT/FDS間の腱性中隔は上腕骨内側上顆前壁の基部から起始し鉤状突起結節前面に停止，後方へはFDSの深層腱膜に移行しながら腕尺関節を覆っていることが確認できる．さらにFDS/FCU間の腱性中隔は，上腕骨内側上顆後壁から起始し鉤状突起結節後面に停止，後方へはFCUの深層腱膜へと連続しながら腕尺関節を覆っている．以上まとめるとPT/FDS間，FDS/FCU間の2つの腱性中隔，FDS，FCUの深層腱膜，上腕

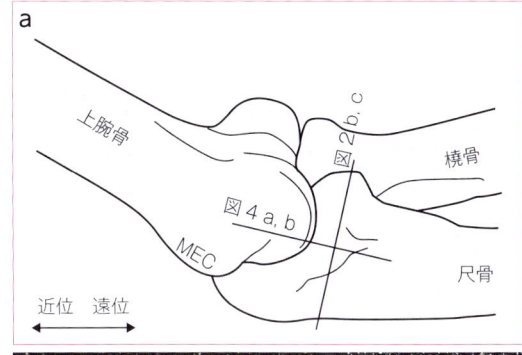

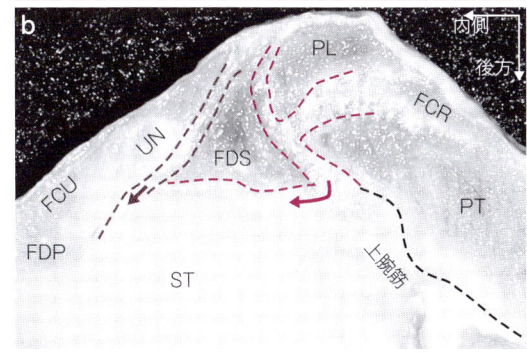

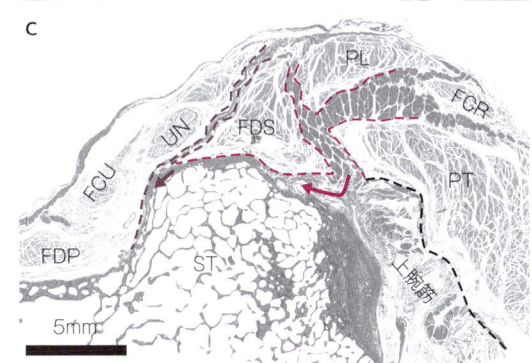

図2　回内屈筋群と腱性中隔．鉤状突起結節（ST）レベルの冠状断組織を示す（マッソン・トリクロム染色）

a　左肘を内側から観察．断面位置を示すシェーマ

b　円回内筋（PT）と浅指屈筋（FDS）の間には，膜厚な腱性中隔（赤点線・赤矢印）が存在し，FDS深層腱膜へと連続している．FDSと尺側手根屈筋（FCU）間にも同様に腱性中隔（茶点線・茶矢印）が存在し，FCUの深層腱膜へと連続している．

c　マッソン・トリクロム染色ではPT/FDS間の腱性中隔（赤点線・赤矢印）は濃染された膠原線維として認められ，FDS深層腱膜や上腕筋腱へと連続している．またFDS/FCU間の腱性中隔（茶点線・茶矢印）はFCU深層腱膜へと連続している．

MEC：内側上顆，PL：長掌筋腱，FCR：橈側手根屈筋，FDP：深指屈筋，UN：尺骨神経

（文献15より引用改変）

（b，c：巻頭カラー参照）

筋腱の内側部は結合し，分離することのできない厚みのある腱性複合体を呈し腕尺関節を連結していることがわかる．肘関節内側部を関節周囲の腱

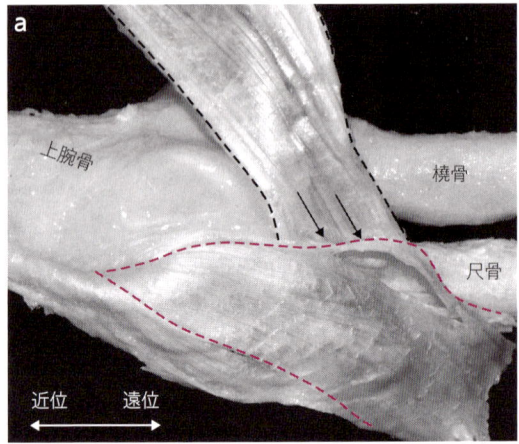

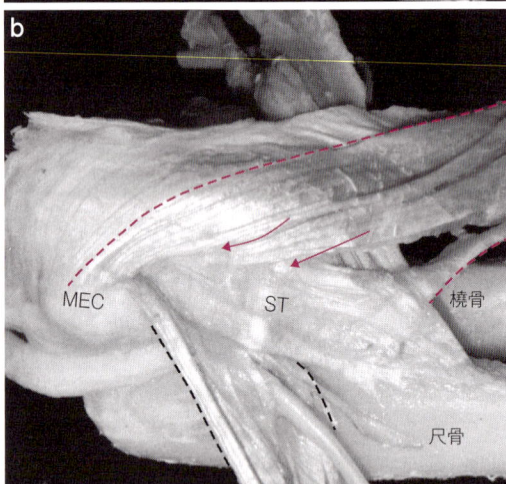

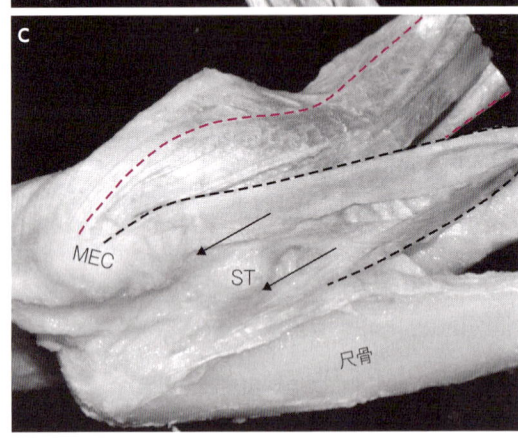

図3▶腱性中隔と周囲構造の関係．左肘を内側から観察

a　鉤状突起結節において上腕筋腱の一部（黒点線・黒矢印）が円回内筋（PT）／浅指屈筋（FDS）間の腱性中隔（赤点線）付着部の基部に停止している．

b　PT/FDS 間の腱性中隔（赤点線・赤矢印）は，上腕骨内側上顆（MEC）前壁の基部から起始し鉤状突起結節（ST）前面に停止，後方へは FDS の深層腱膜へと連続しながら腕尺関節を覆っている．

c　FDS／尺側手根屈筋（FCU）間の腱性中隔（黒点線・黒矢印）は，MEC 後壁から起始し ST 後面に停止，後方へは FCU の深層腱膜へと連続しながら腕尺関節を覆っている．

（巻頭カラー参照）

性構造に基づいて再考すると，従来の UCL は前述の腱性構造を人為的に切り出した一部分，つまりは FDS を中心とする PT や上腕筋などの回内屈筋群の一部分であると解釈できる．

2 肘内側の関節包の局在性とその付着幅

　肘内側における関節包に関して，Timmerman ら[16]は，肩関節の下関節上腕靱帯構造と同様に，関節包内の肥厚した部分が UCL 前束および後束に対応していると報告している．一方，Munshi ら[14]は，UCL は関節包周囲の滑膜および滑膜下の線維組織と区別されると報告している．なぜこのように異なる解釈がされているのか．これらの 2 つの相反する過去の報告に関して，筆者らは前述した腱膜構造，関節包，骨性構造のそれぞれの層関係を理解するために，腕尺関節内側部にて上腕骨内側上顆前壁を含む斜位矢状断面を作成し，組織学的解析を行った．PT/FDS 間の腱性中隔の深層に存在する関節包は，近位側では翻転して腱性構造とは分離され滑膜腔を形成し，遠位側では腱性構造とは分離できず，双方が結合し鉤状突起結節に付着している（**図4**）．つまり腱性構造と関節包の層関係は一様ではなく，部位により異なっていることが示されており，過去の報告では，観察する部位の違いにより関節包と腱性構造の関係性に異なる解釈がなされた可能性が示唆される．

　UCL の遠位付着部に関する報告では，その付着部位は関節面より 1〜4 mm[10, 14, 17, 18]とさまざまであり，また UCL の最深層にあるべき関節包付着幅に関しては無視されてきた．Shimura ら[19]は，関節包は鉤状突起外側において 12mm の幅を持って付着し，鉤状突起先端の関節軟骨には付着していなかったと報告している．関節包と周囲の腱膜構造を温存しながら，一塊に骨から外側より剥離翻転し鉤状突起結節における関節包付着部位とその付着幅を解析すると，鉤状突起結節の近位において関節包が幅を持って付着していること，鉤状突起結節の頂部における軟骨はほとんど厚みがなく，関節包は付着していないことなどに気づく（**図5**）．以上から，過去の報告は関節包と腱性構造を

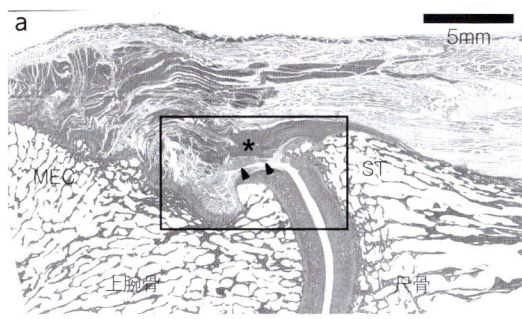

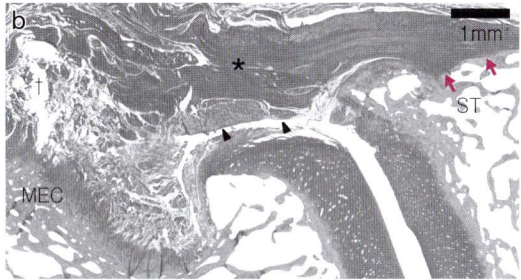

図4　腱性中隔と関節包の組織．上腕骨内側上顆（MEC）前壁を含む斜位矢状断面（図1a）組織を示す（マッソン・トリクロム染色）

a　円回内筋／浅指屈筋間の腱性中隔（★）の深層に関節包（矢頭）を認める．

b　aの黒枠内拡大像．関節包（矢頭）は近位では翻転して滑膜腔を形成（†），遠位では腱性構造と結合して鉤状突起結節（ST）の近位縁に付着している（赤矢印）．

（巻頭カラー参照）

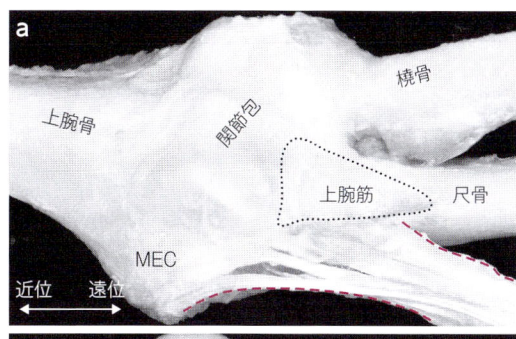

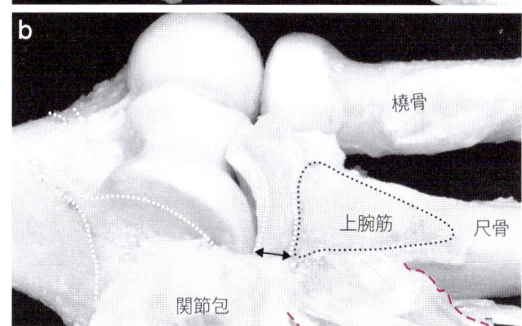

図5　腱性中隔と関節包．左肘を前内側から観察

a　上腕筋腱を切離し，関節包と円回内筋／浅指屈筋間の腱性中隔（赤点線）を認める

b　関節包（白点線）と腱性中隔（赤点線）を外側より分離し剝離翻転すると，鉤状突起結節の近位において関節包が幅を持って付着している（黒矢印）．

MEC：内側上顆

（巻頭カラー参照）

混合して UCL の付着幅として計測したものと推測される．

3 FDS と腱性中隔からみた安定化構造

　近年肘内側の安定性に関する研究では，回内屈筋群の中でも FDS が最も安定性に寄与しているとの報告が散見される[9]．さらにストレス超音波を用いた臨床研究でも FDS の収縮が肘内側の関節裂隙幅を減少させると報告されている[20, 21]．しかしながら，過去の研究では拳を握る動作により筋を収縮させているため，各指の関節安定効果に対する特異性に関しては言及されていなかった．筆者らは各指における FDS の肘関節内側安定性への寄与に関して，健常男性を対象として超音波を用いて評価した．Telos® を用いた外反ストレス下において，示指，中指の FDS の収縮が環指に比べ有意

に内側関節裂隙幅を減少させていることがわかる（図6）．FDS の解剖学的特徴として，手関節ではその腱は 2 本ずつ中指，環指の浅層，示指，小指の深層の二層構造をとる．示指，中指の FDS はその起始部において腱性中隔から起始していることにより，腱性複合体に強い張力を及ぼし，その結果，肘内側の安定化に影響したものと推測される．

4 解剖学的観点に基づいて考える UCL 損傷の病態およびその予防

　肘内側の安定化構造を，「靱帯」とは異なる関節周囲の腱性構造や関節包に基づいて再考すると，既知の UCL は 2 つの腱性中隔，FDS，FCU の深層腱膜，ならびに上腕筋腱の内側部からなる腱性複合体の一部であると考えられる．肘内側の安定化は FDS（特に示指，中指），PT そして上腕筋などの回内屈筋群が腱性中隔に対し，各方向に張力

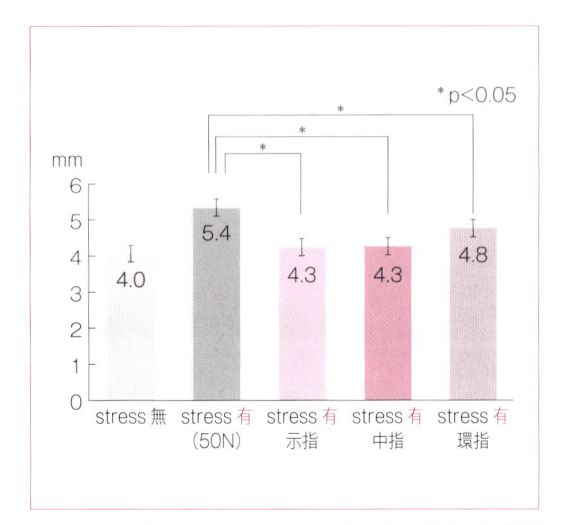

図6 ▶ Telos® による外反ストレス（50N）に対する肘内側の安定性．内側関節裂隙間距離（mm）を超音波にて評価
FDS（特に示指，中指）の収縮は有意に関節裂隙幅を減少させている．

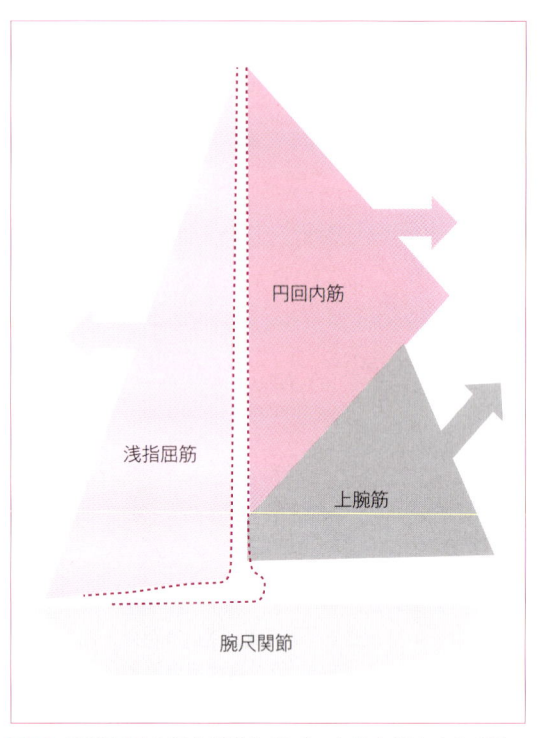

図7 ▶ 関節周囲の腱性構造に基づいた肘内側安定化構造
肘内側は円回内筋，浅指屈筋そして上腕筋などの回内屈筋群が腱性中隔（赤点線）に対し，動的に安定化する関節と想定される．
（文献15より引用改変）

を発揮している．例えば，帆船の帆が風力を船の推進力へと転換するかのごとく，関節に力を伝えて，バランスを保ちながら動的に安定化していると想定される（**図7**）．UCL損傷の危険因子に関する研究では球種の違い，特にスライダーが肘への外反ストレスを増加させるため注意が必要であると報告されている[22]．一方でスライダー投球動作時の運動力学的特徴として，ボールリリース時に，他の球種に比べ回外位になること，示指に過度の負担を要することなどが報告されている[23, 24]．したがってスライダーがUCL損傷の危険因子であることは，PTやFDSの機能低下によって腱性複合体における各筋のバランスが崩れ，動的安定性が欠如し肘内側部の痛みが誘発されている可能性も考えられる．つまり，「痛み」＝「靱帯損傷」という論理ではなく，「痛み」＝「筋バランス障害による動的安定性の低下」という論理である．したがって「筋バランス障害」の原因を評価，介入することで動的安定性を得て，症状の改善につながる例もあるのではないかと推測される．今まで "Throwe's Ten" [25] と呼ばれる，アスリートのための上肢疾患予防プログラムにおいては，肩，肘，手関節の運動強化のみで，指の機能については言及されていなかったが，今後は示指，中指を中心とした指屈筋を加えたリハビリテーションプログラムによっ

て，不要な手術を減少させられる可能性を秘めている．

おわりに

　肘内側の安定化構造を理解するために，関節周囲構造に基づいた，「靱帯」とは異なる観点から再考した．PT/FDS間，FDS/FCU間に腱性中隔を認め，これらとFDS，FCUの深層腱膜，上腕筋腱の一部からなる腱性複合体が腕尺関節を連結している．したがって，既知のUCLはこれらの腱性複合体を，人為的に切離したものと解釈できる．肘内側の安定化構造は，各筋が腱性中隔に張力を伝えることで動的に安定化する関節と想定される．「痛み」＝「靱帯損傷」という論理だけではなく，筋バランス障害に伴う動的安定性の低下に対して評価，介入をすることが重要である．今後は指屈筋を含めたリハビリテーションプログラムの改善によって，保存療法の革新と障害予防につながることを期待する．

◆ 文 献

1) Fleisig GS, et al：Prevention of elbow injuries in youth baseball pitchers. Sports Health 4：419-424, 2012

2) Frangiamore SJ, et al：Magnetic resonance imaging predictors of failure in the nonoperative management of ulnar collateral ligament injuries in professional baseball pitchers. Am J Sports Med 45：1783-1789, 2017

3) Hodgins JL, et al：Epidemiology of medial ulnar collateral ligament reconstruction：A 10-year study in New York State. Am J Sports Med 44：729-734, 2016

4) Mahure SA, et al：Disproportionate trends in ulnar collateral ligament reconstruction：projections through 2025 and a literature review. J Shoulder Elbow Surg 25：1005-1012, 2016

5) Rebolledo BJ, et al：Avoiding Tommy John surgery：What are the alternatives? Am J Sports Med 45：3143-3148, 2017

6) Morrey BF, et al：Functional anatomy of the ligaments of the elbow. Clin Orthop Relat Res（201）：84-90, 1985

7) Otoshi K, et al：The proximal origins of the flexor-pronator muscles and their role in the dynamic stabilization of the elbow joint：an anatomical study. Surg Radiol Anat 36：289-294, 2014

8) Park MC, et al：Dynamic contributions of the flexor-pronator mass to elbow valgus stability. J Bone Joint Surg Am 86：2268-2274, 2004

9) Udall JH, et al：Effects of flexor-pronator muscle loading on valgus stability of the elbow with an intact, stretched, and resected medial ulnar collateral ligament. J Shoulder Elbow Surg 18：773-778, 2009

10) Timmerman LA, et al：Undersurface tear of the ulnar collateral ligament in baseball players. A newly recognized lesion. Am J Sports Med 22：33-36, 1994

11) Schleip R, et al：What is 'fascia'? A review of different nomenclatures. J Bodyw Mov Ther 16：496-502, 2012

12) Pawlina W, et al：Connective Tissue. Histology：a text and atlas：with correlated cell and molecular biology, 7th ed, Wolters Kluwer, Philadelphia 156-193, 2016

13) Davidson PA, et al：Functional anatomy of the flexor pronator muscle group in relation to the medial collateral ligament of the elbow. Am J Sports Med 23：245-250, 1995

14) Munshi M, et al：Anterior bundle of ulnar collateral ligament：evaluation of anatomic relationships by using MR imaging, MR arthrography, and gross anatomic and histologic analysis. Radiology 231：797-803, 2004

15) Hoshika S, et al：Medial elbow anatomy：A paradigm shift for UCL injury prevention and management. Clin Anat 32：379-389, 2019

16) Timmerman LA, et al：Histology and arthroscopic anatomy of the ulnar collateral ligament of the elbow. Am J Sports Med 22：667-673, 1994

17) Cage DJ, et al：Soft tissue attachments of the ulnar coronoid process. An anatomic study with radiographic correlation. Clin Orthop Relat Res（320）：154-158, 1995

18) Dugas JR, et al：Anatomy of the anterior bundle of the ulnar collateral ligament. J Shoulder Elbow Surg 16：657-660, 2007

19) Shimura H, et al：Joint capsule attachment to the coronoid process of the ulna：an anatomic study with implications regarding the type 1 fractures of the coronoid process of the O'Driscoll classification. J Shoulder Elbow Surg 25：1517-1522, 2016

20) Otoshi K, et al：Ultrasonographic assessment of the flexor pronator muscles as a dynamic stabilizer of the elbow against valgus force. Fukushima J Med Sci 60：123-128, 2014

21) Pexa BS, et al：Medial elbow joint space increases with valgus stress and decreases when cued to perform a maximal grip contraction. Am J Sports Med 46：1114-1119, 2018

22) Lyman S, et al：Effect of pitch type, pitch count, and pitching mechanics on risk of elbow and shoulder pain in youth baseball pitchers. Am J Sports Med 30：463-468, 2002

23) Nagami T, et al：The spin on a baseball for eight different pitches thrown by an elite professional pitcher. Sports Performance, Springer Japan, 323-333, 2015

24) Wang LH, et al：Comparison of dominant hand range of motion among throwing types in baseball pitchers. Hum Mov Sci 32：719-729, 2013

25) Wilk KE, et al：Current concepts in the rehabilitation of the overhead throwing athlete. Am J Sports Med 30：136-151, 2002

◆ 執筆協力者

秋田恵一

II

上肢の外傷・障害

投球障害—予測システム

亀山顕太郎・石井壮郎

要点整理

「スポーツ障害の最大の治療戦略は予防である」そして，予防を成し遂げるうえで，最も大切なことは「選手の予防意識を高めること」である．

我々はこの考え方のもと，一般社団法人を設立し，スポーツ障害を予防する取り組みを行っている．近年，統計学や人工知能の発達が目覚ましいが，我々はこうした手法を用いて，フィジカルチェックから投球障害の発症を予測するシステムを開発してきたので，それを紹介する．

はじめに

野球では投球側の肩や肘の障害が多い．投球障害が生じると痛みが表れ，投球パフォーマンスが低下する．チームの主軸となる投手や捕手に罹患することが多いため，チーム全体にも悪影響を及ぼす．

投球障害が生じた場合，一般的に初期段階では痛みはそれほど強くなく，投げられることも多い．したがって，この初期段階から治療を始める選手は少なく，指導者や選手の病識も乏しいことから放置される例が多い．しかし，投球障害は徐々に進行し，痛みが増していく．痛みが重症化し，投げられなくなってからはじめてことの重大さに気づき，医療機関を受診する選手があとを絶たない．投球障害の最大の問題点は，現場の指導者や選手の病識の欠如や予防意識の低さにある．

医療機関を受診する場合，一般的に整形外科を受診する選手が多いと思われる．しかし，整形外科医は日常診療に多忙であるため，スポーツ選手に多くの時間を割ける診療所は少ない．外来では，安静を指示して，消炎鎮痛処置を施すだけで，再発防止の指導までは時間をかけられない．リハビリテーションを処方しない医療機関も多数存在する．こうした医療機関で診療を受けた選手は，復帰に時間がかかり，再発率が高まってしまうこと

は想像に難くない．

このように，現場の選手や指導者の病識にも，医療機関の体制にも，問題を抱える投球障害であるが，我々はこうした現状を打開し，投球障害を撲滅することを試みてきた．我々の最も根本的な考え方は以下である．

「スポーツ障害の最大の治療戦略は予防である」そして，予防を成し遂げるうえで，最も大切なことは「選手の予防意識を高めること」である．

投球障害は発症すると徐々に進行し，症状は増悪する．しかし，はじめは誰もが健常者である．そして，この「はじめは誰もが健常者である」というところがミソである．この健常なときに，発症を予測して，発症を予防できれば，健康を維持でき，スポーツを楽しめるのである．そのためには，選手一人一人に対して，健常なときに障害の危険性を精度よく予測し，選手の予防意識を高めなければならない．予防意識が高まった状態で，予防エクササイズを指導できれば，その予防効果は非常に大きなものとなり，健康の維持と発症率の低下につながる．たとえ，発症してしまったとしても，軽微な段階で対処することができ，医療機関へ受診する確率も少なくできる．

我々はこの考え方のもと，一般社団法人 スポーツサイエンスラボラトリー（通称 スポラボ）を設

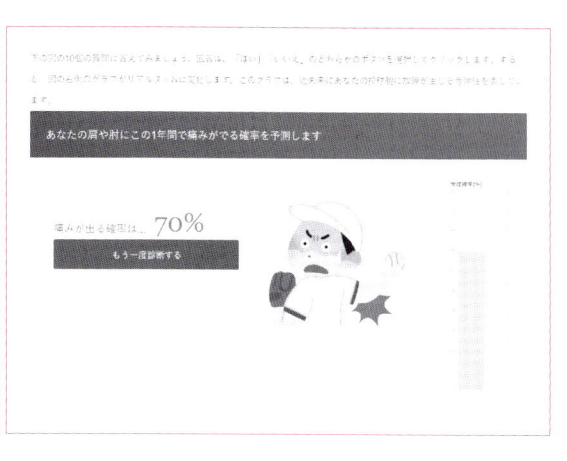

図1　投球障害─予測システム（少年野球版）

立し，スポーツ障害を予防する取り組みを行っている．近年，統計学や人工知能の発達が目覚ましいが，我々はこうした手法を用いて，フィジカルチェックから投球障害の発症を予測するシステムを開発してきたので，本項ではそれを紹介する．

1 投球障害─予測システムの概要

　我々はこれまでに，小学生から社会人まで，あらゆる年代の選手たちにフィジカルチェックを行ってきた．その総数は4,741人にのぼるが（2019年4月現在），これらの情報をすべてデータベース化してきた．調査項目の総数は280項目以上あるが，その中には肩や肘の発症データや離断性骨軟骨炎に関するデータが含まれている．このデータベースに対し，相関分析・ROC解析・ロジスティック回帰モデル・ベイズの定理の組み込みを行い，投球障害─予測システムを構築した．

　検索サイトで，「サイバーベースボール」とキーワードを入れると我々のホームページに到達する（https://www.cyber-baseball.jp/）．

　画面左下の投球障害─予測システムをクリックすることで，どなたでも本システムを利用できる．ご興味があれば，ぜひご使用いただきたい．

　このWebサイトでは，高校野球バージョン・中学野球バージョン・少年野球バージョンの3つ

の発症予測システムを用意してあり，選手の年齢に応じて使い分けることが望ましい．Webブラウザ上で使用できるため，パソコン上からでもスマートフォン上からでもアクセスができ，現場でも家庭でも手軽に使うことができる．

　選手は，次々と表示される質問に対して，「はい」「いいえ」の2択で回答することにより，リアルタイムに発症確率を予測する．発症確率は棒グラフでも表示され，質問に回答するたびに棒グラフが上下動し，選手の予防意識を刺激する（図1）．

　このWebサイトには，投球障害を予防するためのエクササイズの方法が動画や静止画を用いてふんだんに埋め込まれているので，発症確率が高く出てしまった選手は，その対処法について，サイトを閲覧しながら実践することができる．また，球速をアップするための方法論など，競技能力向上のための知識も併せて閲覧することができ，選手の多様なニーズにも配慮している．

　近年，スポーツ現場でフィジカルチェックを行い，障害を予防する活動が普及してきたが，フィジカルチェックを行うだけでは，選手の予防意識が十分に高まらず，有病率の低下には至らない．本システムを活用することで，痛みが生じる危険性を予測し，選手の予防意識を高め，予防に役立てられることを期待する．

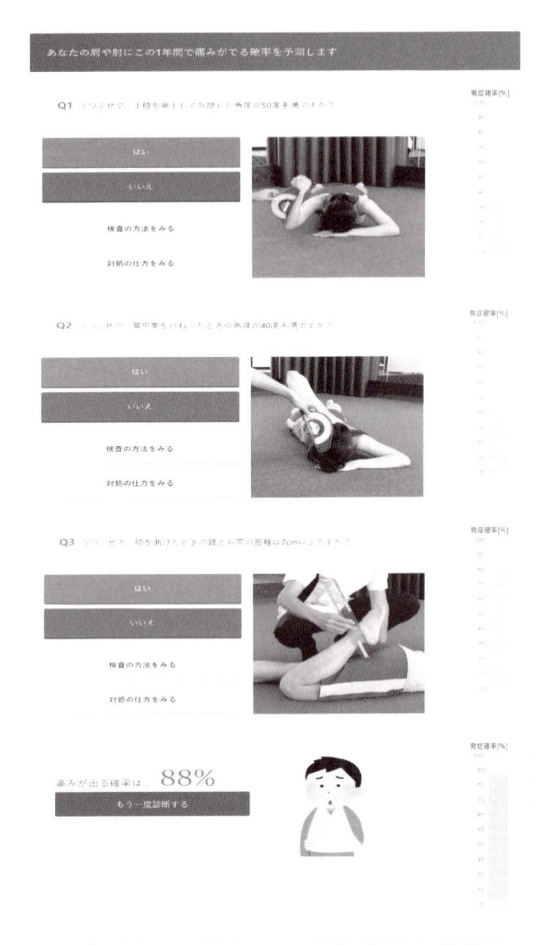

図2 ▶ 投球障害─予測システム（高校野球版の使用例）

2 投球障害─予測システムの効果

　我々は，予測システムを開発するだけでなく，開発したシステムを現場に投入することで，その有用性も検証してきた．本項では，投球障害─予測システムを大学野球選手や高校野球選手に導入し，その効果を検証した研究を紹介する．

1 大学野球選手への介入

　大学野球選手を対象に投球障害の発症予測システムを開発し，その効果と有用性を検証した[1,2]．このシステムでは選手一人一人に対して今後1年間の投球障害の発症確率を推定し，その選手の障害の危険因子を指摘するとともに，テーラーメイドな予防プログラムを提供した．このシステムを

最初の1年目に開発し，次年のチームに導入し，選手の予防意識と有病率の推移について調査した．その結果，96%の選手の予防意識が向上し，投球障害の有病率は低下した（相対リスク減少RRR＝30%）．回帰モデルの正診率は83%であった．このシステムは投球障害を現場レベルで予測・予防していくうえで有用な手法であった．

2 高校野球選手への介入

　高校野球選手を対象に投球障害の発症予測システムを開発し，その効果と有用性を検証した[3,4]（図2）．大学野球選手と同様に，全員の投球障害の発症確率を予測し，その結果を選手に伝え，危険因子を除去するための施策を指導した．その結果，97%の選手の予防意識が向上し，79%の選手が弱点に対する自主トレを積極的に始めた．予測結果を発症確率という明確な数値を用いて表示し，その場でフィードバックしたことが，予防意識の著明な向上につながったと考えられた．1年にわたり1週間ごとに投球障害の有病率を調査したところ，その平均有病率は低下した（相対リスク減少RRR＝22%）．回帰モデルの正診率は87%であった．このシステムは投球障害を現場レベルで予測・予防していくうえで有用な手法であった．

3 その他

　その他に，論文化はしていないが，少年野球チームや社会人野球チームにもシステムを導入した経験があり，ともに，選手の予防意識は向上し，投球障害の発症率の低下を認めた．社会人野球チームにおいては，本システムを毎日使用することで，コンディショニングのツールとしていた．つまり，トレーナー陣は発症確率の高い選手に対して，優先的に予防的なケアを行い，投球障害の早期発見・早期治療に努めていた．

3 投球障害─予測システムの原理

1 開発コンセプト

　障害予防を考えるうえで重要なことは危険因子

を把握することである．近年，スポーツ現場でフィジカルチェックを行う取り組みが全国的に拡大しているが，実際はフィジカルチェックでどの危険因子を優先的に調べていくべきかという基準はあいまいである．また，単にフィジカルチェックで理学検査を行うだけでは選手の予防意識を高めることは難しく，有病率の低下につながらないことも多い．

　例えば，現場では「身体が硬いからストレッチをするように」と指導者から選手へ漠然と指導されることがある．しかし，このときに「どこの部位が，どれほど硬いと，どれほど障害の発症率が高まるのか」ということを真に検討されていることは少ない．

　障害を発症する選手の特徴，つまり危険因子を定量的に把握することで，発症を防止するための施策はより具体的でかつ効率的になる．

　危険因子を定量的に明らかにするためには，以下の3点が重要である．

① 無症候期にできるかぎり多くのフィジカルチェックデータを現場で収集する．
② フィジカルチェック後に選手を追跡調査して，どの選手が発症したかを記録する．
③ ①②を基に prospective study の研究デザインを用いて，解析する．

　危険因子が定量化されると，次に，それらの危険因子を最適に組み合わせることで，近未来の発症確率を精度よく推定することが可能になる．発症の危険性を確率という数値を用いて選手に提示すると，選手の予防意識を惹起することができるようになる．

　危険因子の組み合わせから，発症確率を推定する方法として，以下の2つの方法があり，我々のシステムにアルゴリズムとして組み込まれている．

① ロジスティック回帰分析
② ベイジアンフィルター

2 開発理論

a）ロジスティック回帰分析

　本システムの開発において，フィジカルチェックと発症データの関連性を定量的に求め，発症確率を予測するためにロジスティック回帰分析を用

いた．この手法は米国のフラミンガムで開始された冠状動脈性疾患に対するコホート調査[5]において用いられたのが始まりで，近年，医学領域では公衆衛生学の疫学調査でよく使用されている．医学分野の研究で扱うデータにおいてロジスティック回帰分析の利用価値は高いと考えられており，積極的に利用すべきであるとの支持も多い[6,7]．

　この分析法は従属変数を2値データとし，独立変数（危険因子）が従属変数（結果）にどの程度独立した影響力があるかをオッズ比として表わすことができる．独立変数の尺度，分布に対して厳密な仮定を置いていないため，現実のデータを対象とする際は汎用性が高いという利点をもつ[6,7]．

　投球障害はさまざまな要因が作用して，発症するかしないかという2値の結果にたどりつく．したがってこの分析法を投球障害に応用し各危険因子のオッズ比を算出するとその因子がどれほど発症に影響するかを示すことができる．つまり，調査によって同定された危険因子の重要度を明らかにすることが可能である．さらに各危険因子のオッズ比がわかると回帰式を算出することができ，投球障害の発症確率を予測することも可能である．

　従来報告されてきた投球障害の危険因子の多くは retrospective study が多く，因果関係がはっきりしないことが多かったが，我々の研究で得られた危険因子は prospective study から得られたものであるので，その妥当性は高いと考えられる．

b）ベイジアンフィルター

　危険因子の組み合わせから発症確率を推定する方法として，ロジスティック回帰分析については上述したが，ベイズの定理を用いることで発症確率を推定することも可能である[8]．

　ベイズの定理は条件付き確率に関して成り立つ定理で，1700年代にトーマス・ベイズによって示された．しかし，当時，推計統計学論者のフィッシャーらが，「主観確率を扱うのは科学的でない」とし，ベイズ統計学はいったん衰退してしまうが，1950年代に入り，再び研究され注目を浴びるようになった．近年，身近な応用例として，"ベイジアンフィルター"と呼ばれる迷惑メールの判別で役立っている[9]．コンピュータが普及した昨今，多くの人々が利用するメールのシステムの

中に，このベイジアンフィルターが使われているのである．我々は，投球障害の発症確率を推定する際に，このベイジアンフィルターの考え方を用いている．

従来の統計学とベイズ統計学との違いについての学問的な説明は成書に譲るが，アプリケーションの視点からその違いを論ずると，ロジスティック回帰モデルと比べてベイジアンフィルターには，以下の2つの利点がある．

① 事前確率をあらかじめ設定できるため，頻度の低い疾患（例，離断性骨軟骨炎など）でも，比較的精度の良い予測モデルを作り出せる．
② ベイズの更新を用いるため，一つの変数の情報を変えるたびに発症確率をリアルタイムに推定できるため，対話的なアプリケーションを作り出すことができる．

ベイジアンフィルターを具体的にどのようにシステムに組み込んでいるかについて述べる[8]．

1. データベースの情報を基に，フィジカルチェックの所見と発症データについて，相関分析とχ^2検定（有意水準＜0.05）を行い，発症に関連する項目を統計学的に絞りこむ．
2. ROC解析を利用して最適なカットオフ値を算出し，各フィジカルチェックの所見と発症の有無からなる2×2のクロス集計表を作成し，尤度を算出する．
3. 全被験者に占める発症者の割合を算出し，それを事前確率に設定する．
4. 2，3で算出した尤度と事前確率にベイズの定理を導入する．

ベイズの定理：
$$P(Ai \mid B) = P(B \mid Ai) P(Ai) / \Sigma j (P(B \mid Aj) P(Aj))$$

5. ベイズの更新を因子の数だけ繰り返すことにより事後確率を算出し，これを発症確率とする．

このアルゴリズムをWebアプリケーションに組み込むと，選手は自身のフィジカルチェックのデータを入力するたびに，瞬時にその発症確率を閲覧できる．本システムでは，対話形式にデータを入力できるようにしてあり，選手は簡便な操作でシステムを利用できる．

4 投球障害—予測システムの未来

これまで述べてきたように，我々は選手の障害予防の意識を高めるために，近未来の発症確率を予測するシステムを開発してきた．我々は，この開発の一連の流れをさらに最適化することによって，発症予測を野球だけでなく，さまざまなスポーツ障害で適用できるようにシステムを成長させてきた．

もし，いまここに，あるスポーツ障害のフィジカルチェック所見と発症の有無が記録されたデータベースがあったとしよう．我々のシステムを使うと，「解析→発症予測アルゴリズムの作成→Webアプリ公開」までの一連の流れをワンストップで24時間以内に完成させることができる．つまり，現場で収集されたデータを効率的に解析し，素早く現場に届けられるようになった．

さて，我々の取り組みは，「スポーツ障害の予防」だけにとどまらない．最近では，「障害予防と競技能力の向上を両立する」というような，より高次な目標を設定している．なぜなら，この両立を成し遂げた時にこそ，選手の満足が得られるからである．

しかし，「障害予防と競技能力の向上を両立すること」は一般的には難しい．我々はこうした問題を解決するために，モーション・シンセサイザーという新しいコンピュータ・シミュレーションを開発している．このシミュレーションでは，選手のニーズを複数入力すると，そのニーズを同時に満たす動作をコンピュータ上で作り出し，その動作をアニメーションとして映し出すことができる．モーション・シンセサイザーは，投球動作のデータベースに基づいて，人工知能や力学解析，主成分分析，最適化手法を駆使することによって構築した．

我々の開発したシミュレーションで，競技能力向上と障害防止を両立させる投球動作をコンピュータ上で作成した事例を紹介する（図3～5）．

開発背景や解析原理については，以下の参考文献を参照されたい[10, 11]．

人工知能の技術を適用して，デジカメの動画か

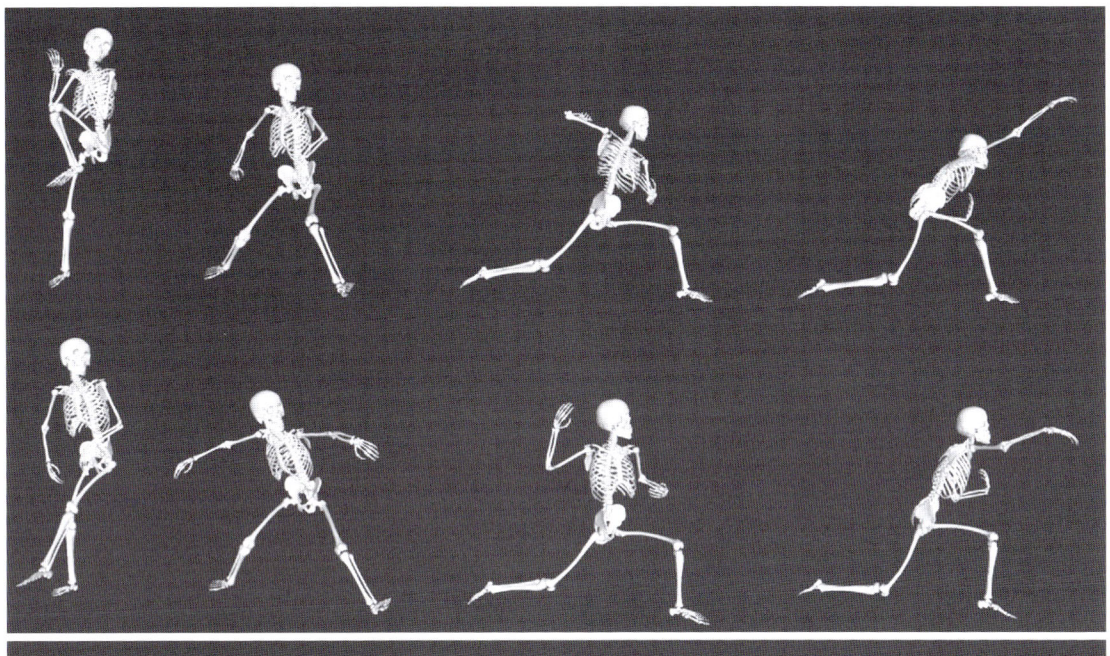

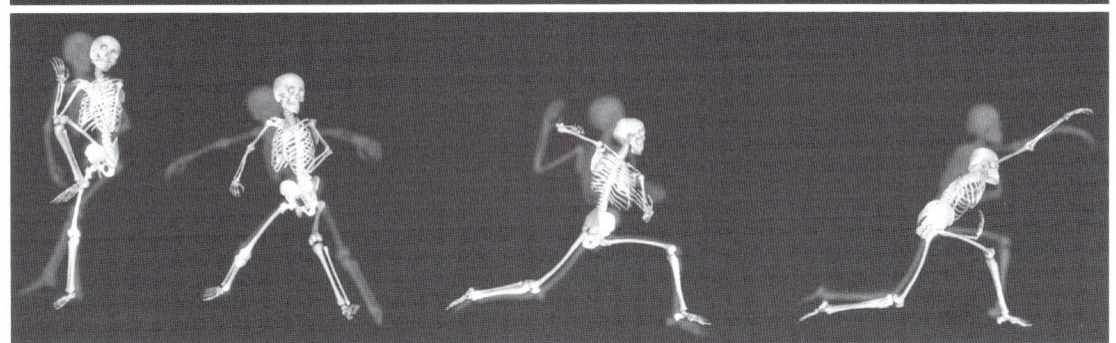

図3 ▪「パフォーマンス向上」と「障害防止」を両立する投球動作
＊モーション・シンセサイザー（付加条件：球速↑　球の順回転↑　制球↑　障害↓）
上図：（上）すべてのニーズを満たすフォーム，（下）すべてのニーズを満たさないフォーム．
下図：クリアな画像：すべてのニーズを満たすフォーム，ぼやけた画像：すべてのニーズを満たさないフォーム．
動画は次のURLで閲覧できる．https://www.cyber-baseball.jp/high/6023/

ら投球姿勢を認識させる．その姿勢情報を基に，この選手が近未来に肩の痛みが生じやすくなる姿勢をコンピュータ上で作り出す．図5は作り出した姿勢をその選手の動画にスティックピクチャーとして上書きした例である．こうした技術により，「君はね，こういう動作になると未来に痛みが出やすくなるよ」と伝えることができる．

　動画は以下のURLで閲覧できる．

https://www.spo-labo.com/projects/baseball/ai-story/

おわりに

　現場の選手や指導者は，障害予防だけでなく競技能力の向上を求めて日々練習に取り組んでいる．したがって，その両者を両立する方法を追い求めることが必要である．そのためには，現場の経験論に耳を傾けながら，客観的にデータ収集していくことが大切である．

　また，どのような立派なシステムを構築しても，選手に興味を持ってもらわなくては意味がない．システムにゲーム性を持たせ，選手が夢中になって自然に障害予防に取り組めるように，常にアイ

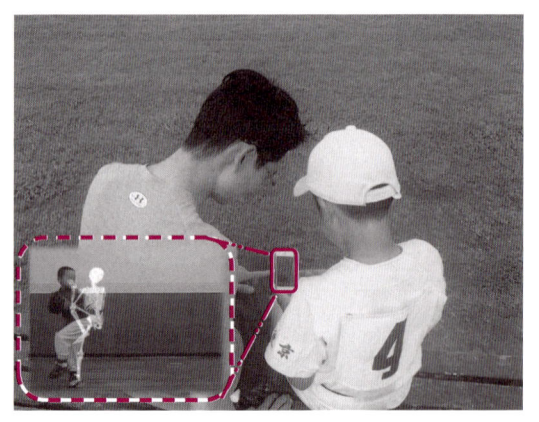

図 4 ▶ 現場へのフィードバック例

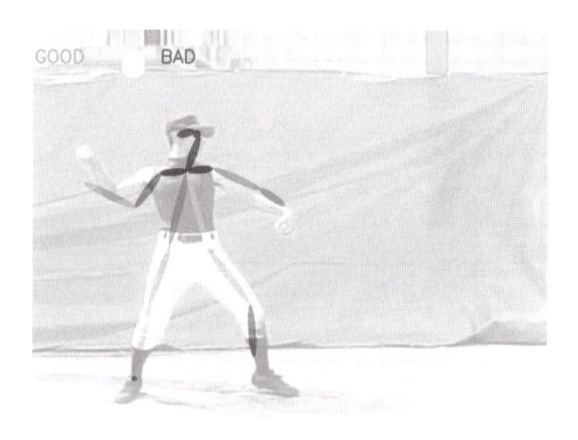

図 5 ▶ 人工知能の適用例
（巻頭カラー参照）

デアを考案し，形にしていく実行力が大切である．

　日進月歩で発展していくスポーツ医学を，「予防」という形で正しく現場に広げ，故障で苦しむ選手を少しでも減らしたいという思いで日々活動を行っている．

◆ 文　献
1）石井壮郎ほか：投球障害肩の発症予測システムの開発～ロジスティック回帰分析を用いて～．体力科学 59：389-394，2010
2）石井壮郎ほか：投球障害肩の発症予測システムの開発と短期効果．日臨スポーツ医会誌 19：353-361，2011
3）石井壮郎ほか：高校野球選手においてメディカルチェックから投球肩障害の発症を予測できるか？　日臨スポーツ医会誌 18：448-455，2010
4）亀山顕太郎ほか：投球障害—発症予測システム—障害を予測して防ぐ—．千葉スポーツ医学研究会雑誌 12：9-12，2015
5）Dawber TR, et al：Epidemiological approaches to heart disease：the Framingham study. Am J Public Health Nations Health 41：279-281，1951
6）高橋善弥太：一医者のための—ロジスティック・Cox 回帰入門，日本医学館，東京，2008
7）対馬栄輝：SPSS で学ぶ医療系データ解析，東京図書，東京，2008
8）亀山顕太郎ほか：フィジカルチェックから肘の離断性骨軟骨炎の存在を推定するシステム．理学療法の科学と研究 6：29-34，2015
9）涌井良幸ほか：Excel でスッキリわかるベイズ統計入門，日本実業出版社，東京，2010
10）石井壮郎：障害予防とパフォーマンス向上をめざした投球動作．PT ジャーナル 50：445-453，2016
11）石井壮郎：モーション・シンセサイザー—その選手にとって理想的な動作を追究する—．MB Orthopaedics 30（12）：15-23，2017

コーチングから考える
投球障害の予防

塩多雅矢

要点整理

　各サポートチームでは戦線から長期的に離脱する選手をゼロにしたい．そのために必要な情報を伝達して実行を促進する働きかけをしているが，その前提として選手自身の主体的な関わりが大切であると考えている．これはケガからの回復においても必要なことである．そのための取り組みの代表的なものがセルフチェックである．普段のかかわりの中でもできる限り選手の本心を聞き出し，本人が必要とする情報をタイミング良く渡すように心がけている．

はじめに

　近年の野球界では，指導者が選手に対して教え込むトップダウン型のみならず，選手が主体となって野球に取り組む環境が増えている．筆者は中学・高校・大学野球部を対象にパフォーマンスアップや障害予防のためのサポートをしており，その働きかけの中でも選手が自ら考えて主体的に取り組める環境を構築したいと考えている．本項では障害予防や痛みへの対応を通じて選手の主体性を育むために実施している内容を紹介する．

1 主体性とコーチング

　ここまでも再三表記している主体性について，岩田[1]は「主体性とは思考停止にならないこと」と記している．つまり，選手が思考するためのきっかけを渡すことが，主体性を育む働きかけであるといえる．そのためにコーチングの考え方が活用できる．コーチングについて，Gallwey[2]は自身の考えに基づき，インナーワーク・コーチングを提唱しており，その目的を「生徒がモビリティを発揮できるようにサイドから支援することだ．生徒が自分の望む目標に向かって力を出し切れるような対話や環境を作り出して促進することだ」と記している．柘植[3]は現場でもったいないと感じる

思い込みの1つとして，「指導者は選手よりも正しい答えを知っているもの」を挙げている．裏を返せば，選手にもしっかりとした答えがあるということであろう．

　これらをまとめ，筆者は選手の中にある答えに近づく支援をするために，思考を重ねるきっかけを渡す働きかけがコーチングだと考えている．そのために，選手の思考を促す問いかけをする．問いのゴールは，選手が疑問を抱き，自分の中にある答えを探そうとすることである．やり取りの中では，否定的なコメントを挟んでしまうと，選手の言葉を隠してしまうかもしれない．そこで，選手の答えを肯定的に捉えて，次の思考を生み出す質問を投げかけるように心がけている．

2 ケガ人ゼロから離脱者ゼロへ

　チームに発生するケガ人をゼロにすることは，筆者がこの立場を志すキッカケであった．それを目標にストレングス＆コンディショニングコーチ（以下S＆Cコーチ）としてキャリアをスタートした．S＆Cコーチは傷害予防とパフォーマンス向上を目指してトレーニングプログラムを作成して実行することを責務にする．サポートを始めた初

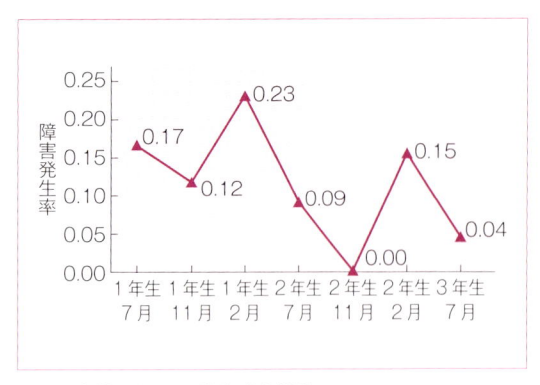

図1 ▶ 高校3年間の障害発生推移

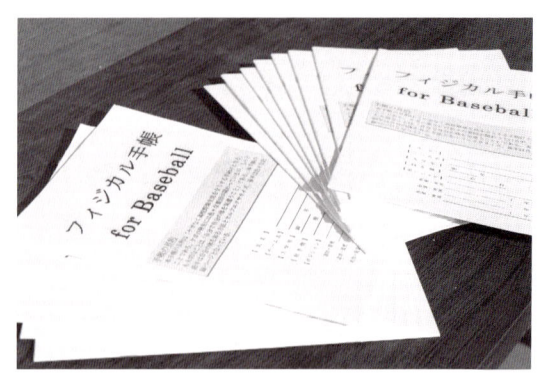

図2 ▶ フィジカル手帳

年度に入学した選手たちの障害発生率を追跡した（**図1**，NSCAジャパンカンファレンス2007ポスター発表）．その結果，同時期における発生率は減少傾向がみられ，学年が上がるにつれて，試合出場機会などが増えることを考えると，S&Cコーチとしての働きかけがケガ人を減らすことに貢献していると考えられる．その後も同様の傾向を示しているが，チーム内のケガ人をゼロに継続するには至っていない．また，後述するセルフチェックを定期的に行っているが，その痛みのチェックにおいても全員がゼロになることはない．そこで現在では目標を離脱者ゼロにしている．

　筆者は離脱を「いるべきタイミングで戦線に立っていないこと」と定義している．各々の選手が置かれる立場は異なり，戦線にいる必要があるタイミングは各々で異なる．例えば，エース投手は大会で投げることがいるべきタイミングであり，一方でベンチ入りのギリギリのラインにいる選手は普段の練習試合の1つ1つがいるべきタイミングにもなりうる．前者の選手においては大会直前の練習試合での登板を回避してでも，大会で万全の状態にすることが必要である．後者の選手はそうもいかない．高校野球では大会に近づく時期は授業期間であり，多くの練習試合が週末に組まれているため，平日の練習を制限することで練習試合に出られる状態を維持することも1つの戦略となる．しかし，これらの選手が練習試合でパンクしてしまい，メンバーに選ばれた後に試合に出場できない状態になってはいけない．

　つまり言えることは，全選手が体の異変に気づ

いた後のできるだけ早い段階で，何らかの対処を講じることが理想である．そのように考えて行動をする結果，ケガの長期化を防ぐことができると考えられる．しかし，小さな異変で戦線から離れることは非常に勇気がいることだと思う．それを解消する1つの方策がチームルールの設定であると考えられる．あるチームでは「報告の義務」をルールに設定している．報告の義務とは体に異変があった際には必ず伝えることが選手に義務づけられているということである．これ自体は目新しい取り組みではないかもしれないが，これが監督の意向でチームの五本柱の1つに設定されていることが重要であると思われる．

3 セルフチェック

　報告により異変に対して早期に対処をしてケガの長期化を防ぐためには，選手自身が置かれている立場を自覚して，それに基づいた行動を選択できることが重要である．しかし，このハードルを全選手が超えることが困難なのも事実である．そのため，もう1つのチームの取り組みとして，セルフチェックを活用している．セルフチェックの一番の狙いは，「痛みを早い段階で発見し，早い段階での対処をすることで，長期離脱を防ぐこと」である．

　セルフチェックの記入欄を含んだフィジカル手帳（**図2**）を選手全員に配布している．理想的には提出をすることなく各々の選手の意思で活用して，

表1 セルフチェックのページ

1年生			圧痛							動き				神経	
			肩			肘			合計	肩		肘		肩	肘
			前	横	後	内	裏	小頭		挙上	外旋	屈曲	伸展	Roos	伸張
4月	日	右 左													
	日	右 左													
	日	右 左													
	日	右 左													
	日	右 左													
5月	日	右 左													
	日	右 左													
	日	右 左													
	日	右 左													

異変に気がついた時点で自分で報告したり休養したりできるようになって欲しい．しかし現状では，選手たちに週1回の提出を義務づけている．提出のために選手が記入している内容を**表1**に紹介する．

　セルフチェックでは①圧痛，②可動域，③神経テストの3つを行っている．圧痛や可動域のチェックによって，投球時には感じ取れていない痛みを拾えることもある．この段階で痛みに気がつくことができ，対処をすることができればケガの予防への貢献度が高まる．3つのチェック項目について以下に解説する．

1 圧痛のチェック

　圧痛は肩の前・横・後ろ，肘の内側・裏側・外側に分けて実施している．**表2**にまとめるように，それぞれの部位にはチェックしたいねらいがあるが，選手自身が正確に実施することは難しいと思われる．しかし，選手が毎回自分の体をチェックするので，変化を感知することはできるであろう．

　チェックの際に押す強さは，「耳たぶをつまんで

表2 圧痛チェックとターゲット部位

肩	前	大結節
	横	第二肩関節
	後ろ	棘下筋
肘	内側	内側上顆周辺
	裏側	肘頭・上腕三頭筋付着部
	外側	上腕骨小頭

挟み，チクっとする程度」と規定している．その際の痛みを以下の4段階で記入する．

　0：全く痛くない

　1：痛みがあるがパフォーマンスには影響がない

　2：痛みがありパフォーマンスに制限がある

　3：投球を制限している

　ずっと0でいることが理想であるが，年間を通じてそのようなことは考えにくい．現実的に大切なことは1を軽視しないことであろう．1から2への進行は食い止めたいため，1になった時点で0に戻す働きかけをできることが必要である．

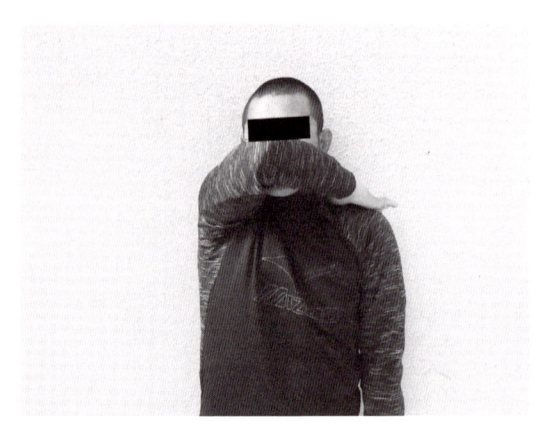

図3 ▶ 肩の挙上

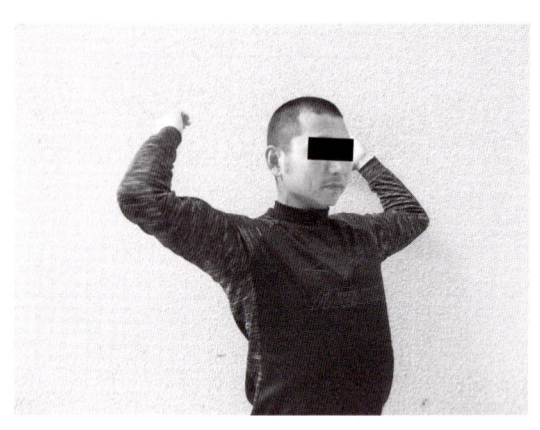

図4 ▶ 肩の外旋

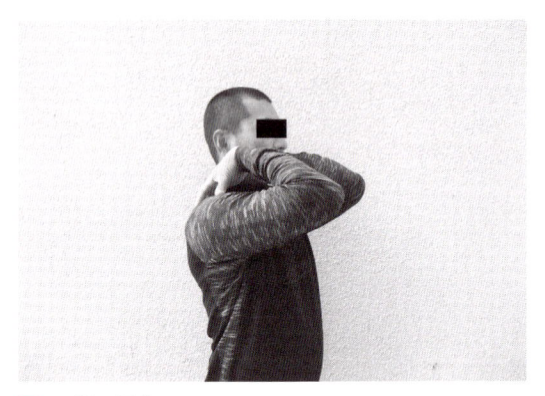

図5 ▶ 肘の屈曲

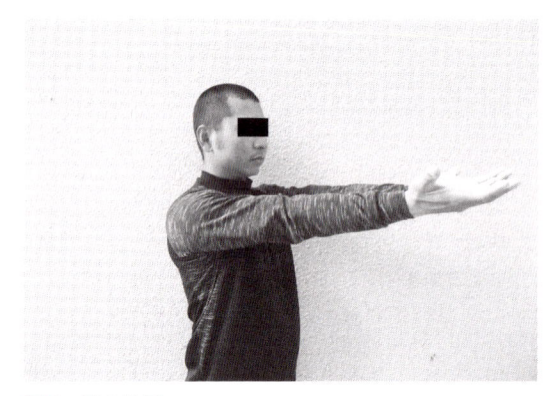

図6 ▶ 肘の伸展

2 可動域のチェック

　肩の可動域は挙上と外旋，肘は屈曲と伸展をチェックする．投球側と非投球側の可動域を比較して，○・△・×の3段階でチェックする．チェックにおいて痛みを伴う場合は「P」を記載する．可動域が低下している場合には，その対策となるストレッチを行うことを推奨している．

　肩の挙上のチェックには自分で行えるインピンジメント検査であるハンド・オン・オポジットショルダーテスト[4]を活用している（**図3**）．これは左右差が現れやすく，視覚的にも確認しやすいため実用性が高いチェックだと感じている．外旋のチェックは外転位で行う（**図4**）．視覚的なチェックで頸部を回旋させる影響で，動きが変化する可能性がある．そのため自分が動いた際のスムーズさを感じ取ることを第一選択として，視覚はあくまで確認程度の活用にしたい．共通していえることは，肩は複合体なので1つの動きに対しても他の部位が誤魔化してしまう可能性があるということである．痛みとの関連において，挙上のチェックでの痛みは主に肩峰下でのインピンジメント，外旋のチェックでは主に関節内のインピンジメントの早期発見に貢献すると考えられる．

　肘の屈曲と伸展は「前へならえ」の形で実施する．肘の屈曲の左右差は，肩の触りやすさにより主観的にキャッチしやすい（**図5**）．肘の伸展は手掌の高さを目視してチェックするため，上腕の位置の影響を受けやすい（**図6**）．そのため，腕を水平に保つことが小さな変化までをもキャッチするために重要である．

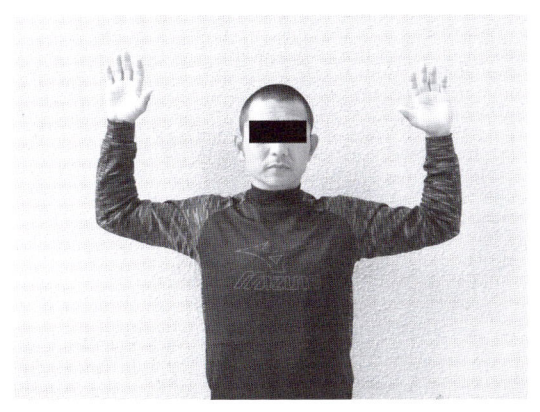

図7　Roos テスト

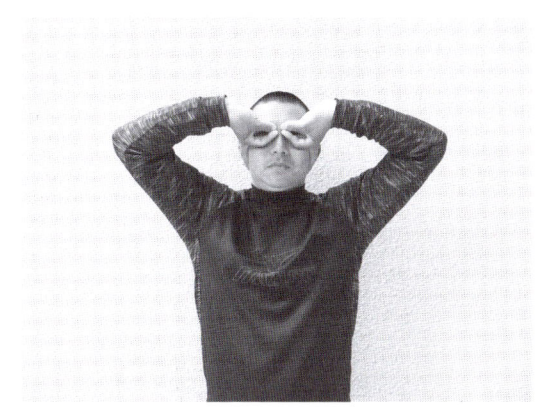

図8　神経伸張テスト

3 神経のチェック

　投球障害は筋肉や靱帯などの運動器だけではなく，末梢神経への影響を及ぼす胸郭出口症候群[5]や尺骨神経障害[6]などが発生する場合もある．こうした神経症状のチェックのうち，簡易的で自覚的な感知が可能なものを採用している．記録については，しびれやだるさなどが生じた場合には×，特に異常がない場合には○を記入する．

　具体的なチェックとしてはRoosテストと，尺骨神経の伸張肢位での症状の出現を用いている．Roosテスト[7]は肩外転外旋位でグーパーを行い，症状の出現をチェックする（図7）．3分間継続できれば症状なしとなる．尺骨神経の伸張テストは，upper limb neurodynamic test 3[8]を変形させて用いている．手指と手関節を伸展，前腕回内，肘屈曲，肩外転外旋位にするテストであるが，「親指と人差し指で輪を作って，ひっくり返してメガネにする」という指示が選手には通りやすいため，そのように実施している（図8）．この肢位で症状の出現をチェックする．

4 選手へのヒアリングと情報提供のタイミング

　選手からの相談を受けることがある．相談内容は多岐に渡るが，同じ言葉で相談に来た場合でも，それぞれの選手が解決したい問題点が異なることも多くある．例えば同じ「肩の張りが気になる」という言葉でも，対処方法を教えて欲しい場合もあれば，休むべきかどうかの相談の場合もある．彼らが相談を通じて我々に何をして欲しいのか？　というニーズを探るために十分なヒアリングをする．これが選手とのやり取りのファーストステップであり，ここに時間を費やすことでその後に渡す情報と選手が求めるものとの間に齟齬が生じないようにする．

　ヒアリングに当たっては，選手の中に答えがあるという考えを念頭に置いて進めるようにしている．最初から一問一答で質問をぶつけると，選手が問題と感じている内容の優先順位が見えづらくなってしまう．そのため，まずは発言の自由度が高まるように「そのことついてもっと話して」といったオープンクエスチョンを渡す．この質問に対する回答は，選手の問題点の中でも優先度の高いものから出てくることが多いため，非常に参考になる．出てきた答えを受容しながら，さらに「具体的には？」「他には？」という質問を重ねることで，選手が自ら情報を発する機会を増やせるようにしている．

　選手の中にある答えが出揃っても，我々が問題解決のための情報を渡す材料が十分に揃わないこともある．その場合には，我々が欲しい情報をピンポイントで聞き出すためにクローズドクエスチョンを用いる．このように，選手のニーズと問題解決の材料を引き出すことをヒアリングのゴールとしている．

　このようなやり取りの中で，選手が自分にとっ

て必要なものが何かに気がついてもらいたい．選手が欲しい情報に自ら気がついた時が情報を渡す良いタイミングであると考えている．そのためヒアリングは「で，どうすればよいと思う？」と投げかけで締めくくることが多い．その回答を待ったうえで，セルフケアやトレーニングを伝達するようにしている．痛みを抱えてプレーをしている選手の場合，この質問に対して「休んだ方がよい」と回答することもある．このように，休む場合でも選手の納得と同意の上でその時間を作りたい．

おわりに

筆者のチームサポートでは，報告の義務，セルフチェック，ヒアリングなどを活用して，離脱者をゼロにすることを目指している．そのためには，選手が主体的にチームに関わる必要がある．コーチングとは，選手の中にある答えに近づく支援をするために，思考を重ねるきっかけを渡す働きかけだと考えており，そのような働きかけを通じて選手の主体性を育むことを目論んでいる．

我々が障害予防のための知識を蓄えて，選手に教えることも必要である．しかし，そのほかにも選手が自ら体の異変に気づく仕掛けや，気づいた時には行動に移せる環境の構築に創意工夫を凝らすことが離脱者ゼロに近づくために必要であると考えている．

◆ 文　献
1) 岩田健太郎：第1章 主体性が不可欠な医療現場. 主体性は教えられるか，筑摩書房，東京，14-36，2012
2) Gallwey T：第9章 コーチング. インナーワーク，後藤新弥訳，日刊スポーツ出版社，東京，299-364，2003
3) 柘植陽一郎：はじめに. 最強の選手・チームを育てるスポーツメンタルコーチング，洋泉社，東京，2-4，2015
4) Szymanski DJ：少年野球の選手のためのプレシーズンのトレーニング. Strength Cond J 20(10)：23-35，2013
5) 南 昌孝ほか：高校野球選手における胸郭出口症候群―疫学調査と病態の検討―. 肩関節 41：541-544，2017
6) 落合直之：スポーツと末梢神経障害. 日臨スポーツ医会誌 10：11-16，2002
7) 高島孝之：胸郭出口症候群の病態と整形外科的治療. 理学療法 25：54-58，2008
8) Nee RJ, et al：The validity of upper-limb neurodynamic tests for detecting peripheral neuropathic pain. J Orthop Sports Phys Ther 42：413-424，2012

投球障害肩・肘の予防のためのリハビリテーション

千葉慎一

要点整理

　投球により肩や肘に加わる力を極力少なく抑えることが投球障害肩・肘を予防するためのポイントになる．投球動作は，肘を屈曲した状態で肩関節を外転した後に，挙上位で外旋し，肘を伸展させながら，肩関節を内旋し腕を振り下ろす動作である．したがって，「楽に外転させる」「楽に挙上位で外旋させる」「楽に腕を振り下ろさせる」「振り下ろした腕の勢いを吸収させる」ことが可能になれば，投球障害肩・肘を予防することができる．

はじめに

　投球障害肩・肘は，投球により肩関節や肘関節に，異常な圧縮力や剪断力，張力などが加わることによって引き起こされる．しかし，このような力は，投球を行うことで肩関節や肘関節に必ず加わる力である．つまり投球動作は，どんなに良いフォームであったとしても，肩関節や肘関節に負担のかかる動作なのである．したがって，投球障害肩・肘を予防するためには，投球により肩や肘に加わる，このような力を極力少なく抑えることがポイントとなる．

　投球により肩関節や肘関節に加わる力は，投球フォームに不備があると，より大きくなるといわれている．投球フォームは以下に示すようなさまざまな要因から影響を受け不良な状態へと陥っていく．① 技術的要因，② 環境的要因，③ 心理的要因，④ 身体機能的要因などが考えられる．投球障害肩・肘の患者の多くは医療機関を訪れた時点で身体機能に問題を抱えている場合がほとんどである．したがって，投球により肩や肘に加わる力を可能な限り小さく抑え，良好な投球動作を遂行できる身体機能を維持，改善させることが，投球障害肩・肘の予防につながると筆者は考える．

　本項では，はじめに，投球により肩関節や肘関節に加わる力について確認し，次に，その力を少なく抑えるための筆者の考えを述べたい．

1 投球により肩関節，肘関節に加わる力

1 投球により肩関節に加わる力

　Fleisig らは，投球動作により肩関節には，cocking phase で内旋トルク 67N-m，水平内転トルク 87N-m，上方への剪断力 250N，前方への剪断力 380N，関節窩に対する軸圧 480N が加わっており，ball release 後は水平外転トルク 97N-m，後方への剪断力 400N，関節窩に対する軸圧 1,090N という大きな力が加わっていると報告している[1]．

　二宮らは[2,3]，三次元動作解析により投球時に肩関節に加わる力の大きさと方向（関節間力）について報告している．その報告によると，トップポジション（非投球側の足が地面に接地する前に投球腕を最も後方に引いた姿勢）では，関節間力は烏口突起の方向へ，肩関節が最大外旋した時期（late cocking）には肩甲骨の方向へ，ball release では関節窩後下方に加わり，follow-through では肩関節の後下方に関節間力が加わると報告している．また，ball release 時に加わる関節間力が投球時で

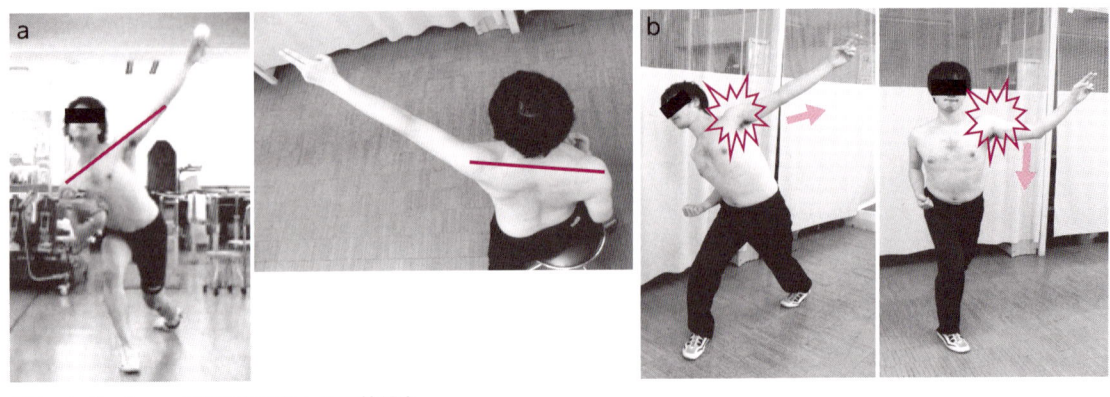

図1 ▶ ball release で肩関節に加わる関節間力
a　ball release で肩関節に加わる関節間力が最も少ない肢位．両肩を結んだラインと上腕のラインがほぼ一直線になるような肢位．
b　a の状態より水平外転角度が大きかった場合，外転角度が少なかった場合，前後方向や上下方向へ 5 倍以上の関節間力が肩関節に加わる．

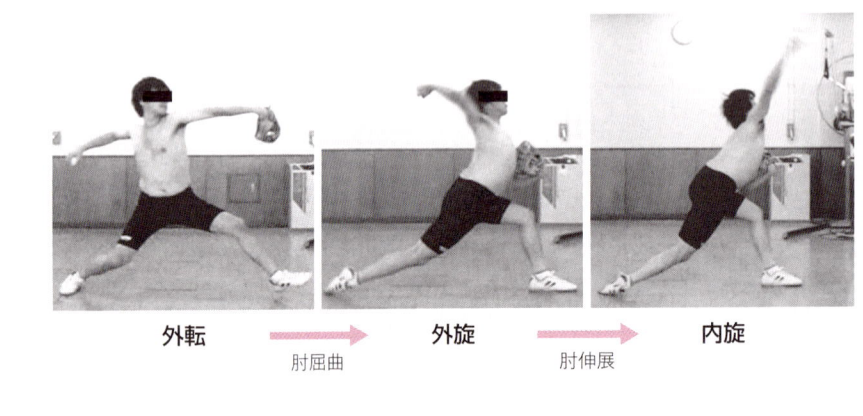

外転　➡　外旋　➡　内旋
　　肘屈曲　　　　肘伸展

図2 ▶ 投球動作の単純化
投球動作は，肘を屈曲した状態で肩関節を外転し，肘を屈曲させたまま肩関節を挙上位で外旋し，肘を伸展させながら，外旋した肩関節を内旋させながら腕を振り下ろす動作である．

最大であり，肩関節の水平内転角度約が 4.5°，内転角度が約 0°（外転角度約 90°）の肢位（両肩を結んだラインと上腕のラインがほぼ一直線になるような肢位）では前後方向，上下方向への関節間力は最小となるが，この肢位以外で ball release を迎えた際は，前後方向や上下方向へ 5 倍以上の関節間力が肩関節に加わったと報告している（**図1**）．

❷ 投球により肘関節に加わる力

Fleisig らによると，cocking phase で肘関節には内反トルクが 64 N-m 加わっており，この時期に加わる内反トルクが投球動作中で最大の値を示すと報告している[1]．谷本らは肘関節に加わる内反トルクと肩関節可動域，および肩関節に加わる回旋トルクとの関係を調査している．投球動作時に加わる肘内反トルクは肩関節外旋角度が大きいほど少なくなり，また，肩関節の内旋トルクが大きいほど肘の内反トルクは大きくなると報告している[4]．

❷ 投球による肩関節および肘関節に加わる力を減らすポイント

前項で紹介した報告を参考にすると，投球障害肩・肘を予防するためには，投球動作各期で肩や肘に加わる力を抑える必要があるが，特に cocking phase，ball release 時に加わる力を抑えることがポイントになる．そのためには，投球動作の不備を改善する必要があるが，投球動作は高速で，しかも複雑であり，どのように対処すれば良いか悩むことが多い．そこで，筆者は投球動作を以下のように単純化し対処している．

投球動作は**図2**に示すように，肘を屈曲した状態で肩関節を外転し，肘を屈曲させたまま肩関節

図3　不良なテイクバック
a　肩関節伸展が優位なテイクバック．この場合，肩関節を十分に挙上できず，肘下がりになる．
b　水平外転を大きくするテイクバック．この場合，肩関節前方への関節間力の増加を招く．

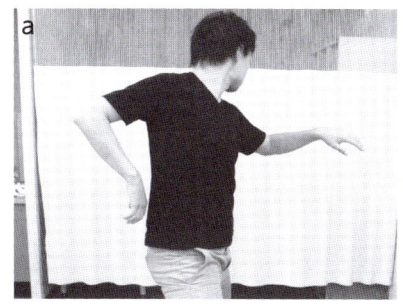

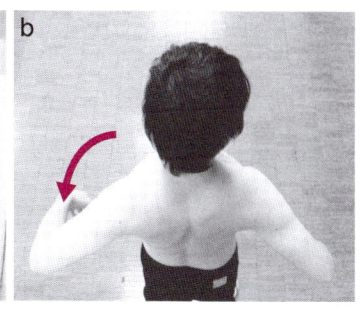

を挙上位で外旋し，肘を伸展させながら，外旋した肩関節を内旋させながら腕を振り下ろす動作である．このように投球動作を捉えると，①「楽に外転させる」，②「楽に挙上位で肩関節を外旋させる」，③「楽に腕を振り下ろさせる」，④「振り下ろした腕の勢いを吸収させる」以上のことが可能になれば，投球動作により肩関節や肘関節に加わる力を可能な限り抑えることが可能になると筆者は考えている．そのためには肩甲上腕関節，肩甲胸郭関節，体幹，下肢など，の機能を維持，改善させることが必要であるが，本項では体幹までの対処法について紹介する．

1　いかに楽に外転させるか

early cocking でテイクバックが妨げられると，トップポジションの時期に加わる関節間力の増加を招く危険性があり，また，late cocking での肩関節外旋を妨げる原因にもなる．この時期によくみられる不良な動作は，肩関節の過剰な内旋や水平外転を大きくし過ぎるテイクバックである．肩関節の内旋を意識したテイクバックを行う選手は内旋可動域が低下すると，テイクバックは肩関節伸展が優位になり肩関節を十分に挙上できなくなり，いわゆる「肘下がり」状態になりやすい．また，水平外転が強すぎる場合，肩関節前方への関節間力の増加を招き，腱板疎部など肩関節前方の軟部組織に対する負担が増加する（図3）．

テイクバックは外転動作であり，外転動作を楽に行わせることが，トップポジションの時期に加わる関節間力を軽減させ，また，late cocking での肩関節外旋を容易にさせる．

a）肩甲上腕関節への対応

肩関節の外転動作では肩甲上腕関節は外旋する．テイクバックを少しでも楽に行わせるためには，外転動作に伴う自然な外旋を引き出すことが必要である．そのためには，肩関節の外旋運動の主動作筋である棘下筋や小円筋の機能を確保しておくことが重要ある．棘下筋や小円筋のトレーニングは高負荷で行う必要はなく，図4に示すように実際に使用するボールを持ち外旋できる程度の機能を確保ができていればよいと筆者は考えている．

一方，どうしても肩関節を内旋したままでテイクバックしなければタイミングが合わないという選手が存在するのも事実である．そのような場合，少しでもテイクバックを楽に行わせるためには，外転位での内旋可動域を十分に確保しておくことが予防につながる．

b）肩甲胸郭関節への対応

外転動作における肩甲骨の運動は外転初期より内転するとされている．したがって，テイクバックでは肩甲骨は内転した状態から挙上，上方回旋する機能を十分に確保する必要がある（図5a）．

c）体幹・胸郭への対応

肩甲骨の動きは胸部の形状や可動性からの影響を強く受ける．つまり体幹・胸郭の運動性低下はテイクバックに必要とされる肩甲骨の運動を阻害する原因となる．したがって，テイクバック時の肩甲骨の運動を引き出すためには肩甲骨の運動と体幹の運動を同時に引き出す必要がある．テイクバック時は体幹・胸郭が投球側へ回旋（右投げの場合は右回旋）し，投球側の体幹・胸郭側面が伸張することで肩甲骨は初めて内転位の状態から挙上，上方回旋することが可能となる．図5にテイ

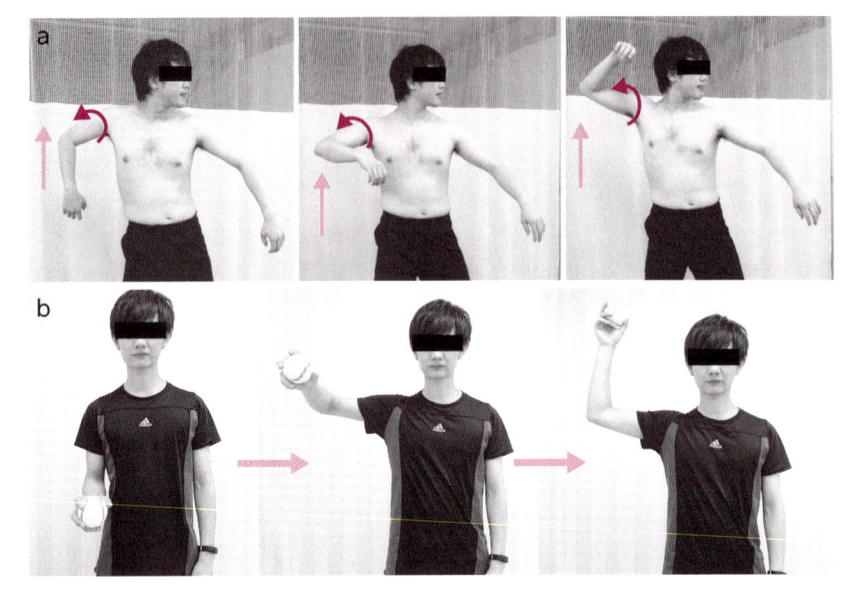

図4 ▶ 楽に外転させるための対応（肩甲上腕関節）

a 少しでも楽にテイクバックさせるためには，外転動作に伴う自然な外旋運動を行わせることが必要である.

b 楽に外転させるためのトレーニング．負荷は実際に使用するボールを持ち，肩関節を外旋できる程度でよい.

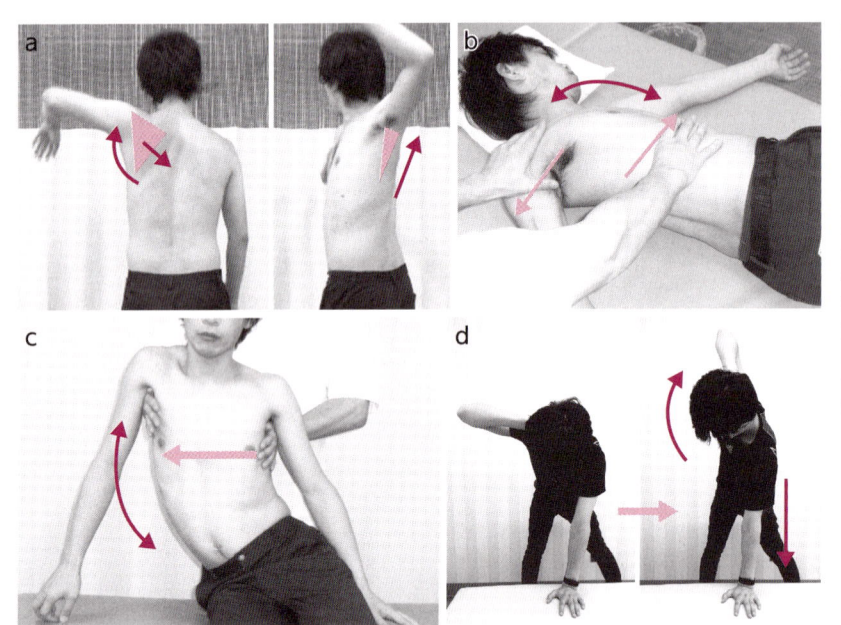

図5 ▶ 楽に外転させるための対応（肩甲骨，胸郭）

a テイクバックでは肩甲骨は内転した状態から挙上，上方回旋する機能を十分に確保する必要がある.

b 肩甲骨内転を含む体幹の後方回旋ストレッチ

c 肩甲骨挙上・上方回旋を含む体幹側面のストレッチ

d 肩甲骨内転を含む体幹の後方回旋のセルフ・ストレッチ．ベッドについた手を押しながら，反対側の肘を天井に向けるように，体幹を回旋させる.

クバックに必要な肩甲骨と胸郭の動きを確保させるためのトレーニングを示す.

2 いかに楽に挙上位で肩を外旋させるか

late cocking で肩関節の外旋が妨げられると，肩関節には過剰な内旋トルクが加わり，肘関節には過剰な内反トルクが加わってしまう．また，肩関節の外旋角度が不足すると，肘の伸展を有効に使うことができなくなり，ball release 時の肩関節肢位に影響を与える.

宮下ら[5]は late cocking でみられる肩関節の外旋は肩甲上腕関節での外旋，肩甲骨の後傾，胸椎伸展の総和によるものであると報告している．したがって，肩甲上腕関節，肩甲骨，胸椎それぞれの機能を維持，改善し，楽に外旋させる機能を獲得させることが，late cocking での肩，肘へのスト

図6 ● 楽に挙上位で外旋させる ための対応

a 肩甲上腕関節への対応. 挙上位での外旋筋力の確保. 壁に肘を当て肘を軸に肩関節を内外旋させる.

b 肩甲胸郭関節への対応. 腹臥位で外旋位を保持したまま上肢をベッドから持ち上げ, 肩甲骨の後傾を引き出す.

c 鎖骨への対応. 鎖骨を後下方へ誘導し, 鎖骨を後方回旋させる.

d 体幹・胸郭への対応. 肩甲骨後傾と体幹伸展のための複合運動.

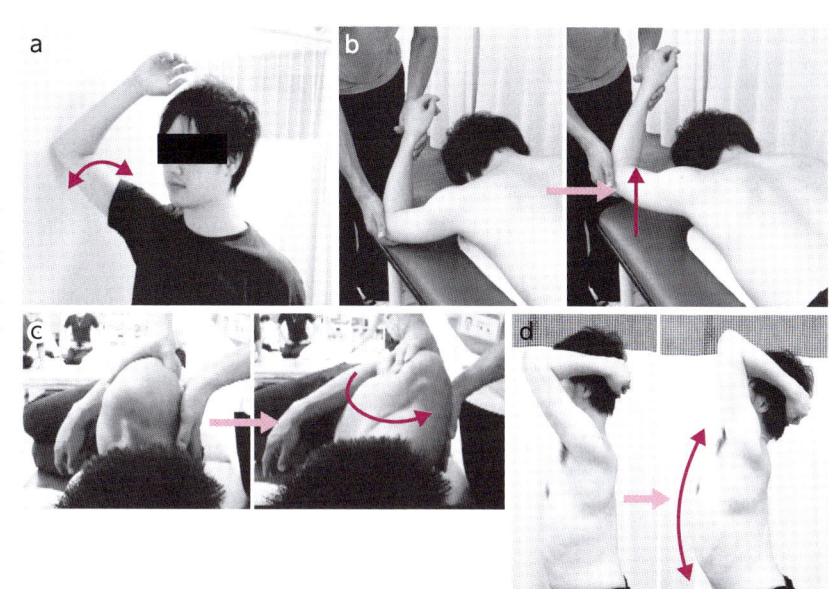

レスを軽減させ, また, 良好な肢位で ball release を迎えることができる.

a) 肩甲上腕関節への対応

late cocking での肩関節の外旋は, 肩関節に先行して体幹が屈曲, 回旋することにより, 生じる慣性力により他動的に行われる. 体幹の運動が開始する以前に, 能動的により多く外旋させておくことができれば, より高い位置で肩関節を外旋させることが可能となる. したがって, 肩甲上腕関節の挙上位での外旋可動域および外旋筋力が確保されていることが重要である. 投球障害肩患者はこの機能が低下していることが多い. 投球動作では肩関節はゼロポジションに近似した位置で外旋位を保持できることが望ましいと考えられる. 外旋可動域は宮下らの報告を参考にすると, 100°前後で十分であると考える. また, 外旋筋力も, 使用するボールを持ち, 外旋位を保てる程度の筋力を維持させるだけで十分であると考える (図6a).

b) 肩甲胸郭関節への対応

前述したように肩甲骨は後傾することで late cocking における外旋に貢献する. この時期に肩甲骨の後傾の機能が低下すると, 肩甲上腕関節には過剰な内旋トルクが加わる. 肩甲骨の後傾の機能を改善させるためには, 直接, 肩甲骨の動きを

誘導しても良いが (図6b), 肩鎖関節の機能を考慮すると, 鎖骨の後退, 下制, 後方回旋を誘導すると, より肩甲骨の後傾を引き出しやすくなる (図6c).

c) 体幹・胸郭への対応

late cocking では体幹が伸展し胸郭の前面および投球側側面が伸張することで肩甲骨後傾が可能となる. late cocking で前述したような肩甲骨の機能を確保するためには, 胸郭前面および投球側側面の可動性や体幹伸展筋力, 体幹が投球側へ倒れないようにするための非投球側の体幹筋による保持能力など, 体幹・胸郭の機能も同時に改善する必要がある (図6d).

3 いかに楽に腕を振り下ろさせるか

a) 肘の伸展運動を有効に使う

late cocking から ball release までの間, 肩関節は急激に内旋運動を行う. この時期に生じる内旋運動により肩関節には内旋トルクが, 肘関節には内反トルクが加わる. この時, 肘関節の伸展運動を有効に使うことができれば, 肩関節への内旋トルクおよび肘関節への内反トルクを少なく抑えることができる (図7a). また, この時期に肘関節の伸展運動が妨げられると, 肘の伸展運動を肩

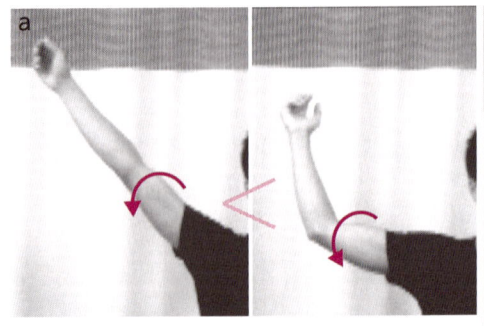

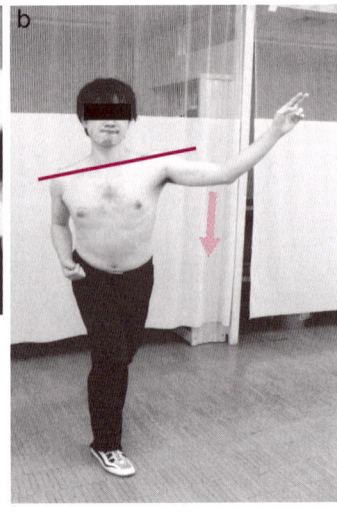

図7 ● 楽に腕を振り下ろさせるための対応（肘の伸展）

a late cocking から ball release までの間で生じる内旋運動により肩関節には内旋トルクが，肘関節には内反トルクが加わる．この時，肘関節の伸展運動を有効に使うことができれば，肩関節への内旋トルクおよび肘関節への内反トルクを少なく抑えることができる．

b 肘関節の伸展運動が妨げられると，肘の伸展運動を肩関節の伸展で代償するようになり，両肩を結んだラインと上腕のラインが一直線にならない肢位，肘下がりの状態で ball release を迎えることになる．

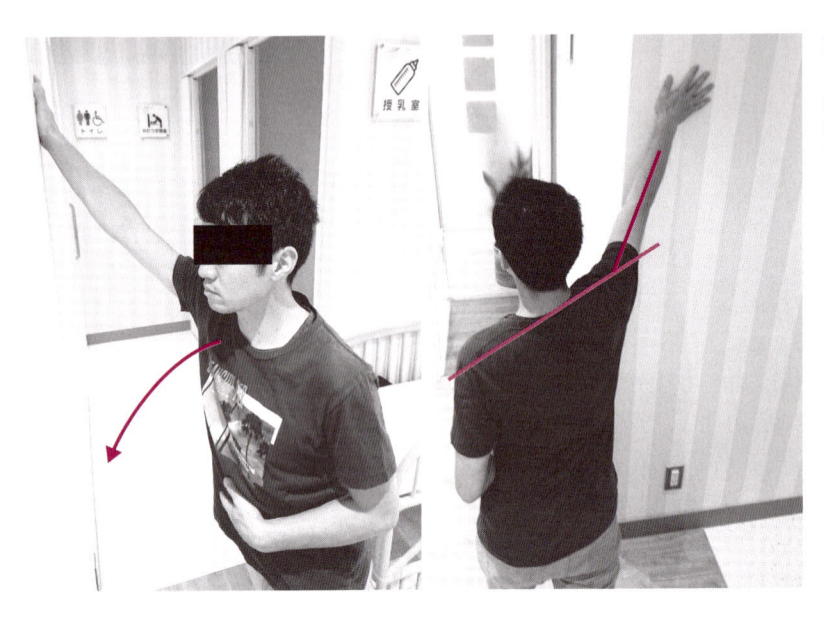

図8 ● 楽に腕を振り下ろさせるための対応

ball release を想定した姿勢を保持したまま，体幹の力で壁を押す．この時，肩関節の肢位が変わらないように上肢には力を入れる．

関節の伸展で代償するようになり，両肩を結んだラインと上腕のラインが一直線にならない肢位，肘下がりの状態で ball release を迎えることになる．その結果，前述したように肩関節には多大な関節間力が加わることになる（**図7b**）．

late cocking から ball release までの間，肘関節の伸展運動を有効に使うためには肘関節の運動軸を投球方向へ向ける必要がる．そのためには，late cocking の時点で肩関節の外旋角度を十分に確保しておく必要がある．late cocking での外旋角度を確保する方法については前項を参照

されたい．

b）体幹の運動により生じる力への対応

late cocking から ball release までの間は体幹の屈曲および回旋によりボールを前方に押し出す時期である．体幹が屈曲，回旋した際，腕が振り遅れてしまうと，肩甲上腕関節は水平外転位で ball release を迎えることになり，肩関節に多大な関節間力を加えることになる．このような状態を回避させるためには，体幹の運動により生じる慣性力に負けずに腕を前方に押し出す力を確保する必要がある．**図8**にトレーニング方法を示す．ball

図9 振り下ろした腕の勢いを吸収させるための対応
a ① 肩甲骨の外転 ② 体幹の回旋により，振り下ろした腕の勢いを吸収させる．
b 端座位での体幹の屈曲・回旋運動により肩甲骨外転前傾を引き出す．

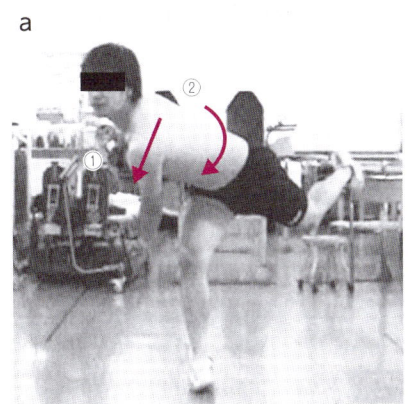
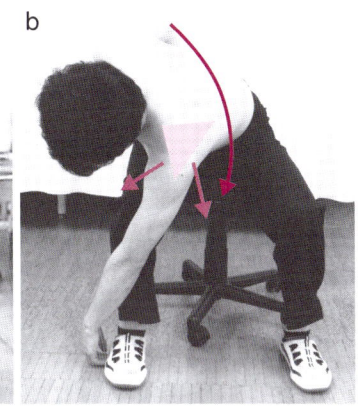

release を想定した姿勢を保持したまま，体幹の力で壁を押す．この時，肩関節の肢位が変わらないように上肢には力を入れる．

4 いかにして，振り下ろした腕の勢いを吸収させるか

肩甲上腕関節に加わる過剰な内転ストレスを軽減するためには肩甲骨を外転させ，上腕骨の動きを追従させることが有効である．肩甲骨の運動は胸郭上で行われるため，体幹・胸郭が非投球側へ回旋することができれば投球側の肩甲骨は十分に外転することができる（**図9**）．

おわりに

本項で目指した投球動作は，ボールを速く投げるため，遠くへ投げるため，打たれないため，などパフォーマンスを向上させることを目的としたものではない．あくまでも肩関節や肘関節に加わる力を極力少なく抑え，投球障害・肘の予防を目的としたものである．パフォーマンス向上のための投球指導は野球指導者の仕事であり，我々セラピストが行うべきことは練習が可能な状態を作ることである．その点を勘違いしないようにすることが重要であると筆者は考える．

◆ 文 献

1) Fleisig GS, et al：Kinetics of baseball pitching with implications about injury mechanisms. Am J Sports Med 23：233-239, 1995
2) 二宮裕樹：代表格の投球障害肩を知ろう 投球動作を分析して障害発生メカニズムを知る．肩関節運動機能障害，嶋田智明ほか編，文光堂，東京，195-198，2009
3) 田中 洋ほか：投球動作のバイオメカニクスと投球障害．臨スポーツ医 29：47-54，2012
4) 谷本道哉ほか：野球投球動作の肩関節周りの発揮トルク・稼働範囲と肩・肘関節障害リスクとの関係．Mem Faculty B.O.S.T.Kinki University 31：31-46, 2013
5) 宮下浩二ほか：投球動作の肩最大外旋角度に対する肩甲上腕関節と肩甲胸郭関節および胸椎の貢献度．体力科学 58：379-386，2009

投球障害肩に対する外科的治療

松木圭介・菅谷啓之

要点整理

投球障害の代表的病態は SLAP 病変と腱板関節面断裂であり，保存療法が第一選択である．理学療法などで改善が得られない場合には手術が選択される．われわれは，SLAP 病変に対してはデブリードマンのみ，もしくは前方関節唇のみの固定を行い，良好な競技復帰率を得ている．また，腱板関節面断裂に対しては，trans-tendon repair を行っている．手術手技だけでなく，手術適応の見極めが良好な治療成績に重要である．

はじめに

野球をはじめとする throwing sports では，しばしば肩関節の障害が生じる．その代表的な病態として，superior labrum anterior and posterior (SLAP) 病変や腱板関節面不全断裂が知られている．これらは，肩関節外転外旋位での internal impingement が主な原因であると考えられている[1]．投球障害肩に対しては通常，リハビリテーションを中心とした保存療法が第一選択となるが，改善しない場合には手術治療が選択される．

一般的に SLAP 病変に対しては，スーチャーアンカーによる病変部の強固な修復が行われる．しかし，野球選手での完全復帰率は 15〜64％と報告されており，低い復帰率が問題であった[2〜5]．われわれは，強固すぎる固定によって上方関節唇や上腕二頭筋長頭腱の生理的な動きが妨げられることが低復帰率の原因と考え，術式を工夫してきた．基本コンセプトは，外転外旋位で関節唇と腱板との間のクリアランスを確保することとしている．不安定性の少ない病変に対してはデブリードマンのみを行い，不安定性のあるものに対しては前方の病変部のみの固定を行っている．これは，中関節上腕靱帯の付着部が保たれていれば SLAP 病変は肩甲上腕関節動態に影響を与えない，との報告に基づいている[6]．

本項では，投球障害肩に対するわれわれの治療方針，手術手技などについて紹介する．

1 治療方針

投球障害肩に対する治療の第一選択は保存療法である．ほとんどの症例で肩甲帯，体幹，下肢の機能障害を生じており，理学療法によりこれらの改善を図る．SLAP 病変や腱板断裂など解剖学的破綻が生じていても，これらの機能の改善により多くの症例で復帰が可能となる．しかし，解剖学的破綻が大きく，保存療法を行っても症状の改善が得られないものに対しては，手術が適応となる．

画像評価としては，magnetic resonance arthrography を行う．当院では，生理食塩水を肩甲上腕関節内に注入し，斜位冠状断像，斜位矢状断像，横断像に加えて外転外旋位（abduction and external rotation：ABER）での撮影を行っている（図1）．画像所見にて SLAP 病変や腱板断裂を認めるものがすべて手術適応ではなく，理学療法士とディスカッションを行い，保存療法ではこれ以上の改善が期待できないと判断した場合に手術を行っている．

図1 **magnetic resonance arthrography**
a 斜位冠状断像. 矢印が SLAP 病変である.
b 外転外旋位（ABER）. 腱板関節面断裂（矢頭）が描出され, SLAP 病変（矢印）とインピンジメントを生じているのがわかる.

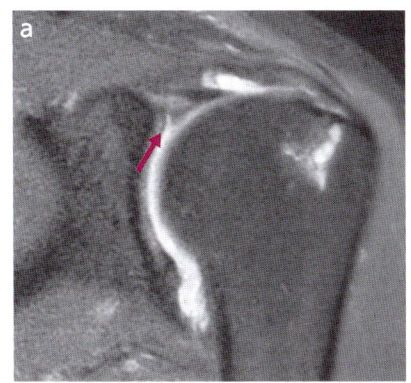
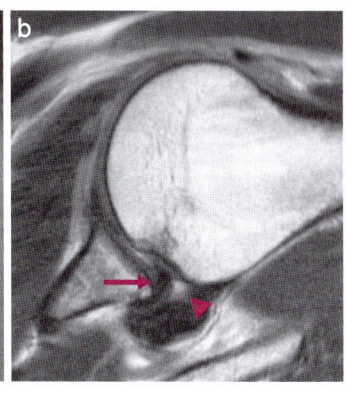

2 手術手技

　手術は, 全身麻酔下にてビーチチェア位で行っている. まず, 後方ポータルを作成し, 肩甲上腕関節内に関節鏡を挿入する. 次に, 烏口突起の外側より肩甲下筋腱の直上に前方ポータルを作成する. 肩甲上腕関節内の鏡視を行い, 病変の確認を行う. 必要に応じてプローベなどを用いて SLAP 病変の状態, 腱板病変の深さなどを確認する. この際, 肩関節外転外旋位を取り, SLAP 病変と腱板病変とのインピンジメントを確認している（図2）.

1 SLAP 病変に対する手術手技

　まずは, シェーバー, アップバイター, radio frequency device などを用いて垂れ下がった上方関節唇のデブリードマンを行う. 後方関節唇に対しては, 適宜前方鏡視として後方ポータルから器械を挿入して処置を行う. 外転外旋位でインピンジメントが生じないか確認しながら十分にクリアランスを得るように切除を行う. 切除が終了した時点で, プロービングや外転外旋位を取ることにより関節唇の安定性を確認する. 十分に切除を行っても不安定性のために関節唇が肩甲上腕関節内に挟まりこむような場合には, スーチャーアンカーによる前方関節唇の固定を行う.

　前方関節唇の固定を行う場合, 2ポータルでも可能であるが, 上前方ポータルを作る方が縫合糸の処理が行いやすい. 関節窩の上部はシェーバーなどで decortication を行っておく. スーチャー

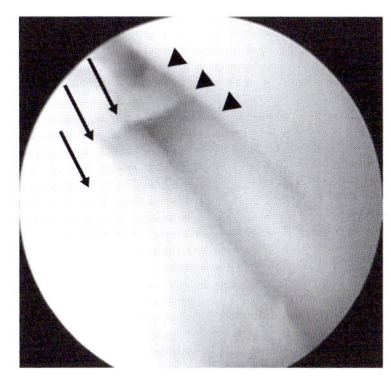

図2 **SLAP 病変と腱板関節面断裂部のインピンジメント（右肩後方鏡視）**
肩関節を外転外旋位として確認する. 上方関節唇（矢印）と腱板の関節面断裂部（矢頭）がインピンジメントを生じている.
（巻頭カラー参照）

アンカーは前方ポータルから右肩で1時くらいの位置に挿入し, スーチャーグラスパーなどを用いて関節唇にアンカーの縫合糸をかける（図3a）. 2ポータルの場合は, 皮膚上から挿入した硬膜外針を関節唇に通し, ループにした2-0ナイロン糸を針内腔から挿入して縫合糸をリレーすることで関節唇に縫合糸をかける. 前方ポータルからカニューラを挿入して縫合糸を取り結紮する（図3b, c）. 病変が下方にまで及ぶ場合にはスーチャーアンカーを追加して縫合を行う.

2 腱板断裂に対する手術手技

　腱板の厚さの1/2程度までの関節面断裂に対してはデブリードマンのみを行う. 外転外旋位にて関節唇との間に十分なクリアランスが獲得されていることを確認する.

　厚さの1/2以上に及ぶ深い関節面断裂に対して

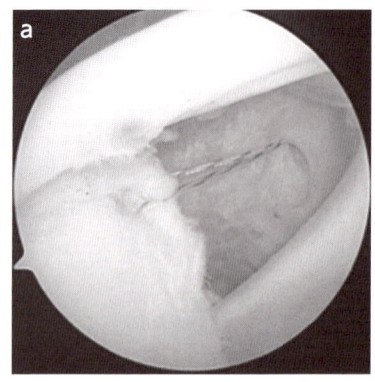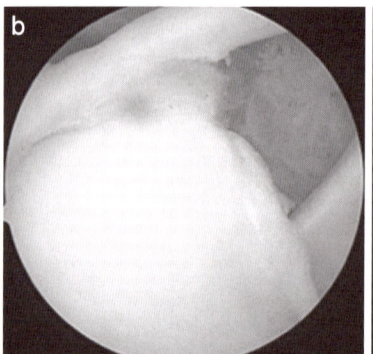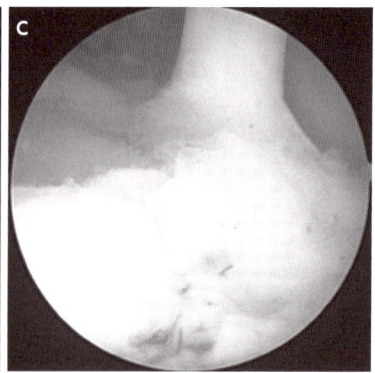

図 3 ▶ SLAP 修復（右肩）
a　スーチャーアンカーを挿入し，前方関節唇に縫合糸をかける．
b　縫合後（後方鏡視）．
c　縫合後（前方鏡視）．
（巻頭カラー参照）

は，trans-tendon repair を行う[7]．まずシェーバーなどで断裂部のデブリードマンおよび footprint の新鮮化を行う．肩峰のすぐ外側にポータルを作成し，ここから注射針を刺入して至適な位置にアンカーを挿入できるように腱板の縦切部を決める（**図 4a**）．メスで腱板を縦切し，ここからドリルガイドを挿入して footprint のドリリングを行ってスーチャーアンカーを挿入する（**図 4b**）．アンカーの数は断裂幅に応じるが，2 個程度のことが多い．硬膜外針をポータルから，または経皮的に刺入し，腱板の至適部位を貫く（**図 4c**）．ループにした 2-0 ナイロン糸を針内腔から挿入し，縫合糸をリレーすることにより腱板に縫合糸を通す．この操作を繰り返してすべての糸を腱板にかける（**図 4d**）．knot tying は肩峰下滑液包側から鏡視しながら行う（**図 4e**）．

　かなり深い関節面断裂または完全断裂の場合には，suture bridge 法による修復を行うが，通常の腱板断裂に対する手技と同様である．関節面断裂の場合には完全断裂を作成する．また，大結節のfootprint は decortication を行う．肩峰のすぐ外側にポータルを作成し，大結節の内側にスーチャーアンカーを挿入する．われわれは通常，縫合糸が 3 本装着されたスーチャーアンカーを使用している．スーチャーグラスパーなどを用いて腱板に縫合糸をかける．われわれは，先に bridging を行っているが，各アンカーの縫合糸 1 組は残しておく．大結節外側に挿入したアンカーで bridg-

ing を行ってから残しておいた糸を縫合する．これにより medial suture にかかるストレスを減弱することができ，いわゆる type 2 failure[8] を減らすことができる[9]．

3 後療法

　デブリードマンのみの場合は術後の固定は行っていないが，痛みの強い場合には短期間の三角巾固定としている．SLAP 病変や腱板断裂の修復を行った場合には装具固定を 3〜4 週間行う．術翌日から理学療法を開始し，他動および自動介助での可動域訓練から開始するが，痛みを生じない範囲で行う．その後，自動可動域訓練，肩甲帯および腱板の訓練などを行って機能回復を図っていく．

　投球再開は機能回復に応じて指示している．おおよその目安としては，デブリードマンのみの場合には術後 1 ヵ月程度から，SLAP 病変や腱板断裂の修復を行った場合には術後 3 ヵ月程度から徐々に投球を許可している．

3 治療成績

　2006 年から 2014 年に SLAP 修復を行い，1 年以上経過観察が可能であった野球選手の 50 肩を調査した[10]．21 肩でデブリードマンのみ，29 肩で修復を行っていた．49 肩（98％）で復帰が可能であり，36 肩（72％）で受傷前のレベルに完全

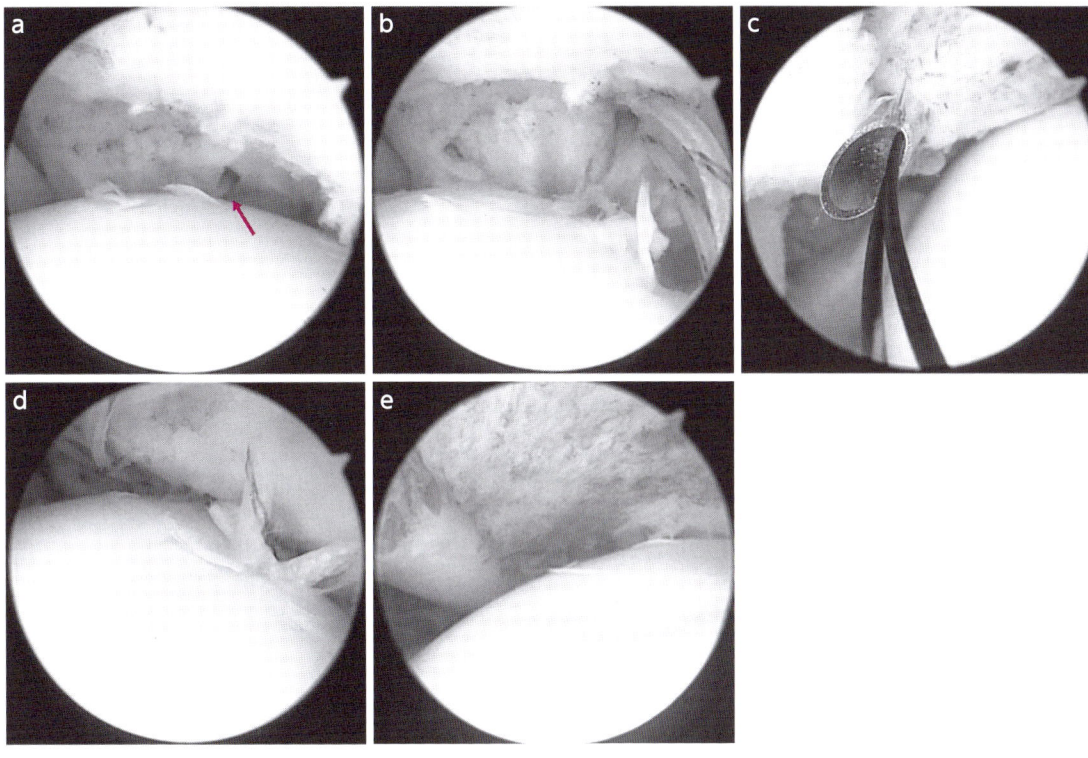

図4 **trans-tendon repair（右肩後方鏡視）**
a　注射針（矢印）にて腱板縦切部を確認する.
b　スーチャーアンカーの挿入.
c　硬膜外針を腱板に刺入し，ループにした 2-0 ナイロン糸を挿入する.
d　ループのナイロン糸を用いて腱板に縫合糸をかける.
e　縫合後．knot-tying は肩峰下滑液包鏡視で行っている.
（巻頭カラー参照）

復帰できていた.

おわりに

　われわれは投球障害に対して，強固すぎる SLAP 修復は行わず関節唇と腱板とのクリアランスを十分に獲得することをコンセプトとして手術治療を行ってきた．このコンセプトによる治療成績は，これまでの報告と比較して良好な復帰率であった．しかし，投球障害に対する治療の基本は理学療法による機能回復であることを理解することが重要である．適切な理学療法をもとに手術適応を見極めることが良好な手術成績につながると考えている.

◆ 文　献

1) Walch G, et al：Impingement of the deep surface of the supraspinatus tendon on the posterosuperior glenoid rim：an arthroscopic study. J Shoulder Elbow Surg 1：238-245, 1992
2) Cohen SB, et al：Return to sports for professional baseball players after surgery of the shoulder and elbow. Sports Health 3：105-111, 2011
3) Ide J, et al：Sports activity after arthroscopic superior labral repair using suture anchors in overhead-throwing athletes. Am J Sports Med 33：507-514, 2005
4) Fedoriw WW, et al：Return to play after treatment of superior labral tears in professional baseball players. Am J Sports Med 42：1155-1160, 2014
5) Brockmeier SF, et al：Outcomes after arthroscopic repair of type-II SLAP lesions. J Bone Joint Surg Am 91：1596-1603, 2009
6) Youm T, et al：Simulated type 2 superior labral anterior posterior lesions do not alter the path of glenohumeral articulation. Am J Sports Med 36：767-774, 2008
7) 菅谷啓之：腱板関節面断裂に対する鏡視下修復術（trans-tendon 法）．関節外科 25：587-593, 2006
8) Cho NS, et al：Retear patterns after arthroscopic rotator cuff repair：single-row versus suture bridge technique. Am J Sports Med 38：664-671, 2010
9) Takeuchi Y, et al：Repair integrity and re-tear pattern after arthroscopic suture-bridge rotator cuff repair abbreviating medial-row knot tying. Presented at AAOS 2018
10) Onishi K, et al：SLAP lesions in throwing athletes：a novel repair method and outcomes. Presented at AOSSM 2017

投球障害肘に対する外科的治療

草野　寛・古島弘三

要点整理

　投球障害肘で手術が必要となるケースが多い，① 上腕骨小頭離断性骨軟骨炎（osteochondral dissecans：OCD）と② 肘尺側側副靭帯損傷（ulnar collateral ligament：UCL 損傷）について解説する．手術成績はともに良好であり，90％以上の選手は競技復帰可能であるが，完全競技復帰まで約8ヵ月を要するため（**表1, 2**），特に競技期間の限られている学生に対しては，手術時期の決定が重要である．また，OCD は疼痛の自覚が遅れるため，早期発見が困難であり，野球肘検診が必要である．変形性関節症（OA）や橈骨頭脱臼などが生じる前に治療介入することが重要であり，腕尺関節の OA まで進行した重症なケースでは手術療法を行っても，完全な修復は困難である．痛くなくなったからといって，安易に復帰させてはならない．疼痛が生じた頃には OA 変化まで生じているケースもあるため，慎重な経過観察と必要であれば手術療法の決断が重要である．

はじめに

　上腕骨小頭離断性骨軟骨炎の患者は，自覚的には疼痛が軽度なため，病態が進行してから病院を受診することが多かった．現在では全国的に野球肘検診が広がってきたため，早期発見されることが多くなり，重症例は減少傾向にはあるが，一部の医療従事者ではいまだに OCD に対しての理解が少なく，遊離した大きな骨軟骨片があるにもかかわらず，1年間も漫然とした保存療法を受け，当院に来院された時には12歳という若年で腕尺関節まで OA が進行していたような例も少なくない（**図1**）．外側顆骨端線の閉鎖前の OCD 例では，適切な保存療法で病巣部位の改善が期待できる．多くの OCD では病巣の外側から修復されてくるので，小頭中央部は病巣の修復が遅延する場合もある．しかし，中央限局型 OCD に対する手術成績は良好であるため，悲惨な外側広範型の OCD にならないように適切な保存療法を指導しなければならない．保存療法で病巣の改善が得られなかった場合や，病巣が不安定で疼痛が増悪した場合，あるいは病巣が遊離してしまっているような場合

には手術療法により病巣部を再建しなければならない．

　当院では，病巣の大きさや部位，軟骨と軟骨下

表1 ▶ 上腕骨小頭離断性骨軟骨炎術後リハビリテーションプログラム

術後2週	ギプス副子除去，リハビリ開始
術後4週	リスト／アームカール 0.5kg から
術後6週	肘伸展はゴムバンドで三頭筋伸展 リスト／アームカール負荷 1kg から増加，自転車許可
術後3ヵ月	肩，体幹，股関節，下肢のストレッチ，協調運動 軽い素振り，スポンジボール真下投げ開始 肘，肩周囲筋力強化，ストレッチ
術後4ヵ月	ネットスロー，トス／ティーバッティング開始
術後5ヵ月	スローイング（塁間以上山なり），フリーバッティング
術後6ヵ月	40m までスローイング
術後7ヵ月	立ち投げ　50％から
術後8ヵ月	マウンドから投球開始

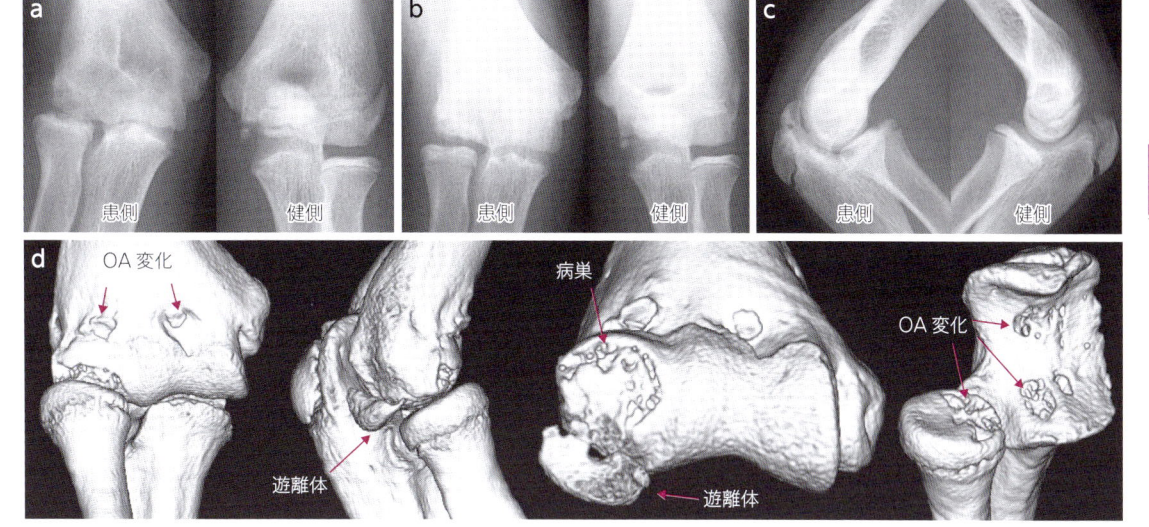

図1　外側広範型 OCD の惨状

外側広範型 OCD で遊離体を生じていたが，他院で保存療法を1年間され，当院初診時には12歳ですでに OA 変化を広範囲に生じている．

a　正面像：病巣は外側広範で，健側と比較し，腕頭・腕尺関節の狭小化を認める．
b　45°屈曲正面像：健側と比較すると，外側上顆・橈骨頭の骨端線は早期閉鎖を認める．
c　側面像：肘頭の OA 変化と骨端線も健側と比較し，閉鎖傾向にある．
d　CT 検査では OA 変化は鉤突窩，腕頭・腕尺関節と橈骨頭まで生じている．

骨の状態によってそれぞれ適切な手術方法を選択して対応している．軟骨下骨がしっかりしており，軟骨表面の変性が少ない場合には骨釘移植術を行い，中央限局型で軟骨変性がある場合は骨軟骨柱移植術，外側広範型で外側壁に良好な骨軟骨片が残存しているものには，肘頭から採取した骨釘（または Kirschner 鋼線：K-wire）を用いて外側骨軟骨片を固定し，中央部は骨軟骨柱移植術を行っている（ハイブリッド移植術）．外側壁が欠損している，あるいは重度な関節変形をきたしている場合などには肋骨肋軟骨移植術を行っている[1, 2]．

　肘関節内側では，野球を中心とした繰り返される投擲動作による，牽引ストレスの蓄積の結果，肘尺側側副靱帯を中心とした損傷が生じる．小学生の頃に裂離骨折に代表される内側上顆下端障害を生じ，中学・高校生になっても骨片が残存している例も多い．当院の宇良田らは，内側上顆下端に骨片を有する UCL 損傷例では骨片を有さない UCL 損傷例と比較して，リスク比は2.6倍で再建手術を要したと報告している[3]．このため症状が出現した小学生時代に4〜6週間の外固定をして，しっかりと内側上顆下端障害を治療しておくことが重要である．野球選手の靱帯損傷発症の状態は，小学生時代の過負荷の蓄積により，スポーツレベルが上がる中学・高校生になってから徐々に肘内側痛が発生・増強する傾向がある．一方，長期間野球を続けて微細な損傷が蓄積されてきた大学生，社会人，プロ野球選手では投球の瞬間，激痛と共に発症することが多い[1]．投球時の肘痛は野球選手にとって致命的である．まずは，リハビリテーションによる全身の柔軟性の改善，前腕屈曲回内筋群の強化，投球フォームの改善などで疼痛が改善すれば，競技復帰が可能となる．リハビリテーションにて改善がみられない場合，腱移植による靱帯再建術（伊藤法）によって復帰させることが可能となる[1]．

　本項では当院での多数の OCD，UCL 手術症例の治療結果を基に，診断，手術適応，手術法，治療成績を述べる．

1 上腕骨小頭離断性骨軟骨炎

1 診　断

透亮期などの早期例では疼痛がない，あるいは極く軽度であることに注意する．

a）超音波エコー検査

最大伸展位で短・長軸像で確認し，後方病変の確認のために，最大屈曲位で後方からも確認する．練習・試合現場でも確認ができ，X線被曝もなく，早期発見に有用である[4]．

b）単純X線検査

正側2方向撮影では病巣の確認が困難な例が多く，45°屈曲正面像（tangential view）と斜位像（oblique view 45°）の4方向撮影で病巣が明瞭にみえる[5]．

c）CT検査

単純X線でははっきりしない微細な病巣でも明瞭に描出することができる．病巣の正確な範囲，深さ，軟骨下骨の状態，骨硬化の有無などを詳しく確認できる．3D-CTは立体的にみえるため，手術の計画には必須である[6]．

d）MRI検査

初期はT1強調像で小頭部は低信号にみえる．T2あるいはT2 STIR像では関節軟骨の変性，亀裂部位から軟骨下への関節液の流入の有無の評価に有用である．

2 手術適応

病巣部分が大きく不安定あるいは遊離し，軽度でも疼痛がある例で，かつ外側顆骨端線が閉鎖している症例は保存療法で改善する可能性はなく，手術の絶対的適応である．

それ以外の場合は，年齢・病期・病巣の大きさなどを考慮する必要がある．骨年齢は予後に大きな影響を与える因子であり，骨端線閉鎖後に漫然と保存療法をしても病巣の改善は望めないことから，特に病巣部が大きい場合はスポーツ継続の有無にかかわらず，軟骨の亀裂や分離あるいは遊離体となる可能性が高いため，約3〜6ヵ月の保存療法後に改善傾向なければ手術療法を選択する．

3 手術療法の実際[7]

a）骨釘移植術

病巣部位は外側か中央であり，軟骨下骨が明瞭に残存していれば，多くの場合軟骨表面の変性が少ないので，肘頭から採取した骨釘2〜3本を打ち込み病巣部分を固定することで，病巣部分が修復するのを期待する（**図2①**）．

b）骨軟骨柱移植術（モザイクプラスティー）

病巣部位が中央部分に比較的限局しており，軟骨変性がある場合には，膝外側より径4.5mmの骨軟骨柱を数本採取して，病巣部分へ移植し修復する（**図2②**）．

c）ハイブリッド移植術（骨軟骨柱移植術＋骨釘 or K-wire）

病巣部位が中央から外側にかけて広範囲であれば，軟骨変性のある中央部分は骨軟骨柱で修復し，軟骨変性が少なく血流の良い外側部の軟骨片が大きければ，肘頭から採取した骨釘あるいは1.0mm K-wireにて固定を行う（**図2③**）．

d）肋骨肋軟骨移植術

病巣部位が中央から外側にかけて広範囲であり，軟骨変性が強く，外側壁の骨片が欠損あるいは分離している場合は病巣部位を搔爬，第5肋骨肋軟骨を採取し，病巣部位を再建する．必要であれば，第4もしくは6肋骨肋軟骨を追加で採取・移植する（**図2④**）．

4 術後成績

1990〜2018年までにOCDで当院にて手術加療を行った1005例中，術後1年以上経過観察ができ，各スポーツへの復帰状況などが把握できた736例について検討した．術式は骨釘移植術173例（遊離体固定術10例），骨軟骨柱移植術456例，ハイブリッド移植術76例，肋骨肋軟骨移植術31例であった．手術時平均年齢は14.2歳で，スポーツ復帰は平均8.0ヵ月であり，スポーツ復帰率は97.4％であった．術前JOAスコアは骨釘移植術が平均61.5点，骨軟骨柱移植術が55.9点，ハイブリッド移植術が48.1点，肋骨肋軟骨移植術が41.1点であり，術前の病巣破壊の程度に比例していた．術後1年でのJOAスコアは骨釘

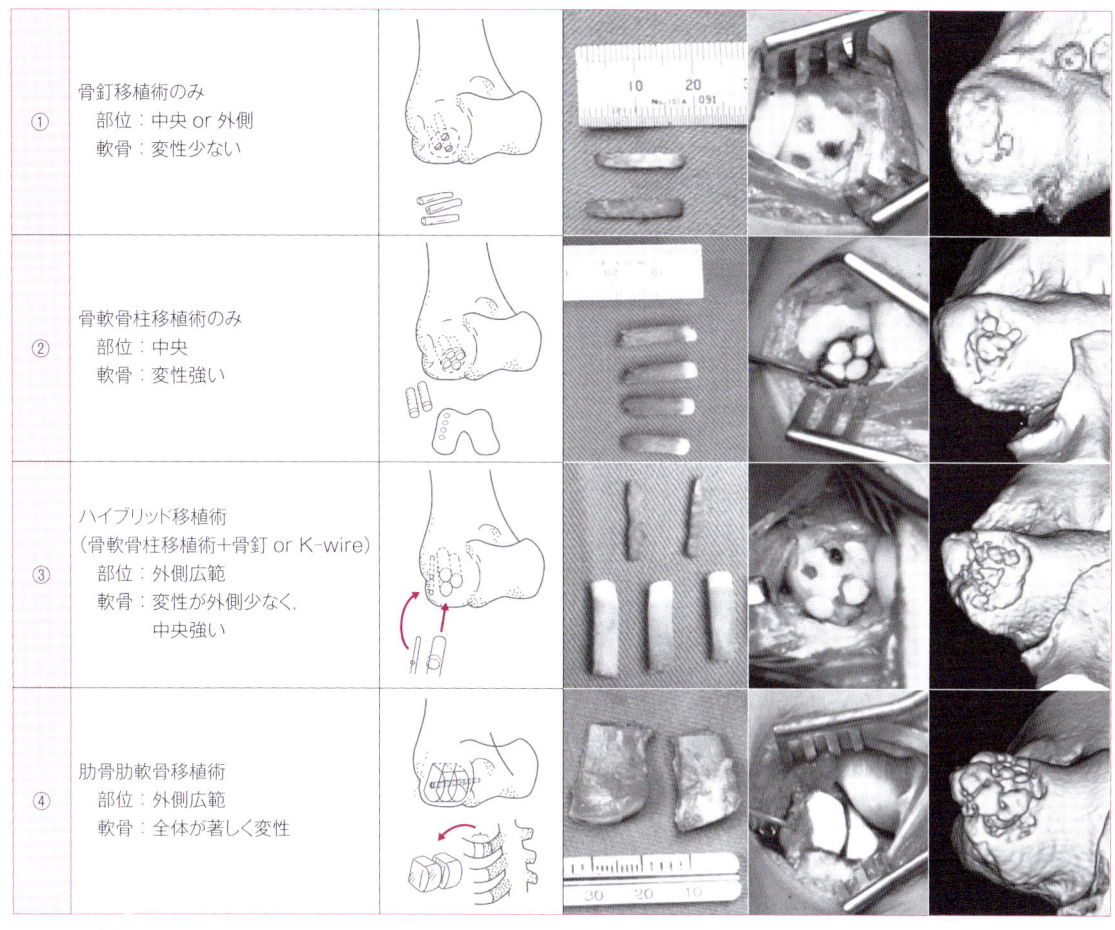

	骨釘移植術のみ 部位：中央 or 外側 軟骨：変性少ない				
①					
②	骨軟骨柱移植術のみ 部位：中央 軟骨：変性強い				
③	ハイブリッド移植術 （骨軟骨柱移植術＋骨釘 or K-wire） 部位：外側広範 軟骨：変性が外側少なく， 　　　中央強い				
④	肋骨肋軟骨移植術 部位：外側広範 軟骨：全体が著しく変性				

図2　上腕骨小頭離断性骨軟骨炎に対する各術式の選択（巻頭カラー参照）

移植術：94.2点，骨軟骨柱移植術：94.0点，ハイブリッド移植術：93.2点，肋骨肋軟骨移植術：85.0点であり，術前と比較してすべての術式で有意差をもって改善した．骨釘移植術や骨軟骨柱移植術では対応できない外側広範型の重症例に対してはハイブリッド移植術や肋骨肋軟骨移植術で再建するため，術前・術後のJOAスコアはハイブリッド移植術と肋骨肋軟骨移植術で低下していた．術前にOA変化がみられないOCD例の術後成績はいずれも良好であり，すでにOA変化を生じている重症例ではどのような術式を選択したとしても，愁訴が残存するのはやむを得ない．また，当院で5年以上経過観察できたOCD中長期成績では29例中6例で術前からOA変化があり，術後5年で29例中19例にOA変化を認めた．内訳としては，中央限局型12例，外側広範型17例であり，中央限局型では術前からOA変化を認

めた症例はなく，術後5年でも軽度のOAを生じたのは2例のみであった．一方で外側広範型では術前から6例にOA変化を認め，術後5年では17例全例にOA変化を認めた[5]．外側広範型では手術を行い病巣部分の修復ができたとしても，中長期の経過でOA変化は進行する．保存療法に固執して，外側広範型のOCDへと悪化させないように柔軟に手術的治療の必要性を念頭において治療すべきである．

2 肘尺側側副靱帯損傷

1 診　断

UCL損傷の診断には以下の基準で行っている．
① 局所（前斜走線維AOL）に限局した頑固な圧痛．

② 投球動作で肘内側が痛い.

③ milking test, MVST（moving valgus stress test）[8] などの誘発テスト陽性.

④ MRI 画像で明らかな損傷像がある.

⑤ ストレス X 線撮影で, 両側の内側関節裂隙の開大差が 2 mm 以上.

①〜③は必須所見である. ④, ⑤の何れか 1 つが陽性なら, UCL 損傷ありと診断できる.

肘関節の痛みを訴える例の中でも, 初診時に詳細な診察をすることで胸郭出口症候群（TOS）が主症状である場合や TOS を合併している場合もある. また古賀らは逆に TOS 単独群の 57.1 % に, TOS 以外合併障害を持つ群では 84.1 % に肘関節痛を自覚していると報告している[9]. 鎖骨上窩の圧痛と Roos test[10] が 30 秒以上可能かどうかは TOS の簡便な検査方法であり, 日常診察のルーチンに入れるべきであると考える[11,12]. TOS 由来の肘関節痛は AOL よりも内側前腕皮神経に沿った部位周辺の疼痛が多く, 内側上顆の前腕屈筋群起始付近の疼痛を訴える症例が多く, UCL 損傷では靱帯起始部や中央部に限局した圧痛である.

2 手術適応

約 3 ヵ月間の体系的リハビリテーションを行っても改善がみられず, 競技復帰を強く希望する症例にのみ手術的治療を行う. また, 競技レベルのスポーツを継続しないのであれば 1 ヵ月の局所安静でよく, 日常生活・通常の仕事には支障はないため, 再建手術の必要はない.

対象は, 骨年齢・体格などを考慮するが, 骨端線が閉鎖し, リハビリテーションの重要性に理解力が十分ある中学生高学年以上からとしている. 時には還暦野球で投球復帰を強く希望してくる場合もある. 高度な関節症性変化などの問題がなければ年齢の上限は定めていない.

3 手術療法の実際

基本的には損傷された靱帯は新鮮外傷例を除き一次縫合は不可能であるため, 長掌筋腱, あるいは薄筋腱, 橈側手根屈筋の半裁腱を移植して再建する. 当院での UCL 再建術は 1990〜2018 年まで 900 例を超え, 現在の方法は 1992 年より基本的には変わっていない[1,13,14]. 本術式は, 移植腱を尺骨鉤状結節の前後に通すことにより UCL の AOL の前部線維と後部線維を再建できる解剖学的再建法であり, 内側上顆前下部での腱固定には骨釘を使用し, 特殊な固定材料を使用しない唯一の方法である. 骨釘が癒合すれば異物がないため, 再度損傷した場合でも同一の骨孔を作製することにより再建が可能である.

a）展 開

皮切は内側上顆頂部の中枢から始まり, 尺骨神経に沿って末梢に弓状切開を加える. 近位は尺骨神経障害を生じる可能性のある Struthers' arcade の確認や筋間中隔の一部は切離するため, 内側上顆頂部より 5〜7 cm ほど切開する.

内側上顆後方は近位骨孔を作製するため骨膜下に剥離する. この部位では下尺側側副動静脈の分岐が多く, 術後血腫の形成を防ぐため丁寧に止血する.

b）UCL の展開 （図 3a）

屈筋群起始部を尺骨神経前縁に沿って線維方向に鈍的に分け, 尺骨鉤状結節を触れながら内側上顆下端から約 5 cm 程度展開する. 内側上顆下端に多くは軟化した瘢痕性の UCL が現れる. 図 3a のように関節内まで穿孔している例も少なくない. 鉤状結節は尺骨神経のほぼ直下にあるため肘関節を伸展し, 尺骨神経を後方へ保護して遠位を展開する.

c）長掌筋腱・骨釘の採取

長掌筋（PL）腱が移植腱として最も適している. 患側 PL 腱をできるだけ長く採取する. 患側 PL 腱が欠損している場合は, 健側 PL 腱あるいは薄筋腱, 橈側手根屈筋腱の半裁腱などを使用する. また, 患側 PL 腱が細い場合は健側 PL 腱と合わせて縫合して使用する場合もある. 薄筋腱を使用する場合は, 太いため適宜骨孔径を調整する必要がある. 骨釘は同側肘頭後方から採取する. 移植腱の圧迫壊死と骨釘の脱転を防ぐため, 最大幅は 4.5 mm よりやや広く, 厚さは最大で 3.5 mm 程度とする. 移植腱の太さによりパンチ・リウエルなどで調節する. 長さは 15〜18 mm 程度とする. 骨釘は打ち込み時の圧壊を防ぐため硬い肘頭末梢をやや太く成形するのがポイントである.

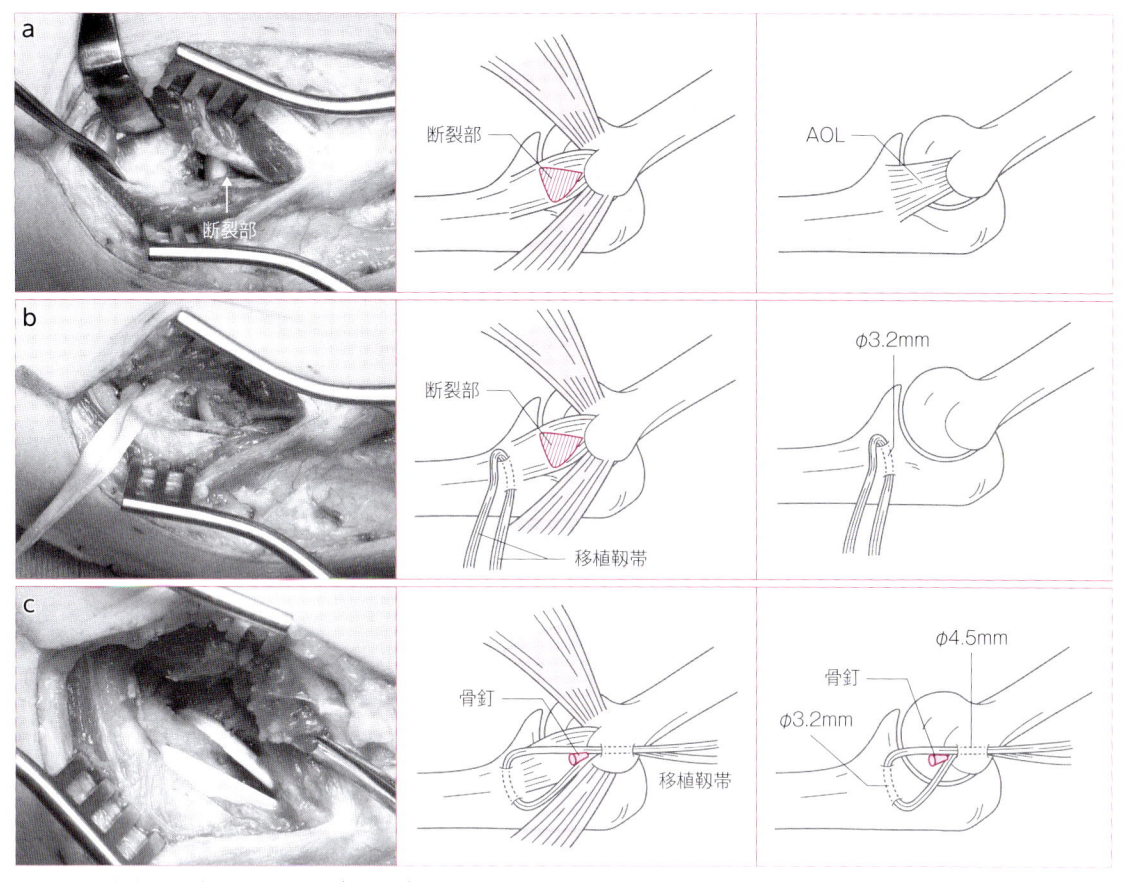

II 上肢の外傷・障害

図3　肘尺側側副靱帯再建術の実際（伊藤法）
a　屈筋群を線維方向に split し損傷した AOL を確認.
b　PL を鉤状結節側の骨孔に通した状態.
c　上腕骨側の骨孔を通して骨釘で固定.
（巻頭カラー参照）

d）骨孔の作製

（1）鉤状結節部（図3b）

尺骨鉤状結節は扁平のものや急峻なものなど個人差があるため，術前に 3D-CT を撮影しておくと役立つ．骨孔作製時には，23G 注射針を用いて関節裂隙を確認し，その関節裂隙から約 10mm 末梢で 3.2〜3.5mm 径ドリルを用い骨孔を作製する．前後の骨孔の角度は 90°を超えると強度が不足し，骨孔部での破損を招く恐れがある．鉤状結節が急峻であれば前後の骨孔間の残存骨皮質は 7mm あれば十分であるが，鉤状結節が扁平であれば 10mm の骨皮質を残し，かつ深部で V 字型に近い角度で骨孔を作製し，遠位停止部の強度を確保する．骨孔の方向を単鈍鉤で確認しておく．

（2）上腕骨内側上顆部（図3b）

内側上顆下端やや前方（7 時から 7 時半の方向）で，内側上顆の高さの中央部から 4.5mm 径ドリルでガイドをしっかり把持しながら穿孔する．特に内側上顆が低形成の場合，穿孔時に内側上顆を破壊しないように注意を要する．また，後方の尺骨神経を損傷しないようにエレバトリウムにて保護しておくとよい．

e）靱帯移植・固定（図3c）

0.46mm の軟鋼線を折り返して単鈍鉤の弯曲に合わせて採型し，鉤状結節部に作製した骨孔部に通して移植腱端を迎えにいき，軟鋼線を引き戻して移植腱の中央まで通しておく．次に内側上顆の骨孔に折り返した軟鋼線を通して移植腱の両端を引き出す．2 本の移植腱をそれぞれ有鉤鉗子で

表2 肘尺側側副靱帯再建術後リハビリテーションプログラム

非投球期			投球期				
経過	プログラム	その他	経過	プログラム	スピード	小・中学生	高校生以上
4週	ギプス除去 肘・手関節の自動運動開始 ウォーキング開始	肘関節の他 動運動禁止 ランニング 禁止	4ヵ月	投球：ネットスロー 打撃：ティーバッティング， トスバッティング	山なり	5～20m	5～25m
6週	リストカール，アームカール を0.5kgから フレンチプレスはセラバンド	棘下筋強化 禁止	5ヵ月	投球：キャッチボール 打撃：フリーバッティング	5割以下	20～35m	25～40m
8週	追加メニュー：肩甲骨周囲筋 の練習	ジョギング 開始 徐々にラン ニングへ	6ヵ月	5ヵ月と同様	6～7割	35～45m	40～50m
10週	追加メニュー：腱板筋強化開 始		7ヵ月	投手：3週目からマウンド で立ち投げ 捕手：セカンドまで送球 内野手：ノックに入り送球 外野手：ノックに入りカッ トマンまで送球	7～9割	45～50m	50～70m
12週	追加メニュー：ライスバケツ 投球：シャドウピッチング， 真下投げ開始 打撃：素振り，軽いティー バッティング・トスバッティ ング		8ヵ月	投手：キャッチャーを座ら せ投球開始 野手：実戦	全力許可	遠投	遠投

しっかり把持して母指を内側上顆後面に当ててテコにして manual max で1分間以上牽引して pre-tension をかけておく．さらに牽引下にゆっくり数回屈伸し，移植腱の前・後索の緊張のバランスをとる．骨釘をパンチなどで形成し，半分程度まで manual で埋まることを確認し打ち込み器を用いて打ち込む．打ち込みに際して移植腱を損傷しないように細心の注意を要する．

f）後療法（表2）

術後ギプス固定は肘関節60°屈曲位，内反・回内位で腋窩まで十分長く巻き，4週間固定する．ギプス副子では十分ではない．通常2週で抜糸，再度ギプス固定を行う．抜糸の際に肘外反ストレスをかけず屈曲角度も変えないように注意を要する．4週でギプス除去後は，外反位にならないよう自動運動を開始する．術後リハビリテーションプログラムに沿って指導し，高校生では約8ヵ月で全力投球を許可している．

4 術後成績

2004年1月～2017年5月において UCL 術後2年以上経過した野球選手593例に対して手紙にてアンケート調査を行い，有効回答が得られた322例の投球能力，疼痛，ポジション，競技レベルなどについて解析した．手術時平均年齢は17.8歳，術後経過期間は平均2年6ヵ月であった．評価は全力投球ができるか否か，違和感や疼痛の有無で評価した．excellent：肘痛なく全力投球可能，good：若干の肘痛あるが，競技レベルで全力投球可能，fair：軽度の肘痛あるが，レクリエーションレベルで投球可能，poor：投球不可と分類した．有効回答（322例）症例の内訳はプロ野球選手31例，社会人野球34例，大学生67例，高校生116例，中学生74例であった．肘以外の問題，あるいは卒業後野球を継続していない症例は15例であり，これらを除いた307例について術後復帰評価を行った．

excellent 254例（82.7％），good 30例

（9.8 ％），fair 12 例（3.9 ％），poor 11 例（3.6 ％）であった．全力投球が可能で競技復帰したのは92.5 ％（excellent＋good）であった．

UCL 再建術と同時に行った手術は，尺骨神経剥離術（or 前方移行術）55 例（17.9 ％），滑膜ひだ切除 38 例（12.4 ％），上腕骨小頭離断性骨軟骨炎に対する骨軟骨柱移植術 22 例（7.2 ％），肘頭疲労骨折に対する骨接合術＋骨移植術 26 例（8.5 ％），胸郭出口症候群に対する第 1 肋骨切除術 26 例（8.5 ％）であった．

おわりに

OCD に関しては，全国的に広がっている小学生を対象とした野球肘検診と野球人口の減少によって，OA まで進行してから受診・手術になるような重症例はかなり減少している．早期発見はもとより，OA まで進行しないように合理的で体系的な保存療法を行うことの重要性を医療従事者が理解して診療しなければならない．若年にして OA 変化が生じてしまった症例では，手術で病巣部分を修復したとしても OA 変化の進行は減速しても止められないということを肝に銘じて保存療法にも臨まなければならない．野球のみならず，その子供の将来にかかわる治療をしているのだという自覚を保存療法のときから持つことが必要である．

UCL 損傷に関しては，小学校の時期から無理な投球をしすぎていることが多い．2018 年 Under 12 日本代表の超音波エコー検査の結果では，内側上顆の変形が 10/15（67 ％）％に認められた．日本の小学生はトップ選手になればなるほど練習量が多くなり，若年から肩・肘障害をかかえた状況で中学・高校・大学や社会人もしくはプロ野球と進んで行く．UCL 損傷で手術に至った生徒に聞くと，中学頃から肘が痛くなかった時はなかったという痛みを抱えながらもいい出せずに頑張ってきた選手も少なくない．疼痛を抱えながら投球し続けることは，決して美談ではなく，その子の将来にとって何も良いことを生み出さず，痛んだ身体だけ残るということを医療従事者やスポーツ現場にかかわる人たちは認識しなければならない．このような勝利至上主義から脱却できれば，UCL 損傷で手術となるようなケースは減少していくも

のと考える．また，3 ヵ月以上リハビリテーションを行っても疼痛が改善しない，あるいは投球が再開できないような症例では UCL 再建術の成績は前述の通り良好であるが，競技復帰までには最低6 ヵ月を要し，投手では 8 ヵ月を要することから，学生時代に手術を受けて復帰までするには手術時期の決断が重要となる．肘内側痛を生じた中学・高校生の多くの場合，保存療法で競技復帰が可能である．手術療法が必要な場合は，早めに専門施設を受診し，正確な診断とその子にとって最も適切な治療方針を示してやることが重要である．肘の疼痛のため，思ったプレーができなくなり，夢やぶれる選手がいなくなることを心から願って，我々は診療している．

◆ 文 献

1) 伊藤恵康：内側［尺側］側副靱帯損傷．肘関節外科の実際，南江堂，東京，228–242，2011
2) 古島弘三ほか：OCD の病態と骨軟骨柱移植術の適応．整・災外 58：1047–1055，2015
3) 宇良田大悟ほか：野球選手に対する肘内側側副靱帯損傷の保存療法と手術療法の比較．日肘関節会誌 19：108–111，2012
4) 草野 寛ほか：野球肘（内側の障害，外側の障害，後方の障害ほか）．スポーツエコー診療 Golden Standard，松本秀男ほか監，橋本健史編，南山堂，東京，138–154，2017
5) 草野 寛ほか：運動器画像診療の最前線．関節外科 37：78–92，2018
6) 古島弘三ほか：小頭離断性骨軟骨炎に対する手術的治療．臨スポーツ医 29：267–275，2012
7) Furushima K, et al：Osteochondritis dissecans of throwing elbow. Sports Injuries to the Shoulder and Elbow, Park JY ed, Springer, Berlin, 313–348, 2015
8) O'Driscoll SW, et al：The "moving valgus stress test" for medial collateral ligament tears of the elbow. Am J Sports Med 33：231–239, 2005
9) 古賀龍二ほか：手術的治療を行った野球選手のいわゆる胸郭出口症候群の臨床的特徴と治療成績．肩関節 38：981–985，2014
10) Roos DB：Congenital anomalies associated with thoracic outlet syndrome. Am J Surg 132：771–778, 1976
11) 古島弘三ほか：スポーツによる胸郭出口症候群の診断と手術法．OS-NEXUS 11 スポーツ復帰のための手術 肩・肘，岩崎倫政編，メジカルビュー社，東京，86–98，2017
12) 船越忠直ほか：胸郭出口症候群に対する診断と第一肋骨切除術．OS-NEXUS 17 末梢神経障害・損傷の修復と再建術，岩崎倫政ほか編，メジカルビュー社，東京，122–131，2019
13) 古島弘三ほか：野球による肘内側側副靱帯損傷の中期手術成績．日肘関節会誌 18：40–43，2011
14) 草野 寛ほか：スポーツによる肘内側側副靱帯損傷．関節外科 35：1266–1272，2016

◆ 執筆協力者
伊藤恵康

Ⅱ

上肢の外傷・障害

テニスによる上肢障害の病態とその予防

髙橋信夫・赤坂清和

要点整理

テニスの上肢障害を発生させるメカニズムとして，上肢を構成している各関節，筋，軟部組織などの機能的バランスの崩れが，問題点であると考えた．このことから機能解剖とテニス動作を踏まえた評価や動作分析，予防のトレーニングが重要であると考える．

はじめに

テニスによる障害は，競技特性から上肢・体幹・下肢と全身に発生する．大学生や高校生のテニス選手を対象とした調査によると障害発生は腰部，手関節，膝関節の順で多く示され，初中級者では障害は少ないことが報告されている[1]．これまでの筆者が関わった国際ジュニア大会で活躍する18歳以下の選手に帯同した経験では，他の報告[2]と異なり手関節障害が最も多く，その要因として疼痛部位よりも中枢部の機能低下を認めた．以上のような現状を踏まえて，本項では上肢障害と病態の評価や動作分析，予防トレーニングについて述べる．

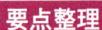 テニスの上肢障害と病態のメカニズム

1 肩関節

肩関節障害を発生させる要因としてサーブ，スマッシュ，ドライブボレーなどのオーバーヘッド動作による肩関節への過負荷や他の原因による代償動作から肩関節へのメカニカルストレスによって肩関節障害を発生させると考える．具体的な疾患名としては，インピンジメント症候群，上腕二頭筋長頭腱炎，関節唇損傷などが挙げられ，これらの疾患を発生させる要因として，肩関節の動的安定性が低下したことが挙げられる．この動的安定性とは，肩甲上腕関節において上腕骨頭が運動時に求心位を保持するため，スタビリティとしての機能をもつインナーマッスルと，動作時の筋出力を発揮させる，モビリティとしての機能をもつアウターマッスルがある．これらの筋バランスが動作時も安定して機能することで，肩関節の動的安定性となる[3]．しかし，オーバーワークや非効率な運動により，筋バランスが低下することで肩関節障害を発生させていると考える．また肩甲骨も同様に上方回旋や下方回旋機能が，筋の短縮や筋力低下によって動的安定が不十分となると軟部組織の衝突（インピンジメント）を起こす[4]．このことから，肩関節の機能を失ったまま運動を行うと肩関節の機能障害を誘発させることが推測される．理学療法評価としては肩関節（肩甲上腕関節）の求心位，および肩甲胸郭関節の安定性を構成している組織や機能の評価が重要になる．さらに肩関節の機能に関与する胸郭や腹圧の機能状態も把握する必要がある．

2 肘関節

一方，肘関節障害を発生させる要因としてストローク動作時の下肢，体幹，上肢（手）へと重心移動を踏まえた運動連鎖ができない状況がある．手首を過度に使用した打ち方，無理な打点でのストローク，テニスレベルの未成熟度が関係する．ま

図1 ワイパースイング

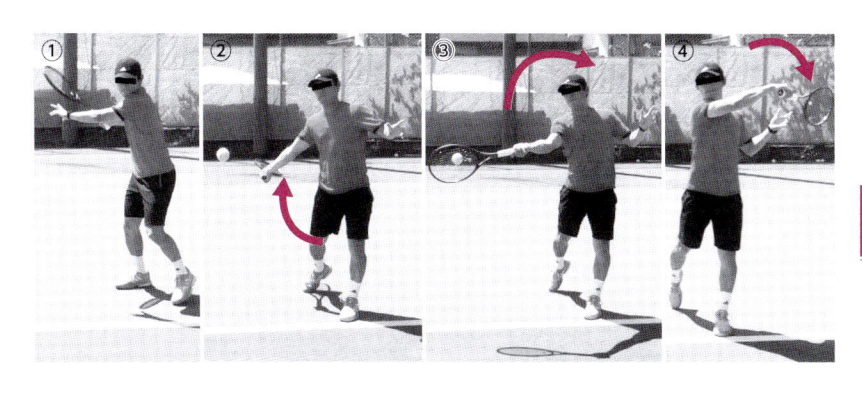

た，肘関節屈伸動作と前腕回内外動作を主とした スイングから，肘関節には剪断力，回旋力，牽引 力などの複合的なメカニカルストレス[5,6]が加わり 肘関節障害を発生させると考える．具体的な疾患 名としては，上腕骨外側上顆炎，上腕骨内側上顆 炎，離断性骨軟骨炎，内側側副靱帯損傷，外側側 副靱帯損傷などが挙げられる．これらの疾患を発 生させる要因として，肘関節の動的安定性が低下 したことが挙げられる．肘関節の動的安定性には， 前腕回内動作の主動作筋として方形回内筋はイン ナーマッスルとして，円回内筋はアウターマッス ルとして関与し，前腕の回外動作の主動作筋とし て回外筋がインナーマッスル，上腕二頭筋はアウ ターマッスルとして関与する．そして回内外では 速度が遅い場合や負荷が低い場合にはインナー マッスルの関与が強く，逆に速度や負荷が高くな るとアウターマッスルの関与が強くなる[5]．この ことから肘関節の動的安定性が低下した状況での ストローク動作は，運動連鎖の妨げだけでなくイ ンパクト時の上腕骨内側顆，外側顆の筋付着部に 対しメカニカルストレスを増加させ肘関節障害を 発生させる[7]．理学療法評価としては肘関節を構 成している筋のタイトネスや炎症部位の圧痛，屈 伸や回内外の可動域など機能評価する必要がある．

3 手関節

　手関節障害を発生させる要因として，近年では ボールの回転量を増やし返球率を高めようと過度 に前腕から手関節を用いたトップスピンやエッグ ボールなどを打つワイパースイング（図1）が増加 した．そのため，過剰な前腕の回内外動作や手関

節の掌背屈，橈尺動作を行いながらボールの打ち 合いを繰り返すため，手関節に対し複合的なメカ ニカルストレスが加わり，手関節障害を発生させ ると考える．具体的な疾患名としては，三角線維 軟骨複合体（triangular fibrocartilage complex injuries：TFCC）損傷や尺側手根伸筋（extensor carpi ulnaris：ECU）腱鞘炎などが挙げられる．こ れらの疾患を発生させる要因に，スイング時の手 関節や握り（手指）動作による過負荷が挙げられる． 初めにフォームとして一般的には利き手のフォア ハンドストロークでは，打つ準備をするためラケッ トを引きながらテイクバックしラケットヘッドを 立てる（図2①）．そこからスイングの加速動作が 始まり，ラケットヘッドが落ち手関節は尺屈とな る（図2②）．そして，ボールを打ちにラケットを 加速させるため尺側握りが優位となる．次にイン パクト時には前腕から手関節の衝撃が強く，ボー ルを押すように強くスピンを掛けるため，前腕回 外および手関節背屈・尺屈動作から前腕回内およ び手関節掌屈・橈屈動作となり，橈側握りが優位 となる（図2③）．インパクト後のフォロースルー ではスイングを減速させる（図2④）．これらの一 連の筋活動としてスイング始めからインパクト直 前まで手関節の屈筋群が優位に関与し，その後は 伸筋群の筋活動がみられた[8]．このことから手関 節に対し過負荷な動作や衝撃が繰り返されること で手関節障害を発生させると考えられる．

　次に握り方として，橈側握りは舟状骨に対し手 掌側への剪断負荷を発生させ，尺側握りを強調し すぎると尺屈が加わり TFCC に対し圧迫負荷を生 じさせる[5]．このことから握り（手指）動作が繰り

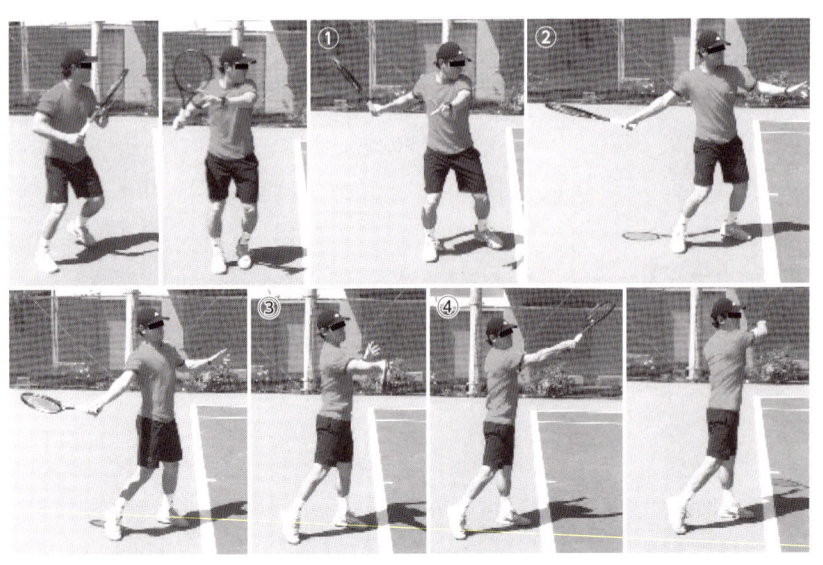

図 2 ▶ フォアハンドストローク

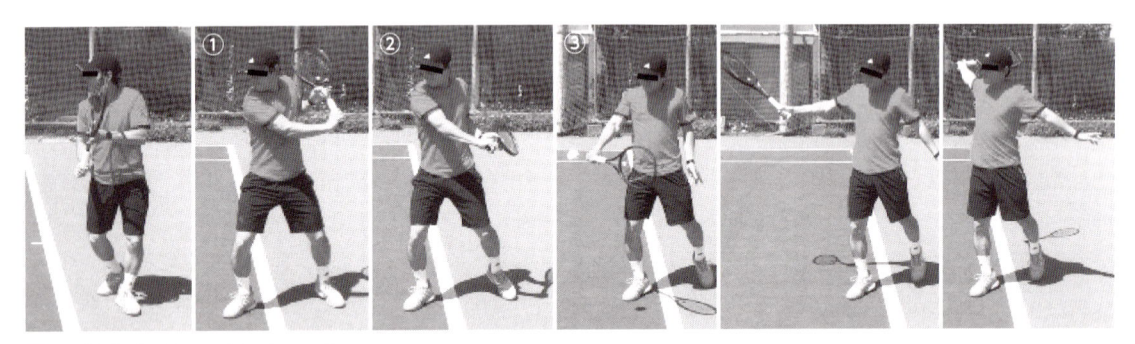

図 3 ▶ 片手バックハンドストローク

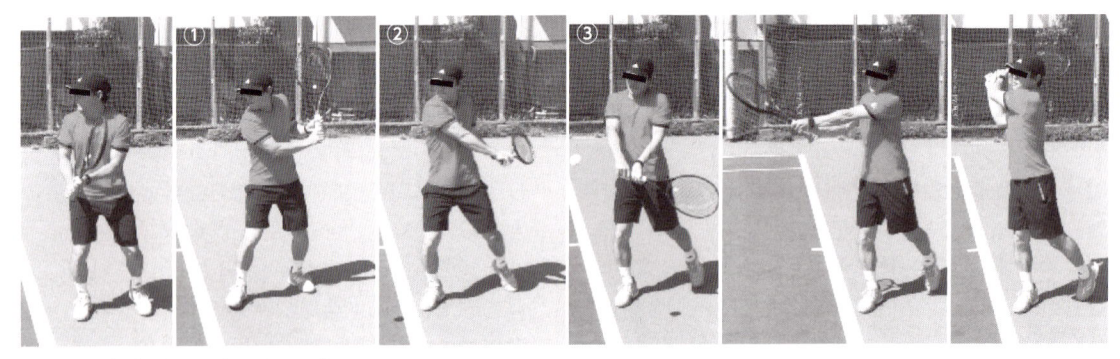

図 4 ▶ 両手バックハンドストローク

返されることで，TFCC 損傷や ECU 腱鞘炎などの手関節障害を発生させると考えられる．

　バックハンドストロークでは利き手の片手打ちと両手を使った打ち方がある．片手バックハンドのテイクバック動作では，打つ準備として非利き手を使いラケットを引きながらラケットヘッドを立てる（図 3 ①）．そこからスイングの加速動作が始まり，利き手でラケットヘッドを落とし加速させる（図 3 ②）．次にインパクト時は前腕回内および手関節掌屈動作から前腕回外および手関節背屈

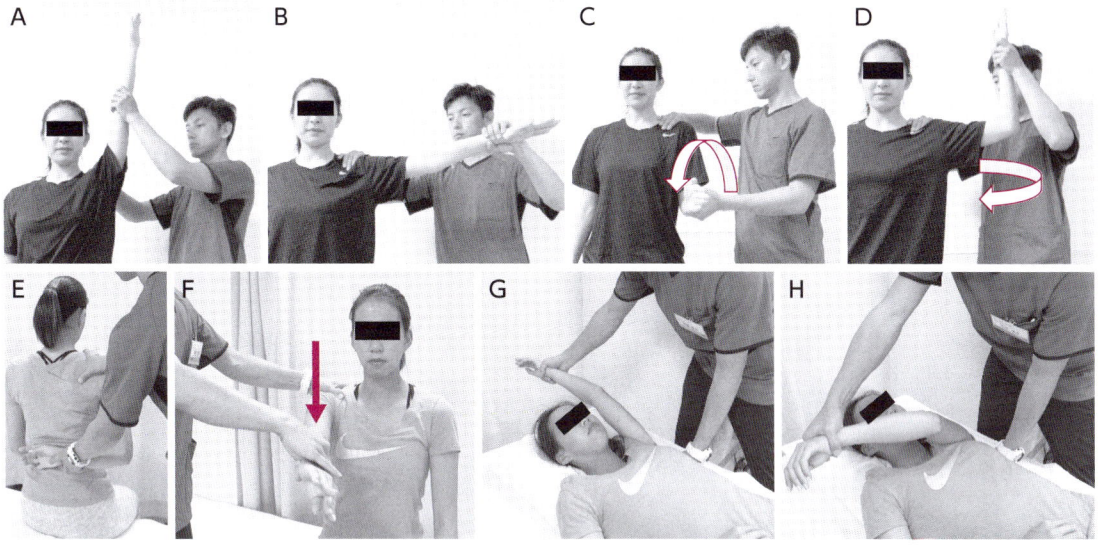

図 5 ▪ 肩甲帯機能のテスト
⟵：Active の矢印
◀：抵抗運動の矢印

動作となり尺側握りが優位となる（図 3 ③）．最後にフォロースルーで終わる．両手バックハンド動作では非利き手は上述したフォアハンドと同様な動きをする．利き手は打つ準備をしテイクバック時にラケットを引きながらラケットヘッドを立てる（図 4 ①）．そこからスイングの加速動作が始まり，前腕回内させラケットヘッドを落とし，手関節掌屈，尺屈となり尺側握りとなる（図 4 ②）．インパクト時にはフォアハンド同様にスピンを掛けるため，前腕回内から回外動作と手関節掌屈位から背屈動作になり尺側握りが優位となる（図 4 ③）．最後にフォロースルーで終わる．特に両手バックハンドでは過度な手関節の尺屈動作が加わるためECU 腱鞘炎を誘発させているのであると推測する．理学療法評価では手関節の解剖学的構造から病態鑑別は難しく治療には的確な病態の理解が必要となる．

　上記ではテニスの上肢障害，病態について述べてきた．上肢障害を発生させる要因にはテニス独特の上肢の使用方法や下肢，体幹，上肢（手）への運動連鎖が効率的に行われない運動機能不全[9]がある．そのため，次項で述べる理学療法評価による障害部位への理解と動作分析が重要になると考える．

2 上肢の理学療法評価

・肩甲帯機能のテスト（図 5）
　A：肩関節の屈曲動作で肩甲骨と上腕骨の肩甲上腕リズムならびに動的安定性を確認．
　B：Painful arc sign：肩関節外転 60〜120°の間で疼痛が出現した場合肩腱板損傷を疑う．
　C：Yergason test：肘屈曲 90°で前腕回外動作に回内方向へ抵抗を加え疼痛が出現した場合は上腕二頭筋長頭腱損傷を疑う．
　D：Pain provocation（三森テスト）：肩関節外転 90°，肘関節屈曲 90°から前腕回内，回外運動で，回内のときに疼痛が出現し回外で消失した場合は上方関節唇損傷と上腕二頭筋長頭腱損傷を疑う．
　E：Lift off test（Gerder）：結帯動作から肩関節伸展する上肢に抵抗をかけて疼痛が出現した場合は肩甲下筋損傷を疑う．
　F：O'brien test：肩関節屈曲 90°，軽度水平内転，前腕回内位でセラピストが下方に抵抗すると疼痛が出現し，前腕回外位で下方に抵抗すると疼痛が軽減または消失する場合は上方関節唇損傷を疑う．

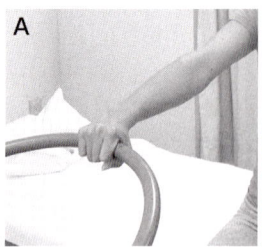
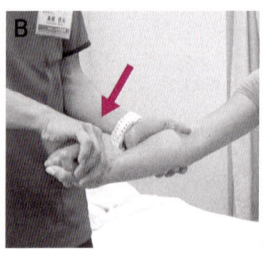
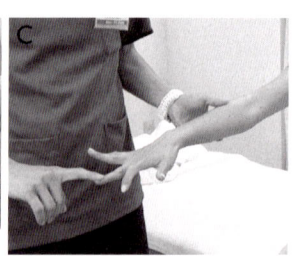

図6　肘関節外側部のテスト

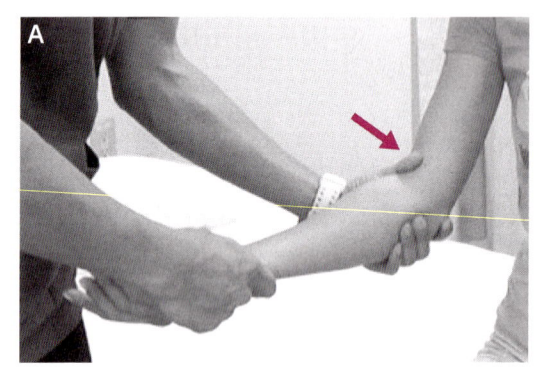

図7　肘関節内側部のテスト

G：Combined abduction test：仰臥位から肩甲骨を固定し肩関節を屈曲する．この際，肩甲帯周囲機能異常を確認．

H：Horizontal flexion test：仰臥位から肩甲骨を固定し肩関節水平内転する．この際，肩甲帯周囲機能異常を確認．

・肘関節外側部のテスト（図6）

A：Chair test：肘関節伸展位で前腕回内し椅子を持ち上げようとするときに外側上顆部に疼痛が出現した場合は上腕骨外側上顆炎を疑う．

B：Thomsen test：肘関節伸展位で前腕回内し握りこぶしをつくり手関節背屈運動をする．その手関節に抵抗をかけ外側上顆部に疼痛が出現した場合は上腕骨外側上顆炎を疑う．

C：中指伸展テスト：肘関節伸展位で前腕回内し手関節中間位のまま中指のMP関節を伸展させる．その中指に抵抗をかけ外側上顆部に疼痛が出現した場合は上腕骨外側上顆炎を疑う．

・肘関節内側部のテスト（図7）

A：外反ストレステスト：肘関節軽度伸展位と

屈曲位で外反ストレスを加え内側上顆に疼痛が出現した場合は肘内側側副靱帯損傷を疑う．

・手関節尺側部のテスト（図8）

A：前腕の回外テスト：肘関節屈曲90°から前腕の回内外動作にて手根骨のアーチ挙上の有無を確認[10]．

B：DRUJ Ballottement test：前腕中間位で橈骨遠位端を把持し，尺側遠位端を掌背側に動かし遠位橈尺関節の緩みの有無を確認．

C：Fovea sign：肩関節，肘関節屈曲位で前腕中間位．尺骨茎状突起掌側を圧迫して疼痛が出現した場合はTFCC小窩付着部の剝離，尺側側副靱帯の縦断裂を疑う．

D：Ulnocarpal compression test：前腕中間位，手関節は尺屈位で他動的に回内回外を行い，疼痛が出現した場合はTFCC損傷を疑う．

E：Carpal supination test：肘関節屈曲90°前腕回外位から手指を把持し過回外させ，背側第6コンパートメントでの疼痛が出現した場合はECU腱鞘炎，下層腱鞘炎を疑う．

・その他の上肢以外への機能評価テスト（図9）

A：Trank push.

B：体幹の前屈①，後屈②，側屈③，回旋④．

C：股関節 Anterior impingement test.

D：股関節 FABER（flexion abduction external rotation）test.

3　上肢障害予防のストレッチ（疼痛がなく予防目的のため運動前後に実施）

・肩甲帯と胸郭のストレッチ（図10）
・前腕から手関節にかけてのストレッチ（図11）

図8 ▶ 手関節尺側部のテスト

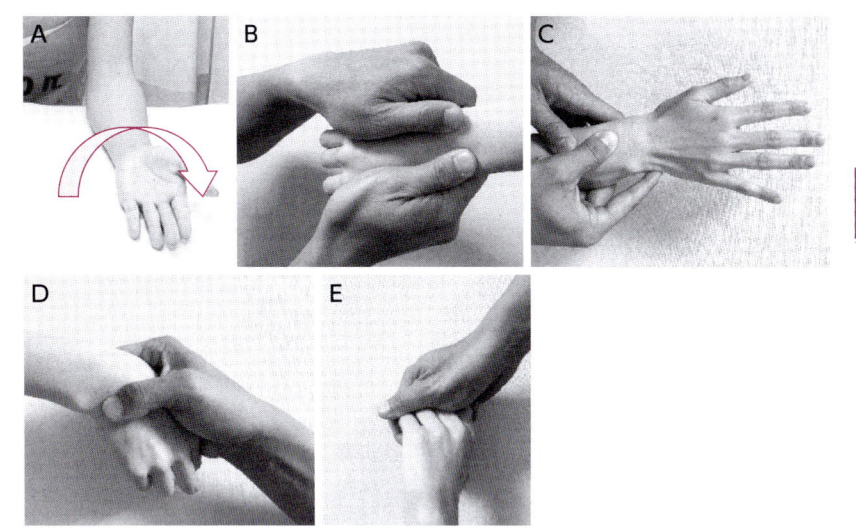

図9 ▶ その他のテスト

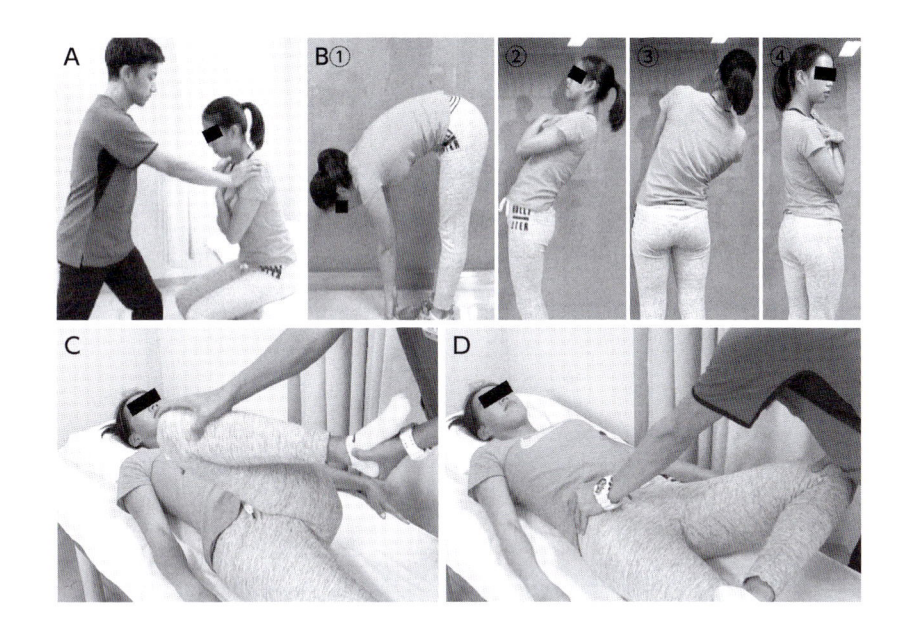

4 上肢障害予防のためのトレーニング

・肩甲帯前面および体幹腹側部のトレーニング（図12）

　A：肩甲骨内転位を保持しながら肩関節軽度屈曲運動.

　B：肩甲骨内転位で肩関節外転90°，そこから肘関節軽度屈曲位のまま肩関節の水平内転運動.

　C：肩関節外転外旋90°，肘関節屈曲90°前腕回外位から肩関節内旋動作しながら前腕回内運動.

　D：肩関節屈曲130°の肘関節屈曲位から肘関節伸展運動.

　E：肩関節最大外転と最大内転運動を繰り返す.

・肩甲帯後面および体幹背側部のトレーニング（図13）

　A：肩甲骨内転位を保持しながら肩関節軽度伸展運動.

　B：肩甲骨内転位で肩関節外転90°，そこから肘関節軽度屈曲位のまま肩関節の水平外転

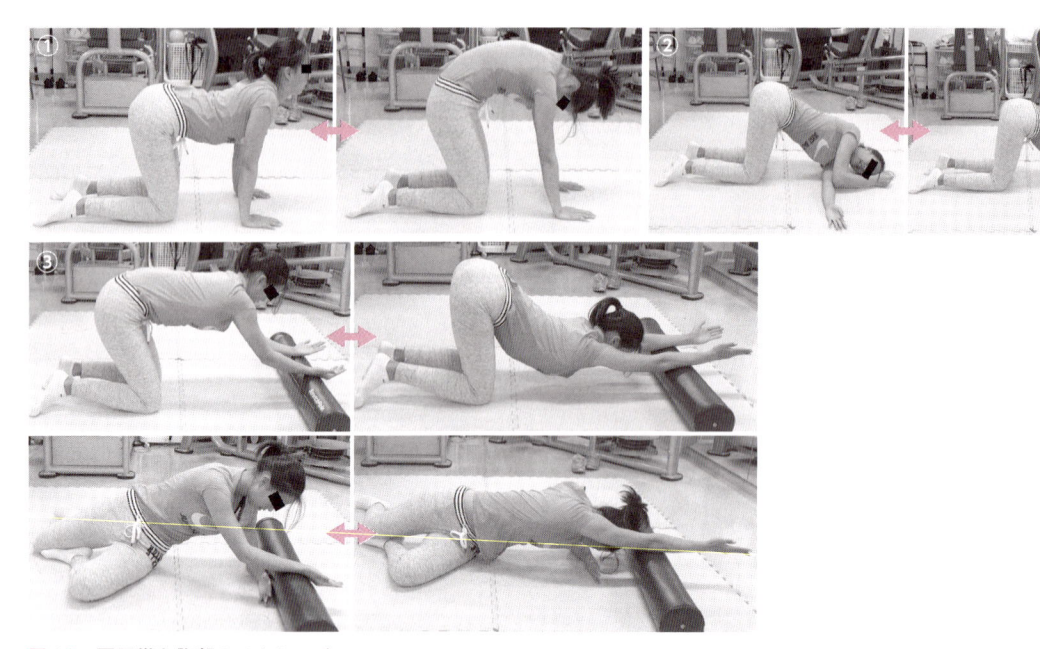

図10 ▶ 肩甲帯と胸郭のストレッチ
① キャット＆カウ，② キャットツイスト，③ ボールストレッチ

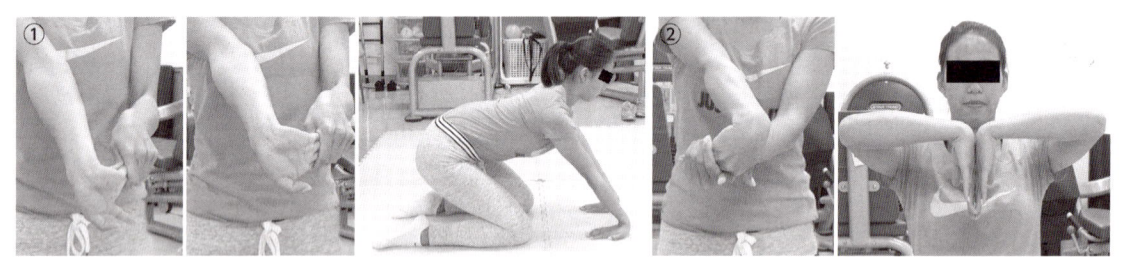

図11 ▶ 前腕から手関節のストレッチ
① 前腕前面のストレッチ，② 前腕後面のストレッチ

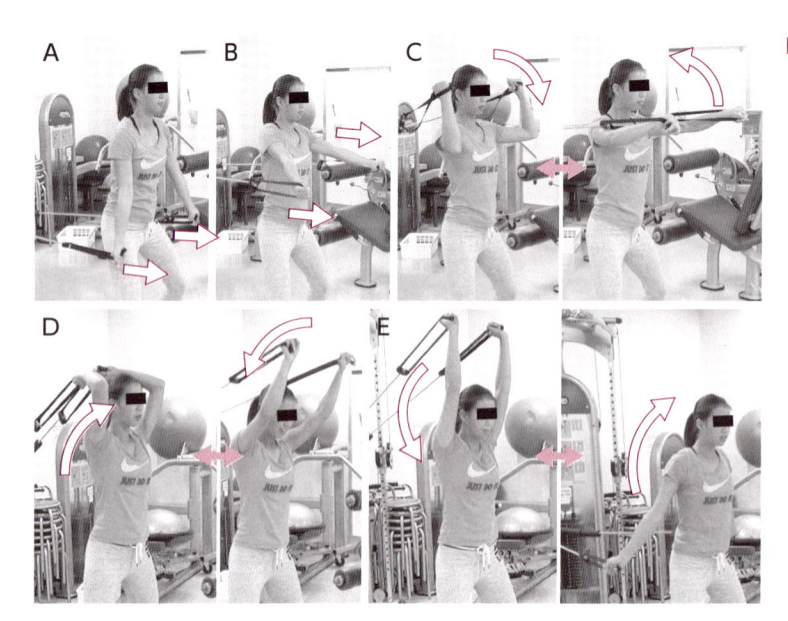

**図12 ▶ 肩甲帯前面および体幹腹側部の
トレーニング**

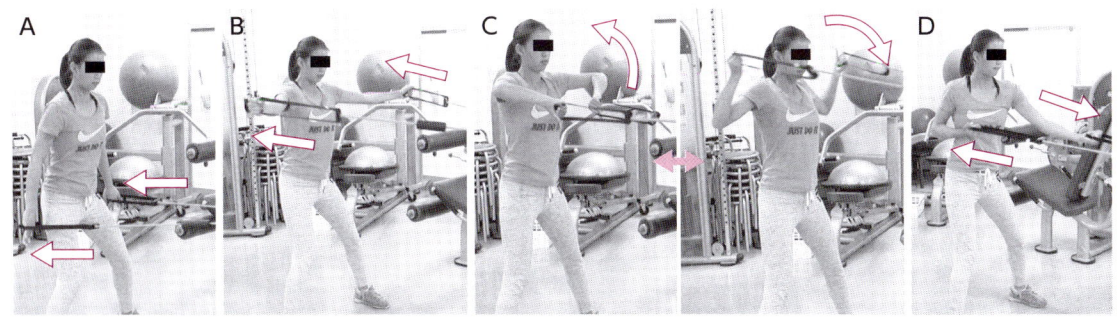

図13 肩甲帯後面および体幹背側部のトレーニング

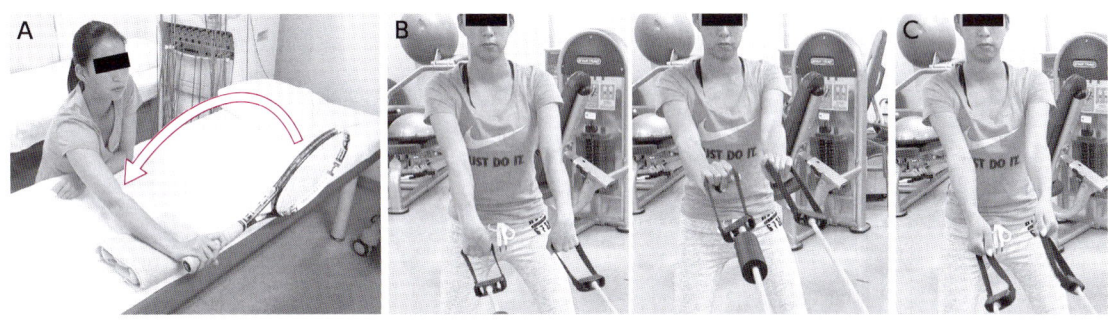

図14 前腕から手関節のトレーニング

運動.

C：肩関節外転内旋90°，肘関節屈曲90°前腕回内位から肩関節外旋動作しながら前腕回外運動.

D：肩関節伸展と肘関節屈曲動作および肩関節屈曲と肘関節伸展動作を交互に切り替え運動.

・前腕から手関節のトレーニング（**図14**）

A：ストローク時のグリップで握り，前腕の回内外動作をしながら掌屈背屈動作を繰り返す.

B：肘関節伸展の前腕回内位で手関節の掌屈運動と背屈運動.

C：肘関節伸展の前腕中間位で尺屈運動.

おわりに

テニス障害は年齢やプレースタイルによって異なるため，障害部位の問題点をしっかり見極める必要がある.そして，治療を行うだけで終わりにするのではなく，選手自身が予防や再発防止に向けたセルフコンディショニングを行えるよう指導

することに努め，障害で悩むテニス選手が一人でも減っていただければ幸いである.

◆ 文　献

1）岩本紗由美ほか：大学高校テニス選手の外傷・障害発生および練習状況の現状.日臨スポーツ医会誌 19（1）：36-42，2011
2）高橋信夫ほか：テニス.ジュニアアスリートをサポートするスポーツ医科学ガイドブック，金岡恒治ほか編，メジカルビュー社，東京，300-313，2015
3）筒井廣明ほか：肩関節不安定症に対する腱板機能訓練.肩関節 16：140-145，1992
4）黒澤和生：マニュアルセラピーの実践.理療科 23：341-346，2008
5）大工谷新一：上肢の運動器疾患発生に関連するバイオメカニクス—力学的負荷と機能解剖学—.関西理学 5：31-35，2005
6）赤坂清和：テニス肘.ケースで学ぶ徒手理学療法クリニカルリーズニング，藤縄　理ほか編，文光堂，東京，220-223，2017
7）石井　斎ほか：テニス：ラケットのスイング動作を中心に.理学療法 34：939-949，2017
8）吉澤正尹：前腕筋群の放電量からみたテニス・ストローク時の衝撃とその対応.バイオメカニズム会誌 14（2）：92-99，1990
9）赤坂清和：テニス.スポーツ理学療法学，改訂第2版，陶山哲夫監，赤坂清和編，メジカルビュー社，東京，232-253，2018
10）山内　仁ほか：TFCC損傷に対する理学療法—テニスにおけるグリップ動作を中心に—.関西理学 6：59-64，2006

バレーボールによる上肢障害の病態とその予防

板倉尚子

要点整理

バレーボールはオープンスキルが求められる競技であり，特にスパイカーには阻害因子がある状況下で得点を得る技術が必要である．そのため速い打球速度を保ちつつブロックを抜く技術が必要である．しかしボールコンタクトの瞬間に手部でボール操作をしようとすると，手部が固定点となりひねりの動きが連動して肩関節に伝わり，上腕骨頭の関節窩への求心位が維持できず上肢障害が生じやすくなる．スパイクにおいては体幹の回転と側屈，胸郭上での肩甲骨の位置と動き，腱板の日常的な機能評価が障害の予防になる．

はじめに

バレーボールではサーブ以外のすべての攻撃の総称をアタックといい，スパイカーがジャンプし高い位置からボールを相手コートに打つ技術をスパイクという．スパイクはスコアリングスキル（得点を得る技術）であり，相手チームの守備に応じて，ボールを打つタイミングや打球のコース，打球の緩急を変えて相手コートにボールを落とし得点を得る．コートを隔てるネットの高さは一般男子 2.43 m，一般女子 2.24 m であり，より高い打点でボールを打つためオーバーヘッドの上肢障害を起こしやすい競技である．代表的な上肢障害に肩峰下インピンジメントや上腕二頭筋長頭腱炎，肩甲上神経麻痺（棘下筋単独麻痺）がある．本項では障害発生の要因と病態および予防について述べる．

1 スパイクに影響する要因

バレーボールはオープンスキル（外的要因で左右される状況下で発揮される技能）が求められる競技であり，特にスパイクは阻害因子（ブロック）がある状況下で得点を得るために，速い打球速度を保ちつつブロックを抜く技術が必要である．鳥山らは試合中の動作要因を分析し，速い打球速度を保ちつつブロックを抜くフォームの出現のためには，右（利き手）肩関節角度と体幹スイング角度の関係性を保ち，ブロックの状況に応じて角度調整をすることが重要としている[1]．また，都澤ら[2]はブロックを抜くためには，どのような位置でボールコンタクトするかが最も重要な基本のひとつとしている．スパイカーはボールの軌跡と相手コートのブロックを瞬時に判断し微妙に動作を調整してスパイクをしている．高い跳躍力があれば滞空時間が長くなり状況判断と身体操作に余裕があるが，跳躍力やボールの軌跡により打点は変化する．跳躍力と打点を低下させる要因には，身体的要因（低身長，体重増加，下肢のスポーツ外傷・障害や筋力低下）やチームの戦術，ポジション変更，セッターのスキルなどがある．これらの要因によりボールコンタクトの位置が安定しない状況で，得点を得るためにスパイクを打ち続けると障害が発生する．スパイクの動作はサイドプレーヤーとセンタープレーヤーにより異なるが，本項では右利き手のサイドプレーヤーについて述べる．

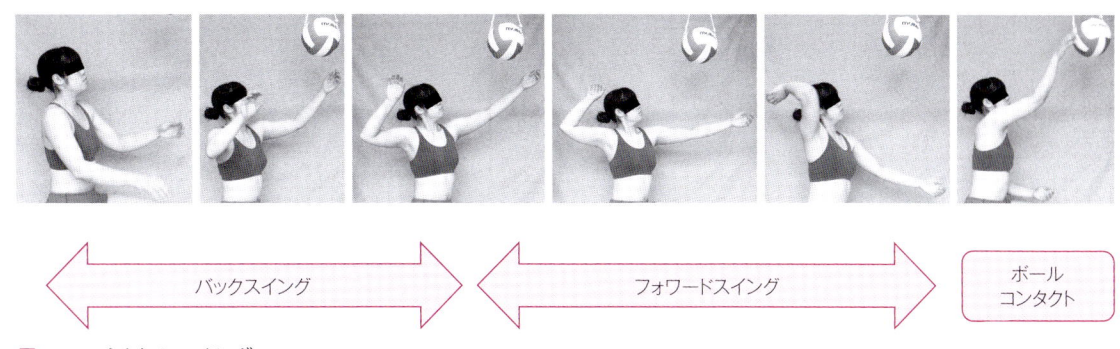

図1 ▶ **スパイクのスイング**
スイングにはストレートアーム，ボウアンドアロー，サーキューラーの種類がある．ストレートアームスイングは体幹屈曲と伸展を主体とするスパイクのため障害が起こりやすいとされている．

2 スパイク/打つ動作

　（公財）日本バレーボール協会編のコーチングバレーボールによると強く打つためには身体の垂直軸での回転（ひねり）を利用するのが良く（**図1**），両肩関節結線上に上腕を保った状態から，打撃肩を前方へ勢いよく動かす体幹の動きによって，肩関節が大きく外転・外旋し，受動的に肘が上がり，肩関節約150°屈曲の位置で肘関節が伸展したときにボールインパクトを迎えるとしている．また，体幹側屈は高い打点で打つために必要な動作であり，左手を上手く使うことで誘導できるとしている．スパイク・スイングは「体幹によって腕が振られる感覚」をつかむことであり，自ら肘を上げて前に向けようとしないことが重要であるとしている[3]．体幹の伸展・屈曲を主体とした動作に比べ，体幹を回転する動作上の利点として，① 体幹の安定，② 視野の変化が少ない，③ 慣性モーメンが小さい，④ 短時間で素早く動かせる，⑤ 肩の移動距離を大きくできる，がある．

3 スパイクによる上肢障害の病態

　得点を得るためには速い打球速度を保ちつつブロックを抜く技術が必要である．ブロックを抜くには，① 助走やジャンプのタイミングをずらしてブロックの位置をずらす，② 打球速度を速くして

ブロックをはじく，③ コースを打ち分けてブロックをよける，がある．上肢障害が生じやすいのはコース打ち分けである．緩くボールを打つ（フェイント）では前腕回内・回外および手関節橈屈・尺屈の動きでコースの打ち分けができるが（**図2**），強くボールを打つ場合は上肢全体をひねる動きが生じる（**図3**）．肩関節は関節内圧が陰圧であり，静的安定化機構である関節包，および動的安定化機構である腱板筋群と上腕二頭筋長頭腱の連動による肩甲上腕関節の動的な安定性が保たれることにより，上腕骨頭が関節窩に求心性に保たれるしくみがある．スパイクではボールコンタクトの瞬間に手部でボール操作をしようとすると，手部が固定点となりひねりの動きが連動して肩関節に伝わり（**図4**），上腕骨頭の関節窩への求心位が維持できず肩峰下インピンジメントや上腕二頭筋長頭腱炎が生じやすくなる．ボールのタイミングが合わず，ボールコンタクトの位置がずれた際に肘関節でコントロールしようとすると同じようにねじれが肩関節に伝わる．山口ら[4]は肩を動かす場合に肩甲骨は無意識下に胸郭上を自在に動いて関節窩面を上腕骨頭に合わせ求心位をとるようにする機能があると述べている．バックスイングで胸を張る動きで肩甲骨を意識すること（肩甲骨内転）はあるが，フォワードスイングからボールコンタクトで肩甲骨を動かす意識はほとんどない．スパイクにおいては体幹の回転と側屈，胸郭上での肩甲骨の位置と動き，腱板の日常的な機能評価が障害の予防になる．

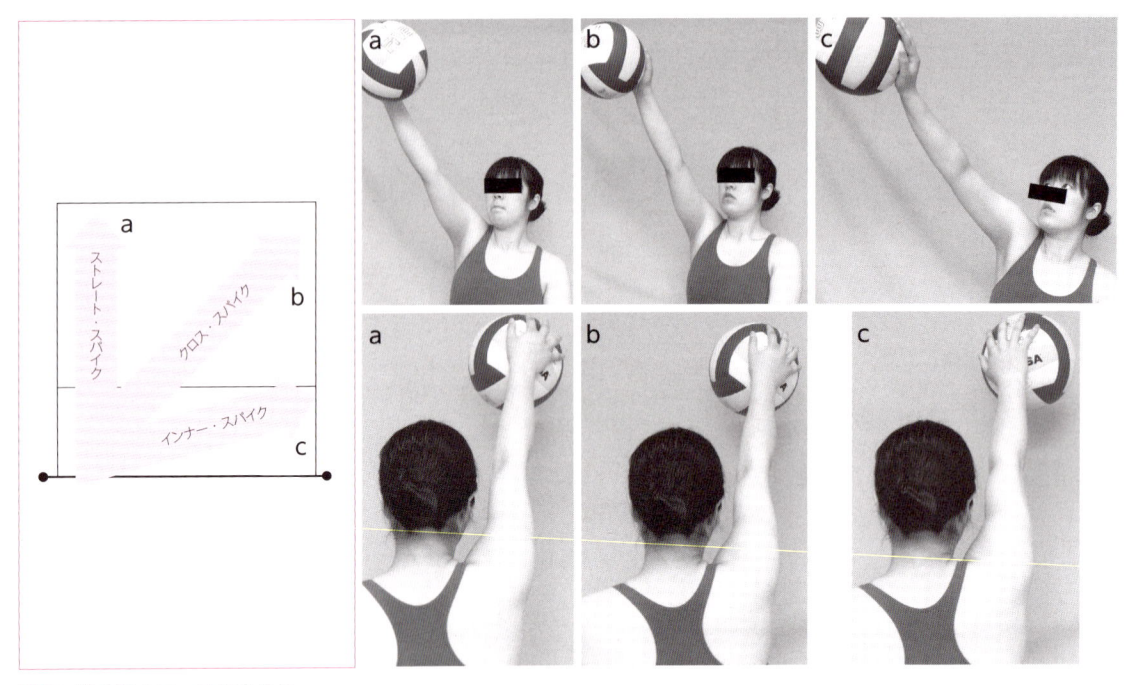

図2 ▶ 緩く打つコース打ち分け
前腕回内・回外および手関節橈屈・尺屈の動きでボールを操作する.

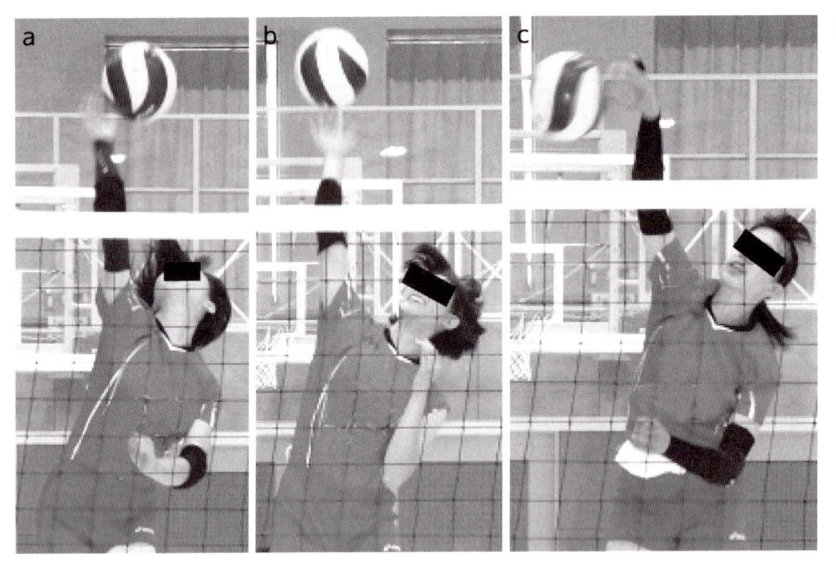

図3 ▶ 強く打つコース打ち分け
バレーボールの指導者はコース打ち分けの指導に「手先でボールをコントロールせずに，肩全体からひねって打つ」と表現する. この表現は肩関節内旋の動きではなく，肩甲骨外転や上方回旋の動きを伝えていると思われる.
a ストレートスパイク，b クロススパイク，c インナースパイク.

4 スパイクによる上肢障害の予防

1 胸郭肩甲関節

上肢障害の予防にはバックスイングからフォ ワードスイングまでに上腕骨の動きに合わせ肩甲骨が胸郭上を自在に動く可動性と，ボールコンタクト時に胸郭に肩甲骨が固定され，コース打ち分けに合わせて肩甲骨が動くことである. 肩峰下インピンジメントや上腕二頭筋長頭腱炎を生じた選手は肩甲骨の位置が下制あるいは挙上しているも

図 4 **手が固定点となった際の肩関節**
ブロックを抜こうとして無理な体勢で手部を意識して強くスパイクを打つと，手が固定点となり肩関節にひねりの運動が伝わる．

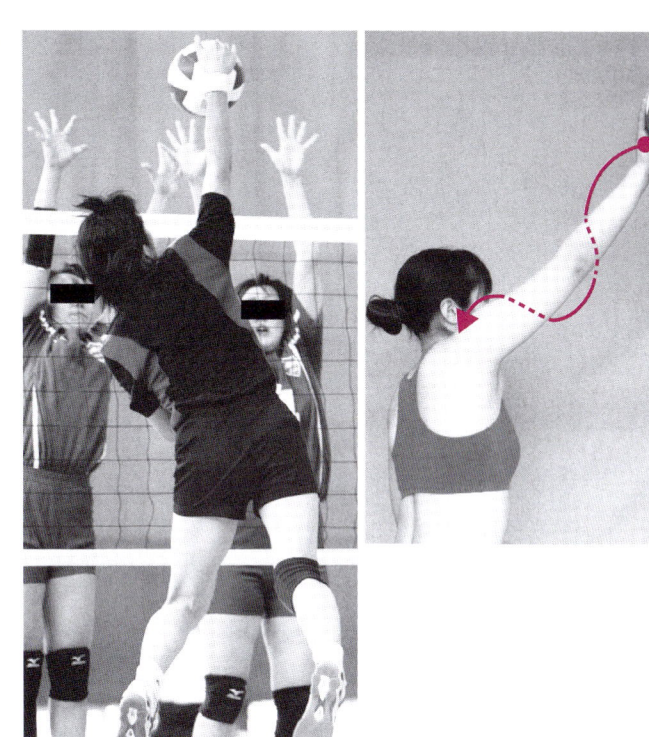

図 5 **肩甲骨位置のチェック 1**
左右の肩甲骨下角の位置，翼状肩甲の有無を確認する．肩関節外転力が低下すると肩甲帯挙上がみられる（d）．

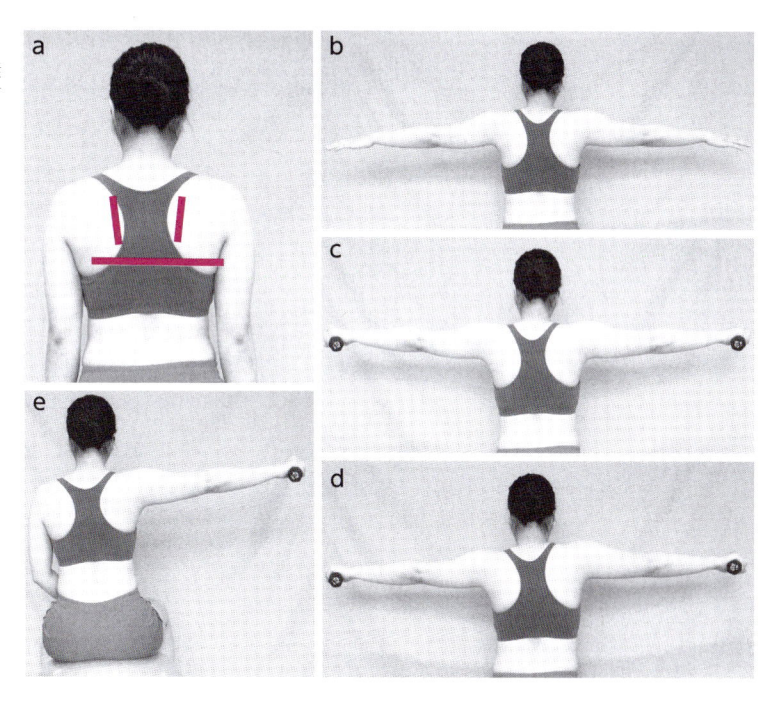

のや翼状肩甲を呈しているものが多い．障害の予防には肩甲骨の位置を両上肢下垂位（**図5a**）や外転位（**図5b**）で確認し，また手部に 1 kg 程度の抵抗をかけた状態で確認すると肩甲骨の胸郭への固定性も確認できる（**図5c**）．またバランスボールに座り基底面を不安定にすると体幹の安定性も同

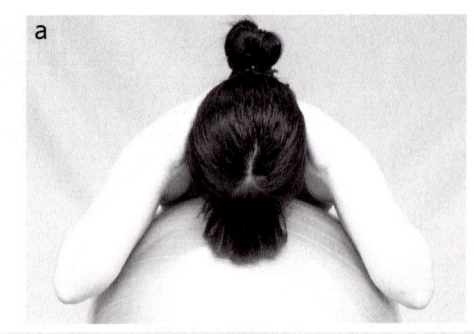

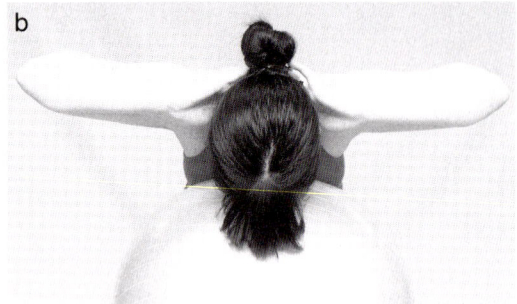

図6 ▶ 肩甲骨位置のチェック2
頭の後ろで手を組みオーバーヘッドの状態で肩甲骨を内転させ肩甲胸郭関節の安定を確認する.

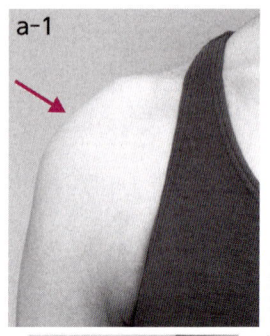

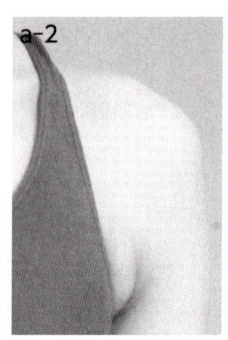

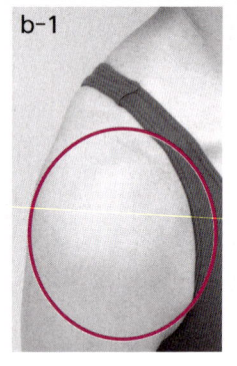

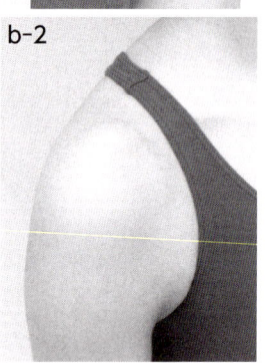

図7 ▶ salcus sing
腱板機能低下により上腕骨頭が下方変位した状態. このような選手では上腕骨頭が前方へ変位した姿勢を取るものが多く, 肩関節を安定させるため上腕二頭筋長頭腱が働きやすくするために上腕骨頭を関節窩より前方に変位させて軸をつくるのではないかと考えている.

時に確認することができる（**図5e**）. 体幹の出力や肩関節外転の出力が下がると肩甲帯の挙上がみられる（**図5d**）. 胸郭への肩甲骨の固定性はオーバーヘッドポジションで確認する（**図6**）. これらのチェックによりタイトネスや筋力低下が認められる筋肉には理学療法を施行する（具体的なエクササイズは他項参照）.

2 腱板機能の確認

　肩関節に障害がある選手には上腕骨頭の下方変位が認められることが多い. 肩峰下インピンジメントでは棘上筋の筋機能低下により上腕骨頭を関節窩に滑り込ませられず, さらに機能が低下すると上腕骨頭が下方へ変位し, salcus sing が陽性となる（**図7a-1**）. 腱板機能が低下した選手に関節窩に対して上腕骨頭が前方へ変位した姿勢を取るものが多い（**図7b-1**）. このポジションでは関節窩に対して上腕骨頭の求心位がとれず, オーバーヘッドで上腕二頭筋長頭腱に負荷がかかり障害が発生する. 筆者は腱板機能の評価に川野[5]が考案した cuff muscle exercise（CME）を用いている.

スタートポジションは背臥位とし肩関節90°屈曲位, 肘関節軽度屈曲位で手部に1kg程度の負荷による軸圧をかけ, スタート位置から力を抜いて5°くらい上下左右に傾け, 立ち直り反応を利用して元の位置に戻す腱板機能改善のためのエクササイズである（**図8③④⑤⑥**）[5]. このエクササイズは機能評価としても活かすことができる. スタート位置で軽く手部を押しすぐに元の位置に戻せるかを確認する（**図8a**）, あるいはスタート位置から約直径10cm程度の円を描き, 上腕骨頭が腱板機能により関節窩に保持されて動かせるか確認する方法である（**図8①②**）. 求心位での評価には側臥位がよいが, 肩甲骨の固定性が低い場合は関節窩の位置が定まらず上腕骨頭が前方へ変位しやすいため注意して行う.

3 投球動作とスパイクの違い

　スパイクと投球動作は類似したオーバーヘッド動作であるが, 投球動作は足部が接地し上行性運

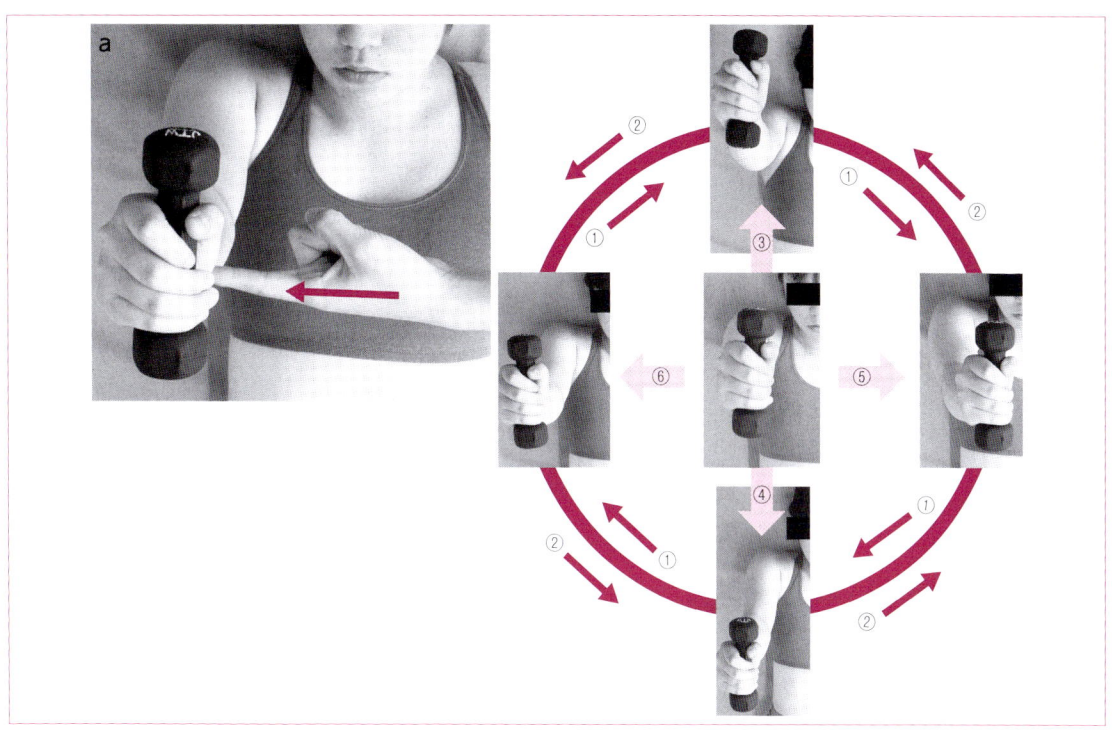

図8 ● cuff muscle exercise（CME）
腱板機能の確認には開始肢位で軽く抵抗をかけたときに（a）肢位を保てるかチェックする.
（文献5より引用改変）

動連鎖でひねりの動きが生じるのに対し，スパイクは足部が接地しない空中での動作のため，スパイクを打つには体幹を固定点とすることが必要である．スパイクではバックスイングかフォワードスイングに至る体幹側屈の入れ替えは左手（非利き手）が誘導している．フォワードスイングで左肘を体側に引くことで右肩が前方に加速し腕が振られる．この左肘を体側に引く動作により瞬時に左脇が締まり（左側体幹筋収縮），スパイクの固定点となるとともにスパイクスピードを上げる技術となる．また，中西ら[6]はスパイクスピードと体幹屈曲力との関係でスパイクスピードが遅い被検者は60deg/secと120deg/secの角速度ではスパイクスピードが速い被検者との差は大きくなかったが，240deg/secと300deg/secの高速度条件下ではスパイクスピードとピークトルクに有意な相関関係がみられ，またピークトルク発揮角度ではスパイクスピードが速い被検者は遅い被検者と比較して力の立ち上がりが良いとの報告をしてい

る[6]．スパイクでは左側体幹筋を固定点とし，速くかつ大きな力を発揮できることが必要になる．機能評価には足を浮かせた座位で基底面を骨盤とするか（図9a），あるいはバランスボールなどを用いて不安定な状態にしたほうがスパイクに適した機能評価がしやすい．障害の予防としてスパイクスピードを上げるため体幹強化には静的なトレーニングよりもスピードを伴う高い筋力が発揮できるトレーニングが望ましい．スピードを伴う高い筋力が発揮できるかは負荷をかけた体幹の回転運動を速いスピードで連続させることで確認する（図9b）．

おわりに

バレーボールはオープンスキルが求められる競技であり，特にスパイカーには阻害因子（ブロック）がある状況下で得点を得る技術が必要である．高い跳躍力があることで状況の変化に対応する余裕がもてるが，身体的要因やチームの戦術，ポジ

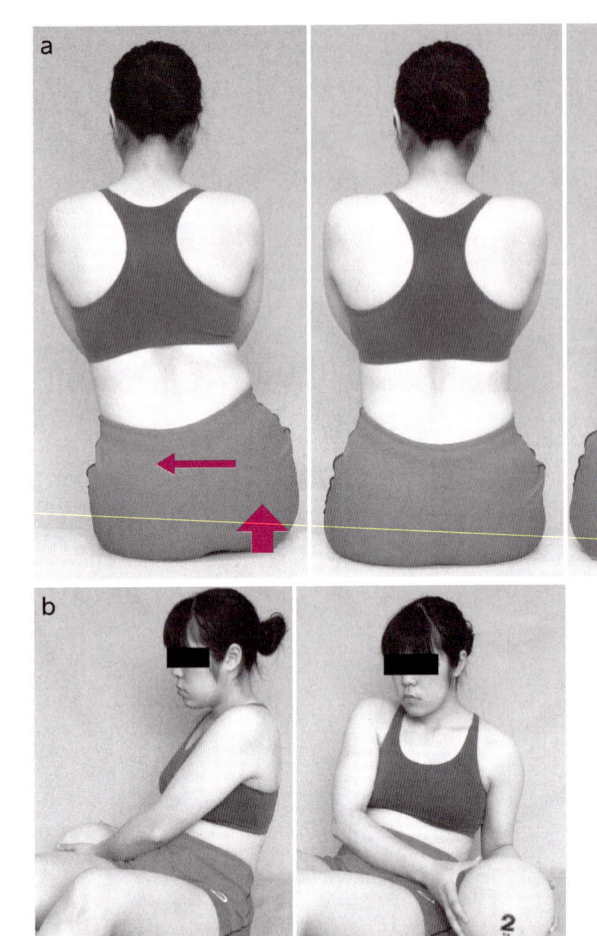

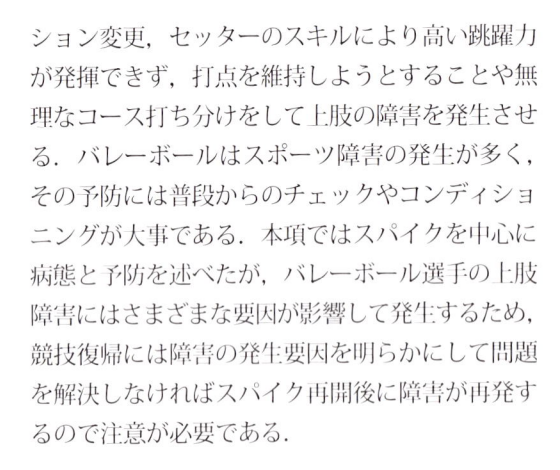

図9 ● 体幹機能の確認（体幹側屈や回旋運動）
姿勢を保ちながら，かつ素早くパワーを発揮できるか確認する．

ション変更，セッターのスキルにより高い跳躍力が発揮できず，打点を維持しようとすることや無理なコース打ち分けをして上肢の障害を発生させる．バレーボールはスポーツ障害の発生が多く，その予防には普段からのチェックやコンディショニングが大事である．本項ではスパイクを中心に病態と予防を述べたが，バレーボール選手の上肢障害にはさまざまな要因が影響して発生するため，競技復帰には障害の発生要因を明らかにして問題を解決しなければスパイク再開後に障害が再発するので注意が必要である．

◆ 文 献

1）鳥山大輔ほか：バレーボールのスパイク動作におけるバイオメカニクス的研究—フォワードスイングに着目して—. 富山大人間発達科紀 11（2）：73-82, 2017
2）都澤凡夫ほか：スパイク理論に関する研究—フォアスイングについて—. バレーボール研究 1（1）：9-15, 1999
3）公益財団法人日本バレーボール協会編：スパイク. コーチングバレーボール（基礎編），大修館書店，東京，155-156, 2017
4）山口光國ほか：上腕骨位置を基本とした，肩甲帯の運動許容範囲. 肩関節 33：805-808, 2009
5）川野哲英：CME（cuff muscle exercise）腱板エクササイズ. ファンクショナルエクササイズ，ブックハウス・エイチディ，東京，58-59, 2004
6）中西康己ほか：バレーボールのスパイクスピードと体幹屈曲力との関係. バレーボール研究 9：5-10, 2007

水泳による上肢障害の病態とその予防

成田崇矢・加藤知生

要点整理

　水泳肩障害の発生メカニズムを解説し，特に機能面に着目した発生予防エクササイズについて述べる．発生には，単に機能の問題だけでなく，① 肩関節に力が作用する回数，② 肩関節にかかる力の大きさ，③ 作用する力の方向，④ 選手のコンディション，⑤ 選手の身体機能が関連しており，総合的な傷害予防法を講じることが重要である．

はじめに

　水泳競技にはいくつかの競技種目があり，オリンピックや世界選手権では，競泳，アーティスティックスイミング，水球，飛込，オープンウォータースイミングの5種目が採用されている．これらの競技は，競技内容や競技特性が異なるものの，本邦一流選手では，いずれの競技においても上肢（肩甲帯，上腕・肘関節，前腕・手関節，手）の外傷・障害の発生頻度は高く，特に肩甲帯は多いと報告されている[1]．このため，特に（肩関節を中心とした）肩甲帯における傷害発生メカニズムを理解し，その予防策を講じることが重要である．

1 水泳肩の発生メカニズム

　肩甲帯部の障害の代表例である水泳肩（swimmer's shoulder）は，水泳に由来した肩関節に対する傷害おける障害の総称で烏口肩峰アーチおよび肩峰下面と肩峰下滑液包および腱板との間で生じるインピンジメント症候群，肩峰下滑液包炎，腱板炎，上腕二頭筋長頭腱炎などの症状を呈する[2]．

　練習量の多い競泳選手では，練習は1日に7,000〜10,000m以上泳ぐこともあり，練習時に最も選択されるクロールでは，3,000〜4,000回以上のストローク動作を行うため，いわゆる「使い過ぎ症候群（オーバーユース）」により，水泳肩が発生する[3]．最も行われるクロールの泳動作に着目すると，推進力は，主に上肢のストロークによって発生し，水を「かく」動作であるプル期と上肢が空中にあるリカバリー期とに分けられる．プル前期（キャッチ期）では手掌部に十分な揚力を得るため，肘を高い位置に保ちながら（ハイエルボー）ストロークを行う．また，リカバリー期は肘から離水し，肘頭を上に向け肩関節内旋，ハイエルボー位を保ちながら入水期へ移行する（図1）．このリカバリー期初期に，誤ったフォームやオーバーユースによる疲労により肩関節周囲筋，主に回旋筋腱板（rotator cuff）の機能低下が起こると正常な関節包内運動が行われず，上腕骨頭大結節が肩峰下でのインピンジメントを引き起こす．また，リカバリー期に肩外旋のタイミングに遅延が生じることでもキャッチ期の過度な肩内旋が生じ，インピンジメントを引き起こすとされている[4]．このことから，入水直後のプル初期（キャッチ期）とリカバリー初期に，肩関節内旋位での外転運動が行われ，肩峰下インピンジメントを生じる可能性があり，このインピンジメントの繰り返しにより水泳肩が発生する．

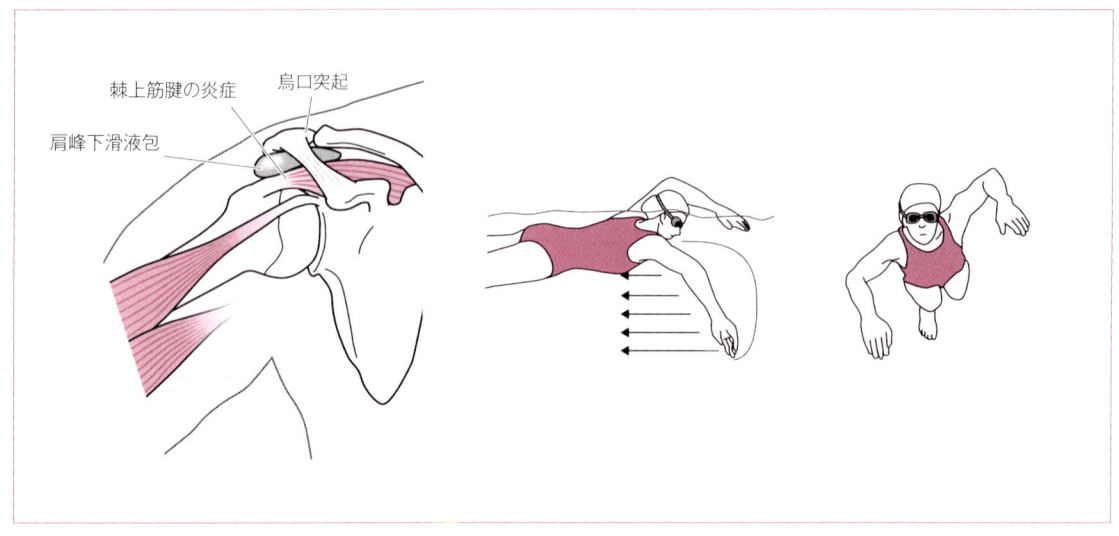

図1　肩関節の模式図とクロール中のフォーム
中：側方から見たところ．右手プル前期に多くの水を捕らえるためハイエルボー位となる．
右：前方から見たところ．左手のリカバリー初期から入水期においてもハイエルボー位となる．

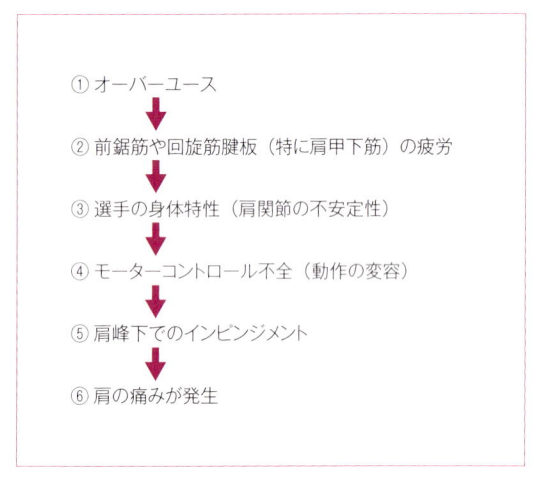

① オーバーユース

② 前鋸筋や回旋筋腱板（特に肩甲下筋）の疲労

③ 選手の身体特性（肩関節の不安定性）

④ モーターコントロール不全（動作の変容）

⑤ 肩峰下でのインピンジメント

⑥ 肩の痛みが発生

図2　水泳肩の発生と機能因子

2 水泳肩を発生させる機能低下（図2）

　水泳肩を予防するためには，水泳肩発生に関連する機能を理解し，その機能低下を予防する必要がある．機能低下に関わる因子として，① 筋疲労や筋への過負荷，② 回旋筋腱板の炎症，③ 肩関節の不安定性があげられる．ここでは，水泳肩発生に関連すると考えられる機能と泳動作との関連について述べる．

1 肩甲帯（肩甲胸郭関節）のアライメント不良，可動性低下

　泳動作における上肢動作の繰り返しにより大胸筋，小胸筋の短縮や肩甲骨の外方偏移を認めると肩甲胸郭関節の可動性が低下し，泳動作中の円滑な可動が困難になる．このような場合，肩甲上腕関節中心（肩関節内旋位での外転運動）の動きとなり，肩峰下でのインピンジメントが起こるリスクが高まる．

2 胸椎のアライメント不良，可動性低下

　胸椎の伸展可動性低下や過度の後弯位での泳動作では，前述した肩甲帯の可動性が低下し，肩峰下でのインピンジメントのリスクが増加する．また胸椎回旋可動性低下は，円滑な体幹のローリング動作に支障をきたす．望ましいローリング動作は胸椎，胸郭部で行われる回旋運動である．これらの動作が適切に行われない場合においても，リカバリー期に肩甲上腕関節中心（肩関節内旋位での外転運動）の動きとなり，肩峰下インピンジメントを生じやすくなる．

3 肩関節安定性低下

　肩甲上腕関節，肩甲胸郭関節の優れた柔軟性

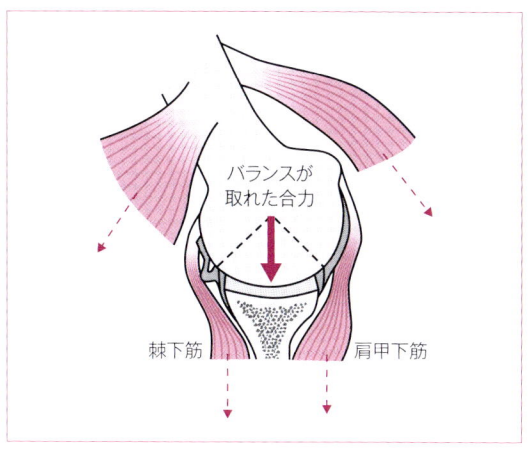

図3 求心位を保つための力

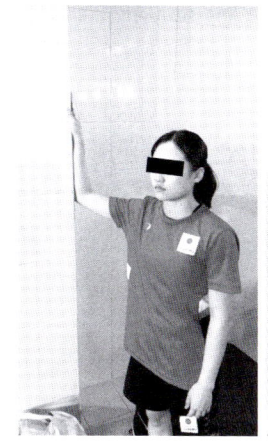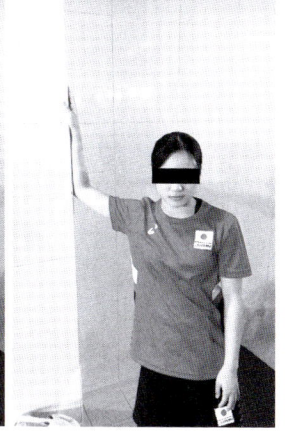

図4 大胸筋，小胸筋のストレッチ
上腕骨頭が前方変位しないように工夫する．

図5 肩甲骨の下方回旋エクササイズ
僧帽筋上部線維が過度に働かないように注意する．

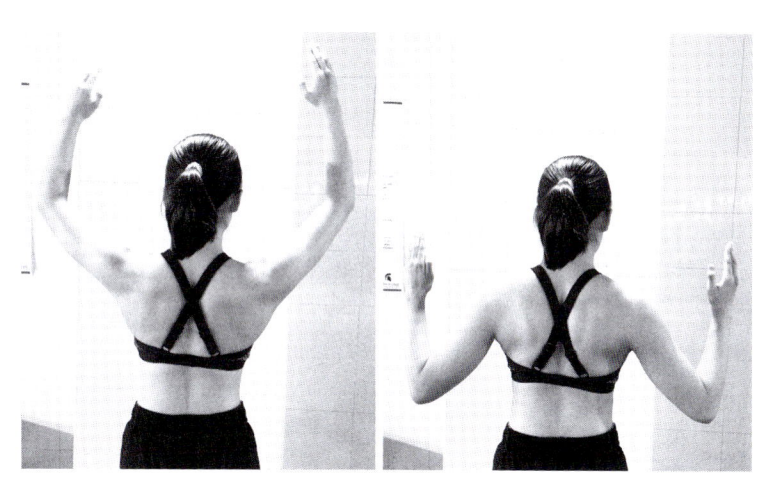

は，多くの水をキャッチすることにつながり，競技パフォーマンスにおいては有利に働く．一般的に水泳選手は，関節可動性が優れているが，関節は不安定性を有していると考えられ，動的安定機構の依存度は大きい．このため，特にクロールの泳動作の繰り返しにより，前鋸筋や回旋筋腱板の肩甲下筋が疲労すると報告[5]されており，この疲労や損傷による機能低下が起こるとリカバリー初期，キャッチ期の際に肩関節，肩甲帯は不安定性を生じ，特に肩甲上腕関節外転時に上腕骨頭の下方への滑りが正常に行われず，インピンジメントを生じるリスクが高まる[6]．

4 内旋・外旋筋力不均衡による誤った動作

McMaster らは，水泳選手は内転/外転筋力比は有意に大きく，外旋/内旋筋力比は有意に小さくなっていることを明らかにし，この筋力不均衡がリカバリー初期，キャッチ期の際のモーターコントロール不良を誘発し，インピンジメントを引き起こす原因の1つであるとしている[7]．

3 水泳肩の発生予防法

水泳肩の発生を予防するためには，上腕骨頭が関節窩に対し，求心位を保っている必要がある．そのためには，靱帯や関節包に同等の静的安定機構と特に回旋筋腱板（特に肩甲下筋）を中心とする筋による動的安定機構の協調性が求められる（図3）．また，肩甲帯の安定性が重要であり，前鋸

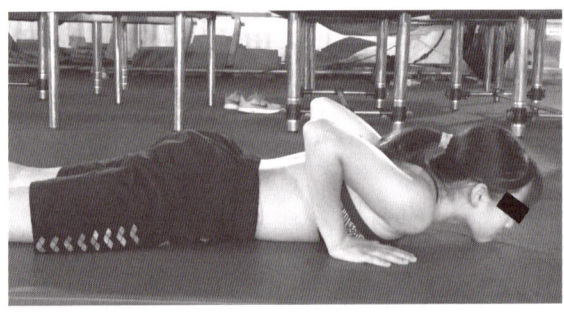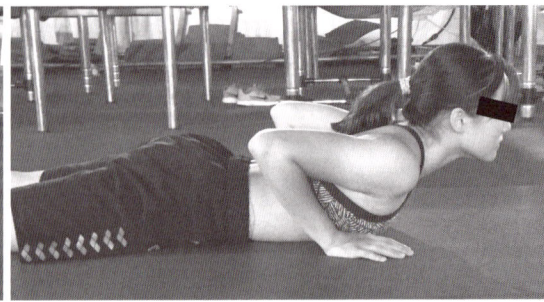

図6 ▶ 胸椎伸展エクササイズ
上位胸椎から分節的に伸展することを意識する．

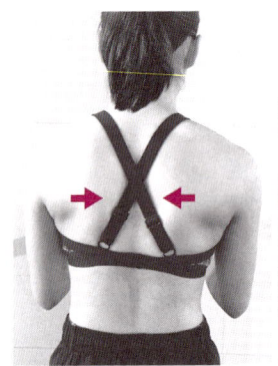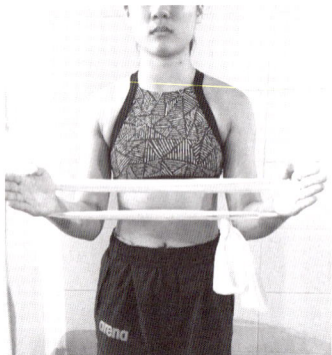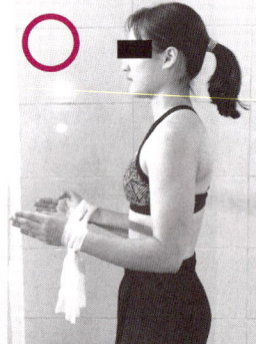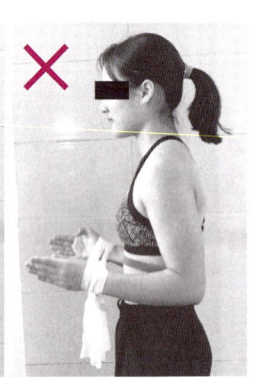

図7 ▶ 外旋筋エクササイズ
肩甲帯を安定させてから外旋運動を行う（図左）．
肩，肘の位置を意識し，骨頭が前方に変位しないようにする（図右）．

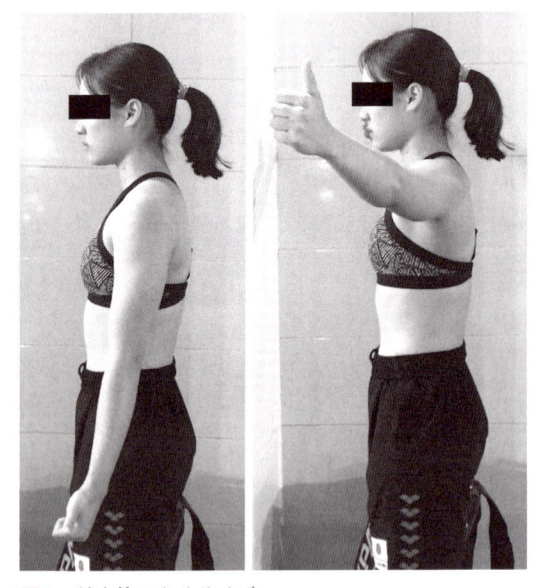

図8 ▶ 棘上筋エクササイズ
肩関節を外旋し，肩甲骨面上に挙上する．

筋，菱形筋，僧帽筋下部線維の協調性により，肩甲骨が制御された運動を行う必要がある．さらに，肩甲帯を安定させるためには，体幹部の安定性が重要であるため，腹筋群，殿筋群，背筋群の筋力，持久力，協調性の向上が必要となる．

　ここでは，上に述べた身体機能に関する予防法について紹介する．

① 大胸筋，小胸筋のコンディショニング（ストレッチ）（図4）

② 肩甲帯のアライメント改善（肩甲骨下方回旋エクササイズ）（図5）

③ 胸椎伸展エクササイズ（図6）

④ 肩甲帯安定化エクササイズ（図7〜11）

　すべての運動はまず，肩甲骨を安定化させてから行う（図7左）．

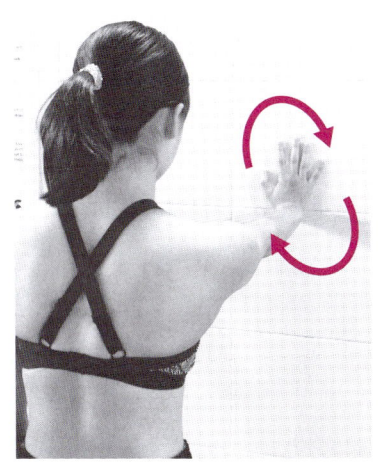

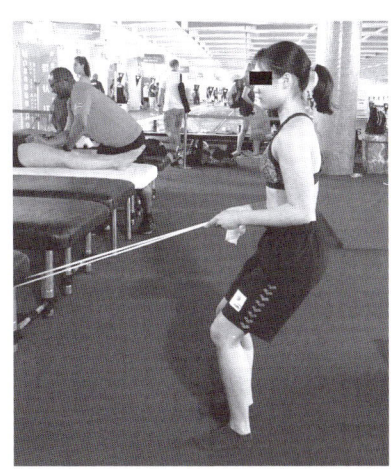

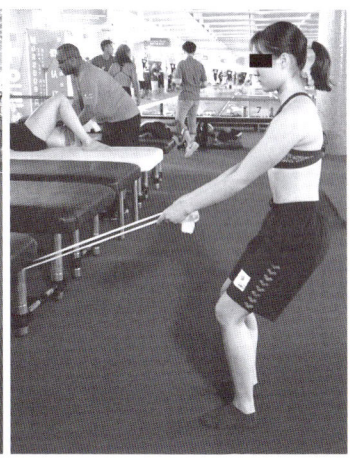

図 9 ▶ 回旋筋腱板　モーターコントロールエクササイズ

壁によりかかり長軸方向に軸圧を加え，肩関節内・外旋運動を行う．

図 10 ▶ 肩甲帯安定化筋力エクササイズ

特に遠心性収縮を意識し，肩甲骨を保持した状態で肘を伸展していく．

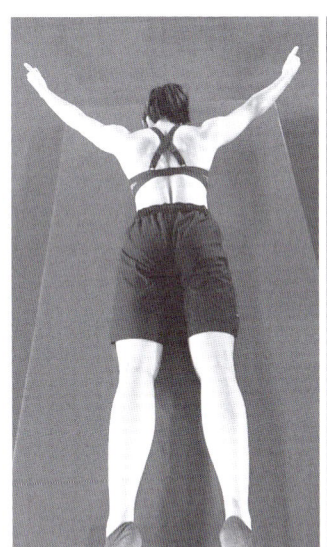

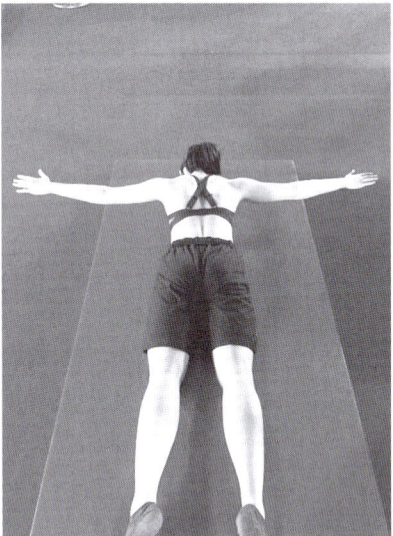

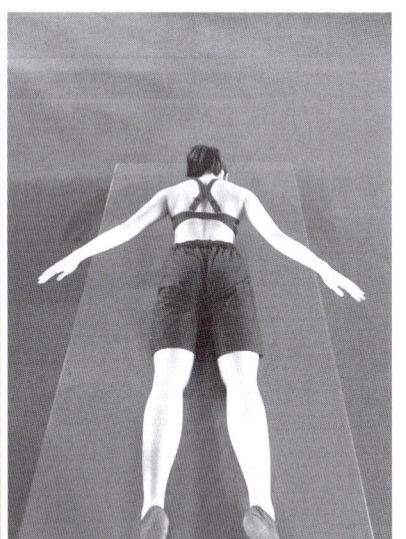

図 11 ▶ 肩甲帯安定化エクササイズ（Y，T，A）

肩甲骨を内転位に保持してから，それぞれの位置 Y は肩関節外旋，T は肩関節中間位，A は肩関節内旋位で床から挙げる．

4 オーバーユースに関して

水泳肩の発生は，基本的には，泳動作の繰り返しによるオーバーユースにより発生する．このため，過度な練習を控えることが水泳肩の発生を予防する．特に，1 週間に肩関節を 50,000-75,000 回転，1 シーズンに 2,000,000 以上のストローク数，週 5〜6 日泳いでいると水泳肩発症のリスクが高まるとされており，例えば，ビート板を使いキックのみのメニューを増やすなどの考慮が必要である．

おわりに

　本項では，身体機能を中心に水泳肩の予防について述べたが，水泳肩発生予防は，単に機能だけでなく，① 肩関節に力が作用する回数（ストローク数），② 肩関節にかかる力の大きさ（泳ぎの強度，スピード），③ 肩関節に作用する力の方向，④ 選手のコンディション，⑤ 選手の身体機能を総合的に判断しなければ，傷害を予防することは難しい．このため，常に選手個々の状態を見極めることが必要であり，コーチや選手との連携が重要となる．

◆ 文　献

1）半谷美香ほか：一流水泳競技選手のスポーツ外傷・障害の実態―国立スポーツ科学センタースポーツクリニック受診者の解析―．日整外スポーツ医会誌 30：161-166，2010
2）成田崇矢ほか：スポーツ競技種目特性に基づいた理学療法：評価から理学療法（予防，コンディショニングへの応用を含む）まで4―水泳：泳動作を中心に．理学療法 34：365-370，2017
3）加藤知生ほか：競技復帰直前のトレーニング水泳．スポーツ外傷・障害の理学診断・理学療法ガイド，第2版，臨床スポーツ医学編集委員会編，文光堂，東京，518-625，2015
4）矢内利政：クロール泳法の肩のバイオニクス．復帰をめざすスポーツ整形外科，宗田　大編，メジカルビュー社，東京，306-307，2011
5）Pink M, et al：The normal shoulder during freestyle swimming：an electromyographic and cinematographic analysis of twelve muscles. Am J Sports Med 19：569-576，1991
6）関口賢人ほか：水泳肩の理学療法における臨床推論．理学療法 33：697-702，2016
7）McMaster WC, et al：Shoulder torque changes in the swimming athlete. Am J Sports Med 20：323-327，1992

ハンドボールによる上肢障害の病態とその予防

花岡美智子

要点整理

　ハンドボール選手の肩関節障害は多く発生する障害の一つである．特に女子選手，バックコートプレーヤーに多い傾向がある．受傷メカニズムとしては，頻回の投動作による回旋筋腱板の疲労やそれに伴う拘縮（硬結），投動作時に受けるコンタクトによって肩関節に不安定性が生じること，が挙げられる．予防プログラムは複数ある発生要因に対して単一ではなく複合的にアプローチしていくことが有効であると考えられる．

はじめに

　ハンドボールにおけるオーバーヘッド動作は，攻撃側の選手が防御側の選手にボールを奪われないようにしながら得点につなげていくために，多種多様なパスを行う際や，防御をかわしながらダイナミックなシュートを打つ場面において頻回にみられる動作である．またその競技特性上，シューターは防御側から受けるコンタクトに耐え，動きを交わしてパスやシュートを行う必要がある．そのため，シュート動作だけに着目しても，スタンディングシュートや空中でシュートを打つジャンプシュート，防御の選手やゴールキーパーを交わしながら打つ倒れこみシュートなど何十種類もの投球動作（フォーム）があり，選手はそれを練習や試合の中で判断をしながら実施している．そのような背景から，肩関節や肘関節など上肢にかかる負担は大きく，現場において痛みを訴える選手は少なくない．

　本項では，ハンドボール選手にみられる上肢障害の発生状況や発生機序について示したのち，その発生要因，要因から考えられる予防法について言及していく．

1　ハンドボールにみられる上肢障害の発生状況

　ハンドボール選手における肩関節障害は腰部と並び最も高い発生率を示す部位である．ノルウェーのトップリーグに所属する女子選手179名を対象にしたMyklebustら[1]の報告では，全体の57％が以前もしくは現在肩関節に痛みを有しており，その半数以上の選手が6ヵ月以上継続して痛みを抱えている現状が明らかにされている．Askerら[2]はスウェーデンの学生471名を対象に調査を行い，女子選手が41％，男子選手が35％の有病率を示し，女子選手の障害発生率が高く，その理由の一つとして筋力差などから相対的に女子選手の方が肩関節に生じる負荷が大きいことが影響を与えていると示唆している．ポジションではバックコートプレーヤーに多く発生している[2]．これは，ボールに触れる頻度が高く，高速でのオーバーヘッド動作が頻回に行われることや，対戦相手から激しいコンタクトやシュートブロックを受ける機会が多いことが影響している（図1）．

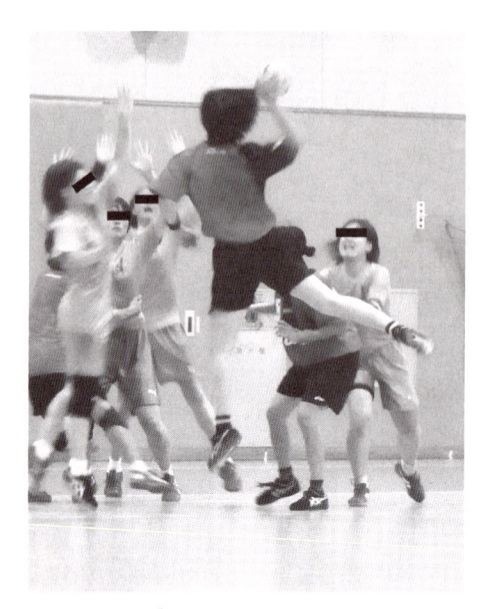

図 1 ▶ ハンドボールのシュートシーン

2 ハンドボールにおける上肢障害の発生機序

　ハンドボール選手は 425〜475 g のボールを扱い，年間で約 48,000 回の投球動作を行っている[3]．シュート速度は男子トップ選手であれば時速 130 km となり，練習および試合中にみられる頻回のオーバーヘッドの投球動作は，肩関節に多大な負担を加えることになる．特にシュートのフォロースルー期には，シュートを阻止しようとする防御側の選手に当たらないように，急激に腕を減速させコンパクトな振りを行おうとする．その際，肩関節後方の外旋筋群では強い遠心性収縮が起こり，その結果筋疲労やタイトネスがみられ，筋力低下や機能低下を引き起こす原因となる．このような不安定性や筋肉の機能低下により，関節内では二次的にインピンジメントが誘発され，肩峰下滑液包炎や回旋筋腱板の損傷，関節唇損傷など，オーバーユースの肩関節障害へ発展することが多い．

　またハンドボールはルール内においてコンタクトが認められているため，シューターの腕に対して防御側の選手がアタック（コンタクト）に行くことはよくみられる光景である．シュート動作時，肩関節が最大外旋位をとるレイトコッキング期に

おいて，防御側のコンタクトにより過度に外旋方向への動きが強制されると，上腕骨骨頭が肩甲骨関節窩から逸脱し，肩関節前方の軟部組織が過度に伸張することで，肩関節不安定性が誘発されるようになる．その結果，慢性的な肩関節不安定性から肩関節内にインピンジメントを発症する[4]．

3 上肢障害の臨床所見

　Krüger-Franke ら[5]はトレーニング後に MRI 撮影を行い，トレーニング 20 時間後までは肩関節内に浮腫や炎症所見がみられ，60 時間後にその反応が消失したと報告している．これは普段のトレーニングによって肩関節に負荷がかかり，ハンドボール選手の投球肩には生理的反応として日常的に炎症や浮腫などの変化が起こっていることを示唆している．しかし Jost ら[3]はプロハンドボール選手 30 名に MRI 撮影を行った結果，83％の選手の投球側肩に回旋筋腱板の損傷や浮腫，軟骨損傷などの異常所見があったと述べている．さらにその中で疼痛などの自覚症状を有していた選手は 37％であったことも報告している（**表 1**）[3]．これらのことは，ハンドボール選手に MRI による画像診断を行った場合，異常所見がみられる可能性は高いが，障害発生の病態変化を示すものと関連づけるのは難しいことを示唆している．肩関節は「肩関節複合体」という機能を有し，球関節という特性から広い可動範囲で運動を行うことが可能である反面，代償運動が生じやすく，病態の早期発見が困難な部位でもある．MRI 所見のみで，病態把握をするのは不十分ではあるが，所見で異常がみられた場合，炎症反応が一過性のもので増悪していかないためにも早期に対策を講じ，予防に努めることは重要であると考える．

4 障害の発生要因

1 肩関節内旋可動域の減少，肩甲骨の運動異常

　肩関節内旋可動域の減少（glenohumeral inter-

表1 異常MRI所見の頻度：投球肩，非投球肩，コントロール群の比較

MRI所見	ハンドボール選手 投球肩 (n = 30)			ハンドボール選手 非投球肩 (n = 30)			一般人の利き肩 (n = 20)		ハンドボール選手と一般人の比較
	割合（%）	人数（人）	p値*	割合（%）	人数（人）	p値†	割合（%）	人数（人）	p値†
棘上筋異常	83	25	0.01	43	13	0.3	35	7	0.001
腱障害	40	12		20	6		25	5	
部分断裂	43	13		23	7		10	2	
棘下筋異常	60	18	0.0005	13	4	0.6	5	1	0.0004
腱障害	33	10		10	3		5	1	
部分断裂	27	8		3	1		0	0	
肩甲下筋異常	50	15	0.09	23	7	0.2	10	2	0.01
腱障害	33	10		10	3		10	2	
部分断裂	17	5		13	4		0	0	
上外側上腕骨頭 浮腫性変化	37	11	0.05	10	3	0.1	0	0	0.002
上外側上腕骨頭 囊胞性変化	60	18	0.01	33	10	0.03	25	5	0.008
上外側上腕骨頭 骨軟骨欠損	57	17	0.001	13	4	0.8	0	0	<0.0001
前方関節唇異常	40	12	0.5	30	9	0.2	15	3	0.05
後方関節唇異常	30	9	0.2	17	5	0.05	0	0	0.01
後上方関節内インピンジメント	37	11	0.001	0	0	0.1	5	1	0.01
ガングリオン	30	9	0.3	20	6	1	20	4	0.4
肩鎖関節	40	12	1	37	11	0.02	5	1	0.01

＊：マクネマー検定（有意水準＜0.05）, †：カイ二乗検定（有意水準＜0.05）

（文献3より引用．筆者訳）

nal rotation deficit：GIRD）は，ハンドボール選手にみられる機能的変化の一つである．これは，投球動作のフォロースルー期にみられる肩関節外旋筋群の遠心性収縮によって疲労や筋硬結が生じることが影響していると考えられる．GIRDは障害の発生要因と考えられており，これまで肩に痛みを有する選手の肩関節内旋可動域は健常な選手に比べて可動範囲が狭い傾向にあることが多数報告されている[6,7]．具体的な数値としては投球側の内旋可動域が20°以上非投球側より低下している場合，肩痛の発生率と相関がみられ，25°以上の低下で関節内インピンジメントの発生率と相関がみられている[6]．

　またGIRDによって肩甲骨の運動異常（scapular dyskinesis）が出現し，肩関節障害が引き起こされることも報告されている．ハンドボール選手は一般人と比べて，安静時に投球側の肩甲骨が前傾し，内旋（外転）している傾向[8]があり，これは頻回の投動作によって，肩関節前方に位置する小胸筋，

上腕二頭筋の柔軟性が欠如し，筋短縮（硬結）が生じるためと考えられる．小胸筋や上腕二頭筋の短縮は，肩甲上腕関節を外転させる際に肩甲骨の動きを制限し，その結果肩峰下のスペースを狭くすることでインピンジメントや腱板損傷を誘発する[9]といわれており，Hickeyら[10]は肩甲骨の運動異常がみられた選手は，後に肩関節痛を発症するリスクが肩甲骨の運動異常がない選手に比べて43％高くなると報告している．一方でGIRDや肩甲骨の運動異常と肩の有痛率とは関連性がない[11]という意見もみられる．またシーズン中にハンドボール選手の関節可動域は低下するという報告[12]もあり，GIRDや肩甲骨の運動異常が競技適応による変化なのか，あるいは機能障害を示すものなのか，明確に判断することは難しい．

2 筋力低下

　肩関節の回旋筋腱板は肩関節の安定化に重要な役割を果たしている．そのため，筋力低下や内外

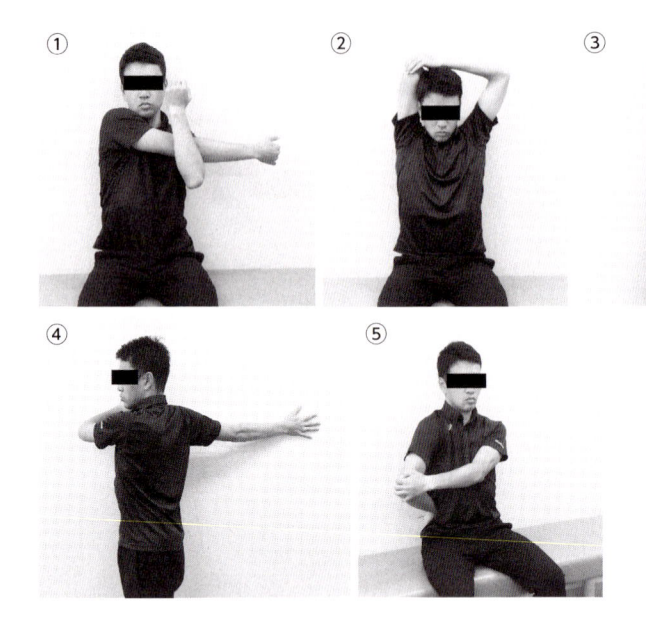

図2 ▶ 予防エクササイズとしてのスタティックストレッチング
① 三角筋後部線維，② 上腕三頭筋，③ 大胸筋，④ 小胸筋，⑤ 肩外旋筋群

旋筋力の筋力バランスの破綻は肩甲上腕関節のバイオメカニクスに影響を与え，肩関節障害を誘引する．これまでの報告から，1週間のトレーニング負荷が前週の20％以上増加した場合[13]や肩関節に既往を有している場合[7]，疲労による筋力低下は大きくなることが明らかにされている．

筋力低下は，回旋筋腱板の筋力バランスにも影響を及ぼすことになる．筋力バランスの指標は，内旋筋力に対しての外旋筋力比（ER/IR比）が多く用いられている．一般的に肩関節回旋筋力は内旋筋力の方が強く，外旋筋力との比は3：2であるといわれているが，ハンドボール選手においては，非投球側に比べて投球側の外旋筋力が弱く，ER/IR比が有意に低いという報告がされている[7, 14]．障害との関連では，野球選手を対象とした研究において，Wilkら[14]は投動作中に肩甲上腕関節が動的安定性を得るために，ER/IR比が0.65以上は必要であり，ER/IR比が小さいほど怪我のリスクが高いと述べている．外旋筋力の低下は，外旋運動時に肩関節前方の構造（関節包，靱帯，関節唇，肩甲骨下筋腱）にストレスを生じさせ，前方の不安定性を誘発し，結果として筋力バランスの不均衡を引き起こすことにつながる．回旋筋力と筋バランスは肩関節の障害発生率を高める大きな要因であるといえる．

5 障害の発生要因から考える障害予防

ハンドボール選手に発生する肩関節障害に対しての予防トレーニングについて，その有効性を検証した研究は少ない．Mascarinら[15]はGIRDを改善するエクササイズとして三角筋後部線維，上腕三頭筋，大胸筋，小胸筋，肩外旋筋のスタティックストレッチングが有効であると提唱している（図2）．また外旋筋力の低下に対しては，バンドを用いたトレーニングが外旋筋力を向上させた報告[16]があり，肩甲骨の運動異常に対してはキネシオテープによって改善がみられている[17]．つまり従来よりいわれている，肩関節周囲の筋肉を対象としたストレッチングや回旋筋腱板の筋力強化トレーニングは障害を引き起こす各要因を改善させる効果があるといえる．しかし，これらの報告はあくまでも発生要因となり得る一つの要素を改善したものであり，障害予防に有効であるかの検証はなされていない．

先述したMascarinら[15]の報告では，スタティックストレッチングのみ実施した場合，肩関節外旋可動域の向上はみられるが，ボール速度の低下も同時にみられ，スタティックストレッチングと合わせて動的な肩関節外旋運動や肩甲骨エクササイズ

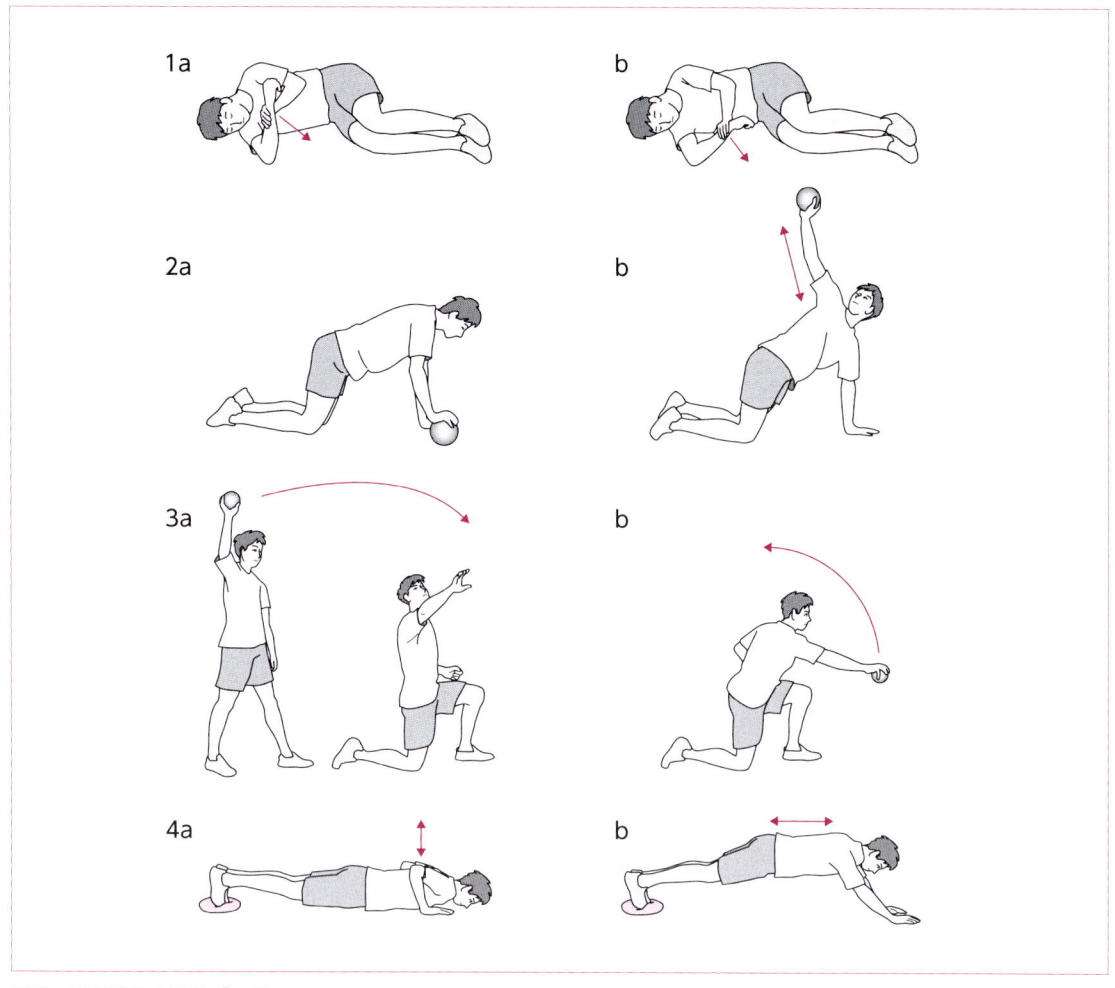

図3 肩関節障害予防プログラム
1a, b 肩甲上腕関節可動域エクササイズ
2a, b 胸郭エクササイズ
3a, b 外旋筋力強化エクササイズ
4a, b 運動連鎖改善のエクササイズ
a：スタート位置，b：終了位置
（文献19より引用）

を実施することでパフォーマンスの向上も期待できると述べている．スリングベースの筋力トレーニングを実施した研究[18]でも，外旋筋力低下に対して外旋筋力向上の成果がみられる一方で，内旋可動域の低下が出現したと報告している．

　一方でAnderssonら[19]は，660名のエリートハンドボール選手を対象に検証を行い，内旋可動域の獲得，外旋筋力の強化，肩甲骨のエクササイズ，胸郭エクササイズ，運動連鎖を改善するエクササイズの内容を含んだ予防プログラム（図3）[19]を週に2回約10分行った選手は，トレーニング

を行わなかった選手と比べて肩関節の有病率が約28％低かったと報告している．これらのことから，肩に障害を引き起こす要因である可動域や筋力など，一つの要因に対してトレーニングを実施しても，障害予防としての効果は薄いことが示唆される．慢性障害は急性外傷と異なり，徐々に症状が進行していくことや，複数の要因が相互に影響し，肩障害を誘発する可能性がある．そのため可動域獲得や筋力強化，肩甲骨のエクササイズ，という一つの目的に対してトレーニングを実施するより，複数の派生要因に対していくつかのエク

ササイズを組み合わせて実施することが，有効な肩関節障害発生の予防につながるのではないかと思われる．

おわりに

ハンドボールはオーバーヘッド動作を伴う競技の中でも数少ない投動作を行っている選手に対してコンタクトが容認されているスポーツである．そのため，繰り返される動作によって生じるオーバーユースに起因する障害発生と，コンタクトによって生じる肩関節不安定性に起因する障害発生の2通りの発生機序があると考えられる．練習後には，生理的な反応として肩関節に炎症や生じている可能性があり，初期症状を軽視することで難治性の慢性障害へと発展していくケースは多いと思われる．現に，肩に痛みや不快感を感じながらも，パフォーマンスに大きな影響を感じない限り特別な対策を取らずに競技を継続している選手は多い．日常的に「可動域」，「筋力」，「動き」の各側面よりアプローチしたトーニングを実施していくことが障害予防につながるものと考える．

◆ 文　献

1) Myklebust G, et al：High prevalence of shoulder pain among elite Norwegian female handball players. Scand J Med Sci Sports 23：288-294, 2013
2) Asker M, et al：Female adolescent elite handball players are more susceptible to shoulder problems than their male counterparts. Knee Surg Sports Traumatol Arthrosc 26：1892-1900, 2018
3) Jost B, et al：MRI findings in throwing shoulders：abnormalities in professional handball players. Clin Orthop Relat Res（434）：130-137, 2005
4) Landreau P, et al：Shoulder injuries in handball. Handball Sports Medicine 11：177-195, 2018
5) Krüger-Franke M, et al：Stress-related clinical and ultrasound changes in shoulder joints of handball players. Sportverletz Sportschaden 8：166-169, 1994
6) Lubiatowski P, et al：Rotational glenohumeral adaptations are associated with shoulder pathology in professional male handball players. Knee Surg Sports Traumatol Arthrosc 26：67-75, 2018
7) Tonin K, et al：Adaptive changes in the dominant shoulders of female professional overhead athletes：mutual association and relation to shoulder injury. Int J Rehabil Res 36：228-235, 2013
8) Wedderkopp N, et al：Injuries in young female players in European team handball. Scand J Med Sci Sports 7：342-347, 1997
9) Kibler WB, et al：Clinical implications of scapular dyskinesis in shoulder injury：the 2013 consensus statement from the 'Scapular Summit'. Br J Sports Med 47：877-885, 2013
10) Hickey D, et al：Scapular dyskinesis increases the risk of future shoulder pain by 43％ in asymptomatic athletes：a systematic review and meta-analysis. Br J Sports Med 52：102-110, 2018
11) Andersson SH, et al：Risk factors for overuse shoulder injuries in a mixed-sex cohort of 329 elite handball players：previous findings could not be confirmed. Br J Sports Med 52：1191-1198, 2018
12) Fieseler G, et al：Range of motion and isometric strength of shoulder joints of team handball athletes during the playing season, Part Ⅱ：changes after midseason. J Shoulder Elbow Surg 24：391-398, 2015
13) Møller M, et al：Handball load and shoulder injury rate：a 31-week cohort study of 679 elite youth handball players. Br J Sports Med 51：231-237, 2017
14) Wilk K, et al：The strength characteristics of internal and external rotator muscle in professional baseball pitchers. Am J Sports Med 21：61-66, 1993
15) Mascarin NC, et al：Stretch-induced reductions in throwing performance are attenuated by warm-up before exercise. J Strength Cond Res 29：1393-1398, 2015
16) Mascarin NC, et al：The effects of preventive rubber band training on shoulder joint imbalance and throwing performance in handball players：A randomized and prospective study. J Bodyw Mov Ther 21：1017-1023, 2017
17) Van Herzeele M, et al：Does the application of kinesio tape change scapular kinematics in healthy female handball players? Int J Sports Med 34：950-955, 2013
18) Genevois C, et al：Effects of 6-week sling-based training of the external-rotator muscles on the shoulder profile in elite female high school handball players. J Sport Rehabil 23：286-295, 2014
19) Andersson SH, et al：Preventing overuse shoulder injuries among throwing athletes：a cluster-randomised controlled trial in 660 elite handball players. Br J Sports Med 51：1073-1080, 2017

スポーツ手関節障害に対する予防・リハビリテーション

関口貴博

要点整理

　スポーツ選手の手関節障害は非日常的な強い外力や微細な外力の反復が誘因となって発症することが多い．しかしその原因は患部外の機能不全に伴う不良動作であり，手関節患部の治療だけでは一時的な改善が得られても，再発するケースがある．手関節尺側部痛は前腕回旋機能，背側部痛は手関節伸筋の機能改善などが重要となる．患部外のリハビリテーションはスポーツ特有の動作を理解したうえで実施することが障害予防につながる．

はじめに

　スポーツ選手の手関節障害は骨折や靱帯損傷などの外傷や機能的問題が背景にあり，病態が明確ではない障害など多岐にわたる．これまで手関節障害に関する報告は手外科領域を中心としたものが大半を占めていたが，近年は解剖学，バイオメカニクス的な新たな知見も散見され，リハビリテーションの根拠となる有用な情報が徐々に得られてきている．しかし，いまだにリハビリテーションに関するエビデンスレベルの高い知見は少なく，手関節障害の治療手段としてリハビリテーションというキーワードが引用されることは少ない．そのため予防的観点においても明確な根拠を提示できていないのが現状であり，エビデンスの構築，確立が求められている．スポーツ選手の手関節には非日常的な強い外力が加わる場面，または微細な外力であっても我々の想像を超える動作の反復を要することが多く，体操，テニス，ホッケー，バレーボール，柔道，ボートなどのスポーツは背屈荷重や反復負荷がかかることから wrist-loading focus sports と呼ばれている．スポーツ選手の手関節障害は結果であり，障害の原因となる患部外の機能改善，さらに各スポーツ動作に応じた適切な動作の獲得が求められる．よって治療者はそれぞれのスポーツにおける競技特性を理解したうえ

で，個々の選手の身体状況を踏まえた評価，治療をしなければ再発を招き，良好な治療結果を得ることはできない．

　そこで本項では手関節障害のなかでも機能的問題が混在する疾患，病態を提示し，手関節患部および患部外の機能的問題に対するバイオメカニクス的な根拠に基づいたリハビリテーションおよび予防法について言及する．

1 手関節尺側部痛

　手関節尺側部痛はゴルフ，フットボール，テニス，野球，ラグビー，ホッケー，バスケットボールなどの回内外動作の反復，背屈などによって発症することが多い．発症初期に適切な安静期間が確保できれば多くのケースにおいて改善が見込まれるが，スポーツ選手はチーム事情などの環境的要因も重なり，安静という治療を選択できずに症状が慢性化することが多い．手関節尺側部の構造は複雑であるためその病態も複雑かつ，重複していることが多く，まずはその病態を理解し，発生機序を整理する必要がある．尺側部痛の大半は尺側手根伸筋（ECU）腱鞘炎や三角線維軟骨複合体（TFCC）小窩付着部損傷，TFCC 実質部損傷である

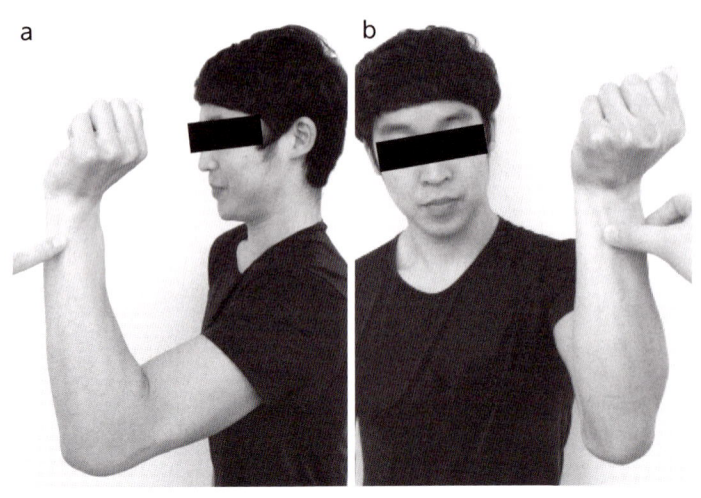

図1▶ ECU の腱機能の評価
a 回内位．b 回外位それぞれの姿勢で ECU 腱を押して緊張が十分であるかを評価する．

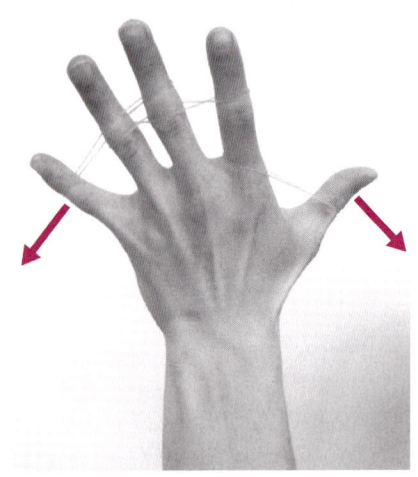

図2▶ 母指機能と ECU の機能改善
輪ゴムを指に掛けて手指を外転する．APL 腱とECU 腱に十分な緊張があるかを確認しながら実施する．

が，病態はもとより機能的問題もそれぞれ異なるため，リハビリテーションのコンセプトも異なる．以下に病態理解に基づいたリハビリテーションの実際を紹介する．

1 ECU腱鞘炎

a) 病態理解と予防的治療のコンセプト

ECU 腱鞘炎は尺側部痛のなかでも頻度が高い疾患であり，他の病態と重複して発症することも少なくない．ECU 腱鞘炎は外傷を起因とした TFCC 小窩付着部損傷などにより遠位橈尺関節（DRUJ）の不安定症状の結果として発症することもある．よって ECU の筋機能改善によって尺骨遠位部の背側方向への不安定性を機能的に改善させることがリハビリテーションにおけるコンセプトのひとつとなる．また ECU 腱鞘炎の病態は単なる滑膜の炎症に限らず，ECU 腱鞘出口の絞扼症状や ECU 腱を尺骨溝に維持するためにある ECU subsheath の破綻も病態のひとつである．これらの病態はスポーツ動作のなかでも回外する瞬間に痛みが誘発されることが多い．回外時に ECU 腱は 30°内方へ強制されるとされ，回外ストレスは ECU 腱鞘炎の鑑別テストにも用いられる．よってリハビリテーションでは回外強制を回避して ECU 腱へのストレ

スを軽減させることがもうひとつのコンセプトとなる．

b) 患部に対するリハビリテーション

ECU 腱鞘炎は腫脹，安静時痛など炎症症状が強い時期においては医師による注射，服薬，装具固定などの治療が優先となる．リハビリテーションではこの時期においてもアイシングなどの消炎処置のほか，患部外の機能改善など選手の競技特性に合わせたアプローチは可能であり，まずは詳細な評価により問題点を抽出する．ECU の機能評価は徒手筋力検査法に準じた単なる背屈抵抗運動だけでは機能的問題を見落とすことがあり，複数肢位での筋力評価や ECU の腱機能の評価も実施する（図1）．特に DRUJ の安定性に対する機能が発揮されやすい回外位[1]における評価は必須である．さらに ECU の筋力強化は ECU 腱鞘炎の鑑別テストのひとつである Synergy test の理論に基づき，母指機能の改善と並行して進める（図2）．de Quer-vain 症候群と ECU の筋力低下に関連があることは報告されており[2]，母指機能の低下は ECU の機能に影響すると推測できる．また母指の筋収縮は手関節の剛性に重要な役割を果たすとされている[3]．特に APL（長母指外転筋）は ECU とともに手関節の側方安定性としての機能を有し，さらにそ

図3　脇の開いたフォーム
a　脇の開いたバッティングのインパクトの瞬間は回外位となり，ECU腱にストレスが生じやすい．
b　脇を閉めると回内位となり，腱へのストレスが軽減する．

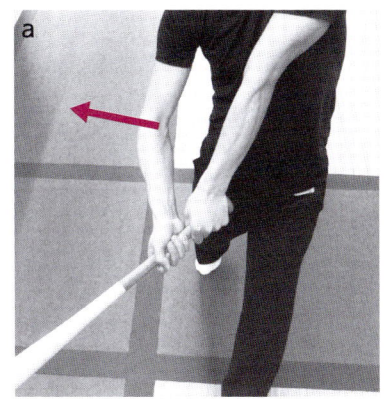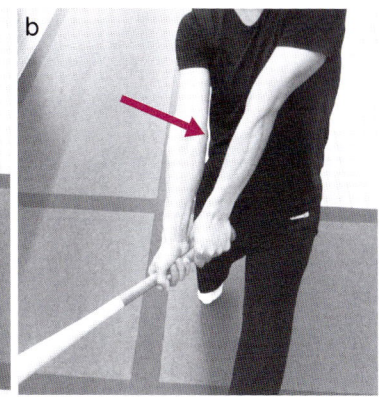

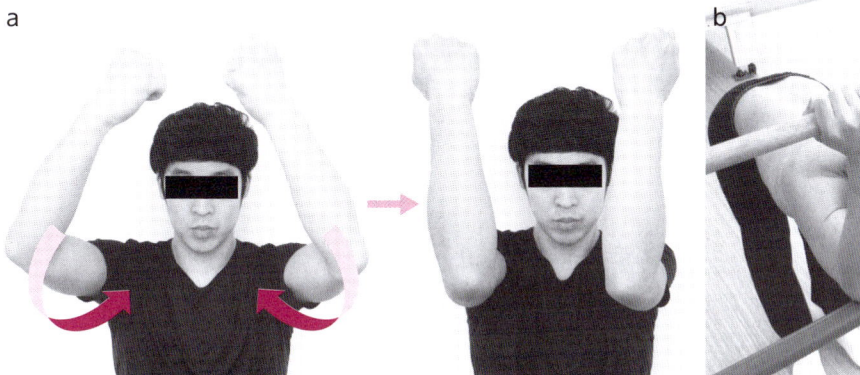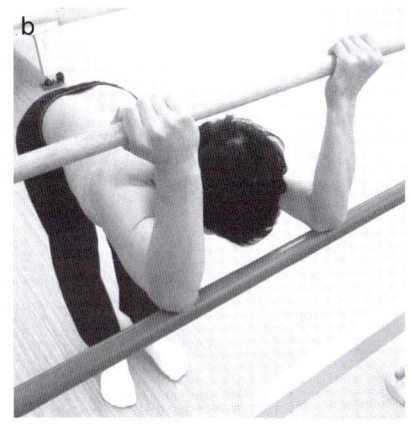

図4　肩関節外旋可動域の改善
a　自動外旋運動は作用点となる遠位を止めて，支点となる肘を内方へ動かすと，相対的に外旋運動となる．
b　他動外旋は棒を把持して遠位を固定し，脇を閉めた状態で上肢を挙上する．

の深部は背屈時の手関節安定性の関与が大きく，DRUJに加えて尺骨と手根骨間の安定性にも影響する．

c）患部外に対するリハビリテーション

患部外に対するリハビリテーションはECU腱へのストレスが大きい回外位の動作を中間位，あるいは回内位の動作へ修正することがコンセプトとなる．スポーツ選手はラケットを握る，あるいは手を地面に着く動作において脇が開く動作が問題になることがある．これは遠位部にある手関節が作用点，近位部にある肩関節，胸郭などが力点として，その間にある支点となる肘関節が運動軸から外れる状態として捉えられる．脇が開いた姿勢は肩関節が内旋位になることで相対的に前腕の回外が強制されるだけでなく，力の伝達が非効率と

なり，そのひずみとして手関節尺側部に不安定性が生じ，腱鞘炎が発症すると推測される．野球のバッティング動作におけるインパクトの瞬間（図3）や車いすスポーツにおけるチェアワークなど，さまざまなスポーツ動作において脇が開くことは問題として取り上げられ，現場においてもフォーム修正をすることがある．脇が開くという動作の背景には肩関節の外旋制限が生じていることが多く，競技特性を踏まえてさまざまな姿勢において他動，自動外旋可動域の改善を目的としたリハビリテーションを実施する（図4）．外旋運動時は広背筋など内旋作用のある筋による遠心性収縮の機能が関節の安定性をより高めるため，高負荷を強いられるスポーツでは並行してアプローチすることも再発予防につながる．

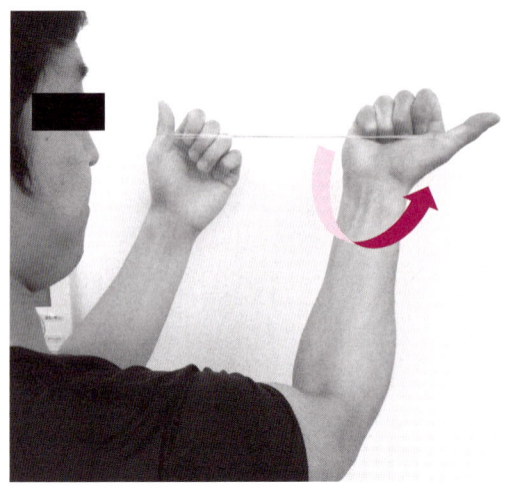

図 5 ▶ 尺側握りでの筋機能改善
小指，環指を強調して握り，母指は橈側外転した状態で輪ゴムを用いて回外運動をする．APL 腱と FCU 腱の緊張が十分であるかを確認しながら実施する．

2 TFCC 小窩付着部損傷

a) 病態理解と予防的治療のコンセプト

TFCC 小窩付着部損傷による主症状は不安定性と疼痛であり，橈尺靱帯付着部の破綻により piano key sign などが陽性となり回内位における尺骨頭の背側不安定性を呈することが多い．回外位と比較して回内位は DRUJ の接触面積が小さく，尺骨手根靱帯も短縮するとされ[4]構造的に一次制動が脆弱であるため，筋による二次制動が必要となる．一方，橈尺靱帯は回内時には背側浅枝と掌側深枝が緊張し，回外時には掌側浅枝と背側深枝が緊張するとされ[5]，回外位においても掌側方向からの機能的安定性が求められる．よってリハビリテーションは回内位，回外位それぞれにおける症状誘発動作を確認し，機能的安定性を獲得させることがコンセプトとなる．

b) 患部に対するリハビリテーション

ECU は DRUJ および尺骨と手根骨間の dynamic stabilizer であり，ECU 腱が尺骨背側に位置する回外位ではその機能を発揮できるが回内位では DRUJ の安定性に作用する力が弱くなる[1]．回内位では方形回内筋深頭が DRUJ の安定性に影響し，特に回内背屈位のグリップ動作で関与が大きいため，この肢位における筋機能の改善が有効である．

よって背側からの安定性向上を目的としては ECU の機能改善，掌側からは方形回内筋の機能改善を実施する．さらに掌側からは小指外転筋と FCU（尺側手根屈筋）との同時収縮により豆状骨，三角骨を介して尺側部の機能的安定性が高まるため[6]，母指との同時収縮，特に回外位で活動が高まる APL[7] に収縮を入れながらの尺側握りを実施する（**図 5**）．また DRUJ は構造的に手関節橈屈位で安定するため[8]，母指橈側外転，かつ橈屈位の動作に可能な限り修正をすることが再発予防となる．

c) 患部外に対するリハビリテーション

患部外に対するリハビリテーションは DRUJ が安定しやすい回外位姿勢の獲得がコンセプトのひとつである．しかし当然ながらスポーツ動作においてすべての疼痛発生動作を回外位に修正することは不可能である．テニスのバックハンドはボールインパクトの位置によってはグリップの修正や患部外機能の改善によって回外位に修正することが可能であるが，肩関節水平内転位が強要される姿勢では肩関節外旋位となり前腕が自ずと回内位にならざるを得ない状況となる．また，体操選手の大逆手車輪などは上肢全体で 270°内旋位となるため，前腕の回内強制は避けられない動作となる．このような姿勢では肩甲骨，胸郭などの 3 次元的な動きによって回内強制を回避させるように機能改善を進める．例えば屈曲位では肩甲骨の外転上方回旋，挙上位では内転上方回旋など競技動作に必要な姿勢で機能改善を進め，動作を修正することが再発予防となる（**図 6**）．

3 TFCC 実質部損傷

a) 病態理解と予防的治療のコンセプト

TFCC 実質部損傷による主症状は疼痛でありshake hand test などが陽性となるいわゆる尺骨突き上げ症候群に含まれる病態である．尺骨短縮術などが適応になる病態であり，リハビリテーションにおいても機能改善によって尺骨を近位方向へ誘導して尺側部の圧を軽減することがコンセプトのひとつとなる．さらに尺骨遠位端は回内グリップ時に遠位に変位するだけでなく，橈骨への水平方向にも荷重圧が生じている[9]．よってリハビリテーションにおいても前腕を回外方向に誘導する

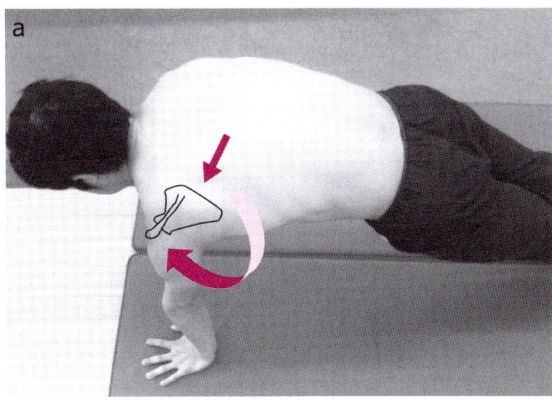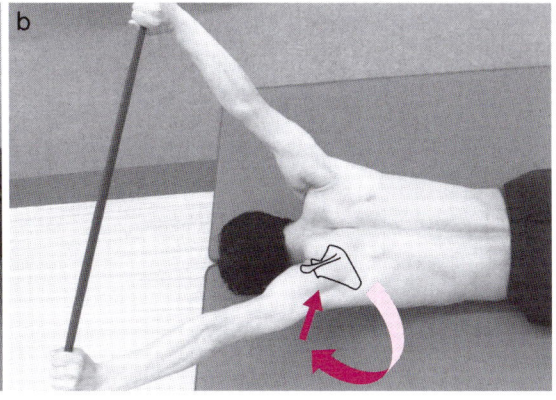

図6 肩甲胸郭関節の機能改善
a 屈曲位では肩甲骨外転上方回旋位，b 挙上位では肩甲骨内転上方回旋位で実施する．

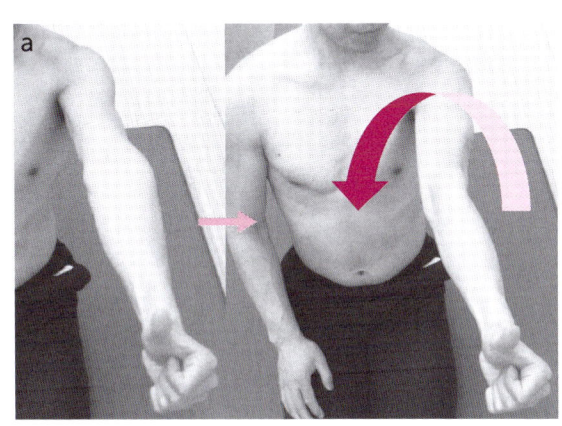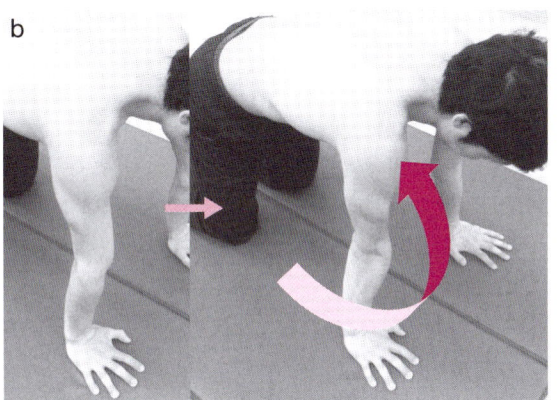

図7 前腕回外運動
a OKCは手関節を中間位に固定した状態で肘を内方へ回旋．
b CKCでは床に手を着いた状態で同様に肘を内方へ回旋すると相対的に前腕回外位となる．

姿勢の獲得が尺骨の遠位方向への突き上げストレスを軽減させることになる．しかし回外時にulnar varianceが増加するケースもあるため[10]，選手個々の全身の機能評価および疼痛再現動作の確認を怠ってはならない．

b) 患部に対するリハビリテーション

患部のリハビリテーションは回外位姿勢の獲得を目的として競技動作，愁訴に合わせて閉運動連鎖（closed kinetic chain：CKC）および開運動連鎖（open kinetic chain：OKC）で実施する（図7）．典型例では疼痛が誘発される回内位における背屈荷重動作を回外位で実施すると疼痛が軽減するため，必ず症状の変化を確認する．回内位尺屈を避けられない競技動作については，治療者を悩ませる動作のひとつであるが潜在する筋機能を使用することで症状の改善が期待できる．尺屈時はTFCCに単なる軸圧の増加が生じるだけでなく，形態変化も生じ[11]疼痛が誘発されやすい．これは尺骨と手根骨間の不安定性に伴って生じている症状であり，尺屈動作が他動運動になっていることが疼痛を助長していると推測できる．よって尺屈運動の主動筋となるFCUはもとより，尺側の安定性に関与するECUや小指球筋群などの収縮が伴う自動尺屈運動に修正することで疼痛が軽減することもある．また尺骨頭を掌側へ固定するテーピングにより，安定性と除痛効果が得られることもある．

c) 患部外に対するリハビリテーション

患部外に対するリハビリテーションは競技動作

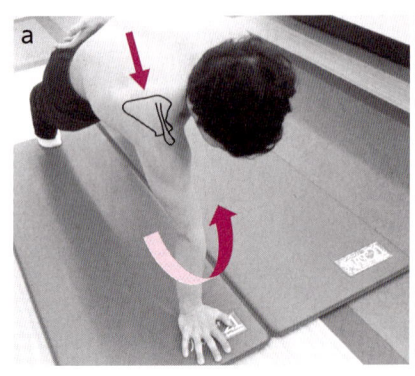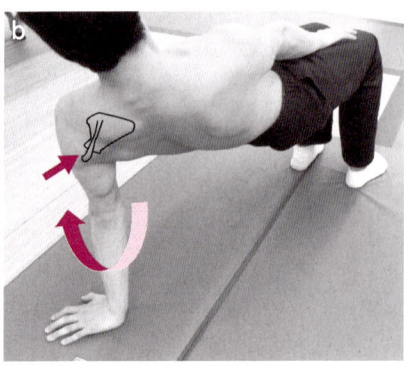

図8 ▶ 肩関節内旋位での荷重運動
肩関節内旋位の荷重運動は a 肩関節屈曲位では肩甲骨外転位，b 伸展位では肩甲骨内転位で実施する．

を回外位の動作に修正するために肩関節内旋位の姿勢獲得をコンセプトに進める．さらに背屈荷重時は肩関節が後方あるいは外方への不安定になると尺側への荷重を助長する姿勢になるため全身的な機能改善が必要となる．例えばラグビーのハンドオフやタックル時に後方に手を着く動作では尺側への背屈荷重が生じやすいため，それぞれの姿勢に合わせて肩関節内旋位での肩甲骨機能の改善が再発予防となる（図8）．

2 手関節背側部痛

a）病態理解と予防的治療のコンセプト

　手関節背側部痛はいわゆる dorsal wrist syndrome に含まれ，外科的手術の有効性も報告されているが明確な定義がなされていない病態である．背屈荷重動作の反復によって疼痛が生じることが多く，背側滑膜の肥厚[12]，有頭骨と月状骨の衝突[13]，後骨間神経感覚枝の機械的な衝突などの報告があるがいずれも手根中央関節になんらかのストレスが生じた結果の病態といえる．我々は gymnast's wrist における手根骨のキネマティクスを解析し，この病態を裏づける機能的問題として橈骨に対する月状骨の背屈可動性低下と掌側変位増大に伴う手根中央関節の過背屈がその病態のひとつであることを報告した．よってリハビリテーションは橈骨月状骨間の背屈可動性を改善させて，橈骨に対する月状骨の掌側へのすべりと月状有頭骨間の過剰な背屈を抑制することがコンセプトのひとつとなる．また背屈荷重を繰り返す手関節は疼痛の有無に関わらず一般成人と比較して背屈柔軟性が低下することが報告されている．この柔軟性の低下は背屈荷重に対する順応の結果，すなわち不要な硬さではなく必要な安定性であると解釈できる．しかし柔軟性低下は過剰になることで安定性の域を超えて拘縮となり，隣接関節へのストレス増加に伴う疼痛の原因となり得るため，筋機能による安定性を獲得させることがもうひとつのリハビリテーションのコンセプトとなる．

b）患部に対するリハビリテーション

　手根中央関節の過可動性を抑制するためには背屈柔軟性の獲得と橈骨月状骨間の背屈可動性の改善が必要となる．よってリハビリテーションは手関節屈筋群の柔軟性改善，手関節伸筋や手内在筋の機能改善を目的に実施する．屈筋群の柔軟性はストレッチによって改善できるが，伸筋群の機能改善が伴わなければ機能的な安定した手関節とはならない．すなわち，背屈荷重時の手関節を他動背屈ではなく，伸筋や手内在筋の収縮を伴った自動背屈の動作へ修正することが重要となる（図9）．手関節は靱帯などの他動要素による硬さではトルク制御はできなく，母指の筋収縮など自動要素が手関節の剛性，安定性には重要とされる[3]．橈骨月状骨間の動態は徒手的な joint play の評価や背屈時の抵抗感でも推測することができる．手関節障害の早期発見には皺を評価することが推奨され[14]，背屈時の橈骨月状骨間の可動性低下についても手背部の皺の深さと関連していことが多く，治療の効果判定や背部痛の早期発見の指標となる．また手関節へのテーピングは月状骨の掌側滑りを制動させる効果が期待できるため，適切な方法と

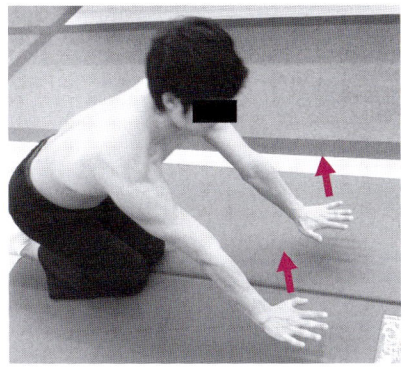 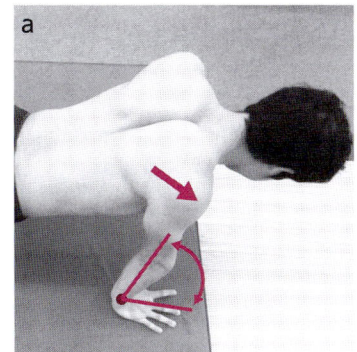 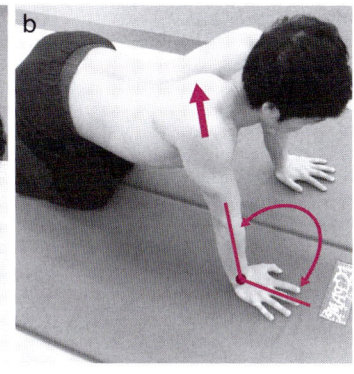

図9　自動背屈位での背屈荷重
荷重する前に手関節伸筋を収縮させる．荷重する前に先行した収縮がないと，手関節は他動背屈となる．

図10▶肩甲骨による衝撃緩衝
a　肩が前方に倒れると手関節は過背屈しやすい．
b　肩甲骨を内転して衝撃を緩衝し，さらに前方に肩が倒れないようにすることで手関節過背屈を抑制する．

部位に施行する．

c）患部外に対するリハビリテーション

　患部外リハビリテーションのコンセプトは荷重時に手関節過背屈を助長しないように近位関節を安定させること，さらに肩甲骨で衝撃を緩衝する機能を獲得することである．不適切なテクニックは手関節痛の要因のひとつであり，全身の機能改善の後にそれぞれのスポーツに応じた技術の向上が障害予防になることはいうまでもない．荷重動作に先行して手関節の筋収縮は始まり，荷重の瞬間は肩や肘における衝撃緩衝が重要となるため[15]，肩甲骨を意識した上肢への荷重トレーニングが再発予防となる（図10）．

おわりに

　スポーツ選手の手関節障害は結果であり，原因は患部外の機能スポーツ特有の動作を理解したうえで機能の改善と正しいフォームの獲得に取り組まなければ外傷障害を予防することはできない．

◆文献

1）Iida A, et al：Biomechanical study of the extensor carpi ulnaris as a dynamic wrist stabilizer. J Hand Surg Am 37：2456-2461, 2012
2）Redvers-Chubb K：De Quervain's syndrome：It may not be an isolated pathology. Hand Therapy 21：25-32, 2015
3）Zonnino A, et al：Model-based analysis of the stiffness of the wrist joint in active and passive conditions. J Biomech Eng 141（4）, 2019
4）Chen YR, et al：Changes in contact site of the radiocarpal joint and lengths of the carpal ligaments in forearm rotation：an in vivo study. J Hand Surg Am 38：712-720, 2013
5）Kleinman WB：Stability of the distal radioulna joint：biomechanics, pathophysiology, physical diagnosis, and restoration of function what we have learned in 25 years. J Hand Surg Am 32：1086-1106, 2007
6）Shulman BS, et al：Management of pisotriquetral instability. J Hand Surg Am 43：54-60, 2018
7）Bader J, et al：Muscle activity during maximal isometric forearm rotation using a power grip. J Biomec 68：24-32, 2018
8）Omokawa S, et al：A biomechanical perspective on distal radioulnar joint instability. J Wrist Surg 6：88-96, 2017
9）Harley BJ, et al：Force variations in the distal radius and ulna：effect of ulnar variance and forearm motion. J Hand Surg Am 40：211-216, 2015
10）Kawanishi Y, et al：A comparison of 3-D computed tomography versus 2-D radiography measurements of ulnar variance and ulnolunate distance during forearm rotation. J Hand Surg Eur 39：526-532, 2014
11）Nakamura T, et al：Cine MRI of the triangular fibrocartilage complex during radial-ulnar deviation. J Wrist Surg 7：274-280, 2018
12）Jain K, et al：Short-term result of arthroscopic synovial excision for dorsal wrist pain in hyperextension associated with synovial hypertrophy. Singapore Med J 55：547-549, 2014
13）Afshar A, et al：Dorsal luno-capitate impingement in a professional tennis player：a case report. Malays Orthop J 11（3）：45-46, 2017
14）Kox LS, et al：Overuse wrist injuries in young athletes：What do sports physicians consider important signals and functional limitations? J Sports Sci 36：86-96, 2018
15）Couzens G, et al：Anticipatory and reactive response to falls：muscle synergy activation of forearm muscles. Hand Surgery 20：343-351, 2015

Ⅱ
上肢の外傷・障害

Ⅲ

下肢の外傷・障害

肉ばなれの疫学

奥脇　透

要点整理

　肉ばなれは，スポーツ現場でよく見かける外傷であり，競技特性と強く関係している．各競技で起こりやすい肉ばなれを理解しておくことは，その予防の一歩となる．本項では，わが国のトップアスリートの診療データから肉ばなれの現状を紹介する．代表的な，試走中に生じるハムストリングや大腿四頭筋の肉ばなれのほか，格闘技における半膜様筋や大胸筋などの重症例も起こりうることを念頭に置く必要がある．

はじめに

　肉ばなれは，下肢のスポーツ外傷の代表例であり，あらゆるスポーツで起こりうるものである．その疫学について知ることは，予防への第一歩となる．本項では，はじめに国内外の肉ばなれ調査の現状について紹介し，そのあとで筆者の所属する国立スポーツ科学センター（以下，JISS）の診療データをもとに，わが国のトップアスリートにおける肉ばなれについて述べることとする．

1　肉ばなれの発生頻度

　他のスポーツ外傷・障害と同様に，わが国では大規模な外傷サーベイランスに関して十分な資料が整っていないのが実情である．一般的に用いられているのが，各医療機関による外来診療統計であるが，対象となるアスリートは，その医療機関の特徴（医師の専門性など）や立地する地域に限定されていることが多い．また各競技団体の医事委員会が扱う医療統計は，その種目に特化したものである．さらに学校体育あるいは部活動における保険診療統計として，独立行政法人日本スポーツ振興センターが扱っている「災害共済給付制度」があるが，さまざまな課題が残されている[1]．

　「災害共済給付制度」では，中高生の部活動中の外傷数が把握でき，全生徒（およそ700万人）の98％以上が登録しているため，すべての外傷が申請されていると仮定すれば，ビッグデータとして活用できる．しかし実際には，活動中の給付対象は医療費用額5,000円以上のものとなっており，軽症例は除外されている．また部員数は調査されておらず，その把握は中学校体育連盟や高等学校体育連盟などからの資料を参考にせざるをえない．このため主要11競技に絞って調査したところ，2009年（平成21年）度の統計にて「ハムストリング肉ばなれ」は，121件であった．部員総数が約290万人で，外傷発生数が26万件であったうち，わずか0.05％に過ぎなかった．最も多かった足関節捻挫は4万件を超え，全体でも17％を占めていた．この原因として，軽症例が除外されている（そもそも軽症例は受診していない可能性あり）ほかに，診断名の問題も大きいものと考えている．調査した中でも，大腿部筋挫傷や筋損傷といった，大腿四頭筋なのか，ハムストリングなのか，また筋打撲傷なのか，肉ばなれなのか不明な外傷名が登録されており，診断名や登録方法について見直す必要があると思われた．

　今後，海外の文献とも比較していくためには，プレー時間を含めたデータの蓄積が必要である．表1に，国内外の文献データの一部を挙げた．サッカーでは，欧州のチャンピオンシップ[2]とJ-

表 1 　肉ばなれの発生頻度

団体名	調査年度	肉ばなれ （件 /1,000PH*）	備考：診断名 （練習中か試合中か）	参考文献番号
サッカー UEFA-CL**	2011 年	3.9	muscle strain injury of hamstring（試合中）	2
サッカー J1	2012 年	3.0	大腿肉ばなれ （試合中）	3
サッカー なでしこ	2012 年	0.3	大腿肉ばなれ （試合中）	3
サッカー ユース男子***	2010 ～ 12 年	0.04 ～ 0.17	肉ばなれ / 筋断裂 （練習および試合中）	4
サッカー ユース女子***	2010 ～ 12 年	0.12 ～ 0.14	肉ばなれ / 筋断裂 （練習および試合中）	4
バスケットボール WJBL****	2011 ～ 12 年	0.034	ハムストリング肉ばなれ （練習および試合中）	5
ラグビー トップリーグ	2010 ～ 13 年	6.2	筋断裂 / 肉ばなれ / 筋痙攣 （試合中）	6

* PH＝player hours，**：UEFA（欧州サッカー連盟）Champions League，***：ユースは下部組織の 12～18 歳の選手，****：バスケットボール女子日本リーグ機構

（文献 2～6 より作表）

リーグ（J1）[3]での受傷頻度（1,000PH）は，ほぼ同様であった．国内での比較では，女性（なでしこ）[3]やユース選手では J1 に比べて発生頻度は少なかった[4]．また他の競技とも比較してみると，女子バスケットボールでは女子サッカーの 1/3 程度[5]，逆にラグビーでは J1 の倍以上（ただし筋痙攣も含めている）であった[6]．ただし，表を見てわかるように，必ずしもハムストリングに絞った統計ではなく，誰がどのように診断したかを含めて，まだまだ不十分な調査内容である．

そこで今回は，外来診療統計を紹介することとし，JISS の診療データから，わが国のトップアスリートの肉ばなれについて述べる．

2 トップアスリートにおける肉ばなれの概要

対象は 2001 年 10 月から 2018 年 9 月までの17 年間に，肉ばなれと診断した 1,170 例である．受傷時の平均年齢は 24.3 歳（標準偏差 SD：5.0）で，最年少は 13 歳で，最年長は 46 歳であった．男性は 801 例（68 ％）で，女性が 369 例（32 ％）と，男性に多かった．これは JISS の優先対象である，日本オリンピック委員会の強化指定選手

1,858 名（平成 31 年 1 月 1 日）の男女比（男性53 ％，女性 47 ％）を参考にすると，男性に多く発症していると思われるが，正確な母集団は把握できていないので明言はできない．

男性の受傷時の平均年齢は 25.0 歳（±4.7 歳），女性では 22.6 歳（±5.2 歳）と，受傷時年齢は女性のほうがやや若かった．図 1 に，男女別にみた受傷時年齢の分布を示した．男子は 26 歳がピークのほぼ一峰性を示し，女子では 19 歳と 25 歳にピークを持つ二峰性の分布となっていた．

受傷側を比較してみると，右 574 例，左 596例と左右差はなかった．

3 肉ばなれとスポーツ種目（競技）

次に，肉ばなれを受傷したスポーツでみると，全部で 49 競技あった（競技とは，例えば陸上競技では，短距離，長距離，跳躍，投てきなどすべてを含むが，水泳では競泳，アーティスティック・スイミング，飛び込み，水球はそれぞれ区別して数えた）．このことから，肉ばなれはあらゆるスポーツで生じうるものであることがわかる．

スポーツ別に肉ばなれの発生数（図 2）をみてみ

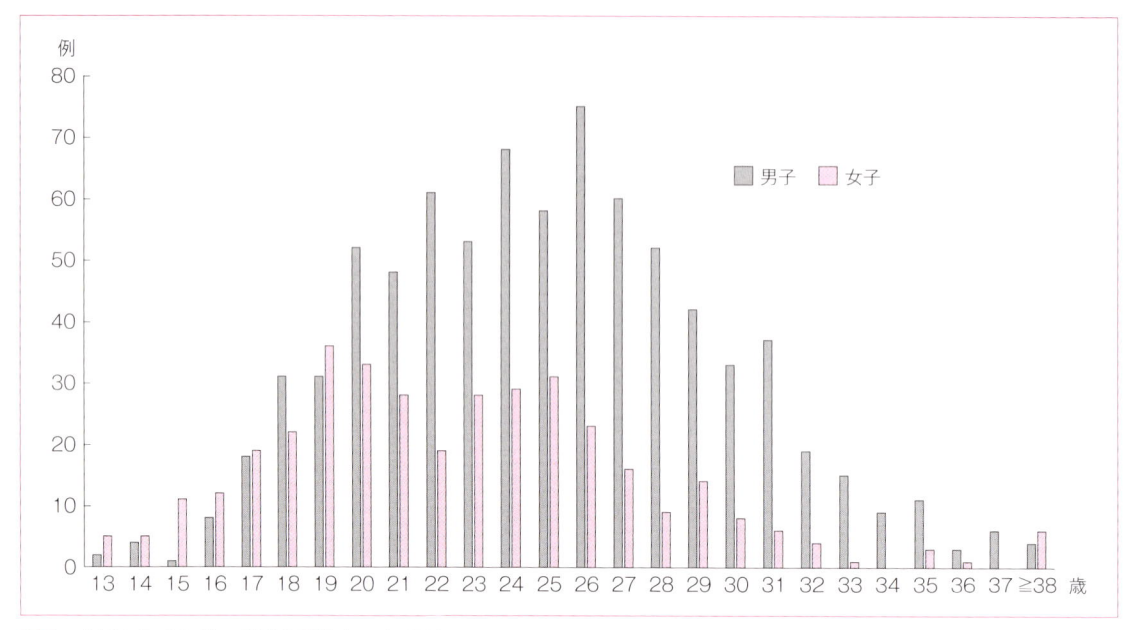

図1 ▶ 肉ばなれの年齢・性別症例数（n＝1,170）

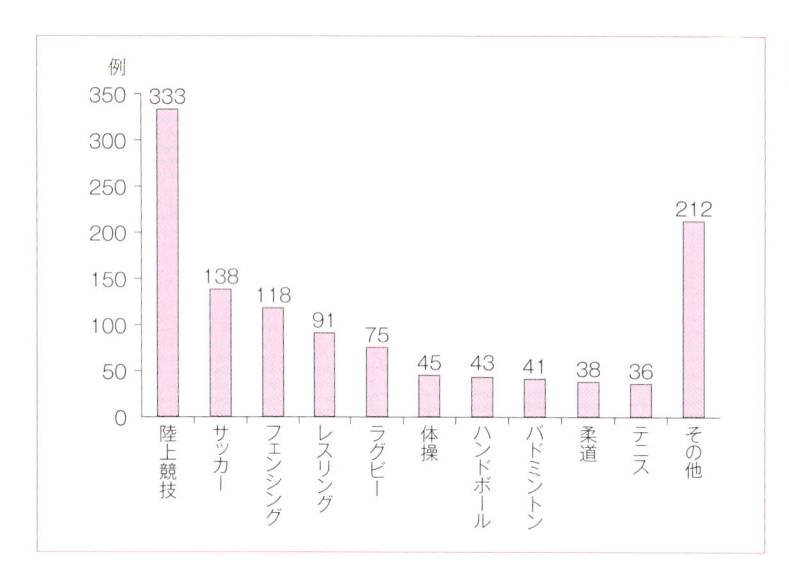

図2 ▶ 肉ばなれの競技別症例数（n＝1,170）

ると，陸上競技が333例と最も多かった（短距離124例，ハードル68例，中・長距離55例，跳躍53例など）．次いでサッカー138例，フェンシング118例，レスリング91例の順となっていた．前述したように，これらの症例数は，その医療機関の特徴（地域，対象，医師の専門性など）が関係している．JISSにはオリンピック競技の専用練習施設が併設されており，それらの競技（フェンシングやレスリングなど）が上位を占めているのが特徴といえる．それでもやはり，陸上競技が突出しており，疾走中に肉ばなれが起こりやすいことは明白である．

4 競技別にみた肉ばなれの好発部位（筋）

肉ばなれを受傷した競技と受傷筋との関係を**表2**に示した．陸上競技では，大腿二頭筋長頭が

表2 肉ばなれの症例数―受傷競技と受傷筋― (例)

受傷筋 競技種目	上肢帯筋群	腹筋群	骨盤筋群	大腿二頭筋長頭*	半膜様筋	大腿四頭筋	大腿部内転筋群	下腿三頭筋	その他	合計
陸上競技	1	7	11	155	54	20	12	57	16	333
サッカー	0	1	21	46	7	25	10	19	9	138
フェンシング	0	0	14	11	22	15	49	4	3	118
レスリング	14	10	9	13	21	10	6	2	6	91
ラグビー	3	1	5	24	2	8	2	28	2	75
体操	4	10	7	0	2	2	2	11	7	45
柔道	11	0	3	4	14	1	1	1	3	38
テニス	2	13	4	0	1	3	7	5	1	36
ウエイトリフティング	2	4	6	1	1	15	1	1	0	31
バレーボール	0	5	2	2	1	11	1	2	1	27
その他	13	17	26	34	27	28	30	47	16	238
全体	50	68	108	290	154	138	121	177	64	1,170

* : ハムストリング総腱損傷の29例は大腿二頭筋長頭に含めた.
濃いアミ : 競技あるいは受傷筋で最多のもの. 薄いアミ : 2, 3番目のもの.

155例（47％）と最も好発しており，それに半膜様筋（16％），下腿三頭筋（17％：このうちヒラメ筋が86％）と続いていた．前二者は短距離走で多く，下腿三頭筋では，長距離走でのヒラメ筋に多く発生していた．

サッカーやラグビーといった広いフィールドを駆け巡る競技でも，大腿二頭筋長頭（それぞれ33％，32％）に多く発生していた．サッカーでは大腿二頭筋長頭に次いで大腿四頭筋（18％，特に大腿直筋）や骨盤筋群（15％，特に内・外閉鎖筋）に多くみられた．ラグビーではむしろ下腿三頭筋（37％，腓腹筋内側頭とヒラメ筋で半数ずつ）が最も多く，次いで大腿二頭筋長頭の順であった．

一方，対戦競技であるフェンシングでは，大腿部内転筋群が最も多く（42％：このうち大内転筋が71％），次いで半膜様筋（19％）に多く発生していた．

さらにレスリングや柔道では，半膜様筋（それぞれ23％，37％）に最も多く生じていた．これらの受傷機転は，陸上競技での疾走中ではなく，相手につぶされたり，踏ん張った足が滑ったりした際に，開脚を強制されて半膜様筋の付着部を損傷した症例が多かった．さらにこれらの競技では2番目に肩甲帯筋群（それぞれ15％，29％，特に

大胸筋ですべて男性例）が多かったのが特徴的であった．

そのほか，体操では腹筋群（22％，特に腹直筋）が最も多く，これはテニス（36％，サーブでの利き腕と反対側）でも同様であった．ウェイトリフティングやバレーボールでは大腿四頭筋（それぞれ48％，41％，特に前者では外側広筋，後者では内側広筋）に最も多く発生していた．このように，肉ばなれには競技特性が大きく関与していることがわかる．

また受傷筋を性別で比較してみると，体の上方から腹直筋，腸腰筋，半膜様筋，大腿四頭筋および内転筋群で女性に多い傾向にあった．その他の筋では，大胸筋が男性のみであり，外閉鎖筋も93％とほぼ男性選手にみられており，大腿二頭筋，下腿三頭筋および内腹斜筋の肉ばなれは男性選手に多くみられていた．

5 肉ばなれと損傷部位（筋）

1 全症例における損傷筋の分布

競技に関係なく，肉ばなれを受傷した筋を全体

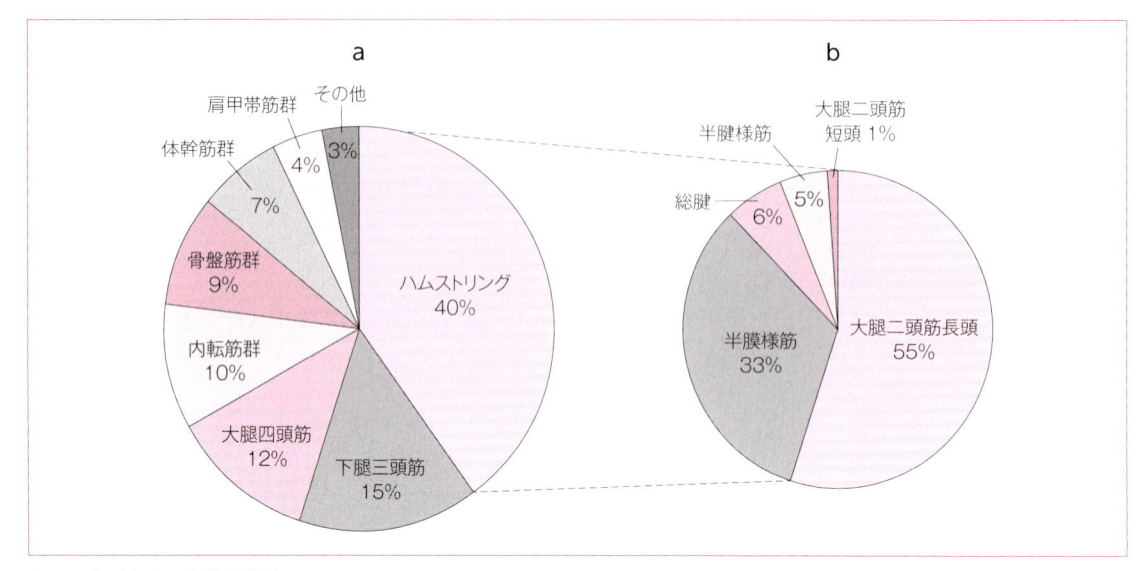

図3 ▶ 肉ばなれの部位別割合
a　全肉ばなれ症例中の各筋群の割合（n＝1,170）
b　ハムストリング肉ばなれ中の各筋の割合（n＝472）

でみてみると，全部で66部位の筋に生じていた．このことは，肉ばなれはあらゆる筋に起こりうることを示している．**図3a**は，ハムストリング，下腿三頭筋，内転筋群など，機能別に大まかに分類してみた場合の割合であり，肉ばなれを最も多く発生していたのがハムストリングであった．肉ばなれ全体の40％（472例／1,170件）を占めており，これまでの多くの文献でも，ハムストリングが人体の筋の中で最も肉ばなれが起こりやすい部位であることが報告されている[1,2,5]．次いで下腿三頭筋15％（177例），大腿四頭筋12％（138例）および内転筋群10％（121例）などの順に多かった．

2 ハムストリングにおける損傷筋の分布

またハムストリング内での損傷筋をみてみると，大腿二頭筋長頭が55％（261例）と過半数を占め，次いで半膜様筋33％（154例）で，両者をあわせて90％近くなり，残りは半腱様筋の5.1％（膝ACL再建術後の損傷9例を含む24例）と，ハムストリング総腱（付着部を含む）の6.1％（29例），それに大腿二頭筋短頭の0.8％（4例）となっていた（**図3b**および**図4a**）．大腿二頭筋長頭と半膜様筋は，力学的に有利な羽状筋の形態を有しており，

一方，半腱様筋と大腿二頭筋短頭はスピードに有利な平行線維筋（紡錘状筋）である．このことから，羽状筋は，力学的に有利な構造を持つ反面，より大きな負荷にさらされることになるため，肉ばなれが起こりやすいものと考えられる．

3 大腿二頭筋における損傷部の分布

さらに大腿二頭筋長頭261例，ハムストリング付着部29例および大腿二頭筋短頭4例を加えた294例で，大腿二頭筋内での肉ばなれの発生分布をみてみると，近位付着部（ハムストリング総腱含む）が14％，近位（腱膜）部53％，遠位（腱膜）部31％，遠位付着部0.3％および短頭1.4％となっていた（**図4b**）．このことは，1つの筋でも，起始から停止部まであらゆる部位で肉ばなれが起きうることと，好発しやすい部位（腱膜部）があることを示している．

6 肉ばなれの損傷部位 （MRI分類）

肉ばなれの症例に対して，損傷部位の同定にはMRIが有用であり，筆者は損傷部位を3つに分け，重症度の目安としてきた（**図5**）[7]．すなわち，

図4▶ハムストリング肉ばなれの部位別割合（n＝472）

a　ハムストリング内での分布. Ham：ハムストリング総腱, ST：半腱様筋, SM：半膜様筋, BFl：大腿二頭筋長頭, BFs：同短頭（＊長頭の遠位深部）.
b　大腿二頭筋内での分布. ① 近位付着部（ハムストリング総腱含む）, ② 近位部, ③ 遠位部, ④ 遠位付着部（大腿二頭筋遠位腱含む）.

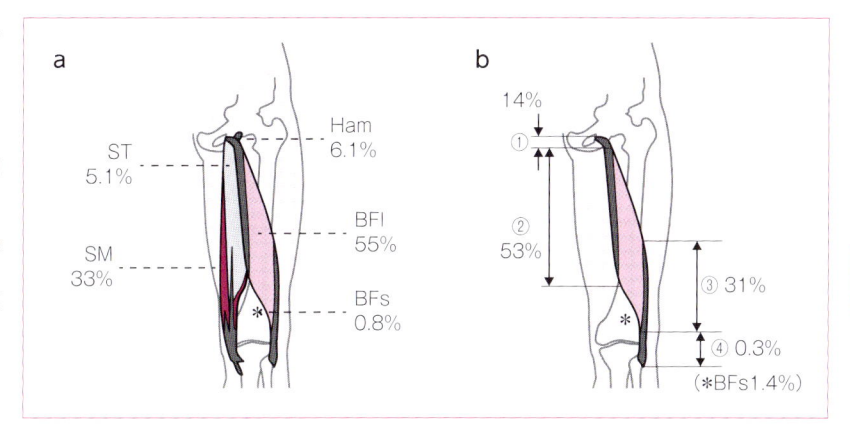

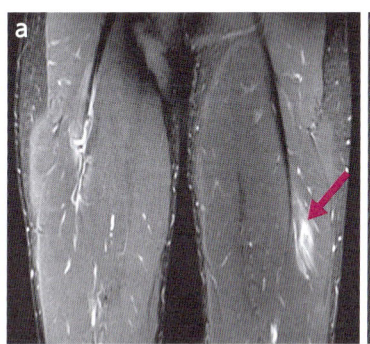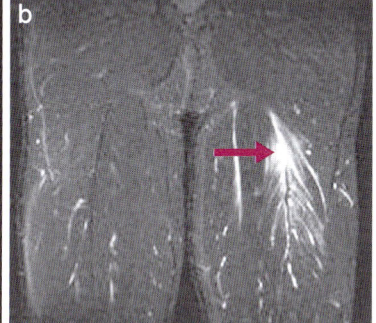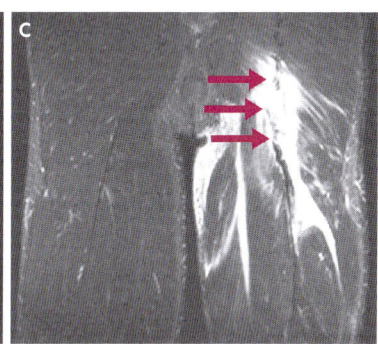

図5▶MRI（STIR 冠状断像）による大腿二頭筋肉ばなれの分類

a　Ⅰ型（筋線維部損傷型）. 筋線維部に高信号域（矢印）.
b　Ⅱ型（腱膜部損傷型）. 腱膜の損傷（矢印）.
c　Ⅲ型（付着部損傷型）. 近位腱または付着部損傷（矢印）.
（文献7より引用）

Ⅰ型（筋線維部）, Ⅱ型（腱膜部）およびⅢ型（付着部）である.

　Ⅰ型は出血所見が特徴である軽症型（筋周膜, いわゆる筋膜周辺の所見も含む）である. これに対して肉ばなれの典型例であるⅡ型は, 筋腱移行部, 特に腱膜の損傷が特徴の中等症型である. そしてⅢ型は, 腱性部の断裂や筋腱付着部での裂離損傷といった重症型となる.

　表3は, 各受傷筋におけるMRI分類の割合を示したものである. 代表的な大腿二頭筋では腱膜部が83％とほとんどを占めているが, 14％の付着部損傷（総腱損傷を含む）があることも注意しなければならない. ハムストリングのもう一つの好発筋である半膜様筋は腱膜損傷が51％で, 付着部も43％（総腱損傷を含む）にみられ, 前述したよ

うに, 前者は疾走中に, 後者は開脚を強制された際に, それぞれ発生しやすいことに注目すべきである.

　また筋線維部損傷が多かったのは腹直筋, 深部外旋6筋（特に外・内閉鎖筋）, 大内転筋であった. これに対して重症型となる付着部損傷は, 大胸筋と内腹斜筋であり, 柔道やレスリングなどで注意しなければならない損傷である. なお重症例の場合には, 肉ばなれというよりは, 大胸筋断裂などの診断名となることがほとんどである.

　その他の筋は, ほとんどが典型的な腱膜損傷が多くを占めており, 腸腰筋, 大腿直筋, 長内転筋, ヒラメ筋および腓腹筋内側頭などでは, 腱膜損傷の程度を把握していく必要がある.

　筆者らは最近, さらにそれぞれの損傷部位の

表3 ▶ 肉ばなれの MRI 分類—受傷筋と損傷部位—

受傷筋 ＼ 損傷部位	筋線維部 (%)	腱膜部 (%)	付着部 (%)	症例数
大胸筋	0	0	100	14
腹直筋	97	0	3	37
内腹斜筋	17	0	83	29
腸腰筋	30	67	3	33
深部外旋6筋	68	3	29	34
大腿二頭筋*	3	83	14	294
半膜様筋**	6	51	43	183
大腿四頭筋	23	70	7	138
長内転筋	28	48	24	42
大内転筋	64	9	27	59
ヒラメ筋	10	85	5	122
腓腹筋内側頭	13	61	26	53

*：大腿二頭筋には，ハムストリング総腱29例と短頭4例を含む.
**：半膜様筋には，ハムストリング総腱29例を含む.
アミ：損傷の割合が多い部位.

MRI 横断面像における損傷度を3段階（1度：わずかな損傷，2度：部分断裂，3度：断裂）に分け，損傷部位と合わせた重症度分類を行い，肉ばなれの診療に利用している[7]．

特に肉ばなれの特長である腱膜の損傷の程度によって，スポーツ復帰時期が異なることがわかっている[7]．

おわりに

以上，わが国におけるトップアスリートの肉ばなれのデータからみた疫学的傾向を述べた．受傷競技，受傷筋，受傷部位に加えて，性別，年齢別，さらには競技種目やポジションなどの要素も揃えてみると，まだまだデータとしては物足りないものである．肉ばなれの予防を検証していく意味でも，統計学的評価に耐えうるデータベース作りが急務である．

◆ 文 献
1) 奥脇 透：学校管理下におけるスポーツ外傷発生調査について．平成22年度日本体育協会スポーツ医・科学研究報告Ⅱ 日本におけるスポーツ外傷サーベイランスシステムの構築—第1報—．(財)日本体育協会スポーツ医・科学専門委員会編，(財)日本体育協会，東京，5-11，2011
2) Ekstrand J, et al：Injury incidence and injury patterns in professional football：the UEFA injury study. Br J Sports Med 45：553-558：2011
3) 池田 浩ほか：2. 各競技におけるスポーツ外傷発生調査 2-1. サッカー．平成24年度日本体育協会スポーツ医・科学研究報告Ⅰ 日本におけるスポーツ外傷サーベイランスシステムの構築—第3報—．(公財)日本体育協会スポーツ医・科学専門委員会編，(公財)日本体育協会，東京，54-59，2013
4) 佐保泰明ほか：3. スポーツ外傷・障害予防プログラムの開発・検証 3-1. サッカーにおけるプログラム検証．平成24年度日本体育協会スポーツ医・科学研究報告Ⅰ 日本におけるスポーツ外傷サーベイランスシステムの構築—第3報—．(公財)日本体育協会スポーツ医・科学専門委員会編，(公財)日本体育協会，東京，80-87，2013
5) 三木英之ほか：2. 各競技におけるスポーツ外傷発生調査 2-2. バスケットボール(WJBL)．平成24年度日本体育協会スポーツ医・科学研究報告Ⅰ 日本におけるスポーツ外傷サーベイランスシステムの構築—第3報—．(公財)日本体育協会スポーツ医・科学専門委員会編，(公財)日本体育協会，東京，60-63，2013
6) 古谷正博ほか：2. 各競技におけるスポーツ外傷発生調査 2-3. ラグビーフットボール．平成24年度日本体育協会スポーツ医・科学研究報告Ⅰ 日本におけるスポーツ外傷サーベイランスシステムの構築—第3報—．(公財)日本体育協会スポーツ医・科学専門委員会編，(公財)日本体育協会，東京，64-68，2013
7) 奥脇 透ほか：大腿二頭筋肉ばなれのMRI分類．日臨スポーツ医会誌27：250-257，2019

肉ばなれの受傷メカニズム・危険因子およびそのモニタリング

金子晴香・吉田圭一

要点整理

　肉ばなれはスポーツ外傷・障害の中で発生頻度が高く，これまでも有意義な予防がなされているとは必ずしもいえない疾患である．ハムストリングスの肉ばなれはランニング時に多く発生し，接地直前の late swing phase における遠心性収縮が原因である．肉ばなれは解剖学的構造上，羽状筋である筋の筋腱移行部に起こる．主な危険因子は年齢，既往歴，筋力低下，筋力不均衡，筋柔軟性の低下，筋疲労である．筋力低下や筋力不均衡に関しては，予防介入の有効性が示されている．超音波エラストグラフィを用いて損傷部位をモニタリングすることで，肉ばなれの適切な復帰時期を推定できる可能性がある．

はじめに

　肉ばなれは，打撲などの直達外力による筋挫傷とは異なり，自家筋力または介達外力によって，抵抗下に筋が過伸展されて発症するものである．狭義の肉ばなれでは自家筋力によるものが該当する．肉ばなれは多くのスポーツで発生するが，サッカーでは外傷・障害の 31.8％[1] であり，陸上競技では 40.9％[2] であり，外傷・障害に占める割合は大きい．下肢の肉ばなれにおいて，ハムストリングス肉ばなれがサッカーやオーストラリアンフットボール，陸上競技などで最も多い．また，再発率も高く，ハムストリングスの肉ばなれのサッカーでの再発率は 16％[1]，陸上競技ではトップアスリートのハムストリングス肉ばなれ初回受傷後の 24ヵ月以内の再発の割合は 13.9％[2]，と報告されている．さらに，肉ばなれの大会中の発生率の近年変動はないと報告されており[3]，有意義な予防がなされているとは必ずしもいえない．

　本項では，肉ばなれの受傷メカニズムおよび危険因子についてハムストリングスを中心に概説し，筋の質的評価を可能にするエラストグラフィの可能性について紹介する．受傷メカニズムや危険因子から考えられる予防法についても言及する．

1 ランニング時のハムストリングスの機能と肉ばなれ

　キックやタックル，カッティング動作，スピードが遅い動きであるストレッチでもハムストリングス肉ばなれは生じるが，ランニングがハムストリングス肉ばなれの最大の原因である．ハムストリングスは股関節の伸展と膝関節の屈曲を行う筋群である．

　ランニングのバイオメカニクス研究では，ハムストリングスは走行サイクルの swing phase（足の離地から接地まで）の最後と stance phase（足の接地から離地まで）の初めにピークがあるが，すべての走行サイクルで活動している．early，middle，late の 3 つに分かれる swing phase の late stage では，膝関節の伸展とともに，股関節が伸展し，筋長を長くしながらハムストリングスは収縮することが必要である．late swing phase にハムストリングスは最大長となる．大腿二頭筋，半膜様筋，半腱様筋の 3 つのハムストリングスの筋（図1）のうち，大腿二頭筋長頭が 110％と最も引き延ばされ，半膜様筋は 107.5％，半腱様筋は 108.2％引き延ばされる[3]．一方，股関節伸展，膝関節屈曲の最大筋力は，ランニング動作の足の

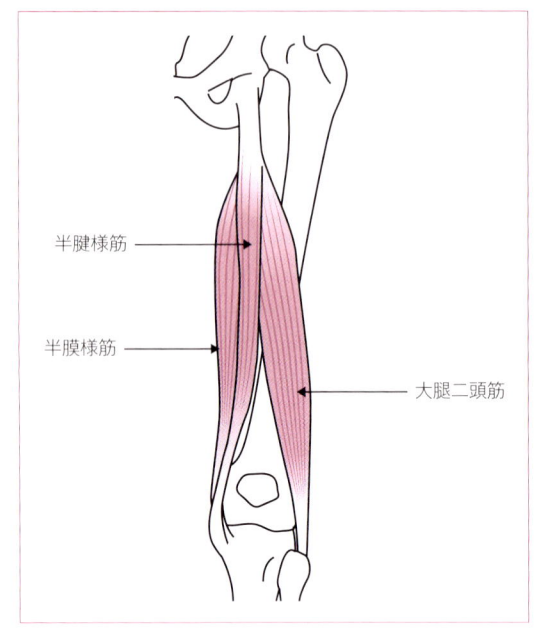

図1 ▶ ハムストリングス（右大腿後面）
大腿二頭筋，半腱様筋，半膜様筋からなる．

半腱様筋
半膜様筋
大腿二頭筋

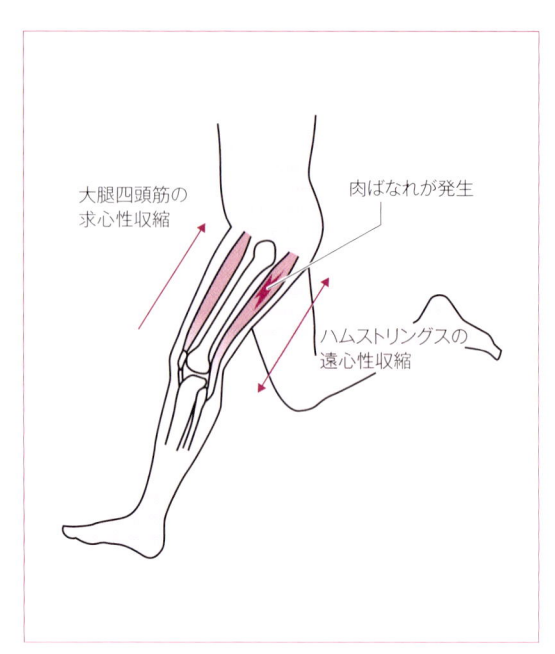

図2 ▶ ハムストリングス肉ばなれの発生機序
Late swing phase のハムストリングスの遠心性収縮．
（文献 4 より引用，一部改変）

大腿四頭筋の求心性収縮
肉ばなれが発生
ハムストリングスの遠心性収縮

接地の時に起こる．stance phase のハムストリングスは股関節伸展の求心性（短縮性：コンセントリック）収縮に動くが，ランニング時の stance phase 最後にはハムストリングスの遠心性（伸張性：エキセントリック）収縮が起こる（**図2**）[4]．

2 ハムストリングス肉ばなれの原因

筋の長さが短縮しながら収縮する求心性収縮よりも，筋の長さが伸張しながら収縮する遠心性収縮の方が筋に働く力が大きくなり損傷の危険性が増す（**図2**）[4]．最大速度でのランニング（スプリント）時のハムストリングス肉ばなれには，stance phase や swing phase の強い遠心性収縮が原因となる．特に late swing phase の最後の時は筋長が最大となっており，ハムストリングスの筋腱移行部に最も負荷がかかる．キック動作によるハムストリングス肉ばなれは，筋収縮力に主な原因があるとされるが，ランニングと同様に遠心性収縮が原因となる[3]．

3 解剖学的要因

ハムストリングスは二関節筋であり，股関節伸展と膝関節屈曲に作用し，筋は股関節屈曲および膝関節伸展で伸張される．二関節筋であることにより筋の長さの変化は大きく，損傷の要因となる[3]．

また，ハムストリングスをはじめとする，肉ばなれを起こす筋は紡錘状の筋でなく，筋線維が腱部に角度をもって付着している羽状筋の形をとる．羽状筋は断面積が大きく，強い筋収縮を行うのに有利であるが，筋腱移行部への負荷もかかりやすく，肉ばなれの要因となる[4]．

多くの肉ばなれは筋腱移行部や腱膜への移行部に多い．原因として，筋線維と腱の移行部は特殊な指状構造を形成している（**図3**）[5]．筋が収縮すると筋線維間の結合が強くなり，筋腱移行部結合力を上回り筋腱移行部での損傷が多くなると考えられている（**図4**）[4]．

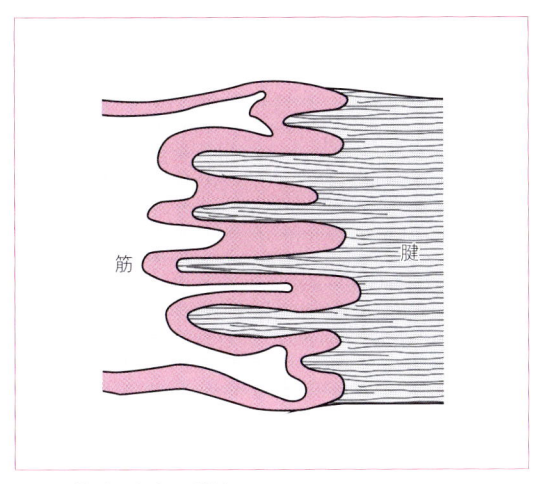

図3　筋腱移行部の構造
筋腱接合部は指状の構造を形成している.
（文献5より引用, 一部改変）

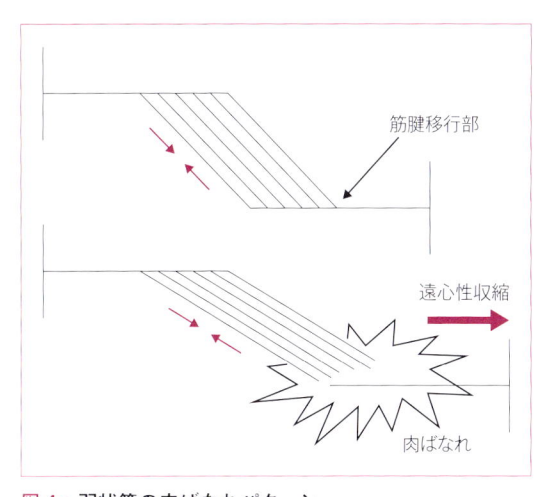

図4　羽状筋の肉ばなれパターン
筋収縮時には筋線維内の結合応力が筋腱移行部の結合力を上回る.
（文献4より引用, 一部改変）

4 ハムストリングス肉ばなれの危険因子

ハムストリングスの肉ばなれの危険因子には, 不変なものと介入可能な因子がある. 以下に示す年齢や既往歴は不変であるが, その他の因子は介入可能である.

1 年　齢

年齢が増すほど, ハムストリングス肉ばなれの発生が増えると報告されている[3]. 23歳以上のオーストラリアンフットボールの選手において4.4倍ハムストリングス肉ばなれのリスクが上昇する[6]. これには既往歴や筋肉量などの共変量が年齢とともに影響している可能性がある.

2 既往歴

ハムストリングス肉ばなれの既往歴があるとハムストリングス肉ばなれの発生リスクが上昇する. サッカー選手において, 前シーズンのハムストリングス肉ばなれの既往歴は, ハムストリングス肉ばなれの発生のリスクを11.6倍上昇させるとの報告などがある[7]. 初回受傷後の筋の修復状態や神経筋接合部の回復などが関係していると考えられる.

3 筋力低下

マウスを用いた動物実験の結果において, 筋力が弱い方が肉ばなれを起こしやすいと報告されている. また, ハムストリングス肉ばなれをした人の受傷前の筋力は弱かったという報告がある一方で, 差がなかったとういう報告もある[8].

RCTや介入研究において行われたnordic hamstring exercise[9]やflywheel training[3]などの遠心性筋力トレーニングによる筋力トレーニングは, ハムストリングス肉ばなれのリスクを減らすと報告されている. nordic hamstring exerciseは自重で行う訓練であり, 膝立ちして, ハムストリングスに遠心性収縮の力をかけながらゆっくり上体を倒していくトレーニングである. このように, 筋力強化によりハムストリングス肉ばなれの発生率を減少させるということは, 筋力低下がハムストリングス肉ばなれの危険因子の1つであるといえる.

4 筋力不均衡

両下肢の筋力に不均衡がある場合, 弱い方の下肢にハムストリングス肉ばなれが起こりやすいと報告されている. これまでの報告では, 8〜15％以上のハムストリングスの筋力の不均衡があると,

ハムストリングス肉ばなれの予測因子となるという報告がある[3]．一部の報告では予測できないと述べられているものもあり，さらなる研究が必要である．

また，大腿の屈筋群であるハムストリングスと伸筋群である大腿四頭筋の筋力比であるHQ比が低いとランニングのlate swing phase時のハムストリングスへの負荷が大きくなるという報告がある．大腿四頭筋の収縮は，膝を伸展させ，ハムストリングスへの機械的な伸張を促すため，大腿四頭筋筋力が強いとハムストリングスにかかる負荷が大きくなる．しかしHQ比は単に両筋の収縮の力の比であり，ハムストリングスの遠心性収縮の力を表してはいない．よって最近はハムストリングスの遠心性収縮の力を計算した比，HQfuncという値も研究に使われている．

HQ比が0.50以下であるとハムストリングス肉ばなれのリスクが上昇するという報告がある[10]．サッカー選手において，HQ比0.45〜0.47，HQfunc比0.80〜0.89以下でハムストリングス肉ばなれリスクが変わるという報告もある[11]．しかし，陸上競技選手ではHQ比もHQfunc比も関係がないという報告もあり，今後の研究の継続が必要である．

筋不均衡への介入研究では，左右差およびHQ比を含め，筋不均衡への介入によりハムストリングス肉ばなれの発生率低下の報告がある[3]．よって筋不均衡もハムストリングス肉ばなれの1つの危険因子である．

5 筋柔軟性

筋柔軟性は従来から重要な因子といわれていたが，特に確かなエビデンスはなかった．筋柔軟性が高いと筋腱移行部におけるエネルギーの吸収量が高く，肉ばなれのリスクを低減できると考えられている．エビデンスとしては，ハムストリングス肉ばなれと筋柔軟性は関連性がないという前向き研究がある一方で，柔軟性が高い選手の方に再発率が低かったという報告や，プロのサッカー選手でstraight leg raising（SLR）90°以下の場合，ハムストリングス肉ばなれ発生と関係があったという報告がある．

筋柔軟性の計測には座位または立位での前屈やSLRなどさまざまなものがあるが，股関節や脊椎の可動性も関係し，正確には測れないことが，報告のばらつきを生んでいる可能性がある．また，介入研究においても，ストレッチングの時間が短く有意なハムストリングス肉ばなれへの有効性は示されていない研究が多い．近年，十分な時間（10分以上）のストレッチングを行うことにより筋の柔軟性が改善されることが報告されている[8]．今後は客観的な方法を用いた柔軟性の計測により，筋柔軟性の改善による肉ばなれの予防効果を判定していく必要がある．

6 筋疲労

筋疲労やパフォーマンスの低下は外傷の原因となるという報告は多々ある[3]．外傷発生の研究では，試合やトレーニングの後半においてハムストリングス肉ばなれの発生率は高いという報告がある．

ウサギを用いた筋の研究において，伸展屈曲の反復伸展刺激による疲労は，筋断裂強度を低下させると報告されている．

人間の筋の報告でも，反復運動などによる筋疲労は，筋深部知覚を低下させ，ハムストリングスの過伸張に繋がり，ハムストリングス肉ばなれのリスクを増加させると報告されている．また，疲労により遠心性収縮力が低下し，間接的にハムストリングス肉ばなれのリスクに繋がる．そのほかにも疲労は，集中力の低下や，技量の低下，共働筋の動作パターンの変化などを生じ，ハムストリングス肉ばなれのリスクを増加させる．

5 筋の質的評価・モニタリング

肉ばなれの危険因子として，肉ばなれの既往歴があることはすでに述べた．これは，不変な因子と考えられてはいるが，一方で受傷後の治療や復帰時期，筋修復の状態の適切な把握により肉ばなれの再発は低下させることができる．ここでは，筋の質的評価について言及する．

肉ばなれの画像検査には主にMRIとBモード超

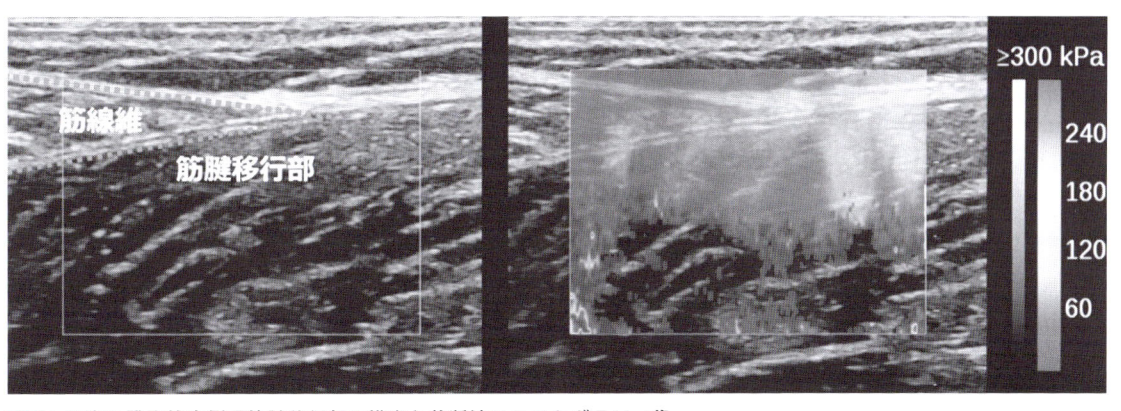

図5　正常の腓腹筋内側頭筋腱移行部の描出と剪断波エラストグラフィ像
（文献 15 より引用）
（右：巻頭カラー参照）

音波が用いられるが，我々は組織修復を質的に評価するモダリティとしてエラストグラフィに着目し，運動復帰の客観的指標とする研究を進めている．

　MRI は肉ばなれの診断ならびに損傷部位，重症度の把握に必須である．一方，運動復帰の指標としての MRI について，MRI 所見から運動復帰時期の大まかな予測が可能であるとされる[12, 13]．また画像上は出血像の消失，損傷部の瘢痕化・肥厚により一見修復が得られたと考えられているが，これらの画像所見をもってしてもしばしば再発をきたすことを経験する．よって近年では MRI 評価は運動復帰基準から除外すべきとまでいわれている[14]．

　B モード超音波は簡便に繰り返しの計測が可能であるが，初期の病変が描出しづらい，検者の手技により左右されるなどの問題もある．B モード画像では MRI と同様，損傷部の出血を反映した液体貯留と，治癒過程に伴う瘢痕化・肥厚が確認できる．

　エラストグラフィは組織に外力を加えた時のひずみ（剛性）を計測する圧迫エラストグラフィと，組織の伸張性（弾性）を計測する剪断波エラストグラフィ（以下，SWE）に大別される．我々は骨格筋の機能を考慮して，主に SWE を用いている．これは B モード超音波機器に搭載され，プローブの先端から人間がほとんど感じることがない微弱な刺激を発し，その刺激から出る横軸の波（剪断波）をプローブが感知し，波の伝わる速度から組織の硬さを計測するものである．

　以下に肉ばなれの好発筋である腓腹筋内側頭を例にとり，SWE の計測の流れを示す．まず正常筋において，被検者は腹臥位を取り，下腿中央の筋腱移行部付近で長軸方向にプローブを当てると，筋線維と腱膜により構成される羽状角の形状（不等号サイン）が確認できる．ここで SWE は組織の線維方向に平行に描出して計測することで正確な数値が計測できるため，プローブの角度を微調整して筋腱線維の全長が描出されるようにする．この位置で SWE を計測すると，組織の硬さに応じて青（柔らかい）～赤（硬い）のカラーパターンが表示される．また任意の領域を選んで硬さ（SWE 値）を計測することが可能である（図5）[15]．次に肉ばなれ患者で同部位を観察すると，受傷後早期には筋腱線維の不整像と血腫を反映した液体貯留を認め，その後治癒過程に伴い血腫は消退し，腱膜は瘢痕化・肥厚して mini-musculotendinous junction と呼ばれる新たな筋腱移行部を形成する[16]．SWE を経時的に計測すると，受傷後早期は SWE 値が低下するが（図6），修復過程とともに SWE 値は増加して，健側と同等まで回復する（図7）．

　腓腹筋筋腱移行部肉ばなれ患者 20 名を対象として受傷後 4，8，12 週で SWE の計測を行った結果，受傷後 8 週時点では筋腱移行部の SWE 値は健側より有意に低く，受傷後 12 週で有意差は消失した[17]．奥脇らは筋腱移行部損傷の平均運動

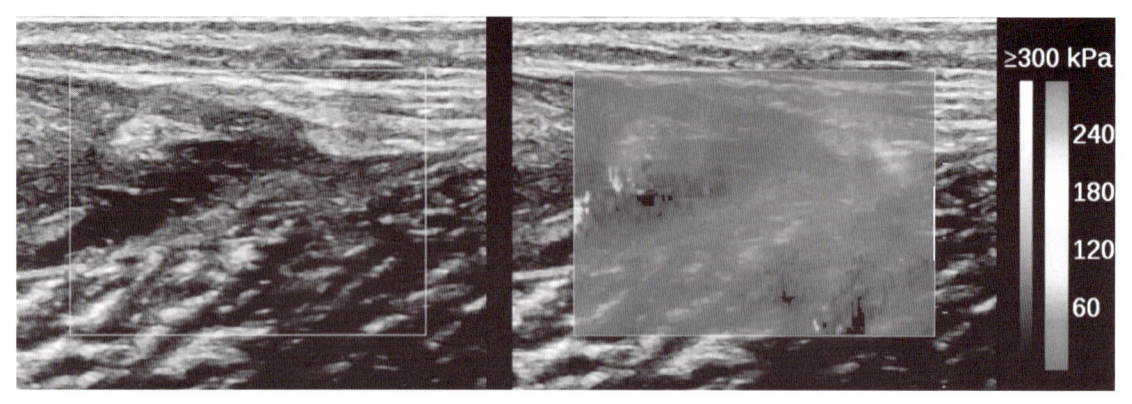

図6 ▶ 受傷後早期の腓腹筋内側頭筋筋腱移行部肉ばなれにおける剪断波エラストグラフィ像
（右：巻頭カラー参照）

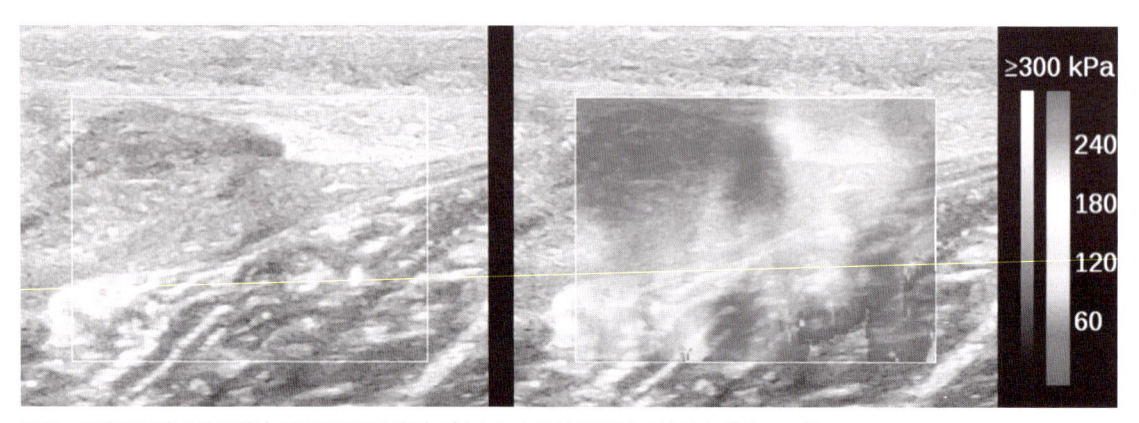

図7 ▶ 組織修復後の腓腹筋内側頭筋筋腱移行部肉ばなれにおける剪断波エラストグラフィ像
（右：巻頭カラー参照）

復帰時期は約6週と報告している[18]が，この結果から考察すると，6週の時点では十分な筋腱移行部線維の修復がなされておらず，それが高い再発率の要因になっていることが示唆される．なお本法は，Bモード超音波で羽状角の形状が描出できれば，ハムストリングス，大腿四頭筋をはじめとしてどの筋肉にも応用が可能である．一方，SWE値を用いた運動復帰時期は個々の症例，重症度により異なるため，今後もさらなる検討が必要である．

肉ばなれの適切な復帰時期を，超音波エラストグラフィを用いて損傷部位をモニタリングすることで，再発率を低下することができる可能性がある．筋柔軟性や筋疲労のモニタリングの指標として，超音波エラストグラフィによる筋の弾性率の評価を用いることが可能かは，今後のさらなる研

究が期待される．

おわりに

肉ばなれはスポーツ外傷・障害の中で発生頻度が高く，これまでも有意義な予防がなされているとは言い難い疾患である．ハムストリングスの肉ばなれはランニング時に多く発生し，接地直前のlate swing phaseにおける遠心性収縮が原因である．肉ばなれは解剖学的構造上，羽状筋である筋の筋腱移行部に起こる．主な危険因子は年齢，既往歴，筋力低下，筋力不均衡，筋柔軟性，筋疲労である．筋力低下や筋力不均衡に関しては，予防介入の有効性が示されている．各危険因子のモニタリングが必要であるが，この分野に関しては今後の研究発展が待たれる．多因子が密接に関係して肉ばなれは発生しており，総合的な予防が必要

とされる.

◆ 文　献

1）Ekstrand J, et al：Epidemiology of muscle injuries in professional football（soccer）. Am J Sports Med 39：1226-1232, 2011

2）Edouard P, et al：Muscle injury is the principal injury type and hamstring muscle injury is the first injury diagnosis during top-level international athletics championships between 2007 and 2015. Br J Sports Med 50：619-630, 2016

3）Opar DA, et al：Hamstring strain injuries：factors that lead to injury and re-injury. Sports Med 42：209-226, 2012

4）奥脇　透：肉ばなれ. 関節外科 10：140-145, 2006

5）奥脇　透：肉ばなれの発生要因と治療予測. Sportsmedicine 19：6-14, 2007

6）Gabbe BJ, et al：Predictors of hamstring injury at the elite level of Australian football. Scand J Med Sci Sports 16：7-13, 2006

7）Arnason A, et al：Risk factors for injuries in football. Am J Sports Med 32：5-16, 2004

8）Freckleton G, et al：Risk factors for hamstring muscle strain injury in sport：a systematic review and meta-analysis. Br J Sports Med 47：351-358, 2013

9）Engebretsen AH, et al：Prevention of injuries among male soccer players：a prospective, randomized intervention study targeting players with previous injuries or reduced function. Am J Sports Med 36：1052-1060, 2008

10）Heiser TM, et al：Prophylaxis and management of hamstring muscle injuries in intercollegiate football players. Am J Sports Med 12：368-370, 1984

11）Croisier JL, et al：Strength imbalances and prevention of hamstring injury in professional soccer players：a prospective study. Am J Sports Med 36：1469-1475, 2008

12）奥脇　透：スポーツ選手における肉ばなれの治療について. 臨スポーツ医 11：30-34, 1994

13）Ekstrand J, et al：MRI findings and return to play in football：a prospective analysis of 255 hamstring injuries in the UEFA Elite Club Injury Study. Br J Sports Med 50：738-743, 2016

14）Nick van der Horst, et al：Return to play after hamstring injuries in football（soccer）：a worldwide Delphi procedure regarding definition, medical criteria and decision-making. Br J Sports Med 51：1583-1591, 2017

15）Yoshida K, et al：Application of shear wave elastography for the gastrocnemius medial head to tennis leg. Clin Anat 30：114-119, 2017

16）Jarvinen TA, et al：Muscle injuries：biology and treatment. Am J Sports Med 33：745-764, 2005

17）Yoshida K, et al：Healing process of gastrochemius muscle injury on ultrasonography using B-mode imaging, power Doppler imaging, and shear wave elastography. J Ultrasound Med doi：10.1002/jum. 15035, 2019

18）奥脇　透：トップアスリートにおける肉離れの実態. 日臨スポーツ医会誌 17：497-505, 2009

III 下肢の外傷・障害

肉ばなれの予防トレーニング

松田直樹・山本晃永

要点整理

　ハムストリング肉ばなれのリスクファクターについて，過去の文献などから分析し，これらの身体的特徴の改善に加え，受傷しやすい大腿二頭筋長頭と半腱様筋を効果的に鍛えるエクササイズと，さらに股関節に対し回旋コントロールを向上させるためのトレーニングについての重要性と実際のエクササイズについて提案する．

はじめに

　肉ばなれはスポーツ現場では非常に発生頻度が高く，特にプロサッカーにおいては，31％の頻度で発生するともいわれている[1]．特に記録系競技や格闘技系競技では受傷後のパフォーマンス低下は避けられず，残念ながら復帰した後の再発頻度も少なくない．さまざまなサーベイランスやリスクファクターに関する調査が実施されているが，統一した予防策が確立しているわけではない．

　運動の力源である「筋肉」に過剰な遠心性収縮力が加わってしまうのは，特に高いレベルの競技スポーツでは避けることはできず，発生をゼロにすることは容易ではない．科学的予防戦略とはいえないが，肉ばなれ発生頻度の高い局所に限らず全身のコンディションを良好に保っていくことが，肉ばなれ予防の最善策であり，発生頻度を減少させることができると筆者は信じている．

　本項では肉ばなれの発生頻度の高いハムストリング肉ばなれについて着目し，リスクファクターについて再確認し，肉ばなれを予防していくためのコンディショニングについて論じ，現場での予防につなげることができれば幸いである．

1 肉ばなれのリスクファクター

　肉ばなれを予防するためには，発生メカニズムを知ることがまず第一歩である．メカニズムのキーワードは，遠心性収縮・二関節筋・筋腱接合部である．

1 ハムストリング肉ばなれのリスクファクター

　Hägglund らは，過去の外傷歴，年齢，柔軟性の欠如，筋力不足，筋力のアンバランス，疲労，試合の状況などが下肢の外傷に影響を及ぼすと述べている[2]．過去の外傷歴，年齢や試合の状況といったものはコンディショニングで変えられるものではないが，大腿四頭筋とハムストリングの筋力比，筋疲労，タイトネス，ウォームアップなどはコンディショニングとして改善することができる．

　また，肉ばなれは主としてハムストリングの遠心性収縮時に発生することは周知のことである．すなわち筋収縮力よりも外力の方が上回っているという状況である．この点から考えると，単純にハムストリングの筋力を増やすことはリスクを減らすためには非常に有効ではあるが，ハムストリングは後述するように，解剖学的・運動学的に考察しても一つの筋群として捉えてはいけない．肉

図1 ハムストリング肉ばなれ予防のためのストレッチ

肉ばなれの好発筋である，大腿二頭筋長頭や半腱様筋の回旋要素も考慮したストレッチも導入していく．

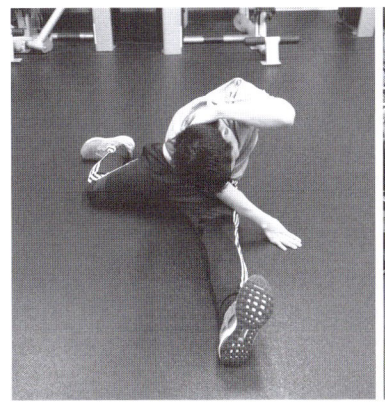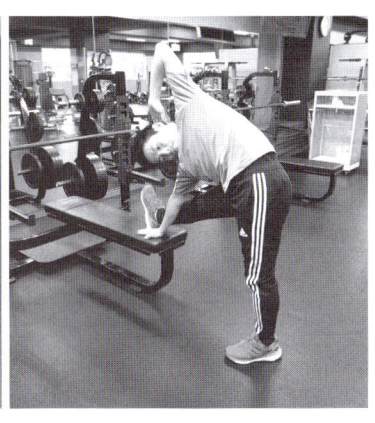

ばなれの発生頻度の高い，大腿二頭筋長頭や半膜様筋にターゲットを絞った予防トレーニングが重要である．遠心性収縮を防ぐためには，筋力の増大は必須である．しかし肉ばなれの好発筋である，大腿二頭筋長頭と半膜様筋は羽状筋であり，過剰な肥大は羽状角の増大に繋がり筋収縮力伝達の非効率化につながることも考えられる．

2 内的要因の改善

a）柔軟性の改善

筋柔軟性の低下と肉ばなれの発生頻度の関連性については，種々の統計学的な結果が報告されている．統計学的には柔軟性と受傷率の関連性が見られないという報告も多くみられるが[3~6]，筆者の印象としては柔軟性が低下しているアスリートの状態は筋のコンディションとして決して良い状態ではなく，筋損傷への影響は少なからずあると思われる．タイトネスの改善は肉ばなれのみではなく他部位のさまざまなスポーツ障害の予防・パフォーマンスアップのためにも重要である．

ハムストリングの柔軟性といっても，股関節屈曲・膝伸展の単純な柔軟性の改善に加え，受傷メカニズムを考慮してさらに股関節の回旋についても着目したストレッチ種目の選択も重要である（**図1**）．

ストレッチに用いる手法についても，通常のスタティックストレッチは伸張率の高い筋実質組織の柔軟性の改善と血流改善が期待できる．肉ばなれの発生部位は筋実質ではなく，passive component といわれる腱膜および筋腱移行部である．こ

の部分の機能改善についてはスタティックストレッチに加え，筋収縮を用いた PNF ストレッチなどが有効である[7]（**図2**）．

b）筋力強化

ハムストリングの筋力と肉ばなれの発生についての研究では，ハムストリングと大腿四頭筋の最大筋力比率の低下やハムストリングの遠心性収縮の筋力低下が肉ばなれの発生リスクとなるという報告が多い．

筋力強化については，単純に求心性筋収縮の筋力をアップさせることに加えて，遠心性収縮の能力を高めておくことは要素としては重要である．ノルディックハムストリングと呼ばれる膝屈曲に対する遠心性収縮トレーニングがハムストリング肉ばなれの発生頻度を減らすという報告が多く見られる[8]（**図3**）．

機能的に考えると二関節筋であるハムストリングには膝屈曲の作用に加え，股関節伸展作用も有している．特に肉ばなれの発生頻度の高い大腿二頭筋長頭と半膜様筋の筋力強化には，膝屈曲よりも股関節伸展に着目したトレーニングの方が効果的であるという報告もあり，股関節伸展に対する遠心性収縮トレーニングも加えて実施することが重要である（**図4~6**）[9, 10]．

c）機能性の向上（股関節伸展・回旋機能，体幹安定化）

実際の受傷場面で，特に着地や方向転換時に発生する肉ばなれである stretch type では，股関節屈曲外力に加え，片脚立位時の股関節回旋外力の影響も大きく関係する[11]．股関節回旋筋のみを強

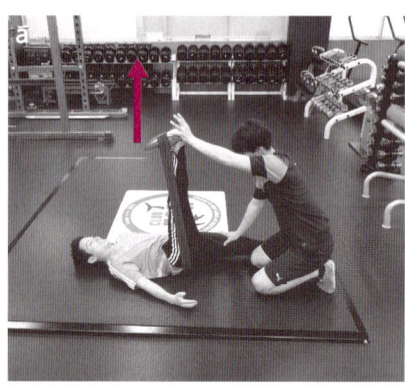 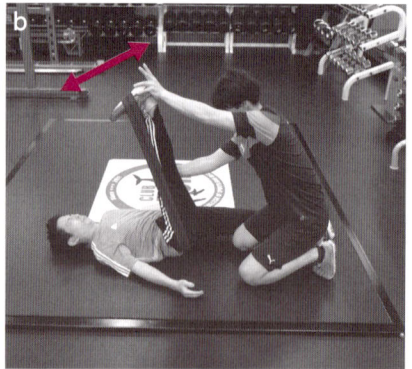

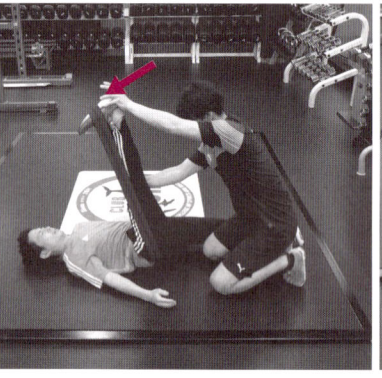 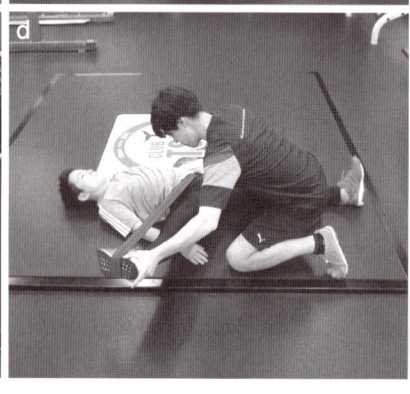

図2 ▶ ストレッチバンドと筋収縮を用いたストレッチ例

a　ストレッチバンドを装着し，選手は膝を伸ばしストレッチバンドの伸張方向に向かって蹴飛ばすように力を入れ，大腿四頭筋とハムストリングを3～5秒間同時収縮させる。

b　膝が曲がらないように軽くアシストしながら，選手はストレッチバンドを蹴飛ばしながら，前後方向に5～10回スイングさせる。

c　選手は力を抜き，パートナーパッシブストレッチを10～20秒間行う。これらの操作を股関節を内外旋させて同様に繰り返す。

d　a～cと同様の操作を，股関節外転位でも行う。

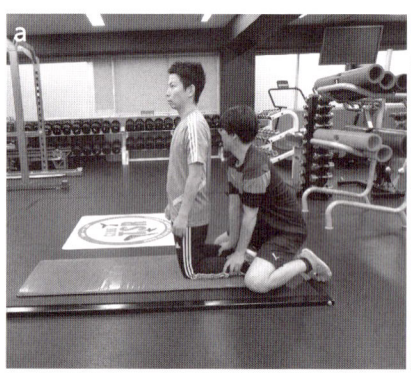 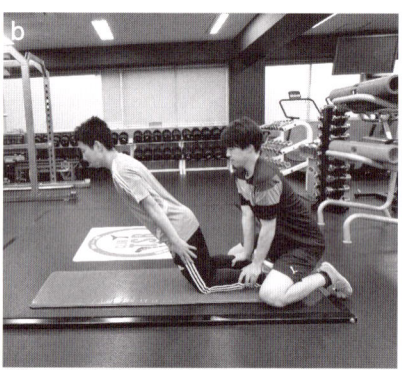

図3 ▶ ノルディックハムストリング

a　選手は膝立ちで立ち，パートナーは後方から足関節付近をおさえる。

b　選手は体幹・股関節を真っ直ぐに保ちながら，前方に我慢しながらゆっくりと傾斜させていく。姿勢を保てなくなったら，前方に手をつき着地する。

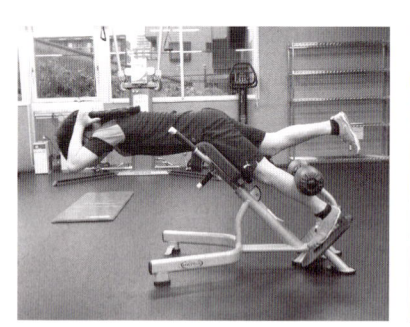 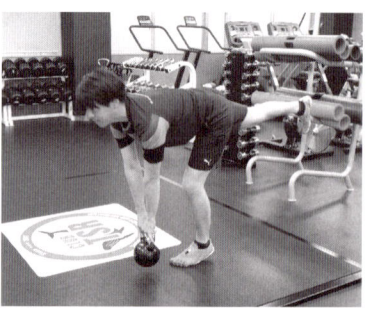 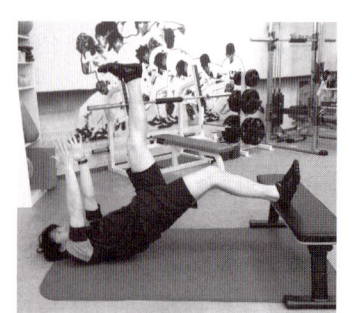

図4 ▶ The 45° hip extension

背筋トレーニング用のマシンなどを利用し，片脚足部を固定したまま，股関節を伸展させる。負荷を増加させるためにウエイトを背負うが，腰背部への負担を十分考慮して実施する。

図5 ▶ inverted hamstring

ケトルダンベルなどを持ち，片脚立位から立脚側の股関節をゆっくりと屈曲させていく。腰背部への負担を十分考慮して実施する。

図6 ▶ 片脚ブリッジ

逆側下肢の股関節を屈曲させて片脚ブリッジを行う。遠心性収縮を意識させたり，瞬発的な収縮を意識させるなど，目的に応じてプロトコルをアレンジさせる。

図7▶ViPR つま先タッチ

ViPR を持ち，片脚立位から立脚股関節を屈曲させていき，ViPR の先端を立脚側のつま先にタッチするところまで持っていき，元の姿勢に戻す．非立脚側の持ち手をエンドグリップとすると負荷が増大する．

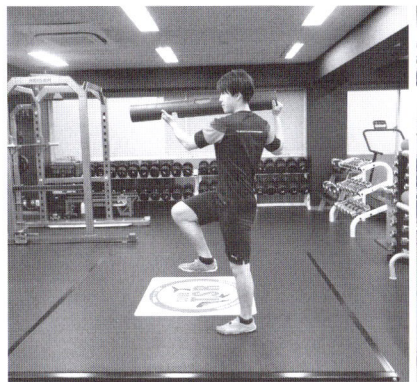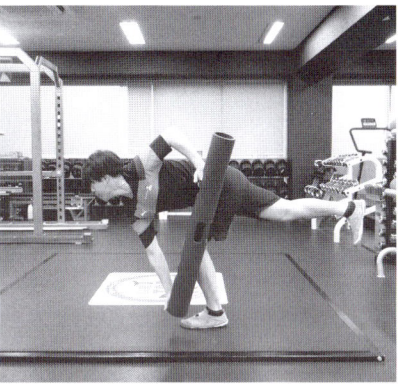

図8▶ViPR サイドジャンプ

ViPR を持ち片脚立位で立ち，その姿勢からサイドにジャンプし逆脚の片脚立位で着地し，元の姿勢に戻る．股関節での回旋コントロールも意識して行う．

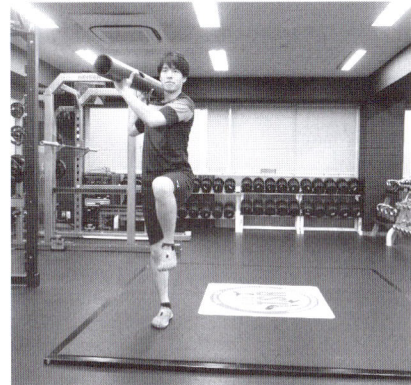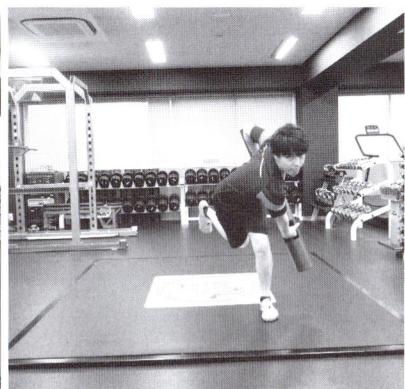

図9▶TRX rip trainer モモ上げプレス

前後開脚での立位姿勢で，両手でTRX rip trainer を持つ．そこから両手を伸ばすのと同時に片脚立位をとる．把持する手の位置を調整し，回旋力のコントロールを行う．

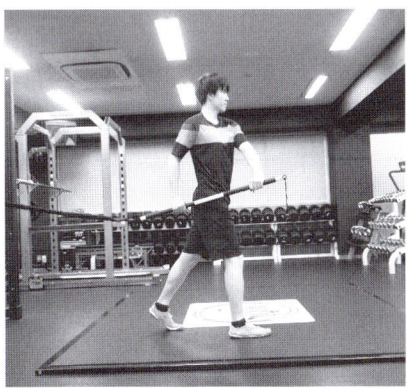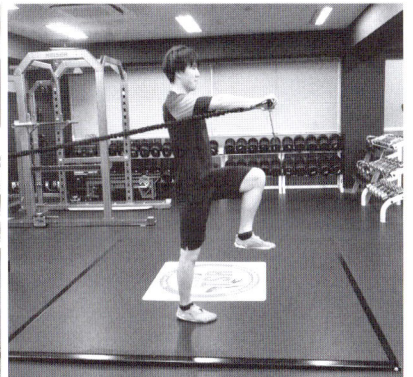

化するのではなく，実際の受傷シーンに近い片脚立位での股関節伸展遠心性収縮を伴った状況の中での股関節回旋コントロールを含めたトレーニングの実施が望ましい[12, 13]（図7〜10）．

d）疲労の軽減

　トレーニングには疲労が必ずつきまとう．疲労の蓄積を避けることは障害予防のコンディショニングのみではなく，パフォーマンスアップにも非常に重要である．Ekstrand らはサッカーの試合において，前半後半ともに時間の経過とともに肉ばなれの発生頻度が高くなると報告している[14]．疲労対策にはストレッチ・マッサージ・入浴・交代浴・睡眠・栄養補給などさまざまな要素が関与する．科学的には各々の手法の評価がされているが，

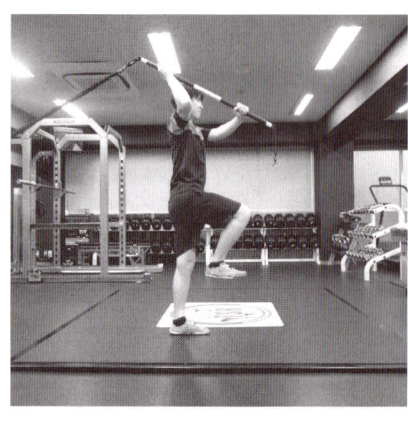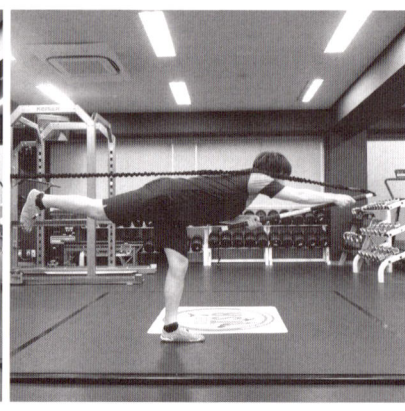

図 10 ▶ TRX rip trainer ツイストプレス
片脚立位で両手で TRX rip trainer を持つ．そこから非立脚側の持ち手を身体の前方遠くに伸ばすように前方に持っていき同時に股関節を屈曲させる．その姿勢を保持してから元の姿勢に戻る．

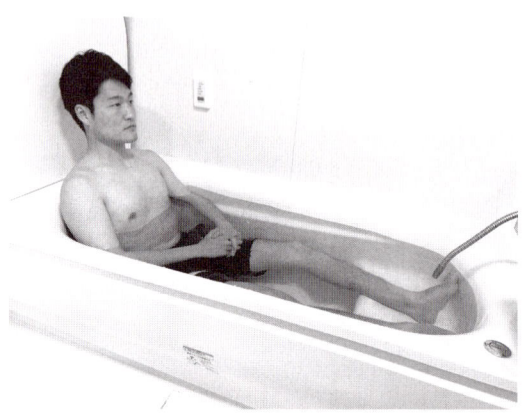

図 11 ▶ 高濃度人工炭酸泉
1,000ppm 以上の高濃度炭酸泉入浴は，筋疲労の軽減や柔軟性の改善などの効果があるとされ，国立スポーツ科学センターや国際競技大会での支援施設でのコンディショニングにも応用されている．Jリーグのチームなどでも利用されている．大きな装置ではなくても最近ではマイクロジムでのコンディショニングでも利用されている．（写真はワイズフィールド）

そもそも疲労というものを現在の科学的評価では的確な数字として表すことは困難である．実際のアスリートが実施しやすい手法で，相性の良いものをアスリート個人が探していくことが重要である．我々アスリートをサポートするセラピスト・トレーナーは各々の疲労対策の手法を体験し，より簡便にスポーツ現場で応用できるようなアイデアを展開できる能力が求められる．

国際競技で活躍するトップアスリートが日ごろからトレーニングを行っている，国立スポーツ科学センター，味の素ナショナルトレーニングセンターでは高濃度人工炭酸泉と冷水ジャグジーを用いた疲労対策を各アスリートの状態に応じて実施

している．人工炭酸泉装置の応用は，大規模な施設だけでなく，マイクロジムといわれるパーソナルトレーニング施設でも実施されている（**図 11**）．遠征や試合などのスポーツ現場では機器の設置が困難である．最近では従来よりも高濃度の炭酸泉入浴が可能となる入浴剤の販売もされている．

e）耐乳酸性の向上

サッカーにおける肉ばなれの発生時間帯についての調査では，前述のように肉ばなれの発生が多いのは前後半いずれも終盤に多いということがいわれている．すなわち，試合や練習中の疲労や耐乳酸性能力が発生に大きく関与している[14, 15]．

耐乳酸性に対するトレーニングとして代表的なものには，インターバルトレーニングがあげられるが，実施だけではなく定期的な耐乳酸性の評価によるトレーニング効果の判定が不可欠である．

f）ウォームアップの工夫

ウォームアップで効果的に筋温を上げることは，筋断裂までの変形許容量の増加や，耐乳酸性の向上，パフォーマンスなどさまざまな面でも重要である．効果的に筋温を上げるためには漫然としたウォームアップではなく，ダイナミックストレッチを含むものを意識して取り入れて，アジリティ動作などでゲーム中の耐乳酸性を上げることにも着目して実施する（**図 12**）．

3 予防トレーニングの提案

ハムストリングの中でも肉ばなれの好発筋は，大腿二頭筋長頭と半膜様筋である．これらの2つの筋は羽状筋である．羽状筋は過度な肥大により

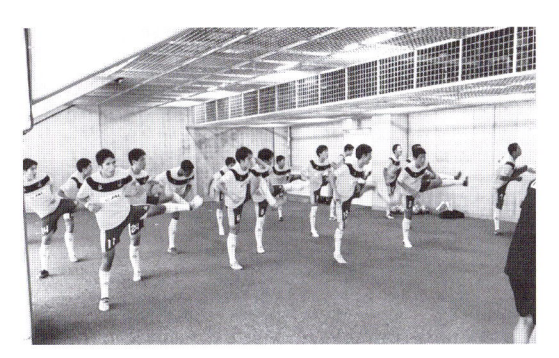

図12 ▶ ウォームアップでのダイナミックストレッチやアジリティの導入

ウォームアップは筋温を上げるだけではなく，ダイナミックストレッチで動作の中での柔軟性やバランス保持能力への刺激を行う．またアジリティ動作などで，事前に血中乳酸を一度上げるタイプの運動の導入は，試合での耐乳酸性の向上にもつながる．

羽状角が増大し，筋収縮効率が低下する．もちろん機能低下に影響する筋萎縮は問題ではあるが，筋力強化と筋肥大をすれば肉ばなれを防げるわけではない．

スプリントタイプの受傷機転では膝と股関節双方の遠心性収縮が関与し，ストレッチタイプの受傷機転では主に股関節における遠心性収縮が大きく影響していることが考えられる．トレーニングにおいても，股関節に着目したエクササイズの選択が重要となる[10,16]．

また，好発筋である大腿二頭筋長頭と半膜様筋の強化には，膝関節での遠心性トレーニングよりも股関節における遠心性トレーニングの選択が効率的であることが最近の研究でわかっている[9,16,17]．ハムストリングの強化といえば「レッグカール」「ノルディックハムストリング」と短絡的に考えずに，受傷メカニズム・トレーニング科学を考慮したエクササイズ選択が重要である．

おわりに

肉ばなれの発生要素の解析や，機能的分析などから肉ばなれの予防について述べたが，いずれにしても特別なものではなく，"コンディショニング"という概念に則って"あたりまえのことを，確実に実施する"ことが重要である．パフォーマンスアップのためのトレーニングのベースとなるコンディショニングトレーニングを軽視せず確実に実施することが，最終的にはマイナス事象の発生を防止することができ，競技成績の向上を達成することの近道になると筆者は信じている．

◆ **文　献**

1) Ekstrand J, et al：Epidemiology of muscle injuries in professional football (soccer.) Am J Sports Med 39：1226-1232, 2011
2) Hägglund M, et al：Risk factors for lower extremity muscle injury in professional soccer the UEFA injury study. Am J Sports Med 41：327-335, 2013
3) Yeung SS, et al：A prospective cohort study of hamstring injuries in competitive sprinters：preseason muscle imbalance as a possible risk factor. Br J Sports Med 43：589-594, 2009
4) Croisier JL：Factors associated with recurrent hamstring injuries. Sports Med 34：681-695, 2004
5) Freckleton G, et al：Risk factors for hamstring muscle strain injury in sport：a systematic review and meta-analysis. Br J Sports Med 47：351-358, 2013
6) Fousekis K, et al：Intrinsic risk factors of non-contact quadriceps and hamstring strains in soccer：a prospective study of 100 professional players. Br J Sports Med 45：709-714, 2011
7) 松田直樹：大腿部肉離れのアスレティックリハビリテーション．実践すぐに役立つアスレティックリハビリテーションマニュアル，福林　徹編，全日本病院出版会，東京，116-122, 2006
8) Brooks JH, et al：Incidence, risk, and prevention of hamstring muscle injuries in professional rugby union. Am J Sports Med 34：1297-1306, 2006
9) Bourne MW, et al：Impact of the Nordic hamstring and hip extension exercises on hamstring architecture and morphology：implications for injury prevention. Br J Sport Med 51：469-477, 2017
10) Malliaropoulos N, et al：Hamstring exercises for track and field athletes：injury and exercise biomechanics, and possible implications for exercise selection and primary prevention. Br J Sports Med 46：846-851, 2011
11) 尾辻正樹ほか：プロサッカー選手に生じたハムストリング共同腱・半膜様筋腱損傷受傷機序の検討．日本関節鏡・膝・スポーツ整形外科学会誌 37(4)：249, 2012
12) 松田直樹ほか：競技動作に関わる外傷・障害と理学療法　サッカー．スポーツ理学療法学，改訂第2版，陶山哲夫監，赤坂清和編，メジカルビュー社，東京，188-207, 2018
13) 松田直樹：肉離れのリハビリテーション．アスレティックリハビリテーションガイド，第2版，福林　徹ほか編，文光堂，東京，144-155, 2018
14) Ekstrand J, et al：Injury incidence and injury patterns in professional football：the UEFA injury study. Br J Sports Med 45：553-558, 2011
15) Woods C, et al：The football association medical research programme：an audit of injuries in professional football：analysis of hamstring injuries. Br J Sports Med 38：36-41, 2004
16) Messer DJ, et al：Hamstring muscle use in women during hip extension and the nordic hamstring exercise：A functional magnetic resonance imaging study. J Orthopaed Sports Physic Ther 48：607-612, 2018
17) Bahr R, et al：Evidence-based hamstring injury prevention is not adopted by the majority of Champions League or Norwegian Premier League football teams：the Nordic Hamstring survey. Br J Sports Med 49：1466-1471, 2015

III

下肢の外傷・障害

肉ばなれの再発予防を目指したリハビリテーション

秋吉直樹

要点整理

　ハムストリングスの肉ばなれは，サッカーにおいて多く発生し離脱期間も長い怪我の1つである．再発予防のためにはリハビリテーションの役割は大きく，ハムストリングスの柔軟性や筋力の改善，特に遠心性筋力を回復させることが重要である．またGPSなどを用いた運動負荷量・強度の調整，選手・テクニカルスタッフとの情報共有など，多角的な視点でリハビリテーションをマネジメントすることも必要である．

はじめに

　ハムストリングス肉ばなれ（hamstring strain injury：HSI）は，スポーツにおいて頻繁に発生する肉ばなれの1つである[1]．またHSIは再発率が高い外傷の1つでもあり[2]，受傷後のリハビリテーションにおいても再発予防の観点が重要である．近年，競技復帰に向けたリハビリテーションでは，return to play based on time-flame alone ではなく return to play based on performance (physical test) criteria の考えが広まっている．本項では，我々が実践している受傷後から競技復帰までのリハビリテーションの内容を各段階での基準も踏まえながら紹介する．

1 治癒過程

　筋損傷後は，瘢痕形成を伴った修復過程があり，破壊（destruction），修復（repair），再構成（remodeling）の3段階に分けられる[3]．修復過程を最適なものにするためには，組織の再生のために適度な刺激を加え修復に必要な期間を短くし，瘢痕形成を最小限に抑えることが必要である．そのためにもリハビリテーションにおいては，日々の患部の状態を詳細に確認し，運動療法の負荷を判断していくことが重要である．

2 メディカルリハビリテーション

1 受傷後〜48時間

　HSIの受傷機転は，スプリントタイプとストレッチタイプに分けられ，ストレッチタイプは重症度が高いともいわれており，受傷機転を見逃さないことも重要である．受傷後は，坐骨結節から圧痛部位までの距離や圧痛範囲（縦幅・横幅）を正確に記録し，伸張痛や抵抗痛の程度を確認する（図1）．アイシングと圧迫はできる限り繰り返し実施し（図2），靴を脱ぐ，床のものを拾うなど日常生活で痛みを誘発しやすい動作に対する注意も忘れずに行う必要がある．受傷後1日目，2日目の理学所見の変化は競技復帰までの期間を予測するためにも重要であるため，受傷後と同様に圧痛・伸張痛・抵抗痛・動作時痛の評価を実施する．特に active knee extension test での膝伸展角度の左右差は予後予測に有用であると報告されており[4]（図3），リハビリテーション計画を立てるためにも必ず実施したい評価の1つである．また，HSIの症例では，仙腸関節の不安定性や胸郭のアライメント不良，片脚立位動作における殿筋群とハムストリングスの筋収縮タイミングの逆転などの現象がみられる場合がある．このような場

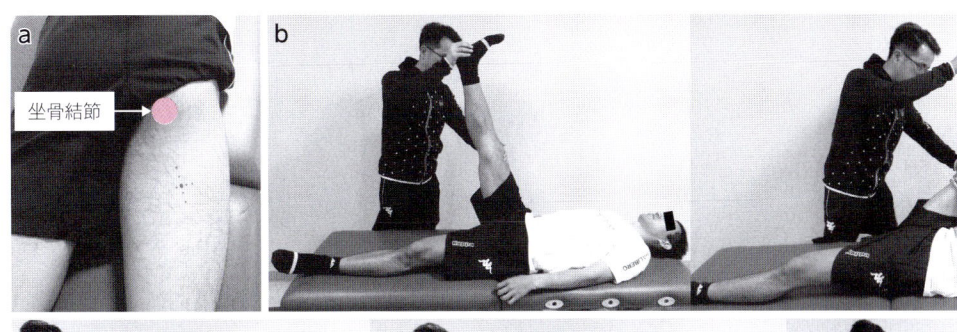

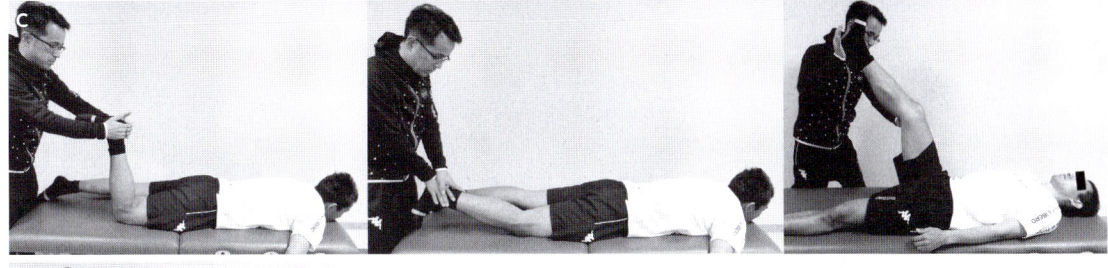

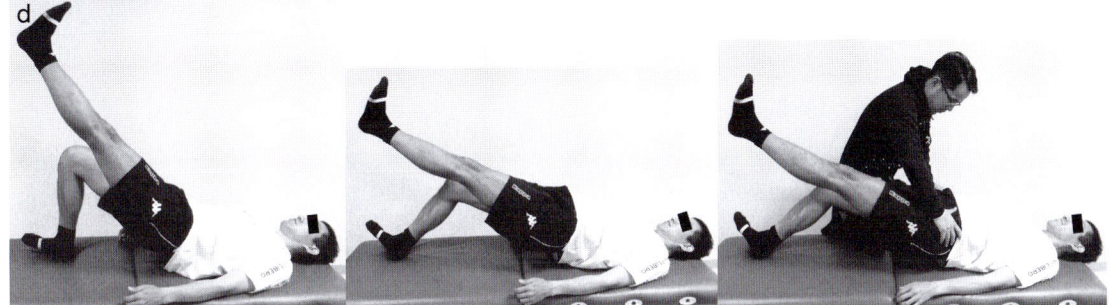

図1 ▶ ハムストリングス肉ばなれ後の初期評価

a 圧痛範囲を坐骨結節からの距離・縦幅・横幅で記録.
b 膝・股関節の角度を変えて伸張痛の確認.
c 膝関節の角度を変えて抵抗痛の確認.
d 膝関節の角度を変え動作時痛の確認. 両脚での確認を実施後に片脚で確認し, 痛みがなければ抵抗もかける.

図2 ▶ 急性期の対応

受傷後48時間はアイシングと圧迫を繰り返し実施する.
20分アイシング, 40〜60分圧迫を繰り返す. 圧迫は圧痛部位を中心にパッドを使用する. 睡眠時はアイシングは行わず, 圧迫のみとする.

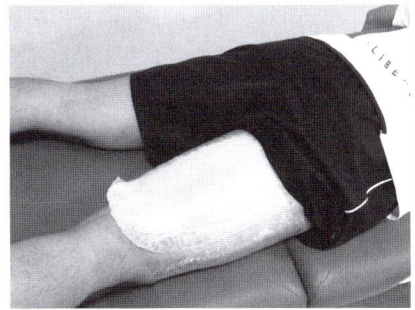

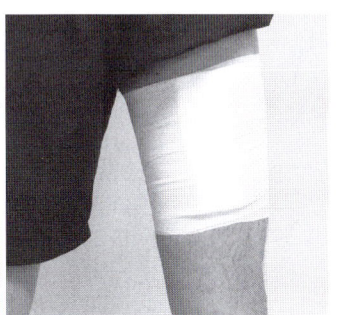

合, それぞれの機能不全に対する原因を評価し, 受傷後早期から介入する. 歩行時痛や疼痛回避姿勢がなくなればメディカルリハビリテーションを開始する.

2 ジョギング開始まで

HSIのリハビリテーションでは, 損傷した筋（大腿二頭筋, 半膜様筋, 半腱様筋）, 受傷機転などを考慮しつつ, 筋の収縮様式（等尺性, 求心性,

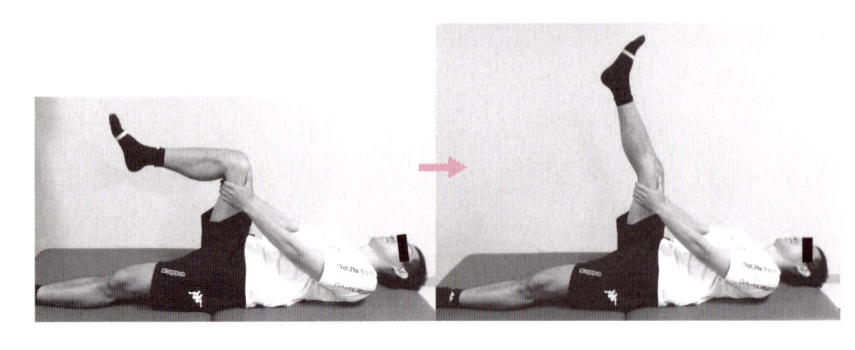

図3 ▶ active knee extension test

股・膝関節90°屈曲位から自動にて膝を痛みのない範囲まで伸ばし，左右差を確認する．
〈予後予測（文献4参照）〉
・受傷後48時間での左右差
　10°未満：約1週
　20°未満：約2週
　30°未満：約3〜4週
　30°以上：約8週

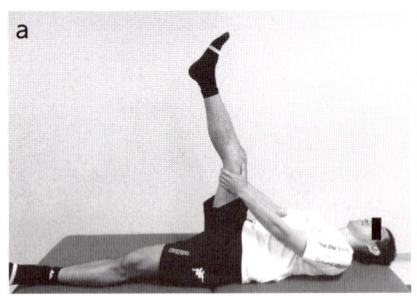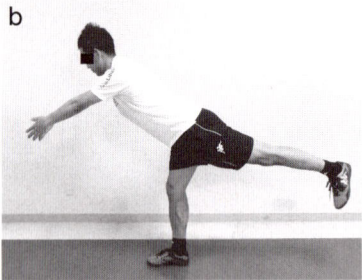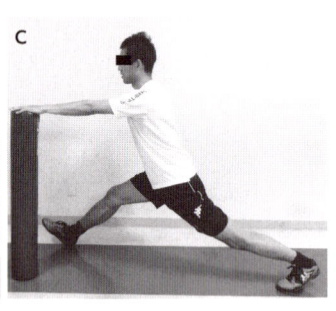

図4 ▶ lengthening training（L-protocol：文献5参照）
a　the extender：毎日2回行う．12回3セット．股関節を90°屈曲位に保ち，膝を伸ばしていく．
b　the diver：1日おきに行う．6回3セット．患側が立ち足．上体を起こしたところから体幹を前傾させ，健側下肢を挙上する．
c　the glider：2日おきに行う．4回3セット．患側を前にして膝軽度屈曲位にて踵に全体重をかけ，後ろ足を後方に滑らせていく．
すべてのエクササイズは，疼痛を感じない範囲で実施する．

遠心性収縮）や負荷，可動域，片脚動作−両脚動作，OKC-CKC，膝優位−股関節優位のハムストリングスの活動，多関節運動などさまざまな要素を考慮して運動療法を組み立てる．

a）柔軟性の獲得

ハムストリングスの柔軟性の改善は再発予防のためにも重要な要素の1つであり，lengthening training を中心とした L-protocol が推奨されている[5]（図4）．伸張痛の程度，ストレッチ後の疼痛増悪がないことを確認しながら，段階的にストレッチを実施する．

b）筋力の回復

柔軟性同様，筋力の回復も再発予防のためには重要である．特にハムストリングスの遠心性筋力に関しては，HSI 後に十分に回復していないという報告もあり[6]，リハビリテーション期間中から段階的に遠心性トレーニングを実施していく必要がある（図5）．またノルディックハムストリングスエクササイズを継続して実施することは HSI の予防にもつながると報告されており[7]，競技復帰後も継続して実施する．

3 アスレティックリハビリテーション

1 ジョギング開始から加速走開始

ハムストリングスの伸張痛が消失したらグラウンドでの歩行や速歩を実施し，患部の疼痛や違和感がなければジョギングを開始する．またラダーなどを用いたステップ動作やボールを用いた基礎ドリルなどは患部への負担も少ないため早期から導入することが可能である．ハムストリングスの抵抗痛が消失したら加速走を開始する．加速走では，最高速度の 60 → 70 → 80 → 90 → 100％と段階的に上げていく．その際，加速走実施後や翌日に疼痛の増加や筋出力の低下などベッドサイド所見の変化を確認する．また加速走では，最高速度に対する強度だけでなく，走行距離を徐々に増やしたり加速に必要な距離を徐々に減らしたりし

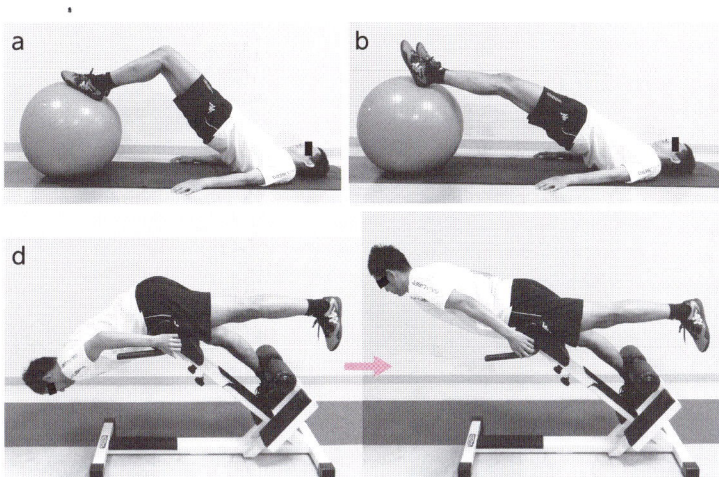
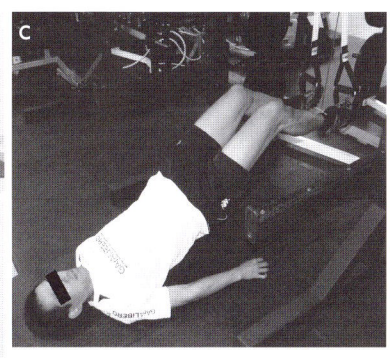

図5 ▶ 代表的なハムストリングスのエクササイズ
a バランスボールを用いたブリッジ：まずは平地でのブリッジ動作から開始し，台を用いた動作→バランスボールを用いた動作へと段階的に負荷を上げる．
b レッグカール：バランスボールの上に足をのせ，膝を曲げたり伸ばしたりする．
c バランスボールだけでなくTRXなどを用いて実施することも可能である．
d hip extension exercise：腰部へ負担がかかりすぎないように配慮しながら実施する．
いずれの動作においても，まずは両脚で実施し，痛みがなければ片脚でも実施する．

て負荷を調整する．この段階ではglobal positioning system（GPS）デバイスの使用は，再発予防のためにも有用である．GPSと下肢傷害発生の関係については，acute-chronic work load（ACWR）や試合中の最高速度やスプリント距離に対する練習での割合などが報告されている[8,9]．ACWRとは1週間の走行距離の合計（acute）と過去4週間におけるacuteの平均（chronic）の比率のことであり，ACWRの数値が1.0を上回っていれば直近1週間の負荷が高かったことを示し，1.0を下回っていれば負荷が低かったことを示している．このACWRの数値が，0.8以下もしくは1.5以上では下肢の傷害発生率が高くなるといわれているが，リハビリテーションから練習に合流する場合にACWRが高くなることが多い．HSIの再発は，練習復帰後25日以内に再発する割合が50％ともいわれている[10]ことも考慮すると，アスレティックリハビリテーションの段階から受傷前の練習や試合でのGPSデータを確認し，練習に参加した際に急激に負荷が増加し再発リスクが高くなることがないようにランニングメニューを設定する必要がある．また競技復帰後のチーム練習では，試合での最高速度に対して95％以上の速度で練習する

日があった方が下肢外傷の発生率が低くなるといわれていることから，復帰後の練習内容などに関してもコーチ陣と相談しながら進めていくことが再発予防のためにも重要である．

HSIは走行中の遊脚後期（足部接地直前）に発生することが多いといわれており，ハムストリングスに負担のかかるランニングフォームもリスクの1つである．遊脚後期において，膝関節が屈曲位から伸展方向に動きながら足部接地するタイプの走り方では，ハムストリングスに遠心性の負荷がよりかかりやすくなる．したがってこのような走り方の選手に対しては，リハビリテーションの段階でランニングフォーム修正のためのエクササイズを実施する必要がある（図6）．

また，選手は受傷機転となった動作（スプリントやストレッチ）に対して不安を抱いていることも多いため，心理的な問題が解決されているのか，選手としっかりとコミュニケーションを取ることも忘れてはならない．

2 競技復帰

HSI後の競技復帰基準としては，①圧痛がない，②筋力や柔軟性のテストで疼痛がない，③

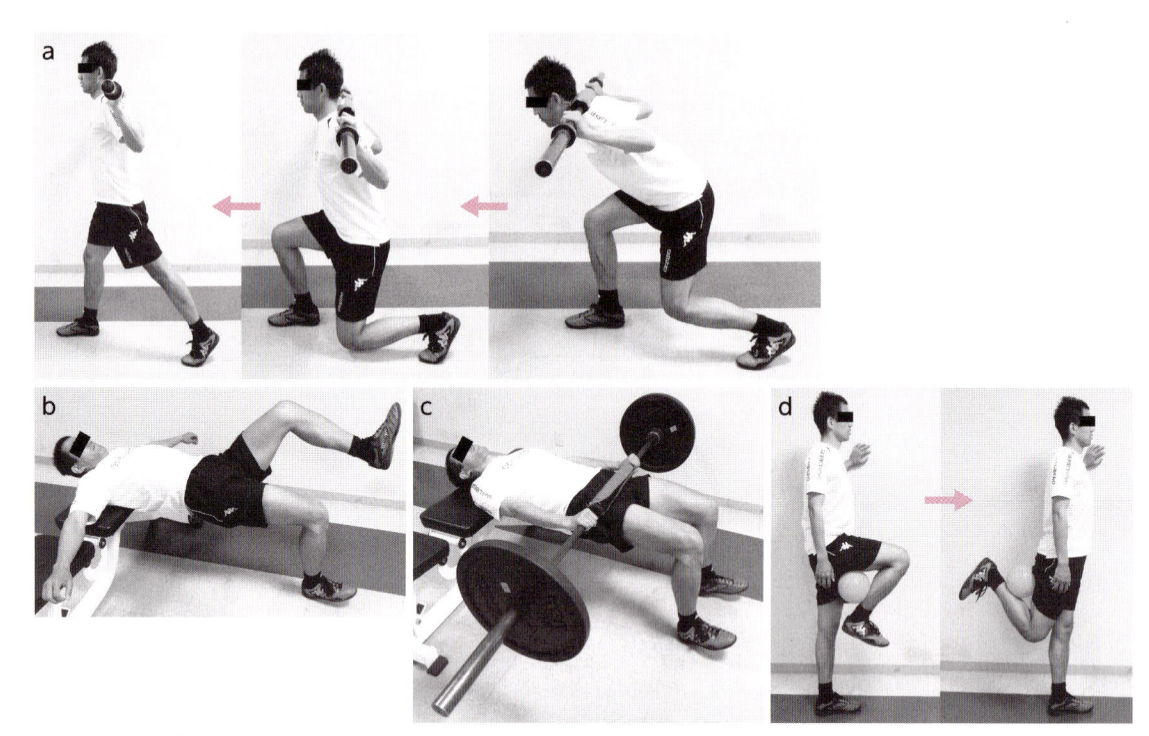

図6 ▶ ランニング動作を意識したエクササイズ
a　スプリットグッドモーニング：腹部や背部の筋を意識して腰椎が屈曲位とならないように骨盤を前傾させ，前足の殿部・ハムストリングへ負荷をかける.
b，c　片脚と両脚のヒップスラスト.
d　レッグスイング：膝屈曲位でのハムストリングスの活性化.

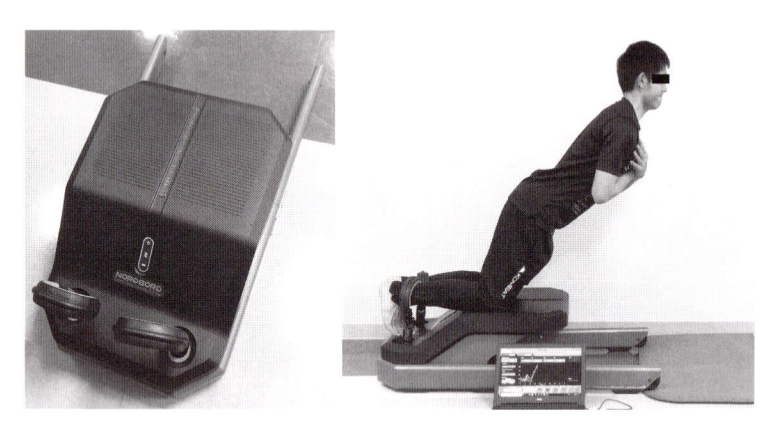

図7 ▶ NORDBORD（Vald Performance 社製）を用いたハムストリングス遠心性筋力の評価

ファンクショナルな動作中の疼痛がない，④ファンクショナルテスト後の疼痛がない，⑤左右で柔軟性に差がない（SLR（下肢伸展挙上）test など），⑥心理的な不安などがない，⑦フィールドでのパフォーマンステストで基準をクリアしている，⑧メディカルスタッフの同意が得られていることなどが推奨されている[11]．また可能であれば，ハムストリングスの遠心性筋力が十分に回復しているか評価できることが望ましい（**図7**）．これらの基準は，リハビリテーションを終了し練習に参加するための基準であり，試合に復帰する基準ではない．まずは練習に合流し，しっかりとしたパフォーマンスが発揮できているのか，テクニカルスタッフとも協議したうえで試合復帰のタイミン

グを検討していくことが，再発予防のためにも重要である．

おわりに

　本項では，再発予防を目的としたハムストリングス肉ばなれ後のリハビリテーションについて解説した．リハビリテーション中のレベルアップや復帰のタイミングに関しては，受傷からの期間だけでなく，基準を満たしているかということ（return to play based on performance（physical test）criteria）が大切である．また，肉ばなれの再発を防ぐためには，選手を取り巻くスタッフが情報を共有し，取り組んでいくことが重要である．ハムストリングスの肉ばなれの要因は多岐にわたるため，メディカルスタッフはリハビリテーション期間だけでなく競技復帰後も多角的な視点を持ち，選手のコンディション管理をマネジメントしていくことが求められる．

◆ 文　献

1) Ekstrand J, et al：Injury incidence and injury patterns in professional football：the UEFA injury study. Br J Sports Med 45：553-558, 2011

2) Schmitt B, et al：Hamstring injury rehabilitation and prevention of reinjury using lengthened state eccentric training：a new concept. Int J Sports Phys Ther 7：333-341, 2012

3) Järvinen TA, et al：Muscle injuries：optimising recovery. Best Pract Res Clin Rheumatol 21：317-331, 2007

4) Malliaropoulos N, et al：Reinjury after acute posterior thigh muscle injuries in elite track and field athletes. Am J Sports Med 39：304-310, 2011

5) Askling CM, et al：Acute hamstring injuries in Swedish elite sprinters and jumpers：a prospective randomised controlled clinical trial comparing two rehabilitation protocols. Br J Sports Med 48：532-539, 2014

6) Bourne MN, et al：Eccentric knee flexor strength and risk of hamstring injuries in rugby union. Am J Sports Med 43：2663-2670, 2015

7) van Dyk N, et al：Including the Nordic hamstring exercise in injury prevention programmes halves the rate of hamstring injuries：a systematic review and meta-analysis of 8459 athletes. Br J Sports Med pii：bjsports-2018-100045, 2019

8) Malone S, et al：High chronic training loads and exposure to bouts of maximal velocity running reduce injury risk in elite gaelic football. J Sci Med Sport 20：250-254, 2017

9) Blanch P, et al：Has the athlete trained enough to return to play safety? The acute：chronic workload ratio permits clinicians to quantify a player's risk of subsequent injury. Br J Sports Med 50：471-475, 2016

10) Wangensteen A, et al：Hamstring reinjuries occur at the same location and early after return to sport. Am J Sports Med 44：2112-2121, 2016

11) van der Horst N, et al：Return to play after hamstring injuries in football（soccer）：a worldwide Delphi procedure regarding definition, medical criteria and decision-making. Br J Sports Med 5：1583-1594, 2017

Ⅲ

下肢の外傷・障害

疲労骨折（Jones骨折）の疫学

荻内隆司

要点整理

Jones骨折についての疫学研究は未だ十分とはいえないが，これまでの研究で明らかになった知見を早期発見および予防のために最大限利用することが重要である．疲労骨折であるJones骨折は，切り返し動作を繰り返す20歳前後のサッカー選手に多く発生し，潜在的な不全骨折は1.8％程度に存在しており，その段階で見つかれば競技を継続しながら改善可能な危険因子に介入することで，完全骨折に至るのを防ぐことも可能である．関節の柔軟性の改善，下肢アライメントの矯正，スパイクや，サーフェス，練習強度の見直しなどが有効である．

はじめに

疲労骨折とは，正常な骨の同一部位に軽微な外力が繰り返されることにより発生する骨折であり，1回の強い外力で生じる外傷性の骨折とは異なる．競技特有の動作が関与し，その部位に発症しているものが多く，その知識そのものが診断のためには有用である．また，多くのスポーツが下肢の激しい運動を必要とすることもあり，スポーツによる疲労骨折は荷重や筋力の影響を受けやすい下肢に圧倒的に多くみられる．

スポーツの普及により，疲労骨折の頻度は増加し，低年齢化して部位も多様化してきている．多くの疲労骨折では保存療法が基本であるが，なかには手術治療が必要になるリスクの高い疲労骨折も存在し，その代表的なJones骨折について，疫学を中心とした背景について知ることにより，その予防を目指す．

1 下肢疲労骨折の疫学

本邦における疲労骨折の疫学の報告としては，内山らが2002年までの22年間に，外来で疲労骨折と診断された845例（男性502例，女性343例）では，平均年齢は男性19歳，女性18歳で，患者数のピークは男女ともに16歳であり，腰椎疲労骨折を除くと脛骨，中足骨，腓骨の順に多く下肢が全体の9割近くを占めていた，と報告した．スポーツ種目別では陸上（27.1％）が最多で，バスケットボール（12.8％），サッカー（9.2％），野球（8.3％），バレーボール（7.9％）の順であった[1]．

Bodenらは，ハイリスクである骨吸収型は伸長力が加わる部位に生じる疲労骨折で，Jones骨折や脛骨（跳躍型）などがこれにあたり，難治で遷延治癒や再発を生じやすく，しばしば手術治療を必要とするとしている[2]．

2 Jones骨折の疫学と危険因子

1 Jones骨折

第5中足骨近位骨幹部にみられる疲労骨折は，いわゆる（広義の）Jones骨折と呼ばれ（本項では単にJones骨折と表記する），しばしば骨癒合が遷延し偽関節となりやすく，また再発の頻度も高いために難治として知られている．

図1 ▶ 第5中足骨近位部骨折
の分類
（文献 3，4 より引用改変）

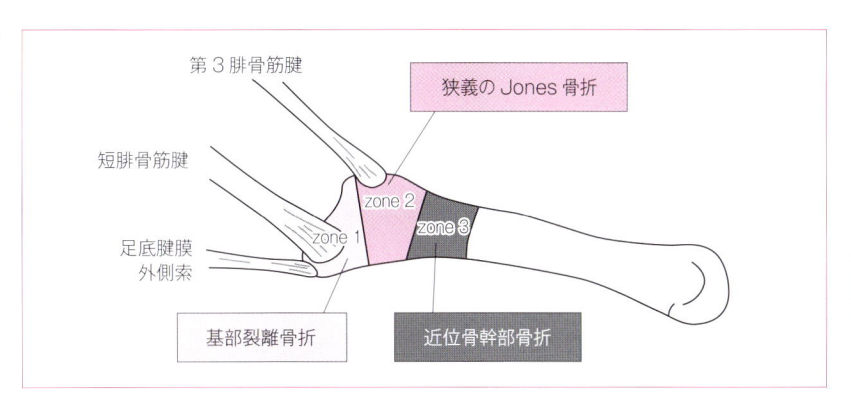

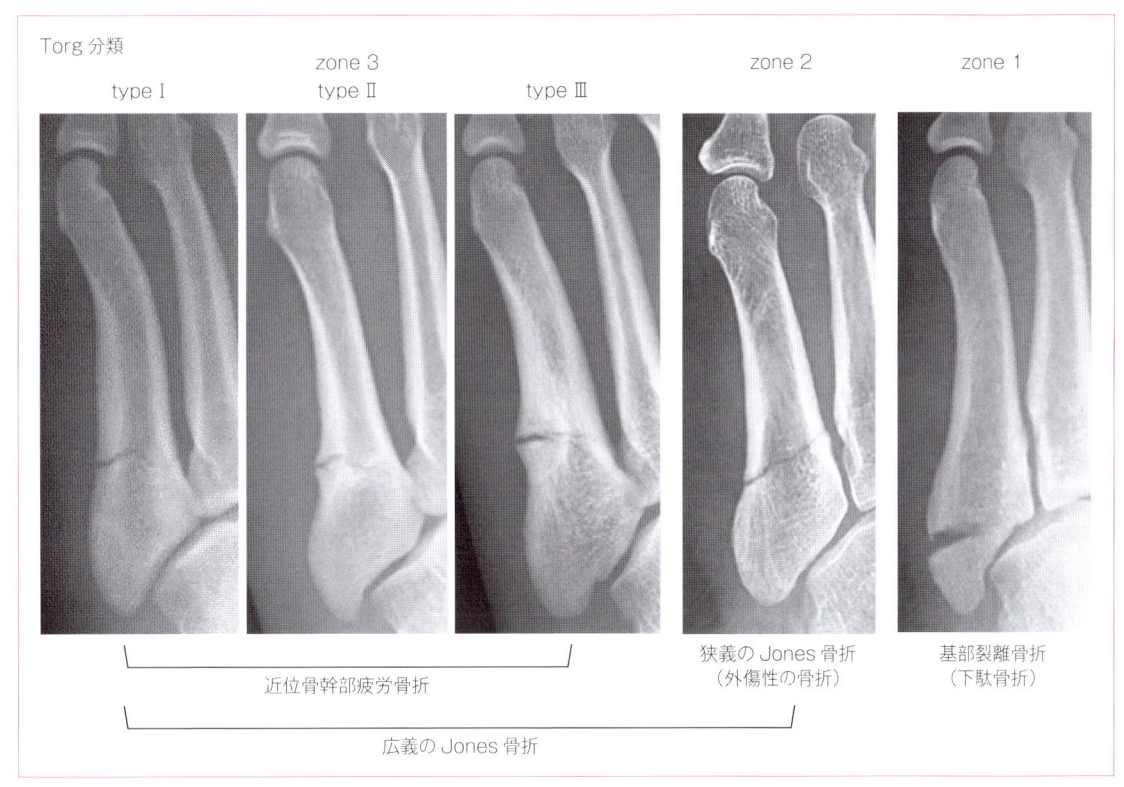

図2 ▶ 第5中足骨近位部骨折の単純 X 線像

　解剖学的には，第5中足骨基部には短腓骨筋腱，第3腓骨筋腱，足底腱膜外側索が付着しており，近位方向への緊張が強く働いていることに加えて，立方骨や内側の第4中足骨とは強靱な靱帯組織で強固に固定されており，繰り返すステップや切り返し動作で，近位 1/3 部の底側から外側にかけて繰り返す伸長ストレスを受けることにより最終的に骨折することになる（図1）[3, 4]．一方，（狭義の）Jones 骨折は 1902 年に Robert Jones が報告した中足骨基部の zone 2 に介達外力によって生じる骨折である[5]．過去の論文では Jones 骨折と骨幹部疲労骨折をまとめて "Jones 骨折" として報告しているものも多く，報告者により Jones 骨折の治療法や治療成績が異なる理由の一因となっている．

　確定診断は単純 X 線画像で行うが，早期診断には MRI が，詳細な骨折部の形状把握のためには CT が有用である．Torg らは単純 X 線画像の特徴により 3 型に分類しており，治療方針の選択に用いられることも多い[6]（図2，p.311 の表1 参照）．

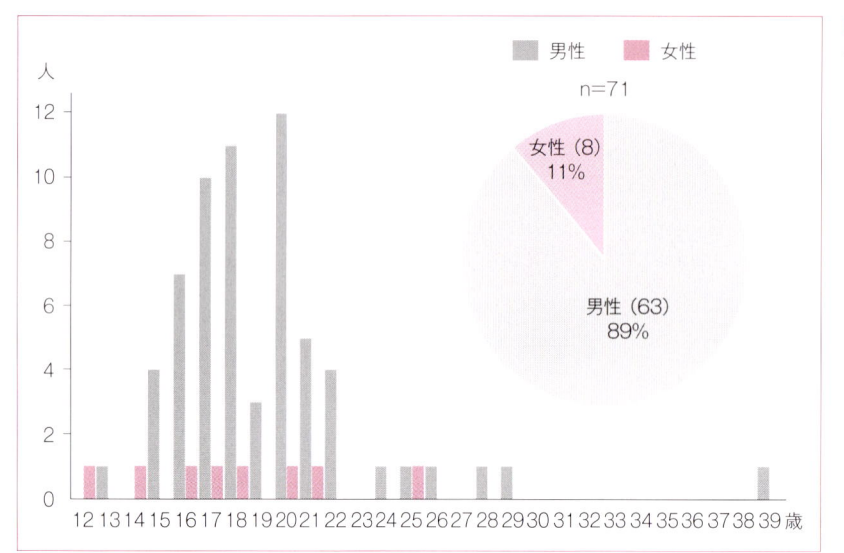

図3 ▶ 年齢・性別（当院手術症例）

2 Jones 骨折の疫学研究と検診

　今までの疫学研究で明らかになった属性や危険因子の知識は予防，早期発見，再発予防に必要不可欠となるものである．しかしながら，スポーツを取り巻く環境や文化の異なる他国での疫学研究の結果を障害予防などにそのまま用いることにはやはり限界がある．Jones 骨折についての本邦での疫学的研究はまだ不足しており未だ後ろ向き研究がほとんどである．さらなる研究で未知のリスクファクターを同定し，疾患の知識と予防方法の発見と普及，症状のない不全骨折の段階でのスクリーニングである検診を広めデータを蓄積していくことが必要と考える[7]．

3 当院での手術症例

　当院において 2012 年以降の 7 年間で手術治療を行った 71 例は，男性 63 例／女性 8 例，年齢平均 19.1 歳（最多 20 歳：女子のみの平均 17.9 歳），右側 37 例／左側 34 例，1 例のみ zone 2 で残りの 70 例は zone 3 であり（**図1**[3, 4]，**3**），Torg 分類で type Ⅰ が 20 例（29％），type Ⅱ が 40 例（56％），type Ⅲ が 11 例（15％）であった（**図4**）．スポーツ種目は約 90％がサッカー（フットサルを含む）であった（**図5**）．骨折が始まった部位は単純 X 線および CT による計測で中足骨全

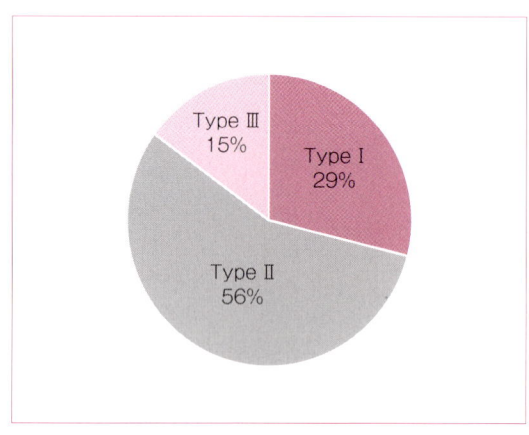

図4 ▶ Torg 分類（当院手術症例）

長に対して近位端から平均 35.2％（30〜43％）であった（**図6**）．

4 発生率と発生部位

　Ekstrand らは，欧州サッカー選手における大規模な前向き研究で，3,487 例中 67 例に発生し，再発率は保存療法で 67％，手術治療でも 25％であり，難治性であるとしている．また，発生した疲労骨折のうちで 78％が第 5 中足骨であったと報告した[8]．

　齋田らは，高校生サッカー選手での疫学調査において 1 年間で 407 例中 5 例に本骨折が発生し[9]，長尾らは Google フォームを用いたサッカー

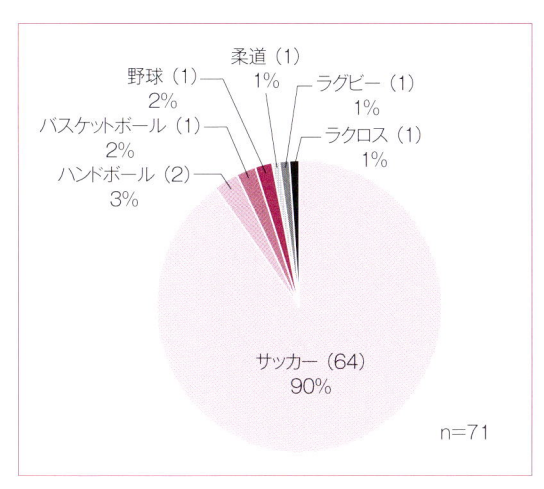

図5 ▶ スポーツ種目（当院手術症例）

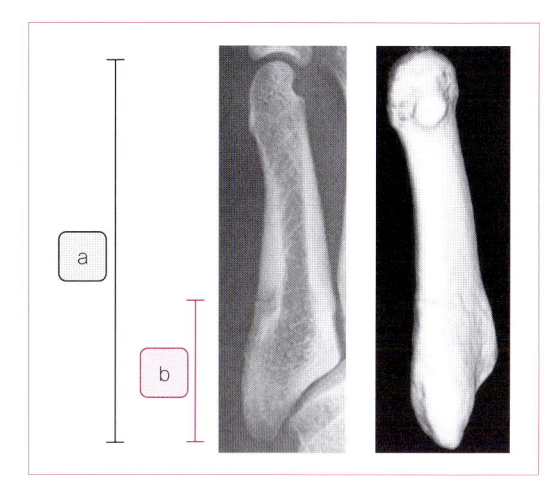

図6 ▶ 骨折部位（当院手術症例）
a. 中足骨全長
b. 中足骨近位端から骨折線までの距離
当院症例では，b/a が平均 35.2%

選手 1,916 例に対する調査で 93 例に本骨折の既往が認められたと報告している[10]．また，Jリーガーにおける調査で，日本人Jリーガー136 例における既往は 15.4 %（21/136）と高率であったのに対し，外国人Jリーガーでの既往は 3.9 %（1/26）と少なく，前十字靱帯損傷とほぼ同数の発生があった[11]．日本人を含めたアジアのサッカー選手に高率に発生するという骨形態や環境も含めた人種差が存在する可能性を示した．

エコーを使用した今までの Jones 骨折検診により明らかになった不全骨折の疾患頻度は 1.8 %であり，「Jones 骨折検診」の項（p.282）で詳細に記載されている．

骨折部位は，塩澤らによる報告では，中足骨全長に対して近位から平均 30.7 %であり，我々の計測よりわずかに小さかったが，ほぼ第 5 中足骨の近位 1/3 の底外側の皮質から骨折が始まることは疑いない[12]．

5 年齢・性別・スポーツ種目

発症年齢については，Ekstrand ら[13]の調査では平均 23 歳であるが，Nagao ら[14]の報告では平均 19 歳と当院の症例とほぼ同じであり，サッカー，バスケットボール，ラグビーなどを行う高校生や大学生に頻繁に発生していたとした．

性差について明らかに述べられた文献はほとんどないが，集団の競技レベル・スポーツ種目などによっても傾向が異なり，競技人口のために実数

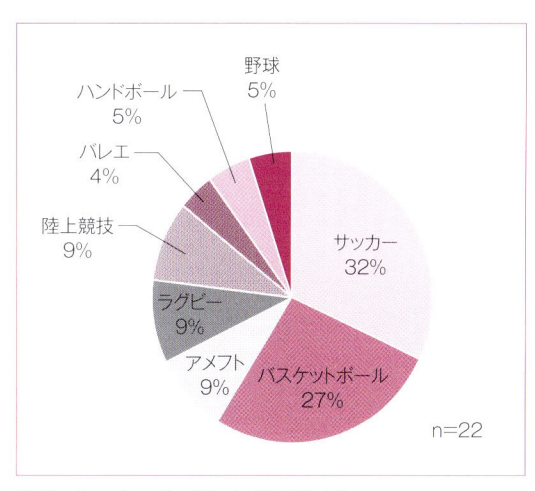

図7 ▶ 第 5 中足骨疲労骨折種目別分布
（文献 15 より引用）

は圧倒的に男性に多く発生している．少なくとも，疲労骨折全体の傾向とは異なり，女子に多いということはなさそうである．

どの報告でも，特にサッカー選手での発生が多いとされており，その他バスケットボールやラグビーなどの下肢による切り返し動作の多い種目での報告が多いが，受診患者の傾向による施設間の差が認められる（図 5，7[15]）．

6 危険因子（身体因子と環境因子）

既知となった Jones 骨折の危険因子については，

p.274，288 で詳しく述べられているが，疫学と共に予防のための知識として理解しておく必要があるのでここでも解説する．

身体（内因性）因子として，下肢や後足部のアライメント不良（回外傾向）[16]，関節柔軟性の低下，股関節内旋制限[17]，足部の高い内側縦アーチ，長い中足骨，非利き足側，足趾の筋力低下[18]，足趾の内方偏位[19]，など，足を着いたときに衝撃を和らげる機能の低下や，足の外側から地面に足を着くような傾向に影響する因子が関与している．

栄養面では，ビタミン D 不足[20, 21]が日本人における Jones 骨折発生のリスクファクターであることが明らかになっている．

環境（外因性）因子としては，サッカーなどのストップ動作やカッティング動作を頻繁に行う競技などで多く[8]，人工芝の導入とともにその発生が増加しているとされている[10, 22~24]．人工芝で止まりやすいポイント形状のシューズによる足底部外側の負荷増大[25]，若年やトレーニング強度や頻度など[8]，などの関連も報告されている（p.290 の図2 参照）．

おわりに

選手自身や指導者にも，この Jones 骨折という疲労骨折の存在とその発症や再発予防のために改善可能な因子についての知識を広く伝えることはとても重要である．スパイクの履き替え，股関節の内旋制限改善，足の把持力の強化，足関節の背屈ストレッチングなどを行うことにより，骨折好発部に外側荷重などの微細な外力の蓄積を減らすことができれば，プレーを継続しながら，完全骨折に至らずに治癒させることも可能である．今後もこのような活動を継続していくことで，Jones 骨折を生じる選手を少しでも減らしていきたいと考えている．

◆ 文 献

1) 内山英司：疲労骨折の疫学. 臨スポーツ医（臨時増刊号）20：92-98, 2003
2) Boden BP, et al：High-risk stress fractures；evaluation and treatment. J Am Acad Orthop Surg 8：344-353, 2000
3) Hartog BBD：Fracture of the proximal fifth metatarsal. J Am Acad Orthop Surg 17：458-464, 2009
4) 日本足の外科学会編：COLUMN 5. 足の外科学用語集，第2版，日本足の外科学会，東京，45，2012
5) Jones R：Fractures of the base of the fifth metatarsal bone by indirect violence. Ann Surg 35：697-700, 1902
6) Torg JS, et al：Fractures of the base of the fifth metatarsal distal to the tuberosity. Clasification and guidelines for non-surgical and surgical management. J Bone Joint Surg Am 66：209-214, 1984
7) 齋田良知ほか：第5中足骨疲労骨折（Jones 骨折）の予防. 別冊整形外科 1（73）：24-28, 2018
8) Ekstrand, J, et al：Stress fractures in elite male football players. Scand J Med Sci Sports 22：341-346, 2012
9) 齋田良知ほか：ユース年代サッカー選手における第5中足骨疲労骨折の発生状況. 日整外スポーツ医会誌 29：258, 2009
10) 長尾雅史ほか：サッカー選手における第5中足骨疲労骨折の危険因子としての人工芝のリスク推定. 日整会誌 92：S1163, 2018
11) 齋田良知ほか：プロサッカー選手における第5中足骨疲労骨折（Jones 骨折）の発生状況調査. JOSKAS 40：531, 2015
12) 塩澤 淳ほか：第5中足骨疲労骨折（Jones 骨折）に対する髄内釘固定手術時の至適髄内釘挿入角度の検討. JOSKAS 40：199, 2015
13) Ekstrand J, et al：Fifth metatarsal fractures among male professional footballers；a potential career-ending disease. Br J Sports Med 47：754-758, 2013
14) Nagao M, et al：Headless compression screw fixation of jones fractures；an outcomes study in Japanese athletes. Am J Sports Med 40：2578-2582, 2012
15) 岩噌弘志：総説. アスリートの疲労骨折―なぜ発症するのか―. 臨スポーツ医 27：351-355, 2010
16) Matsuda S, et al：Risk factors and mechanism of fifth metatarsal stress fracture. Sports Injuries and Prevention, Springer Japan, Tokyo, 355-363, 2015
17) Saita Y, et al：Range limitation in hip internal rotation and fifth metatarsal stress fractures（Jones fracture）in professional football players. Knee Surg Sports Traumatol Arthrosc 26：1943-1949, 2018
18) Fujitaka K, et al：Pathogenesis of fifth metatarsal fractures in college soccer players. Orthop J Sports Med 3：23259667115603654, 2015
19) Fleischer AD, et al：Forefoot adduction is a risk factor for jones fracture. J Foot Ankle Surg 56：917-921, 2017
20) Dao D, et al：Serum 25-hydroxy-vitamin D level and stress fractures in military personal；a systematic review and meta-analysis. Am J Sports Med 43：2064-2072, 2015
21) Shimasaki Y, et al：Evaluating the risk of a fifth metatarsal stress fracture by measuring the serum 25-hydroxyvitamin D levels. Foot Ankle Int 37：307-311, 2016
22) Eskrand J, et al：Surface-related injuries in soccer. Sports Med 8：56-62, 1989
23) Poulos CC, et al：The perceptions of professional soccer players on the risk of injury from competition and training on natural grass and 3rd generation artificial turf. BMC Sports Sci Med Rehabil 6：11, 2014
24) Miyamori T, et al：Playing football on artificial turf as a risk factor for fifth metatarsal stress fracture；a retrospective cohort study. BMJ Open 9：e022864, 2019
25) Queen RM, et al：A comparison of cleat types during two football-specific tasks on FieldTurf. Br J Sports Med 42：278-284, 2008

発生メカニズム：有限要素法・床反力計・モーションキャプチャー

村上憲治

要点整理

　Jones 骨折発症メカニズムを有限要素法の骨折解析を用いてシミュレーション解析を行った．骨折解析に用いた力学値は実際のサッカーの動作より算出した力学値を用いた．Jones 骨折発症には足部外側（小趾側）接地が大きく関わっている．その際に接地角度が地面に対して大きな角度（30〜45°程度）での接地が力学的骨折線発現に影響を与えている．発症予防を考慮した場合，足部の外側に大きな荷重を避けるために下肢関節の協調性と接地時間をコントロールすることが重要である．

はじめに

　スポーツ活動における足部第 5 中足骨に発生した疲労骨折（近位部と遠位部など）を一般的に広義の Jones 骨折と定義している．しかし**図 1** に示すように足部第 5 中足骨近位の特定の部位に発症したものを狭義の Jones 骨折と定義することが一般的である[1]（**図 1**）．Jones 骨折の発症はサッカー競技に多いといわれていることから，今回，サッカー競技における動作から得られる力学要因を用いて狭義の Jones 骨折発症のシミュレーションを行った．

1　Jones 骨折発症に関する関連因子：過去の報告より

　Jones 骨折発症にはいくつかの要因が関連している．個体因子として下肢アライメントの問題，さらに下肢機能では足底筋膜および腓骨筋の硬化[2]，足趾の内方化[3]，また足趾の把持力低下[4]や股関節内旋制限[5]などが要因となっている．また，年齢や性別[6,7]も発症の関連要因として示唆されている．また動的因子としてサッカー，バスケットボールなどのストップ動作やカッティング動作を頻繁に行う競技などで多く発症がみられる[8]．さらにトレーニング頻度など[9,10]の関連も示唆され

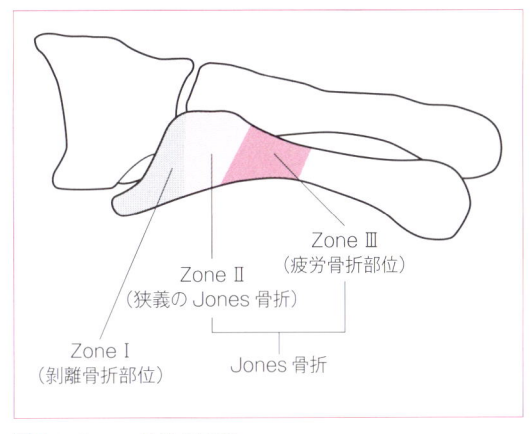

図 1 ▶ Jones 骨折の定義

ている．環境因子ではサーフェスの種類，スパイクのポイントの形状などによる発症の関連因子も示唆されている[9,10]．発症にはそれぞれの因子が関連して，さらに繰り返しの力学ストレスが局所に加わることで発症すると考えられている．

2　有限要素法

　有限要素法（finite element method）は工業製品などの構造強度に関するシミュレーション解析として工学系の領域では一般的な手法である．有限

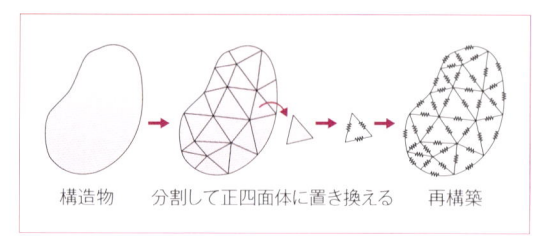

図2 ▶ 有限要素法の概要

構造物　分割して正四面体に置き換える　再構築

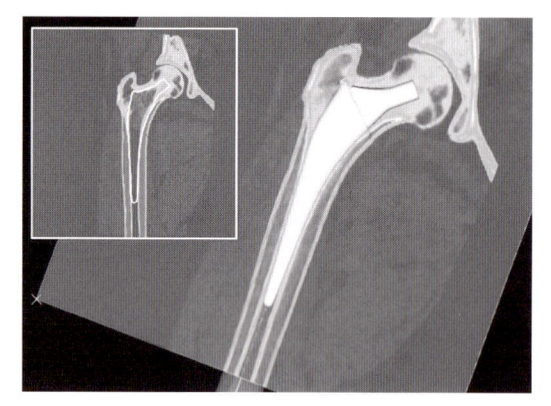

図3 ▶ 股関節インプラント挿入による応力解析
Mechanical Finder による解析例.
（文献11より許諾を得て転載）
（巻頭カラー参照）

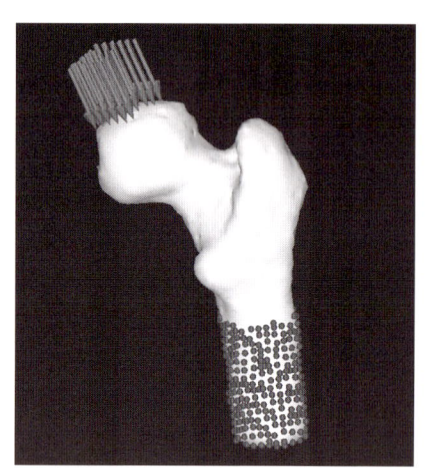

図4 ▶ Mechanical Finder による荷重条件（赤矢印）と拘束条件（青点）
（文献11より許諾を得て転載）
（巻頭カラー参照）

要素法の解析には PC を用いて行う．PC 上にて構造物の内部をメッシュと呼ばれる正四面体ですべて置き換えて負荷（外力など）がかかった時の正四面体の変形を数値計算により算出する手法である

（**図2**）．近年では医療分野でも CT により撮影されたデータ（DICOM）から人体構造（主に骨）にメッシュをあてはめて解析する方法が行われている．通常の工業製品では部品ごとの構造体の材料特性は一定であるため構造のどの部位でも強度は同じとなる．そのため問題となるのは構造体に用いる材料自体，構造体の形状や材料特性の違う材料との接触部位の強度が問題になる．しかし人体構造では骨構造は構造的な形状の違いがある上に皮質骨や海綿骨などが混在していていること，さらに密度の違いから骨強度が違うなど材料特性は一定ではない．そのため有限要素法による骨解析では CT 撮影時に材料特性の同じ物質（骨塩定量ファントム）を同時に撮影して CT 値の違いより骨の持つ材料特性を構造特性にあてはめている．そのため医療領域での主な活用は，整形外科領域や歯科領域のインプラントなどを用いた術前のシミュレーションや術後評価として利用されている（**図3**）[11]．

　有限要素法による解析を行う上でさまざまな条件設定が必要である．その条件として〈荷重条件〉と〈拘束条件〉が重要である．〈荷重条件〉は言葉の通りモデルに与える負荷値になり，メカニカルストレスなどの力（force など）が条件になることが多い．条件として設定するものは値（数値）と方向（3次元ベクトル）を与えることが〈荷重条件〉になる．〈拘束条件〉はモデルに負荷を与えることでそのモデルが PC 上とはいえ力の分だけベクトルの方向へ移動してしまう．そのように移動してしまった場合，構造体のシェルの変形の計算はできなくなってしまうためモデルが動かないように力と方向に対して拘束する条件（部位）が必要になる．これが〈拘束条件〉である（**図4**）[11]．

　有限要素法解析によって得られる結果としては主に応力（破壊強度も含む）であるため一般的に応力解析という言葉が同義的に使われているが，応力解析の手法は有限要素法以外にもあるため"有限要素法を用いた応力解析"という使い方が望ましい．

　なお，有限要素法による応力解析の特性として，硬い部位や形状的な特徴がある部位には応力は集中しやすいことになる．今回，解析に用いる骨折解析も応力解析の延長上にある．簡単にいうと応

図5 ▶ **通常の荷重拘束条件**
色矢印：荷重位置
黒矢印：拘束位置＋条件
（文献12より引用）

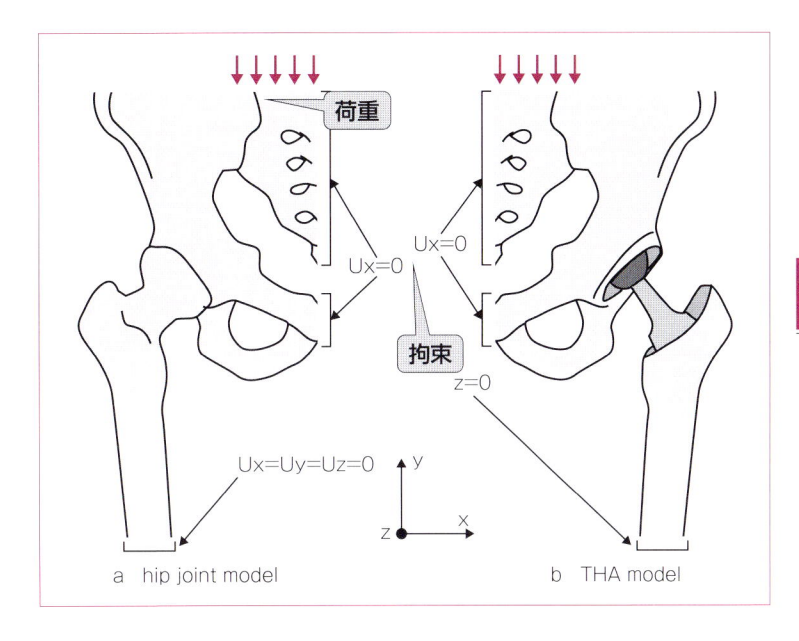

a　hip joint model　　　　b　THA model

力解析は，圧縮や引張などの力学ストレスをまとめて応力としてその集中部位を確認する解析であるが，骨折解析はその延長線上の破壊の結果として確認することになる．

3 バイオメカニクス：シミュレーション法による骨折解析

　一般的な有限要素法を用いた応力解析は，CTデータにより骨モデルを作成し（インプラントなどを挿入もしくは置換することもある）一定値（%BWなど）を負荷として与えることが一般的であるが（図5）[12]，本検証では可能な限り動作との関連性をつけるために動作解析システムと構造解析システムを融合させた解析により検証した（図6）．

　方法は動作によるモデルへの負荷値を算出するためにSTEP1として3次元動作解析装置（Vicon MX CARERA×10）と床反力計（Kistler Force Plate×1）を同期させたシステムを用い健常成人男性4名の通常歩行およびサッカーにおけるキック動作（インステップキック）を計測した．解析はSIMM 8.0（Musculo Graphic社）を用いて各動作の軸脚の床反力z成分およびキック動作時の軸脚の筋張力を算出した．

　またSTEP2として対象部位（足部）の有限要素モデルを作成するため，動作計測者と同一被験者のCTデータより足部有限要素モデルをMechanical Finder 7.0（RCCM社）により作成した（図7）．

　最終的にSTEP3としてSTEP1より算出した各動作（通常歩行とインステップキック）の軸脚側の足部接地後（FC）の最大床反力値のz成分の値（通常歩行：平均566N，インステップキック：平均2,000N）を足部有限要素モデルの第5中足骨遠位骨頭足底部に，有限要素モデルが持つ座標系のz軸と同一方向（並行荷重）①，z軸に対して30°傾斜方向②，z軸に対して45°傾斜方向③を〈荷重条件〉とした（図8）．さらに最大床反力値が算出された時点の筋張力（短腓骨筋：平均283N，第3腓骨筋：平均83N）も筋の作用として足部有限要素モデルに与えた（図9）．

　この傾斜方向は接地時の足部姿勢を仮定したものとしている．①は足部をそのまま着地時の下からの突き上げとして設定している．②③はいわゆる外側荷重で第5中足骨の側面からのストレスとして設定している．また足部有限要素モデルの〈拘束条件〉として第5中足骨立方骨面，第5中足骨近位第4中足骨面を完全拘束とした．

　解析には足部有限要素モデルを作成したMechanical Finder 7.0を用い荷重を40段階，つまり2,000Nであれば50Nずつ40回の分割加算

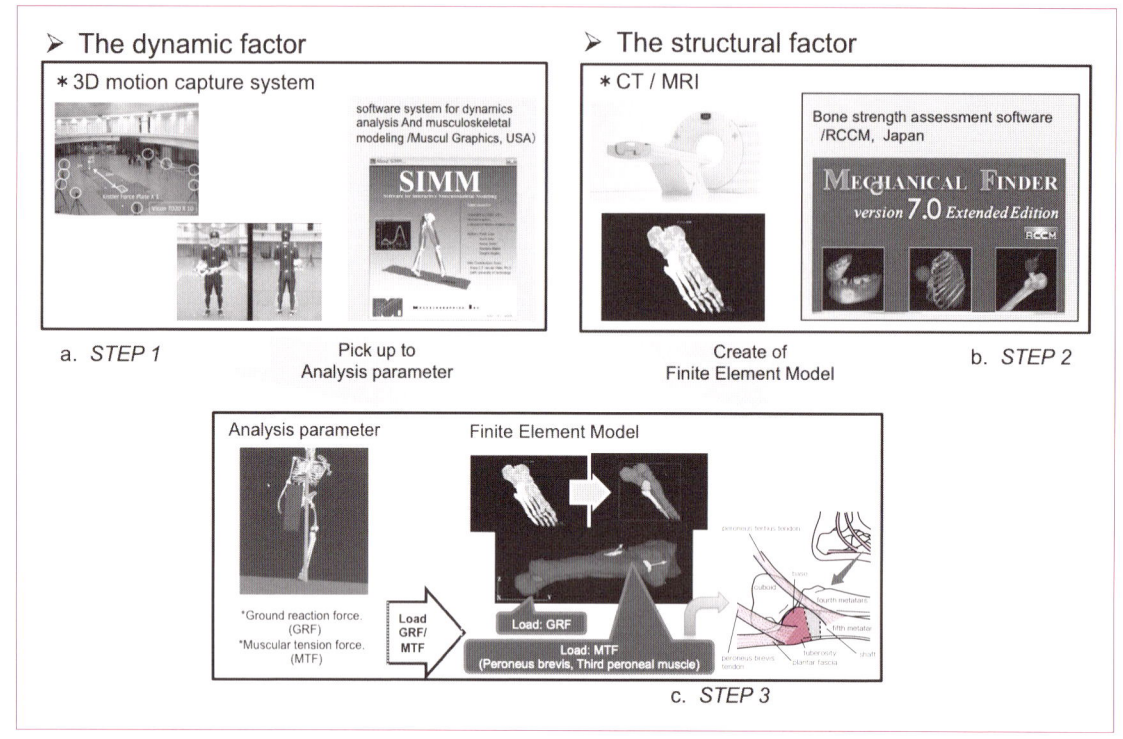

a. *STEP 1*　　　Pick up to Analysis parameter

b. *STEP 2*　　　Create of Finite Element Model

c. *STEP 3*

図6 ▶ 解析システム
（巻頭カラー参照）

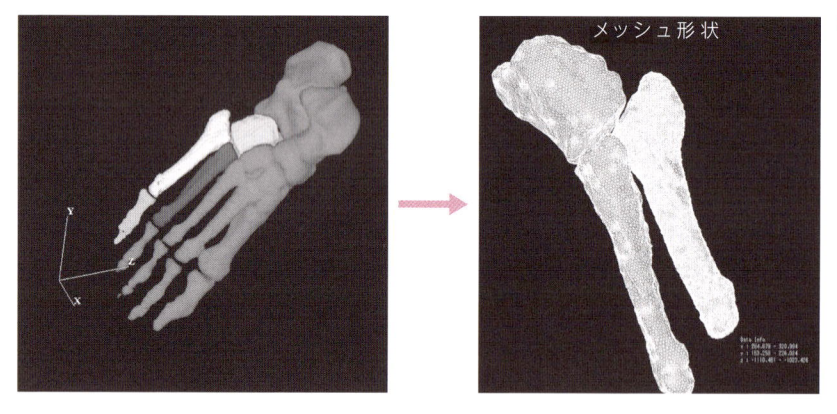

図7 ▶ 有限要素モデル
左：足部有限要素モデル
右：第4・5中足骨・立方骨
メッシュモデル
（巻頭カラー参照）

荷重を行っていく解析手法で骨折解析（破壊解析）を行った．

　なお，有限要素法による骨折解析は臨床における骨折の定義とは意味合いを画している．有限要素法による骨折の定義は「有限要素法」の項目で記したメッシュと呼ばれる要素が計算力学的に破壊（圧壊）されることを意味するため，メッシュに置き換えた骨表面だけではなく内部（深部）のメッシュ破壊でも同様に骨折解析の結果としては画像にて確認できる．そのため臨床でみられる画像所見より早く表れることになる．結果の解釈として，有限要素法による骨折解析では表面および内部のメッシュ破壊による骨折線が確認できたということになる．そのために臨床でいわれる骨折ということではないことをあらかじめ理解する必要がある．

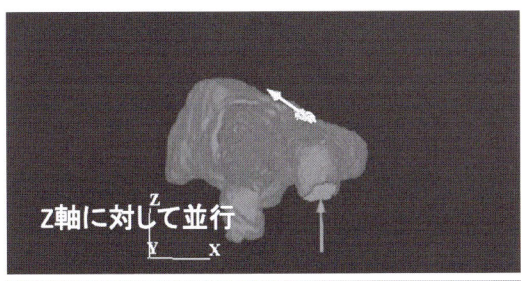

Z軸に対して並行

Z軸に対して30°

Z軸に対して45°

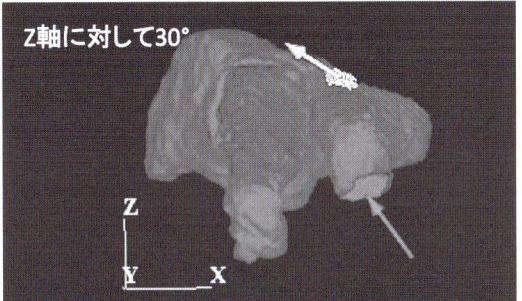

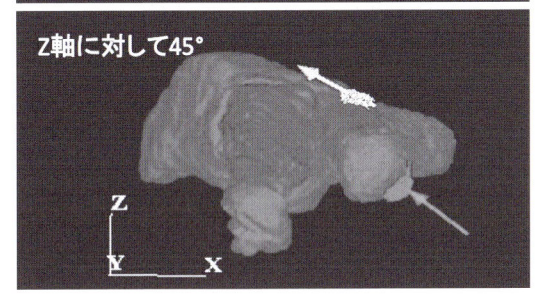

図8 ▶ 荷重条件（位置）
（巻頭カラー参照）

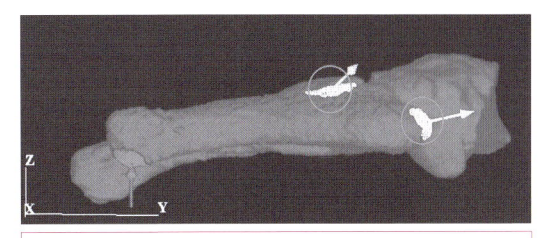

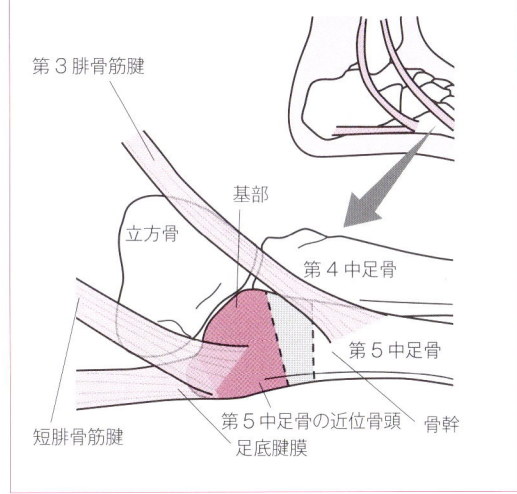

図9 ▶ 筋張力荷重条件（位置）
（上図：巻頭カラー参照）

第3腓骨筋腱

基部

立方骨

第4中足骨

第5中足骨

短腓骨筋腱

第5中足骨の近位骨頭
足底腱膜

骨幹

4 結果と解釈

　結果の解釈として分割加算荷重の数が少ないほど構造的な骨強度が低いことになり骨折線が出現することになる．また，結果の荷重値は段階ごとに加算されるため total 荷重値となる．また今回，提示する解析結果は，被験者の力学データが平均値に近い被験者の足部有限要素モデルを使用して結果と解釈を行っている．ここでは提示しないが他被験者の結果でもほぼ同様の結果を示している．

　通常歩行で骨折線が確認できるのは z 軸と並行荷重および 30°外側荷重において荷重ステップの後半（567 N を 40 回の分割加算荷重した際の 33 回以降）で Zone Ⅲに骨折線を確認することができる（図10）．

　キック動作の骨折線は，ほとんどが 6〜8 回の段階で（2,000N を 40 回の分割加算荷重した際の 6〜8 回時）骨折線を確認することができる．これは歩行時の荷重段階数より早い段階で骨折線が確認できたことになる．さらにキック動作の骨折線の確認部位では主に狭義の Jones 骨折好発部位 Zone Ⅱで骨折線を確認することができている．詳細は z 軸と並行荷重では Zone Ⅲにおいて骨折線が主に確認されたが（図11），z 軸に対して 30°傾斜方向（図12），z 軸に対して 45°傾斜方向（図13）荷重では Zone Ⅱに骨折線が確認されている．また荷重値の最大値（最大床反力平均値）確認時点での短腓骨筋と第3腓骨筋の筋張力を考慮させ荷重条件も加えて解析を行うと，z 軸に対して 45°傾斜の結果において骨折線の確認が遅い段階数で確認できている．

　total 荷重値は，通常歩行では 33 段階で骨折線が確認できていることから平均 466.9N（567N/40 回＝14.2N/回）で骨折線が確認できている．インステップキックでは各条件下で 6〜8 段階で骨折

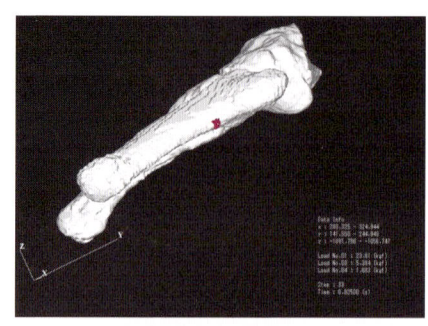 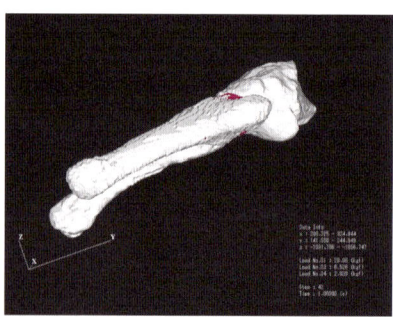

図 10 ▶ 歩行解析結果
左：z 軸並行荷重
右：z 軸 30°荷重

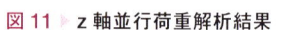

33段階荷重で骨折線確認　　　40段階荷重で骨折線確認

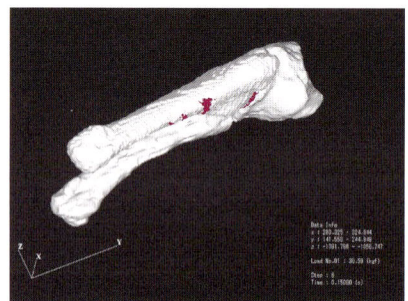 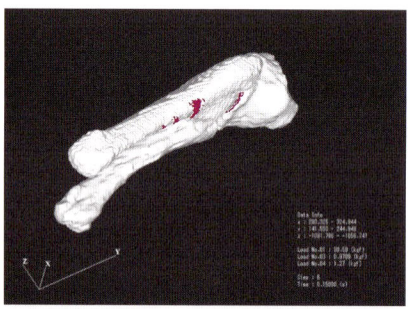

図 11 ▶ **z 軸並行荷重解析結果**
左：筋張力荷重なし
右：筋張力荷重あり

6段階荷重で骨折線確認　　　6段階荷重で骨折線確認

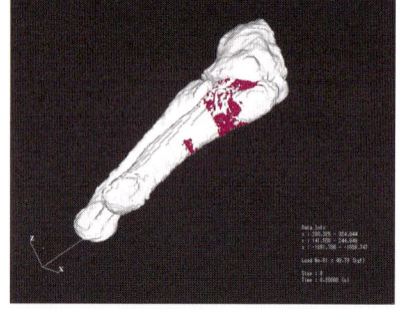 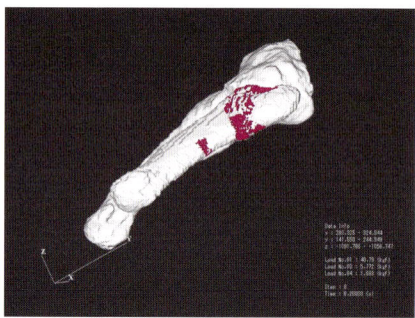

図 12 ▶ **z 軸に対して 30°傾斜
位置荷重解析結果**
左：筋張力荷重なし
右：筋張力荷重あり

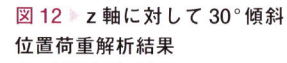

8段階荷重で骨折線確認　　　8段階荷重で骨折線確認

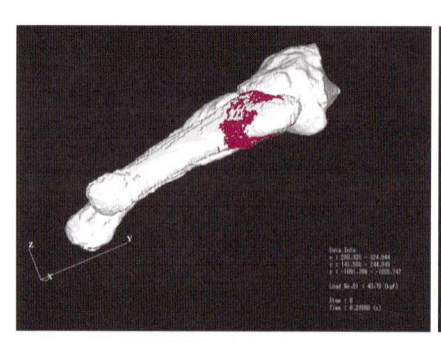 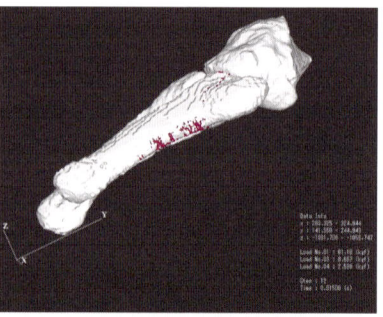

図 13 ▶ **z 軸に対して 45°傾斜
位置荷重解析結果**
左：筋張力荷重なし
右：筋張力荷重あり

8段階荷重で骨折線確認　　　12段階荷重で骨折線確認

線が確認できていることから平均300〜400N（2,000N/40回＝50.0N/回）で確認することができている．このことは骨折線が確認できるまでのtotal荷重値だけを考慮すれば歩行時の方がキック動作に比べ大きな荷重値（466.9N）で骨折線が発現していることになり，キック動作は少ない荷重値（300〜400N）で骨折線が発現していることになる．このことは力学的特性から考えると矛盾していることになるが，1回の荷重量の違い（歩行：14.2N/回，キック：50.0N/回）により局所にかかるストレスが違うということが骨折の出現に影響を与えていると考える必要がある．

5 バイオメカニクスより考える Jones骨折の予防法

今回の結果は，動作に起因した力学データを基にしたシミュレーションによるサッカーにおけるキック動作の軸脚側の解析を行った．しかしながらシミュレーション解析を行ったにもかかわらず解析に用いたデータには限界があり，シミュレーション解析のメリットを有効化できなかった．そのため既知の報告を証明することまでが今回の解析の限度であった．

その中で，やはり足部の外側荷重（小趾荷重）はJones骨折発生に大きく関与していることは理解できた．さらに力積も影響を与えていることが示唆できた．

サッカーにおけるキック動作では軸脚の使い方は非常に重要であり，軸脚の機能性（可動性），安定性（固定性）はキック動作の精度に大きな影響を与える．キックの種類（インサイドキック・インステップキック・インフロントキックなど）や目的（正確性，ターゲットの距離，ボールスピードなど）により軸脚側の使い方も変わる．特にボールに変化をつけるような蹴り方（インフロントキック）や強く速いボールを正確に蹴ることが要求されるキック動作（インサイドキック）では蹴り脚に効率的な力の発揮をさせるために軸脚を前額面上傾斜させて蹴ることが見受けられる．そのため軸脚の足部外側（小趾側）から接地をはじめボールインパクトの瞬間は足部外側（小趾側）に身体を支持

していることが見受けられる（図14）．さらに軸脚の安定性（固定性）は遠くのターゲットへのパスやボールスピードの速いキック動作を要求されるときにもさらに重要で，軸脚は地面に対してしっかり接地を求めるため"強く"入る傾向がある．その場合，力積の問題が生じてくる．予防の観点から力積は小さい方が力学的ストレスは小さくなるため力を少なくするか時間を長くするかになる．接地時の力自体は下股関節の協調性・連動性を駆使して各関節の可動域と伸張性収縮を活用して"柔らかい接地"を実施することで小さくするのが可能である．また，このことは接地時間を長くすることも可能になるため力積を考慮した予防でも有効になると考える．さらにJones骨折発症は繰り返しのストレスが影響しているため，可能な限り床反力を軽減できるサーフェスなどにて常時練習や試合を行うことが望ましいと考える．

また，筋張力を考慮した解析結果から，足関節を外がえし方向へコントロールする筋の介入があった方が発症リスクは低くなることが一部示唆された．今回の結果よりこれらの筋がどのようにストレスを減らしているか証明はされなかったが，やはり足関節をコントロールできる機能と安定性は重要と考える．

さらに，他の動作ではカッティング動作が発症の要因としてあげられている．しかし，今回用いた解析システムでの検証は行っていない．カッティング動作での検証に関して，床反力計接地脚の合成床反力ベクトルと足部の関係性を確認すると足部外側（小趾側）ではなく内側（母趾側）から合成床反力ベクトルの確認ができる（図15①）．しかし，一部では図15②の矢印にみられるように足部外側で合成床反力ベクトルを確認できる場合もあり，図16①の合成床反力軌跡で確認できるように第4中足骨に沿って合成床反力軌跡を確認することができる．カッティング動作での発症を考えると，方向を変えるための脚（床反力計に接地する脚）ではなくその1歩手前の脚（図15③④の白丸）の足部外側（小趾側）に力学的なストレスがかかっていることが予測される．カッティングやストップ動作でもJones骨折の発症要因になっていることから，方向を変える，止まる脚だけで

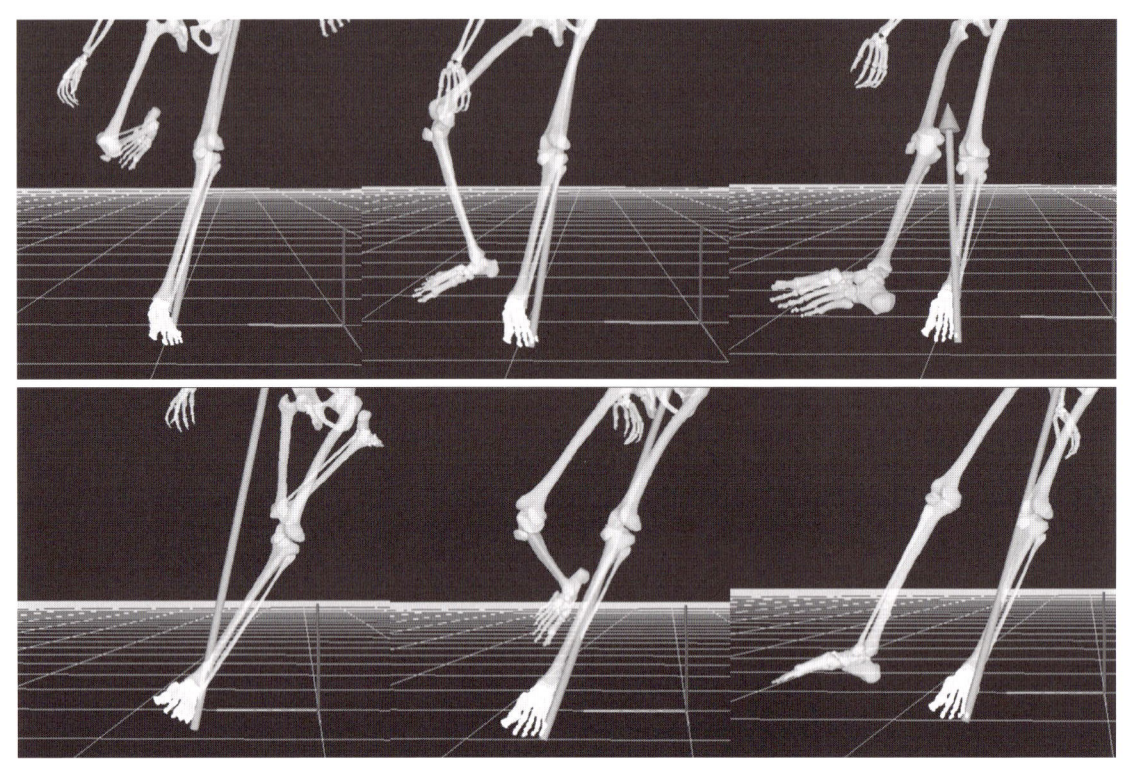

図14 ▶ キック動作軸脚と床反力の関係
上：インサイドキック，下：インフロントキック
（巻頭カラー参照）

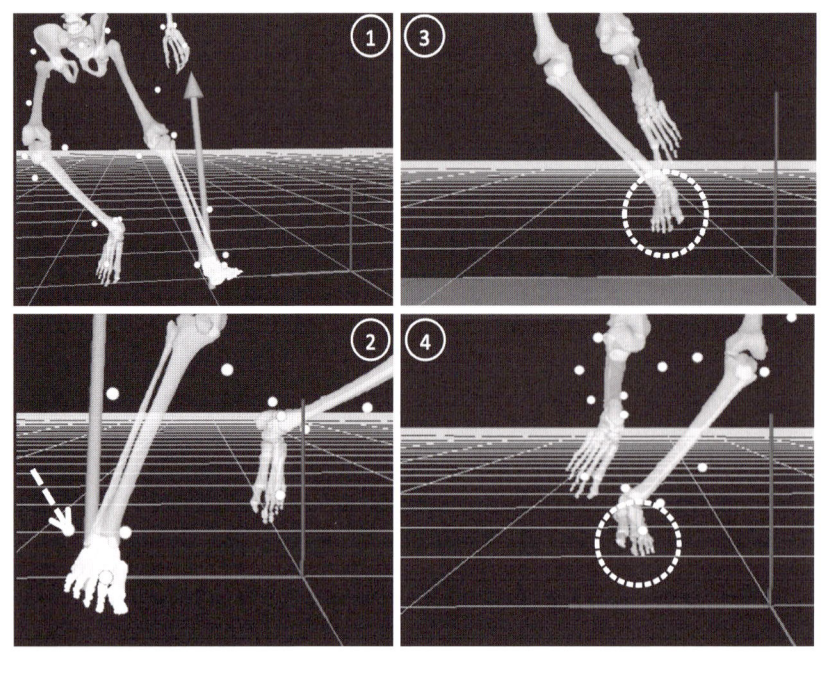

図15 ▶ カッティング動作と床反力の関係
① 左脚接地による右方向への
　ターン．
② 右脚接地による左方向への
　ターン．
③ 動作へのアプローチ（左脚接地
　前の右脚に注目）．
④ 動作へのアプローチ（右脚接地
　前の左脚に注目）．
（巻頭カラー参照）

はなく動作へ至るアプローチ動作でのストレスも考慮すべきであると考える．カッティングやストップ動作での発症予防を取り組むのであれば，アプローチ動作も含め検討すべきであると考える．

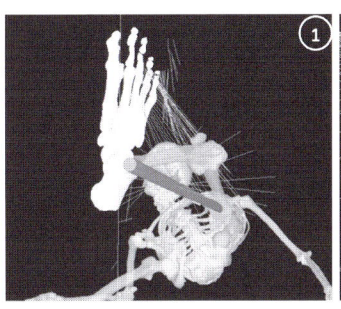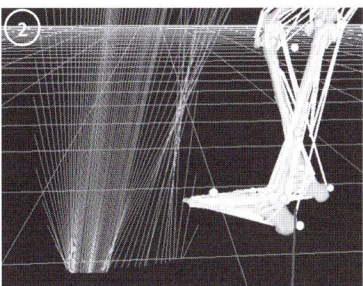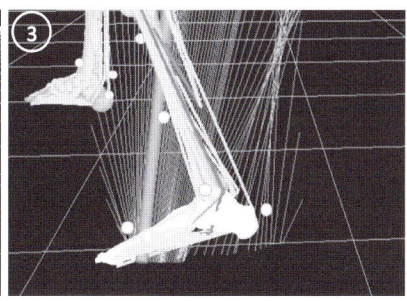

図16 ▶ 動作と床反力軌跡の関係
① インサイドキック時の軸脚の床反力軌跡．青細線の軸脚の床反力接地時の床反力軌跡を接地経過に示す．
②，③ カッティング．左脚軸脚での右方向へのターンを②は接地直前，③は離地直前を示す．青細線は左脚接地時から離地までの間の床反力軌跡を長軸に沿って示す．線の間隔が狭いほど床反力の作用している時間が長い．
（巻頭カラー参照）

また，図16 の青い線で確認できるように，床反力軌跡の密度が前足部にかかるほど密になっていることが確認できる．このことは今回荷重位置に設定した中足骨遠位端骨頭で多くの力学ストレスを受けていることが理解できるため，足部接地直後ではなく爪先離地前段階で足部外側方向への荷重を避けることが予防に繋がると考える．そのためには足部離地前に足部が外側荷重にならないように前足部がフラット（母趾球側荷重のイメージ）で行えるように足部のコントロールや股関節のコントロールによる動作を身につけるのが望ましい．

まとめ

今回，キック動作の軸脚接地時の外側荷重が発症に対するリスクが高いことが明確にできた．特にz軸と平行荷重（いわゆる下からの突き上げ）より外側荷重（z軸に対して30°，45°傾斜方向荷重）の方が骨折のリスクが高いことが示唆された．

さらにキック動作時の軸脚ではz軸に対して30°，45°傾斜方向荷重および筋張力（短腓骨筋，第3腓骨筋）を考慮した結果より筋張力が作用しない方が多くの骨折線を確認できている．これはそれぞれの筋が接地時以降に足部第5中足骨に対して応力を軽減させるような作用を有していることが推測できる．そのために足関節コントロールに作用する筋を日頃よりトレーニングし，能動的にも受動的にも足部のコントロールができるように足部機能を維持すること，また足部傷害後の機能低下に陥った場合も足部機能の十分な回復と向上に努めることが望ましい．

今後の課題として，荷重部位・方向が動的に変化する要因（力学値など），さらには解剖学的な拘束条件（足部靱帯の付与）を検討した検証を行いさらに力学ストレスから予防法の確立に努めたいと考える．

◆ 文 献

1) Torg JS, et al：Fractures of the base of the fifth metatarsal distal to the tuberosity. Classification and guidelines for non-surgical and surgical management. J Bone Joint Surg Am 66：209-214, 1984
2) DeVries JG, et al：The fifth metatarsal base：anatomic evaluation regarding fracture mechanism and treatment algorithms. J Foot Ankle Surg 54：94-98, 2015
3) Fleischer AD, et al：Forefoot adduction is a risk factor for jones fracture. J Foot Ankle Surg 56：917-921, 2017
4) Fujitaka K, et al：Pathogenesis of fifth metatarsal fractures in college soccer players. Orthop J Sports Med 3：23, 2015
5) Saita Y, et al：Range limitation in hip internal rotation and fifth metatarsal stress fractures（Jones fracture）in professional football players. Knee Surg Sports Traumatol Arthrosc 26：1943-1949, 2018
6) Kavanaugh JH, et al：The Jones fracture revisited. J Bone Joint Surg Am 60：776-782, 1978
7) Kane JM, et al：The epidemiology of fifth metatarsal fracture. Foot Ankle Spec 8：354-359, 2015
8) Ekstrand J, et al：Surface-related injuries in soccer. Sports Med 8：56-62, 1989
9) Poulos CC, et al：The perceptions of professional soccer players on the risk of injury from competition and training on natural grass and 3rd generation artificial turf. BMC Sports Sci Med Rehabil 6：11, 2014
10) Williams S, et al：A review of football injuries on third and fourth generation artificial turfs compared with natural turf. Sports Med 41：903-923, 2011
11) 株式会社 計算力学研究センター：https://mechanical-finder.com/ja/（2019年9月20日閲覧）
12) 東藤 貢ほか：股関節の応力状態に及ぼす臼蓋形成不全の影響．臨床バイオメカニクス 31：149-154, 2010

下肢の外傷・障害

Jones 骨折の危険因子

藤高紘平

要点整理

　大学男子サッカーチームに対してメディカルチェックを施行し，Jones 骨折発生の有無を前向きに 9 年間調査した．また mapping system を用いて Jones 骨折発生選手の足部構造を分析した．その結果，Jones 骨折の危険因子として，足趾把持筋力が小さいこと，第 5 中足骨が近位に長いこと，足部内側縦アーチが高いこと，非利き足側の発生が多いことが示された．今後はメディカルチェックを通して，Jones 骨折の発生予防に反映させることが重要である．

はじめに

　サッカー競技において Jones 骨折は，サッカー競技がカッティングやサイドステップ動作の多いスポーツであるため，発生頻度が比較的高いスポーツ障害の一つと報告されている[1, 2]．また，Jones 骨折は遷延治癒もしくは偽関節になりやすく，術後再骨折しやすい骨折であるため，スポーツ選手における Jones 骨折は，スポーツ復帰がままならないことが報告されている[1]．そのため，Jones 骨折の発生予防が望まれており，危険因子の解明は発生予防を検討するうえでは重要である．本項では，Jones 骨折危険因子の身体的因子と環境的因子の分析結果を示し，その結果より得られた Jones 骨折の危険因子について紹介する．

1 Jones 骨折の危険因子に関するこれまでの報告

　Jones 骨折の発生メカニズムとして，第 5 中足骨基部は立方骨や第 4 中足骨と靱帯成分で強固に固定されているため，第 5 中足骨基部での疲労骨折が生じやすく[3]，第 5 中足骨基部への垂直方向および mediolateral stress[1] や peroneus brevis による traction force[4] によって発生する．こうした発生メカニズムを踏まえた中で，これまでに

Jones 骨折の危険因子に関してさまざまな報告が認められる．Jones 骨折危険因子の疫学的研究では，プロサッカー選手において若い年齢ほど Jones 骨折を発生しやすく，過度のトレーニングを危険因子としている[2]．Jones 骨折危険因子の身体的研究では，Jones 骨折手術後の選手に後足部内反傾向[5]が認められるという報告や，calcaneal pitch angle の測定から cavus foot[6]が認められると報告されている．後足部内反や cavus foot による足部外側荷重傾向が Jones 骨折の危険因子となる可能性を示唆している．また，metatarsus adductus angle の増加[7]も危険因子として報告されている．日本人サッカー選手に関する Jones 骨折危険因子の身体的因子として，Saita ら[8]は股関節内旋可動域が小さいことを示し，Matsuda ら[9]は非荷重位 leg heel angle が小さいことを示した．

　このように，Jones 骨折の発生は複数の因子が重なって発生すると提唱されていた．しかし，これらの先行研究は後ろ向き調査がほとんどであり，Jones 骨折の発生に関する，長期間の前向き調査の報告は認められなかった．日本人サッカー選手では Jones 骨折の発生率が比較的高い[8]ことが示されており，Jones 骨折を発生した日本人サッカー選手の身体的因子や足部構造，Jones 骨折発生の環境的因子を明らかにすることがで

表1▶ Jones 骨折発生例の身体的因子についてのロジスティック回帰分析

項目名	p値	OR (95% CI)
身長	0.76	1.01 (0.96-1.06)
体重	0.47	0.97 (0.89-1.06)
アーチ高率	0.61	1.07 (0.83-1.37)
足趾把持筋力	0.04	1.21 (1.01-1.45)
Q-angle	0.06	1.27 (0.99-162)
leg-heel angle	0.44	1.12 (0.84-1.48)
ファンクショナルリーチテスト	0.34	0.94 (0.84-1.06)
閉眼片脚立位保持時間	0.32	1.01 (0.99-1.04)
SLR角度	0.38	0.97 (0.90-1.04)
FFD	0.51	1.03 (0.95-1.10)
HBD	0.58	0.80 (0.36-178)
足関節背屈可動域	0.84	1.01 (0.88-1.16)
足関節底屈可動域	0.35	1.07 (0.93-123)
general joint laxity test	0.66	0.89 (0.52-1.51)

(文献 10 より引用. 筆者訳)

OR (95% CI)：odds ratio (95% confidence interval)

されば, Jones 骨折の危険因子の究明への第一歩である.

2 Jones 骨折危険因子の身体的因子と環境的因子に関する前向き研究

そこで我々は, 一大学男子サッカーチームのサッカー選手に対してメディカルチェックを施行後, Jones 骨折発生の有無を前向きに9年間調査した[10]. 対象は調査期間中に同一大学男子サッカーチームに所属したサッカー選手273名とした. 各年度初めに, メディカルチェックとして身長, 体重, BMI, アーチ高率, 足趾把持筋力, Q-angle, leg-heel angle, ファンクショナルリーチテスト, 閉眼片脚立位保持時間, 大腿伸展挙上角度(SLR角度), 指床間距離(FFD), 踵部殿部間距離(HBD), 足関節可動域, general joint laxity test を測定し, アンケート調査として利き足, 足部外傷や足関節捻挫の既往歴, 使用しているスパイクシューズ(スタッド数, スタッド下の形状)の感取を行った. メディカルチェックを実施後, Jones 骨折の発生を前向きに調査し, Jones 骨折発生時のサーフェスなど)を調査した. Jones 骨折の発生群と非発生群に分け, メディカルチェック項目やアンケート調査項目の比較, Jones 骨折の発生の有無とメディカルチェック項目の関連について分析した.

Jones 骨折の発生群は16名, 非発生群は257名であった. また, 発生足群は16足, 非発生足群は530足であった. ロジスティック回帰分析の結果は, Jones 骨折の発生との関連において, 足趾把持筋力のオッズ比は1.21 (p<0.05, 95%信頼区間：1.01-1.45)であった(表1)[10]. 足趾把持筋力において, Jones 骨折発生群(16.7±1.8kg)が非発生群(18.0±2.4kg)よりも有意に小さかった(p<0.05)(表2)[10]. Jones 骨折発生の利き足と非利き足の比較において, 非利き足側の発生が有意に多かった(χ²=5.22, p<0.05)(図1)[10]. その他の項目において統計学的に有意な差は認められなかった(表3)[10].

これまで Jones 骨折の危険因子に関する, 第5中足骨の長さや足根骨との位置関係や各足部構造に着目した研究は認められなかった. Jones 骨折の発生において, 第5中足骨と足根骨との位置関係や足部構造の特徴を明確にすることができれば, Jones 骨折の治療や発生予防に反映させることができる. mapping system は解剖学的に足部構造を定量的かつ詳細に測定できるため有用な信頼性の高いいう分析方法として報告されている[11]. そこで我々は mapping system を用いて Jones 骨折を発生した選手の足部構造の分析を試みた.

3 Mapping system

1 Jones 骨折に対する mapping system による分析

対象は, 2003年から2016年の間に同一大学男子サッカーチームに所属したサッカー選手の中から抽出した. 荷重位X線足部正面画像の分析, Jones 骨折を発生した大学男子サッカー選手(発生群)16名16足, 荷重位X線足部側面画像の分析は, Jones 骨折を発生した大学男子サッカー選手(発生群)18名18足が抽出された. また, Jones 骨折の既往がなく(学内に Jones 骨折を発生しなかった大学男子サッカー選手20名20足が con-

表2 ▶ Jones 骨折発生群と非発生群におけるメディカルチェック項目の比較

項目名	発生群 (n = 16)	非発生群 (n = 257)	p 値
身長 (cm)	172.2 ± 4.9	171.7 ± 11.3	0.83
体重 (kg)	66.1 ± 4.1	64.7 ± 6.4	0.24
BMI (kg/m²)	22.3 ± 1.8	22.8 ± 12.6	0.18
アーチ高率 (%)	17.4 ± 2.0	17.7 ± 2.1	0.53
足趾把持筋力 (kg)	16.7 ± 1.8	18.0 ± 2.4	0.01
Q-angle (°)	13.9 ± 2.0	15.1 ± 2.3	0.07
leg-heel angle (°)	6.4 ± 2.2	7.1 ± 1.9	0.28
ファンクショナルリーチテスト (cm)	45.9 ± 2.5	44.7 ± 5.0	0.18
閉眼片脚立位保持時間 (秒)	90.5 ± 22.6	97.0 ± 18.7	0.28
SLR 角度 (°)	90.3 ± 6.4	88.8 ± 7.7	0.54
FFD (cm)	7.1 ± 8.0	8.4 ± 6.6	0.64
HBD (cm)	0.2 ± 0.8	0.1 ± 0.6	0.87
足関節背屈可動域 (°)	19.1 ± 3.8	19.5 ± 4.2	0.80
足関節底屈可動域 (°)	39.1 ± 4.6	39.7 ± 4.2	0.44
general joint laxity test (score)	0.6 ± 1.1	0.5 ± 1.0	0.97

Mann-Whitney の U 検定 （mean±SD）
（文献 10 より引用，筆者訳）

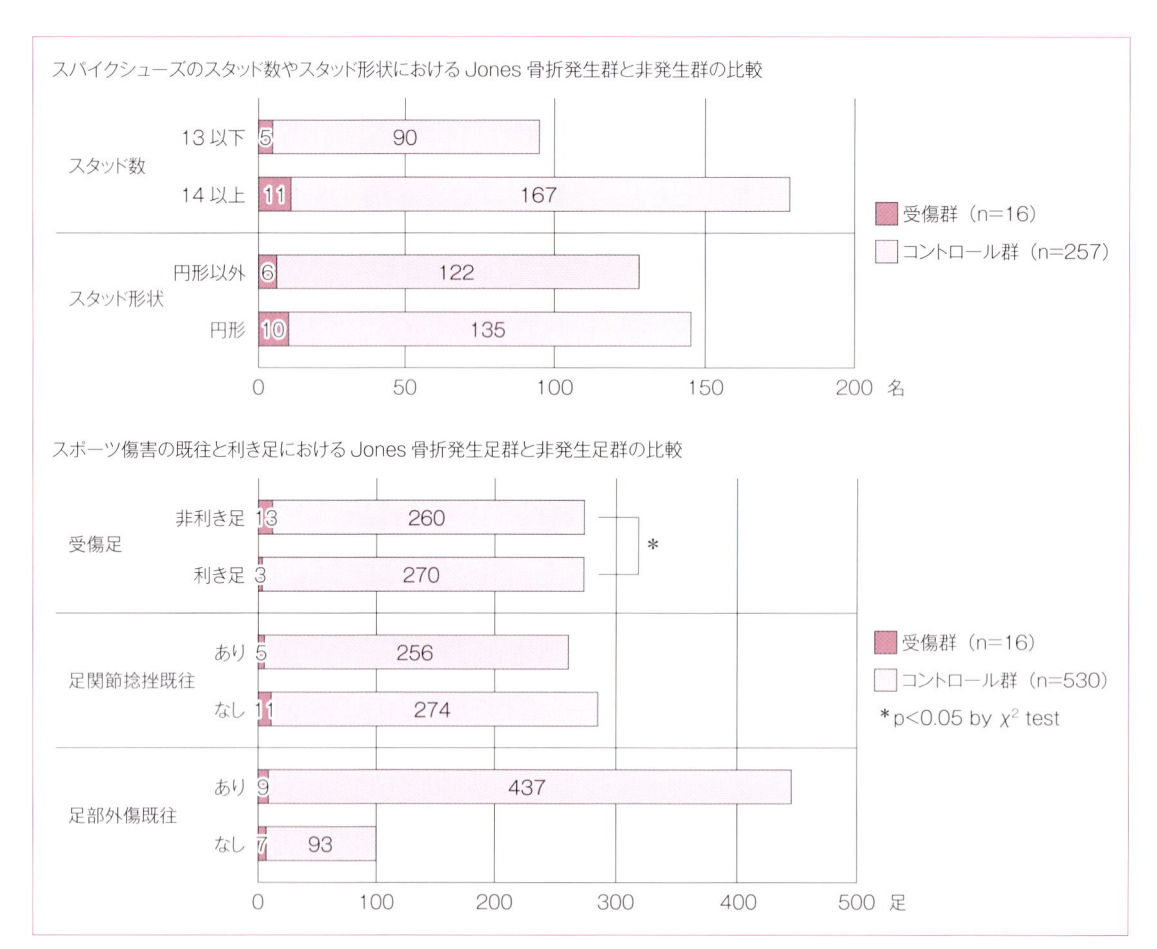

図1 ▶ Jones 骨折発生群と非発生群におけるアンケート調査結果の比較
（文献 10 より引用，筆者訳）

trol 群として抽出された．対象に対して，荷重位でのX線足部正面像および側面像を撮影した．

a）荷重位X線足部正面像のmapping systemによる分析[12]

足部正面像に対して，第2中足骨における近位および遠位骨幹の中点を通る直線をX軸と定義し，X軸が第2中足骨近位関節面と交差する点を原点（0, 0）とし，原点に直交する直線をY軸と定義した．またX軸が第2中足骨頭と交わる点を（100, 0）とし，すべての計測値を標準化した．足部正面像のX線画像上の各定点を定義しX, Y座標で表した（図2）[12]．

b）荷重位X線足部側面像のmapping systemによる分析[13]

足部側面像に対して，踵骨下端の接地点を原点（0, 0）とし，母趾内側種子骨最下端をY（100, 0）とする基準点を結ぶ直線をX軸と定め，原点を通りX軸に垂直な直線をY軸と定義した．またX軸の母趾内側種子骨最下端の点を（100, 0）として，すべての計測値を標準化した．足部側面像のX線画像上の各定点を定義しX, Y座標で表した（図3）[13]．

2 荷重位X線足部正面像のmapping system分析の比較結果（表4）[12]

MB5のX座標は発生足群（−39.8±4.8）がcontrol群非利き足群（−30.2±7.8）と比べて有意に小さい値を示した（p＜0.05）．第5中足骨長の比較では，発生足群（75.1±5.6mm）がcontrol群非利き足群（69.5±7.2mm）よりも有意に長かった（p＜0.05）．つまり，Jones骨折発生群の第5中足骨が近位に長いことが示された．また，第5中足骨が近位に長いことは足部側面像のmapping system分析でも同様の結果であった．

3 荷重位X線足部側面像のmapping system分析の比較結果（表5）[13]

足部内側縦アーチの基準点であるC点のY座標（発生足群；31.1±2.8, control群非利き足群；29.3±1.6），N点のY座標（発生足群；26.4±2.5, control群非利き足群；25.0±1.6），L点のY座標（発生足群；20.2±2.2, control群非利き足群；19.1±1.2）において発生足群がcontrol群非利き足群と比較して有意に大きい値を示した

表3　サーフェス間でのJones骨折発生率の比較

	N	IR per 1,000 A-Es (95% CI)	RR (95% CI)	p値
土グラウンド	3	0.09 (0.00-1.90)	0.53 (0.00-1.22)	0.30
人工芝グラウンド	13	0.17 (0.00-1.98)		

Fisher's exact test
IR per 1000 A-Es : Injury rate per 1,000 athlete-exposures
RR : rate ratio
95% CI : 95% confidence interval
（文献10より引用．筆者訳）

（p＜0.05）．つまり，Jones骨折発生群では足部内側縦アーチが高いことが示された．

4 Jones骨折の危険因子

我々の研究結果から，Jones骨折の危険因子について以下の項目が挙げられた．（1）足趾把持筋力が小さいこと，（2）第5中足骨底がより近位に位置し第5中足骨長が長いこと，（3）足部内側縦アーチが高いこと，（4）非利き足側の発生が多いことである．

1 足趾把持筋力が小さい

足趾把持筋群は足部アーチの底面を形成する．足趾把持筋力が小さいことで，足部に加わる衝撃に対しての衝撃吸収能が低下し，Jones骨折の発生につながったと考えられた．また，足趾把持筋力は姿勢制御時の機能的支持面の把持に関与する．足趾把持筋力とバランス能に関しての報告はいくつか認められる[14]．つまり，足趾把持筋力が小さいことによって動的バランス能は低下し，より足部外側荷重につながる場面が増加しやすくなると思われた．こうした足部外側への荷重負荷の増大が，第5中足骨に加わる力学的ストレスにつながると考えられた．

2 第5中足骨底がより近位に位置し第5中足骨長が長い

Jones骨折発生群では第5中足骨が近位に長いことにより，足部衝撃吸収時における第5中足骨のレバーアームが長くなる分，垂直方向の荷重負

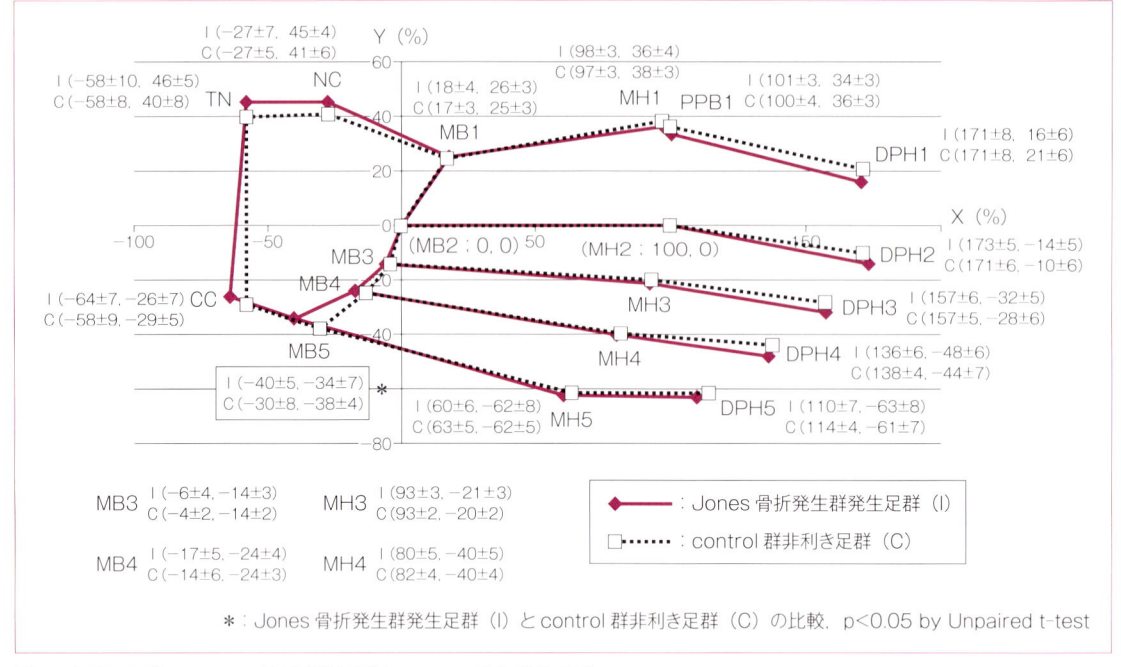

図2 ▶ 足部正面像の Jones 骨折発生足群と control 群非利き足群の mapping data
MB 1〜MB 5：第 1〜5 中足骨の骨軸と各中足骨の近位関節面との交点，MH 1〜MH 5：第 1〜5 中足骨の骨軸と各中足骨の遠位関節面との交点，DPH 1〜DPH 5：第 1〜5 末節骨の遠位端，PPB 1：第 1 中足趾節関節の近位関節面の中点，NC：舟状骨と第 1 楔状骨からなる関節内側縁の関節裂隙の中点，TN：距舟関節内側縁の関節裂隙の中点，CC：踵立方関節外側縁の関節裂隙の中点，第 5 中足骨長：第 5 中足骨における骨軸と近位関節面が交差する点（MB 5）から遠位関節面と交差する点（MH 5）まで．
（文献 12 より引用）

荷や足部外側からの外力が加わった際の第5中足骨基部へのストレス増大につながると考えられた．また，第5中足骨は立方骨との間にリスフラン関節の一部を形成する．第5中足骨近位側の関節面がより近位に位置していることにより，リスフラン関節の関節面が足部長軸に対してより大きく傾斜し，足部，足関節の内返しや外返しにおける第5中足骨基部でのストレスが大きくなると考えられた．

3 足部内側縦アーチが高い

足部内側縦アーチが有意に高く，足部外側縦アーチの高さに差がないことから，足部はより回外位であることが示される．よって，足部がより回外位に位置することで足圧中心位置が外側に移動するのではないかと考えられる．また，足部内側縦アーチが高くなることにより，足部の衝撃吸収能の低下や，複数の関節の動きの減少（足部柔軟性の低下）が報告されている[15]．したがって，足圧中心位置が外側に移動し，足部への衝撃が増大

することで，第5中足骨基部へのストレスが大きくなると考えられた．

4 非利き足側の発生が多い

サッカー競技中に，非利き足側がターン動作やキック動作の軸足となる場面が多くなり，第5中足骨への荷重負荷の頻度増加が力学的ストレスとなり，疲労骨折につながる可能性が考えられた．また，幼少期からサッカーを継続して行ってきた中で，利き足と非利き足の違いによってボールキック動作時の軸足のバイオメカニクス的違いや，ターン動作やサイドステップ動作時の動作的特徴の違いを認める可能性があり，さらなる調査が必要である．

5 危険因子から考えるJones骨折の予防

以上の Jones 骨折危険因子に対する知見をもとに，Jones 骨折に対する予防法について提唱する．

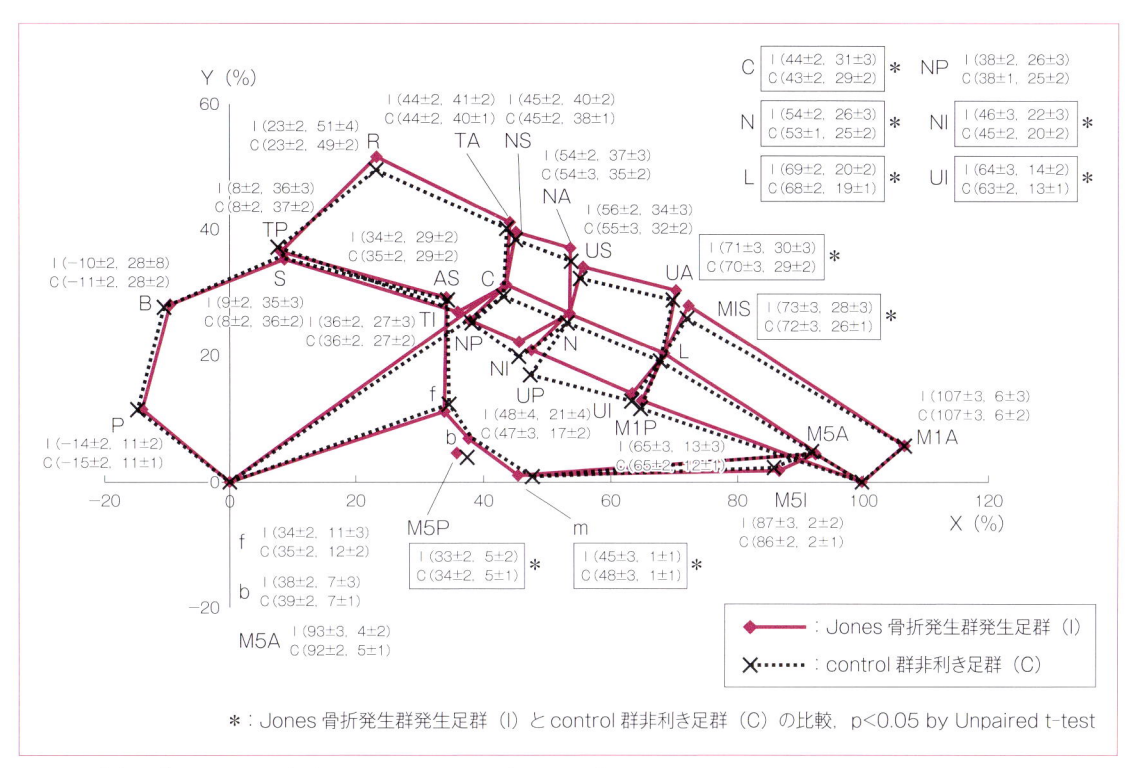

図3　足部側面像のJones骨折発生足群とcontrol群非利き足群のmapping data

L：第1足根中足関節の中点，N：第1楔舟関節の中点，C：距踵舟関節の中点，R：距腿関節の中点，m：第5中足骨底部の最下端点，b：立方骨の最下端点，f：前距骨関節面，M1A：第1中足骨頭の頂点，M1S：第1中足骨の後方関節面の最上端点，M1P：第1中足骨の後方関節面の最下端点，UA：第1楔状骨の前方関節面の最上端点，UI：第1楔状骨の前方関節面の最下端点，US：第1楔状骨の後方関節面の最上端点，UP：第1楔状骨の後方関節面の最下端点，NA：舟状骨の前方関節面の最上端点，NI：舟状骨の前方関節面の最下端点，NS：舟状骨の後方関節面の最上端点，NP：舟状骨の後方関節面の最下端点，TA：距骨前方関節面の最上端点，TI：距骨前方関節面の最下端点，TP：距骨体の最後方点，AS：距骨anterior processの頂点，S：距踵関節後方の踵骨最上端点，B：踵骨後方の最上端点，P：踵骨後方の最後方点，SE：母趾種子骨内側最下端点，O：踵骨最下端点，M5A：第5中足骨頭の最先端点，M5I：第5中足骨頭の最下端点，M5P：第5中足骨底の最近位端点．

（文献13より引用）

Jones骨折の発生と足趾把持筋力に関連を認めたことから，Jones骨折の予防を考えるうえでは，メディカルチェックにて足趾把持筋力の小さい選手を特定し，足趾把持筋のトレーニングを実施することも重要と思われる．足趾把持筋のトレーニングに関しては，タオルギャザー（図4）や足趾歩行（図5）といった方法がスポーツ現場でも簡便に実施可能であり有用である．また，第5中足骨が近位に長く，足部内側縦アーチが高かったことから体表解剖との整合が証明できれば，メディカルチェックにてJones骨折発生の危険性が高いサッカー選手を特定し，インソールの挿入といった対処も実施可能である．今回，Jones骨折の発生と人工芝グラウンドやスパイクシューズとの関連は

認めなかった．しかし，人工芝グラウンドは経年的に衝撃吸収能が失われることや，人工芝グラウンドとスパイクシューズはスポーツ傷害の発生に密接な関係を有していることから，Jones骨折の発生と環境因子との関連についてはさらなる調査が必要である．Jones骨折の発生は複数の因子が重なって発生することから，サッカー競技中の第5中足骨に加わる負荷に関する研究，大きいサンプルサイズでの高校生やプロ選手といったさまざまな年齢層を含めた身体的因子に関する研究，サッカー競技中の利き足や非利き足の違いによる軸足への負荷に関する研究を行うことによって，Jones骨折の危険因子をより確固たるものとして抽出し，発生予防につなげていくべきである．

表 4 ▶ 足部正面像の Jones 骨折発生群と control 群の比較

	Jones 骨折発生群				Control 群			
	発生足群 (n = 16)		非発生足群 (n = 16)		利き足群 (n = 20)		非利き足群 (n = 20)	
	X (%)	Y (%)	X (%)	Y (%)	X (%)	Y (%)	X (%)	Y (%)
MB5	− 39.8 ± 4.8[1][2]	− 33.9 ± 6.7	− 36.4 ± 9.7[3][4]	− 35.1 ± 5.8	− 32.2 ± 8.1	− 35.1 ± 4.5	− 30.2 ± 7.8	− 37.8 ± 4.4
MH5	60.4 ± 6.4	− 61.8 ± 7.8	61.1 ± 5.2	− 64.2 ± 6.0	64.3 ± 5.7	− 63.3 ± 5.1	63.1 ± 4.9	− 62.2 ± 5.1
DPH5	109.6 ± 6.5	− 62.6 ± 7.9	107.8 ± 5.7	− 61.8 ± 6.8	113.5 ± 5.1	− 62.1 ± 6.1	114.2 ± 3.8	− 60.6 ± 6.5
第 5 中足骨長 (mm)	75.1 ± 5.6[1][2]		77.3 ± 6.9[3][4]		68.7 ± 7.7		69.5 ± 7.2	

[1]: 発生足群と非利き足群の比較, $p < 0.05$ by Unpaired t-test
[2]: 発生足群と利き足群の比較, $p < 0.05$ by Unpaired t-test
[3]: 非発生足群と非利き足群の比較, $p < 0.05$ by Unpaired t-test
[4]: 非発生足群と利き足群の比較, $p < 0.05$ by Unpaired t-test

(mean ± SD)

(文献 12 より引用)

表 5 ▶ 足部側面像の Jones 骨折発生群と control 群の比較

	Jones 骨折発生群				Control 群			
	発生足群 (n = 18)		非発生足群 (n = 18)		利き足群 (n = 20)		非利き足群 (n = 20)	
	X (%)	Y (%)	X (%)	Y (%)	X (%)	Y (%)	X (%)	Y (%)
C	43.5 ± 1.5	31.1 ± 2.8[1][2]	42.7 ± 1.4	32.8 ± 2.3[3][4]	44.0 ± 1.8	28.9 ± 1.5	43.0 ± 1.7	29.3 ± 1.6
N	53.5 ± 1.9	26.4 ± 2.5[1][2]	54.2 ± 1.6	26.2 ± 2.8[3][4]	53.3 ± 1.7	24.8 ± 1.7	53.0 ± 1.4	25.0 ± 1.6
L	68.5 ± 2.1	20.2 ± 2.2[1][2]	67.8 ± 2.1	20.1 ± 2.6[3]	67.4 ± 2.3	19.5 ± 1.4	68.0 ± 2.2	19.1 ± 1.2
m	45.4 ± 3.0[1][2]	0.9 ± 1.0	45.8 ± 3.2[3][4]	0.9 ± 1.2	48.2 ± 3.5	0.8 ± 0.8	47.6 ± 3.3	0.8 ± 0.7
US	55.7 ± 2.0	33.8 ± 2.9[1][2]	54.9 ± 2.3	33.5 ± 2.7[3][4]	55.6 ± 2.7	32.5 ± 1.8	55.2 ± 2.5	32.0 ± 1.7
UA	70.5 ± 3.1	30.2 ± 3.0[1][2]	71.3 ± 3.3	30.0 ± 3.0[3]	71.0 ± 2.5	28.9 ± 2.2	70.0 ± 2.9	28.8 ± 2.0
M1S	72.5 ± 3.2	27.7 ± 2.9[1][2]	71.9 ± 3.3	27.5 ± 2.6[3]	73.1 ± 2.8	26.2 ± 1.5	72.2 ± 2.9	25.8 ± 1.4
UI	63.5 ± 2.5	13.9 ± 2.3[1][2]	64.2 ± 2.6	13.4 ± 2.2[3]	64.1 ± 1.7	12.5 ± 1.3	63.3 ± 1.8	12.7 ± 1.2
UP	47.6 ± 4.2	20.8 ± 3.7[1][2]	48.3 ± 4.5	20.3 ± 3.5[3][4]	48.1 ± 2.7	17.6 ± 2.4	47.3 ± 2.8	16.9 ± 2.3
NI	45.6 ± 3.4	22.0 ± 3.3[1][2]	44.9 ± 3.3	21.8 ± 3.3[3][4]	45.7 ± 2.3	19.9 ± 2.6	45.4 ± 2.2	19.7 ± 2.4
M5P	32.8 ± 2.4[1][2]	4.7 ± 1.5	33.4 ± 2.6[4]	4.8 ± 1.7	35.1 ± 2.1	5.1 ± 1.4	34.4 ± 2.2	4.9 ± 1.3

[1]: 発生足群と非利き足群の比較, $p < 0.05$ by Unpaired t-test
[2]: 発生足群と利き足群の比較, $p < 0.05$ by Unpaired t-test
[3]: 非発生足群と非利き足群の比較, $p < 0.05$ by Unpaired t-test
[4]: 非発生足群と利き足群の比較, $p < 0.05$ by Unpaired t-test

(mean ± SD)

(文献 13 より引用)

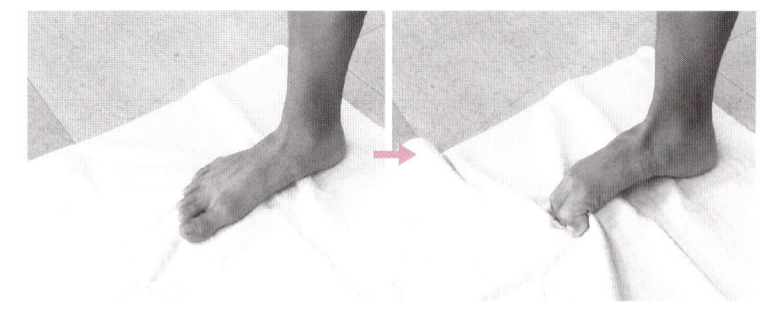

図 4 ▶ タオルギャザー
足趾でタオルをたぐりよせる.

おわりに

Jones 骨折危険因子の身体的因子に対して，大学サッカーチームを前向きに調査することで，足趾把持筋力が小さいという個体差による因子が示され，非利き足側の発生が多いことが認められた.

また，Jones 骨折危険因子の解剖学的因子として，第 5 中足骨が近位に長く，内側縦アーチが高いことが示された. そのため，今後はメディカルチェックを通して，Jones 骨折発生の危険性が高いサッカー選手を特定し，発生予防に反映させて

いかなければならないと考えられる.

◆ 文　献

1) Kavanaugh JH, et al：The Jones fracture revisited. J Bone Joint Surg 60：776-782, 1978

2) Ekstrand J, et al：Stress fractures in elite male football players. Scand J Med Sci Sports 22：341-346, 2012

3) Jones R：Fracture of the base of the metatarsal bone by indirect violence. Ann Surg 35：697-700, 1902

4) Roca J, et al：Stress fractures of the fifth metatarsal. Acta Orthop Belog 46：630-636, 1980

5) Raikin SM, et al：The association of a varus hindfoot and fracture of the fifth metatarsal metaphyseal-diaphyseal junction：the Jones fracture. Am J Sports Med 7：1367-1372, 2008

6) Lee KT, et al：Radiographic evaluation of foot structure following fifth metatarsal stress fracture. Foot Ankle Int 32：796-801, 2011

7) Yoho RM, et al：The association of metatarsus adductus to the proximal fifth metatarsal Jones fracture. J Foot Ankle Surg 6：739-742, 2012

8) Saita Y, et al：Range limitation in hip internal rotation and fifth metatarsal stress fractures（Jones fracture）in professional football players. Knee Surg Sports Traumatol Arthrosc 25：doi：10.1007/s00167-017-4552-4, 2017

9) Matsuda S, et al：Characteristics of the foot static alignment and the plantar pressure associated with fifth metatarsal stress fracture history in male soccer players：a case-control study. Sports Med Open 27：doi：10.1186/s40798-017-0095-y, 2017

10) Fujitaka K, et al：Pathogenesis of fifth metatarsal fractures in college soccer players. Orthop J Sports Med 3：doi：10.1177/2325967115603654, 2015

11) Tanaka Y, et al：Radiographic analysis of hallux valgus. A two-dimensional coordinate system. J Bone Joint Surg Am 77：205-213, 1995

12) 藤高紘平ほか：大学サッカー選手における Jones 骨折の発生因子の検討. 日整外スポーツ医会誌 36：268-272, 2016

13) 藤高紘平ほか：大学サッカー選手における Jones 骨折の解剖学的発生要因―単純 X 線画像による足部縦アーチからの検討―. 日整外スポーツ医会誌 37：275-280, 2017

14) Mickle KJ, et al：ISB Clinical Biomechanics Award 2009：toe weakness and deformity increase the risk of falls in older people. Clin Biomech 24：787-791, 2009

15) Powell DW, et al：Frontal plane multi-segment foot kinematics in high- and low-arched females during dynamic loading tasks. Hum Mov Sci 1：105-114, 2011

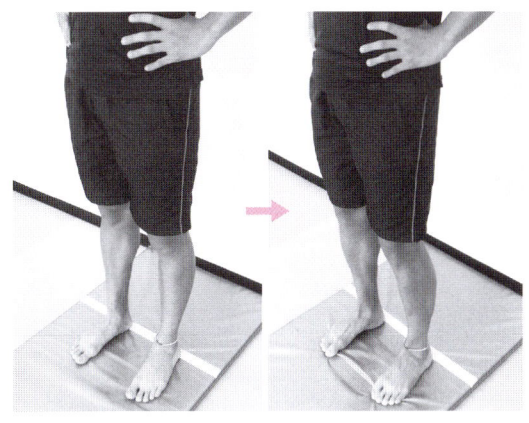

図 5　足趾歩行
足趾をたぐり寄せる要領で, 地面を足部が這うように歩く.

Jones 骨折検診

植木博子

要点整理

　サッカー選手に発生頻度の高い Jones 骨折は，遷延治癒や偽関節となり得る難治性骨折の一つである．Jones 骨折が生じると選手は競技の長期離脱を余儀なくされることが多い．我々は Jones 骨折の疫学・危険因子の検討，スポーツ現場への啓発・予防介入，不全骨折の早期発見・早期治療・治療方法の確立を目的に，Jones 骨折検診を行っている．検診により完全骨折を回避し，発生頻度を減らしていくことが重要である．

はじめに

　スポーツにおける疲労骨折は，脛骨，腓骨，中足骨での発生が多い．特に，第 5 中足骨近位骨幹部疲労骨折（以下，Jones 骨折）は，日本では特にサッカー選手に多くみられ，前十字靱帯損傷と並んで発生頻度が高い[1]．発生頻度が高いにもかかわらず前十字靱帯損傷と比べ，選手たちの認知度は低い．Ekstrand らは Jones 骨折を難治性であると報告している[2]．第 5 中足骨近位骨幹部の部位は血流が乏しいため，Jones 骨折では遷延治癒，偽関節や再発が生じやすく手術療法が推奨される．しかし，Jones 骨折も前十字靱帯損傷と同様に，術後スポーツ復帰に長期間を要する．また手術療法においても，術後再発，偽関節や手術による合併症を生じることがあり，より長期のスポーツ休止を余儀なくされることがある[3]．

　Jones 骨折を予防，撲滅できないかと考え，2009 年よりドクター・トレーナーを中心に Jones 骨折研究会が発足された．野球の現場では小学生を対象に野球肘検診が 1980 年代から行われているように，Jones 骨折においても，Jones 骨折の疫学・危険因子の検討，スポーツ現場への啓発・予防介入，不全骨折の早期発見・早期治療・治療方法の確立を目的に，Jones 骨折検診を開始した．高校・大学サッカー部，プロサッカーチーム

を主な対象として，合計 31 回検診を行っている（2019 年 3 月 31 日時点）．本項では，Jones 骨折検診の方法，データ解析結果，治療法について紹介する．

1 Jones 骨折検診の流れ

1 事前アンケート

　身長，体重，ポジション，使用スパイク，ポイントの種類，サッカー歴，練習時間，骨折や捻挫既往，Jones 骨折の家族歴，サッカーコートのグラウンドの種類などのアンケートを記載してもらう（図 1）．

2 講　義

　Jones 骨折についての認知度が一般的に低いことから，Jones 骨折について，予防・治療法などを中心に選手たちにスライドを使った講義を行う．

3 メディカルチェック

a）診　察

　チェック項目は第 5 中足骨部の圧痛と，Saita らは股関節内旋可動域制限が Jones 骨折の危険因

Jones骨折(第5中足骨疲労骨折)に関するアンケート

No. ＿＿＿＿　回答日:　年　月　日

① あなたの氏名・年齢・練習環境について教えてください。

氏名：＿＿＿＿　年齢：　才

身長/体重　cm/　kg　足サイズ：　cm

ポジション：＿＿＿＿　サッカー経験：　年　利き足(蹴り足)：　右・左

練習頻度：　回/週　1回練習：　時間

【スパイク名】　練習用：＿＿＿＿　例) アディダス アディゼロ F50

試合用：＿＿＿＿

【ポイントの種類】　練習用：(ブレード / 丸 / 三角 / その他 / 取替式)

試合用：(ブレード / 丸 / 三角 / その他 / 取替式)

※取替式の場合は2カ所に○をして下さい。

【サーフェス(グランドの種類)】　(人工芝 / 天然芝 / 土 / その他)

芝の場合、張り替えて何年経つか分かれば教えてください　＿＿年

② 今までにJones骨折をしたことがありますか?　(はい / いいえ)

③ ②で「はい」と書かれた方にお聞きします。

Jones骨折を受傷したときの練習環境を教えて下さい。(覚えている範囲で結構です)

左右：(右 / 左)　受傷時の年齢：　才　スパイク名：＿＿＿＿

ポイントの種類：(ブレード / 丸 / 三角 / その他 / 取替式)

サーフェス(グラウンド種類)：(人工芝 / 天然芝 / 土 / その他)

練習頻度：　回/週　1回練習：　時間　試合頻度：　回/週

受傷の瞬間：(練習中 / 試合中)＿＿＿＿

例)相手を左へ抜こうとして、右足で踏み込んだ瞬間に受傷した、などJones骨折の原因とご自身で考えていることを記入してください。

④ ご家族でJones骨折になったかたはいますか？　(はい / いいえ)

⑤ 足首の捻挫をしたことがありますか？ 捻挫した場合、練習休んだ日数を○して下さい。

右 (無い / 1週間以内 / 1週間～3週間 / 3週間以上)

左 (無い / 1週間以内 / 1週間～3週間 / 3週間以上)

⑥ 今までに骨折または疲労骨折したことがありますか？　(はい / いいえ)

⑦ ⑥で「はい」と答えた方にお聞きします。

骨折部位：＿＿＿＿　治療法：(保存・手術)

アンケートご記入ありがとうございました。

他に診察してほしい場所はありますか？＿＿＿＿

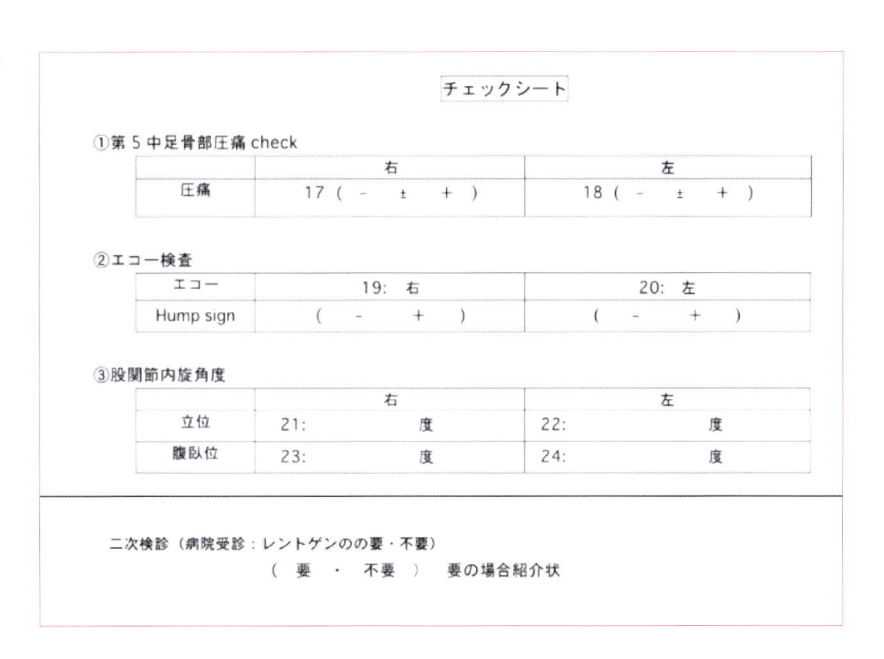

図 1 ▶ Jones 骨折検診のアンケート

図 2 ▶ 検診のチェックシート

チェックシート

①第 5 中足骨部圧痛 check

	右	左
圧痛	17 (− ± +)	18 (− ± +)

②エコー検査

エコー	19: 右	20: 左
Hump sign	(− +)	(− +)

③股関節内旋角度

	右	左
立位	21: 度	22: 度
腹臥位	23: 度	24: 度

二次検診（病院受診：レントゲンのの要・不要）

(要 ・ 不要)　要の場合紹介状

子であると報告したことから[1]，腹臥位での股関節内旋可動域としている（図 2）．検診は練習の前後や合間などに行うことが多く，あまり時間を取れないことから，最低限の項目に抑えている．

b) エコー

エコーを使用して第 5 中足骨部の不全骨折の有無を確認する（図 3）．不全骨折を認めた場合，エコーでは不全骨折部が隆起しており，hump sign

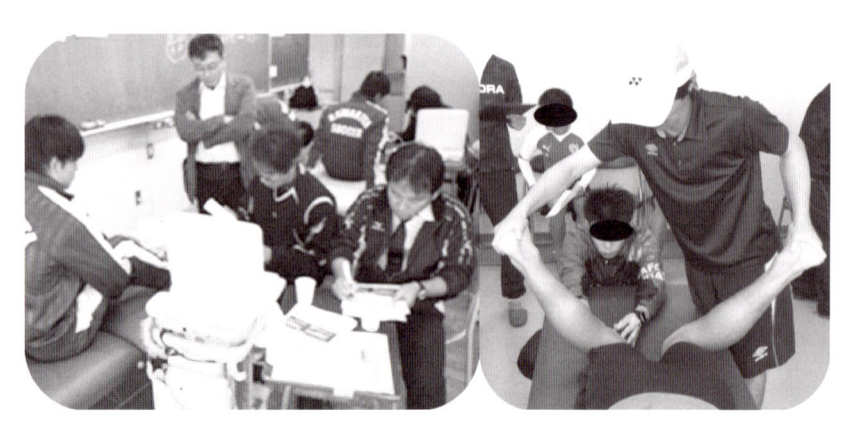

図 3 ▶ エコー検査と股関節内旋可動域測定

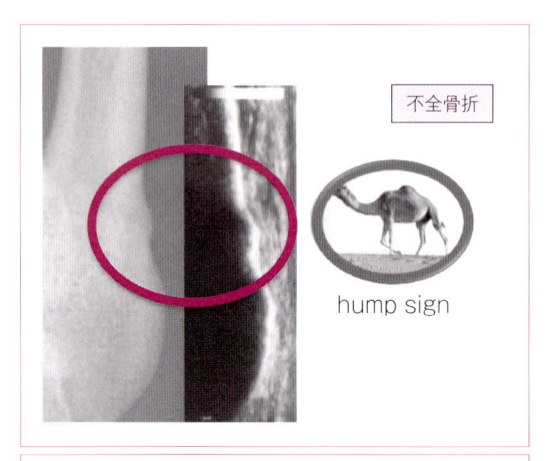

不全骨折

hump sign

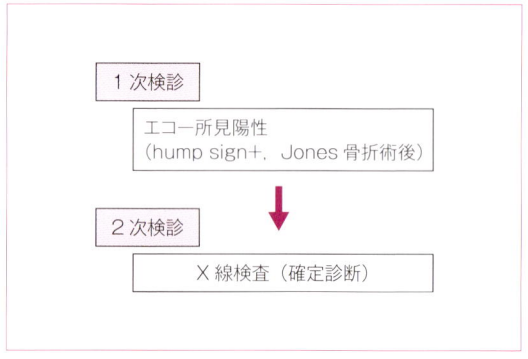

1 次検診

エコー所見陽性
(hump sign+, Jones 骨折術後)

2 次検診

X 線検査（確定診断）

図 5 ▶ 2 次検診対象

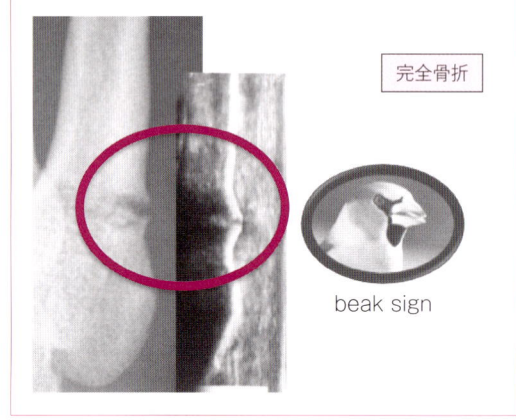

完全骨折

beak sign

図 4 ▶ エコー評価

2 Jones 不全骨折の治療

　不全骨折が見つかった選手に対し，疼痛による
パフォーマンス低下がなければ原則的に練習は
休ませずに保存治療を行う．ランニングにはラン
ニングシューズを使用し，なるべくスパイクを履
く時間を減らし，足底板挿板による足圧分散，ア
ライメント調整，足趾筋力の強化，股関節内旋ス
トレッチや骨折超音波治療器を用いた治療を行う
（図 6）．定期的に X 線撮影を行い経過観察する．

3 Jones 骨折検診のデータ

　検診を行った 1,303 名 2,606 足のうち，エ
コー検査陽性は 138 名 158 足であった．2 次検
診受診率は 93％，不全骨折の診断は 24 名 25 足

陽性としている（図 4）．完全骨折を認めた場合は
beak sign を認める．hump sign 陽性，Jones 骨
折術後はエコー検査陽性とし，2 次検診の対象と
なる．2 次検診は病院やクリニックを受診しても
らい X 線検査を行い確定診断する（図 5）．

図6 **不全骨折に対する保存治療**

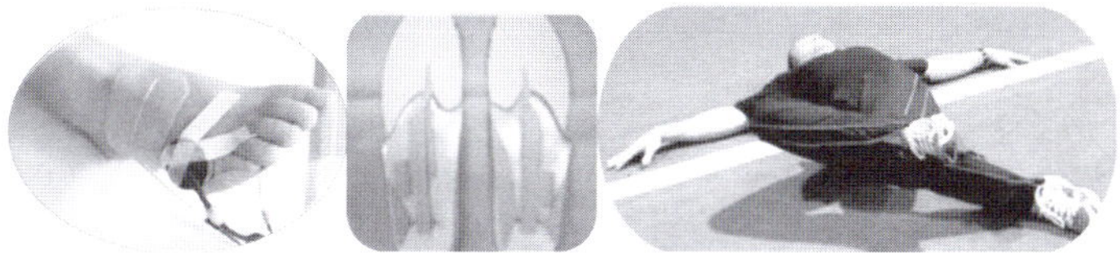

【保存治療】
・走りはランニングシューズを使用　　　・スパイクの見直し
・足底板作製　　　　　　　　　　　　・股関節内旋ストレッチ指導
・骨折超音波治療器の使用　　　　　　・足趾筋力の強化

図7 **Jones骨折検診データ**

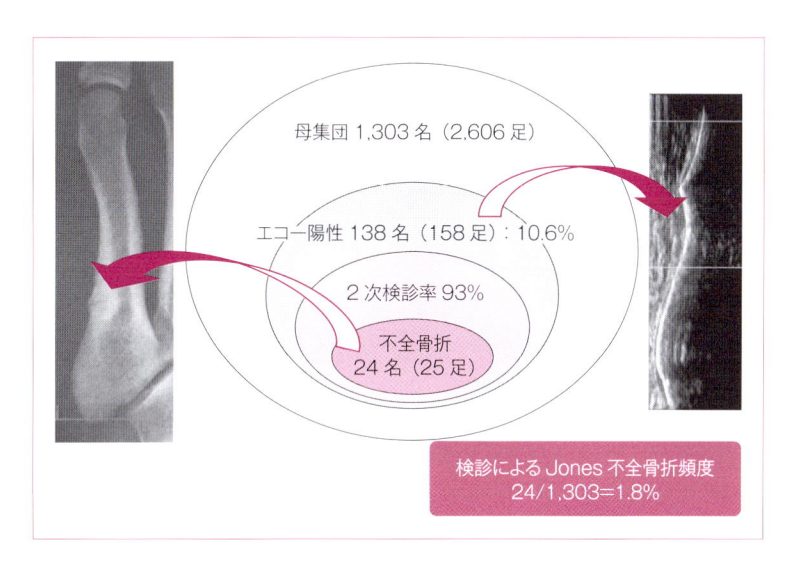

母集団 1,303名（2,606足）

エコー陽性 138名（158足）：10.6%

2次検診率93%

不全骨折
24名（25足）

検診によるJones不全骨折頻度
24/1,303＝1.8%

に認め，不全骨折発生頻度は1.8％であった（図7）．不全骨折の選手の中で圧痛を認めた選手は少数であり，圧痛は不全骨折の指標にならなかった．圧痛に関しては，練習後に検診を行うと，不全骨折の有無にかかわらず全体的に多いが，練習前やオフの日に行うと少なかった．不全骨折を認めた選手の自覚症状はほとんど認めなかった．

1 Jones不全骨折治療の症例

不全骨折の診断を受け，サッカーを継続しながら保存治療を行い，6ヵ月以上経過観察し終えた13名のうち，1名が練習中に完全骨折し，手術治療を行った．他は全例骨癒合した（図8）[4]．不全骨折治療中に完全骨折が生じた場合には，手術治療，骨癒合遅延となった場合には，保存治療継続か手術治療を選択するかは，タイミングを検討して判断することが必要である（図9）．

2 リスクファクター

検診データのうち全データの揃った381名で，Jones不全骨折・完全骨折となるリスクファクターをロジスティック回帰検定で検討した．検討項目は，身長，体重，年齢，利き足，サッカー経験年数，練習時間，Jones骨折既往歴，Jones骨折家族歴，足関節捻挫既往，圧痛，股関節内旋可動域などで，これらの検定を行ったところ，Jones骨折既往歴，股関節内旋可動域に有意差を認めた．Jones不全骨折・完全骨折の選手は股関節内旋可動域が平均36°で，骨折を認めない選手の平均40°と比べて，有意に股関節内旋可動域制限を認めた．Saitaらは股関節内旋可動域制限がJones骨折の危険因子であると報告しており同様の結果となった[1]．

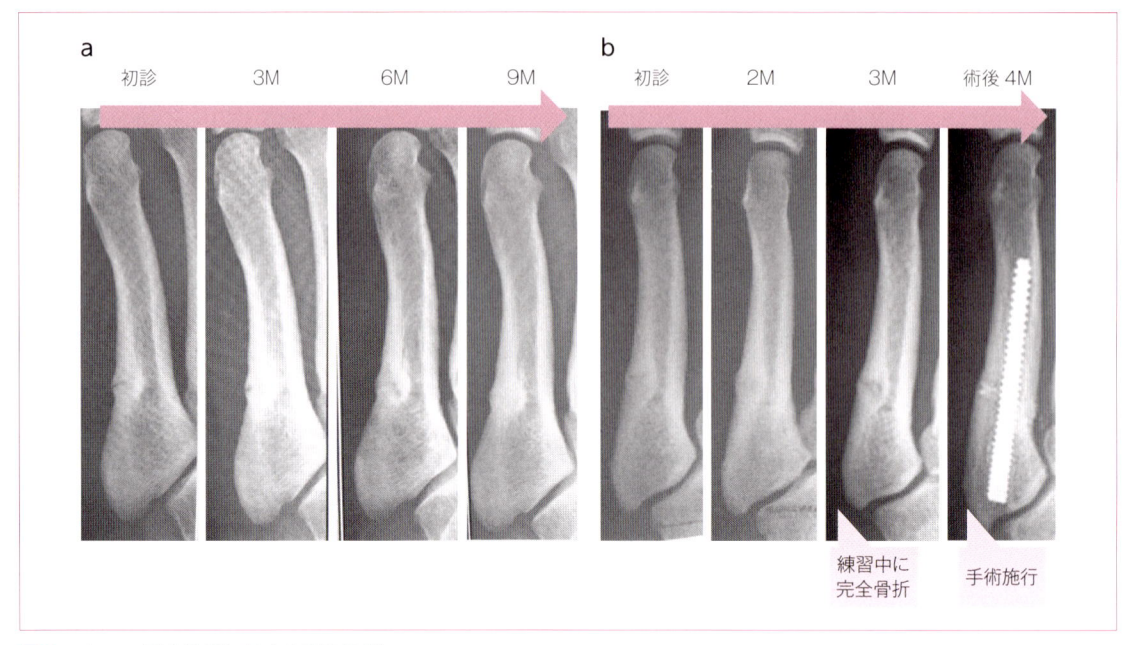

図 8 ▶ Jones 不全骨折に対する保存治療
a　骨癒合症例．b　完全骨折に移行した症例
（文献 4 より引用）

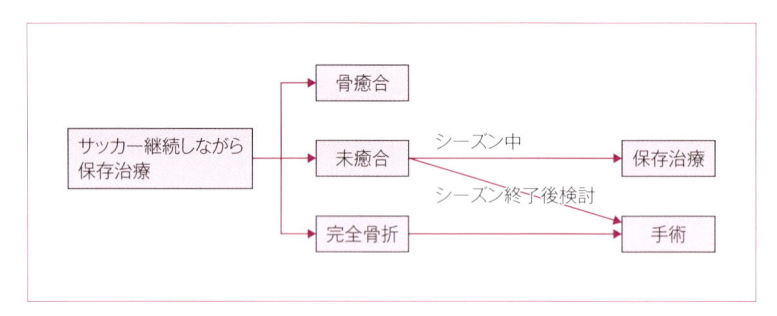

図 9 ▶ 不全骨折の治療の流れ

4 検診から考えるJones骨折

　検診を行うことにより，完全骨折する前の不全骨折の時点で発見することができれば，サッカーなど運動を中止せず継続しながら治療ができ，長期のスポーツ休止を防ぐことができる．疲労骨折の骨微細損傷の時点では修復可能であるが，骨微細損傷の蓄積で局所的な骨量の減少が起こると修復不能であり完全骨折となる[5]．このことから検診で，修復可能な不全骨折の時点で発見することで，Jones 完全骨折を防ぐことができると考えられる（図 10）．

おわりに

　検診を行うことで時間が取られ，練習時間が減ってしまう可能性もあり，検診を行うことに躊躇するチームもあると思われるが，Jones 骨折は本人の自覚症状や圧痛がないことが多いため検診を行う意義は大きい．完全骨折に至る前に発見し治療をすれば，プレー継続しながら治癒可能である．今後も検診を継続していき，Jones 骨折の発生を軽減できるよう貢献していくことが重要であると考えられた．

図10 ▶ 疲労骨折になるまでの流れ

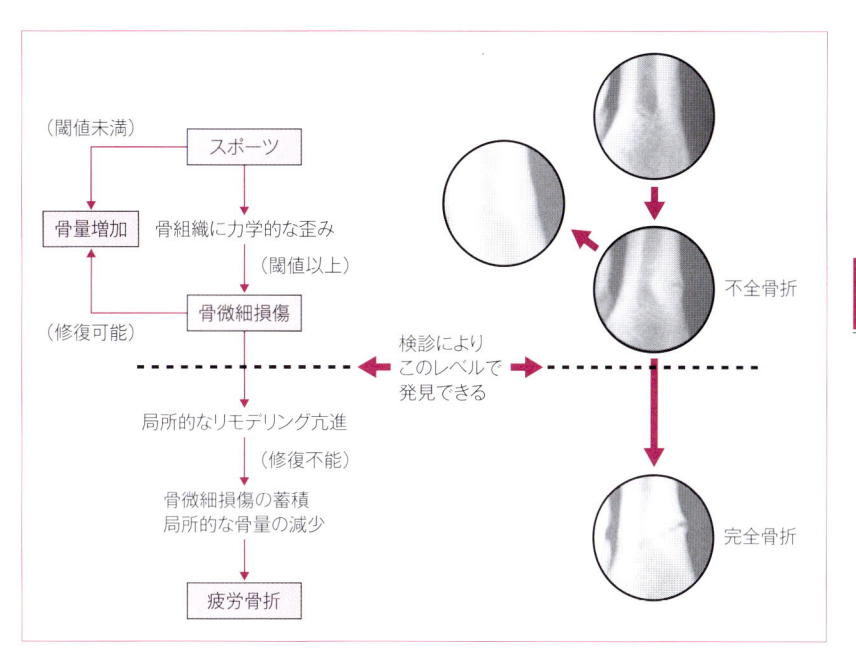

（閾値未満）　スポーツ

骨量増加　　骨組織に力学的な歪み

（閾値以上）

骨微細損傷

（修復可能）

検診により
このレベルで
発見できる

不全骨折

局所的なリモデリング亢進

（修復不能）

骨微細損傷の蓄積
局所的な骨量の減少

疲労骨折

完全骨折

◆ 文　献

ease. Br J Sports Med 47：754-758, 2013

1）Saita Y, et al：Range limitation in hip internal rotation and fifth metatarsal stress fractures（Jones fracture）in professional football players. Knee Surg Sports Traumatol Arthrosc 26：1943-1949, 2018

2）Ekstrand J, et al：Fifth metatarsal fractures among male professional footballers；a potential career ending dis-

3）Kavanaugh JH, et al：The Jones fracture revisited. J Bone Joint Surg Am 60：776-782, 1978

4）立石智彦ほか：第5中足骨疲労骨折の予防を目的とした検診の有用性. 骨折 40（suppl）：S205, 2018

5）酒井昭典：疲労骨折発生のメカニズム. 臨スポーツ医 27：367-373, 2010

Jones骨折の発生予防

齋田良知

要点整理

ここでは，第5中足骨疲労骨折の発生予防に導くために必要な過程を，発生頻度の高いサッカー競技を中心に4つのステップに分けてその要点を解説する．この怪我を予防するためには，選手が暴露されている環境における発生頻度や問題点，外的・内的 risk factor の同定，現場に即した予防策の考案と介入といった過程を監督やコーチなど指導者とともに行っていくことが最も重要なポイントである．1人でも多くの選手をこの怪我から救うためのヒントを読者の皆様に共有することができれば幸いである．

はじめに

第5中足骨疲労骨折（ここでは Jones 骨折と呼ぶ）は，若年アスリートに高頻度に発生する疲労骨折の一つである．一度の直達/介達外力ではなく，第5中足骨に繰り返し加わる力学的ストレスにより骨に microdamage が蓄積し，骨の破断強度が低下することで生じる骨折である．Jones 骨折の発生要因は単一ではなく多因子であるため，少しでも多くの危険因子（risk factor）を同定し介入することでより効果的に予防することができる．また，risk factor は競技種目，環境，年齢，性別，競技レベルなどによっても異なるため，予防のためには疫学調査や risk factor の検討をなるべく大きなコホートで行う必要があり，自チーム内に留まらず広く情報の共有を行い，そうした情報を選手のみならず予防のキーマンとなる監督やコーチと共有して予防に向けて協働することで，この骨折の予防がはじめて可能となる．

1 予防の確立に必要な過程

van Mechelen は，スポーツ外傷・障害の予防のために必要な four step sequence of injury prevention research を提唱している[1]（**図1**）．怪我の予防というゴールに向かって，一つ一つのステップを着実にクリアしていくことが必要である．その 1st step は，スポーツ現場が直面している問題を把握することからはじまる．日本においてはスポーツ外傷・障害に対する公衆衛生学・疫学が欧米と比較して未発達であり，怪我の発生頻度や治療に要した期間などの情報収集はチームドクターやトレーナーが独自に行うことが多い．こうした背景から，わが国では大きな集団において統一した基準で行った疫学調査の報告は少ない．選手や指導者へ怪我に対する確かな情報を提供するためにも，大規模な疫学調査を永続的に行っていくシステムの構築が待たれるところである．

2 Jones骨折の疫学と問題点

疫学に関する詳細はすでに「p.260」で述べられているが，Jones 骨折の発生頻度について，Miyamori ら[2]は競技会レベルのサッカー選手1,854人のうち87人に既往があったと報告しており，筆者らのJリーガーにおける調査では，日本人Jリーガー136人における既往は15.4%（21/136）と高率であったのに対し，外国人Jリーガーでの既往は3.9%（1/26）であったこと

図1 ▶ 予防法の確立に必要な過程
（文献1より作図）

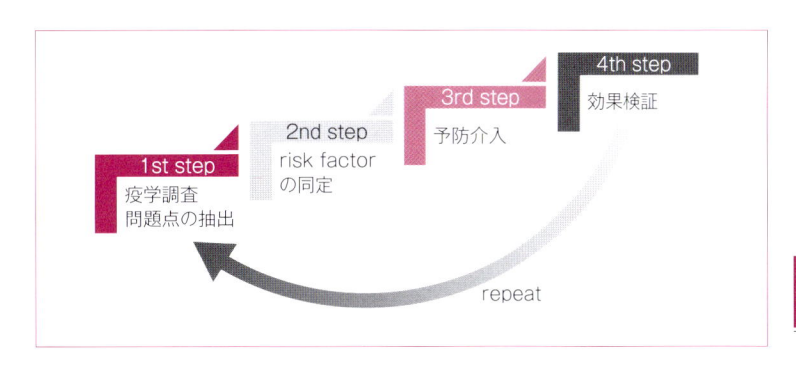

を報告している[3]（**表1**）．これだけ高頻度に発生する骨折であるにもかかわらず，骨折して病院を訪れる選手に尋ねても，この骨折の発生要因に対する知識や予防法を骨折前から知っていた選手はほとんど存在しないのが現状であり，特に発生頻度が高い高校生〜大学生の選手や指導者に対して，この怪我の予防に関する意識を共有する場を設けることが非常に大切である．「スクリーニング・検診」（p.282）の項は，Jones骨折の早期発見やスクリーニングを主な目的としているが，検診を通してこの骨折に対する知識を選手や指導者に伝えたり，予防法が存在することを知ってもらったりする場としても非常に良い機会である．スポーツ現場にかかわるドクターやトレーナーは，怪我した選手の治療を担当するだけでなく，怪我に対するより確かな情報や怪我の予防法についてチームへ提供するのも大切な役割である．

3 | Jones骨折の発生要因

怪我の予防法を考案するためには，その発生要因を知る必要がある．この骨折の発生要因やメカニズムに関しては，「有限要素法・床反力計・モーションキャプチャー」（p.265）と，「危険因子」（p.274）の項で詳細が述べられているので参照されたい．risk factorは未知のものと既知のものがあり，さらに内因性の因子と外因性の因子に分けられる．これらの因子は，可変性の因子と不変性の因子に分けられ，予防という観点からは可変性の因子に対してアプローチしていくことが重要となる．危険因子は，すべてのスポーツ・個体にお

表1 ▶ Jones骨折の疫学・問題点（1st step）

- ・サッカーやバスケットボール選手に多い
- ・高校生や大学生で発生しやすい
- ・Jリーガーの15.4%に既往あり
- ・欧米人より日本人に多く発生
- ・選手や指導者が怪我の発生要因を知らない
- ・手術をしても経過不良例や再発例も存在する

いて共通のものもあればそうではないものも存在する．既述の疫学調査に，競技種目特性や選手の身体的特徴および動作解析を加えることで，未知の危険因子を同定することができれば，予防介入可能な危険因子が増えることにつながる．そうした意味でも，シーズン前のメディカルチェックにおいて形態計測や動作解析を行い，怪我の発生件数や発生状況の記録を続けていくのは非常に大切である．**図2**に示すように，Jones骨折は危険因子を内包した選手が，何らかの受傷機転に晒されて受傷に至ることが多い．骨に蓄積したダメージにより骨破断強度が低下した状態では，通常は骨折に至らないような軽微な外傷や動作で骨折に至ってしまう．そのため，Jones骨折に関しては受傷機転を予防するよりも，第5中足骨への負担が増大するような内因性・外因性の因子を低減させることに主眼を置くべきである．

4 | 予防介入

これまでに述べたように，Jones骨折の予防は，特にこの怪我の発生頻度が高い競技・集団における疫学調査や危険因子の解析結果に基づき，予防介入可能な因子に対して複合的にアプローチして

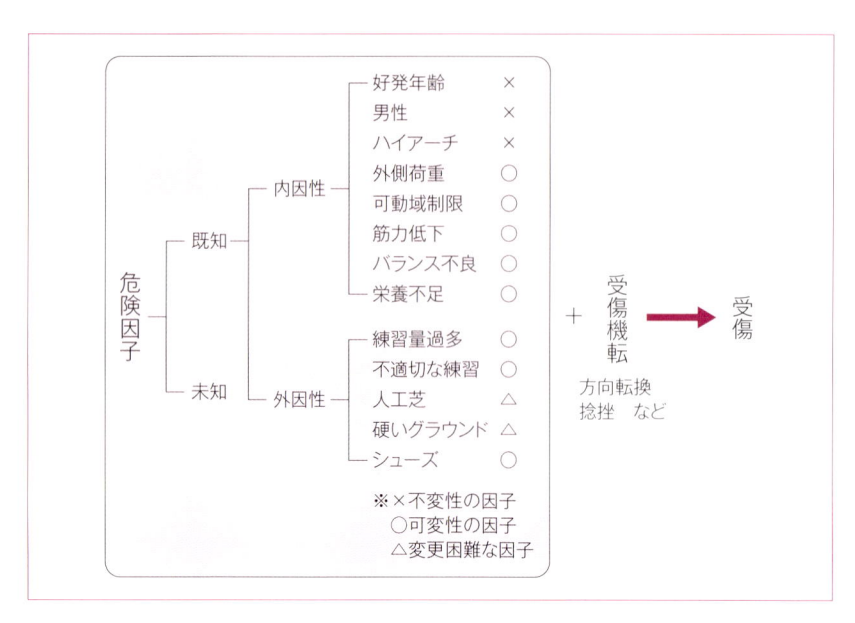

図2 ▶ **Jones 骨折の発生要因（2nd step）**

表2 ▶ **Jones 骨折の予防介入（3rd step）**

主項目	選手や指導者への骨折の発生要因の啓発
	予防に対する指導者・家族の理解と協力
	予防策の徹底と継続
副項目	練習メニューや目的によるシューズの履き替え
	外側荷重の是正
	可動域の拡大と維持（足関節背屈・股関節内旋）
	筋力強化（股関節・足関節・足趾筋）
	栄養補給（特にビタミン D）と休息
	第 5 中足骨圧痛のセルフチェック
	有症状者の早期自己申告と早期検査（X 線・MRI）
	有症状者のシューズ変更・足底板作製

（文献 4 より引用改変）

いく．選手や指導者へ骨折の発生要因の啓発活動を行い，予防に対して選手だけではなく指導者や選手の家族にも理解と協力を仰ぐ必要がある（**表2**）[4]．そして，予防策を講じた後も定期的に予防法の徹底を確認する機会を設け，予防を一時的なものにせずに継続することが重要である．具体的には，練習の目的やグラウンド状況，天候などのプレー環境に応じてシューズを変更するなどという用具の選択からはじまり，可動域の拡大，筋力強化，栄養摂取など多岐にわたる因子に介入していく．介入する際に気をつけなければいけないこ

ととしては，メディカルスタッフが怪我を予防することにばかりとらわれ過ぎて，選手や監督が望んでいるパフォーマンスの向上を忘れがちになってしまう点が挙げられる．怪我の予防という観点から動作を改善したりインソールを作製したりすることが，必ずしも競技力の向上に結びつくとは限らないこともあることを念頭に置く必要がある．例えばシューズの履き替えや栄養摂取（特にビタミン D）などは全ての選手に対して行い，外側荷重の是正や動作改善指導などは，足部外側の痛みや圧痛といった症状がある選手だけに的を絞って行うなど，選手背景に応じて強調する予防策を変更するなどの工夫が必要である．また，可動域や筋力は個人差が大きくかつ改善には限界もあるため，筋疲労による可動域の減少や筋力発揮の低下が怪我の発生に結びつくことを説明したうえで，自分の可動域の維持や筋力の変化をモニタリングするという意味合いを意識づけることも大切である．

5 予防の実際

ある高校生サッカーチームにおける予防の実際を紹介する．新入生が入団した時期に，前項までに紹介したこの怪我の発生要因や予防法に関する

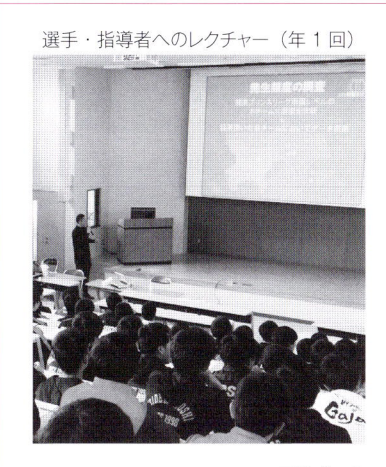

選手・指導者へのレクチャー（年 1 回）

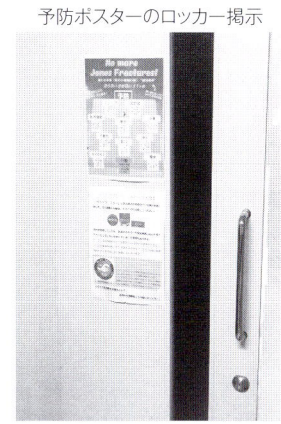

予防ポスターのロッカー掲示

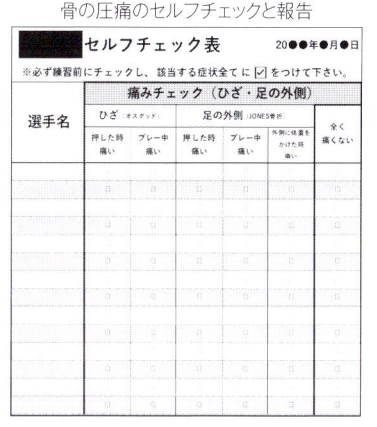

骨の圧痛のセルフチェックと報告

予防ポスター

Jones 骨折研究会

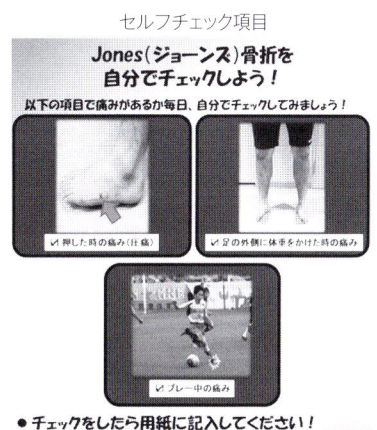

セルフチェック項目

図 3 ▶ 予防の実際

レクチャーや資料配布を毎年 1 回行う．予防ポスターを作成し，選手の更衣室など目につく場所に掲示する．予防ポスターは，Jones 骨折だけでなく他の怪我にも共通して怪我の予防につながるような要素をピックアップし，Jones 骨折予防協会で作成した（https://saita0617.wixsite.com/jones/blank-kw1co にてダウンロード可能）．骨折してしまった選手の中には「少し前から痛みがありました」という前駆症状がある選手や，「痛かったけれどレギュラーになりたくて無理してやっていました」などという選手も多いことから，痛みのセルフチェックや指導者・トレーナーへの報告も予防項目として挙げている．**図 3** のようなセルフチェックシートの活用やチェック項目の掲示

も有用である．有症状者は，通常は検査を行い不全骨折の有無を確認するべきであるが，たとえ不全骨折が発見されたとしても，プレーに支障がない状態であれば，プレーを中止させるわけではなく，多方面から第 5 中足骨への負荷を軽減させるための介入を行いながら，プレーを継続し完全骨折に至らないようにしていくことを選手および指導者に伝えておき，選手が自己申告しやすい環境をつくってあげることも重要である．ここでも重要なのは指導者の理解であり，不全骨折選手のメニュー変更や出場時間の短縮など柔軟に対応してくれる指導者の下では，骨折に泣く選手は減っていく．

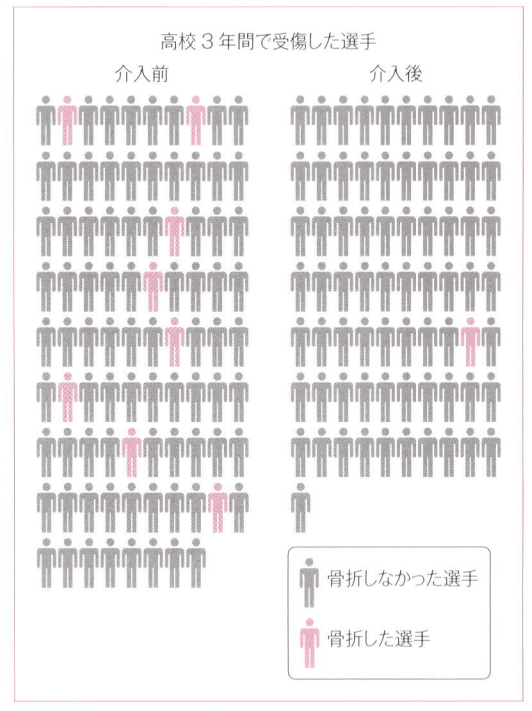

図4 ▶ 予防介入の効果検証（4th step）
（文献5より引用）

6 予防効果の検証

　ある高校生サッカーチームにおいて，ここに述べた予防策を7年間継続した．その結果，予防介入前7年間と比較し介入後7年間で，Jones骨折の発生が減少した（**図4**）[5]．この14年間の新入団選手は223名であり，介入開始前と介入開始後に入団した選手が，高校3年間でJones骨折を発症するリスクを比較したところ，介入後に入団した選手においてJones骨折の発生が1/4に低下していた[5]．この結果から，我々の考案した予防法は，日本における高校生サッカー選手というコホートにおいては有効な予防法であることが検証できた．

おわりに

　Jones骨折の発生予防に関して概説した．この骨折に悩む選手たちを1人でも減らして「予防に導く」中心となるのはチームに関わるメディカルスタッフである．そして，その際にキーポイントとなるのは監督をはじめとした現場の理解を得ることである．そのためには，メディカルスタッフは，より正確で新しい知見をチームへ伝えるために必要な日々の情報収集や，予防が選手やチームにもたらす意義について熱意を持って指導者に伝えることが必要であると考えている．

◆ 文　献

1) Bahr R, et al：Understanding injury mechanisms：a key component of preventing injuries in sport. Br J Sports Med 39：324-329, 2005
2) Miyamori T, et al：Playing football on artificial turf as a risk factor for fifth metatarsal stress fracture：a retrospective cohort study. BMJ Open 9：e022864, 2019
3) 齋田良知ほか：プロサッカー選手における第5中足骨疲労骨折（Jones骨折）の発生状況調査．JOSKAS 40：531, 2015
4) 齋田良知ほか：第5中足骨疲労骨折（Jones骨折）の予防．別冊整形外科1（73）：24-28, 2018
5) 齋田良知ほか：7年間のJones骨折予防介入の結果報告．日臨スポーツ医会誌25：S250, 2017

Jones 骨折再発予防のための リハビリテーション

松田匠生

要点整理 ▶

Jones 骨折の再発予防のためのリハビリテーションを，術後時期に応じて述べる．「母趾球荷重での安定性」と「足部外側列の可動性」に着目してアプローチを行うことで第5中足骨へのストレスを考慮したリハビリテーションを行うことができる．復帰後も足部の可動性評価や超音波検査による患部の評価を定期的に行うことで再発予防のためのスクリーニングが可能であると考える．

はじめに

Jones 骨折は手術療法が適応されても遷延治癒，再骨折といった問題が報告されており，スポーツ選手にとって悩ましい障害である[1,2]．本項では，Jones 骨折のリハビリテーションで考慮すべき第5中足骨への負荷について述べた後，手術療法後のリハビリテーションを「非荷重期（術後〜2週間）」，「全荷重開始〜ジョギング開始前（2〜6週）」，「ジョギング開始期（6〜8週）」，「横方向への動作開始期（10〜12週）」，「リアクション＆対人動作開始期，復帰期（12週〜）」の各期に分け，それぞれ目標（**表1**）と注意すべき点を記載する．基本的には骨癒合の状況に応じて術後3〜4ヵ月でのスポーツ復帰を目指す[3,4]．

1 第5中足骨への負荷

歩行時の第5中足骨への歪みは立脚期80％の踵部が離地している状態がピークであり[5]，足部内反角度が高いほど第5中足骨への応力が上昇すると報告されている[6]．また，足底圧の研究では，第5中足骨骨頭への荷重圧が高いほど第5中足骨への bending moment が高いとされている[7]．そのため，第5中足骨へのストレスを減弱させるためには，踵部が離地した状態での第5中足骨への

荷重を避け，母趾球荷重で動作を遂行できる能力が必要とされる．

また，Jones 骨折に関連する因子として，前足部の内反アライメント[8]や後足部内反アライメント[9]，足趾把持筋力[10]，股関節内旋制限[11]，ビタミンDの不足[12]，人工芝でのプレー[13]などが報告されている．これらの身体機能に関する報告をまとめると，股関節内旋制限と関連した「足部内反アライメント」や「足部固定性の低下」といった足部機能が Jones 骨折と関連していると考えることができる．

以上の報告や，リハビリテーションを通じて必要となる点をまとめると，Jones 骨折の再発を予防するための足部機能面で重要な点は，「母趾球荷重での安定性（第5中足骨へ荷重が流れないために）」と「足部外側列の可動性（第5中足骨へ荷重負荷がかかっても衝撃を緩衝できる）」の2点であると考える．動作時に母趾球荷重を保持するためには，足部の固定機能と体幹・殿筋機能が必要となる．母趾球荷重で安定した動作を行うことができれば，第5中足骨へのストレスを減弱することができる．足部外側列の可動性獲得のためには腓骨の挙上方向への可動性，踵骨外反方向への可動性，立方骨挙上方向への可動性，第5中足骨背屈方向への可動性が必要であり，これらの可動性が獲得されると第5中足骨への荷重負荷が近位関節

表1 ▶ 各時期に目標とする項目

	目　標
非荷重期（術後〜2週）	骨癒合の促進 足関節 ROM の正常化 足部可動性の獲得
全荷重期（2〜6週）	母趾球荷重でのカーフレイズの安定性獲得 片脚立位の安定
ジョギング開始期（6〜8週）	ジョギングフォーム改善
横方向への動作開始期（10〜12週）	横方向への外力に抗する足部・体幹の安定性
復帰期（12週〜）	リアクション，対人動作での母趾球荷重での安定性獲得

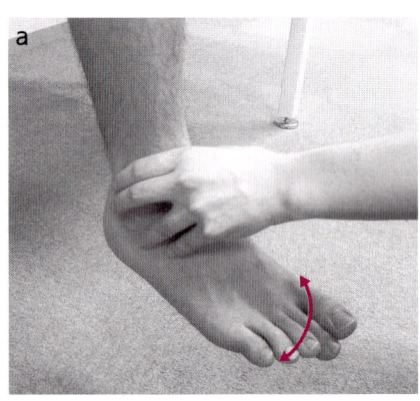
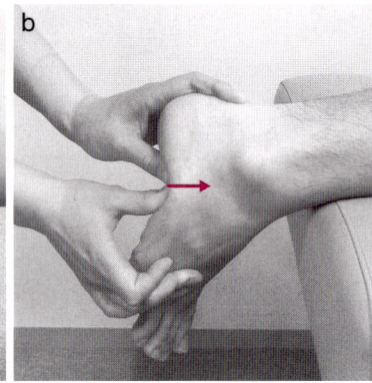
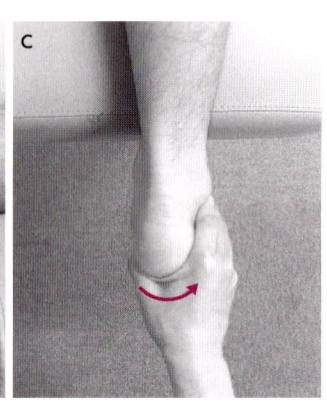

図1 ▶ 可動性の評価
a　腓骨の挙上可動性の評価．外果を触診し足関節背屈に伴って腓骨の後上方への可動性を確認する．健患側同時に触診して健患差を比較する．
b　立方骨挙上可動性の評価．立方骨の下方から立方骨を上方へ押し込み，挙上方向への可動性を確認する．
c　後足部外反可動性の評価．下腿に対して，踵骨の外反方向への可動性を確認する．

で緩衝することができる．以降は，これらの「母趾球荷重での安定性」と「足部外側列の可動性」を中心に各期に応じて必要な評価，治療について述べる．

2 非荷重期（術後〜2週間）

　非荷重期における目標は，足関節 ROM の正常化，腓骨挙上・立方骨挙上・後足部外反可動性の改善である．また，荷重開始前に体幹・股関節周囲の機能に対してアプローチを始めることも大切である．

　必要な評価としては，足関節背屈可動域，立方骨挙上可動性，後足部外反可動性が挙げられる．足関節背屈可動域については可動域のみではなく，

背屈時の足部外転や内反による代償運動に注意する．歩行開始時に足関節背屈時の足部外転が残存する場合は，立脚後期の toe-out 肢位を誘発し，足部外側列の可動性低下や殿筋・体幹機能低下に影響する可能性がある．足関節背屈時の足部内反は足部外側荷重を助長する可能性が高い．腓骨の可動性については，足関節背屈時の腓骨頭と外果の後上方への可動性を触診にて評価する（図1a）．立方骨の可動性については立方骨の下方から挙上方向への可動性を評価する（図1b）．後足部外反方向への可動性は後足部を把持し，外反方向への可動性を確認する（図1c）．体幹・殿筋にいては，ブレイクテストを用いて固定性を評価する．特にサッカー選手では，大腿筋膜張筋や大腿直筋の過使用が認められる選手が多いため，股関節外旋筋や腸腰筋の機能に着目すると良好な反応を示す場

図2 各部に対するセルフストレッチ

a 下腿内側筋膜に対するセルフストレッチ．脛骨内側をマッサージャーで圧迫し，足関節底背屈を繰り返す．足関節背屈可動域改善，後足部外反可動性改善を目的に行う．

b 腓骨後方組織へのセルフストレッチ．腓骨後方の腓骨筋などの軟部組織をマッサージャーで圧迫し，足関節底背屈を繰り返す．足関節背屈可動域改善，腓骨の可動性改善を目的に行う．

c 屈筋支帯のセルフストレッチ．屈筋支帯をマッサージャーで圧迫し，足関節底背屈を繰り返す．足関節背屈可動域改善，後足部外反可動性改善を目的に行う．

d 小趾外転筋のセルフストレッチ．立方骨の下方にマッサージャーを当て，足関節を底背屈する．小趾外転筋に当たると小趾が外転する．足関節背屈可動域改善，立方骨挙上可動性改善を目的に行う．

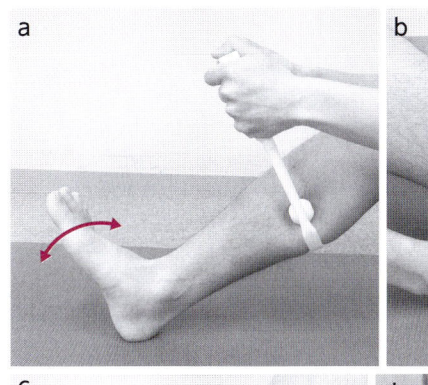
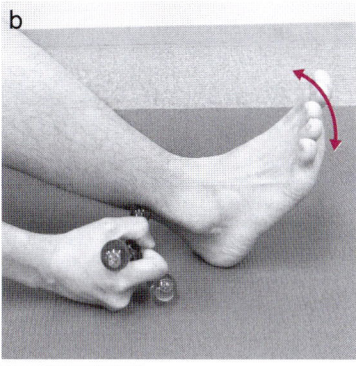
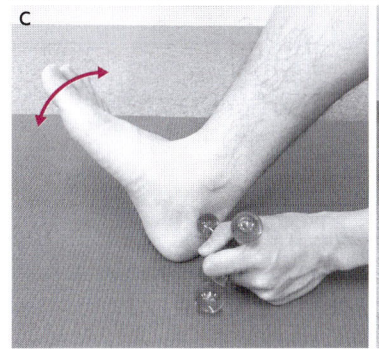
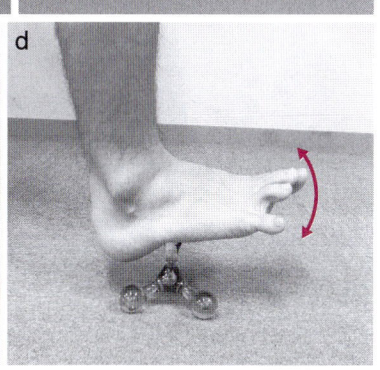

図3 体幹，殿筋へのアプローチ

a サイドベンチ．非荷重期は肘-膝支持で行う．体幹，殿筋を同時に収縮させることができる．

b 四つ這い骨盤回旋エクササイズ．四つ這い位から支持脚の股関節が外転位となるように骨盤を回旋させる．支持脚の外旋筋を収縮させることができる．

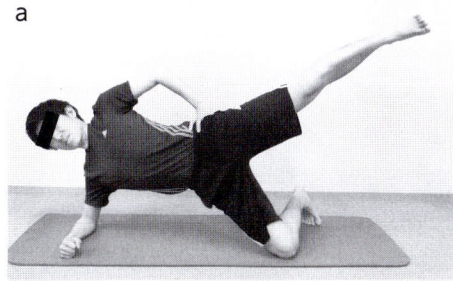
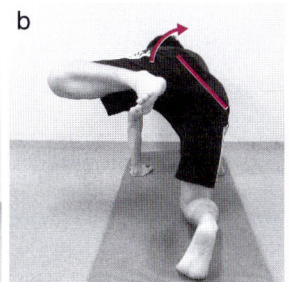

Ⅲ

下肢の外傷・障害

合が多い．

治療アプローチとしては，骨折部へはLIPUS（低出力超音波パルス）治療を行う．足関節可動域，足部可動性については，下腿内側の筋・筋膜（**図2a**）や外側の腓骨後方組織へのストレッチ（**図2b**）や，屈筋支帯のストレッチ（**図2c**），立方骨下方の小趾外転筋のストレッチ（**図2d**）などを行う．術創部については，感染のリスクがないことを医師に確認した後に超音波療法や高電圧療法などの物理療法を用いて可動性改善を図る．荷重許可がなされていない時期の足部固定性へのアプローチはタオルギャザーなどによる足趾筋力へのアプローチを行う．体幹部・殿筋へのアプローチはサイドベンチ（**図3a**）や四つ這い骨盤回旋エクササイズ（**図3b**）などを行う．

3 全荷重開始～ジョギング開始前（術後2～6週）

全荷重が開始され，ジョギングを開始する前までの目標は，足部可動性の獲得，母趾球荷重でのカーフレイズの安定，片脚立ちの安定である．

必要な評価としては，上記した足部可動性に加えて第5中足骨の背屈可動性，カーフレイズの荷重位置の確認，足関節底屈筋力検査法[14]，片脚立ちの荷重位置の確認が挙げられる．第5中足骨の

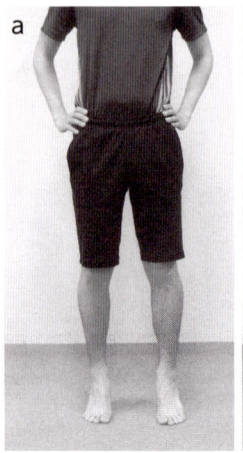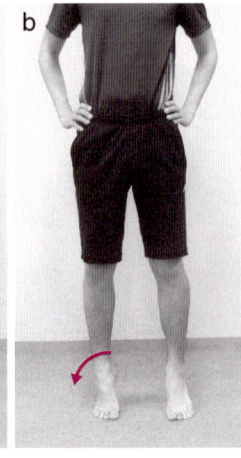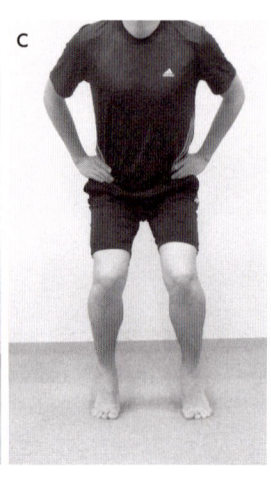

図4▶カーフレイズの荷重位置

a　両カーフレイズ時の荷重位置の確認.
右母趾から第2趾で荷重を行えていることが確認できる.

b　両カーフレイズ時の荷重位置の確認.
右第4趾から第5趾で荷重していることが確認できる.

c　両カーフレイズ（膝関節屈曲位）. 膝関節屈曲位でヒラメ筋優位の状態でも母趾球荷重ができているかどうか確認する. スポーツでのステップ動作は膝関節屈曲位であることが多いため, 膝屈曲位での機能も重要である.

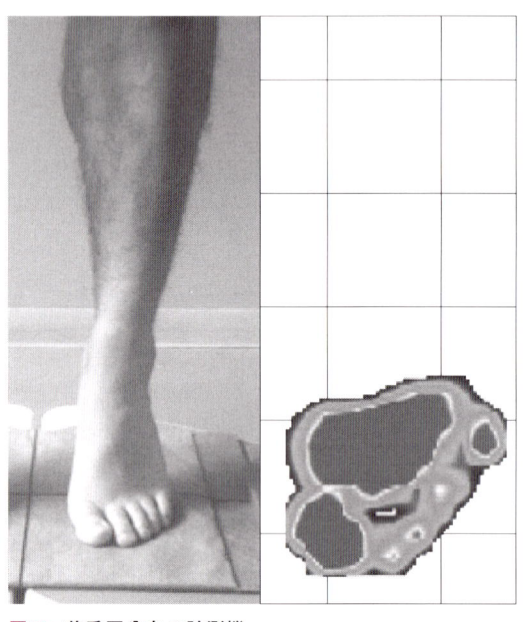

図5▶荷重圧分布の計測機
選手の主観的な荷重位置と機器による客観的な荷重位置を比較することができる.
（右図：巻頭カラー参照）

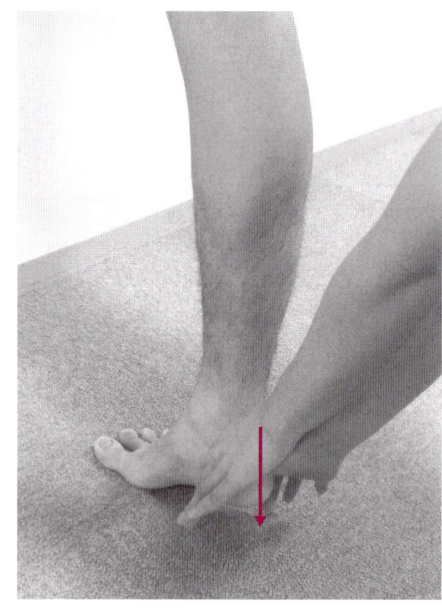

図6▶足関節底屈筋力検査法
足趾を屈曲せずに挙上した踵に対して下方へと最大抵抗を加えた際の安定生を評価する.
（文献14を参考に撮影）

背屈は立方骨を固定した状態で第5中足骨の背屈方向への可動性を確認する. その他の可動性は改善されていることを確認する. カーフレイズの荷重位置はカーフレイズ肢位を確認し足部アライメントから推測する（**図4a, b**）. また, 荷重圧分布を計測できる機器を使用し（**図5**）, 選手本人の荷重感覚と客観的評価が一致しているのか確認することも大切である. カーフレイズは両脚膝伸展位（**図4a**）, 両脚膝関節屈曲位（**図4c**）で確認し, ジョギング開始前に片脚膝伸展位, 片脚膝関節屈

曲も確認する. また, 足関節底屈筋力検査法[14]のように, 片脚カーフレイズ位にて踵骨に底屈方向への負荷を加えた際の安定性も評価する（**図6**）[14]. 片脚立ちでは, 荷重位置の評価を行い, 外側荷重が確認された場合は, 足部内反による外側荷重なのか, 骨盤帯外側偏位や体幹側屈による外側荷重なのか確認し, 課題のある部位へアプローチを行う. 基本的には歩行開始前に体幹・殿筋機能にアプローチができており, 片脚立ちの問題がないことが望ましい.

治療アプローチは，第5中足骨背屈可動性に対して小趾外転筋のストレッチや第5中足骨近位関節のモビライゼーションを行う．カーフレイズ時の母趾球荷重訓練は座位から立位，片脚へと段階的に負荷を増大させる．片脚立ちの安定では，サイドベンチや四つ這い位での骨盤回旋エクササイズ（図3a, b），選手の機能に応じたエクササイズを行い，体幹・殿筋群の促通を行う．また，足部外側アーチの低下が顕著な選手に対しては，足部外側アーチを挙上させるためのインソール作成なども有効である．

4 ジョギング開始期（術後6〜8週）

ジョギング開始期はよりダイナミックな動作獲得が必要となる．また，直線方向のスピードアップのためには，テイクオフ期にまっすぐ蹴り出す機能とフットストライク〜ミッドスタンス期の外側荷重（股関節内転位での接地）の是正が必要である．Jones骨折のリハビリテーションでは横方向への動作が注目されがちであるが，直線方向のランニング動作であっても動作不良によって足部外側へのストレスが増大する可能性があるため，注意が必要である．

評価はジョギング時の動作分析を行う．図7は右Jones骨折術後選手のジョギングフォームである．テイクオフ期の足部内反位での蹴り出し（図7a）とフォロースルー期のtoe-out（図7b），それに伴いリカバリーフェイズ全体で右下肢が分廻し様の運動となり，フットストライク〜ミッドスタンス期での足部内反，股関節内転位・骨盤帯外側偏位接地（図7c）が観察される．ジョギングの動作分析では，第5中足骨へのストレスとなる可能性のある運動の抽出と，その運動に繋がる前のフェーズの影響も考慮する．

ジョギング動作へのアプローチは，蹴り出しに対して，コンビネーションカーフレイズ（図8a）などを行い，骨盤帯外側偏位については足部の接地位置に対して踏み換え運動（図8b）などを行う．ジョギングは全身運動であるため，選手の問題点に応じてその他の機能不全に対する介入も必要で

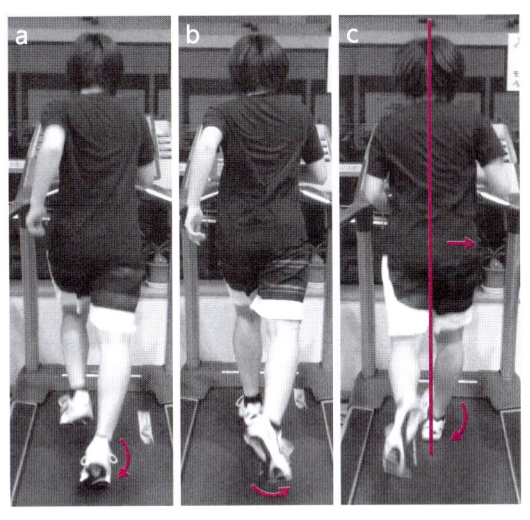

図7 右Jones骨折術後選手のジョギングフォーム
a テイクオフ期の足部内反
b フォロースルー期のtoe-out
c フットストライク期の足部内反，股関節内転位，骨盤帯外側偏位が観察される．

ある．

5 横方向への動作開始期（術後10〜12週）

横方向への動作は，横方向への力に抗する足部・体幹の安定性と方向転換動作に応じて足を踏み換えるステップワークが必要となる．

評価は横方向への壁押しカーフレイズ時の足部の安定性（図9）やサイドホップの着地の安定性（図10），カッティング動作時の足部接地の方法（図11）を確認する．左方向へのカッティング動作の場合，右足での接地ではなく，クロスオーバーステップとなる左足の接地時に足部外側へのストレスが増大するため注意する必要がある[15]．そのため，左方向への方向転換は，左接地のクロスオーバーステップではなく左足で踏み換え運動を行い，右足でカッティング動作を行えるようにするべきである．

足部の安定性については評価で行った動作練習を行い，ハーキー動作からの踏み換え運動（図12）を繰り返し練習する．踏み換え運動については，選手本人が無意識でできるレベルまで練習を反復して行う必要がある．

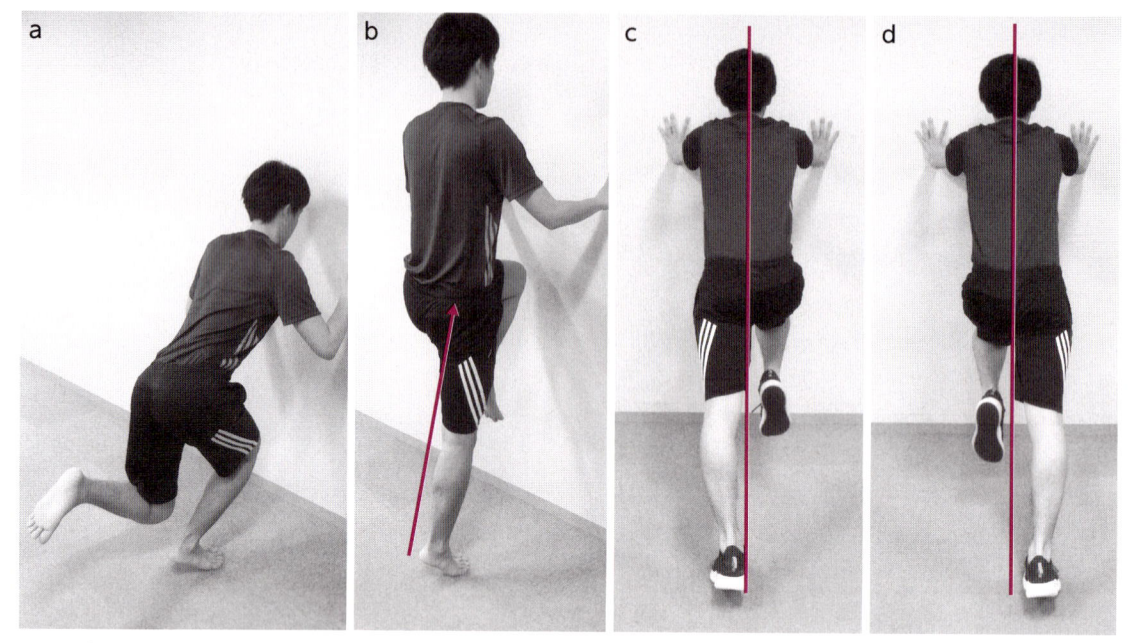

図8 ジョギング動作へのアプローチ

a, b　コンビネーションカーフレイズ．片脚スクワットの状態からカーフレイズを行い，母趾球荷重で足部を安定させたまま一気に膝関節，股関節の伸展運動を行う．

c, d　壁押し＋下肢踏み換え．骨盤帯外側偏位，外側荷重とならないように接地位置を意識しながら素早く下肢の踏み換え運動を繰り返す．

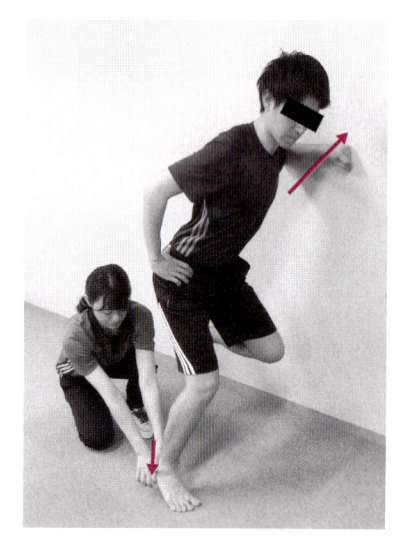

図9 横方向への壁押し＋カーフレイズの安定性評価

横方向へ壁を押すことで方向転換動作時の蹴り出しをシミュレーションすることができる．横方向への力発揮をした状態で足部の固定ができているかどうか評価する．下方もしくは側方への徒手的な抵抗を加え，安定生を評価する．

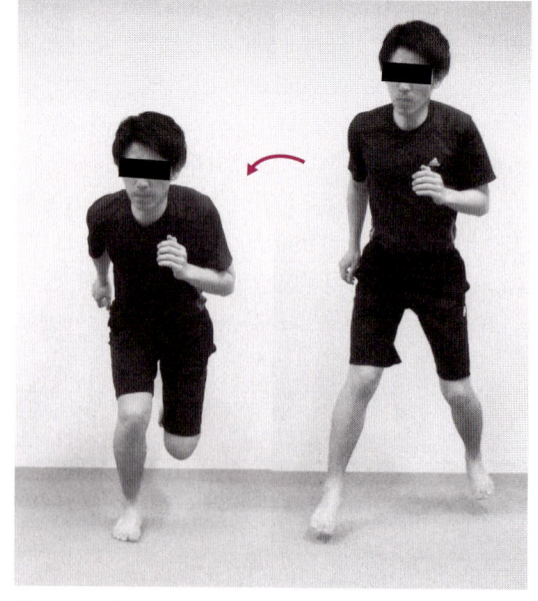

図10 サイドホップの着地

横方向へホップを行い着地する．スポーツ動作時は踵部が接地する機会が少ないため，前足部荷重＋母趾球荷重で安定できることを確認する．

図11 ▶ 左方向への方向転換動作

a　右足でのカッティング動作．荷重は母趾球側へかかりやすいため，足部・体幹の安定性があれば外側へ荷重が流れずに動作を遂行することができる．

b　左足でのクロスオーバーステップ．足部外側へ荷重負荷が避けられないため，一歩で大きく方向転換することは避けるべきである．細かくステップを刻み，右足で方向転換できるように足の運び方を練習する必要がある．

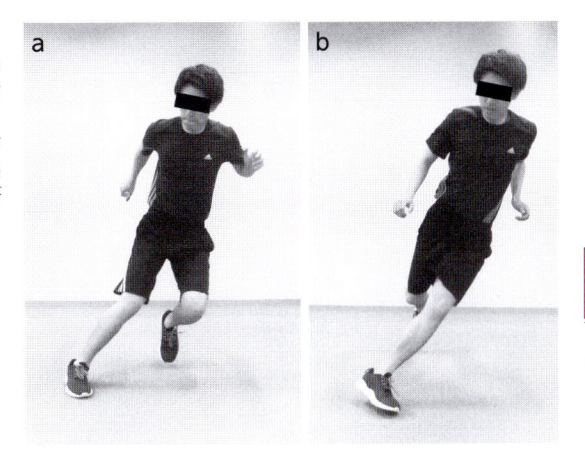

図12 ▶ ハーキー運動からの踏み換え練習

正面を向いてハーキーを行い，左右方向へ素早くつま先と膝を向ける．素早く股関節から運動できること，母趾球荷重でステップできることを確認しながら行う．

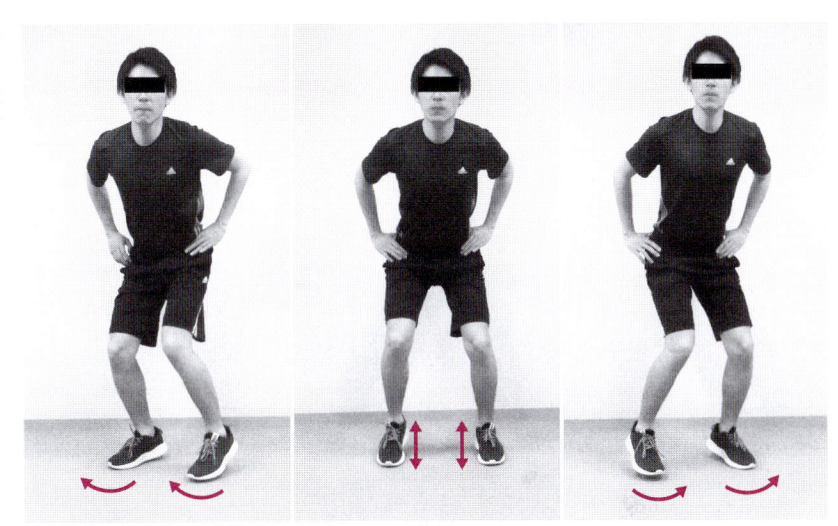

6 | リアクション&対人動作開始期，復帰期（術後12週～）

　リアクション，対人動作については上記してきた「母趾球荷重での安定性」をリアクションや対人動作でも行えているかどうか確認する．ハーキーの踏み換え運動にリアクション要素を加えたり，体をぶつけた状態で足部の安定性を評価したりするなど競技特性に応じてさまざまな応用運動を行う．

おわりに

　Jones骨折の再発予防のためのリハビリテーションでは，「母趾球荷重での安定性」と「足部外側列の可動性」に着目する必要があると述べた．母

趾球荷重での安定性は術後時期に応じて，選手の機能特性・競技特性に応じてさまざまなアプローチが可能である．また，足部外側列の可動性については，主に非荷重期にアプローチを行うが，復帰以降も通じて可動性の低下の有無を必ず確認する必要がある．以上の目標をクリアした状態での復帰を目指し，復帰後の患部評価は超音波検査などを用いてスクリーニング[16]を行うことで再発を予防できると考える．

◆ 文　献
1) Chuckpaiwong B, et al：Distinguishing Jones and proximal diaphyseal fractures of the fifth metatarsal. Clin Orthop Relat Res 466：1966-1970, 2008
2) 戸祭正喜ほか：第5中足骨疲労骨折．臨スポーツ医 20：178-183，2003
3) 小粥智浩：第五中足骨疲労骨折のリハビリテーション．臨

スポーツ医 23：175-182，2006

4）鈴川仁人：第5中足骨疲労骨折予防のためのトレーニング
法．臨スポーツ医 25：303-310，2008

5）Donahue SW, et al：Bone strain and microcracks at stress
fracture sites in human metatarsals. Bone 27：827-833,
2000

6）Gu YD, et al：Computer simulation of stress distribution
in the metatarsals at different inversion landing angles
using the finite element method. Int Orthop 34：669-
676, 2010

7）Orendurff MS, et al：Biomechanical analysis of stresses
to the fifth metatarsal bone during sports maneuvers：
implications for fifth metatarsal fractures. Phys
Sportsmed 37：87-92, 2009

8）Matsuda S, et al：Characteristics of the foot static align-
ment and the plantar pressure associated with fifth meta-
tarsal stress fracture history in male soccer players：a
case-control study. Sports Med Open 3：27, 2017

9）Raikin SM, et al：The association of a varus hindfoot and
fracture of the fifth metatarsal metaphyseal-diaphyseal
junction：the Jones fracture. Am J Sports Med 36：
1367-1372, 2008

10）Fujitaka K, et al：Pathogenesis of fifth metatarsal frac-
tures in college soccer players. Orthop J Sports Med 3：
2325967115603654, 2015

11）Saita Y, et al：Range limitation in hip internal rotation
and fifth metatarsal stress fractures（Jones fracture）in
professional football players. Knee Surg Sports Traumatol
Arthrosc 26：1943-1949, 2018

12）Shimasaki Y, et al：Evaluating the risk of a fifth metatar-
sal stress fracture by measuring the serum 25-hydroxy-
vitamin D levels. Foot Ankle Int 37：307-311, 2016

13）Miyamori T, et al：Playing football on artificial turf as a
risk factor for fifth metatarsal stress fracture：a retro-
spective cohort study. BMJ Open 9：e022864, 2019

14）小林　匠ほか：新たな足関節底屈筋力評価法の信頼性と有
用性．日本アスレティックトレーニング学会誌 4：43-48，
2018

15）松田匠生ほか：大学男子サッカー選手における方向転換動
作の動作方向が足底圧分布に与える影響．日アスレティッ
クトレーニング会誌 3：159-164，2018

16）松田匠生ほか：Jones 骨折発生を予測する超音波画像の特
徴：大学サッカー選手132名の1年間追跡調査．日臨ス
ポーツ医会誌 26：348-354，2018

Jones骨折再発予防のための手術加療

船越雄誠

要点整理

疲労骨折治療のポイントは単なる骨癒合のみでなく，再発防止であることには異論がない．スポーツ選手が疲労骨折治癒後に競技復帰することは，疲労骨折を起こしたストレスに再びさらされることを意味する．疲労骨折に対する手術加療は再発予防を考慮したものが必要である．本項では第5中足骨疲労骨折（いわゆるJones骨折）治療を中心に述べる．

はじめに

第5中足骨骨幹部と近位骨幹端との境界に横走する疲労骨折（いわゆるJones骨折）は，エリートアスリートに好発する疲労骨折で，集中する応力や乏しい栄養血管などの解剖学的特殊性から癒合不全や再骨折が多く，難治性な骨折とされてきた．1983年にスクリュー髄内固定法が紹介[1]されて以来，治療成績は向上した．しかし，髄内固定を行ったとしても，再骨折例や遷延治癒例は散見される[2~4]．

本項ではJones骨折に対する治療法から，手術治療の留意点とピットフォール，合併症，髄内スクリュー固定の有用性と限界について述べる．

1 Jones骨折に対する手術加療

1 診　断

この部位に疲労骨折が生じることを知っていれば診断は比較的容易である．鑑別疾患としては第5中足骨近位端に生じる下駄骨折や骨端症であるIselin（アイスリン，イズラン）病などがあるが，疼痛部位が少し違うこと，X線所見が違うことなどから鑑別することができる．

近年，エコーによるスクリーニングを行ってい

表1　Torg分類

	病態	X線所見
Type Ⅰ	急性受傷	骨折線は細く，髄内骨硬化はみられない
Type Ⅱ	癒合遅延	髄内骨硬化を伴った，広がった骨折線．骨膜に骨吸収と骨新生を伴う
Type Ⅲ	癒合不全	骨硬化による髄内閉塞を伴った骨折．骨膜に骨吸収と骨新生を伴った広がった骨折線．骨折部（偽関節部）は骨硬化している

（文献6より作表）

る施設もある[5]．スクリーニングで発見される骨折のほとんどは不全骨折で，骨折線が内側皮質まで及んでいない．症状も乏しいため，そのような骨折の多くは保存的治療の適応である．

2 手術適応

完全骨折に至った症例や不全骨折でもスポーツパフォーマンスに影響を及ぼし，満足にプレーできていなければ手術適応としている．（逆に骨折線が皮質骨表面のみで症状も少なくプレー可能な場合は，予防対策を行いながらプレー継続させている．）多くの完全骨折はTorg分類（**表1**）[6] Type Ⅱで，慢性的なストレスにさらされている中で，足を捻ったり，踏まれたりすることによって生じるacute on chronicな経過をたどるため，外傷を契

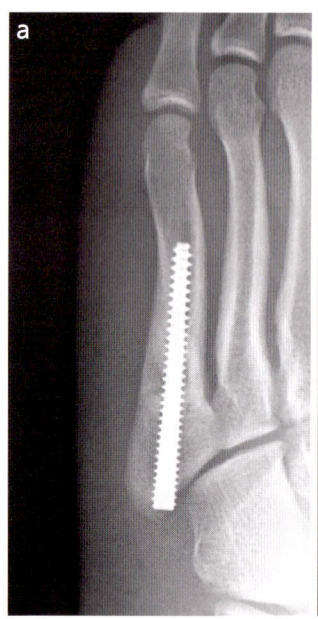
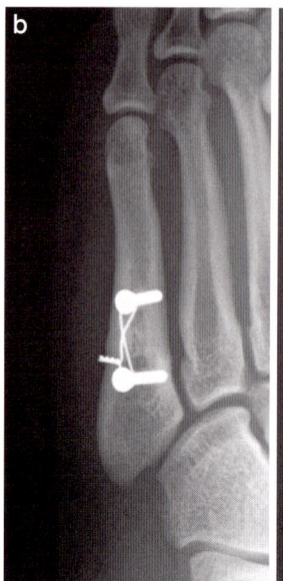
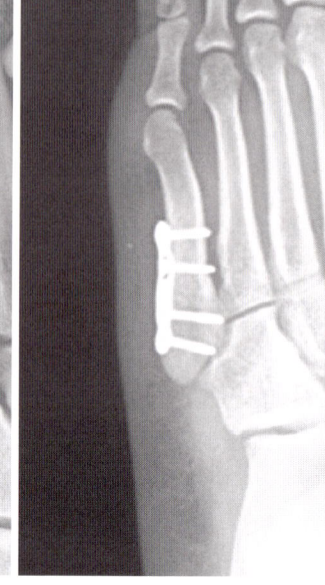
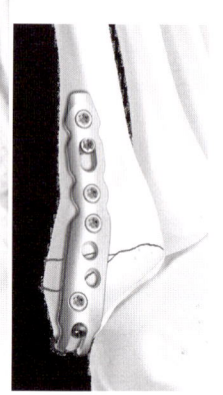

図1 ▶ Jones 骨折手術方法
a スクリュー髄内固定
b tension band wiring
c プレート固定

機に近くの診療所を受診することが多い．しかし，骨折には転位が少ないことが多く，漫然と保存療法を施行されている場合もあり注意が必要である．

3 手術方法

現在認知されている手術方法としてはスクリュー髄内固定法[1]，プレート固定法[7]，tension band wiring[8]（図1）などがある．現在，わが国でのスポーツ整形外科においてはスクリュー髄内固定法が主流である．Huh ら[9]は，プレート固定とスクリュー固定の比較を行い，スクリュー固定のほうが曲げストレスに対しては強いと報告している．韓国の Lee ら[8]は tension band wiring を施行し，良好な成績を報告している．

スクリューの違いによる成績はいくつかの報告があり，スクリュー径やスクリュー長の違いによる成績の差が報告[10]されている．また，DeVries ら[11]は，チタンスクリューとステンレススクリューを比較して，臨床的に差がなかったと報告している．国内では CCS，ハーバートスクリュー，アキュトラックスクリューを使用した際の治療成績[12]について議論されているが，未だ結論が出て

いるとは言い難い．

4 当院の手術方法：実際の手術[13]

当院ではヘッドレスであること，髄内を占拠できること，十分な強度を持つこと，近位側をしっかりと固定できること，cannulated であることからアキュトラックスクリュー4/5を主に使用している．また，Jones 骨折用ガイド（KF ガイド）（図2）を作成し，使用している．このガイドは 2.0mm K-wire を刺入することができる．取っ手があり，偏心性に穴が開いているため周辺軟部組織（短腓骨筋腱）を保護しながら，内側にしっかりと圧迫して髄腔に沿って内側寄りの意図したところに K-wire を刺入できる．（アキュトラックスクリュー4/5付属のガイドワイヤーは 1.4mm と細く反ってしまうため，骨硬化部を超えて意図したところにガイドワイヤーを設置することが難しい．そのため，当院ではガイドワイヤーの位置決めの際には 2.0mm K-wire を使用している．）

ガイドの刺入点が背側や底側に偏位せずに，確実に近位端中央から刺入されるようにすることが大切である．次に KF ガイドを残したまま K-wire

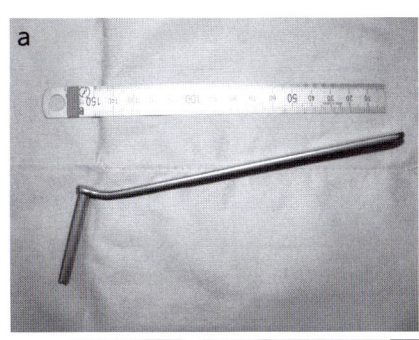
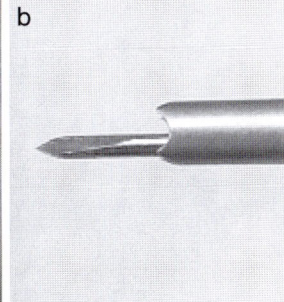
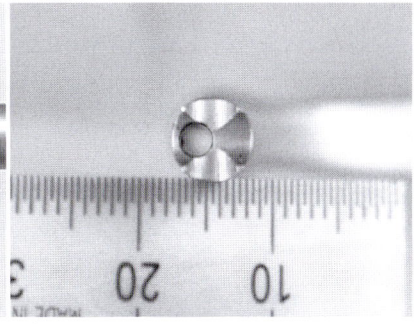
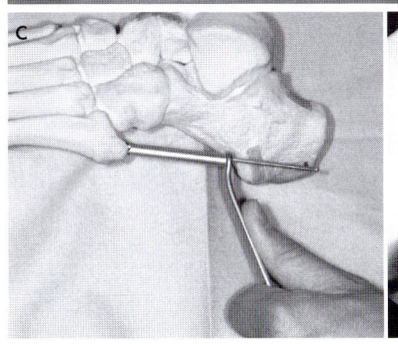
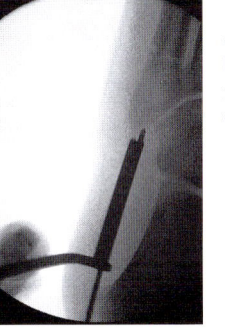

図2 ▶ KFガイド
a　KFガイド
b　2.0mm K-wireが刺入可能で偏心性.
先端は波状に加工.
c　把持性がよく，内側に圧迫できる.

を抜いて，そこに先端を少し曲げたアキュトラックシステム付属のガイドワイヤーをイメージ透視下に徒手的(ペンチ・ハンマーを用いて)に挿入する(髄内釘ガイドロッドを挿入する要領で).3.0mmの中空ドリルを用いて，第5中足骨髄腔硬化部をしっかりリーミングする．次にアキュトラック付属のドリルを用いて，髄腔をリーミングする．この際，骨粉や骨髄などの組織がドリル谷に付着して，ドリルがなかなか進まなくなることがあるので，こまめに除去しながらリーミングする(heat necrosis予防)．スクリューはできるだけ長いものを使用する．スクリュー挿入後骨折部の離開が若干拡大することがあるが，特に問題とはならない(図3).

　骨移植はTorg分類のType Ⅲに施行している．骨折部直上に皮膚切開を追加して，骨折部を新鮮化したのちに，腸骨から採取した海綿骨を移植する．腸骨からの骨採取は骨髄生検針(8G)を用いて低侵襲に行っている．

　当院での手術のポイントは，刺入部が偏位しないように注意すること，十分な長さで太いスクリューを挿入すること，無理なドリリングは避けること，段階的にドリル径を大きくすることである．

2 留意点とピットフォール

1 刺入部の決定

　弯曲した髄腔内(図4)にまっすぐガイドを最適部に入れることは容易ではない[14]．そのため，刺入部の決定がこの手術のポイントである．よく欧米では"high and inside"と表現される．髄内固定が紹介された当初の報告[1]にもあるように十分な皮膚切開で，第5中足骨近位端を確認しながら確実に刺入部を決定する．

　再骨折を防ぐためには，疲労骨折部に集中する応力を分散することが必要である．そのためには，髄内スクリューが近位にしっかり収まること，遠位に長く入ること，髄腔をしっかり占拠することが重要と考えている．髄腔をしっかり占拠するためには，できるだけ太い径のスクリューを使用すべきとの意見がある．Kellyら[15]は細くて長いスクリューよりも短くて太いスクリューを選択すべきであると述べている．再骨折例の検討から，細いスクリューの使用が再骨折のリスクを増大させる可能性をWrightら[16]は示唆した．しかし，術

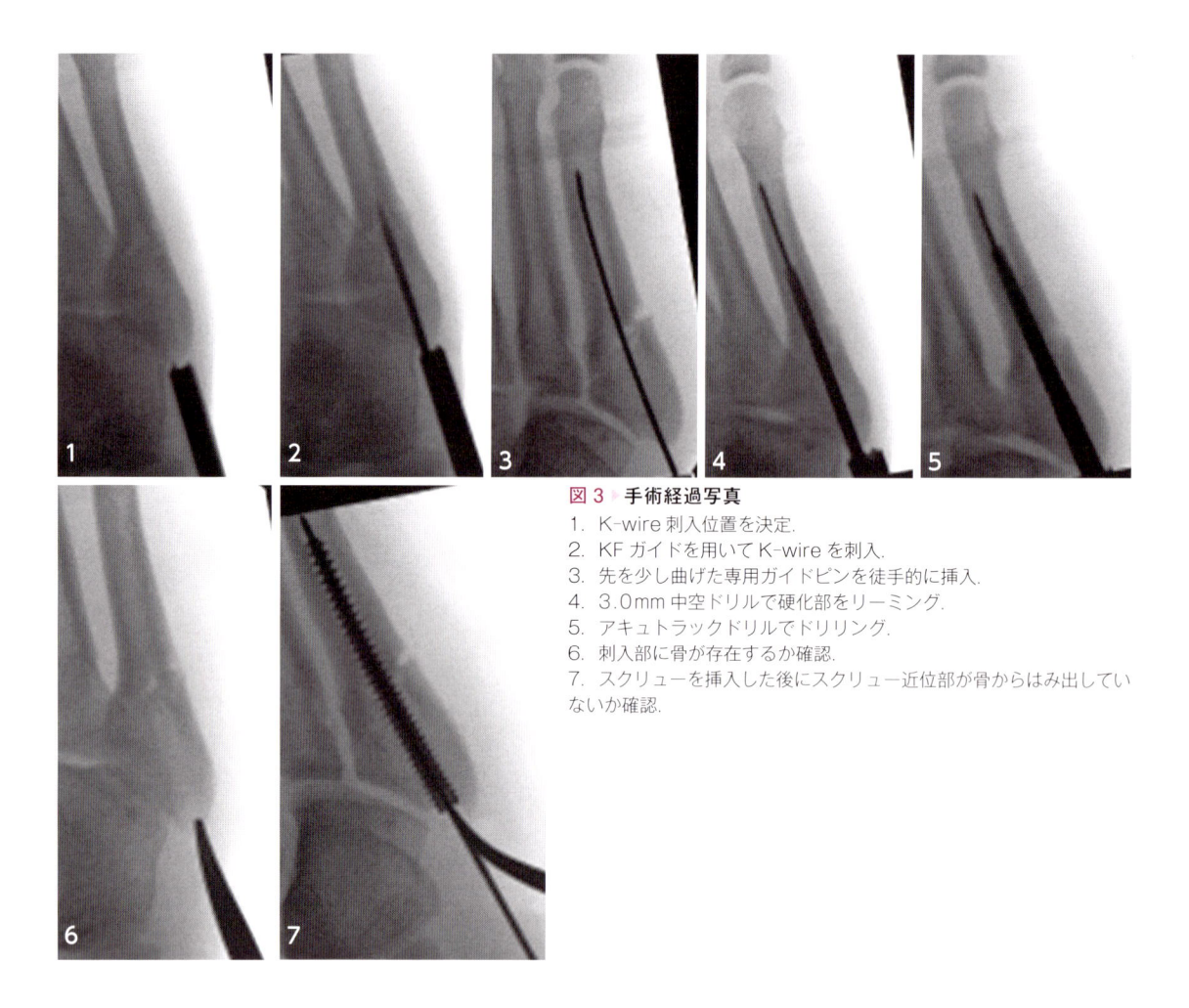

図3 ▶ 手術経過写真

1. K-wire 刺入位置を決定.
2. KF ガイドを用いて K-wire を刺入.
3. 先を少し曲げた専用ガイドピンを徒手的に挿入.
4. 3.0mm 中空ドリルで硬化部をリーミング.
5. アキュトラックドリルでドリリング.
6. 刺入部に骨が存在するか確認.
7. スクリューを挿入した後にスクリュー近位部が骨からはみ出していないか確認.

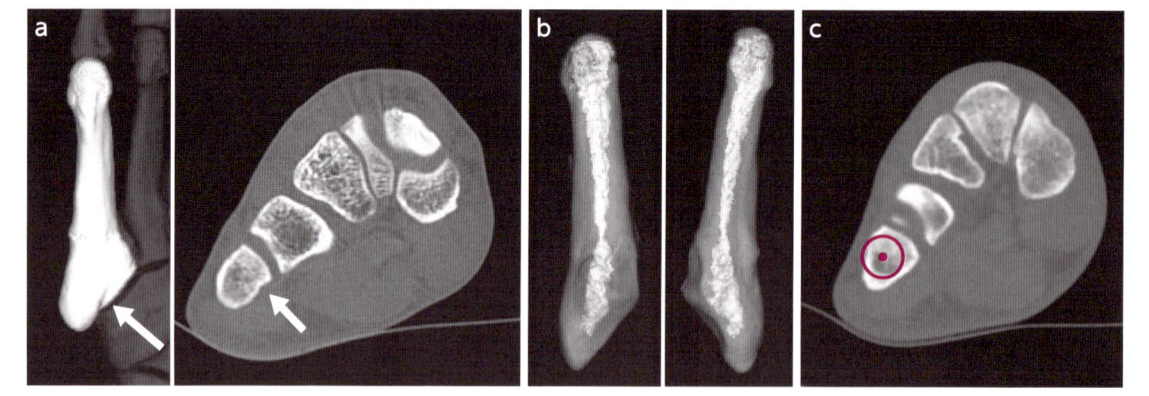

図4 ▶ 3DCT 画像．スクリューの背側偏位とその原因

a　第5中足骨は近位が太く，遠位が細い形状．近位は円筒状でなく，外側足底側に頂点を持つ錐体の形状．近位はフラットでなく，凹凸がある（凹部：矢印）.

b　第5中足骨髄腔は内外側方向に大きく弯曲．足背足底方向にも軽度弯曲．髄腔には個体差があり，細いものだと最狭部が0～数mm程度.

c　ガイドワイヤーの刺入点がしっかりしていても（点），ドリリングすることで周辺骨を削って偏位してしまう（赤丸）可能性がある.

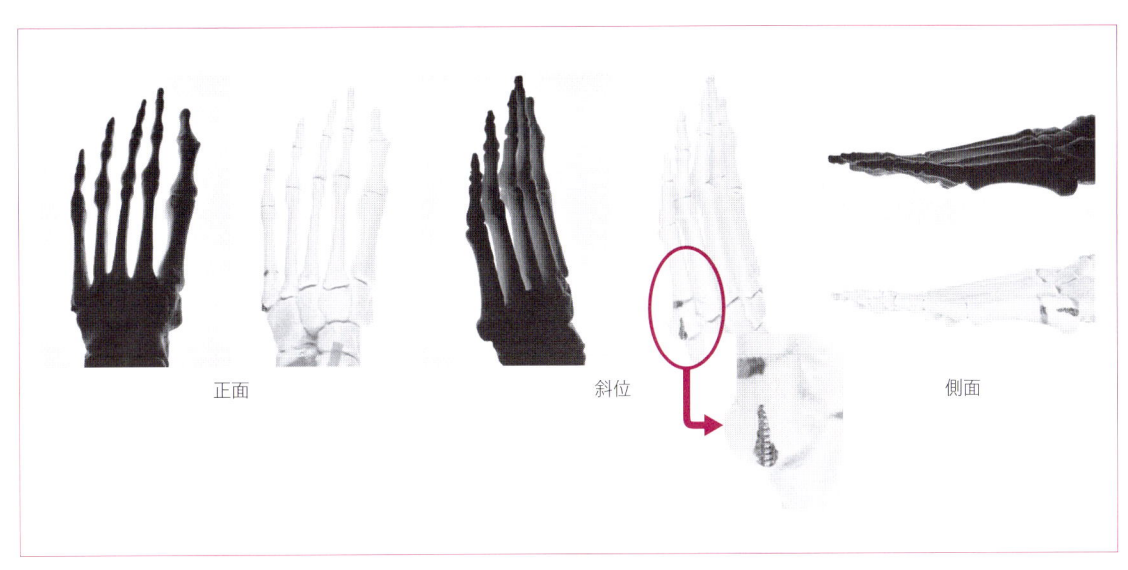

正面　　　　　　　　　　　　斜位　　　　　　　　　　側面

図5 ▶ スクリューの背側偏位

X線では影を見ているだけのため，正面，斜位，側面像のみではスクリューの逸脱を判断することは難しい．"high and inside" を狙いすぎるために，まっすぐな遠位の骨軸に合わせてガイドとスクリューを刺入するため，近位の入口部が背側に偏位しすぎており，実際のスクリュー入口部が骨折部近くになってしまっている．近位骨片をスクリューが固定している部分が小さく，骨折部に近いため，スクリュー固定の応力分散への寄与も小さくなると考える．（"low and inside" にある近位の凹部にも注意を要する．図4a 矢印）

中骨折は太い径のスクリューの使用により生じやすい傾向がある．また，スクリューが太くなればなるほど近位部皮質の破壊（**図4**）と，遠位まで挿入できない危険性も出てくる．また，長いスクリューを挿入するためには基部内側寄りからのドリリングが必要（いわゆる "high and inside"）であるが，内側ほど刺入部の確認は困難である．（長さにこだわるあまり，"high and inside" を狙いすぎるために，挿入部が悪い例が散見される．多くはまっすぐな遠位の骨軸に合わせてガイドとスクリューを刺入するため，近位の入口部が背側に偏位しすぎており，実際のスクリュー入口部が骨折部近くになってしまっている（**図5**）．近位骨片をスクリューが固定している部分が短く，骨折部に近いため，スクリュー固定の応力分散への寄与も小さくなると考える．）

　現在，広く行われている第5中足骨近位骨幹部疲労骨折に対して，スクリュー髄内固定を適切に行うためには，第5中足骨の形状を理解して，茎状突起のやや内側から刺入部位を確認しながら施行することが重要である．術中の正面，斜位からの透視イメージのみの確認では不十分である．当院では内側背側寄りではあるが，スクリュー近位

部全周性に第5中足骨近位の骨皮質が存在することを，モスキート鉗子や当院オリジナルのチェッカーで確認しながらドリリングを行っている．

3 合併症

1 heat necrosis[17]

　骨硬化している部分をドリリングする際に熱を生じて，その熱によって周囲の組織を壊死させることが知られている．ドリリング中にドリル谷に詰まった骨屑を除去することは重要と考えている．組織壊死から皮膚潰瘍を生じ，感染したという報告もある．また，ガイドワイヤーの偏心性挿入によっても生じ得る．

2 感　染

　足は他の部位に比べて病原菌が多く[18]，感染率も他の部位よりも高いといわれている[19]．足趾には消毒後も菌が残存するとの報告[20]もあることから，我々は消毒後に足趾に滅菌手袋を装着してテープで密閉して，ストッキネットから足趾が露

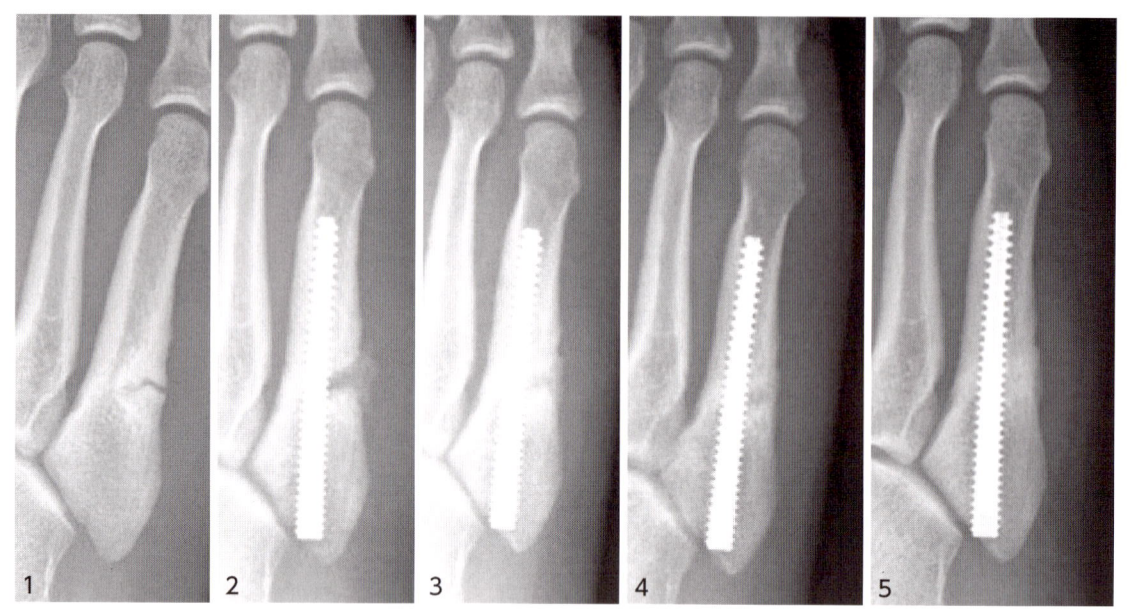

図 6 ▶ 術後経過
1. Torg 分類の Type Ⅲ
2. 腸骨移植を併用してスクリュー髄内固定.
3. 術後 2ヵ月. 骨折部が架橋されたことを確認してジョギング開始.
4. 術後 3ヵ月. 練習参加（段階的に負荷を上げていく）
5. 術後 6ヵ月. 問題なくプレー継続中.

出しないようにしている．また，骨折部の血流も疎で，皮下組織も厚くないため，感染には十分注意する必要がある．当院では適宜，冷却効果も期待してシリンジとサーフロー外套を用いて，生理食塩水で髄内をこまめに洗浄している．Torg 分類 Type Ⅲで骨移植をする際は足関節用の関節鏡を用いて髄腔内を洗浄しながら鏡視して，骨折部や周辺硬化部を確認している．

3 再骨折・遷延癒合

細い，短いスクリューでは再骨折のリスクが高まるという報告がある．また，術後早期の競技復帰も再骨折，遷延癒合のリスクになる．多くのサッカー選手をフォローしている J リーグドクターの間では競技復帰までに術後 3ヵ月（**図 6**）は必要であるということはある程度一定した見解である．当院では難治性の骨折である認識のもとに，多くの症例において術後に超音波骨折治療器を用いている．

4 Jones 骨折に対する有限要素解析

第 5 中足骨疲労骨折の治療が，単なる骨癒合を目的としたものでなく再発防止であることに異論はないところである．その再発予防のためには第 5 中足骨外側に集中する応力を分散させることが必要である．広く施行されているスクリュー髄内固定による応力分散効果を検証するために，有限要素解析を施行した．詳細は原著[21]に譲るが，スクリュー髄内固定前は 1,000N で骨皮質に応力が生じ，1,320N で亀裂が入り，1,400N（**図 7**）で亀裂が広がり，1,600N（**図 8**）で破断した．一方，スクリュー髄内固定後は 1,400N 程度までは外側骨皮質にほとんどストレスを生じず，1,500N で亀裂が入り，1,600N で亀裂が広がり，1,700N で破断部がスクリューに達して，1,880N を越えるとスクリューの内側の骨折を生じた．

本研究において，術後は 840N からスクリュー外側に引張応力を受けていることから，本術式は

図7 ▶ 有限要素解析　1,400N
a　術前は外側皮質骨に強い引張応力が生じ，骨折した．
b　術後は皮質骨における応力は術前と比較して減少し，スクリュー外側への引張応力が強くなった．
（巻頭カラー参照）

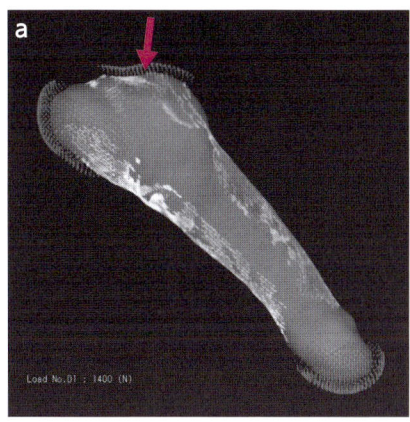
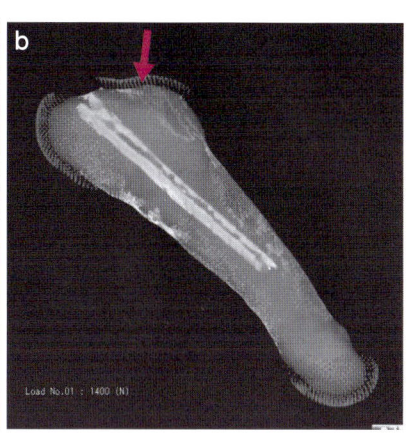

図8 ▶ 有限要素解析　1,600N
a　術前モデルにおける破断荷重．
b　術後モデルではスクリューにより，完全破断が防がれていた．スクリュー外側に引張応力が生じていた．
（巻頭カラー参照）

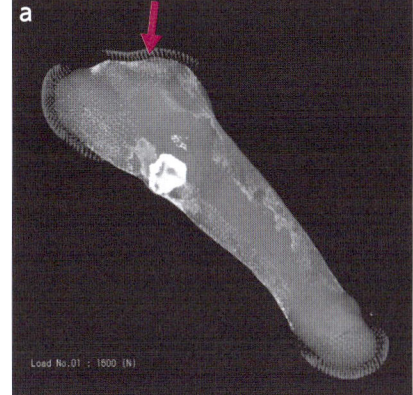
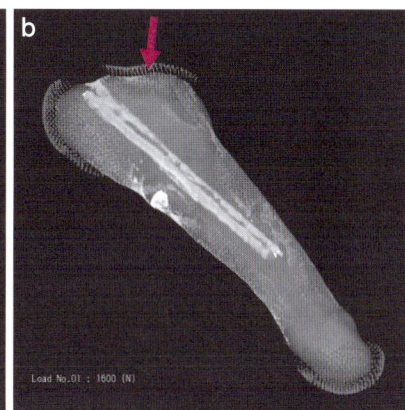

集中していた応力の分散に寄与し，再発予防に有用と考えられる．しかし，ある一定の負荷を超えると術前同様に破断しはじめた．術後に集中していた応力は分散されてはいるが，一定量を超えると骨折部位に再度集中する傾向があることは本研究から確認できた．過去の症例でも再骨折が初回骨折部と同部位に起こることや骨癒合後のスクリューの折損も同部位で起こることからも，本研究の結果が妥当であると考える．

5　その他の疲労骨折に対する手術加療

1　膝蓋骨疲労骨折

　横骨折は遠位に生じることが多い．膝関節屈曲位で大腿四頭筋収縮力と膝蓋腱の伸張力が膝蓋骨下極近くに反復して作用することで発生する（図9）．

　手術は膝蓋骨遠位端から経皮的にヘッドレスの中空スクリューで固定する．その際も膝蓋腱，四頭筋腱には干渉せず，しっかりと皮質骨を把持する長さのスクリューを挿入するようにする．

2　脛骨内果疲労骨折

　O脚の選手は足関節が内反していて，繰り返し外力が加わることによって内果の疲労骨折を発生する．また足関節内果前方の骨棘と距骨頚部内側の骨棘などによって背屈制限があるときに，無理な背屈を行うと内果に内反と回旋ストレスが生じるとされる．

　骨折は内果前方への内反回旋ストレスによって生じるため，この部位にしっかりと内側からスクリューを挿入することが肝要である．当院では

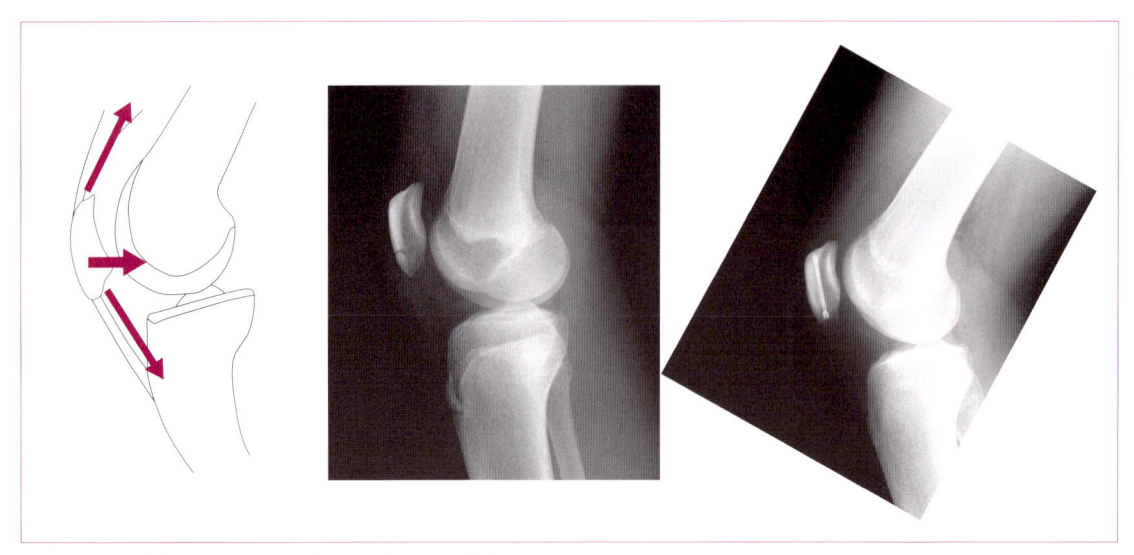

図9 膝蓋骨疲労骨折のメカニズムとスクリュー位置
スクリューは膝蓋骨表面にかかる引張応力に抵抗する位置に挿入する.

サッカー選手が受診することが多く，サッカーでは足の内側でボールをキックしたり，コントロールしたりすることが多いため，ヘッドレスの中空スクリューを使用している. 骨折は前方から発生する. 脛骨遠位関節面はドーム状で，スクリュー挿入部はフラットでないため，スクリューを最適な位置に入れるためには，術前にしっかりとその形状と骨折部を理解して，スクリューの刺入部と向きをイメージしておくことが大切である.

3 舟状骨疲労骨折

以前は疎な血流が発生要因といわれていたが，近年は足部接地の際に舟状骨にかかる剪断応力が原因と考えられている. 手術の際にはその剪断応力に拮抗する方向にスクリューを挿入する. 偽関節型に対して骨移植をすることがあるが，偽関節部は非常に硬いため硬化部を除去できる道具（エアドリル，バーなど）を準備してから手術に臨むべきである. 小さな舟状骨用プレートも有用である.

6 再発予防のための手術加療

・確実な手術による応力分散が必要であるが，そ

のための手術は簡単でないという認識.
・手術は万能でなく，あくまで再骨折予防に対する補助であるという認識.
・正確な手術とともにリハビリテーション期間のトレーニングが重要であるという認識.

治療時期に応じた可能なトレーニングを提示していき，競技復帰までサポートすることが大切である. さらに，この期間に疲労骨折の内的因子（下肢（足）のアライメント，関節可動性，筋力，栄養（ビタミンD不足），体組成など），外的因子（グラウンド環境，シューズ，インソール，トレーニング量と質など）をできるだけ改善して，復帰できるようにする.

おわりに

スポーツ選手の疲労骨折に対する治療は，単に骨折を治すだけでなく，受傷前と同じレベルまで競技力を上げること，さらに選手が競技復帰して骨折部が同じストレスにさらされても再骨折しないようにすることまでが治療である.

◆ 文 献
1) DeLee JC, et al：Stress fracture of the fifth metatarsal. Am J Sports Med 11：349-353, 1983
2) O'Malley M, et al：Operative treatment of fifth metatarsal Jones fractures（zones Ⅱ and Ⅲ）in the NBA. Foot Ankle

Int 37：488-500, 2016

3）Lareau CR, et al：Return to play in national football league players after operative Jones fracture treatment. Foot Ankle Int 37：8-16, 2016

4）Granata JD, et al：Failed surgical management of acute proximal fifth metatarsal（Jones）fractures：a retrospective case series and literature review. Foot Ankle Spec 8：454-459, 2015

5）松田匠生ほか：Jones骨折発生を予測する超音波画像の特徴—大学サッカー選手132名の1年間追跡調査—. 日臨スポーツ医会誌 26：348-354，2018

6）Torg S, et al：Fracture of the base of the fifth metatarsal distal to the tuberosity. J Bone Joint Surg Am 66：209-214, 1984

7）Bernstein DT, et al：Treatment of proximal fifth metatarsal fractures and refractures with plantar plating in elite athletes. Foot Ankle Int 39：1410-1415, 2018

8）Lee KT, et al：Prognostic classification of fifth metatarsal stress fracture using plantar gap. Foot Ankle Int 34：691-696, 2013

9）Huh J, et al：Biomechanical comparison of intramedullary screw versus low-profile plate fixation of a Jones fracture. Foot Ankle Int 37：411-418, 2016

10）Reese K, et al：Cannulated screw fixation of Jones fractures：a clinical and biomechanical study. Am J Sports Med 32：1736-1742, 2004

11）DeVries JG, et al：Cannulated screw fixation of Jones fifth metatarsal fractures：a comparison of titanium and stainless steel screw fixation. J Foot Ankle Surg 50：207-212, 2011

12）立石智彦ほか：Jones骨折手術の異なるScrewによる成績の比較. 日足の外科会誌 35：S191，2014

13）船越雄誠ほか：当院における第5中足骨近位骨幹部疲労骨折（Jones骨折）治療の工夫. 静岡整形誌 8：60-64, 2015

14）船越雄誠ほか：スクリュー位置が不適切と思われた第5中足骨近位骨幹部疲労骨折の1例—第5中足骨の形態調査から治療において考慮すべき点について—. 日足の外科会誌 35：344-348, 2014

15）Kelly IP, et al：Intramedullary screw fixation of Jones fractures. Foot Ankle Int 22：585-589, 2001

16）Wright RW, et al：Refracture of proximal fifth metatarsal（Jones）fracture after intramedullary screw fixation in athletes. Am J Sports Med 28：732-736, 2000

17）林 将也ほか：Jones骨折に対する髄内スクリュー固定術後に生じた熱傷性壊死4例の治療経験. 日足の外科会誌 35：S365, 2014

18）Marsall CA, et al：The cutaneous microbiology of normal human feet. J Appl Bacterial 62：139-146, 1987

19）Taylor GJ, et al：Perioperative wound infection in elective orthopaedic surgery. J Hosp Infect 16：241-247, 1990

20）Zacharias J, et al：Results of preprocedure and postprocedure toe cultures in orthopaedic surgery. Foot Ankle Int 19：166-168, 1998

21）船越雄誠ほか：第5中足骨疲労骨折に対するスクリュー髄内固定法の再骨折予防効果についての検討 CT/有限要素法による解析. JOSKAS 41：1099-1103，2016

Ⅲ

下肢の外傷・障害

腱症・腱付着部症の疫学

熊井　司

要点整理

腱症・腱付着部症の病因の多くは，スポーツ活動に起因する使い過ぎ（overuse）によるものである．しかし，スポーツを取り巻く環境・嗜好・文化・歴史などは各国で異なっており，各国で行った疾患別の疫学研究を，他国で障害予防のための情報としてそのまま用いることには限界がある．また，アキレス腱障害，テニス肘（上腕骨外側上顆炎），肩腱板障害では，疾患の病態にも多様性がみられるため，それぞれの病態をさらに区別したうえでの研究が必要となる．腱症・腱付着部症の疫学的研究はまだまだ不足しているのが現状である．

はじめに─疾患名称について─

腱および腱付着部の障害は，程度の差こそあれ多くのアスリートが一度は罹患する疾患である．慢性の経過をたどることにより，パフォーマンス低下をきたし活動の中止に至ることも少なくない．スポーツの現場で起こっている使い過ぎ（overuse）による腱障害（tendinopathy）の多くは，明らかな外傷歴は認めないものの，無意識下に起こっている微細損傷や小断裂による腱実質内の損傷・変性が初期病変とされており，時間とともに退行性変化（瘢痕化，変性肉芽組織）を呈するようになる．そのため，これまで用いられていた腱炎（tendinitis）という名称ではなく腱症（tendinosis）という名称を用いる方が病態を正確に反映しており理解しやすいため[1,2]，近年では「腱症」と呼ばれることが多くなってきている．初期損傷の修復過程がうまく進めば治癒に至るが，適切な対応がなされずに過度の負荷を繰り返すことで修復不良の状態に陥り，異常血管網を伴う瘢痕性肥厚・肉芽が形成され周囲組織との癒着などをきたすことで，二次的な腱周囲炎の病態を併発することも少なくない．この炎症により腱の変性がさらに進みいわゆる tendinosis cycle の悪循環に陥ることになる（**図 1**）．

これら一連の病態を捉え，近年では腱に関する障害を，腱の痛みとそれに伴う機能低下という意味で「tendinopathy」として扱う報告が圧倒的に多くなっており，「tendinitis」という名称はリウマチや膠原病などの炎症性疾患に付随した病変に用いられることが多くなってきている．

1 疫 学

腱症・腱付着部症の病因の多くは，スポーツ活動に起因する使い過ぎによるものである．しかしスポーツを取り巻く環境・嗜好・文化・歴史などは各国で異なっており，そのため各国で行った疾患別の疫学研究を，他国で障害予防のための情報としてそのまま用いることには限界がある[3~5]．各国のスポーツ環境による情報を疾患ごとにまとめ，そこから障害予防のための対応策を講じる方がより的確に機能するものと考えられる．

最もよくみられる腱症・腱付着部症として，アキレス腱症・付着部症，膝蓋腱症，テニス肘（上腕骨外側上顆炎）が挙げられる．現場ではこれらの他に，大腿四頭筋腱付着部症，ハムストリング腱症，肩腱板障害，上腕骨内側上顆炎などがみら

図1 ▶ tendinosis cycle

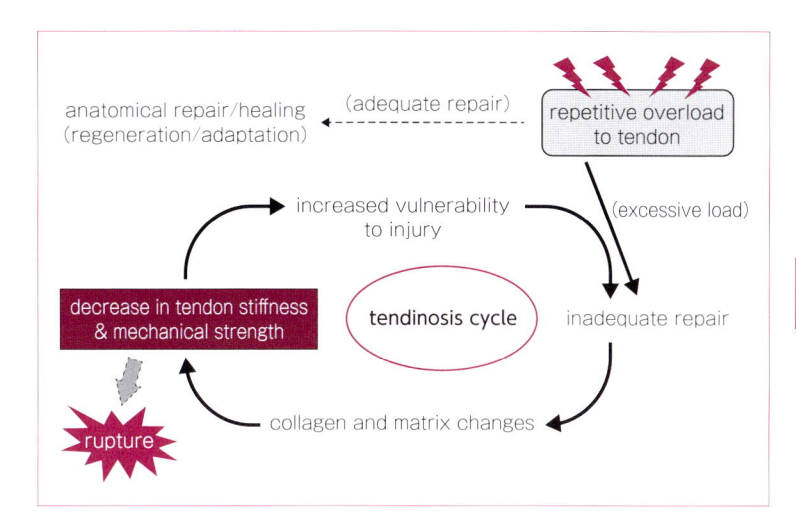

図2 ▶ アキレス腱障害
解剖学的部位により病態も異なり，アキレス腱実質の障害とアキレス腱踵骨付着部の障害に区別される．

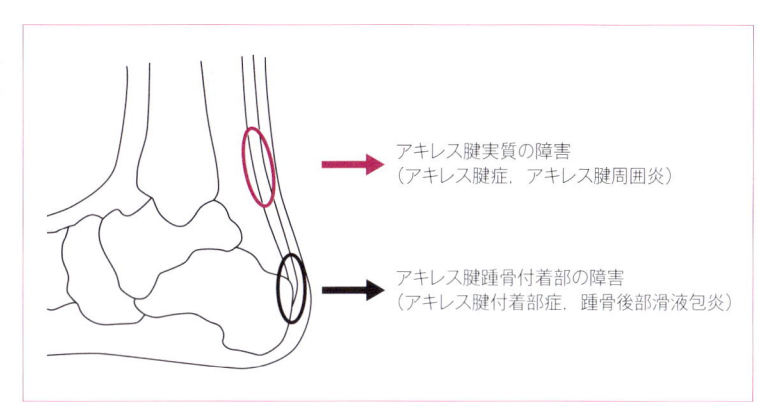

れる．

1 アキレス腱障害（腱症・付着部症）

アキレス腱症・付着部症に関する疫学情報は，アキレス腱断裂のそれと比較すると極端に少ない．解剖学的に異なった部位に起こるアキレス腱症とアキレス腱付着部症の病態は異なっており（図2），また付随した周囲炎の有無によっても異なってくる．こうした病態の多様性により，まとまった疫学情報を得ることが困難であるとされている．

一般的に腱症・腱付着部症の発生は，リクリエーショナルスポーツ人口が多い先進諸国で高い傾向にあるとされている[3,4]．アキレス腱障害の発生はランナーの約30％にみられ，年間の発生率は7〜9％と報告されている[6]．近年のランニングブームにより発生率は高くなる傾向にあり，年間の発生率は24〜64％であったとする報告もあ

る[7,8]．overuse障害であることから長距離ランナーに多く，年齢補正された対照群との比較でオッズ比は31.2であったとしている[9]．一般開業医を受診した患者における割合が0.19％であったことを考えると[10]，ランナーでの発生率はかなり高いものである．またオリエンテーリングランナーでの発生も29％（対照群4％）と高かったと報告されている[11]．アキレス腱障害は，広くランニング障害として知られているが，実際にはバスケットボール，バレーボールなどジャンプ系スポーツやテニス（2〜4％），ダンス（9％）などさまざまな競技種目でみられる[12]．アキレス腱障害の30％が両側に発症しており[13]，またアキレス腱障害を持つ患者の41％が，8年の経過のうちに反対側にも発症していたとされている[14]．

性差に関しては，一般的な発生率は男女ほぼ同率であるとする報告がみられているが[15]，スポー

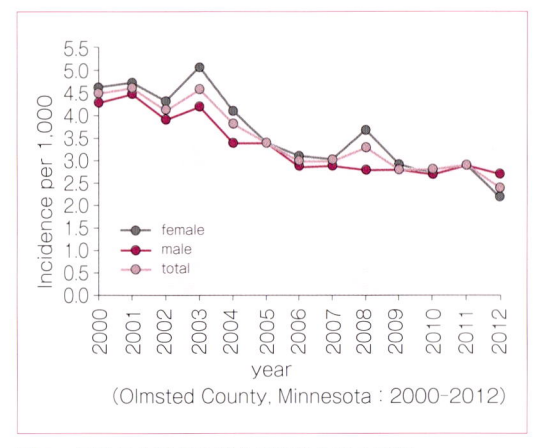

図3　年間の上腕骨外側上顆炎発生率の推移
（文献 24 より引用改変）

ツによるものでは男性に多くみられ，練習量，運動量が多いことによると考えられている[16]．

　年齢による特徴としては，高齢になるほど腱の修復能は低下するが，一方で活動性も低下することより 18～55 歳での発生が高くなる傾向にあるとされる[4]．18 歳以下での障害部位は，むしろ筋腱移行部や腱付着部に多くなる傾向がみられる．別の報告では，470 例のアキレス腱障害のうち 14 歳以下での割合はわずかに 10％だったとしている[17]．

2 膝蓋腱症

　膝蓋腱症は解剖学的な疼痛部位を考えると腱付着部症に値する．バスケットボール，バレーボールなどジャンプ系の種目に多くみられるが，ストップ動作による大腿四頭筋の伸張性収縮の機会が多いテニスやサッカー，ラグビー，そしてウエイトリフティングでも多くみられている[4]．Zwerver ら[18]は種目の異なる 891 選手に対する調査により全体で 8.5％の膝蓋腱症を確認し，男性が女性の 2 倍を占めていたとしている．種目別ではバレーボール（14％），ハンドボール（13％），バスケットボール（12％），陸上競技（7％），サッカー（2.5％）によるものがみられ，高身長および体重がリスク要因としての傾向を認めたとしている．またバレーボールまたはバスケットボールのすべての膝障害のうち 2/3 が膝蓋腱症であったとする報告もある[15]．欧州のエリート男子サッカー選手

における研究では，2,229 名中 137 名に膝蓋腱症がみられ，発生率は 0.12 injuries/1,000 hours で 20％が再発例であったとしており，全プレー時間が最も影響を与えていたことを示している[19]．

　性差に関しては，超音波画像での 16 ヵ月間の前向き研究で，男性は女性に比べ練習量の増加に伴い有意に超音波画像が悪化していたのに対し，異常像を示した女性の半数は超音波画像が正常化していたことを示している[20]．

　年齢に関しては，青年期と成人期で差がなかったとしているものや[20]，190 名の若年エリートサッカー選手（平均年齢 16 歳）での有病率が 13.4％と成人より高かったという報告がある[21]．

3 テニス肘（上腕骨外側上顆炎）

　テニス肘も解剖学的疼痛部位からみると前腕伸筋群の腱付着部症ということができる．スポーツだけでなく職業との関連性が強い疾患として認識されている．テニス選手における発生率は 9～40％であり[16,22]，伸筋群の中でも短橈側手根伸筋が最も罹患しやすいとしている[16]．また同じ肘の付着部症であるゴルフ肘（上腕骨内側上顆炎）の 5～10 倍みられるとしている[16,22,23]．また一般人を対象とした 2000 年から 2012 年にかけての大規模コホート研究によると，1 年間の発生率は 4.5/1,000 人（2000 年）から 2.4/1,000 人（2012 年）に有意に減少しており（図3）[24]，発症から 2 年以内の再発率は 8.5％であったとしている[24]．さらに発症年齢は平均 47 歳であり男女差はみられないが（表1）[24]，右肘に多くみられる傾向があり両肘発症例が 12％であったと報告している．

おわりに

　腱症・腱付着部症の疫学的研究はまだまだ不足しているのが現状である．特にスポーツによる障害としてとらえる際には，スポーツを取り巻く環境・嗜好・文化・歴史などが各国で異なっているため，全体としての傾向を出すことはより困難となる．また，アキレス腱障害，テニス肘（上腕骨外側上顆炎）や肩腱板障害では，疾患の病態にも多様性がみられるため，それぞれの病態をさらに区別したうえでの調査が必要となる．

表1 ▶ 上腕骨外側上顆炎の年齢別／性別の年間発生件数と発生率 [a]

age group, y	male		female		total	
	No.	incidence rate	No.	incidence rate	No.	incidence rate
<18	47	0.2	38	0.2	85	0.2
18～29	117	0.9	121	0.9	238	0.9
30～39	510	3.9	479	3.7	989	3.8
40～49	1,014	7.8	1,350	10.2	2,364	9.0
50～59	766	7.0	778	6.7	1,544	6.9
60～69	239	3.6	223	3.1	462	3.4
≧70	76	1.2	109	1.2	185	1.2
total (95% CI)	2,769	3.3 (3.2～3.5)[b]	3,098	3.5 (3.4～3.7)[b]	5,867	3.4 (3.3～3.5)[c]

[a] : The study cohort consisted of patients in Olmsted County, Minnesota, 200-2012.
[b] : Age adjusted to the US 2010 population.
[c] : Age and sex adjusted to the US 2010 population.

（文献 24 より引用）

　疫学研究は，障害予防のための対応策を考える上で不可欠なものである．今後のさらなる研究が期待される．

◆ 文　献

1) Kaux JF, et al：Current opinion on tendinopathy. J Sports Sci Med 10：238-253, 2011
2) Courville XF, et al：Current concept review：Noninsertional Achilles tendinopathy. Foot Ankle Int 30：1132-1142, 2009
3) Maffulli N, et al：Types and epidemiology of tendinopathy. Clin Sports Med 22：675-692, 2003
4) Renstrom P, et al：Tendinopathy：a major medical problem in sport. Tendinopathy in Athletes, Renstrom P, et al eds, Blackwell Pub, London, UK, 1-9, 2008
5) Ackermann PW, et al：Tendinopathy in sport. Sports Health 4：193-201, 2012
6) Lysholm J et al：Injuries in runners. Am J Sports Med 15：168-171, 1987
7) Hoeberigs JH：Factors related to the incidence of running injuries：a review. Sports Med 13：408-422, 1992
8) van Mechelen W：Can running injuries be effectively prevented? Sports Medicine 19：161-165, 1995
9) Kujala UM, et al：Cumulative incidence of achilles tendon rupture and tendinopathy in male former elite athletes. Clin J Sport Med 15：133-135, 2005
10) de Jonge S, et al：Incidence of midportion Achilles tendinopathy in the general population. Br J Sports Med 45：1026-1028, 2011
11) Kujala UM, et al：Heart attacks and lower limb function in master endurance athletes. Med Sci Sports Exerc 31：1041-1046, 1999
12) Winge S, et al：Epidemiology of injuries in Danish championship tennis. Int J Sports Med 10：368-371, 1989
13) Paavola M, et al：Achilles tendinopathy. J Bone Joint Surg Am 84：2062-2076, 2002
14) Järvinen TA, et al：Achilles tendon disorders：etiology and epidemiology. Foot Ankle Clin 10：255-266, 2005
15) Mafi N, et al：Superior short-term results with eccentric calf muscle training compared to concentric training in a randomized prospective multicenter study on patients with chronic Achilles tendinosis. Knee Surg Sports Traumatol Arthrosc 9：42-47, 2001
16) Scott A, et al：Common tendinopathies in the upper and lower extremities. Curr Sports Med Rep 5：233-241, 2006
17) Kvist M：Achilles tendon injuries in athletes. Ann Chir Gynaecol 80：188-201, 1991
18) Zwerver J, et al：Prevalence of Jumper's knee among nonelite athletes from different sports：a cross-sectional survey. Am J Sports Med 39：1984-1988, 2011
19) Hägglund M, et al：Epidemiology of patellar tendinopathy in elite male soccer players. Am J Sports Med 39：1906-1911, 2011
20) Cook JL, et al：Prospective imaging study of asymptomatic patellar tendinopathy in elite junior basketball players. J Ultrasound Med 19：473-479, 2000
21) Bode G, et al：Patellar tendinopathy in young elite soccer-clinical and sonographical analysis of a German elite soccer academy. BMC Musculoskelet Disord 18：344, 2017
22) Maffulli N, et al：Types and epidemiology of tendinopathy. Clin Sports Med 22：675-692, 2003
23) Hume PA, et al：Epicondylar injury in sport：epidemiology, type, mechanisms, assessment, management and prevention. Sports Med 36：151-170, 2006
24) Sanders TL Jr, et al：The epidemiology and health care burden of tennis elbow：a population-based study. Am J Sports Med 43：1066-1071, 2015

腱症・腱付着部症の発生メカニズムと危険因子

秋吉直樹

要点整理

　腱症・腱付着部症は，ランニングやジャンプ動作などによる使い過ぎ（overuse）によって腱組織の変性が起こり発症するといわれている．危険因子は，内的因子（柔軟性など）と外的因子（練習や試合の量など）に分けられる．選手の動作を確認したり疲労をモニタリングしたりすることにより，腱症や腱付着部症のリスクが高くなっている選手をスクリーニングすることが腱症・腱付着部症の発症を予防するために重要である．

はじめに

　近年，スポーツ医学の分野でも根拠に基づく医療（evidenced-based medicine：EBM）の重要性が指摘されている．EBMの実践においては，科学的根拠（research evidence）だけではなく，医療従事者の専門性，経験・熟練（clinical expertise）や患者の価値感（patient value）などを踏まえることが重要である[1]（**図1**）．腱症・腱付着部症のなかで，発生頻度の高い膝蓋腱炎やアキレス腱症・アキレス腱付着部症の発生メカニズムや危険因子に関しても，質の高いエビデンスが構築されているわけではない．したがって，臨床では科学的根拠を踏まえつつ，目の前にいる対象者の観察や問診，理学所見から発症メカニズムや危険因子を推察することも必要である．本項では，膝蓋腱炎，アキレス腱症・腱付着部症の発生メカニズムや危険因子について科学的根拠と筆者の臨床経験を中心に述べる．

1 腱症・腱付着部症の発生メカニズム・危険因子に関する科学的根拠

1 膝蓋腱炎

　膝蓋腱炎はジャンプ動作などの過度の負荷を繰り返すことにより，微小な損傷が腱線維に生じ，

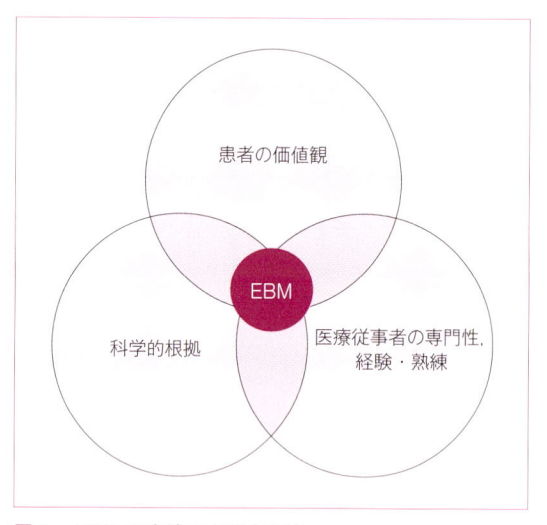

図1 ▶ EBMの実践に必要な要素
根拠に基づく医療を実践するためは，科学的従事者の専門性，経験や熟練，患者の価値観などを踏まえ総合的に判断することが重要である．

力学的な脆弱性，腱の変性をもたらすことが発症のメカニズムの1つとして提唱されている[2]．膝蓋腱炎の危険因子としては，内的因子である大腿四頭筋やハムストリングスの柔軟性低下，足関節背屈角度制限，超音波像における膝蓋腱の異常所見（低エコー像），体重やbody mass index（BMI）の増加，外的因子であるトレーニングや試合の量や強度の増加などが挙げられる[3]．

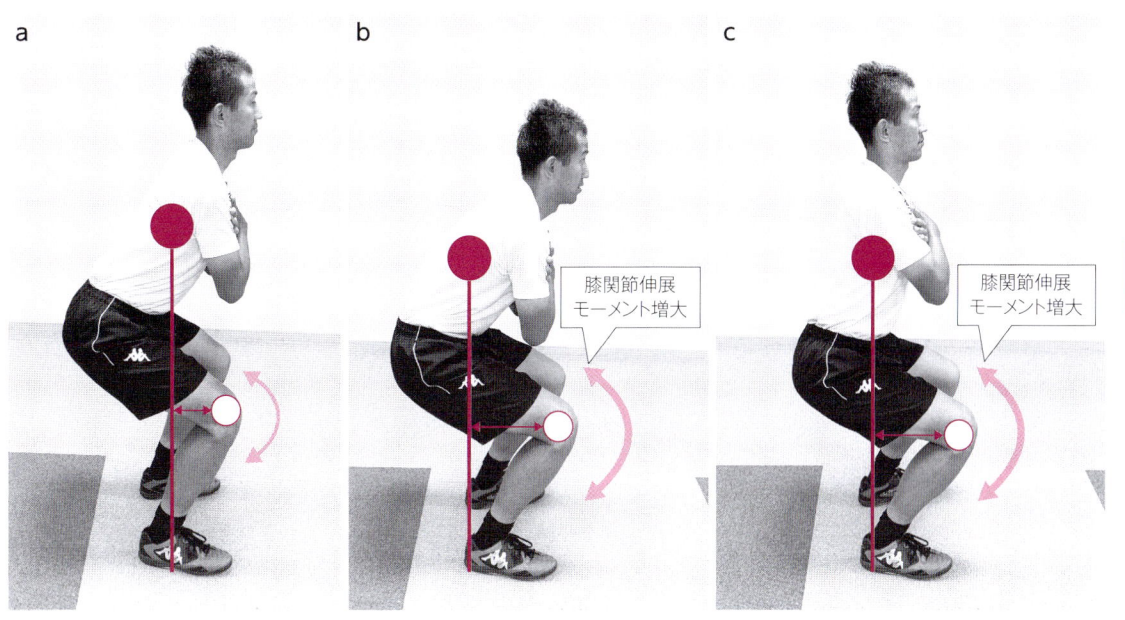

図2 膝蓋腱炎患者の動作の観察
a 良いスクワット動作.
b 胸椎後弯・骨盤後傾し後方重心となっている.
c 股関節屈曲が不十分であり後方重心となっている.
膝蓋腱炎の選手では，b，cの姿勢を呈し，膝蓋腱へのメカニカルストレスが増大していることが多い.
● ：上半身重心，○：膝関節中心

2 アキレス腱症，アキレス腱付着部症

　アキレス腱症，アキレス腱付着部症ともに過度なランニングなどによる使い過ぎ（overuse）で腱の変性が生じることが初期病変と考えられている[2]．危険因子としては，内的因子として血行障害を助長する高脂血症，糖尿病，肥満，ステロイドの使用歴，足関節背屈可動域制限，距骨下関節の過剰な回外などが挙げられ，外的因子としてはトレーニングにおける量や強度の急激な増加，疲労の蓄積，環境（硬いサーフェス）などが挙げられている[2,3]．

2 腱症・腱付着部症の発生メカニズム・危険因子に関する臨床経験

1 膝蓋腱炎

　膝蓋腱炎患者はジャンプ動作，特に着地動作で疼痛を有していることが多い．ジャンプの着地動作は，股関節・膝関節・足関節を協調的に働かせた衝撃吸収能が必要である．しかし，膝蓋腱炎患者の着地動作や着地動作に近似したスクワット動作の観察では，股関節屈曲や足関節背屈の可動域制限の影響により衝撃吸収が不十分な例や胸部・骨盤帯・股関節の機能低下により胸椎後弯・骨盤後傾の姿勢を呈していることが多い．このような不良姿勢では，矢状面における膝関節中心から上半身重心の床面への延長線までの距離が長くなり，より大きな膝関節伸展モーメントが必要となる（**図2**）．不良姿勢でジャンプ動作を繰り返すことにより，膝蓋腱に通常よりも過剰なメカニカルストレスが加わることも危険因子の1つと考えられる．身体の可動域や連動性を調べるテストであるfunctional movement screen test（FMS）の項目の1つであるオーバーヘッドスクワットは，胸部・骨盤帯の安定性，股関節・足関節の可動性をスクリーニングできる有用なツールの1つである（**図3**）.

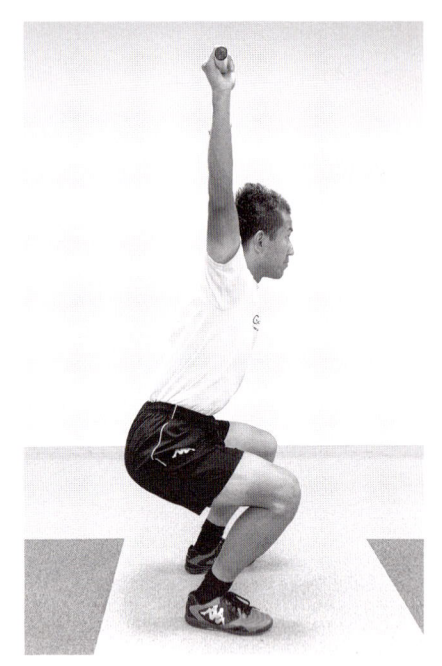

図3 ▶ FMS の1つであるオーバーヘッドスクワット
胸部・骨盤帯の安定性や股関節・足関節の可動性をスクリーニングすることができる.

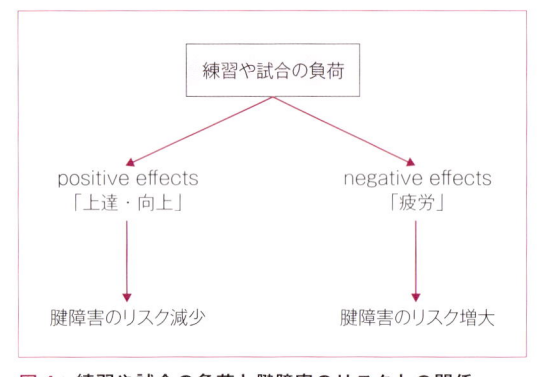

図4 ▶ 練習や試合の負荷と腱障害のリスクとの関係
過度な練習や試合頻度，急激な負荷の変化（増大）は疲労を蓄積させ，腱障害のリスクを高める.

2 アキレス腱症，アキレス腱付着部症

アキレス腱症・腱付着部症は過度なランニングなどで発症することが多く，アキレス腱の疼痛を訴えている選手は歩行やランニングにおいて異常なバイオメカニクスを呈していることがある．特に踵接地期から足底全接地期における後足部の過剰な内反や外反は，アキレス腱へのメカニカルス

トレス増大の一因となると考えられる．競技者の中には足関節捻挫の既往歴やこれまでの練習などの影響による足関節・足部のマルアライメントが異常なバイオメカニクスに関連していることがある．足関節・足部のマルアライメントはセルフエクササイズだけでは改善が得られにくいため，早期にスクリーニングし対応する必要がある．また膝蓋腱炎と同様に，股関節や膝関節における拙劣な衝撃吸収能もアキレス腱への過負荷の一因となる.

3 使い過ぎ

腱症や腱付着部症の危険因子としてさまざまな内的因子が指摘されており，議論の余地を残すところである．一方で，過度な練習や試合頻度，急激な練習量や強度の増加といった外的因子は共通している点である．練習や試合は，選手の競技パフォーマンスを向上させるために実施されるが，練習内容によっては選手の疲労が蓄積し，腱障害のリスクを高め，発症すればパフォーマンスを低下させることとなる（**図4**）．近年，サッカーやラグビーなどの競技では，global positioning system（GPS）を用いた練習量や強度の調整が行われており，acute-chronic workload ratio（ACWR）が指標の1つとして用いられている．ACWR とは1週間の走行距離の合計（acute）と過去4週間における acute の平均（chronic）の比率のことであり，ACWR の数値が 1.0 を上回っていれば直近1週間の負荷が高かったことを示し，1.0 を下回っていれば負荷が低かったことを示している．この ACWR の数値が，0.8 以下もしくは 1.5 以上では下肢の傷害発生率が高くなるといわれている[4]．また同じ内容の練習や試合を実施していても，選手個々の体力や競技能力などの違いにより，心理的・身体的疲労の蓄積の仕方はさまざまであるため，主観的な疲労度や身体の柔軟性，筋力発揮の程度などさまざまなツールを用い（**図5**），主観的な疲労度と客観的な疲労度を評価することが，腱障害のリスクが高くなっている選手をスクリーニングするうえで重要である.

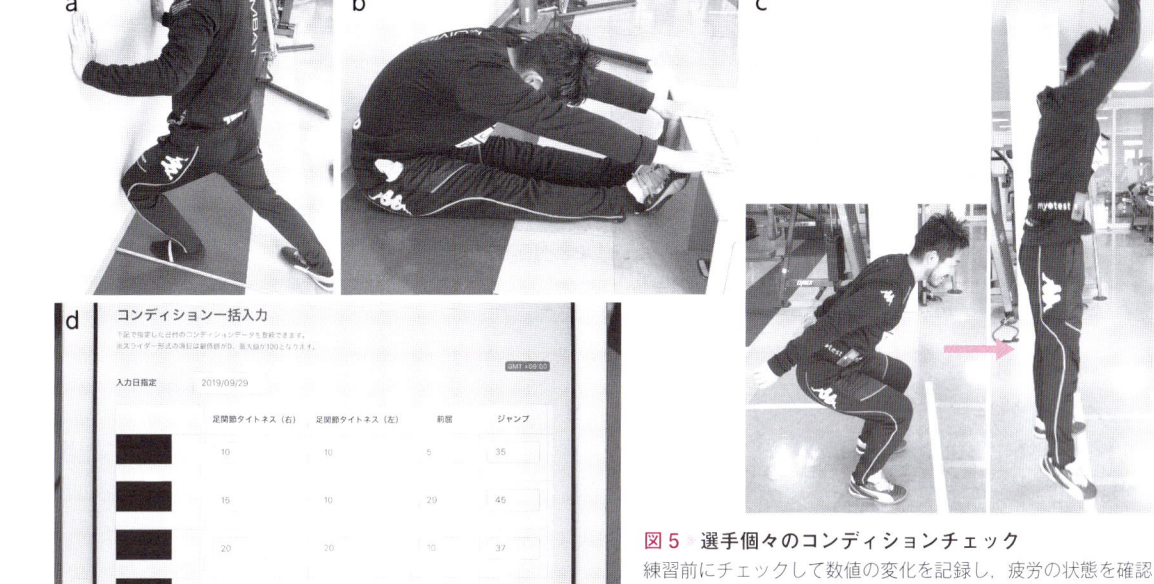

図5 ▶ 選手個々のコンディションチェック
練習前にチェックして数値の変化を記録し，疲労の状態を確認する．
a　下腿三頭筋の柔軟性
b　ハムストリングスの柔軟性
c　ジャンプ高
d　データを入力しパソコン上で管理

おわりに

　本項では，腱症・腱付着部症の代表的疾患である膝蓋腱炎とアキレス腱症・腱付着部症の発生メカニズム，危険因子について解説した．内的危険因子に関してはまだ質の高いエビデンスは得られていないが，大腿四頭筋やハムストリングス，下腿三頭筋を含めた全身の柔軟性の向上，スクワットやカーフレイズ動作を用いた遠心性筋力エクササイズなどが予防のためには重要である．また練習や試合による過負荷は，腱症・腱付着部症の外的危険因子であるため，練習・試合内容における

選手の主観的・客観的な疲労の評価が重要である．

◆ 文　献
1) Sackett DL, et al：Evidence-Based Medicine. How to Practice and Teach EBM. 2nd ed, Churchill Livingstone, New York, 2000
2) 松下雄彦：膝蓋腱炎の発症メカニズムと臨床診断．アスレティックリハビリテーションガイド，第2版，福林　徹ほか編，文光堂，東京，218-221，2018
3) 鈴川仁人：腱障害．下肢のスポーツ疾患治療の科学的基礎，福林　徹ほか監，吉田昌弘ほか編，ナップ，東京，37-60，2015
4) Malone S, et al：High chronic training loads and exposure to bouts of maximal velocity running reduce injury risk in elite gaelic football. J Sci Med Sport 20：250-254, 2017

3 腱症・腱付着部症［危険因子・スクリーニング］

オスグッド・シュラッター病の
スクリーニング・検診とその意義

金内洋一

要点整理

　オスグッド・シュラッター病（OSD）は，成長期に好発する膝周囲の疾患である．超音波診断装置（US）を用いて，脛骨粗面の骨成熟度と OSD の関連を明らかにした．女子は男子と比較し，1〜2 歳骨成熟が早く epiphysial 期で最も OSD の有病率が高かった．一方，男子では骨成熟が進むにつれて有病率が増加した．US による検診は，非侵襲的で簡便である．OSD について，年齢だけでなく，骨成熟度からも好発時期を知ることで，発症や悪化を防ぐことが重要である．

はじめに

　オスグッド・シュラッター病（Osgood-Schlatter disease：OSD）は，成長期に好発する膝周囲の疾患の一つである．脛骨粗面の圧痛，腫脹，および運動時痛を主症状とする骨端症で，1900 年代初頭に Osgood[1] と Schlatter[2] によって報告された．OSD は，女子が男子より早期に発症することが報告されており，女子では 8〜14 歳，男子では 10〜15 歳に好発する．OSD は思春期早期に発生するが，この時期は個人のスポーツスキルを伸ばすのに非常に重要な時期である．成長期スポーツ選手において，OSD による膝痛が持続することにより日々のトレーニングや試合を行えないことは，結果的にパフォーマンスレベルの低下につながる．

　OSD は，積極的にスポーツを行っている思春期の約 10 人に 1 人が罹患していると報告されている[3,4]．OSD の治療は通常は保存的であり，鎮痛薬の内服，アイシング，および理学療法が行われる．OSD の予後は，比較的良好であり，多くの場合は 2 年以内に症状が改善する[5]．一方，OSD 患者の約半数しか 2 年以内に完全にスポーツ復帰できていないとの報告もある[6]．また，保存的治療や外科的治療を行っても，OSD 患者の中には成人になっても痛みが残存している場合がある．

　いくつかの研究では骨成熟と OSD の関連を示唆している報告はあるが，骨成熟度と OSD の病態生理との関連については不明な点が多い．

　本項では，小中学生バスケットボール選手を対象としたメディカルチェックの結果を解析することにより得られた知見を示す．年齢，性別および脛骨粗面の骨成熟度による OSD の発症時期や有病率の検討から，OSD の好発時期を示し，発症予防や悪化防止の一助となることを目的とする．

1 OSD の病態生理

　Ogden ら[7]は，OSD は，成長期の骨化過程にある力学的に脆弱な脛骨粗面部に生じる炎症，あるいは微小の剝離骨折が硝子軟骨で覆われた病態であると報告している．これらの病態を誘発する原因として，脛骨粗面への大腿四頭筋からの繰り返される牽引力が大きな原因の一つと考えられている（**図 1**）．

2 メディカルチェック（検診）

　我々は，年に 1 回，トレジャーリングバスケットボールクリニックの開催に合わせて，小中学生

バスケットボール選手のメディカルチェックを行っている．一度に多くの選手のメディカルチェックを行うには，大きな大会や技術講習会などで開催することが適していると考えられる．しかし，試合後では膝周囲の打撲などによる急性期の膝痛が出現する可能性があるため，試合前か技術講習会開始前が検診には適している．

メディカルチェックでは，① アンケート調査（年齢，性別，1週間の練習日数と練習時間，主観的な膝痛の有無），② 身体測定，③ 脛骨粗面の診察，④ 脛骨粗面の超音波検査を行っている．従来，OSDの診断には，単純X線検査が用いられてきた．しかし，検診においては，簡便性と非侵襲性が非常に大事であることから超音波診断装置（ultrasonography：US）が非常に有用である．

本項では，地域のスポーツ少年団や部活動に所属する6〜14歳（平均11.2±1.5歳）の成長期バスケットボール選手731名（男子350名，女子381名）を対象としたメディカルチェックで得られた結果を示す[8]．

メディカルチェックでの症候性OSDの診断基準は，① メディカルチェックの際に膝痛があり，② 脛骨粗面の圧痛が陽性である，ことの2点を満たすものとした．

1 身体的特徴

メディカルチェック参加者全員（731名）の年齢，身長，体重，BMIについて計測を行った（**表1**）．男女間での年齢とBMIの差はなく，男子が女子より身長が高く，体重が重い傾向があった．

2 超音波診断装置による脛骨粗面の骨成熟度分類と評価方法

我々は，脛骨粗面の骨成熟度を性別と年齢別に分類した．脛骨粗面の骨成熟度に関する分類は，単純X線による分類[9]とUSによる分類[10〜12]がいくつか報告されているが，統一された分類はない．今回，Ehrenborgらにより提唱された単純X線による4つの分類[9]をもとに，USを用いて脛骨粗面の骨成熟度が未熟な順から，cartilaginous期（C期），apophyseal期（A期），epiphyseal期（E期），bony期（B期）の4つに分類した（**図2**）．

C期は，骨成熟が開始される前の段階で，脛骨

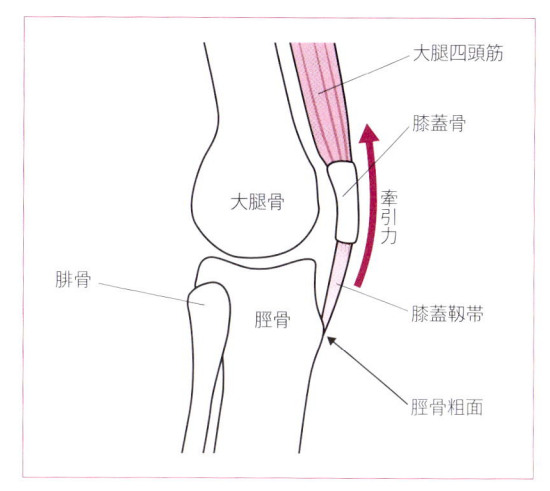

図1 ▶ オスグッド・シュラッター病

粗面の豊富な軟骨内に二次骨化中心が出現していない時期である．A期は，軟骨内に二次骨化中心が出現する時期で，E期は膝蓋靱帯が骨表面に付着し，薄いinsertional cartilageが残存している段階である．B期は骨成熟し，膝蓋靱帯が脛骨粗面に付着し，骨端軟骨が消失した段階である．

評価方法としては，まず被検者を椅子に座らせ，反対側にも同じ椅子を置き，両側膝関節を90°屈曲位にして保持させる．足を地面に接地して行う方法もあるが，検者の体勢が前者の方が楽であることと，画面と被検者を同一視できることから，この方法を採用している（**図3**）．ゼリーをつけたリニア型プローブを膝前面に軽く当て，脛骨粗面から膝蓋靱帯が画面上に映し出せるように設置する．その際に強く押しすぎると痛みを誘発する選手もいるため愛護的に行う．画面上の脛骨粗面の骨成熟度を上記の4つの中から1つに分類し，同様の操作で左右の膝を順に評価していく．

3 脛骨粗面の骨成熟度

メディカルチェック参加者731名，1,462膝に対し，整形外科医がUSを用いて骨成熟度を評価し，年齢別と性別に検討した（**図4**）．

女子では，10歳時にすでに約6割の選手がE期になっていた．12歳時では大部分の選手がE期またはB期になっており，14歳では5割弱の選手が骨成熟していた．一方，男子では，10歳時に

III 下肢の外傷・障害

表1 ▶ 参加者の身体的特徴

	全体 （731名）	男子 （350名）	女子 （381名）	p値
年齢（歳）	11.2 ± 1.5	11.2 ± 1.5	11.2 ± 1.6	0.83
身長（cm）	146.3 ± 11.1	147.8 ± 11.9	145.1 ± 10.3	< 0.01
体重（kg）	37.8 ± 9.2	38.9 ± 9.8	36.9 ± 8.6	< 0.01
BMI（kg/m²）	17.4 ± 2.3	17.6 ± 2.3	17.3 ± 2.3	0.07

mean ± SD. BMI : body mass index. p値は男女間での比較（an unpaired student t test）

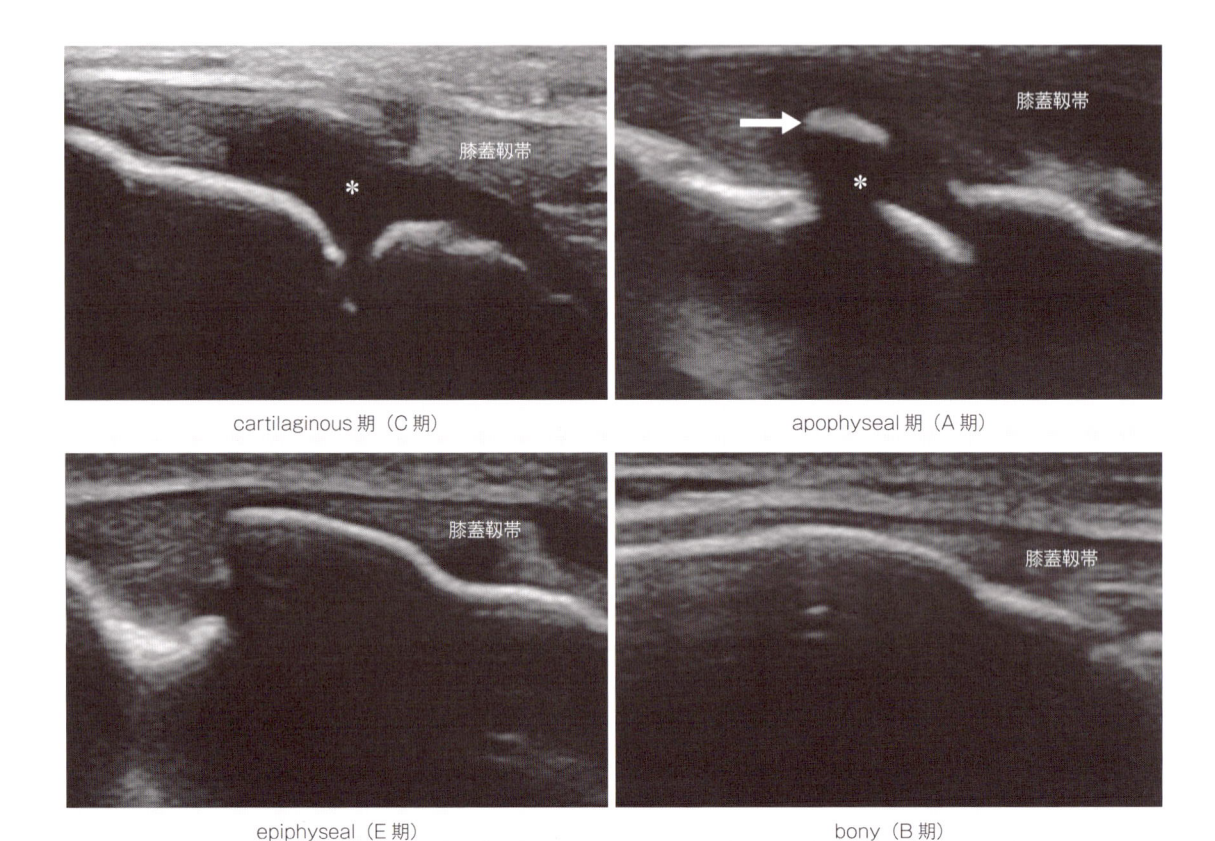

cartilaginous期（C期）　　　　apophyseal期（A期）

epiphyseal（E期）　　　　bony（B期）

図2 ▶ 超音波診断装置による脛骨粗面の骨成熟度の分類
＊：骨端軟骨，→：二次骨化中心
（文献8より引用）

わずか1割弱の選手のみがE期であった．また，12歳時には約4割の選手は骨成熟が未熟なC期またはA期であり，14歳時には約1割強の選手のみが骨成熟していた．

次に，骨成熟度別に男女の身体的特徴や年齢を比較した（表2）．いずれの骨成熟度の段階においても，女子は男子より小さい値を示した．つまり，女子は男子と比較し，より早期かつ，より体格が

小さい時期から骨成熟が開始されることがわかった．これは，女子は男子と比較し，より若年で体格が小さい頃から，OSDについて注意が必要であることを示している．

4 症候性OSDの有病率

今回の検診では，アンケートと身体診察で症候性OSDの診察を行った．1,462膝中100膝

（6.8％）で症候性 OSD と診断された．具体的には，女子は 762 膝中 55 膝（7.2％），男子は 700 膝中 45 膝（6.4％）であった．年齢別にみると，男女とも 12 歳時に最も OSD の有病率が高かった（女子 11.4％，男子 13.8％）（図 5）．一方，次に有病率が高かったのは，女子では 9〜10 歳（9.2〜10.9％），男子では 14 歳（10.3％）と違いが認められた．Cochran-Armitage の傾向検定では，男子では年齢が高くなるにつれて OSD の有病率が増加する傾向が認められたが，女子ではその傾向は認められなかった．一般的には成長期スポーツ選手において約 10％の有病率が報告されているが，今回の結果はそれらの値よりは少ない有病率であった．

5 骨成熟度による好発時期

骨成熟度別に症候性 OSD の有病割合を検討した（図 6）．男子では C 期から OSD を発症しているが，女子は A 期から発症していた．また，男子は骨成熟が進むにつれて OSD の有病割合が増加したが，女子ではその傾向は認められなかった．

年齢と性別を調整したロジスティック回帰分析の結果では，C 期から A 期（オッズ比：9.48）と A 期から E 期（オッズ比：2.22）に移行する際に発症リスクの上昇が認められた．つまり，C 期から E 期での発症が多く認められることがわかった（表 3）．

6 練習時間とOSDの関係

我々の検討では，症候性 OSD 群と健常者群で 1 週間の練習日数と 1 週間当たりの総練習時間を比較した．症候性 OSD 群がそれぞれ 4.4±1.3 日と 10.1±5.0 時間で，健常者群は 4.3±1.9 日と 9.8±4.6 時間であった．OSD はオーバーユースが原因の 1 つと考えられているが，今回の検討では練習量と OSD の発症には関連は認められなかった．つまり，単純に練習時間だけを調整しても OSD を予防することは難しいのかもしれない．

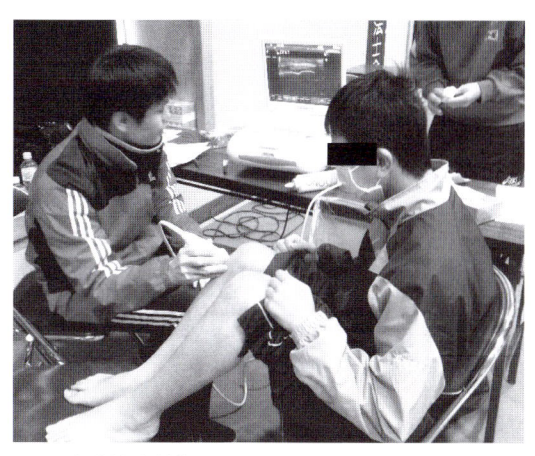

図 3 ▶ 超音波診断装置による脛骨粗面の評価風景
右手にプローブを持ち，画面を見ながら脛骨粗面の骨成熟度と不整像を確認している．

3 超音波診断装置によるOSDの診断

これまで，OSD の診断には，脛骨粗面の圧痛，腫脹および運動時痛に加え，脛骨粗面の裂離した二次骨化中心の存在が用いられてきた．しかし，症状の有無にかかわらず，裂離した二次骨化中心が認められるため，形態学的な違いだけで正常と異常を区別することは難しいと報告されている[10, 13]．近年，US による OSD の診断精度を上げるため，軟部組織の評価が注目を集めている[10, 12〜14]．US は骨だけではなく，脛骨粗面周囲の軟部組織の描出にも優れている．OSD における軟部組織の異常として，形態学的には膝蓋靱帯，軟骨および膝蓋下脂肪体の肥厚が認められる．また，カラードプラを用いて，脛骨粗面の軟骨周囲の血管新生と血流の増加を検出することができる．脛骨粗面周囲の血流増加と痛みが相関しているとの報告もあり[12]，正確な診断には，形態学的な異常のみならず，血流の評価も必要となってくる．しかし，現在のところ定量的な基準がないため，確定的な診断基準には結びついておらず，今後の研究が待たれるところである．

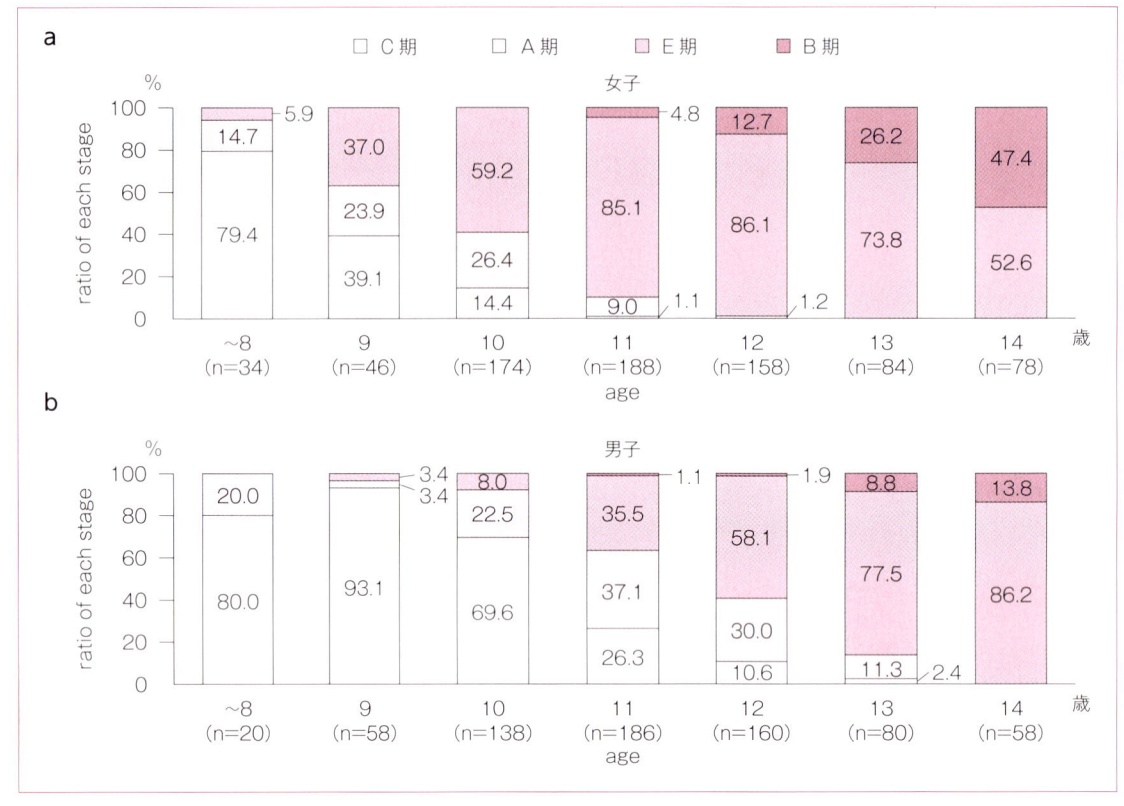

図 4 ▶ 女子（a）と男子（b）における脛骨粗面骨成熟度の年齢別割合

表 2 ▶ 骨成熟度別の基本情報の男女差

分類	性別	年齢（歳）	p 値	身長（cm）	p 値	体重（kg）	p 値
C 期	男子	10.0 ± 1.0	< 0.001	137.6 ± 7.2	< 0.001	31.4 ± 5.1	< 0.001
	女子	8.9 ± 1.2		127.7 ± 6.1		25.3 ± 3.5	
A 期	男子	11.1 ± 1.1	< 0.001	145.2 ± 7.2	< 0.001	36.3 ± 6.3	< 0.001
	女子	9.9 ± 0.8		137.0 ± 5.8		29.0 ± 3.5	
E 期	男子	12.2 ± 1.1	< 0.001	155.7 ± 10.2	< 0.001	45.3 ± 9.1	< 0.001
	女子	11.4 ± 1.3		146.9 ± 8.4		37.7 ± 7.0	
B 期	男子	13.2 ± 1.0	0.636	163.4 ± 9.0	0.002	52.4 ± 6.9	0.035
	女子	13.0 ± 1.0		155.3 ± 4.8		47.5 ± 6.7	

4 OSD検診の意義

　これまでの知見をもとに，OSD 検診の意義について考える．冒頭でも説明したが，OSD の動物モデルは確立されておらず，そのメカニズムはいまだに解明されていない．脛骨粗面における裂離した二次骨化中心の存在が，痛みを誘発するという報告[4, 13]がある一方，軟骨が豊富な C 期や A 期の早期に，単純 X 線でそれらの異常を検出することは難しい．その点で，US は軟骨を描出し，わずかな骨の異常や骨化を検出することに優れており，

図5 症候性 OSD の年齢別・性別の有病率と傾向検定

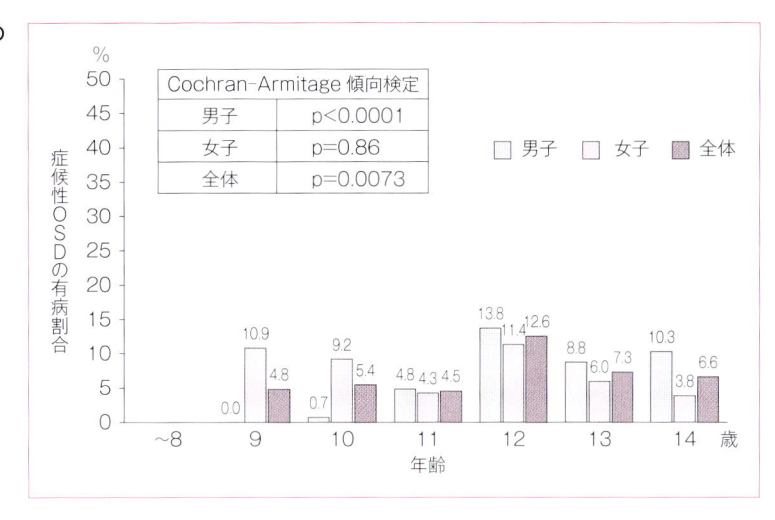

図6 骨成熟度別の症候性 OSD の有病割合

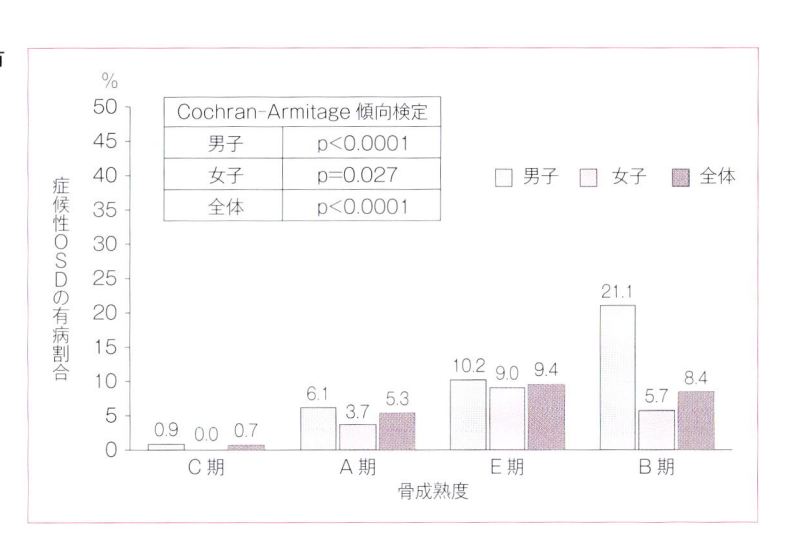

表3 年齢と性別を調整したロジスティック回帰分析による骨成熟度別の好発時期

	オッズ比	95% 信頼区間	p 値
C 期 から A 期	9.48	2.54 〜 61.48	< 0.001
A 期 から E 期	2.22	1.19 〜 4.45	0.012
E 期 から B 期	1.02	0.44 〜 2.12	0.945

OSD の早期発見ができる.

しかし,骨成熟過程の選手において,US のみで脛骨粗面の形態学的な正常と異常を区別することは困難である.これらの点を考慮し,我々の検診では,主観的な膝痛と身体診察により OSD のスクリーニングを行っており,US は補助的に用いている.OSD が強く疑われる選手に対しては,軟部組織の評価も追加で行い,近隣の医療機関への紹介状を作成し受診を勧めている.

我々は,OSD の早期発見と早期治療を目的の1つとして検診を行っている.一般的には 10 % 前後の OSD の有病率が報告されているが[3, 4],我々の検討では,有病率は 6.8 % とこれまでの報告より低値であった.理由としては,これまでの報告

は対象年齢が 12〜15 歳（平均 13.1〜13.7 歳）であり，我々の検診では対象年齢が低い（6〜14 歳，平均 11.2 歳）ため，今後 OSD となる選手が除外されていることが考えられた．また，2 つ目の目的として OSD の啓蒙活動の意味合いがある．メディカルチェックを毎年開催していることにより，OSD に対する理解が選手だけでなく監督やコーチ，および保護者の間でも深まってきたことが有病率の低さにつながっていることも徐々にわかってきている．

また，US を用いた検診は，携帯が可能で簡便であり，非侵襲的であることから医師以外でも施行可能である．また，視覚的に脛骨粗面の状態をとらえることができるため，選手だけでなく，監督やコーチ，保護者にも異常を伝えやすく，「成長痛」として軽視されがちな OSD を「病気」として扱うきっかけにもなる．身長や体重だけでなく，脛骨粗面の骨成熟度を意識することで，OSD の好発時期を選手自身も自覚し，発症と悪化を防ぐことが重要である．メディカルチェックを行い，OSD に罹患している選手を早期に見つけ出すことも非常に大事であるが，定期的な検診を行うことで，OSD の好発時期や注意事項について継続的に啓蒙していくことが検診の意義としては大きいと考える．

おわりに

我々の検討では，OSD 発症のリスクが，脛骨粗面の骨成熟度が C 期から A 期になる時期に約 9.5 倍，A 期から E 期になる時期に約 2.2 倍となっており，OSD の好発時期は C 期から E 期であることがわかった．また，男女ともに 12 歳が最も OSD の好発する年齢であった．

男女共に，小学校入学以降の成長期に膝前面の痛みが出現する．成長期には骨の成長に比べ筋肉の成長が遅いため，腱付着部への負荷が増加し OSD を誘発する一因となる．それらを解決するために，特に大腿四頭筋やハムストリングスに対して，練習後や寝る前に反動をつけないストレッチ（静的ストレッチ）を十分に行い，体の柔軟性を改善することで脛骨粗面への負荷を少しでも減らすことが OSD の予防に重要である．

最後に，メディカルチェックを通して，OSD の好発する骨成熟時期や年齢を知ることで，膝痛を安易に「成長痛」として放置せずに，OSD の早期発見と早期治療に結びつけることが大切である．

◆ **文　献**

1) Osgood RB：Lesions of the tibial tubercle occurring during adolescence. Boston Med Surg J 148：114-117, 1903
2) Schlatter C：Verletzungen des schnabelformigen Fortsatzes der oberen Tibiaepiphyse. Beitr Klin Chir 38：874-887, 1903
3) Kujala UM, et al：Osgood-Schlatter's disease in adolescent athletes. Retrospective study of incidence and duration. Am J Sports Med 13：236-241, 1985
4) de Lucena GL, et al：Prevalence and associated factors of Osgood-Schlatter syndrome in a population-based sample of Brazilian adolescents. Am J Sports Med 39：415-420, 2011
5) Gholve PA, et al：Osgood Schlatter syndrome. Curr Opin Pediatr 19：44-50, 2007
6) Kaya DO, et al：Long-term functional and sonographic outcomes in Osgood-Schlatter disease. Knee Surg Sports Traumatol Arthrosc 21：1131-1139, 2013
7) Ogden JA, et al：Osgood-Schlatter's disease and tibial tuberosity development. Clin Orthop Relat Res 116：180-189, 1976
8) Kaneuchi Y, et al：Bony maturity of the tibial tuberosity with regard to age and sex and its relationship to pathogenesis of Osgood-Schlatter disease：an ultrasonographic study. Orthop J Sports Med 6：2325967117749184, 2018
9) Ehrenborg G, et al：Roentgenologic changes in the Osgood-Schlatter lesion. Acta Chir Scand 121：315-327, 1961
10) Ducher G, et al：Ultrasound imaging of the patellar tendon attachment to the tibia during puberty：a 12-month follow-up in tennis players. Scand J Med Sci Sports 20：e35-e40, 2010
11) Nakase J, et al：Relationship between the skeletal maturation of the distal attachment of the patellar tendon and physical features in preadolescent male football players. Knee Surg Sports Traumatol Arthrosc 22：195-199, 2014
12) Sailly M, et al：Doppler ultrasound and tibial tuberosity maturation status predicts pain in adolescent male athletes with Osgood-Schlatter's disease：a case series with comparison group and clinical interpretation. Br J Sports Med 47：93-97, 2013
13) Lanning P, et al：Ultrasonic features of the Osgood-Schlatter lesion. J Pediatr Orthop 11：538-540, 1991
14) Demirag B, et al：The pathophysiology of Osgood-Schlatter disease：a magnetic resonance investigation. J Pediatr Orthop B 13：379-382, 2004

腱症・腱付着部症の予防エクササイズ
―膝蓋靱帯炎を未然に防ぐためのエクササイズ―

小池崇文

要点整理

　膝関節周囲に発症する腱症・腱付着部症としてみられる膝蓋靱帯炎は，局所的な問題で障害が発症するだけではなく，膝関節を中心とした隣接関節が協調的に連動することが困難な場合に生じやすい．協調的に連動する動きができない選手の特徴としてボディイメージの低下がみられ，運動学習を行ったうえで動作を遂行することが重要である．また，隣接関節の可動性を確保したうえでエクササイズを行うことが予防に繋がると考えられた．

はじめに

　膝関節周囲の過使用(overuse)によって生じる膝蓋靱帯炎，Osgood-Schlatter病，鵞足炎，腸脛靱帯炎などの膝のスポーツ障害は腱，靱帯，あるいは腱付着部などに加わるメカニカルストレスの蓄積が原因である[1]．これらはジャンプの着地，急激な加速や減速また方向転換，キック動作などの繰り返しにより遠心性のメカニカルストレスが加わり発症する．障害発生の外的要因として，練習量やウォーミングアップの方法，練習方法，サーフェス(グラウンド，体育館の床)，靴，用具などがあり，介入可能である要素は改善する必要がある．内的要因としては，柔軟性や筋力，静的および動的アライメントなどがあり，評価に基づいた治療や運動が必要である[2]．これらの障害を予防の観点からみると外的要因，内的要因を事前にスクリーニングし障害が起きないようにすることが重要になってくる．膝関節の腱症・腱付着部症のなかでも膝蓋靱帯炎はスポーツ選手に頻発することが知られている[3]．膝蓋靱帯炎は基本的には可逆的であり，あらかじめ選手のリスクファクターを同定し適切な処置，エクササイズを施行することにより，その発生の予防は可能なはずである．そのためには膝関節に対するメカニカルストレスが加わる原因を明らかにし，それを改善し症

状の改善あるいは予防を目的としたエクササイズを展開することが重要である．本項では膝蓋靱帯炎に対する予防のためのエクササイズについて概説する．

1 膝蓋靱帯炎の発生機序

　膝蓋靱帯炎のメカニカルストレスを局所的にみると，膝蓋靱帯炎が起きる病態として膝関節伸展機構に繰り返しの過負荷が生じ，腱・腱付着部に引っ張りと歪みが障害を引き起こすとされている．疼痛部位として膝蓋骨下極と膝蓋腱との境界部が最も多く，① 膝の屈曲角度が大きいほど，② 膝蓋腱に加わる張力が強いほど，③ 後方線維と比較し前方線維に歪みが大きくなるため，ジャンプや着地時に繰り返し，引っ張り力が加わり微小外傷が生じ細胞や細胞外器質に変化が起き，血管新生，炎症などが生じると考えられている[4]．

　これらのメカニカルストレスを生み出すものは，選手自身が行っているスポーツ動作そのものである．動作自体がメカニカルストレスを増大させている場合，動作の改善が極めて重要となる．身体を動かす各関節には可動性，安定性，筋力，もしくは神経筋のコントロールが効率的に行われてい

表 1 ▶ 各関節の主要な機能

関　節	主な機能
肩関節	可動性
肩甲骨	安定性
上位頚椎	可動性
中・下位頚椎	安定性
胸椎	可動性
腰椎・仙腸関節	安定性
股関節	可動性
膝関節	安定性
距腿関節	可動性
距骨下関節	安定性

（文献 5 より引用改変）

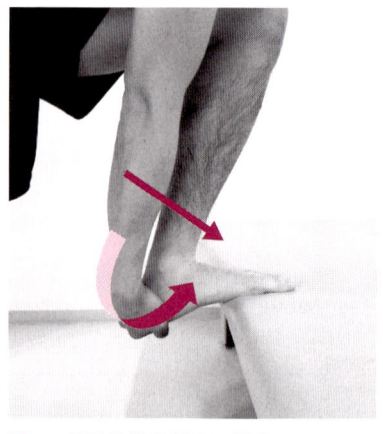

**図 1 ▶ 足関節背屈制限に対するセルフス
トレッチ**
踵骨を保持し回内方向に誘導した状態で下腿
を前傾させていく.

る. 関節には動作を遂行するうえで可動性を求め
て動くべき関節（mobility joint）と，安定性を求め
て安定させる関節（stability joint）とに分けられて
いる（**表 1**）[5]. これらは動作の中でいずれか 1 つ
を主要な機能として持ち合わせ，それが交互に積
み重なって連動し動作が行われている. 動作の中
で膝関節は安定性（stability joint）が求められてい
るのに対し，上下の関節である股関節と足関節は
可動性（mobility joint）が求められている. 膝蓋靱
帯炎を発症させる選手の姿勢や動作として，後方
重心や足関節の背屈制限[6]がある. 下肢がジャン
プなどの着地時に床反力を吸収するには，足関節，
膝関節，股関節が連動して動くことが求められる
が，足関節の背屈制限が起こると，その他 2 つの
関節の可動域も低下するケースや過剰に動かさな
ければならなくなるケースがある. 結果として下
肢全体が限られた可動域の中で同じ衝撃を吸収し
なければならない状況や膝関節や股関節をより動
かし衝撃を吸収しなければならなくなる. このよ
うなことから膝蓋靱帯炎を発症する選手の場合，
足関節の背屈制限が膝関節にメカニカルストレス
を生じてしまうこととなる（**図 1**）. そのため，膝
蓋靱帯炎を予防するには局所的な予防策も必要で
はあるが，隣接関節や姿勢などの身体全体とその
身体から行われる動作の関連性を見直す必要があ
る[7,8].

2 予防エクササイズに対する考え

　腱症・腱付着部症を未然に防ぐためには筋力や
柔軟性は必要項目である. しかし，これらの項目
が実際のスポーツ動作の中で協調的に連動して使
うことができていなければ障害の発生は予防でき
ない. 福井[9]は筋腱付着部炎に対し最も重要なこと
はメカニカルストレスの分散化であると述べてい
る. 単関節での筋力トレーニングや柔軟性向上の
ためのストレッチを行うだけではなく，動作自体
を評価し問題点を抽出し動作から起こるメカニカ
ルストレスを減少させることが障害の予防となる.
Gray[10]はファンクショナルな動作は，適切な関節
が，適切な可動域内において適切なタイミングと
適切な強度で利用されたときに実現すると述べて
いる. 多くの関節が持っている機能が協調的に連
動して遂行されることで有効な動作を行うことが
できる. ジャンプ動作の類似動作として比較する
ことが多いスクワットを例にとってみる. **図 2a**
は骨盤中間位，上半身重心が前方移動した状態で
動作を遂行しているため，足圧中心が前方にかか
り膝関節には伸展モーメントが小さくスクワット
を行うことができているのに対し，**図 2b** では骨
盤後傾位となり上半身重心は後方移動した状態と
なり足圧中心が後方にかかることで膝関節には伸

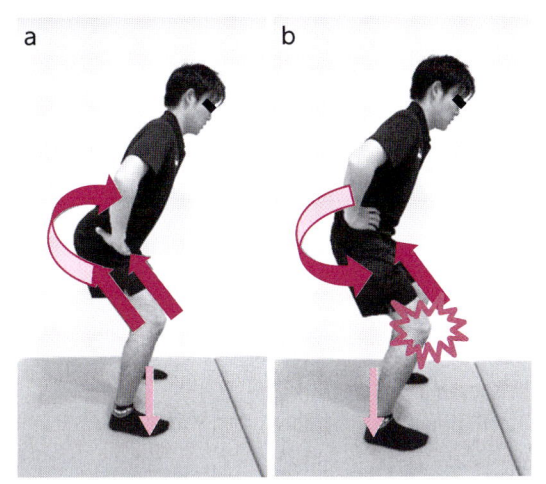

図2 スクワット動作から膝蓋腱にかかるストレスの違い
a 骨盤中間位：骨盤を前傾させることで膝関節のメカニカルストレスを軽減させる.
b 骨盤後傾：膝関節伸展モーメントが増大し膝蓋靱帯に遠心性のストレスを与える.

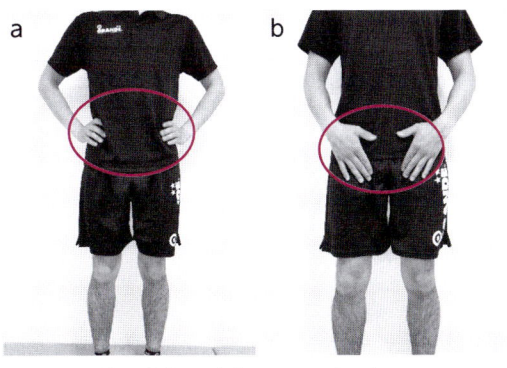

図3 股関節に対するボディイメージの違い
a 腸骨稜や大転子が股関節のイメージのため動作の中で股関節の運動が少なくなる.
b 股関節のイメージがあるため動きの中で股関節の動きが多くなる.

展モーメントが働いてしまい膝蓋靱帯炎を引き起こすリスクが高くなってしまう[11].

3 ボディイメージと運動学習

　選手自身が自分の身体がどのように動いているのかを知ったうえで動作を遂行したいが，膝蓋靱帯炎を起こしている選手ほどボディイメージが崩れていることをよく目にする．**図3**は選手に股関節を触るよう指示した際のものである．股関節は本来可動性の関節（mobility joint）であるため動作遂行時に優位に動くべきである．しかし，股関節のイメージを持たない選手は**図3a**のように腸骨稜あるいは大転子周囲を保持する傾向がある．このような選手にスクワットを行ってもらうと**図2b**のように骨盤を後傾にして動作を遂行してくる傾向がある．逆に**図3b**のように股関節を保持する選手は動作時に股関節のイメージがあり，スクワット動作時に股関節を屈曲させることができる．

　次にボディイメージとして静的な身体イメージができれば，動的になった際に運動のイメージを持つことも重要となってくる．運動をイメージし再現することで，実際に運動する場合とほぼ同部

位の脳活動が生じるとされている[12]．また，ボディイメージとして静的な身体イメージを持っていたとしても動的になると動作が遂行できないのであれば，身体の使い方としてスキルを向上させる必要がある．このためには運動技術の獲得を目標とするため，反復的に動作練習を行い動作の中でのボディイメージを獲得することや，外部からのフィードバックとして自身の動作を鏡で見て修正すること，あるいはトレーナーやセラピストからの指示により動作を獲得することも必要となる．さらに，動作を遂行するにあたり，無意識的に動作を選択することが多いが，まずはスキル向上を図るため意識的に動作を遂行するよう心がけ，徐々に無意識的に望む動作が行われるようにすることも必要である．

4 協調的な動きを出すための予防エクササイズ

　協調的な動きを行うためにはまず身体の動きを柔軟にしておくことが重要になる．柔軟性の欠如は協調的に連動する動作の破綻を生み出しマイナス要素として考えられる．特に膝蓋靱帯炎では股関節，胸郭・脊柱の可動性を獲得し骨盤を中間位にして，膝関節へのメカニカルストレスを軽減させることが重要である．そのため，胸郭・脊柱の伸展・回旋を誘導するためのエクササイズなどを

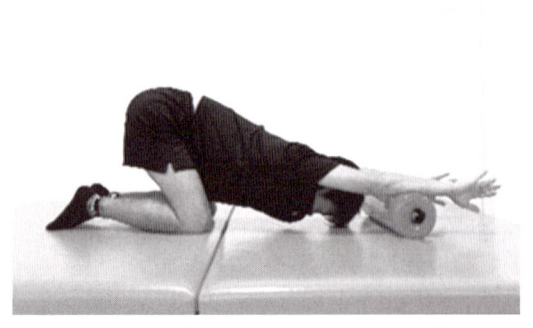

図 4 ▶ ストレッチポール使用，上肢挙上＋脊柱伸展
四つ這いになりストレッチポールを両前腕遠位部で保持した状態から体幹を伸展させていく．腰部のみでの伸展動作にならないよう注意し脊柱の伸展と共に両上肢を内旋させることで肩甲骨の下方回旋を強め脊柱の伸展を促していく．

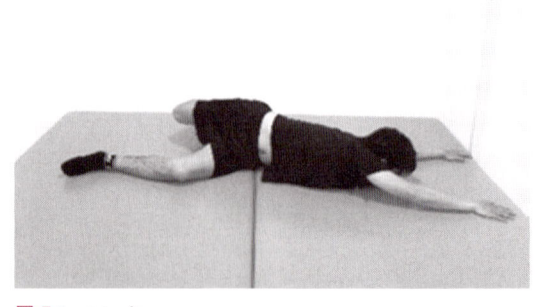

図 5 ▶ scorpion
腹臥位の状態で両上肢を伸ばした状態から体幹を回旋させ，回旋側の下肢を伸展させる．回旋側の上肢がベッドから浮いてこないよう脊柱や胸郭の回旋で体幹から股関節前面を伸張させる．

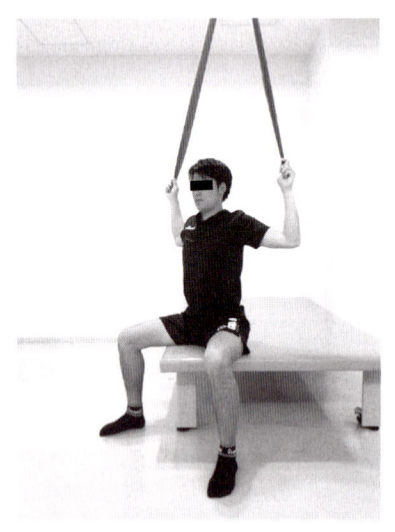

図 6 ▶ チューブ使用サイドプルダウン
チューブを頭上から引き下ろし，脊柱の伸展と肩甲骨の下方回旋をさせ胸郭前面の伸張を促す．腰部の伸展や上肢の過剰な活動がなされないよう注意をする．

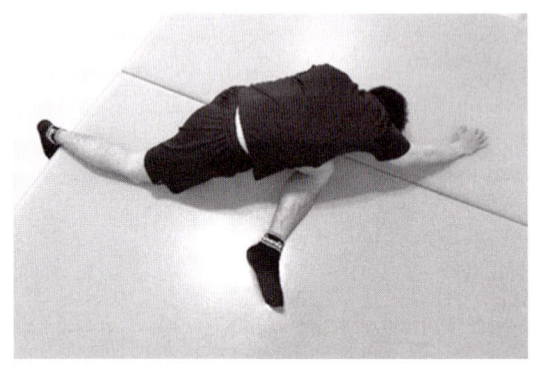

図 7 ▶ 殿部伸張と脊柱の伸展
一側の股関節屈曲・内転・内旋させて対側を伸展位に保ったまま，脊柱を伸展させる．股関節伸展側の上肢を挙上させることでより殿部の伸張と脊柱の伸展を促すことができる．

行う（**図 4〜7**）．

5 膝蓋靱帯炎の予防のための協調性と連動性のエクササイズ

　可動性を出すことができてから膝関節へのメカニカルストレスを避けるため，動作の中で他の部位と協調的に連動した動きを習得するためのエクササイズを行っていく（**図 8〜12**）．エクササイズ

を行う際は，まずは自身の身体を片脚になった状態で支えられること，次に片脚になった下肢を支えて他部位を動かせること，最終的に負荷や環境を変えても身体を協調的に連動して動かしていく．さらに，先に述べた意識下から無意識下に変えていく．

　Rosen ら[13]は，動的状態から静的状態への移行がより困難な選手に膝蓋靱帯炎の疼痛が強くみられると述べている．身体に作用する外力は身体重心に作用する重力と床反力である．これらをどのように，どの部位で制御するかがポイントとなってくる．スポーツ動作の中では加速度と逆向きに現れる慣性が強く起こるため，協調的に連動した運動の中で慣性をいかに制御し遠心力を吸収し求

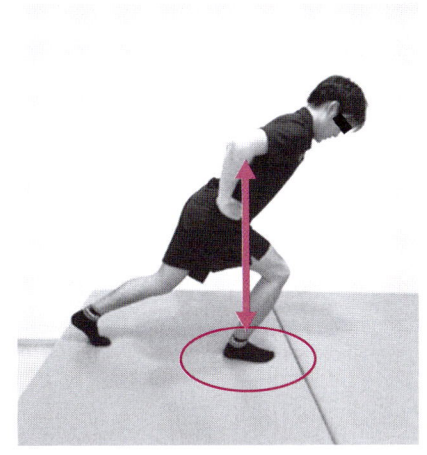

図8 ▶ スプリットスクワット
支持足に対し上半身重心と下半身重心を軸にして
骨盤中間位を維持した状態で上下運動を遂行する.

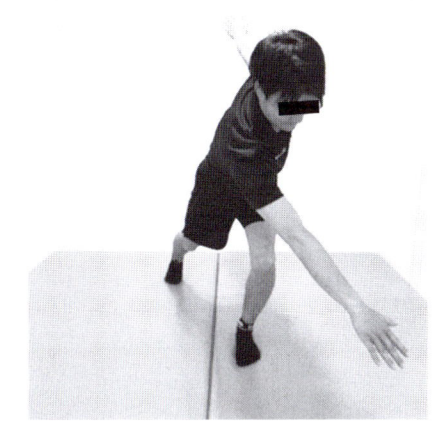

図9 ▶ スプリットスクワット＋体幹回旋
図8のスプリットスクワットの状態から支持側の
股関節内転＋内旋させ体幹を回旋することでより
支持側の安定性と体幹と下肢との協調性が求めら
れる.

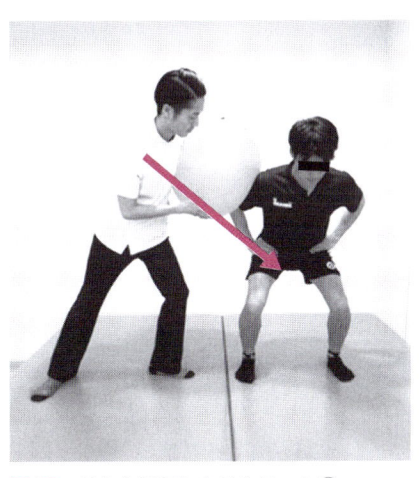

図10 ▶ 対人を想定したスクワット①
矢状面・水平面上の外部刺激に対しても下肢の動
きが乱れないように気をつける.

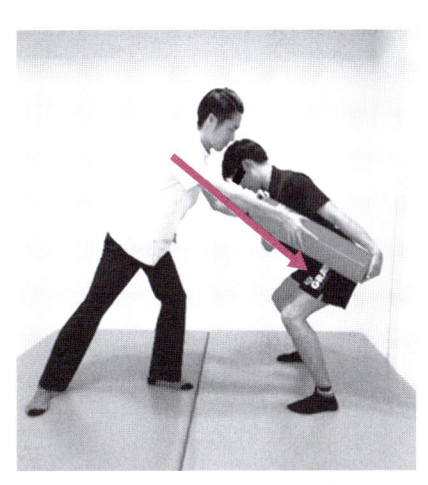

図11 ▶ 対人を想定したスクワット②
前額面・水平面上の外部刺激に対しても協調的に
身体を動かせるようにする.

心力として動作を遂行することができるかという
ことが重要である. また, 無意識下で望む動作が
遂行できるようになったら対人やジャンプの着地
などの動作を行っていく.

おわりに

　膝蓋靱帯炎を予防するためには, 多関節におい
て協調的に連動した動作を獲得することが重要で
ある. しかし単関節の運動を行わなくてもよいと
いうことではなく, 多関節での運動を行うために

も事前に単関節のストレッチを行い, 可動域を広
げることや筋力トレーニングで筋に対して刺激を
入れておく必要がある. スポーツ活動後には利用
した筋に対してクーリングダウンとしてストレッ
チを行うことは必要不可欠なことである. また,
これらのエクササイズは各スポーツの専門動作を
考慮し種目を選択することも重要である. 障害予
防にはさまざまな問題点をスクリーニングしリス
クファクターをなくすことで, 障害発生を予防す
ることができるのではないかと考える.

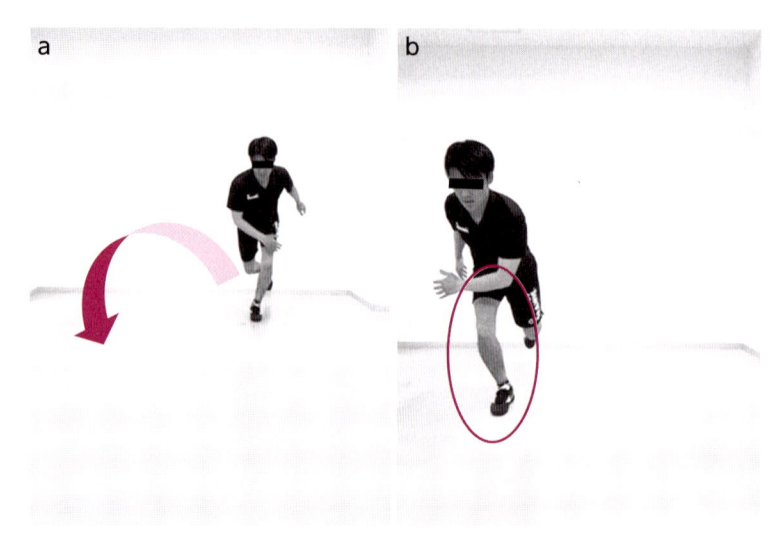

図 12 ▶ ジグザグジャンプ

交互にジャンプ動作を行っていく．支持脚が慣性によって流されることなく次の動作に切り替えられるようにする．
a 斜め前方にジャンプ動作を行う．
b 片脚で踏み込み，下肢や体幹が慣性により流されることなく逆方向へ切り返し動作を行う．

◆ **文 献**

1) 斎藤 明：ジャンパー膝（スポーツによる膝関節の外傷障害）．最新整形外科学大系 23 スポーツ傷害，越智光夫編，中山書店，東京，2007
2) 堀部秀二ほか：膝のスポーツ障害の病態と治療．臨床画像 24：876-888，2008
3) Lian OB, et al：Prevalence of jumper's knee among elite athletes from different sports：a cross-sectional study. Am J Sports Med 33：561-567, 2005
4) 井上雅裕：部位別外傷と障害膝伸展機構の障害 ジャンパー膝．新版 スポーツ整形外科学，中嶋寛之監，福林 徹ほか編，南江堂，東京，81，2011
5) Cook G：SFMA ブレイクアウトの詳細とフローチャート．ムーブメント，中丸宏二ほか監訳，ナップ，東京，276-282，2014
6) Backman LJ, et al：Low range of ankle dorsiflexion predisposes for patellar tendinopathy in junior elite basketball players：a 1-year prospective study. Am J Sports Med 39：2626-2633, 2011
7) 福井 勉：力学平衡理論，力学的平衡訓練．整形外科疾患の理論と技術，山嵜 勉編，メジカルビュー社，東京，172-201，1997
8) 山口光國ほか：体幹からみた動きと理学療法の展開．結果の出せる整形外科理学療法，メジカルビュー社，東京，76-196，2009
9) 福井 勉：筋・腱付着部の治療―リハビリテーション―．MB Orthop 27（9）：71-78，2014
10) Gray GW：関節別アプローチの概念．Total Body Functional Profile, Wynn Marketing, Adrian, MI, ed, 308-317, 2001
11) 今屋 健：膝関節の運動療法．膝関節運動療法の臨床技術，文光堂，東京，117-139，2018
12) 岡野ジェイムス洋尚ほか編：神経科学の最前線とリハビリテーション，里宇明元ほか監，医歯薬出版，東京，2015
13) Rosen AB, et al：The relationship between acute pain and dynamic postural stability indices in individuals with patellar tendinopathy. Gait Posture 65：117-120, 2018

ヒアルロン酸ナトリウム

亀田　壮

要点整理

　腱症・腱付着部症は多くのスポーツ選手に発症し治療に難渋することが多く，さまざまな保存療法を行う必要があるスポーツ障害である．その中でヒアルロン酸注射は副作用が少なく薬剤が容易に手に入る手技の一つであり，最近では超音波の発達により病巣部を正確に診断でき，かつ超音波下に行うことで確実に病巣部に薬液を注入できるようになった．保険適応外の手技であるが保存療法の一つの方法として考慮してよい方法と考えられる．

はじめに

　腱症・腱付着部症は多くのスポーツ選手に発症し治療に難渋することが多いスポーツ障害の一つである．オーバーユースに伴う腱症・腱付着部症は腱や周囲組織の退行性変化を伴うため，疼痛コントロールを行いながら競技を継続していくことも多い．

　選手のニーズに応えるためさまざまな治療のオプションを駆使する必要がある．

　本項では腱症・腱付着部症，特にアキレス腱症・アキレス腱付着部症に対する超音波ガイド下ヒアルロン酸ナトリウム注入療法を中心に述べる．

1 ヒアルロン酸製剤の特徴

　ヒアルロン酸（HA）とは，N-アセチルグルコサミンとグルクロン酸の二糖の繰り返し構造を呈し，硝子体，臍帯，皮膚，関節液など人体のさまざまな組織に存在している高分子グリコサミノグリカンである．

　HA には鎮痛効果や抗炎症効果があり，IL-1β，IL-6，TNF-αなどの炎症性サイトカインの産生の抑制や，COX-2 遺伝子の発現を抑えることでPGE_2産生を抑えるという報告がある[1]．これらの

効能により HA 注射には比較的即効性のある鎮痛効果が期待できる．

2 アキレス腱障害

　アキレス腱障害（Achilles tendinopathy）は，アキレス腱実質部の痛みであるアキレス腱症（non-insertional Achilles tendinopathy：NIT）とアキレス腱付着部症（insertional Achilles tendinopathy：IAT）に分けることができる．2 つの疾患は解剖学的な構造の違いにより病態も異なるからである．

　急性期の疼痛はパラテノンに炎症が起きることで発生する．アキレス腱周囲炎は炎症を繰り返すことでパラテノンは肥厚し，アキレス腱や脂肪性結合組織（Kager's fat pad：KFP）と線維性癒着を起こし，腱実質に変性を引き起こすことになる．一方，アキレス腱自体に明白な外傷は認めないものの，無意識下に微細損傷や小断裂が起こり poor vascularity area のため腱の回復過程が悪化し，正常な腱修復サイクルに入れずアキレス腱の退行性変化が発生し，二次的にパラテノンに炎症が波及し疼痛が発生すると考えられている[2]（狭義のアキレス腱症）．すなわち，NIT は overuse や mechanical imbalances によって引き起こされるスト

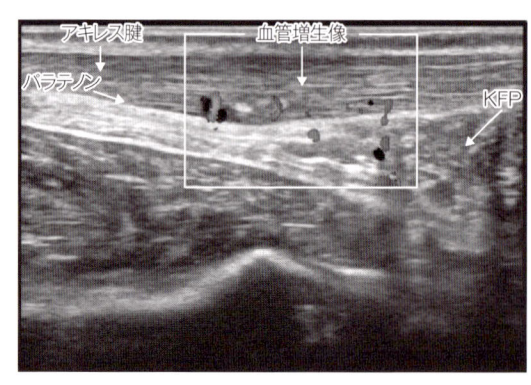

図1 ▶ アキレス腱実質に spindle shaped hypertrophy を認め，パラテノン深層および KFP に血管侵入および血管増生所見を認める（カラードプラ法）．
（巻頭カラー参照）

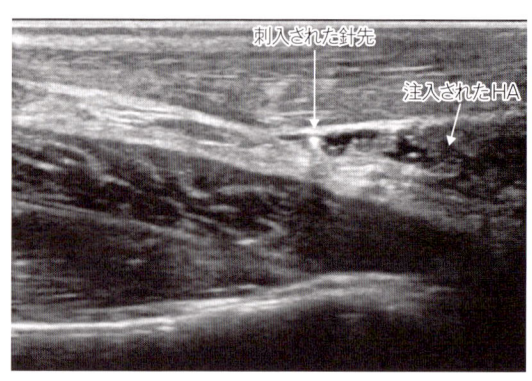

図2 ▶ 超音波画像　長軸像

レスが poor vascularity area に発生するアキレス腱周囲炎と狭義のアキレス腱症が混在している状態となっている[3~5]．

また，アキレス腱の退行性変化とともに生じるアキレス腱内や KFP 内への新生血管の増生が疼痛の原因となっているとの報告も散見される[6]．

次に IAT は，踵骨後上隆起を wrap around 構造とし，踵骨後部滑液包を含む enthesis organ という特徴的な構造が知られている[7]．

アキレス腱付着部の enthesis organ は付着部の4層からなる線維軟骨構造と踵骨後部滑液包からなり，滑液包はアキレス腱深層の種子状線維軟骨，踵骨後部の骨膜性線維軟骨，KFP に取り囲まれている．KFP 内に症候性要因となる多数の神経・血管組織が観察され，表面には滑膜細胞が存在している．

以上より NIT も IAT も KFP に滑膜炎が生じ KFP からアキレス腱へ血管が新生されることが疼痛の一つの原因と考えられている．

超音波画像では NIT では病巣部のアキレス腱の肥厚や腱構造（fibrillar pattern）の不規則化がみられる．カラードプラで KFP から腱内への血管侵入が確認できる．

MRI 画像では超音波画像と同様に病巣部のアキレス腱の肥厚や腱内に longitudinal split 様高信号域を特に T2 強調像で認める[8]．

3 ヒアルロン酸ナトリウム注入療法の実際

以上より注射のターゲットは NIT では KFP，IAT では腱付着部（enthesis）周辺の KFP である．

NIT ではまず超音波の長軸・短軸像で確認しながらアキレス腱の肥厚などの変化や血管侵入部位を同定する．次に病巣部である KFP 内と，KFP との線維性癒着を剥がす目的に KFP とアキレス腱のパラテノンとの間に HA の注入を行っている．

① まずアキレス腱の長軸方向にプローブを当て，目標部位の深度を確認し，深さ分だけプローブから離した位置から 32mm 長の 23G 注射針を刺入し交差法にて針先を進める．

② KFP とアキレス腱との間にモニター画面上に注射針が点状の高エコーとして描出されれば，針先を微調整し HA を注入開始する．

③ ある程度注入した後にプローブを 90°回転させて今度はアキレス腱に対して短軸方向とし，針先を平行法にて確認し内側から外側に十分に HA が注入されていることを確認することが重要である（**図1～3**）．

また IAT についても同様の手技で，超音波ガイド下に踵骨後部滑液包内に HA を注入している．

膝蓋腱炎の場合は膝蓋腱と膝蓋下脂肪体の間に，足底腱膜炎の場合は足底腱膜深層縁と踵骨内側隆起の接点および足底腱膜表層と踵部脂肪体との間の2ヵ所に HA を注入している．

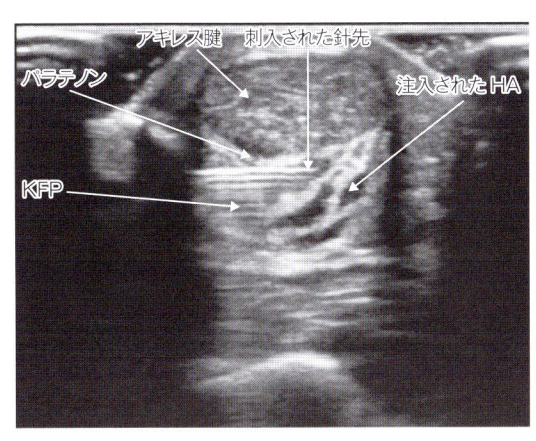

図3 ▶ 超音波画像　短軸像

（ラベル：アキレス腱　刺入された針先　パラテノン　注入されたHA　KFP）

疼痛が強い場合はHAに少量の局所麻酔薬を混ぜて注入することも除痛に効果がある．

〈注入後の後療法〉

注射後はアキレス腱周囲の重だるさを訴えることが多いため安静にしてもらっているが，翌日より制限なく運動を許可している．

おわりに

腱症・腱付着部症は時に治療，症状緩和に難渋

するスポーツ障害である．さまざまな治療の選択肢の中で，超音波を用いたHA注入は保険適応外の治療であるが，薬剤も容易に手に入り手技も簡便な実用的な治療と考える．

◈ 文　献

1） Altman RD, et al：The mechanism of action for hyaluronic acid treatment in the osteoarthritic knee：a systematic review. BMC Musculoskelet Disord 16：321, 2015
2） Mafi N, et al：Superior short-term results with eccentric calf muscle training compared to concentric training in a randomized prospective multicenter study on patients with chronic Achilles tendinosis. Knee Surg Sports Trumatol Arthrosc 9：42-47, 2001
3） Ohberg L, et al：Neovascularization in Achilles tendons with painful tendinosis but in normal tendons：an ultrasonographic investigation. Knee Surg Sports Traumatol Arthrosc 9：233-238, 2001
4） Maffuli N, et al：Clinical diagnosis of Achilles tendinopathy with tendinosis. Clin J Sport Med 13：11-15, 2003
5） Ohberg L, et al：Effects on neovascularization behind the good results with eccentric training on chronic mid-portion Achilles tendinosis? Knee Surg Sports Trumatol Arthrosc 12：465-470, 2004
6） Benjamin M, et al：The skeletal attachment of tendon 'enthese'. Comp Biochem Physiol A Mol Integr Physiol 133：931-945, 2002
7） 熊井　司：筋・腱付着部損傷の治療—ヒアルロン酸の局所注入療法—，MB Orthop 27（9）：35-40, 2014
8） 亀田　壮：腱のoveruse障害—アキレス腱症—，臨スポーツ医 31：608-613, 2014

Ⅲ

下肢の外傷・障害

体外衝撃波

髙橋達也・高橋謙二

要点整理

　腱症・腱付着部症に対する体外衝撃波療法について述べた．その効果は直接的な物理的作用による除痛作用と，機械受容を介した組織修復作用に大別される．基礎研究，臨床研究にて腱症・腱付着部症に対する有効性が報告されており，難治例に対する有効な治療の選択肢となる．

はじめに

　近年整形外科領域における体外衝撃波療法（extracorporeal shock wave therapy：ESWT）の有効性が広く認知されつつあり，腱・腱付着部障害（tendinopathy）に対し用いられる機会が多くなってきている．

　tendinopathy は腱の微小断裂により生じる腱・腱周囲炎（tendinitis）と，その後生じる腱の変性や瘢痕化による腱症（tendinosis）に分けられる[1]．ESWT の対象となる難治性腱障害は主に後者であることが多い．本項では ESWT の基礎的事項と，腱・腱付着部症に対する有効性について述べる．

1 衝撃波（shockwave：SW）とは

　SW は波源（音源）の動く速さが音速を超えるときに発生する圧力波である．生体組織に対し直接的な物理的作用と間接的な生物学的作用を与えることで，さまざまな疾患に対し臨床的効果を持つ．

　SW には高いエネルギーを深部に収束させる収束型（focused shock wave）と，放射状に伝播し浅い領域に作用する拡散型（radial shock wave）がある（**図1**）．前者は局所に強いエネルギーを与えることができ，局所治療に用いられる．後者は筋緊張改善効果があるとされ，周囲筋のコンディショニングに用いられることが多いが，腱・腱付着部症の局所治療に用い，収束型と同等の臨床効果を認めたとする報告もあり[2]，二者の使い分けに関し更なる研究が必要である．

2 腱症に対する作用

　ESWT の臨床的効果として，除痛作用と組織修復作用が挙げられる．

　除痛作用に関する基礎研究では，選択的な知覚神経線維の破壊[3,4]と神経伝達物質の伝導抑制効果[5]が報告されている．腱に微小損傷が生じると，腱組織には新生血管とともに知覚神経線維が増生する．正常の治癒過程ではこの新生血管・神経は自然に消退するが，修復が滞り変性・線維化を来した腱組織ではこれらが増生した状態で残存すると報告されている[6]．知覚神経線維の局在が腱症の疼痛の原因の一つと考えられており，衝撃波の直接的な物理作用によりこれが破壊されることで除痛効果が得られる．また炎症性サイトカインの発現低下がみられるという基礎研究[7]もあり，抗炎症作用による除痛効果も期待される．

　組織修復作用は，SW の機械的刺激が細胞骨格で生化学的シグナルに変換され，各種成長因子の産生を促進するというメカニズムで説明されており，この概念を機械受容（mechano-transduction）という[8]．SW の照射により腱細胞での

図1▶収束型と拡散型の SW の伝播の違い
（文献2より引用）

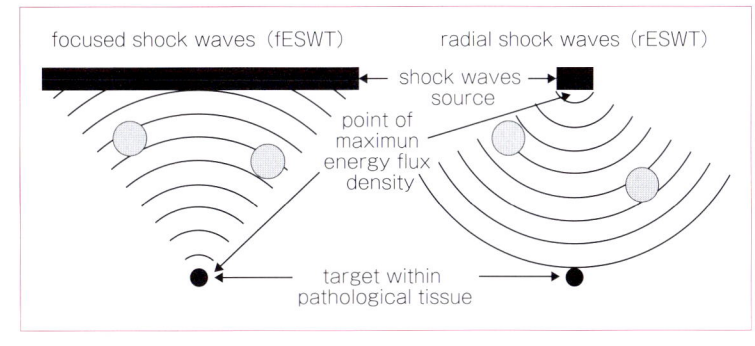

図2▶使用機器
a　EPOS®ultra（Dornier MedTech）
b　DUOLITH SD 1®（Storz Med）

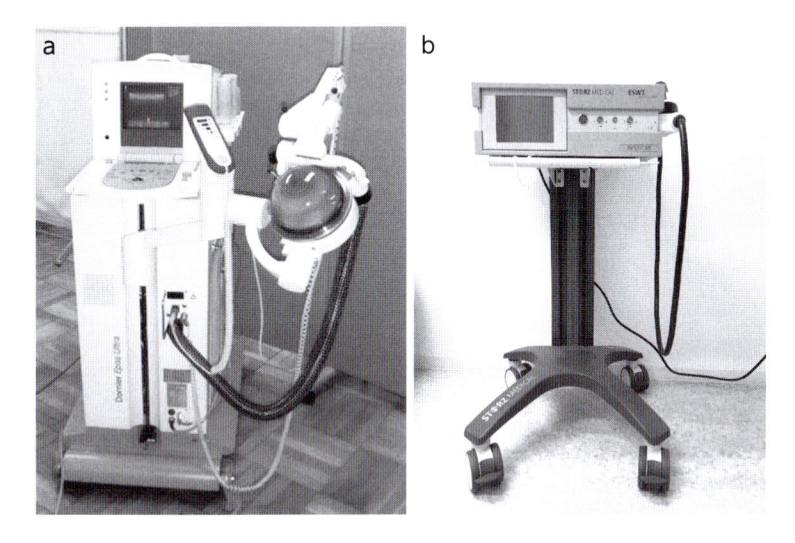

Type 1 コラーゲン産生や血管新生因子の発現が増加し腱修復が促進される[9]．また，神経線維から放出される神経伝達物質は正常の治癒反応に必要であるが，過剰な局在が長期間続くことにより正常な修復過程を阻害し，腱組織の線維化を惹起することが知られている[10]．前述した神経破壊作用により神経伝達物質を減少させることでも組織修復に寄与する．

3 ESWT の実際

　有効な治療効果を得るためには，目的とした部位に正しく照射することが必要である．照射前に MRI やエコー，圧痛部位より病変部位をできるだけ正確に把握し，再現痛を確認しながら照射を行う．無麻酔下に疼痛に耐えられる最大エネルギー

で照射する．2,000～3,000 発の照射を，2～4 週に1回の頻度で合計3回行うことを基本としている（図2，3）．

　比較的早期に除痛作用が発現し，その後数ヵ月かけて組織修復が進む．シーズン中であればプレーを続行しながら痛みのコントロール目的に使用することが多いが，組織修復を目的に行うのであれば，照射後一定期間運動強度を下げ，その間に機能的な問題に対してアプローチする．

4 ESWT の臨床効果

　各種腱症に対する ESWT の有効性を示すさまざまな臨床報告がされている[11～13]．自験例では足底腱膜炎，アキレス腱症，膝蓋腱炎に対する有効率はそれぞれ82.7，66.7，67.8％であり，特に足

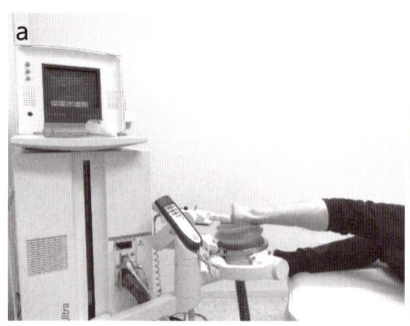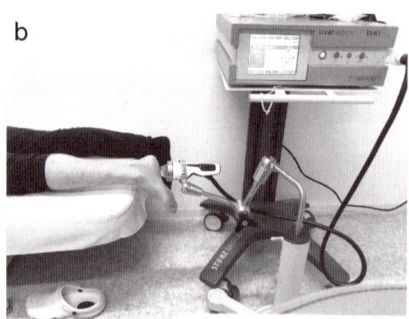

図3▶ 足底腱膜炎に対する治療風景

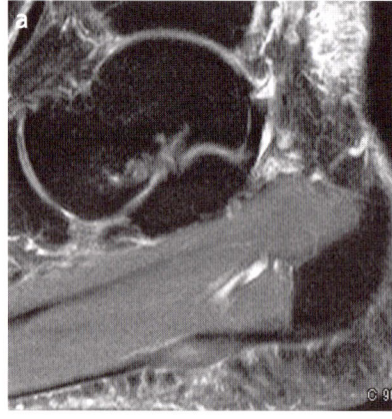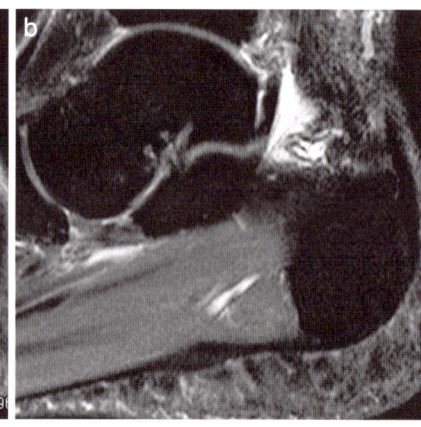

図4▶ 著効例　49歳男性　足底腱膜炎
ESWT 3回施行，痛みは完全消失．
a　ESWT 前
b　治療開始後 4ヵ月

底腱膜炎に対しては非常に有効な治療法であると考える（**図4**）．Rompe ら[14, 15]はアキレス腱症に対し，安静群と比較し SW 群，遠心性収縮運動（eccentric exercise：EE）群は有意に有効率が高く（24 % vs 52 %，60 %），SW と EE の併用群ではさらに高い有効率（82 %）が得られると報告した．EE は腱症に対し有効な治療法であるが，疼痛が強い時期には行うことが困難である．ESWT により除痛を図り，ある程度痛みが落ち着いたところで EE を併用していくことが望ましいと考える．

膝蓋腱炎に対する ESWT の効果について Williams[16]らは MRI での変化が腱の変性のみであるものに対しては有効だが，脂肪体に炎症が波及したものでは全例成績不良でその後手術治療を要したとした．自験例でも膝蓋下脂肪体に炎症が波及したものには効果が得られにくい印象を持つ．治療前の MRI により適応症例を選択する必要があると考える．

おわりに

ESWT は除痛作用と組織修復作用を有し，腱・腱付着部障害に対し非常に効果的な治療手段である．しかしあくまでも局所治療の手段であり，腱障害発症の原因である機能的な問題へのアプローチを並行して行うことが，再発予防には必須であると考える．

◆ 文　献
1) Bass E, et al：Tendinopathy：why the difference between tendinitis and tendinosis matters. Int J Ther Massage Bodywork 5：14-17, 2012
2) Schmitz C, et al：Efficacy and safety of extracorporeal shock wave therapy for orthopedic conditions：a systematic review on studies listed in the PEDro database. British Medical Bulletin 116：115-138, 2015
3) Haudorf J, et al：Selective loss of unmyelinated nerve fibers after extracorporeal shockwave application to the musculoskeletal system. Neuroscience 155：138-144, 2008
4) Ohtori S, et al：Shock save application to rat skin induces degeneration and reinnervation of sensory nerve fibers. Neurosci Lett 315：57-60, 2001
5) Takahashi N, et al：Application of shock waves to rat skin decreases calcitonin gene related peptide immunoreactiv-

ity in dorsal root ganglion neurons. Auton Neurosci 107：81-84, 2003

6) van Sterkenburg MN, et al：Mid-portion Achilles tendinopathy：why painful? An evidence-based philosophy. Knee Surg Sports Traumatol Arthrosc 19：1367-1375, 2011

7) Sun J, et al：Extracorporeal shock wave therapy is effective in treating chronic planter fasciitis：A meta-analysis of RCTs. Medicine 96：e6621, 2017

8) Shrivastava SK, et al：Shock wave treatment in medicine. J Biosci 30：269-275, 2005

9) Han SH, et al：Effect of extracorporeal shock wave therapy on cultured tenocytes. Foot Ankle Int 30：93-98, 2009

10) Ackermann PW, et al：Tendinopathy in sport. Sports Health 4：193-201, 2012

11) Speed C：A systematic review of shockwave therapies in soft tissue conditions：focusing on the evidence. Br J Sports Med 48：1538-1542, 2014

12) Gerdesmeyer L, et al：Current evidence of extracorporeal shock wave therapy in chronic Achilles tendinopathy. Int J Surg 24：154-159, 2015

13) Liao CD, et al：Efficacy of extracorporeal shock wave therapy for knee tendinopathies and other soft tissue disorders：a meta-analysis of randomized controlled trials. BMC Musculoskelet Disord 19：278, 2018

14) Rompe JD, et al：Eccentric loading, shock-wave treatment, or a wait-and-see policy for tendinopathy of the main body of tendo Achilles：a randomized controlled trial. Am J Sports Med 35：374-383, 2007

15) Rompe JD, et al：Eccentric loading versus eccentric loading plus shock-wave treatment for midportion achilles tendinopathy：a randomized controlled trial. Am J Sports Med 37：463-470, 2009

16) Williams H, et al：Refractory patella tendinopathy with failed conservative treatment-shock wave or arthroscopy? J Orthop Surg 25：1-5, 2017

Ⅲ

下肢の外傷・障害

多血小板血漿療法

小林洋平

要点整理

多血小板血漿（PRP）療法は，自己由来で安全かつ簡便に組織修復促進作用が期待できる新規低侵襲治療法であり，難治性腱症・腱付着部症に対する治療選択肢としても認知されている．有効性を示す報告も多く存在するが，PRP 精製法や治療プロトコルが標準化されていないことなどから，現時点で明確なコンセンサスは得られていない．組織や病態に応じて適切な PRP と手技を選択することが理想と考えられ，そのためのエビデンス構築が求められる．

はじめに

多血小板血漿（platelet-rich plasma：PRP）は自己末梢血を遠心分離して得られる血小板を多く含む血漿分画であり，血小板から放出される種々の成長因子の作用による組織修復促進が期待され，スポーツ外傷や障害に対する新規低侵襲治療法として注目されている[1~3]．欧米では筋・腱・靱帯損傷や変形性関節症などに対して頻用されており，近年海外で活躍する日本人スポーツ選手が PRP 療法を受けたことをメディアで取り上げられたことなどから，本邦でも PRP 療法に関する関心が高まっている．

腱症・腱付着部症は腱への繰り返しのストレスなどオーバーユースに起因するスポーツ障害の1つであり，慢性化すると組織の退行性変化を伴いしばしば治療に難渋する．PRP 療法は難治性腱症・腱付着部症に対する保存治療のオプションの1つとして認知されており[4]，その治療成績は主に海外からの報告が散見されるが，有効性に関しては一定の見解を得られていないのが現状である[5,6]．その背景には，報告により使用している PRP の種類（質）や注射方法，対象疾患や重症度などが異なっていることがあり，有効性を議論するにはこれら複数の要因を整理して検討する必要がある．本項では，PRP の各種精製法と分類の紹介と筆者らの経験を含めた難治性腱症・腱付着部症に対する PRP 療法のエビデンスを整理し，問題点や今後の展望と課題についても詳述する．

1 PRP の精製法と分類

PRP の精製法は多岐にわたり，遠心条件や抽出方法などにより，血小板濃度だけでなく白血球や赤血球混入の有無など，含まれる細胞種や成長因子濃度は大きく異なる．また，効率よく安定した品質の PRP を精製する目的での市販の PRP 精製キットも多数存在するが，キットの種類によっても同様に精製される PRP の内容は異なる[7]．PRP には明確な定義づけがないため，さまざまな精製法で得た実際には内容の異なる PRP がすべて同様のものとして扱われており，これが PRP 療法の有効性エビデンス構築障害の一因となっている．治療に用いる PRP の内容は有効性に大きく影響すると考えられ，有効性検証のためには PRP の内容（質）の評価は必須である．そのための手段としてさまざまな分類法が紹介されており，Dohan らによる PRP 中の白血球濃度に応じて leukocyte rich（LR）-PRP，leukocyte-poor（LP）-PRP，pure-PRP に分けた分類が広く使われている（**図1**）[8]．筆

者らは，この分類に基づき PRP の質の検討を行い，白血球（好中球）を豊富に含む LR-PRP では蛋白同化因子である各種成長因子だけでなく，異化因子である MMP-9 も高濃度に存在したことを報告した（**図2**）[9]．

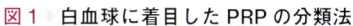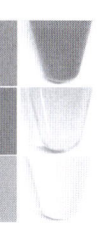

図1 白血球に着目した PRP の分類法
（文献8より作図）
（巻頭カラー参照）

2 腱症・腱付着部症に対するPRP療法のエビデンスと筆者らの治療経験

腱症・腱付着部症に対する PRP 療法に関しては，海外を中心にランダム化比較試験を含めた多数の報告があり（**表1**）[10～23]，2018 年に ESSKA（欧州スポーツ外傷・膝・関節鏡学会）から出された腱症・腱付着部症に関する見解の中でも PRP 療法は治療オプションの 1 つとして 1 番目に紹介されている[4]．2018 年の Filardo らおよび Le らによる systematic review では，膝蓋腱炎および上腕骨外側上顆炎に対しては概ね有効性が示されるものの，アキレス腱炎や腱板炎に対しての有効性は低い結果となっている[5, 6]．一方，2017 年の Fitzpatrick らによるメタアナリシスでは，超音波ガイド下での LR-PRP 投与により，膝蓋腱炎・上腕骨外側上顆炎だけでなくアキレス腱炎と腱板炎に対しての有効性も示されている[24]．ESSKA の見解では，PRP 精製法の違いや選択，治療プロトコルが標準化されていないことなどから，現時点では明確なコンセンサスが得られていないと結論づけられている[4]．LP-PRP と LR-PRP とでは前述のとおり性質が大きく異なるため，どちらを用いるかの選択は治療効果に大きく影響し得るが，Fitzpatrick らのメタアナリシスでは難治性腱炎の除痛効果に関して LR-PRP の優位性が示されている[24]．通常の組織修復は炎症→増殖→リモデリングという過程で進行するが，難治性腱炎・腱付着部症では繰り返しの外力に伴う炎症の遷延化により正常な組織修復のターンオーバーが破綻して変性に陥っていることが多く，このような場合には停滞した組織修復過程をリセットする意味で同化作用だけでなく異化作用も期待して LR-PRP の方が適しているのではないかと推測されている[6, 24]．

筆者らは，LP-PRP で治療した難治性膝蓋腱炎症状を有するアスリート 17 名 21 膝（平均 23.0

歳）において，治療効果に影響する因子の検討を行った[25]．疼痛部位と画像所見での損傷部位から注射範囲を決定し，LP-PRP 約 2 ml を 30G 針で 100～200 μl ずつ範囲内の複数箇所に経皮注射した．治療間隔と回数は，経過と重症度および選手背景に応じて 1～2 週間隔で 1～3 回行った．PRP 初回施行時の超音波所見で Fritschy 分類の phase 2 までは有効率約 80％ であったのに対し，変性が進行し腱内に明確な低エコーを呈する phase 3 での有効率は 28％（オッズ比 15.0，p＝0.041）と，変性が強い症例に対しての LP-PRP の効果が乏しい可能性が示唆された（**図3**）[25]．この結果を踏まえ，現在筆者らは MRI や超音波画像所見をもとに，変性が強い症例に対しては LR-PRP も使用している．

おわりに― PRP 療法の展望と課題

PRP は自己末梢血由来のヘテロな細胞集団であるため，蛋白同化作用と異化作用，抗炎症作用と炎症作用など反対の作用を有する物質が混在しており，精製法によりそのバランスは大きく異なる．一方，筋・腱・靱帯・関節内などの組織や急性外傷と慢性障害などの病態によって組織修復に必要な要素は異なると考えられ，使用する PRP によっては逆効果となる可能性も秘めている．近年，本邦でも PRP 療法への関心は高まっているが，PRP は決して魔法の注射ではなく，適応を見極めたうえで適切な手技を選択することが求められる．組織や病態の詳細な把握のもとに，組織修復に必要な要素を重点的に補うように PRP を精製して局所投与するというオーダーメイド治療が PRP 療法の

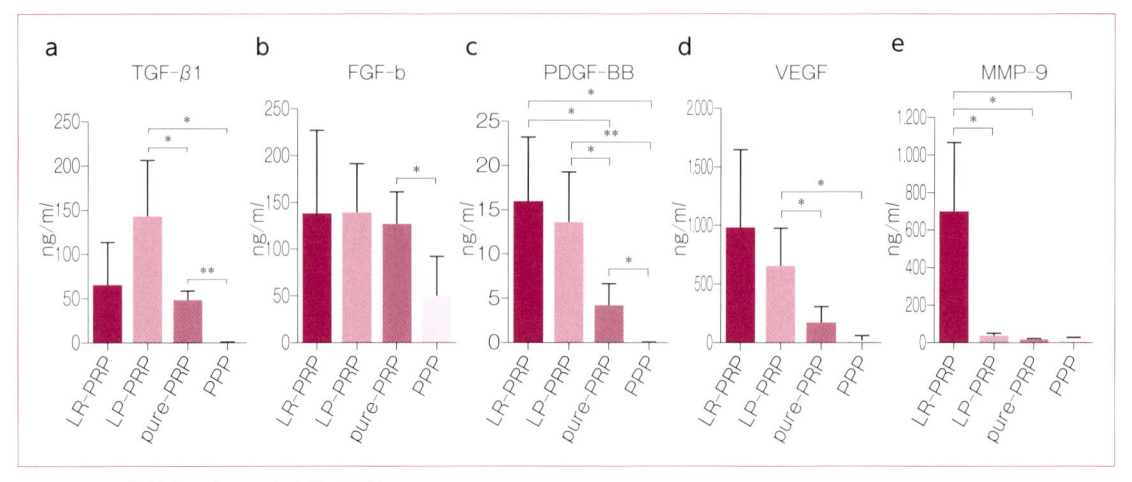

図2 ▶ PRP 精製法の違いによる質の解析

健常ボランティアの末梢血から白血球濃度に応じて LR（leukocyte rich）-PRP，LP（leukocyte poor）-PRP，pure-PRP の 3 種類の PRP を精製し，各種成長因子および MMP-9 を定量．血小板のみならず白血球が PRP の質に影響を及ぼすことが示された．（文献 9 より引用）

表1 ▶ 腱症・腱付着部症に対する PRP 療法のランダム化比較試験

疾患	著者 雑誌・年	N (PRP)	対照	使用 PRP/ 量	注射回数	F/U 期間 (M)	効果
膝蓋腱炎	Ventrano et al. AJSM 2013	23	ESWT	LP-PRP/2m*l*	2 回	12	○
膝蓋腱炎	Dragoo et al. AJSM 2014	10	穿刺のみ	LR-PRP/6m*l*	1 回	6	○
アキレス腱炎	Krogh et al. AJSM 2016	12	生食	LR-PRP/6m*l*	1 回	3	×
アキレス腱炎	Boesen et al. AJSM 2017	20	穿刺のみ	LP-PRP/4m*l*	4 回	6	○
腱板炎	Kesikburun et al. AJSM 2013	20	生食	LR-PRP/5m*l*	1 回	12	×
腱板炎	Rha et al. Clin Rehabil 2013	20	―	LR-PRP/4m*l*	2 回	6	○
腱板炎	Shams et al. EJOST 2016	20	ステロイド	LP-PRP/2.5m*l*	1 回	6	×
上腕骨外側上顆炎	Mishra et al. AJSM 2014	112	局所麻酔	LR-PRP/2〜3m*l*	1 回	6	○
上腕骨外側上顆炎	Behera et al. J Orthop Surg 2015	15	生食	LP-PRP/3m*l*	1 回	12	○
上腕骨外側上顆炎	Gautam et al. J Orthop Surg 2015	15	ステロイド	LP-PRP/2m*l*	1 回	6	×
上腕骨外側上顆炎	Lebiedziński et al. Int Orthop 2015	64	ステロイド ＋局所麻酔	LP-PRP/3m*l*	1 回	12	○
上腕骨外側上顆炎	Yadav et al. JCDR 2015	30	ステロイド	LR-PRP/1m*l*	1 回	3	○
上腕骨外側上顆炎	Montalvan et al. Rheumatology 2016	25	生食	LP-PRP/2m*l*	2 回	12	×
上腕骨外側上顆炎	Palacio et al. RBO 2016	20	ステロイド	LP-PRP/3m*l*	1 回	6	×

（文献 10〜23 より作表）

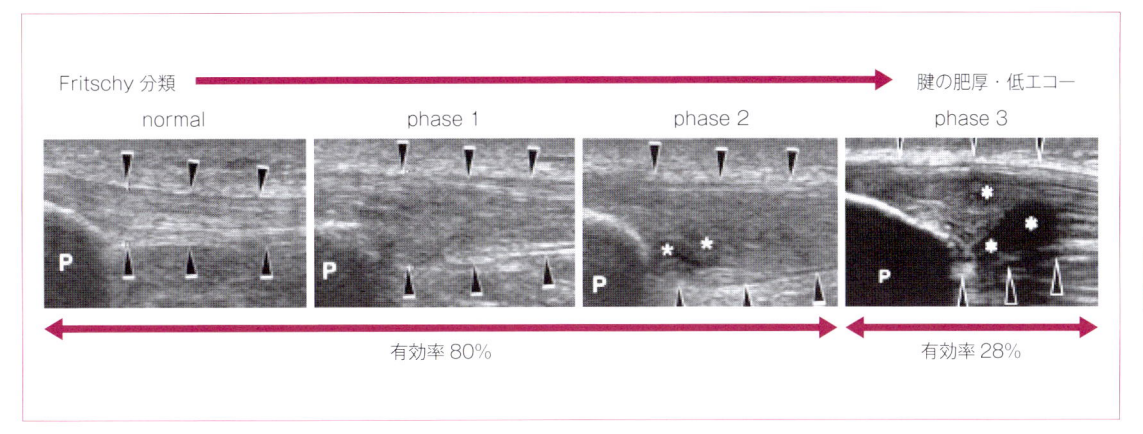

図3　難治性膝蓋腱炎に対する LP-PRP の効果に及ぼす因子の検討
膝蓋腱炎症状を有する 17 名 21 膝に対し，LP（leukocyte poor）-PRP を局所投与．治療前後の VISA（Victorian Institute of Sport Assessment）-P score の変化を評価．効果あり／なし群に分け，効果に影響し得る因子をロジスティック解析．⇒腱内の低エコー領域が広範な（変性が強い）症例では効果が乏しい．
odds 比 15.0，p＝0.041 *
（文献 25 より引用）

理想形と考えている．また，腱症・腱付着部症の発症には関節可動域や筋の柔軟性，動作などの要素も大きく関与しているため，注射のみでの解決を図るのではなく，原因を改善する目的でのリハビリテーションの重要性も忘れてはならない．

　現状では PRP 療法の有効性に関するエビデンスは確立されているとはいえず，今後さらに質の高い基礎研究や臨床データの蓄積と有効性の検証を継続することが必要である．

◆ **文　献**

1) Foster TE, et al：Platelet-rich plasma：from basic science to clinical applications. Am J Sports Med 37：2259-2272, 2009
2) Kon E, et al：Platelet-rich plasma（PRP）to treat sports injuries：evidence to support its use. Knee Surg Sports Traumatol Arthrosc 19：516-527, 2011
3) Mishra A, et al：Sports medicine applications of platelet rich plasma. Curr Pharm Biotechnol 13：1185-1195, 2012
4) Abat F, et al：Current trends in tendinopathy：consensus of the ESSKA basic science committee. Part II：treatment options. J Exp Orthop 5：38, 2018
5) Filardo G, et al：Platelet-rich plasma in tendon-related disorders：results and indications. Knee Surg Sports Traumatol Arthrosc 26：1984-1999, 2018
6) Le ADK, et al：Current clinical recommendations for use of platelet-rich plasma. Curr Rev Musculoskelet Med 11：624-634, 2018
7) Kushida S, et al：Platelet and growth factor concentrations in activated platelet-rich plasma：a comparison of seven commercial separation systems. J Artif Organs 17：186-192, 2014
8) Dohan Ehrenfest DM, et al：Classification of platelet concentrates（platelet-rich plasma-PRP, platelet-rich fibrin-PRF）for topical and infiltrative use in orthopedic and sports medicine：current consensus, clinical implications and perspectives. Muscles Ligaments Tendons J 4：3-9, 2014
9) Kobayashi Y, et al：Leukocyte concentration and composition in platelet-rich plasma（PRP）influences the growth factor and protease concentrations. J Orthop Sci 21：683-689, 2016
10) Vetrano M, et al：Platelet-rich plasma versus focused shock waves in the treatment of jumper's knee in athletes. Am J Sports Med 41：795-803, 2013
11) Dragoo JL, et al：Platelet-rich plasma as a treatment for patellar tendinopathy：a double-blind, randomized controlled trial. Am J Sports Med 42：610-618, 2014
12) Krogh TP, et al：Ultrasoundguided injection therapy of Achilles tendinopathy with platelet-rich plasma or saline：a randomized, blinded, placebo-controlled trial. Am J Sports Med 2016 doi：10.1177/0363546516647958
13) Boesen AP, et al：Effect of high-volume injection, platelet-rich plasma, and sham treatment in chronic midportion achilles tendinopathy：a randomized double-blinded prospective study. Am J Sports Med 45：2034-2043, 2017
14) Kesikburun S, et al：Platelet-rich plasma injections in the treatment of chronic rotator cuff tendinopathy：a randomized controlled trial with 1-year follow-up. Am J Sports Med 41：2609-2616, 2013
15) Rha DW, et al：Comparison of the therapeutic effects of ultrasound-guided platelet-rich plasma injection and dry needling in rotator cuff disease：a randomized controlled trial. Clin Rehabil 27：113-122, 2013
16) Shams A, et al：Subacromial injection of autologous platelet-rich plasma versus corticosteroid for the treatment of symptomatic partial rotator cuff tears. Eur J Orthop Surg Traumatol 26：837-842, 2016
17) Mishra AK, et al：Efficacy of platelet-rich plasma for chronic tennis elbow：a double-blind, prospective, multicenter, randomized controlled trial of 230 patients. Am J

Sports Med 42：463-471, 2014

18）Behera P, et al：Leukocyte-poor platelet-rich plasma versus bupivacaine for recalcitrant lateral epicondylar tendinopathy. J Orthop Surg (Hong Kong) 23：6-10, 2015

19）Gautam VK, et al：Platelet-rich plasma versus corticosteroid injection for recalcitrant lateral epicondylitis：clinical and ultrasonographic evaluation. J Orthop Surg (Hong Kong) 23：1-5, 2015

20）Lebiedziński R, et al：A randomized study of autologous conditioned plasma and steroid injections in the treatment of lateral epicondylitis. Int Orthop 39：2199-2203, 2015

21）Yadav R, et al：Comparison of local injection of platelet rich plasma and corticosteroids in the treatment of lateral epicondylitis of humerus. J Clin Diagn Res 9：RC05-7, 2015

22）Montalvan B, et al：Inefficacy of ultrasound-guided local injections of autologous conditioned plasma for recent epicondylitis：results of a double-blind placebo-controlled randomized clinical trial with one-year follow-up. Rheumatology (Oxford) 55：279-285, 2016

23）Palacio EP, et al：Effects of platelet-rich plasma on lateral epicondylitis of the elbow：prospective randomized controlled trial. Rev Bras Ortop 51：90-95, 2016

24）Fitzpatrick J, et al：The effectiveness of platelet-rich plasma in the treatment of tendinopathy：a meta-analysis of randomized controlled clinical trials. Am J Sports Med 45：226-233, 2017

25）西尾啓史ほか：難治性膝蓋腱炎に対する多血小板血漿(PRP)療法の効果に影響を及ぼす因子の検討. JOSKAS 42：600, 2017

IV

股関節痛

アスリートの鼡径部痛における
診断と分類

山藤　崇

要点整理

　アスリートの鼡径部痛は疼痛の原因となる器質的疾患が同定できないことが多く，その診断と治療に難渋する．アスリートの鼡径部痛において治療および予防のアルゴリズムを確立するには，統一した診断と分類に基づいて継続して治療や予防を行い，科学的に検証してエビデンスを積み重ねていく必要がある．本項では，Doha agreement meeting にて提唱された新たな分類方法を解説するとともに，アスリートの鼡径部痛に対する診断について経験知を加えて報告する．

はじめに

　アスリートの鼡径部痛はサッカー，ラグビー，アメリカンフットボールなどのフットボールやアイスホッケーに多く発生し，「multidirectional sports」との関連が報告されている[1,2]．高負荷のキック動作やスケーティングなどに加えて，繰り返しの方向転換が多い競技特性があり，それらのスポーツでは骨盤と下肢の連結部である鼡径部に大きな負荷がかかり鼡径部痛が誘発されると考えられている．

　アスリートの鼡径部痛はそれぞれのスポーツ，それぞれの国や地域でその診断と治療に難渋してきた歴史があり，病態に対する理解がさまざまなだけでなく，その呼称も統一されていなかった．アスリートの鼡径部痛に対する病態や呼称について統一した見解を示し，その診断と分類を明らかにすることを目的として 2014 年カタールのドーハにて Doha agreement meeting（ドーハ会議）が行われ，スポーツフィジシャン，スポーツ整形外科医，関節鏡外科医，理学療法士などの有識者が集まり，アスリートの鼡径部痛についてその新たな疾患概念と分類を提唱した[3]．同会議では 4 つの新たな疾患概念を中心に，femoroacetabular impingemet（FAI）を含む股関節関連鼡径部痛を追加した 5 つの疾患概念に分類を行い，その診断について検討されている．

　本項では，アスリートの鼡径部痛を予防に導くことを目的として，ドーハ会議にて提唱された診断および分類を中心に統一した診断および分類の必要性について述べる．

1 アスリートの鼡径部痛を予防する重要性

　アスリートの鼡径部痛は診断や治療に難渋するとともに，罹患すると治療に長い期間を要する特徴がある．プロサッカー選手における報告では鼡径部痛・鼡径部損傷が発生すると 1,000 活動時間あたり 24.3 日の離脱日数を要するといわれている[4]．これは Ekstrand らが報告するヨーロッパエリートサッカーチームにおけるハムストリング損傷の離脱日数よりも長く[5]，アスリートの鼡径部痛の発生は選手個人にとって問題となるだけでなく，プロフェッショナルスポーツにおいては選手の稼働率の低下が，チームの機会的・金銭的損失と直結している．

　アスリートの鼡径部痛を予防することは，チームを管理するチームドクターにとって重要な課題であり，その発生を予防することで選手の離脱日数を軽減することが求められる．予防の最初の段

階として，世界的に診断を統一し，同じ方法で分類を行うことは大きな意味がある．分類が明らかになれば疾患ごとに統一したアルゴリズムにおいて治療が確立されるだけでなく，疾患ごとの病態を明らかにすることで予防プログラムを作成し，エビデンスを積み重ねて治療や予防に介入していくことが可能となる．

2 Doha agreement meeting による分類（ドーハ分類）

1 ドーハ分類の特徴

アスリートの鼠径部痛は画像診断よりも臨床所見が重要であり，画像診断に頼った診断基準を作成することは好ましくない[6]．ドーハ分類の診断には画像診断が必須ではなく，圧痛と中心とした疼痛と抵抗時痛のみにおいて診断を行うことが特徴的である．補助診断や red flag を見逃さないために単純X線を中心とした画像検査を行うことは必要であるが，まずアスリートに対して注意深く鼠径部を触診して評価することと，抵抗時痛やストレッチングを行うことで疼痛の起源となる病態を診断していくことが求められる．

2 ドーハ分類

下記の4つの新たな疾患概念と股関節関連鼠径部痛を併せた5つの疾患概念が提唱されている．これにその他の疾患として脊椎・脊髄疾患，悪性腫瘍，婦人科疾患などが明記されている．ここでは5つの疾患概念について述べる[3]（**図1**）[7,8]．

・内転筋関連鼠径部痛（adductor-related groin pain）
・腸腰筋関連鼠径部痛（iliopsoas-related groin pain）
・鼠径部関連鼠径部痛（inguinal related groin pain）
・恥骨関連鼠径部痛（pubic-related groin pain）
・股関節関連鼠径部痛（hip-related groin pain）
　　※ inguinal related groin pain は inguinal/groin ともに和訳として鼠径部にあたるため鼠径部関連鼠径部痛と呼ぶこととしている[8]．

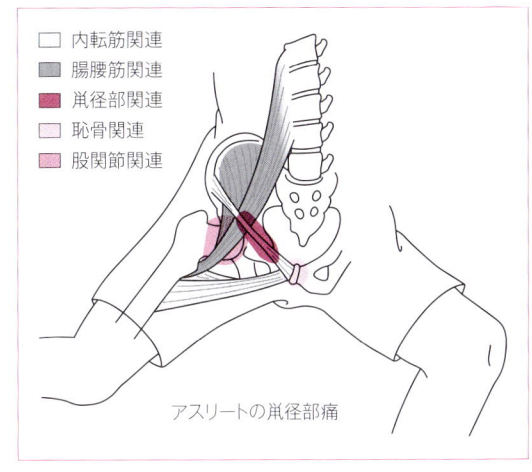

□ 内転筋関連
■ 腸腰筋関連
■ 鼠径部関連
■ 恥骨関連
■ 股関節関連

アスリートの鼠径部痛

図1 ● ドーハ分類
Doha agreement meeting において4つの新たな疾患概念と股関節関連鼠径部痛に分類された．スカルパ三角を中心にこれらの疾患の圧痛部位を同定することが重要である．
（文献7，8より引用）

a) 内転筋関連鼠径部痛（adductor-related groin pain）

内転筋の恥骨付着部を中心に圧痛を認め，股関節内転運動に対する抵抗時痛を認める．大腿内側部の疼痛として訴えるアスリートもいる．内転筋抵抗時痛については特定の徒手検査は推奨されていないが，adductor squeeze test を筆者は第一選択としている（**図2**）．**図3**のように左右別々に抵抗時痛を誘発する場合には骨盤を固定した状態で股関節内転を促して疼痛の有無を確認する（**図3**）．内転筋力の低下は内転筋関連鼠径部痛のリスクファクターとなるため，関節内転の等尺性筋力を評価し予防に介入することも必要である（**図4**）．

b) 腸腰筋関連鼠径部痛（iliopsoas-related groin pain）

腸腰筋の遠位部に圧痛を認める．股関節屈曲に対する抵抗時痛により診断を行う（**図5**）．股関節屈曲による抵抗時痛は腸腰筋関連鼠径部痛の診断に重要であるが，大腿直筋近位部損傷との鑑別が必要である．筆者はこの鑑別には触診が重要と考えており，スカルパ三角の圧痛を確認する際に，鼠径靱帯・縫工筋・長内転筋に囲まれた三角形内のどこに圧痛があるのか注意深く確認していくことを心がけている．「スカルパ三角圧痛あり」などの大まかな理学所見ではアスリートの鼠径部痛を

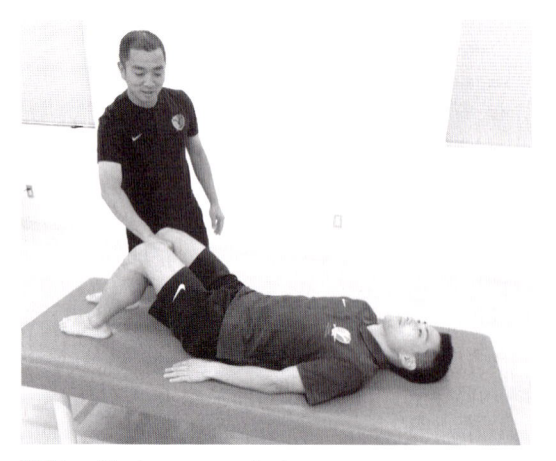

図2 ▶ adductor squeeze test
内転筋関連鼠径部痛の抵抗時痛に用いられる．アスリートの膝を90°に屈曲させ，両膝の内側において検者の拳を強く絞るように股関節を内転させ疼痛の出現を評価する．

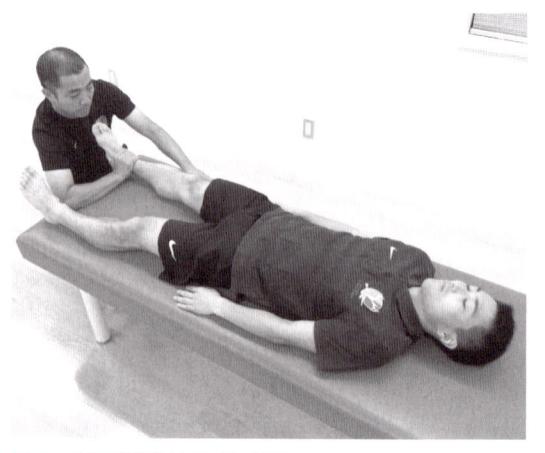

図3 ▶ 内転筋抵抗時痛（左右別）
内転筋関連鼠径部痛の抵抗時痛を左右別々に評価する時には図のように片方の両下肢伸展位において片方の股関節を内転させ疼痛の出現を評価する．

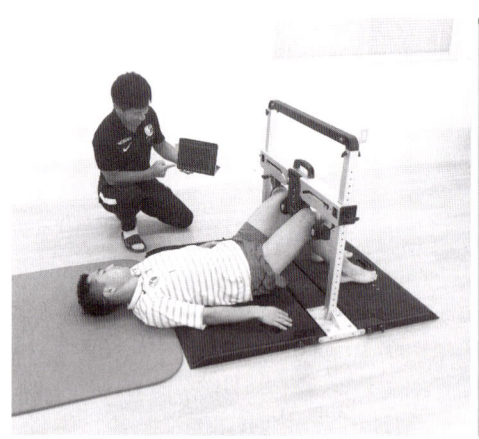
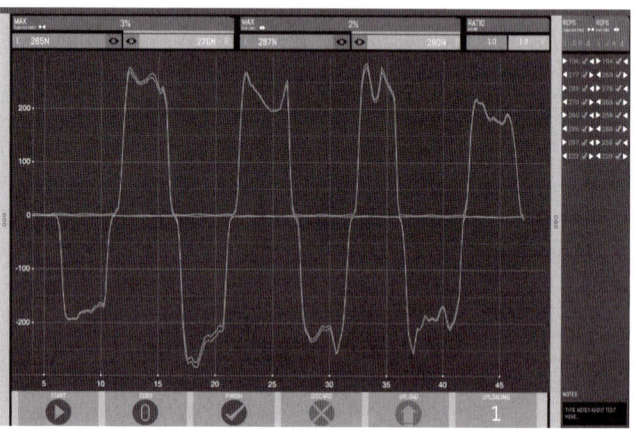

図4 ▶ GroinBar® を用いた内転筋筋力評価
GroinBar® を用いて等尺性股関節内転筋力を評価する．筋出力の低下は内転筋鼠径部痛のリスクファクターとなるためメディカルチェックにおいて数値的評価の指標となる．

図5 ▶ 股関節屈曲抵抗時痛
腸腰筋関連鼠径部痛の診断に用いる股関節屈曲に対する抵抗時痛の評価である．座位で行う方法と，仰臥位で行う方法がある．股関節を屈曲させ疼痛の出現を評価する．

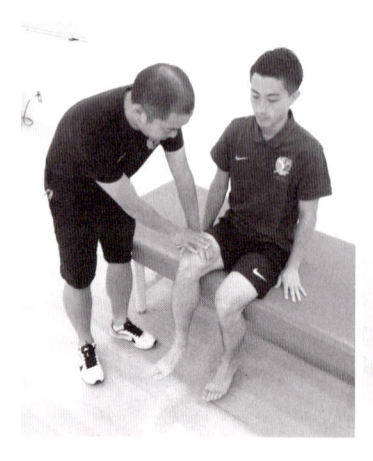
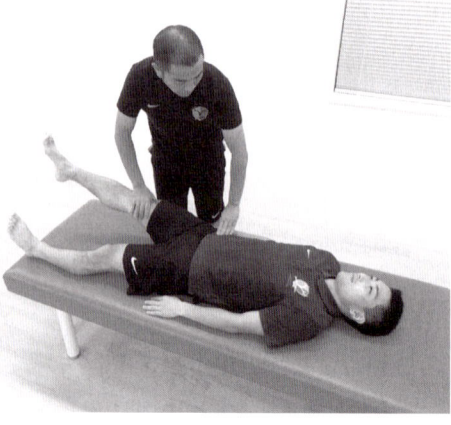

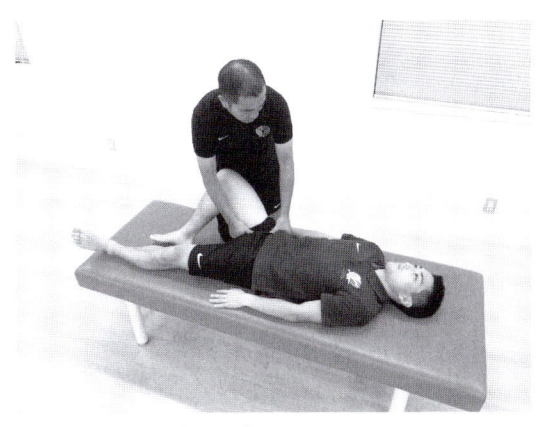

図6　スカルパ三角の触診
筆者はアスリートを仰臥位とし，膝の下に検者の膝を入れることで，股関節を屈曲・外転・外旋位とし縫工筋の緊張を緩めた状態でスカルパ三角の圧痛を評価する．長内転筋，縫工筋，鼠径靱帯に囲まれた部分を中心にアスリートの顔をみながらコミュニケーションをとりながら診察を行う．

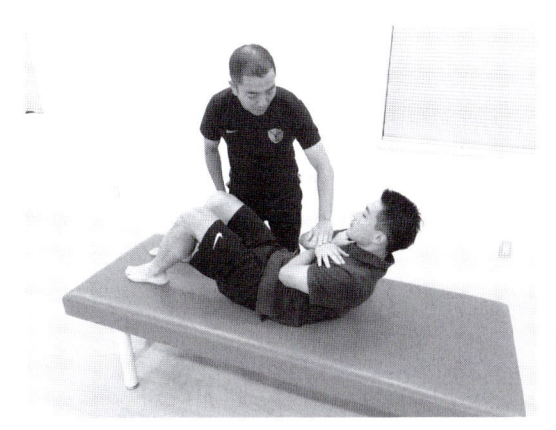

図7　鼠径部関連鼠径部痛の抵抗時痛評価
鼠径部関連鼠径部痛ではアスリートに状態を起こさせ，それに抵抗を加えた際に鼠径部痛が出現するかを評価する．

診断することはできない（**図6**）．

c）鼠径部関連鼠径部痛（inguinal related groin pain）

鼠径管およびその周囲に圧痛を認める．筋腱疾患ではないため，抵抗時痛でなく Valsalva テストやいわゆる腹筋運動による疼痛誘発を持って診断を行う（**図7**）．咳嗽やくしゃみにより疼痛が誘発されることも特徴的である．スポーツヘルニアの診断名にて呼ばれていた疾患が鼠径部関連鼠径部痛と一致すると考えられる．ドイツを中心にスポーツヘルニアの診断のもと現在においても数多くの鼠径管補強術が行われ良好な臨床成績が報告されている[9]．

d）恥骨関連鼠径部痛（pubic-related groin pain）

恥骨結合部に局在性のある圧痛を認め，腹側からの触診で圧痛を確認する（**図8**）．恥骨関連鼠径部痛の診断に抵抗時痛は必要ない．しかし，経験上，内転筋の抵抗時痛や腹筋運動による抵抗時痛を認めることもある．特に難治性鼠径部痛において内転筋付着部である恥骨結合部後方に圧痛を認めることがあり，内転筋関連鼠径部痛と恥骨関連鼠径部痛は鑑別が困難な場合もある．ドーハ分類は分類方法がシンプルであることが利点でもあるが，はっきりと鑑別できない場合は合併例として考えていくことも必要である．以前，恥骨結合炎

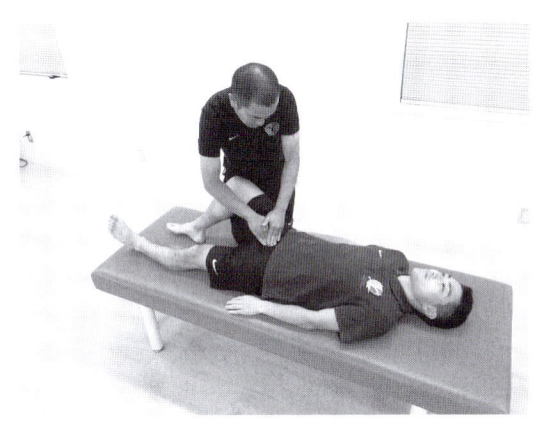

図8　恥骨関連鼠径部痛の圧痛部位
恥骨関連鼠径部痛では恥骨結合を前方から圧迫し，圧痛の出現を評価する．恥骨下方を中心とした内転筋付着部ではなく前方からの圧痛を評価する．

と診断されていた疾患は恥骨関連鼠径部痛に分類されるが，恥骨結合炎の呼称は現在推奨されていない．

e）股関節関連鼠径部痛（hip-related groin pain）

ドーハ分類において股関節関連鼠径部痛が明記されたことは大きな意義がある．本邦では股関節痛と鼠径部痛は別疾患として考えられることもあるが，股関節由来の疼痛は鼠径部痛と捉えることが必要である．Thorborg らは特定の疾患が同定されていないアスリートの鼠径部痛に対して「股関節関連鼠径部痛の傘の下にいる」と表現し，常に股関節との関連を念頭に置くべきであると訴えている[10]．股関節関連鼠径部痛は圧痛と抵抗時痛

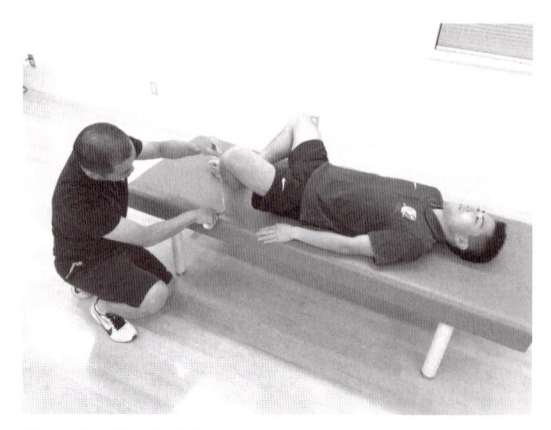

図9 ▶ BKFO テスト

anterior impingement test/BKFO テスト．BKFO テストではアスリートの股関節両側を外転・外旋位としベッド（床）までの距離の左右差を評価する．

で診断を行わず，疼痛・理学所見・画像診断を合わせて診断を行う．上記の4つの疾患概念とは診断方法が異なる．

　股関節疾患の有無を評価する徒手検査は多様であるが anterior impingement test や Bent knee fall-out（BKFO）test などは感度が高く特異度が低い検査が多い（**図9**）．股関節関連鼠径部痛を除外するには有用であるが，これらのテストのみで診断を行ってはならない．

　股関節関連鼠径部痛には寛骨臼関節唇損傷や股関節軟骨損傷が原因となるが，アスリートの股関節関連鼠径部痛の代表疾患として FAI が挙げられる．

［FAI］

　2003年に Ganz らが股関節における寛骨臼と大腿骨近位の骨形態異常に，繰り返しの股関節運動が加わり発生するインピンジメントを FAI として報告した[11]．報告当初より FAI を同定することで，今まで原因不明とされてきたアスリートの鼠径部痛を治療できる可能性を示してきている．現在，アスリートにおける FAI の治療として，インピンジメントの原因となる骨形態異常を修復するとともに，インピンジメントの結果として発生する寛骨臼関節唇損傷に対する股関節鏡手術は良好な臨床成績が報告されている[12]．しかし FAI の骨形態異常は鼠径部痛を認めないエリートアスリートに

おいて半数を超えて認められることが報告されており[13]，アスリートの FAI では骨形態と疼痛の関連や手術適応については議論の余地がある．筆者がチームドクターを務める J リーグクラブチームのメディカルチェックにおいても FAI を示唆する骨形態異常は2018年の調査において全体の58％の選手に認めている．FAI の骨形態異常を持つエリートアスリートが鼠径部痛を訴えた場合，画像検査で FAI を示唆する骨形態異常を認めたのみでその骨形態異常に疼痛との関連が少ないのにもかかわらず FAI と診断され，誤った診断のもと治療が行われてしまう可能性がある．

　そのような背景を含め，FAI に対する呼称や病態を定義した Warwick agreement が発表され，FAI は必ず症状・臨床症状・画像検査の3つを併せて診断し「FAI syndrome（FAI 症候群）」と呼ぶことが提唱されている[14]．FAI の診断に画像診断を中心とした骨形態評価は必須であるが，臨床症状を評価することが最も重要であると筆者は考える．その意味合いでも，ドーハ会議において新たな疾患概念の分類に画像診断を重要視せず，アスリートの鼠径部痛を疼痛（圧痛）と抵抗時痛のみをもって分類したことは，評価されるべきことである．

3 疼痛の原因を同定する重要性

　アスリートの鼠径部痛は疼痛の原因を同定することが非常に難しい．Warwick agreement においても関節内病変の有無を評価するのに Provocation test や局所麻酔注射（キシロカインテスト）の重要性が述べられている．筆者は疼痛部位の同定には関節内注射などのキシロカインテストを頻用している（**図10**）．X 線透視下や超音波ガイド下の疼痛部位に直接局所麻酔薬を投与することで症状の確認をし，診断と治療を行っている．アスリートの鼠径部痛の治療には機能障害の改善が重要であるが，キシロカインテストは診断だけでなく併せて治療を行うこともできるため，アスリートの鼠径部痛を診断・治療する際には念頭に置くべき検査方法である．

おわりに

　Doha agreement meeting などの功績によりアスリートの鼡径部はエビデンスを持って研究が進められている．症状と画像診断が一致しないことも多く，その診断と治療に難渋してきたが，今後，統一した疾患概念をもって治療や予防を行っていく必要がある．FAI 症候群のように疼痛・臨床症状・画像診断を組み合わせて診断を行っていくことが求められる．病態の解明は予防への第一歩であり，ドーハ分類を中心にアスリートの鼡径部を注意深く診断をして，最善の予防方法の確立を目指していくことが望まれる．

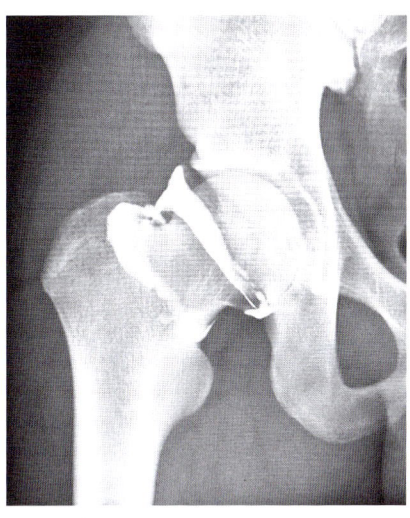

図 10　キシロカインテスト
股関節内に造影剤を含めた局所麻酔薬を注入し，疼痛の軽減を評価する．X 線透視もしくは超音波を確実に疼痛評価部位に注入し，疼痛の原因を同定する．

◆ 文　献

1）Orchard JW：Men at higher risk of groin injuries in elite team sports：a systematic review. Br J Sports Med 49：798-802, 2015

2）Walden M, et al：The epidemiology of groin injury in senior football：a systematic review of prospective studies. Br J Sports Med 49：792-797, 2015

3）Weir A, et al：Doha agreement meeting on terminology and definitions in groin pain in athletes. Br J Sports Med 49：768-774, 2015

4）Mosler AB, et al：Epidemiology of time loss groin injuries in a men's professional football league：a 2-year prospective study of 17 clubs and 606 players. Br J Sports Med 52：292-297, 2018

5）Ekstrand J, et al：Hamstring injuries have increased by 4 % annually in men's professional football, since 2001：a 13-year longitudinal analysis of the UEFA Elite Club injury study. Br J Sports Med 50：731-737, 2016

6）Branci S, et al：Radiological findings in symphyseal and adductor-related groin pain in athletes：a critical review of the literature. Br J Sports Med 47：611-619, 2013

7）山藤　崇：FAI と鑑別すべき鼡径部痛― Groin pain in athletes ―. 関節外科 36：135-141，2017

8）山藤　崇ほか：アスリートの鼡径部痛に対する診断と治療. MB Orthop 29（5）：35-43，2016

9）Muschaweck U, et al：Minimal repair technique of sportsmen's groin：an innovative open-suture repair to treat chronic inguinal pain. Hernia 14：27-33, 2010

10）Thorborg K, et al：Clinical examination, diagnostic imaging, and testing of athletes with groin pain：An evidence-based approach to effective management. J Orthop Sports Phys Ther 48：239-249, 2018

11）Ganz R, et al：Femoroacetabular impingement：a cause for osteoarthritis of the hip. Clin Orthop Relat Res 417：112-120, 2003

12）Casartelli NC, et al：Return to sport after hip surgery for femoroacetabular impingement：a systematic review. Br J Sports Med 49：819-824, 2015

13）Mascarenhas VV, et al：Imaging prevalence of femoroacetabular impingement in symptomatic patients, athletes, and asymptomatic individuals：A systematic review. Eur J Radiol 85：73-95, 2016

14）Griffin DR, et al：The Warwick Agreement on femoroacetabular impingement syndrome（FAI syndrome）：an international consensus statement. Br J Sports Med 50：1169-1176, 2016

メディカルチェックと
股関節周囲機能評価

島川朋享・Per Holmich

要点整理

　鼠径部痛のメディカルチェックについての目的，対象，時期，具体的な方法についてまとめた．シーズン前に行うメディカルチェックで，各選手の発生リスクを把握したうえで，シーズン中に経時的にメディカルチェックを行うことにより，鼠径部痛を早期発見し予防に導くことが重要である．

はじめに

　鼠径部痛は，複数のスポーツにおける「time loss injury＝休む原因となる障害」として多く報告されている．なかでもサッカー選手の障害としての報告が非常に多く，カタールのプロサッカーリーグ1部・2部で行われた2年間の前向き観察研究においては，5人に1人のサッカー選手が鼠径部痛を経験し，すべての「time loss injury」の18％が鼠径部痛であったと報告されている[1]．平均的な復帰（試合や練習への参加）期間は10日程度であったが，18％が28日以上かかったことから，復帰までも長期間を要することも特徴的であり[1]，このことからもスポーツ障害の中でも鼠径部痛を特に予防することが重要である．

　2014年にカタール，ドーハにあるAspetar病院を中心に世界中の鼠径部痛の専門家達を呼んで行われた会議で「Doha agreement」による新たな分類が提唱され，鼠径部痛は

① 長内転筋関連の鼠径部痛 adductor-related groin pain
② 鼠径部関連の鼠径部痛 inguinal-related groin pain
③ 腸腰筋の鼠径部痛 iliopsoas-related groin pain
④ 恥骨関連の鼠径部痛 pubic bone-related groin pain
⑤ 股関節関連の鼠径部痛 hip-related groin pain

に分類された．

　現在は，Doha分類を中心に疫学調査も積極的に行われるようになり，なかでも最も頻度の高いadductor-related groin painに関しては北欧を中心に予防プログラムの介入も行われ，その内容も確立されつつある[2]．本項では，鼠径部痛のメディカルチェックについてのその目的や方法を述べるとともに，筆者が勤務したカタールのAspetar病院で行われているメディカルチェックなどについて紹介する．

1 経験知

　スポーツの現場で経験する鼠径部痛診療の難しさの1つに，疼痛や障害を抱えながらもプレーのできる選手にどのようなアプローチをするか，という問題がある．重症例と判断した場合には早期に競技の中止を行う必要がある．軽症もしくは中等症の診療は非常に難しいが，同時にそれはスポーツドクター，PTさらにトレーナー達にとっては腕の見せどころになるかもしれない．

　チーム状況，時期，さらに選手のバックグラウンド，などの詳細な病歴聴取から診察，画像検査を行い鑑別診断を考慮したうえで，まずは的確な診断を行うことが必要である．Doha分類でも病歴と診察所見のみで診断までいたることからも，画像所見にばかりとらわれないことが重要である．

治療方針や練習メニューについては，受傷選手の障害の内因子や外因子を特定しながら，監督，コーチ，PT，トレーナーたちと密に連携し，それらを決定していく過程はスポーツドクターの大切な役割である．

また現場のトレーナー達からは，股関節周囲筋群における筋力の評価や数値化が非常に難しいが，極端な筋力のアンバランスが疾患へとつながる印象がある，という意見もあった．このような現場の視点とドクターの意見とを掛け合わせることで今後さらに新しい知見も得られていくであろう．ここに記載したメディカルチェック項目が実際の現場で活用していただければ幸いである．

2 メディカルチェックの目的

メディカルチェックの目的としては3つのことが考えられる．

1. シーズン前に，鼠径部痛の症状はないが，今後シーズン中に発症のリスクがある選手を抽出すること．選手個々の鼠径部痛発生のリスクを知ること．
2. シーズン前に，将来的に鼠径部痛を発症したときの復帰時の目安を設けること（正常時の筋力や関節の可動域を調べることで，競技復帰の判断基準の目安となる）．
3. シーズン中に，試合や練習などを休むほどの症状はないが，鼠径部痛のある選手を抽出すること，つまり早期発見である．

3 メディカルチェックを行う対象

あらゆるスポーツが対象となりうるが，鼠径部痛が最も多く報告されているスポーツの1つはサッカーである．その理由としてサッカーは走る量や方向転換の動作が多く，さらにキック動作が加わるスポーツであるから，と考えられる[3]．その他にも同じような特徴を持つラグビー，アメリカンフットボール，またアイスホッケーや陸上選手（特に中距離の選手）でも生じやすいため，これ

らのスポーツ選手はより対象となる[3]．

また年齢や成長段階などについても考慮し，筋腱損傷と診断する前に鼠径部痛の5つの鑑別のみならず，常に剥離骨折や疲労骨折，骨端症，さらには腫瘍なども想定すべきである[4]．

4 メディカルチェックを行う時期

シーズン始めとシーズン中に複数回行うことが望ましい．

一般的にメディカルチェックはシーズン前に行うことが多い．しかし，筆者はシーズンの途中にもメディカルチェックを行い，鼠径部痛発症のチェックを継続する必要性があると考える．

その理由として鼠径部痛は「overuse injury：受傷起点がはっきりとしない，徐々に生じてくる慢性の障害」であることが多く，その特徴として，たとえ発症したとしても「time loss injury」とはならずに，プレーの継続が可能であるからである[5]．

しかし，症状を抱えながらプレーを継続することで鼠径部痛は増悪し，パフォーマンスを下げる原因となる[6]．

実際の現場でもシーズン中に選手たちに鼠径部痛が発症したとしても，監督やコーチ，メディカルスタッフに訴えることがなく経過していることもある．レベルが高く，ドクターやトレーナーが常駐しているチームであれば早期に発見することができるかもしれないが，早期発見が行われなければ，鼠径部痛は徐々に重症化し，プレーが継続できなくなってから病院に受診することも多く経験する．

Harøyらは鼠径部痛を訴えるもののプレーを継続できる選手は多く，その数は，結果としてプレーを休むこととなった鼠径部痛の3倍であると報告している[7]．このことから，鼠径部痛で病院を受診する選手は氷山の一角であり，実際にはもっと多くの選手が鼠径部痛の症状や発生のリスクを抱えていると思われる．以上より鼠径部痛を早期に発見するためにはシーズン中でも，メディカルチェックを行うことが重要である．

IV

股関節痛

5 メディカルチェックを行う項目：鼡径部痛のリスクファクター

1 既往歴

あらゆるスポーツにおける，障害の大きなリスクの1つが既往歴である．そのため，過去に鼡径部痛を生じたことがあるかどうかは重要な質問である．既往がある場合には2倍以上のリスクがあると報告されている[3,8]．

2 性 別

一般的に男性は女性よりも罹患率が高く，特にエリートサッカー選手の場合で，男性は女性と比較して3倍のリスクがある[7]．

3 利き足

サッカー選手において利き足は，非利き足よりも発症率が高いという報告がある[1]．

4 年 齢

18歳以上のサッカー選手を対象とした研究では，サッカーのレベルには影響しないとされる[7]．

5 HAGOS（The Copenhagen hip and groin outcome score）

患者立脚型の評価で，特にサッカーと関連した股関節と鼡径部痛の障害の重症度と機能について尋ねた質問表である．現在，英語版のみであるが，過去1週間の股関節や鼡径部痛についての質問（症状・硬さ・痛み・可動域・日常生活・スポーツ・QOLなどについて，37の質問があり，約10〜15分程度かかる．）である[9]．

6 痛み誘発テスト（adductor squeeze test, Copenhagen five-seconds squeeze test[10]）

Engebretsenら[8]はadductor squeeze testをシーズン前に行い，筋力の低い群が優位に鼡径部痛の新たな発症と関連していることを示した．

また，Thorborgら[10]が提唱したCopenhagen five-seconds squeeze testは，シーズン中に選手をモニターするのに有用である．HAGOSなどを用いて毎回アンケートの実施を行うのは煩雑であり，実用的ではない．その点このテストはたった

の5秒間で実施ができる．選手が痛みを0〜10で評価し，それを信号の色に分けることで，簡単に重症度を評価できるという優れたテストである．また，このテストはHAGOSの成績との関連性も示している．痛みを10段階で表し，0〜2であれば青信号，3〜5であれば黄信号，6〜10であれば赤信号と分類する．青信号であれば，問題なくプレーは続行してもよいが，黄信号の場合は要注意となり，プレーを行う前に医師による評価や診察を必要とする．赤信号の場合はプレーを禁止し，医師による評価や診察を必要とする．

7 股関節の可動域制限（BKFO（bent knee fall out）：開排制限）

BKFOは股関節を屈曲，外転，外旋させた状態で股関節の開排制限をみたもので，制限が強い場合には鼡径部痛と関係していることが2つの質の高い研究によって報告された[3]．

8 股関節の筋力テスト（股関節屈曲・伸展・内転に対しての抵抗）

股関節屈曲の筋力が強いほうが鼡径部痛との関連性があるというエビデンスはあるが，外転，内転，伸展などの筋力テストには関連性はないという報告がある[3]．しかし，鼡径部痛は重症化していく過程で周囲筋の筋力低下や拘縮が生じることもあるため，股関節周囲筋力の評価は重要であると考える．

9 体幹筋力（求心性の背筋筋力と遠心性の腹筋筋力の比）

Moslerら[3]のsystematic reviewによるといくつかの研究はそれぞれが異なった筋肉や，異なった筋肉の出力方法を使用し，また腹横筋や内外腹斜筋などの筋電図をみた研究もあるが，総じて体幹機能と鼡径部痛の関係性に強いエビデンスがあると報告している．なかでも求心性の背筋筋力が弱く，遠心性の腹筋筋力が強い場合，もしくはその逆に求心性の背筋筋力が強く，遠心性の腹筋筋力が弱い場合には明らかに鼡径部痛の発症のリスクになったと報告している．

10 画 像

X線検査では，Cam，Pincerや股関節内の変形といった病変を確認でき，MRIでは，骨髄浮腫の

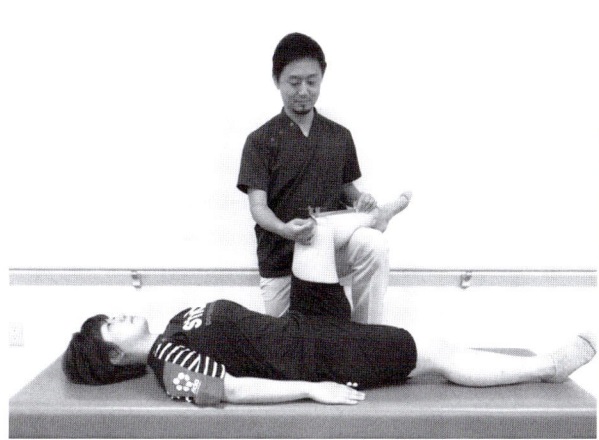 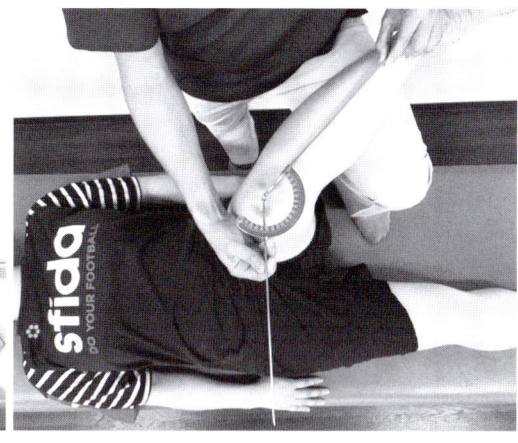

図1 股関節内外旋の可動域

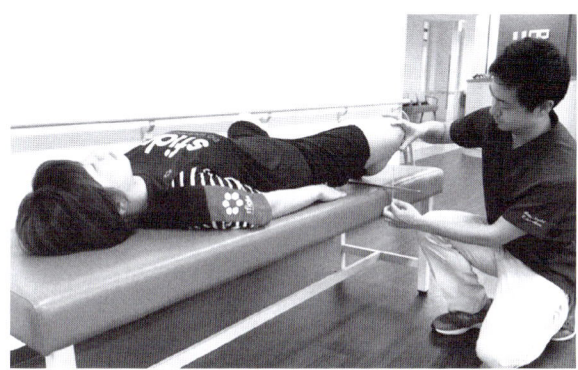 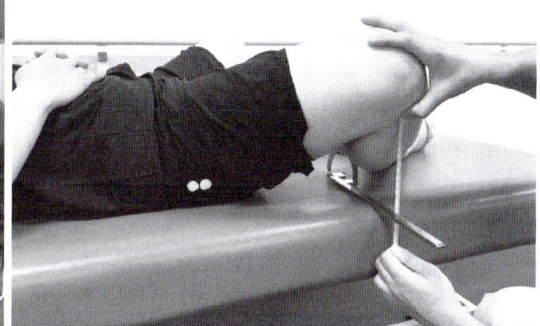

図2 bent knee fall out（BKFO）

有無や secondary cleft sign（線維軟骨と腱付着部との間に見られる裂け目）などの確認ができる[3]. ただし画像所見はあくまでも一つの所見であり，常に病歴と身体診察の所見をあわせて総合的に判断する必要がある．また実際にはメディカルチェックで画像検査まで行うのはさまざまな理由から難しいかもしれない．

　以上のリスクファクターを考慮してメディカルチェックを行う必要があると思われる．

6 メディカルチェックの実際の方法

　ここでは実際のメディカルチェックの方法について紹介する．メディカルチェックとして問診もしくは，アンケートと診察によるチェックの2つ

に分けられる．

・問診もしくはアンケートとしてチェックする項目は上記の記載通り，HAGOS を用いて行う．
・股関節内外旋の可動域：仰臥位で，膝関節90°屈曲，股関節90°屈曲で行う．角度計を，骨盤の両上前腸骨棘を軸に，膝蓋骨を中心に置き，脛骨の軸との角度を測定する．最大内旋，最大外旋，それぞれを2回測定し，平均値を記録する（図1）．
・BKFO：仰臥位で膝関節90°屈曲，股関節45°屈曲，両足の足底部を合わせる．選手は足底部を合わせた状態で，開排していく．検者は少し開排を手助けし，リラックスし最大開排できているかを確認する．床と腓骨頭の距離を測定し，これを両側で行う（図2）．

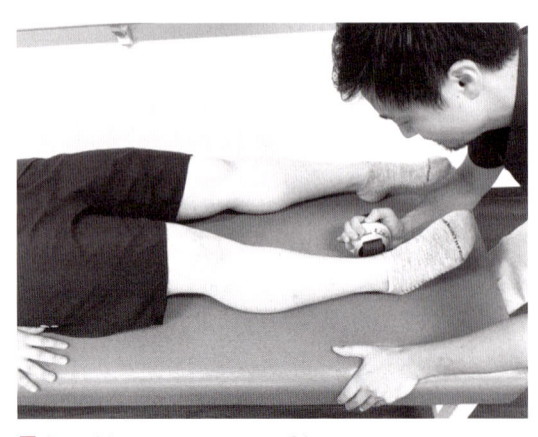

図 3 ▶ adductor squeeze test 0°

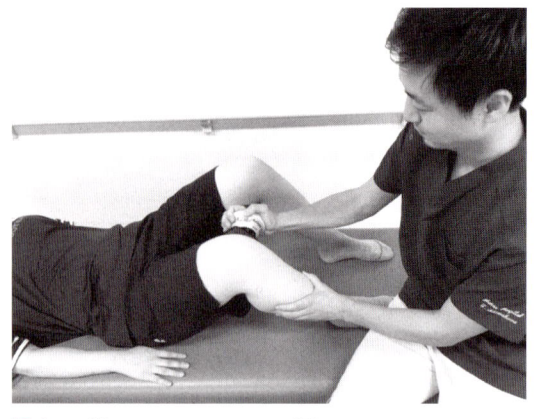

図 4 ▶ adductor squeeze test 45°

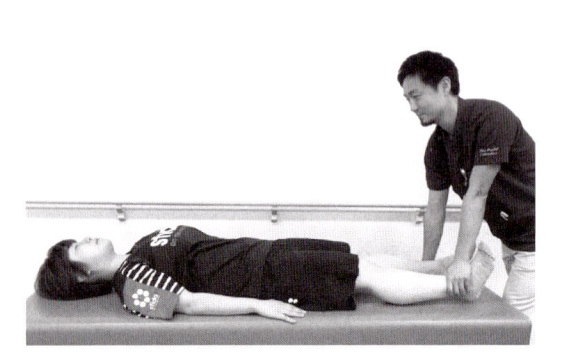

図 5 ▶ 股関節屈曲 0°での抵抗テスト

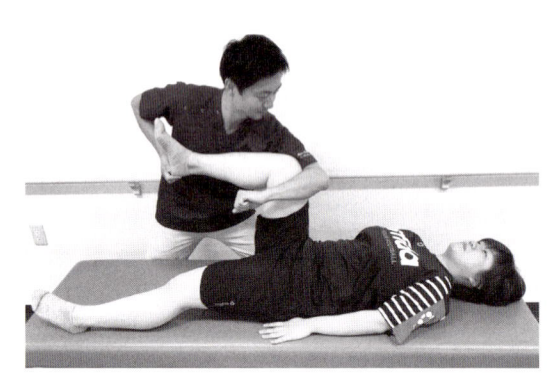

図 6 ▶ 股関節屈曲 90°での抵抗テスト

［筋力測定の実際］

- adductor squeeze test 0°：handheld dynamometer を用いて isometric adductor strength の筋力を測定する．選手は，仰臥位の状態で，最大の力で内転させる．検者は内果の 5 cm 近位に handheld dynamometer を設置し，内転に対する抵抗を測定する．10 秒間の休憩を置いて左右それぞれで 2 回ずつ測定し，より強い抵抗力の値を記録する[8]（**図 3**）．また最近では groin bar と呼ばれる筋力の測定器も開発され，handheld dynamometer と比較すると簡便で，固定されているためにより正確に計測できるといわれている．

- adductor squeeze test 45°：仰臥位，股関節 45°屈曲，ベッドに足底がついた状態で両膝の間に handheld dynamometer を持った手を置く．選手は最大の力で内転する．この時に足や骨盤が浮かないように注意する．NRS pain scale（0〜10）で疼痛部位も記録する．以上を左右それぞれで行う[7]（**図 4**）.

- 股関節屈曲 0°での抵抗テスト：ベッドに仰臥位になり下肢をまっすぐにした状態でさらに股関節を屈曲してもらう．検者は足関節に手を置き，抵抗を与える（**図 5**）.

- 股関節屈曲 90°での抵抗テスト：選手はベッドに仰臥位になり，股関節・膝関節をそれぞれ 90°屈曲した状態でさらに股関節を屈曲してもらう．検者は選手の大腿部遠位を腕で抱え込み，抵抗を与える（**図 6**）.

- Copenhagen five-second squeeze test：仰臥位で，軽度両股関節を外転させる．その両足関節の間に検者の前腕を置き，最大内転させる．これを 5 秒間継続し，0〜10 で疼痛の評価を行う（**図 7**）.

おわりに

　股関節や鼠径部痛の機能評価も含めたメディカルチェックについて，目的，対象，時期，具体的な方法などについて述べた．シーズン前に行うメディカルチェックでリスクを把握し，個々に予防的プログラムを導入し，またシーズン中のメディカルチェックを繰り返すことで早期に鼠径部痛を発見することが重要である．ここ数年でこの分野は飛躍的な成長を遂げたが，頻度が高いことから分類の中でも adductor longus related groin pain に関連したものばかりで，他の鼠径部痛に関しての研究は多く行われていない．

　今後もスポーツ医学の分野は目覚ましい発展を遂げていくであろう．その中で我々も世界のスポーツ医学の現状を知る必要があり，そのためには日々の研鑽が当然必要となる．他の鼠径部痛についてもリスクや予防の研究が行われ，世界中の人がサッカーをはじめとした多くのスポーツを鼠径部痛やその他の障害なく楽しむことを期待したい．

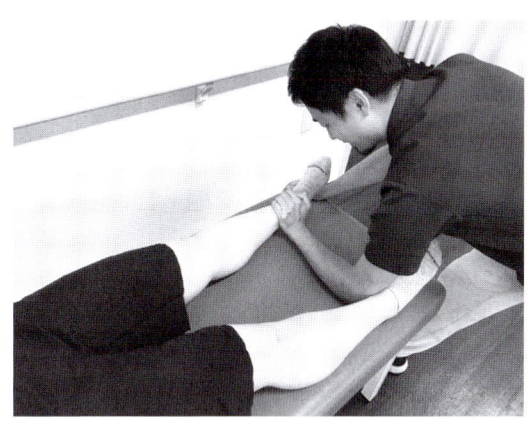

図7 ● Copenhagen five-second squeeze test

◆ 文　献

1) Mosler AB, et al：Epidemiology of time loss groin injuries in a men's professional football league：a 2-year prospective study of 17 clubs and 606 players. Br J Sports Med 52：292-297, 2018
2) Harøy J, et al：The Adductor Strengthening Programme prevents groin problems among male football players：A cluster-randomised controlled trial. Br J Sports Med 53：145-152, 2019
3) Mosler AB, et al：Which factors differentiate athletes with hip/groin pain from those without? A systematic review with meta-analysis. Br J Sports Med 49：810, 2015
4) Weir A, et al：Doha agreement meeting on terminology and definitions in groin pain in athletes. Br J Sports Med 49：768-774, 2015

5) Clarsen B, et al：Development and validation of a new method for the registration of overuse injuries in sports injury epidemiology：The Oslo Sports Trauma Research Centre (OSTRC) Overuse Injury Questionnaire. Br J Sports Med 47：495-502, 2013
6) Waldén M, et al：The epidemiology of groin injury in senior football：A systematic review of prospective studies. Br J Sports Med 49：792-797, 2015
7) Harøy J, et al：Groin problems in male soccer players are more common than previously reported. Am J Sports Med 45：1304-1308, 2017
8) Engebretsen AH, et al：Intrinsic risk factors for groin injuries among male soccer players：A prospective cohort study. Am J Sports Med 38：2051-2057, 2010
9) Thorborg K, et al：The Copenhagen Hip and Groin Outcome Score (HAGOS)：development and validation according to the COSMIN checklist. Br J Sports Med 45：478-491, 2011
10) Thorborg K, et al：Copenhagen five-second squeeze：A valid indicator of sports-related hip and groin function. Br J Sports Med 51：594-599, 2017

◆ 執筆協力者

山藤　崇・Zarco Vuckovic・Andrea Serner・知念由磨・岡野　智・中村立一

IV
股関節痛

MRI による鼠径部痛・股関節痛のスクリーニング

神戸裕一

要点整理

鼠径部痛や股関節痛の診断に，単純 X 線検査や骨形態評価は必須である．しかし，アスリートの鼠径部痛においては，股関節周囲筋群を中心とした軟部組織損傷の評価や単純 X 線検査では描出できない骨内病変の評価が重要となる．アスリートの鼠径部痛の原因となる器質的疾患を MRI 検査により診断する方法を述べるとともに，病変やリスクファクターを見逃さないための工夫について解説する．

はじめに

鼠径部痛や股関節痛のスクリーニング検査は単純 X 線検査が基本であるが，アスリートの鼠径部痛において単純 X 線検査のみでは器質的疾患を同定できないことも多い．器質的診断がつかないまま，機能改善を目指した理学療法などによる治療を行うことは病態の悪化や遷延化のリスクとなる．近年，MRI の普及に伴い，従来の単純 X 線検査や CT 検査で描出できない骨髄浮腫（bone marrow oedema：BMO）や筋損傷に伴う出血や浮腫性変化などを描出することが可能[1]になるとともに，MRI の精度向上に伴い関節唇損傷などの診断技術が向上した．

本項ではアスリートの鼠径部における器質的疾患を早期に同定するために必要な MRI の撮影方法とその工夫について述べるとともに，撮影および診断時のピットフォールなどについて解説する．

1 MRI 検査のオーダー方法

MRI 検査の撮像範囲や撮像シーケンスは，医療機関ごとに部位別で撮像方法が決められており，股関節での撮像プロトコールは一定であることが多い．しかし部位別に決められている撮像方法は，すべての疾患に対応できるものではなく限られた

検査時間の中でいかに効率よく部位ごとに考えられる疾患の拾い上げができるかといったものでしかない．したがって疾患によっては，撮像した画像に病変が入りきっていないことや，分解能の高い撮影を求めていたが画像を見ると低分解能だったといったケースもある．そのため依頼医は MRI 検査をオーダーする際に，どれくらいの範囲まで見たいのか，どういった疾患を疑っているのかを撮像者に伝える必要がある．MRI 検査は単純 X 線検査と異なり，オーダーしてすぐに検査ができるわけではないため，同部位の追加撮像を行うのは困難である．1 回の検査で，確実に評価できる画像を得られる工夫が必要となる．MRI 検査依頼表の 1 例を図に示す（**図 1**）．

2 撮像範囲と撮像断面の選択

当院はアスリートをターゲットとした撮像方法を 2 種類作成し，適宜使い分けを行っている．股関節内を詳しく観察することを目的とした撮像シーケンス（**表 1**）と，股関節よりも広い範囲の観察を目的とする広範囲評価用の撮像シーケンス（**表 2**）になる．ここから患者の疼痛部分に応じ，適宜撮像範囲の位置を変えている．

股関節疾患用のシーケンスは，股関節の器質的

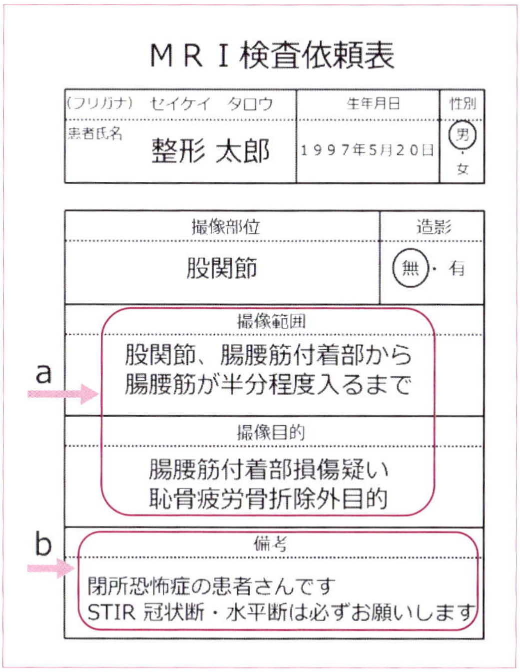

図1 MRI検査依頼表の1例
a 撮像範囲・目的などから，撮像シーケンスや撮像視野の設定が可能となる．
b 閉所恐怖症などの患者情報もあると，撮像するシーケンスの順番を撮像者が工夫し最低限の必要な画像を得ることができる．

表1 股関節疾患用撮像シーケンス

撮像断面	撮像シーケンス	撮像視野／スライス厚／スライス間隔／スライス枚数
冠状断	STIR画像	360 [mm]／4.0 [mm]／0.8 [mm]／24枚
冠状断	T1強調画像	360 [mm]／4.0 [mm]／0.8 [mm]／24枚
冠状断	T2*強調画像	360 [mm]／4.0 [mm]／0.8 [mm]／24枚
矢状断	STIR画像	360 [mm]／5.0 [mm]／1.5 [mm]／49枚
水平断	STIR画像	360 [mm]／4.0 [mm]／0.4 [mm]／30枚
水平断	T2強調画像	360 [mm]／4.0 [mm]／0.4 [mm]／30枚
水平断	T1強調画像	360 [mm]／4.0 [mm]／0.4 [mm]／30枚

表2 広範囲疾患用撮像シーケンス

撮像断面	撮像シーケンス	撮像視野／スライス厚／スライス間隔／スライス枚数
冠状断	STIR画像	400 [mm]／6.0 [mm]／1.8 [mm]／25枚
冠状断	T1強調画像	400 [mm]／6.0 [mm]／1.8 [mm]／25枚
矢状断	STIR画像	400 [mm]／6.0 [mm]／1.8 [mm]／49枚
水平断	STIR画像	400 [mm]／6.0 [mm]／1.8 [mm]／35枚
水平断	T2強調画像	400 [mm]／6.0 [mm]／1.8 [mm]／35枚
水平断	T1強調画像	400 [mm]／6.0 [mm]／1.8 [mm]／35枚

疾患を評価するためのシーケンスである．大腿骨頭，臼蓋，恥・坐骨，関節唇のスクリーニングが主な目的となる．撮像範囲は股関節周囲に絞り（**図2**），スライス厚は4mm程度に設定している．それに対して広範囲用の撮像シーケンスは，周辺筋肉の評価も行うものとなる（**図3**）．アスリートの訴えから筋付着部の損傷を第一診断としたが，撮像した画像を見てみると広範囲に筋損傷がある場合や疑ったものと違う筋肉・骨に病変があることも多く見られる．そういった場合は広範囲の観察が必要になることを考慮し，スライス枚数の増加や撮像視野を広くしたシーケンスで撮像することにより見落としの少ない画像が得られる．スライス厚は6mm程度にし，皮下が入るように撮像している．

撮像断面は，3方向両側撮像されているのであれば疾患の見落としの減少が見込める．しかし撮像断面を多くすると，撮像時間が長くなり検査のスループットが悪化してしまう．そこで極力，疑う疾患によって撮像断面の設定を変えるのが望ま

しい．股関節周囲の疾患は冠状断と水平断の2方向のみで十分な場合が多いが，筋肉関連の損傷や裂離骨折などを疑う場合は，STIR画像だけでも矢状断を追加することで頭尾方向にどれだけ滲出液・出血があるのかが判断しやすくなる（**図4**）．

3 撮像シーケンスの選択

MRIはさまざまな撮像シーケンスがあるが，シーケンスごとに得意とする評価部位が異なる．

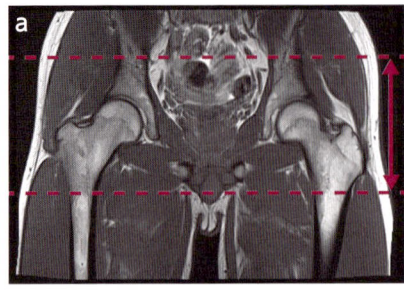
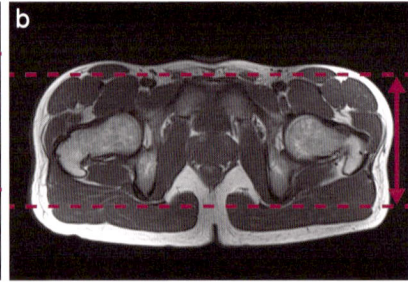

図2 ▶ 股関節疾患用撮像シーケンスの撮像範囲
a　水平断の撮像範囲．下前腸骨棘から恥骨まで．
b　冠状断の撮像範囲．恥骨から坐骨まで．

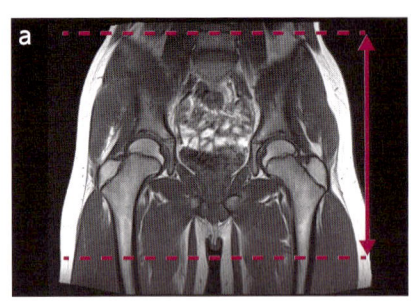
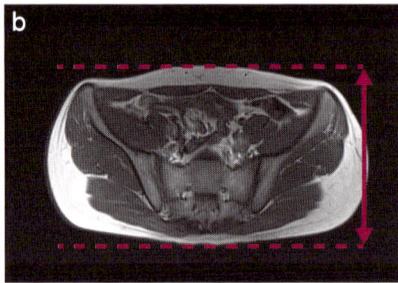

図3 ▶ 広範囲疾患用撮像シーケンスの撮像範囲（下前腸骨棘裂離骨折疑い）
a　水平断の撮像範囲．腸骨稜から大腿四頭筋近位まで．
b　冠状断の撮像範囲．腹側から殿部の皮下まで．

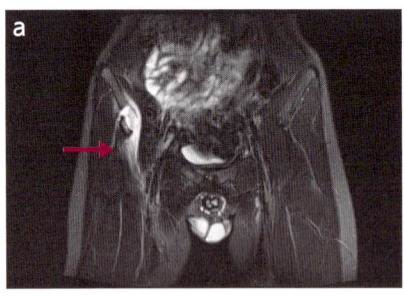
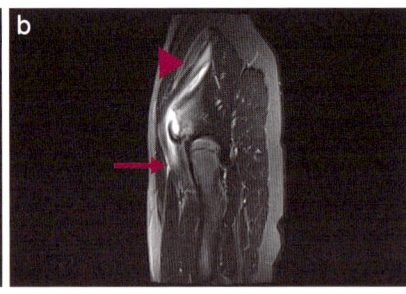

図4 ▶ 撮像断面の違いによる頭尾方向の出血の描出能の差
a　STIR画像冠状断．下前腸骨棘の裂離骨折により，尾方向に出血が広がっている（矢印）．
b　STIR画像矢状断．尾方向の出血に加え（矢印），頭方向にも出血が広がっているのが一目でわかる（矢頭）．

表3 ▶ シーケンスごとの評価の得意部位

シーケンス名	得意とする部分
T1強調画像	骨皮質・骨髄質の評価，液体・腫瘤の評価，軟部組織の形状評価
T2強調画像	液体・腫瘤の評価，軟部組織の形状評価，軟骨評価，靱帯評価
STIR画像 脂肪抑制T2強調画像	炎症などの滲出液・浮腫性変化の同定（特に脂肪に隠れている所），骨髄浮腫の同定
脂肪抑制プロトン密度強調画像	軟骨評価，靱帯評価，関節唇・半月板評価
T2*強調画像	軟骨評価，靱帯評価，筋腱評価，関節唇・半月板評価，石灰沈着の評価，ヘモジデリンの存在評価
脂肪抑制T1強調画像	脂肪と血腫の鑑別，造影後は脂肪に隠れた所の造影効果の評価

（文献2より引用）

そこで整形分野のMRIで一般的に使われるものの中から，大まかにどのような部分を評価するためのものなのかシーケンスごとにまとめた（**表3**）[2]．実際の臨床ではここで記載したもの以外にも多種多様なシーケンスを使用しているが，ここでは機種依存の少ないシーケンスのみを記載している．

撮影する部位や疾患によって評価しやすいシーケンスは異なるが，アスリートを対象とした股関

図5▶ 脂肪抑制T2強調画像とSTIR画像の脂肪抑制効果の違い
a 脂肪抑制T2強調画像．脂肪の信号が消えていない部分が皮下出血のように見えてしまう（矢印）．
b STIR画像．脂肪部分は均一に抑制されている（矢印）．

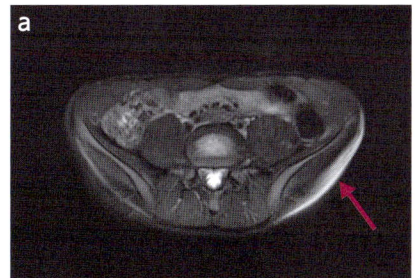
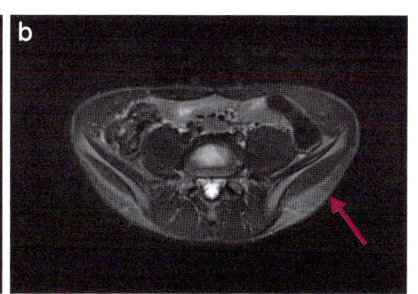

節領域での評価で必要になる部分は，骨・筋腱・筋肉・関節唇である．その中でもBMOや筋損傷に伴う出血や滲出液の評価が一番行いやすいSTIR画像，または脂肪抑制T2強調画像は必須シーケンスとなる．脂肪抑制T2強調画像はSTIR画像に比べ，信号雑音比が高いためノイズの少ない画像が得られるが，撮像視野が広い場合などでは脂肪抑制効果が不均一になるため，かえって評価が難しくなる場合もあるので注意が必要である（図5）．よって，自施設がどの脂肪抑制法を用いて撮影しているのかを把握しておく必要がある．

その他，筋腱などの軟部組織や骨の形態評価の可能なT1強調画像も重要である．関節唇損傷が疑われる場合には，T2*強調画像や脂肪抑制プロトン密度強調画像で評価を行う（図6）．

最近では関節唇の放射状撮影も，多くの施設で取り入れられるようになった．大腿骨頚部を中心としそこを軸に放射状に2Dで撮影する方法と，股関節唇を十分に含めた範囲を3Dで撮影し，多断面再構成法にて放射状にしたもので観察する方法がある（図7）．3D撮影法は，撮影時間が長くなることや多断面再構成法を行った際にぼやけてしまうなどのデメリットもあるが，観察者の見たい角度で再構成できるメリットは大きい．

また，MR関節造影（MR arthrography）は通常のMRIよりも正確に関節唇を評価できるといわれている[3]が，侵襲的になってしまうことや本邦では保険適用外であることなどにより，限られた施設でしか施行されていない．また，3.0Tの単純MRIと1.5Tの関節造影は描出能に差がないとの報告もある[4]．

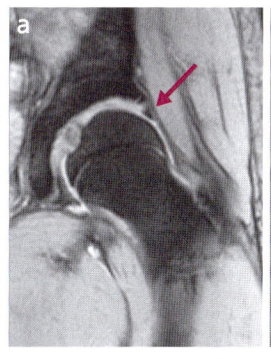
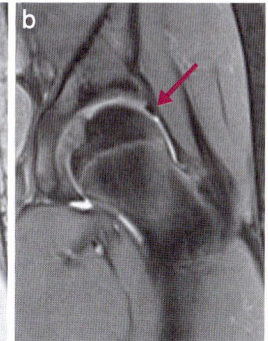

図6▶ 関節唇のMRI画像
a T2*強調画像．正常関節唇が描出されている（矢印）．
b 脂肪抑制併用プロトン密度強調画像．T2*強調画像よりも関節液を高信号にすることが可能であるが，撮影時間が長くなる傾向がある．正常関節唇が描出されている（矢印）．

4 異常像と間違えやすいもの

STIR画像で高信号のものとしてBMOや出血・滲出液などがあるが，その他に血管内の血液も高信号となる．ただしMRIでは，血流や脳脊髄液など常に動いているものは信号が消える現象（flow void効果）もしくは信号が増強する現象（in flow効果）が起きる．詳しい原理は成書を参照していただきたい．ここで大事なことはflow void効果とin flow効果は撮像パラメータと血流の速度に依存することである[5]．つまり，血流の速度によって血管は無信号から高信号までさまざまな信号となる（図8）．

in flow効果による血管の信号を目立たなくする方法として，可変フリップ角を使用した3Dの脂肪抑制T2強調画像を撮影することも有用である[6]．3Dによる撮影方法の使用目的はもともと多断面再構成法を用い観察者の見たい断面を作成す

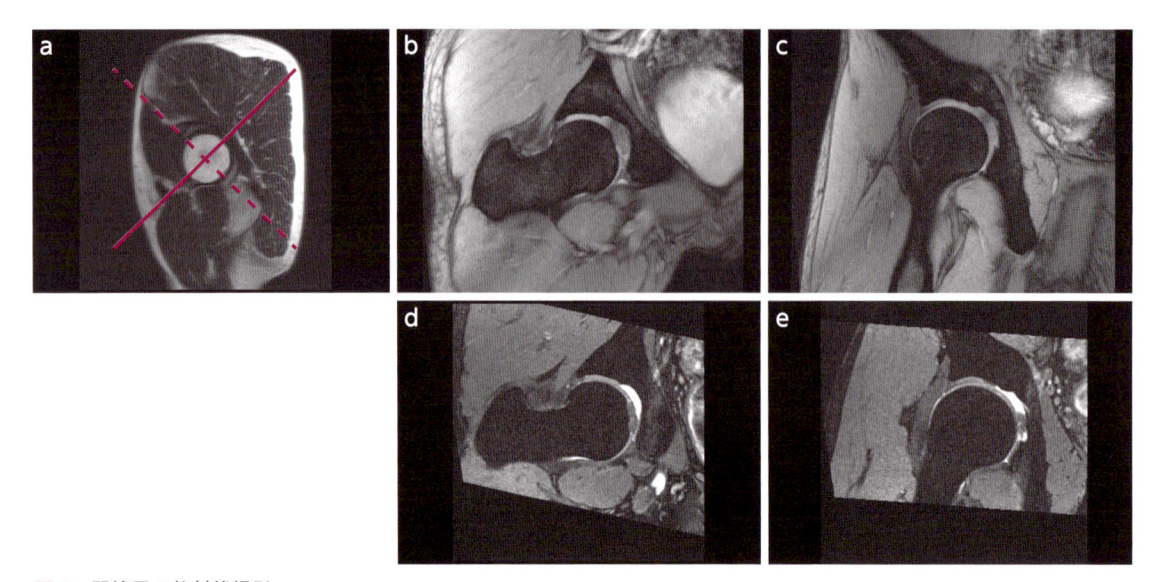

図 7 ▶ 関節唇の放射状撮影
a　撮像断面の位置決め画像．b, d の断面（実線）．c, e の断面（破線）．
b, c　2D で放射状撮影した画像
d, e　3D で撮影したものを放射状に再構成した画像

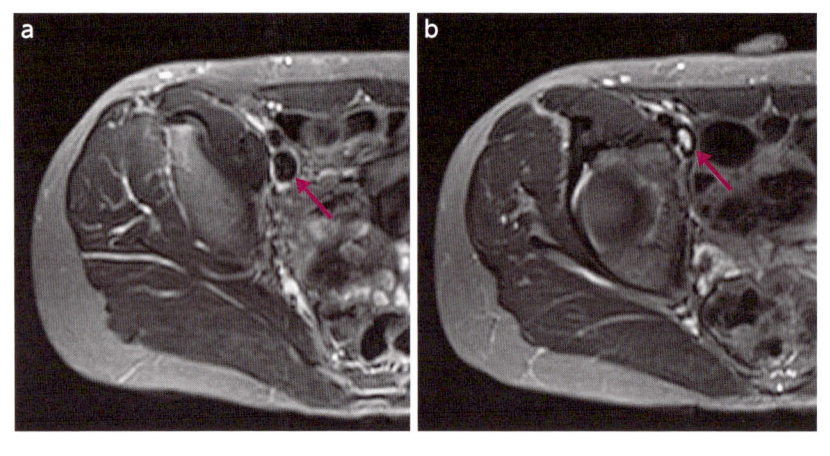

図 8 ▶ 血流速度の違いによる血管内信号の変化
a　flow void 効果により大腿静脈が無信号（矢印）．
b　左右方向に走行している部分の流速が遅くなったため，flow void 効果が消失し高信号に描出されている（矢印）．

るためであるが，可変フリップ角を使用することによって，血管内の位相分散が大きくなり，その結果血管内の信号を目立たなくすることが可能である（**図 9**）.

また，血管の拍動による偽像（フローアーチファクト）や腹部の動きによる偽像（モーションアーチファクト）にも注意が必要である．この二つの偽像は，一定の間隔で出現することと一方向にのみ偽像が出るので同定は容易であるが，病変と重なった場合に正確な評価が困難となる．近年，フローアーチファクトやモーションアーチファクト

を抑制するテクニック（**図 10**）も増えてきているので，自施設でのシーケンスを再度見直してみることを推奨する．

その他，赤色骨髄の残存や再転換も BMO や骨腫瘍様の信号となるため，鑑別が必要となる．特にマラソンなど，酸素消費量の激しいスポーツ選手は再転換の可能性も考慮して画像を見る必要がある．骨は成人になるにつれて赤色髄から黄色髄に変化していくため，STIR 画像で低信号を示すが，赤色骨髄の場合は水成分が多いため STIR 画像で低信号とならない．この場合，gradient echo

図9 撮影方法の違いによる血管の描出能の差
a 2D STIR 画像. 出血部分（矢頭）と血管（矢印）はほぼ同じ信号.
b 可変フリップ角を用いた3D脂肪抑制T2強調画像. 血管の信号が消失しているため（矢印）, 出血部分の範囲の同定が容易である.

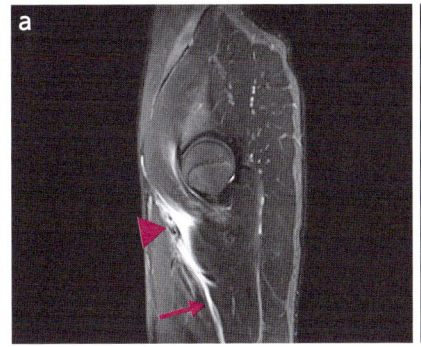
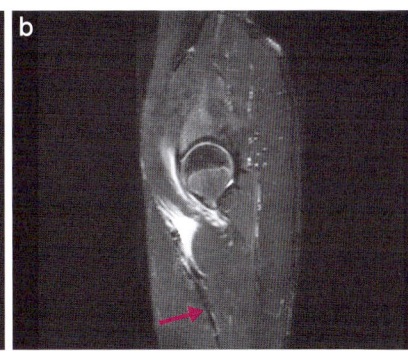

図10 フローアーチファクト軽減シーケンスと通常のシーケンスの比較
a STIR画像. フローアーチファクトが見られる（矢印）.
b BLADE法を使用したSTIR画像. 撮影時間は延長するがaに見られるようなフローアーチファクトは見られない.

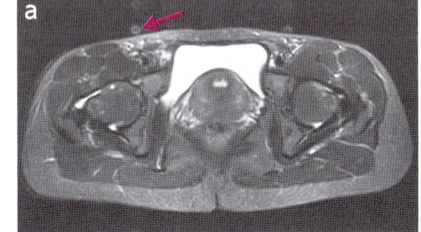
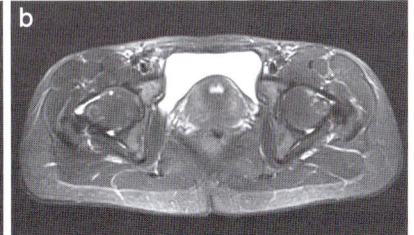

図11 シーケンス別 赤色骨髄の信号
a STIR画像. 赤色骨髄が高信号に描出されている（矢印）.
b T1強調画像. 赤色骨髄が低信号に描出されている（矢印）.
c T1強調画像 in phase 画像. bと同じように低信号に描出されている（矢印）.
d T1強調画像 out of phase 画像. 黄色骨髄の部分はcと同じような信号であるが（矢頭）, 赤色骨髄は信号が低下している（矢印）.

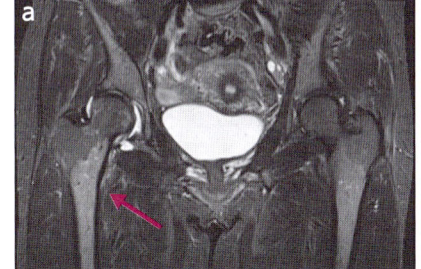
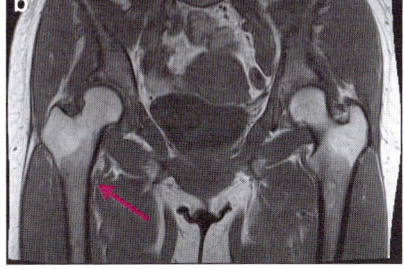
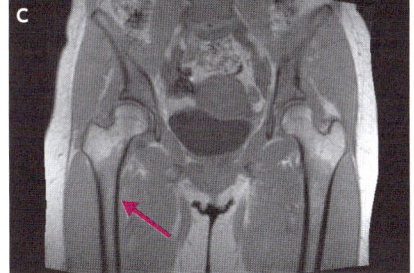
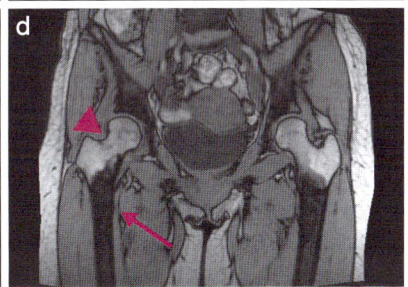

法による in phase 画像と out of phase 画像の同時撮影を撮影オーダーに含めるようにするとよい[7]. 黄色骨髄は in phase 画像と out of phase 画像で信号強度は変化しないが, 赤色骨髄は in phase 画像よりも out of phase 画像の信号が低下する（**図11**）.

5 フォローアップ検査の画像の信号変化

早期の疲労骨折など BMO があった場合, STIR 画像で高信号, T1強調画像で低信号となるが, 適切な競技休止を行った場合, 骨髄と等信号へと変化していく（**図12**）. アスリートを診療する場合,

IV 股関節痛

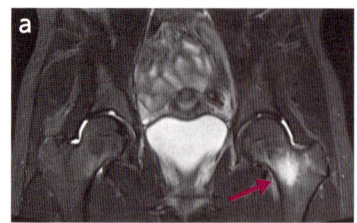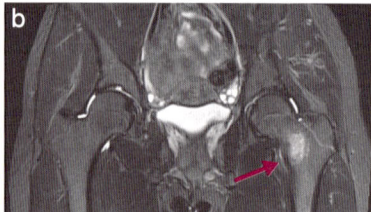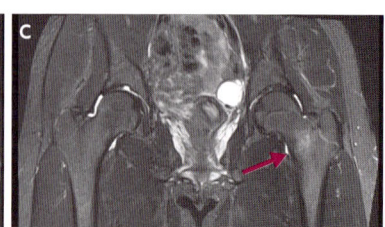

図 12 ▶ 疲労骨折のフォローアップ検査での信号変化
a 初回検査．STIR 画像で左大腿骨頚部に BMO が見られる（矢印）．
b 1ヵ月後のフォローアップ検査．高信号部分が少なくなっていることから治癒過程にあると考えられるが，競技復帰はできないと判断．
c 2ヵ月後のフォローアップ検査．高信号部分が目立たなくなり，痛みも消失していることから，練習に復帰可能と判断．

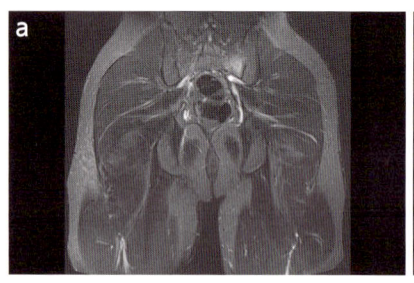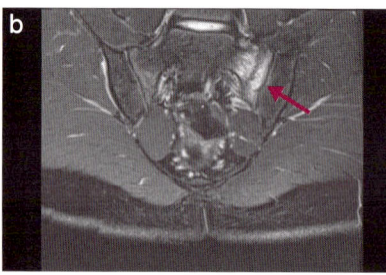

図 13 ▶ 左ハムストリング付着部損傷疑いで撮影した MRI 画像

a ハムストリング付着部に損傷は同定できない．
b 角度を変えて撮影したもの．仙骨左側に疲労骨折がある（矢印）．a にも描出されている．

可能な限り早く試合や練習に復帰させる必要があるが，再発をいかに防ぐかも重要となる．早期で発見するだけでなく，適切なフォローアップ検査をすることにより休止期間の再設定を行い，再発を予防することが可能となる．

6 評価目的部位以外の画像を確認することの重要性

アスリートの主訴から離れた部位に疾患があることも考慮しなくてはいけない．例えば鼠径部痛症候群の原因として，鼠径部周辺の疾患である筋腱移行部損傷の他にも脊椎疾患や神経絞扼症候群なども考えられる[8]．そのため，撮影されている範囲は可能な限り他の部分に疾患が隠れていないかを確認する必要がある（図13）．

おわりに

器質的疾患を早期描出するための MRI の撮像方法と，病変や異常と間違えやすい画像について解説した．早期に病変を発見し治療を行うことによって，アスリートの競技復帰までの期間を縮め

ることができる．また，フォローアップ検査を適切に行うことにより再発の予防につなげることができる．そのためには MRI など，画像検査を上手に活用して診断していくことが重要と考える．

◆ 文 献
1) 上谷雅孝ほか：6．外傷・障害．関節の MRI，第 2 版，福田国彦ほか編，メディカル・サイエンス・インターナショナル，東京，301-313，2013
2) 川原康弘：9．骨軟部．画像診断ガイドライン，2013 年版，日本医学放射線学会 日本放射線科専門医会・医会編，金原出版，東京，434-436，2013
3) Smith TO, et al：The diagnostic accuracy of acetabular labral tears using magnetic resonance imaging and magnetic resonance arthrography：a meta-analysis. Eur Radiol 21：863-874, 2011
4) Sundberg TP, et al：Evaluation of the acetabular labrum at 3.0T MR imaging compared with 1.5T MR arthrography：preliminary experience. Radiology 238：706-711, 2006
5) 荒木 力：12．流れの MRI．MRI 完全解説，秀潤社，東京，534-545，2008
6) Mihai G, et al：T1-weighted SPACE dark blood whole body magnetic resonance angiography（DB-WBMRA）：initial experience. J Magn Reson Imaging 31：502-509, 2010
7) 山口哲治ほか：8．骨髄．骨軟部疾患の画像診断，第 2 版，上谷雅孝編，秀潤社，東京，304-313，2010
8) Anderson K, et al：Hip and groin injuries in athletes. Am J Sports Med 29：521-533, 2001

鼡径部痛発生予防のための トレーニング

❶ アスリートの鼡径部痛[予防のための治療とトレーニング]

齊藤昌愛

要点整理

未だ鼡径部痛発生予防のためのトレーニングには十分なエビデンスは蓄積されていないが，最近報告された，実臨床に応用可能と考えるコペンハーゲン内転筋エクササイズを紹介する．ただ画一的な予防トレーニングには限界があり，鼡径部痛発生予防のためには，各個人に対して鼡径部痛発生の原因となる機能的障害を評価し，適時修正することが鼡径部痛発生予防につながると考える．

はじめに

鼡径部痛は男性サッカー選手に特に一般的で，練習や試合から離脱する原因になる[1~3]．しかし，パフォーマンスの低下を引き起こす鼡径部痛があるにもかかわらず，約3分の2の選手はプレーし続けているのが現状である[4]．各種傷害予防に関しては，国際サッカー連盟（FIFA）の医学評価研究センターにより作成された傷害予防プログラムの改良版「FIFA 11＋」を用いることが効果的であるとされている．しかし，上記を用いた鼡径部痛発生予防に関する報告は2件のみで，それぞれ相反する結果が報告され[5,6]，また最近のメタアナリシスでも鼡径部痛の予防プログラムの効果は確立されていない現状であった[7]．最近，コペンハーゲン内転筋エクササイズの有益な効果がランダム化比較試験にて発表されたので[8]，それを紹介するとともに，その問題点と筆者が推奨する鼡径部痛発生予防の考え方，予防方法について述べる．

1 | 鼡径部痛予防のためのコペンハーゲン内転筋エクササイズ

サッカーの鼡径部痛の3分の2以上が内転筋関連鼡径部痛（内転筋に一致した圧痛と内転筋抵抗時痛を有する）で最も多く[3]，内転筋力の低下は，鼠径部痛の重要かつ修正可能な危険因子であると

同定されている[1]．

コペンハーゲン内転筋エクササイズは，内転筋力の高い活性化[9]と内転筋力の増加[2]が報告されており，このエクササイズが実際に鼡径部痛の発症を減らすことを示した論文が最近報告されたので，今回紹介する[8]．ノルウェーのセミプロフェッショナルレベルを対象に，チームを一つのまとまり（クラスター）として無作為割付を実施したクラスターランダム化比較試験である．35チーム，652人の男性サッカー選手がこの研究に登録され，予防プログラムは**図1**のように元々痛みがある選手のため3段階用意された．

レベル3（高負荷）を，まず推奨し，疼痛に応じてレベル2（中負荷），レベル1（低負荷）に下げていく．

介入群には，定期的ウォーミングアップの一環として，プレシーズン中は1週間に2～3回行い，シーズン中には1週間に1回プログラムを実施した（**表1**）．

結果，すべての鼡径部の問題（痛み，凝り，クリック，引っ掛かりなど）の週平均罹患率が，介入群で13.5％，対照群で21.3％，またパフォーマンスに関わる鼡径部痛（サッカーパフォーマンスの中～重度の低下を認めた場合や離脱が必要だった症例）の平均週当たりの罹患率は，介入群で5.7％，対照群で8.0％となり，ともに統計学

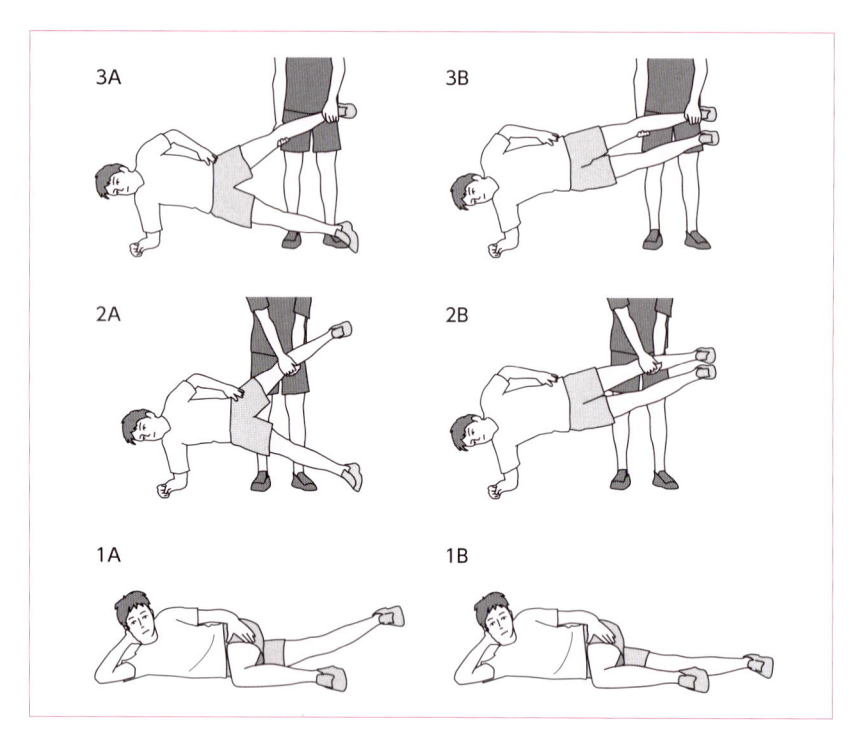

図1 ▶ コペンハーゲン内転筋エクササイズ

レベル3（高負荷）をまず推奨し，疼痛に応じてレベル2（中負荷：3より短いレバーアーム），レベル1（低負荷）と順に下げていく．Aは各レベルの開始/終了位置，Bは中間位置．それぞれ，Aの位置から2～3秒でBの位置に，2～3秒でAの位置に戻すように指示する．
（文献8より引用）

表1 ▶ コペンハーゲン内転筋エクササイズのプロトコール

	週当たりの トレーニング回数	1トレーニング当たりの 回数（片側）
シーズン前（週）		
1	2	3～5
2	3	3～5
3～4	3	7～10
5～6	3	12～15
7～8	2	12～15
シーズン中	1	12～15

（文献8より引用，筆者訳）

的有意な差を認め，コペンハーゲン内転筋エクササイズによる鼠径部痛発生の予防効果を認めた．またこのトレーニングはとても簡易で，実行に5分程度しかかからず，約70％のコンプライアンスが得られており，これまでのスポーツ傷害予防試験でよくみられる研究よりもはるかに高かった[7]．さらに，股関節内転筋力が低いことは，他のコンタクトスポーツの鼠径部痛発生の危険因子とも考えられているので，他スポーツ選手でもこのエクササイズの恩恵を受ける可能性がある．このコペ

ンハーゲン内転筋エクササイズのように限られた時間の中で，エビデンスに基づいた確かな予防トレーニングを行うことは非常に意義がある．

2 鼠径部痛予防のためのコペンハーゲン内転筋エクササイズの問題点

ただ，コペンハーゲン内転筋エクササイズを行った群でも，パフォーマンスにかかわる鼠径部痛は週当たり5.7％認めているので，この予防プログラムだけでは完全ではない．また，日本と欧米の選手とでは人種，筋肉組織，筋量，メンタル，医療システム，環境などが異なるため，日本のすべての選手に効果的であるとはいい切れない．

鼠径部痛に関しては2014年のDoha agreement meeting以降[10]，鼠径部痛の原因を局所から考えて鼠径部痛を分類，治療，最終的に予防するという世界的潮流があるため，この論文も内転筋力に注目した単一なエクササイズを用いた報告であった．

一方で，この流れとは異なるのは，鼠径部痛の病態は全身の機能的障害から局所（鼠径部）の痛みと器質的障害が生じるという，後述する仁賀らが

提唱する考え方である（**図2**）.

　実臨床では，内転筋関連鼠径部痛は恥骨関連鼠径部痛と合併したり，femoroacetabular impingement による股関節関連鼠径部痛が恥骨関連鼠径部痛と合併したりするように[11]，鼠径部痛は単一疾患でなく，複合的な要素が相互に関与していることが考えられる[12]．

　筆者も仁賀らが提唱している全身の機能的障害が鼠径部痛の原因となるという考えのもとに，鼠径部痛の有無にかかわらず機能的障害を評価，対処していくことが，鼠径部痛の発生予防につながると考えている．

3 機能的障害から器質的障害が生じる

　金岡[13]は，運動器障害は身体機能的障害から器質的障害が段階的に生じるという運動器障害のstage分類を論じている（**表2**）[13]．

　画像所見を認めない時期（stage I〜III）にも機能的障害によって疼痛は生じており，画像診断だけではその病態を適切に評価することはできない．疼痛発生の原因となった身体機能的障害を評価し，適切に介入することが求められると述べている．これは鼠径部痛に関しても同様と考えている．

　仁賀らは1994年以降，慢性化した鼠径部痛に対して，約1/2の症例にヘルニア修復術（鼠径管後壁補強修復術）を行っていたが[14]，その後術後経過不良患者などを対象に，機能的障害を可動性（筋および関節の柔軟性），安定性（骨盤を支える筋力），協調性（体幹と下肢が効果的に連動すること）という用語を用いて評価し治療し始め，徐々に鼠径部痛を有する全患者に対してもアスレティックリハビリテーションによる治療体系を成熟させてきた．その結果，2001年6月以降は鼠径部痛に対してのヘルニア修復手術症例は0となった．さらに鼠径部痛発生後に初めてアスレティックリハビリテーションを行うのではなく，2006年以降は，常に機能的障害を評価し修正し，また機能的障害を生じた原因を問診で突き止めて早期解決することに積極的に取り組んだ．その結果，鼠径部痛による競技離脱者数と離脱者の離脱

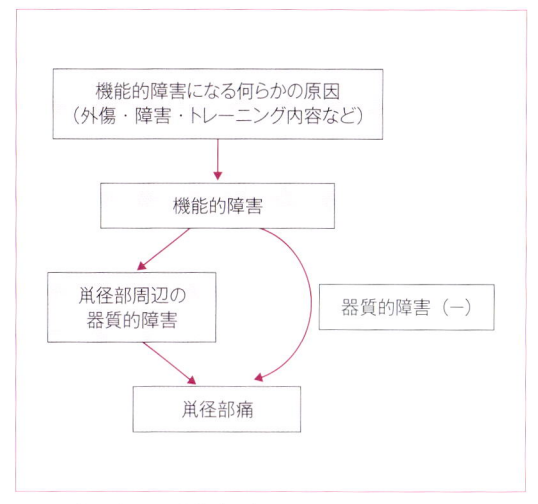

図2　鼠径部痛の病態（全身の機能的障害から鼠径部痛が生じる）
鼠径部痛が生じる原因には，外傷，障害，トレーニング内容など，何らかの理由があることがほとんどで，何らかの理由で生じた身体の機能的障害が鼠径周辺部の器質的障害を生じさせ，鼠径部痛を起こす．なかには器質的障害がなくても，鼠径部痛が生じる場合もある．

期間が減少した[14, 15]．つまり，機能的障害を評価し，改善することが鼠径部痛の治療に有効であり，さらに鼠径部痛の有無にかかわらず常に機能的障害を評価し改善することが，鼠径部痛発生の予防になり，かつ難治化せず早期復帰につながることを示した．

　現在，鼠径部痛では，器質的障害に陥った状態でも保存加療が主で，手術加療になることは少なく[16, 17]，さらには器質的障害が修復されるのを待たずに上記の機能的障害が改善することで，競技復帰可能なことも多い[18]．また，たとえ手術加療を選択し，器質的障害を修復，再建したとしても，その背景にある機能的障害が改善されていない状態では，同様のスポーツ活動を行えば再受傷することが予想される．

4 ピラミッドの基盤が不十分だとパフォーマンスの低下や障害発生が起こる

　Cookによるパフォーマンスピラミッド（**図3**）[19]という考え方から，ベストパフォーマンス発揮のためには，柔軟性や関節可動性の機能を称する

表2 ▶ 運動器障害の stage 分類

stage	I	II	III	IV	V
組織変化	—	微細損傷	炎症	骨増殖・吸収／軟骨変性	変形
X 線変化	—	—	—	骨棘・疲労骨折／関節裂隙狭小	変形性変化
MRI 所見	—	—	STIR 高輝度変化	軟骨変性	神経圧迫？
症状	違和感	運動時痛	運動後の疼痛	ADL 障害	可動域制限
	機能的障害			器質的障害	

運動器障害は，何らかの身体機能低下によって，運動時にある組織（筋，筋膜，腱，靱帯，関節包，軟骨，骨など）への物理的負荷が増大すると，違和感を感じ，運動時痛を生じ，炎症によって運動後も疼痛が出現しるようになる．負荷の継続によって骨変形や軟骨変性などの器質的障害に至る．

（文献 13 より引用）

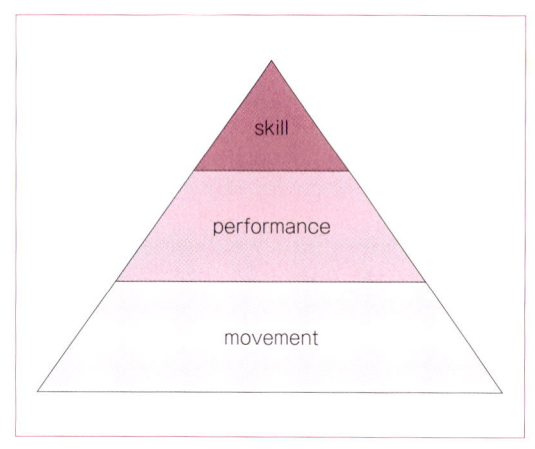

図3 ▶ パフォーマンスピラミッド
ベストパフォーマンス発揮のためには，柔軟性や関節可動性の機能を称する mobility と関節の安定性を称する stability の確保が必須といわれ，その適切な mobility と stability とともに，movement（正しい動作の獲得）が基盤となるといわれる．そしてその上に筋力，筋持久力の向上のためにパフォーマンストレーニング，そのさらに上に競技のスキルの向上が積みあがるといわれている．
（文献 19 より引用）

mobility と関節の安定性を称する stability の確保が必須といわれ，その適切な mobility と stability とともに，movement（正しい動作の獲得）が基盤となるといわれる[19]．

仁賀らの考える機能的障害（可動性，安定性，協調性）は，パフォーマンスピラミッドに当てはめると movement（正しい動作の獲得）の部分の障害を意味し，柔軟性，関節可動性，関節安定性，協調性をもって正しい動作を行えていない状態と筆者は考えている．これらのパフォーマンスピラミッドの基盤が不十分であるとパフォーマンスの低下のみならず，障害発生に陥ってしまうといえる．

5 具体的な予防トレーニングとして

チームに帯同するトレーナー，セラピストがいる環境が理想ではあるが，鼠径部痛発症の誘因になり得る機能的障害を評価し，改善させることで，鼠径部痛の予防につながる．例えば滑走障害や筋緊張に伴う股関節内旋制限に対しては徒手マッサージなどで改善を図る．次に各選手個人が主体となるが，必ず肩甲帯を動かす肩甲骨のモビライゼーションと，肩甲帯と骨盤が機能して上半身から下半身が効果的に連動する協調運動として，片手指示の前後スイングと内外スイングを左右それぞれ 10 回ずつ行う，いわゆるクロスモーションを行うことを推奨している（**図4**）[18]．

おわりに

鼠径部痛発生予防のためのコペンハーゲン内転筋エクササイズを紹介した．エビデンスに基づいたエクササイズを行うことはもちろんであるが，各個人の鼠径部痛発生の原因になり得る機能的障害を評価し介入し，その結果に基づき，適時修正，フィードバックをすることが鼠径部痛発生予防につながると考える．ただこの分野はエビデンスがまだ不十分であり，今後の更なるエビデンスの蓄積が必要である．

図4 ▶「クロスモーション」による前後スイング
（文献 18 より引用）

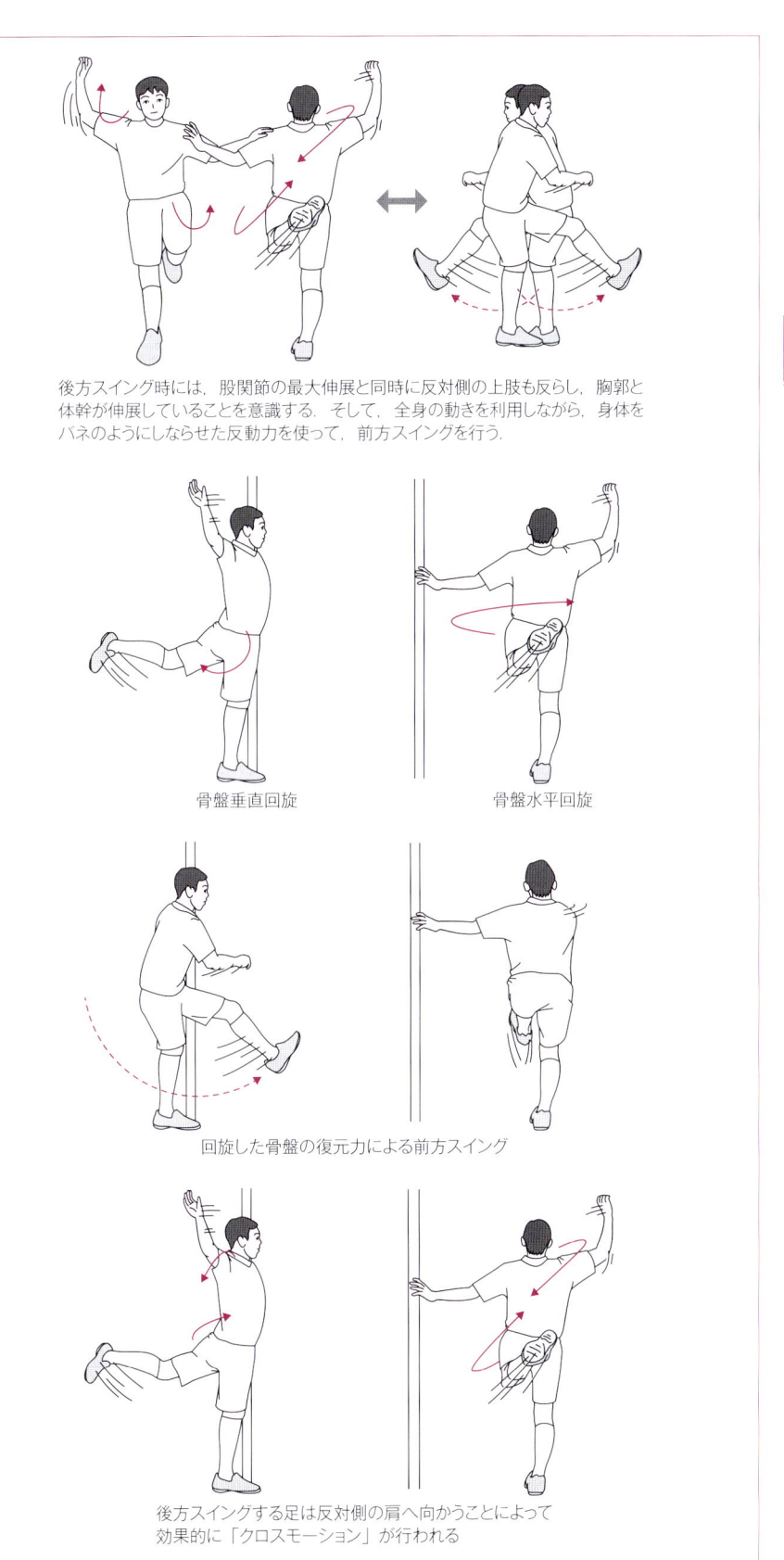

後方スイング時には，股関節の最大伸展と同時に反対側の上肢も反らし，胸郭と体幹が伸展していることを意識する．そして，全身の動きを利用しながら，身体をバネのようにしならせた反動力を使って，前方スイングを行う．

骨盤垂直回旋　　　　　　　骨盤水平回旋

回旋した骨盤の復元力による前方スイング

後方スイングする足は反対側の肩へ向かうことによって
効果的に「クロスモーション」が行われる

◆ 文　献

1）Engebretsen AH, et al：Intrinsic risk factors for groin in-
juries among male soccer players：a prospective cohort
study. Am J Sports Med 38：2051-2057, 2010

2）Hägglund M, et al：Risk factors for lower extremity mus-
cle injury in professional soccer：the UEFA injury study.
Am J Sports Med 41：327-335, 2013

3）Mosler AB, et al：Epidemiology of time loss groin injuries
in a men's professional football league：a 2-year pro-
spective study of 17 clubs and 606 players. Br J Sports
Med 52：292-297, 2018

4）Harøy J, et al：Groin problems in male soccer players are
more common than previously reported. Am J Sports Med
45：1304-1308, 2017

5）Silvers-Granelli H, et al：Efficacy of the FIFA 11＋injury
prevention program in the collegiate male soccer player.
Am J Sports Med 43：2628-2637, 2015

6）Soligard T, et al：Comprehensive warm-up programme
to prevent injuries in young female footballers：cluster
randomised controlled trial. BMJ 337：a2469, 2008

7）Esteve E, et al：Prevention of groin injuries in sports：a
systematic review with meta-analysis of randomised con-
trolled trials. Br J Sports Med 49：785-791, 2015

8）Harøy J, et al：The adductor strengthening programme
prevents groin problems among male football players：a
cluster-randomised controlled trial. Br J Sports Med 53：
150-157, 2019

9）Serner A, et al：EMG evaluation of hip adduction exercis-
es for soccer players：implications for exercise selection
in prevention and treatment of groin injuries. Br J Sports
Med 48：1108-1114, 2014

10）Weir A, et al：Doha agreement meeting on terminology

and definitions in groin pain in athletes. Br J Sports Med
49：768-774, 2015

11）Saito M, et al：Hip arthroscopic management can im-
prove osteitis pubis and bone marrow edema in competi-
tive soccer players with femoroacetabular impingement.
Am J Sports Med 47：408-419, 2019

12）Paajanen H, et al：Prevalence and etiological factors of
sport-related groin injuries in top-level soccer compared
to non-contact sports. Arch Orthop Trauma Surg 131：
261-266, 2011

13）金岡恒治：コンディショニングの観点から診る運動器障害―
整形外科医からの提言―．臨スポーツ医 35：794-799,
2018

14）大和幸保ほか：鼠径部痛症候群に対する手術療法（Shouldice
変法の経験）．臨スポーツ医 23：751-762，2006

15）仁賀定雄：鼠径部痛症候群：治療の変遷と展望を語る．
Sportmed 26：2-16，2014

16）Minnich JM, et al：Sports hernia：diagnosis and treat-
ment highlighting a minimal repair surgical technique.
Am J Sports Med 39：1341-1349, 2011

17）Paajanen H, et al：Laparoscopic surgery for chronic groin
pain in athletes is more effective than nonoperative treat-
ment：a randomized clinical trial with magnetic reso-
nance imaging of 60 patients with sportsman's hernia
（athletic pubalgia）．Surgery 150：99-107, 2011

18）仁賀定雄：股関節周囲・骨盤の痛みとその対応．無刀流整
形外科，柏口新二編，日本医事新報社，東京，134-147,
2017

19）Cook G, et al：Functional movement screening：The use
of fundamental movements as an assessment of func-
tion―Part 2. Int J Sports Phys Ther 9：549-563, 2014

股関節周囲の機能改善を目指した治療とトレーニング

加谷光規

IV

股関節痛

要点整理

　股関節周囲に障害を発症したアスリートでは，体幹〜下肢の可動性，安定性，協調性の破綻による骨盤周辺の機能不全を認めることが多く．肩甲胸郭可動性，上部・下部肋骨分離運動，体幹安定性，骨盤可動性，殿部，下肢安定性を獲得するためのアスレティックトレーニングが股関節周囲の機能障害の治療そして予防に必須である．保存療法にもかかわらず，プレー時の疼痛が残存しパフォーマンスが上がらない場合には FAI 手術などの手術療法が考慮されるが，下前腸骨棘炎に代表される股関節外病変に対するクリーニング手術は超低侵襲で超早期の競技復帰を可能にする．無症候性障害の発生の阻止と症候性障害の発症の予防が今後の課題で，育成時期に正しい身体機能を獲得させ，理想的なスポーツ動作を指導することがその一助になると思われる．

はじめに

　アスリートの股関節障害には股関節周囲筋の筋挫傷や筋肉の牽引力により生じる剥離骨折などの外傷と体幹〜下肢の可動性・安定性・協調性の破綻による骨盤周辺の機能不全によりもたらされる器質障害[1]いわゆる故障が存在する．その症状や器質障害は多岐にわたり，この統一を図るため 2014 年に World conference on groin pain in athlete が開催され，鼡径部痛を adductor-related（内転筋関連），iliopsoas-related（腸腰筋関連），inguinal-related（鼡径部関連），pubic-related（恥骨関連），そして hip-related（股関節関連）の 5 つのカテゴリーに分類した Doha agreement が発表された[2]．とはいえ，それぞれの病態が単独で発症することはむしろ稀で，いくつかの病態が混在することが多い．その発生頻度，重症度，病態を考えるとアスリートの鼡径部痛は内転筋関連と股関節関連鼡径部痛に集約されると思われる．

　Doha agreement では関節関連鼡径部痛の要因として大腿骨寛骨臼インピンジメント（FAI）[3]と寛骨臼股関節唇損傷をその主役に位置づけている．

加えて股関節周囲筋の腱症や滑液包炎も存在する．内転筋関連鼡径部痛は難治性鼡径部痛として最も頻度が高い病態で，腹直筋と内転筋の筋連結の破綻や内転筋の恥骨付着部での損傷がその病態として報告されている[4]．自験例ではプレー中に大腿近位内側部から陰部にかけてギューっと締め付けられるような痛みが出現しプレー続行が困難になるといった訴えが多い．

　内転筋関連にせよ股関節関連にせよ，鼡径部痛を発症したアスリートには身体機能の低下が共通して観察される．この機能障害が何らかの器質的障害につながり疼痛が誘発される．腰痛や足関節捻挫など他部位の障害が先行することも多い．したがって，理学療法やアスレティックトレーニングによる身体機能低下の改善が第一に行われるべきで，保存療法後にも疼痛が残存し 100 ％のパフォーマンス発揮を妨げられている場合や，疼痛消失に時間を要し復帰までの時間的余裕がない場合に器質障害への手術療法が考慮される．アスリートの鼡径部痛に限れば，手術療法は理学療法の効率を高めるためのツールと位置づけられる．

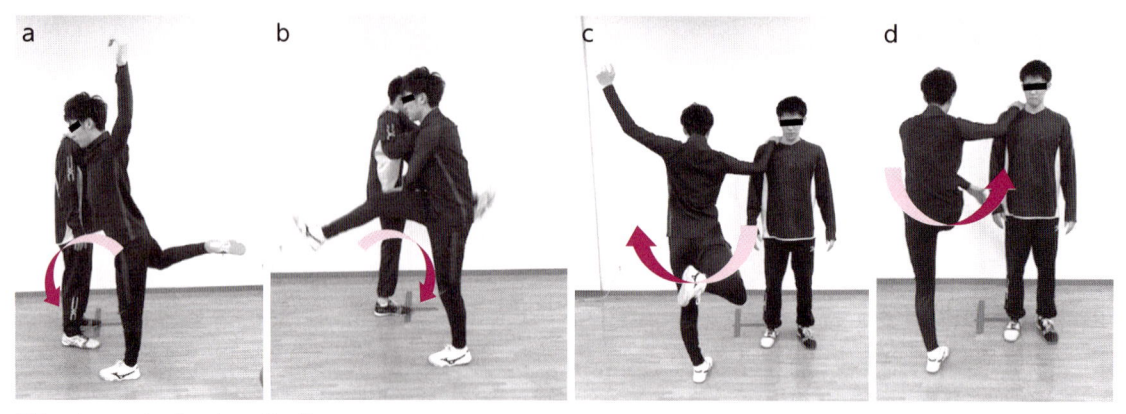

図1 ▶ クロスモーションスイング
側面より（a,b），後面より（c,d）
キックする下肢と連動して反対側の上肢が動作することにより骨盤の垂直，水平回旋が誘導される．
①上肢がしっかり挙上していること．
②肩甲胸郭がしっかり動いていること．
③十分上肢が振り下ろされていること．
④キック側の股関節が伸展する際，過度に外旋しないこと．
⑤殿部，下肢が安定し，しっかりと片脚立位ができている（軸足の膝が外反せず，支持基底面上に膝関節，股関節があることが望ましい）ことが重要である．

1 鼠径部痛を引き起こす身体機能障害

鼠径部痛を発症したアスリートでは，肩甲胸郭可動性の低下，上部，下部肋骨分離運動の低下，体幹筋力の低下，骨盤可動性の低下，殿部，下肢安定性の低下，足関節機能の低下などが複合して存在する運動連鎖の破綻が観察されることが多い．身体機能の詳細を評価し，できるだけ理想的な運動連鎖に近づけるアスレティックトレーニングが全ての競技のアスリートに対して共通して行われ，それを土台にそれぞれの競技特性を加味したスポーツトレーニングを行う必要がある．本項では，鼠径部痛の発生頻度が高いサッカー選手を例にして治療法を考えてみる．

2 サッカー選手の股関節周囲機能改善トレーニング：クロスモーションスイングの意義

鼠径部痛を発症したサッカー選手では，上肢や肩甲骨の動きが硬く，殿部や下肢も不安定であることが多い．キック動作の際に，上肢，体幹，下肢の可動性，安定性，協調性が失われ，鼠径周辺部に過度な負担がかかり鼠径部痛が誘発されると思われる．したがって，サッカー選手の機能改善プログラムを考えるうえで，仁賀らが提唱したクロスモーションスイングを無視することはできない[5]．クロスモーションスイングはキックする下肢と連動して反対側の上肢が動作するキック動作のことである（図1）．VICON® を用いたインステップキックの3次元動作解析，クロスモーションスイングはサッカーキック動作時に骨盤の水平回旋運動と垂直回旋運動を誘導することをわれわれは明らかにしている（図2）．クロスモーションスイングを伴ったキック動作時では，バックスイング時に骨盤は前屈方向に垂直回旋し，インパクトからフォロースルー時に骨盤は軸足方向へ水平回旋する．これにより効果的な筋出力が発揮されると思われる．股関節障害予防という観点からすると，クロスモーションスイングのないキック動作では骨盤の垂直回旋運動が誘導されないため，バックスイング期に股関節周囲に過度な負担がかかり鼠径部痛が誘発される可能性が高い．クロスモーションスイングにより誘導される骨盤回旋運動は股関節周囲への負担を緩衝し障害発生のリスクを軽減させると考えられる（図3）．

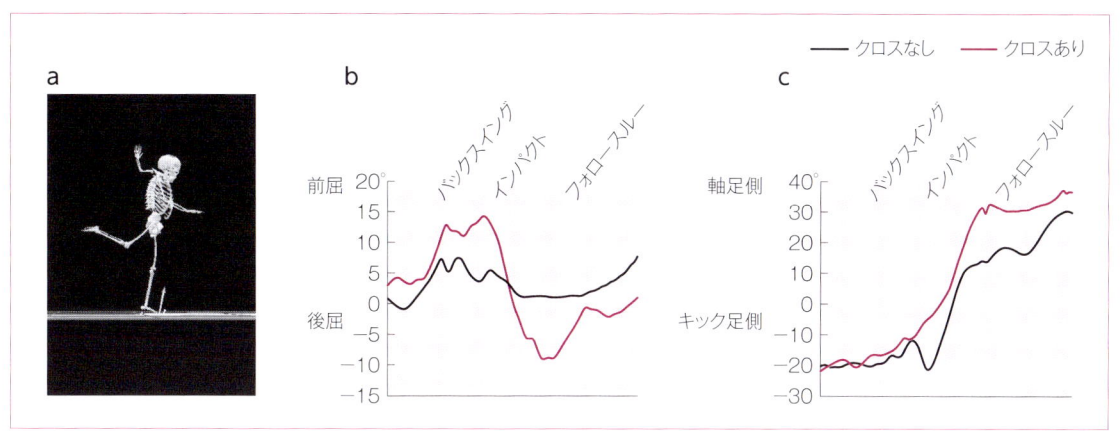

図 2 サッカーキック動作の 3 次元動作解析
a VICON® Motion System
b 骨盤垂直回旋角度
c 骨盤水平回旋角度
クロスモーションスイングにより骨盤の水平回旋運動と垂直回旋運動が誘導される.

図 3 クロスモーションスイングの鼠径部障害予防機序
a クロスモーションスイングなし
b クロスモーションスイングあり
クロスモーションスイングのないキック動作では骨盤の垂直回旋運動が誘導されないため，バックスイング期に股関節周囲に過度な負担がかかり鼠径部痛が誘発される可能性が高い．クロスモーションスイングは骨盤回旋運動を誘導するため股関節周囲への負担が緩衝され障害発生のリスクは軽減すると考えられる.

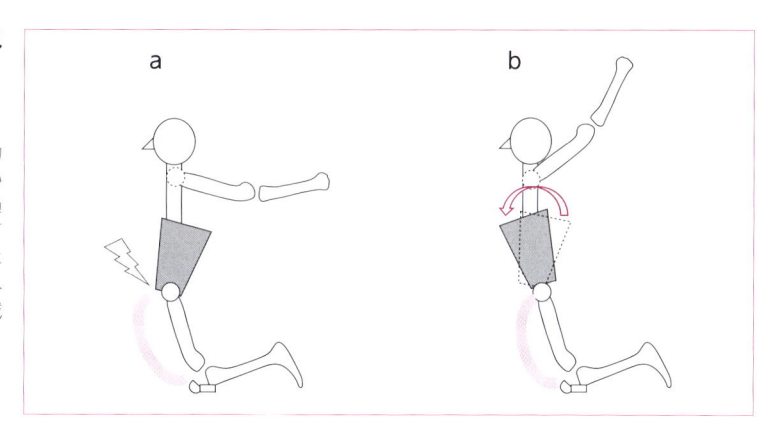

ただ腕を振ればよいというわけではなく，クロスモーションスイングを正確に行うための身体能力を身につけることが障害予防効果を引き出すために重要となる．しっかりとした上肢の挙上により誘導される肩甲胸郭運動が横隔膜，体幹筋，骨盤底筋の筋収縮を促し，しっかり腕を振り下ろすことによって効果的な骨盤回旋運動と下肢の運動連鎖が引き起こされると考えられている．腕を振り上げても，肩甲胸郭が十分に動かなかったり，腕の振り下ろしが不十分であったりすれば，骨盤の回旋運動は誘導されない．肩甲胸郭可動性，上部・下部肋骨分離運動，体幹安定性，骨盤可動性，殿部，下肢安定性を獲得するためのトレーニングが必須である．トランクローテーションやド

ローインによる肩甲胸郭可動性，上部・下部肋骨分離運動の獲得，フロントあるいはサイドベンチによる体幹安定性の獲得，cat & dog による骨盤可動性の獲得，ランジやスクワットによる殿部，下肢安定性の獲得が一般的に行われるが[5~7]，個々のトレーニングメニューに関しては標準的なガイドラインはなく，理学療法士やトレーナーがどのようなトレーニングを行うかを決めているのが実状である.

サッカーキック動作のバックスイング時に股関節外旋傾向で股関節を伸展させる選手も多い．この動作は縫工筋や内転筋の伸張ストレスを誘発し，鼠径部痛を誘発する危険がある．クロスモーションスイングの股関節伸展の際には極力股関節は外

IV

股関節痛

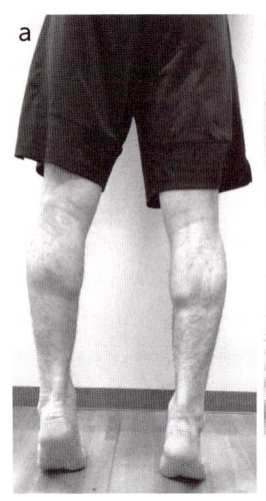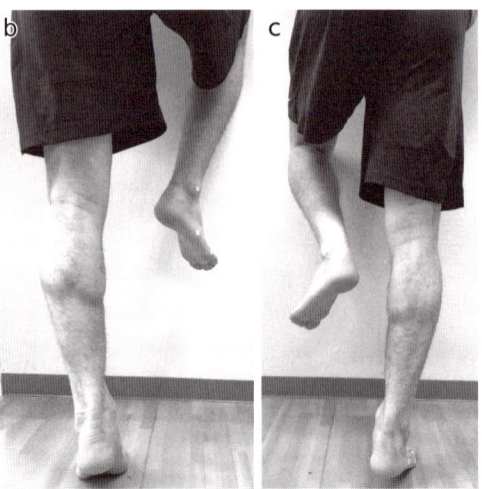

図4 ▶ **サッカー選手によくみられる足関節機能低下**
a 両側設置，b 左片脚立位，c 右片脚立位
足関節底屈可動域制限と前足部外反可動性の低下により，荷重位での足関節底屈で踵骨の挙上高は減少し，荷重も小趾側に変位しスムーズな拇趾球への荷重が阻害される．片脚立位にて踵骨の挙上を維持できない選手も多い．

旋位にならないように留意することもポイントの一つと考えている．

足関節底屈可動域制限と前足部外反可動性の低下もサッカー選手でしばしば経験する機能障害である．このような選手では，荷重位での足関節底屈（カーフレイズ）では，踵骨の挙上高は減少し，荷重も小趾側に変位しスムーズな拇趾球への荷重が阻害され，足部・足関節の安定性が低下している．ヒラメ筋の出力も低下していることも多い[8]（図4）．足部・足関節の安定性が低下した状況でのプレーも鼠径部痛の原因となり得るため，足関節機能の矯正による足関節，下肢，殿部の可動性と安定性の獲得も必要である．

3 鼠径部痛に対する手術療法：下前腸骨棘炎と関節外デブリドマン手術

アスレティックトレーニングなどの保存療法にもかかわらず，プレー時の疼痛が残存しパフォーマンスのレベルが向上しない場合は手術療法を考慮せざるを得ない．鼠径部痛に対する標準的な手術療法である鏡視下FAI手術の詳細は他項に譲り，ここでは股関節外病変に対するクリーニング手術を説明する．

パトリックテストで股関節前面に疼痛を認め，スカルパ三角に圧痛がある場合には大腿直筋直頭の下前腸骨棘付着部での腱症（tendinosis）が高頻度に存在し（図5a），これに接して存在する下前

腸骨棘直上の脂肪織には血管新生といった急性炎症所見のほかに線維化や瘢痕化といった慢性の変性変化が生じていることが多い（図5b，c）．iliocapsularis筋と大腿直筋の筋間脂肪織の出血性変化（図5d）や縫工筋と大腿直筋や腸腰筋の癒着もしばしば観察される．腸腰筋滑液包炎が高度な場合も多く，これにより腸腰筋の可動性が低下している（図5e）．このような関節外病変の発生機序として，サッカーキック動作のような反復する股関節伸展，膝関節屈曲動作によるストレスにより大腿直筋直頭の下前腸骨棘付着部で腱症（tendinosis）が生じ，周囲の脂肪組織や滑液包に炎症反応や変性変化が波及すると考えている．テニス肘における短橈側手根伸筋腱の腱症と同じような病変を想定して下前腸骨棘炎（AIISpinitis）として報告した[9]．この病態に対して行っている鏡視下股関節外デブリドマン[10]では，傷んだ大腿直筋直頭，変性した下前腸骨棘脂肪織のデブリドマンと殿筋や縫工筋と大腿直筋の癒着剥離，さらに腸腰筋滑液包炎のデブリドマンを行い腸腰筋の癒着の解除を可及的に行う（図6）．このような症例では股関節唇に損傷を認めても股関節痛の原因ではないと考えているので，関節唇の修復は行わないし関節唇損傷の原因となるFAI変形の矯正も行わない．術後速やかに運動時痛やスカルパ三角の圧痛は消失する．術後2週と早期の競技復帰を許可しており，大多数のアスリートが超早期復帰を果たしている．復帰時のパフォーマンスレベルも同レベル，

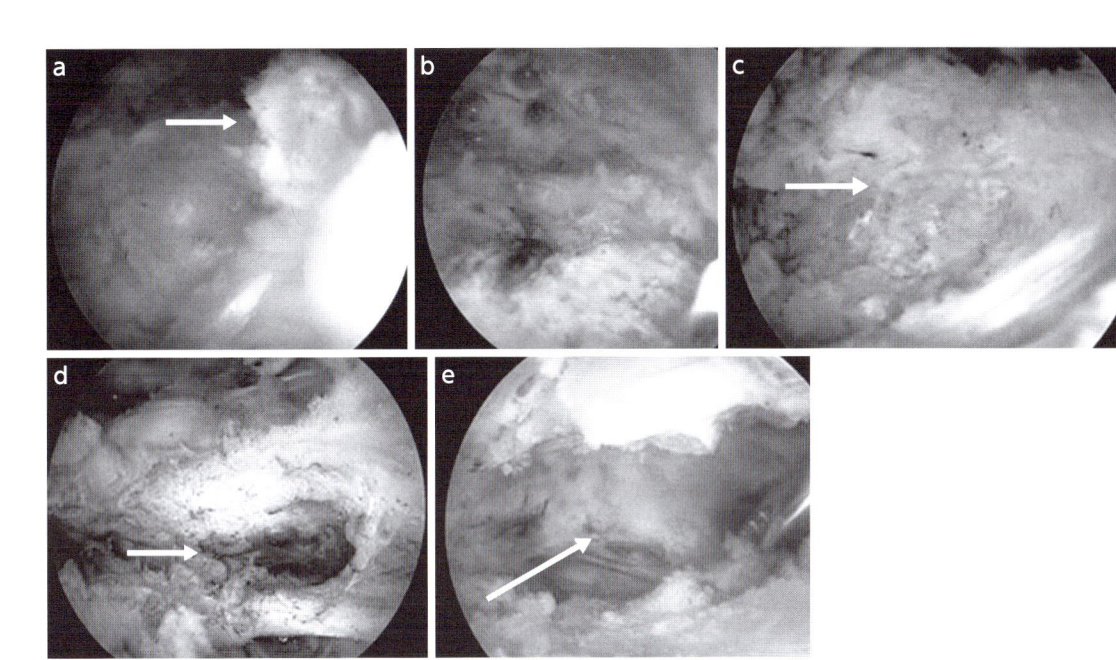

図5 関節外病変の鏡視所見

a　大腿直筋直頭 tendinosis（矢印）
b　縫工筋と前方関節包間の瘢痕
c　下前腸骨棘脂肪織炎（矢印）
d　大腿直筋と iliocapsularis 筋間の脂肪内出血（矢印）
e　腸腰筋滑液包炎（矢印）
（巻頭カラー参照）

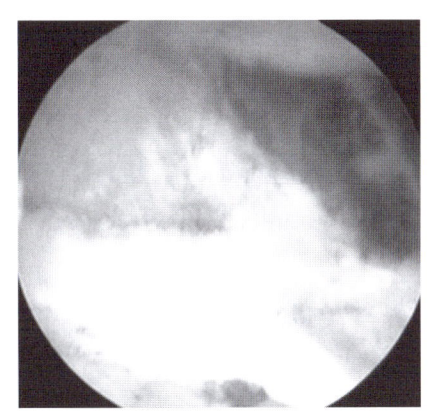

図6 関節外デブリドマン術後の鏡視所見
（巻頭カラー参照）

場合によってはレベルアップすることが多い．

4 鼡径部痛の発生と発症

　当院ではサッカーチームのメディカルサポートに取り組んでおり，そのプロジェクトの一つとし

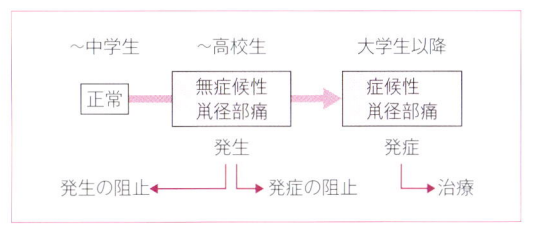

図7 鼡径部痛：発生と発症
サッカー選手では中学生後半から高校入学にかけて無症候性股関節障害が発生し，高校後半から大学入学以降に症候性股関節障害が発症する．

て下前腸骨棘炎のスクリーニング調査を行っている．パトリックテストの前面痛，スカルパ三角の圧痛を有し，超音波検査にて下前腸骨棘に付着する大腿直筋直頭に低エコー領域を認める場合を症候性下前腸骨棘炎，疼痛はないが超音波所見を認める場合を無症候性下前腸骨棘炎と定義した場合，サッカー選手では中学生後半から高校入学にかけて無症候性股関節障害が発生し，高校後半から大学入学以降に症候性股関節障害が発症する傾向を認めた（**図7**）．症状を発症した症候性股関節障害

を治療することは当然であるが，無症候性股関節障害の発生の阻止と症候性股関節障害の発症の予防が今後は期待されると思われる．育成時期に正しい身体機能を獲得させ，理想的なスポーツ動作を指導することが障害予防の一助になる．

おわりに

　全身の運動連鎖の破綻に端を発する股関節周囲の機能障害の発生機序の理解が鼠径部痛の発生そして発症の予防につながり，アスリートのパフォーマンスレベルに大きな影響を与えると思われる．一方，器質障害の理解に基づくピンポイント治療と機能障害へのトレーニングの併用は超低侵襲治療としてアスリートの超早期スポーツ復帰とパフォーマンスのレベルアップにつながる．

◆ 文　献

1) 仁賀定雄：鼠径部痛症候群の定義は修正される〜器質的疾患の発生要因を解明して診断・治療・リハビリ・予防を行う概念に進化する〜. 日臨スポーツ医会誌 25：143-149, 2017

2) Weir A, et al：Doha agreement meeting on terminology and definitions in groin pain in athletes. Br J Sport Med 49：768-774, 2015

3) Ganz R, et al：Femoroacetabular impingement. A cause for osteoarthritis of the hip. Clin Orthop Relat Tes 7：112-120, 2003

4) Schilders E, et al：The pyramidalis-anterior pubic ligament-adductor longus complex（PLAC）and its role with adductor injuries：a new anatomical concept. Knee Surg Sports Traumatol Arthrosc 25：3969-3977, 2017

5) 仁賀定雄ほか：第V章 1. 鼠径部痛症候群. スポーツ傷害のリハビリテーション, 第2版, 山下敏彦ほか編, 金原出版, 東京, 180-188, 2017

6) 野崎信行：VI. 2. 鼠径部痛症候群のリハビリテーション. アスレティックリハビリテーションガイド, 福林徹編, 文光堂, 東京, 254-265, 2009

7) 館田健児ほか：第V章 2. 大腿骨寛骨臼インピンジメント, 股関節唇損傷. スポーツ傷害のリハビリテーション, 第2版, 山下敏彦ほか編, 金原出版, 東京, 189-198, 2017

8) 小林匠：III章 2. 足関節底屈可動性障害. 足部・足関節理学療法マネジメント, 片寄正樹監, 小林匠ほか編, メジカルビュー社, 東京, 54-66, 2018

9) Kaya M：Impact of extra-articular pathologies on groin pain：An arthroscopic evaluation. PLoS One 13：e0191091, 2018

10) Kaya M, et al：Extra-articular debridement of hip joint for management of anterior hip pain. Arthrosc Tech 6：e525-e527, 2018

日本人におけるFAI

福島健介

要点整理

概念の提唱から約15年が経過し，FAIは鼠径部痛の原因として，一般的に診断されるべき疾患になりつつあると考える．一方で，わが国では股関節の形態として寛骨臼形成不全の頻度が高く，それを踏まえて2015年，わが国独自のFAIの診断指針が作成されている．非アスリートに関しては欧米と比較してわが国におけるFAIの有病率は低いと考えられるが，アスリートにおいてはFAIに特徴的な骨形態の有所見率は比較的高い．

はじめに

大腿骨寛骨臼インピンジメント (femoroacetabular impingement：FAI) は，2003年にGanzらによってはじめて体系的に示された概念である[1]．当初は欧米を中心に注目されていたが，次第にわが国においても注目されるようになった．しかしながら，当初はその定義および診断の基準とする理学所見，画像所見に関して統一化がされておらず，診断医によって判断が異なるという問題があった[2]．加えて，わが国は股関節の形態として寛骨臼形成不全の頻度が非常に高く[3]，FAIの安易な診断に基づく治療介入が潜在的な股関節の不安定性を惹起，助長する恐れがあることも指摘されていた[4]．そこで2015年日本股関節学会が主導して，寛骨臼形成不全の多い股関節骨形態を踏まえたわが国独自のFAIの診断指針が作成された（**表1**）[4]．次いで，変形性股関節症診療ガイドラインの改訂版においてFAI章が新設され，診断や診療に関して標準化が図られ，現在に至っている[5]．

Ganzの概念提唱から約15年が経過し，FAIは一般的に診断されるべき疾患になりつつあると考える．本項では，主に日本人におけるFAIの疫学について概説する．

1 FAIの概念

FAIは寛骨臼側，大腿骨側における軽度の骨性変形を背景として，股関節運動中あるいは運動終点において繰り返し衝突（インピンジメント）が起こることによって，寛骨臼縁の関節唇および軟骨に損傷が生じ，鼠径部痛，ひいては変形性関節症（OA）を引き起こす病態と説明されている[1]．FAIは股関節の形態と引き起こす病態より，3つのタイプに大別される（**図1**）．pincer type impingementは寛骨臼側に起因するもので，多くは30～40歳代の女性にみられると報告されている[6]．病理学的には寛骨臼前上方の関節唇の損傷と多くは5mmに満たない幅の関節軟骨損傷が認められる[7]．cam type impingementは大腿骨側に起因するもので，多くは20～30歳代の男性にみられると報告されている[6]．病理学的にはpincer typeと比較して，より広範囲の寛骨臼前方関節唇の関節軟骨からの剥離と関節軟骨の欠損が認められる[7]．しかしながら，実際の症例はこの2つの混合型（mixed typeまたはcombined typeと称される）であることも多い．

表 1 ▶ 日本股関節学会 FAI 診断指針

画像所見

・Pincer type のインピンジメントを示唆する所見
　① CE 角 40°以上
　② CE 角 30°以上かつ acetabular roof obliquity 0°
　　 以下
　③ CE 角 25°以上かつ cross-over sign 陽性
　◆正確な X 線正面像による評価を要する．特に cross-over sign は偽陽性が生じやすいことから，③の場合においては CT あるいは MRI で寛骨臼の retroversion の存在を確認することを推奨する．
・Cam type のインピンジメントを示唆する所見
　CE 角 25°以上
　主項目：α 角（55°以上）
　副項目：head-neck offset ratio（0.14 未満），pistol grip 変形，herniation pit
　（主項目を含む 2 項目以上の所見を要する）
　◆X 線，CT，MRI のいずれによる評価も可

身体所見

・前方インピンジメントテスト陽性（股関節屈曲および内旋位での疼痛の誘発を評価）
・股関節屈曲内旋角度の低下（股関節 90°屈曲位にて内旋角度の健側との差を比較）
　最も陽性率が高く頻用される所見は前方インピンジメントテストである．Patrick テスト（FABER テスト）（股関節屈曲・外転・外旋位での疼痛の誘発を評価）も参考所見として用いられるが，他の股関節疾患や仙腸関節疾患でも高率に認められる．また，上記の身体所見も他の股関節疾患で陽性となりうることに留意する必要がある．

診断の目安

　上記の画像所見を満たし，臨床症状（股関節痛）を有する症例を臨床的に FAI と診断する．

除外項目

　以下の疾患の中には二次性に大腿骨―寛骨臼間のインピンジメントをきたしうるものもあるが，それらについては本診断基準をそのまま適用することはできない．
・既知の股関節疾患
　炎症性疾患（関節リウマチ，強直性脊椎炎，反応性関節炎，SLE など），石灰沈着症，異所骨化，骨腫瘍，痛風性関節炎，ヘモクロマトーシス，大腿骨頭壊死症，股関節周囲骨折の既往，感染や内固定材料に起因した関節軟骨損傷，明らかな関節症性変化を有する変形性股関節症（股関節症），小児期より発生した股関節疾患（発育性股関節形成不全，大腿骨頭すべり症，Perthes 病，骨端異形成症など），股関節周囲の関節外疾患
・股関節手術の既往

（文献 4 より引用）

2 FAI の疫学

　前述のように FAI における疫学研究を評価するうえでは，前提となる FAI の定義と診断の基準が世界的に統一されていないことから，それぞれの研究によって FAI とする選択基準が異なることに注意を要する．加えて，症状の有無にかかわらず画像上の有所見率を検討している研究と，鼠径部痛などの有症状例を対象とした研究がある．また，スポーツ活動の頻度やそのレベル，種目によって FAI の有所見率は変化するとの報告が散見され[8〜13]，スポーツ活動が骨形態に及ぼす影響が示唆されている．したがって，それぞれの報告を比較検討する際には，対象がどのような集団で，選択基準が何かを十分に把握したうえで議論されるべきと考える．

3 わが国における FAI の疫学

　表 2 に変形性股関節症診療ガイドライン改訂版に示された過去のわが国における FAI の疫学に関する報告を示す[5]．これらに加えて，近年は前述の FAI 診断指針を基とした疫学研究報告もみられてきている．筆者らは国内の 6 大学病院において股関節痛を主訴に初診した 336 患者を対象に，後ろ向きに多施設疫学調査を行った[18]．結果，336 患者の診断は寛骨臼形成不全に由来する二次性変形性股関節症が 139 例（41.3％）と最も多く，FAI は 25 例（7.4％）であった．さらに，FAI と診断された 25 例を対象にサブ解析を行った．患者平均年齢は 45.1 歳と全体（平均年齢 57.3 歳）と比較して若く，男性は 18 例（72％）で全体の性差（男性 28％，女性 72％）と比較すると，その比率は逆転していた．スポーツ活動は 14 例（56.0％）で認められた．anterior impingement test は 22 例（88.0％）に陽性で，Patrick test は 14 例（56.0％）に陽性であった．FAI のタイプは cam type が 13 例（52.0％）と最も多く，次いで mixed，pincer の順であった．pincer type と診断した基準項目は CE 角 25°以上かつ cross over sign（COS）陽性という項目に該当したものが 6 例（50％）と最も多かった．Mimura らは，股関節無症状の症例に対して，FAI 診断指針に基づいた画像評価を行い，pincer 変形を 35.9％，cam 変形を 24.2％，合併変形を 10.2％に認めたと報告した[19]．

　わが国において，アスリートを対象とした FAI に関する疫学調査は非常に少ない．そこで筆者ら

図1 ▶ FAI の分類

a pincer type impingement
b cam type impingement
c mixed type impingement

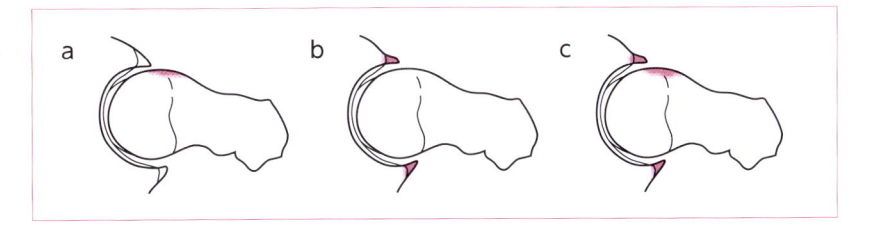

表2 ▶ わが国における FAI に特徴的な骨形態の頻度

著者	発表年	関節数	股関節症状	cam 変形頻度（%）	pincer 変形頻度（%）
Takeyama et al [14]	2009	946	あり	0.3	0.4
玉井ら [15]	2010	119	あり	7.6	18
Mori et al [16]	2014	202	あり	22	15
玉井ら [15]	2010	121	なし	5.0	16
Fukushima et al [17]	2014	49	なし	0	31

（文献 5 より引用）

表3 ▶ 欧米における FAI に特徴的な骨形態の頻度

著者	発表年	国	関節数	股関節症状	cam 変形頻度（%）	pincer 変形頻度（%）
Lung et al [21]	2011	カナダ	82	あり	17	27
Nepple et al [10]	2012	米国	123	あり	72	85
Sullivan et al [22]	2013	英国	446	あり	3.8	4.8
Laborie et al [23]	2011	ノルウェー	2,060	なし	21	24
Leunig et al [24]	2013	スイス	324	なし	36	報告なし
Chakraverty et al [25]	2013	英国	100	なし	81	40
Omoumi et al [26]	2014	ベルギー	77	なし	61	45

（文献 5 より引用）

は国内のプロ野球球団に所属する 63 選手 126 股（アジア人選手 47 選手（74.6％），アジア人以外の選手 16 選手（25.3％））を対象に，単純 X 線股関節正面像における FAI に特徴的な所見の有所見率を調査し，アジア人選手とそれ以外の選手で比較した[20]．結果，アジア人選手の 82.9％（78／94 股）と非常に高い頻度で FAI に特徴的な所見が認められた．加えて，アジア人以外の選手と比較して有所見率に有意差は認められなかった．この結果から，スポーツ活動は FAI 所見の発現に何らかの影響があること，わが国のアスリートの鼡径部痛の原因として FAI はまず考慮すべき病態であることが示唆された．

4 海外におけるFAIの疫学

表3 に変形性股関節症診療ガイドライン改訂版に示された過去の欧米における FAI の疫学に関する報告を示す[5]．アスリートに関しては別項において詳しく記述されるので割愛する．欧米においては，股関節症状のない健常な集団を対象とした良質な疫学研究がいくつか報告されている．Frank らは股関節症状のない集団における疫学研究の systematic review を行い，2,114 股において cam 変形は 37％，pincer 変形は 67％に認められたと報告している[27]．Mascarenhas らは 60 編の

論文の systematic review を行い，cam 変形は股関節症状のない集団と比較して股関節症状のある集団とスポーツ選手において，有意に高頻度に存在していることを報告した[28]．同一検者によって直接比較をした研究はないものの，やはり欧米と比較するとわが国の非アスリートにおける FAI の頻度は低いと考えられる．

おわりに

Ganz らの概念の提唱から約 15 年が経過し，FAI は一般的に診断されるべき疾患になりつつあり，アスリートの鼡径部痛の原因としてまず考慮すべき病態と考える．本項では，わが国における現在の FAI の診断と疫学について概説した．

◆ 文 献

1）Ganz R, et al：Femoroacetabular impingement. Clin Orthop Relat Res 417：112-120, 2003
2）福島健介ほか：大腿骨寛骨臼インピンジメント（femoroacetabular impingement）の定義と診断の基準─最近の論文の傾向から─. Hip Joint 40：4-8, 2014
3）Jingushi S, et al：Osteoarthritis hip joints in Japan：involvement of acetabular dysplasia. J Orthop Sci 16：156-164, 2011
4）日本股関節学会 FAI ワーキンググループ：大腿骨寛骨臼インピンジメント（FAI）の診断について（日本股関節学会指針）. Hip Joint 41：1-6, 2015
5）日本整形外科学会診療ガイドライン委員会，変形性股関節症診療ガイドライン策定委員会編：変形性股関節症診療ガイドライン 2016，改訂第 2 版，日本整形外科学会，日本股関節学会監，南江堂，東京，2016
6）Ganz R, et al：The etiology of the osteoarthritis of the hip：an integrated mechanical concept. Clin Orthop Relat Res 466：264-272, 2008
7）Beck M, et al：Hip morphology influences the pattern of damage to the acetabular cartilage. J Bone Joint Surg Br 87：1012-1018, 2005
8）Heyman CH, et al：Slipped femoral epiphysis with severe displacement；a conservative operative treatment. J Bone Joint Surg Am 39：293-303, 1957
9）Ganz R, et al：Cervico-acetabular impingement after femoral neck fracture. Unfallchirurg 94：172-175, 1991
10）Nepple JJ, et al：Radiographic findings of femoroacetabular impingement in National Football League Combine athletes undergoing radiographs for previous hip or groin pain. Arthroscopy 28：1396-1403, 2012
11）Agricola R, et al：The development of Cam-type deformity in adolescent and young male soccer players. Am J Sports Med 40：1099-1110, 2012
12）Johnson AC, et al：Femoroacetabular impingement in former high-level youth soccer players. Am J Sports Med 40：1342-1346, 2012
13）Philippon MJ, et al：Prevalence of increased alpha angles as a measure of cam-type femoroacetabular impingement in youth ice hockey players. Am J Sports Med 41：1357-1362, 2013
14）Takeyama A, et al：Prevalence of femoroacetabular impingement in Asian patients with osteoarthritis of the hip. Int Orthop 33：1229-1232, 2009
15）玉井健介ほか：大腿骨頭 cam-type deformity の発生頻度と臨床的意義. Hip Joint 36：29-32, 2010
16）Mori R, et al：Are cam and pincer deformities as common as dysplasia in Japanese patients with hip pain? Bone Joint J Br 96：172-176, 2014
17）Fukushima K, et al：Prevalence of radiographic findings of femoroacetabular impingement in the Japanese population. J Orthop Surg Res 9：25, 2014
18）福島健介ほか：FAI に関する股関節学会診断指針に基づく多施設疫学調査. Hip Joint 42：27-29, 2016
19）Mimura T, et al：Prevalence of pincer, cam, and combined deformities in Japanese hip joints evaluated with the Japanese Hip Society diagnostic guideline for femoroacetabular impingement：A CT-based study. J Orthop Sci 22：105-111, 2017
20）Fukushima K, et al：Prevalence of radiographical findings related to femoroacetabular impingement in professional baseball players in Japan. J Orthop Sci 21：821-825, 2016
21）Lung R, et al：The prevalence of radiographic femoroacetabular impingement in younger individuals undergoing total hip replacement for osteoarthritis. Clin Rheumatol 31：1239-1242, 2012
22）Sullivan C, et al：Femoroacetabular impingement：presence of FAI-like features on conventional radiography in young patients presenting to primary care with hip pain. Acta Radiol 54：690-697, 2013
23）Laborie LB：Prevalence of radiographic findings thought to be associated with femoroacetabular impingement in a population-based cohort of 2081 healthy young adults. Radiology 260：494-502, 2011
24）Leunig M, et al：Prevalence of cam and pincer-type deformities on hip MRI in an asymptomatic young Swiss female population：a cross-sectional study. Osteoarthritis Cartilage 21：544-550, 2013
25）Chakraverty JK, et al：Cam and pincer femoroacetabular impingement：CT findings of features resembling femoroacetabular impingement in a young population without symptoms. Am J Roentgenol 200：389-395, 2013
26）Omoumi P, et al：Anatomic features associated with femoroacetabular impingement are equally common in hips of old and young asymptomatic individuals without CT signs of osteoarthritis. Am J Roentgenol 202：1078-1086, 2014
27）Frank JM, et al：Prevalence of femoroacetabular impingement imaging findings in asymptomatic volunteers：A systematic review. Arthroscopy 31：1199-1204, 2015
28）Mascarenhas W, et al：Imaging prevalence of femoroacetabular impingement in symptomatic patients, athletes, and asymptomatic individuals：a systematic review. Eur J Radiol 85：73-95, 2016

❷ 大腿骨寛骨臼インピンジメント［疫学］

海外エリートアスリートにおけるFAI

柴田弘太郎ロバーツ

要点整理

エリートのスポーツ選手では一般成人に比べ femoroacetabular impingement（FAI）の骨形態を合併することが有意に高く，FAI に由来する股関節周囲の症状を生じやすいことがわかっている．この分野での手術治療の目覚ましい進歩に相俟ってここ数年多くの手術成績が報告されている．エリートアスリート特に海外のエリートアスリートの FAI 治療成績について述べると共に女性のエリートアスリートの手術成績と男性との相違についても言及する．最後に女性のアスリートに多くみられる股関節 instability の手術治療について述べる．

はじめに

FAI とスポーツの関連は以前より指摘されてきた．特にエリートのスポーツ選手では一般成人に比べ FAI の骨形態を合併することが有意に高く，FAI に由来する股関節周囲の症状を生じやすいことがわかっている．このため，スポーツ選手，特にエリートスポーツ選手での FAI 手術後成績，スポーツへの復帰率，復帰の時期についての知見が求められていきた．この分野での手術治療の目覚ましい進歩と認知度の広がりに相俟ってここ数年多くの手術成績における研究がなされている．本項ではこれらの報告をまとめながら，特に海外でのエリートアスリートの FAI の治療成績について述べる．さらに，近年エリートレベルの女性アスリートも年々増加しているが，体型，参加するスポーツが男性と異なることも多く，必ずしも男性の FAI 手術に関する成績が女性のその成績に相関するとは限らない．女性と男性アスリートの治療や成績の相違についても述べる．最後に女性のアスリートに多くみられる股関節 instability の手術治療について言及する．

1 FAIとアスリートの関係

FAI の骨形態を示す人口の割合は人種により異なるが，一般男性で 9〜25％，女性で 3〜15％と報告されている[1]．しかし，エリートアスリートではその形態がみられる割合はスポーツの種目によっても異なるが，50〜95％と非アスリート人口に比較して非常に高いことが報告されている．Siebenrock らはプロのバスケットボール選手とコンロトールの一般成人の骨形態を比較，一般成人での FAI 様骨形態の割合が 9％だったのに対してプロの選手は 89％にも及んだ[2]．同様にプロのホッケーやアメリカンフットボールの選手のその割合はそれぞれ 93％と 90％で顕著に高いことが報告されている[3]．

さらに，このような骨形態がどのような時期に発生するかについて Agricola らは興味深い研究を行っている．選手の骨形態の変化を調べる目的でエリートのユースサッカーチーム所属の選手 12〜18 歳の股関節 X 線を平均 2 年の間隔で 2 回撮影した．1 回目撮影時に骨端線が開いている選手のみで 2 回目の大腿骨頚部の増大と cam 変形の増大を認めた．骨端線がすでに閉鎖していた選手

表1 ▶ 一般アスリート FAI 股関節鏡下治療後成績 2016 年以前の報告

author	year	n	F, M	sports レベル	sport の種類	結　果
Brunner A et al[5]	2009	45	12, 31	一般アスリート	多種目	69% RTP が元のレベル
Nho SJ et al[6]	2011	33	8, 25	一般アスリート	多種目	79% RTP
Malviya A et al[7]	2012	80	50, 30	一般アスリート	多種目	good results
Sansone M et al[8]	2015	85	67, 17	一般アスリート	多種目	73% RTP，52% が元のレベル

（文献 5〜8 より作表）

では cam 変形の増大はなく，さらに 2 回目の撮影時に骨端線がまだ開いている選手では cam 変形は認められなかった．また，コントロールの同年代の非スポーツ活動群の一般男性では cam 変形の形成はなかった[4]．これらのことより cam 変形は骨端線が閉鎖する思春期のスポーツ活動量により大きく影響される可能性が示された．

2 エリートアスリートでの FAI 治療成績

このように FAI はスポーツと密接な関係があることが示されており，実際に多くのスポーツ選手で FAI に由来する股関節の症状を自覚することが報告されている．体を資本としているエリートアスリートでの手術適応はどこでもリスクを伴うものであり手術適応は慎重になされる．近年スポーツ選手やアマチュアアスリートの患者での FAI に対する股関節鏡下の治療成績が多く報告されている．数年前までは主にレクリエーションレベルのスポーツ選手を対象とした報告が多くあったが，近年エリートアスリートのみを対象とした報告も数多くみられるようになっている．

そこで，以下の疑問が湧いてくる．

・スポーツ選手の股関節疾患を股関節鏡でどこまで治療できるのか？
・手術後のスポーツへの復帰率と時期はいつか？
・復帰してもどこまでのパフォーマンスが望めるのか？
・どのようなスポーツでも復帰可能なのか？
・女性でも男性でも成績は同じなのか？

疑問に答えるべく 2007〜2018 年までにスポーツ選手と FAI に対する治療をした成績を報告した論文を検索した．渉猟しえた論文の中で modified Coleman methodology score が 60 点以上の論文を有効として，これらの論文中の対象人数，性別，参加スポーツの種目，参加スポーツレベル，元のスポーツへの復帰率について調べた．18 の論文が条件に合致した．内容で 2007〜2016 年までの発表の結果を示した初期発表群と 2017 年以降に発表された後期発表群の 2 つのグループに分け内容を検討した．

初期発表群の中でスポーツ参加レベルがアマチュアからレクリエーションレベルの患者を対象に治療をした報告をみると（表1）[5〜8]，対象人数は平均で 60.8 人，男女比は女：男＝138：103 と女性が多かった．参加しているスポーツはいずれの報告も多種目に渡っていた．それぞれのスポーツへの復帰の定義は異なっていたが，報告されている復帰率（return to play（RTP）率）はそれぞれ 69％，79％，73％であり，決して高いものではない[5〜8]．

次いで初期発表群の中でスポーツ参加レベルがプロからエリートレベルの患者を対象に治療をした報告をみると（表2）[9〜13]，対象人数は平均 42 人であり男女比は女：男＝3：131（Byrd の報告では男女比が示されていなかったが，男性の方が多かった）と圧倒的に男性が多かった．参加しているスポーツは多種目のものが 2 つ，単独のスポーツを対象としたものが 3 つあった．それぞれのスポーツへの復帰の定義は異なっているが，復帰率は 93％から 97％と高かった．復帰までの期間は平均で 6〜9 ヵ月であった[9〜13]．このように初期の発表では対象人数は限定されていること，参加スポーツが定まっていない傾向があったこと，ス

表2 ▶ プロからエリートのアスリート FAI 股関節鏡下治療後成績 2016 以前の報告

author	year	n	F, M	sports レベル	sport の種類	結　果
Philippon M et al[9]	2007	45	3, 42	プロアスリート	多種目	93% RTP
Singh PJ et al[10]	2010	24	全症例男性	プロアスリート	Australian football	96% RTP
Philippon M et al[11]	2010	28	全症例男性	プロアスリート	hockey	95% RTP
Klingenstein GG et al[12]	2012	34	全症例男性	エリートアスリート	baseball, lacrosse	97% RTP 同じレベル
Byrd JWT et al[13]	2014	79	割合不明	プロアスリート	多種目	95% RTP, 49 例で microfracture

（文献 9〜13 より作表）

表3 ▶ 一般アスリート FAI 股関節鏡下治療後成績 2017 以降の報告

author	year	n	F, M	sports レベル	sport の種類	結　果
Frank RM et al[14]	2018	58	36, 22	一般アスリート	サイクリング	97% RTP（平均 4.5 ヵ月で）
Frank RM et al[15]	2018	26	20, 6	一般アスリート	水泳	100% RTP（平均 3.4 ヵ月）（54% でより高いレベルに）
Levy DM et al[16]	2017	51	29, 22	一般アスリート	マラソン	94% RTP（平均 8.5 ヵ月で）
Riff AJ et al[17]	2018	32	19, 13	一般アスリート	インターバルトレーニング	88% RTP（平均 9.6 ヵ月で）

（文献 14〜17 より作業）

ポーツへの復帰率はアマチュアレベルに比較してプロフェショナルレベルの患者では高かったことがわかる．しかし，RTP の定義は曖昧な報告が多く，実際に復帰してもどの程度のレベルまで復帰できたかは定かではない報告が多くみられた．

2016 年以降のアマチュアレベルのスポーツ参加患者を対象にした発表をみると（**表3**）[14〜17]，対象人数は平均で 49 人であった．男女比は女：男＝100：63 でやはり女性が多かった．それぞれの発表はサイクリング，水泳，マラソン，インターバルトレーニングと単独のスポーツであった．サイクリングでは 97％が平均 4.5 ヵ月で復帰，水泳では 100％が 3.4 ヵ月で復帰できた．マラソンでは 94％が 8.5 ヵ月で復帰するも，平均では以前の速さにまでは復帰できなかった．インターバルトレーニングでは 88％が 9.6 ヵ月で復帰していた[14〜17]．

2016 年以降のプロフェッショナルレベルのスポーツ選手を対象とした発表をみると（**表4**）[18〜22]，Schallmo らの発表以外では対象人数は平均で 39.8 人であった．男女比では全ての発表が男性のみであった．それぞれの発表は単独のスポーツを対象としており NFL，MLB，MLS，NBA と

いった世界的にみても最もハイレベルのスポーツリーグに参加する選手が対象であった．これらのレベルの選手はインターネットやチームの成績報告などでそれぞれの選手の成績は調べられることよりスポーツへの復帰時期，復帰できたレベルは他人にも評価しやすい特徴がある．全ての発表で復帰の定義はトップチームの試合に再び出場できたこととしている．Menge らは NFL の選手を対象にしておりその RTP は 87％であった．そして，手術後リーグに残ってプレーができたシーズン数は平均で 3.4 シーズンであった．Franfiamore らは MLB の選手を対象に調べその RTP は 95％であり，手術後リーグに残ってプレーができたシーズン数は平均で 3.6 シーズンであった．Locks らは MLS の選手を対象に調べその RTP は 96％であり，手術後リーグに残ってプレーができたシーズン数は平均で 4.3 シーズンであった．Nwachukwu らは NFL の選手を対象に調べその RTP は 92.5％であり，手術後リーグに残ってプレーができたシーズン数は平均で 3.3 シーズンであり，それぞれの選手のオフェンス能力を計測した数値では低下した選手はいなかった．Schallmo らはアメ

IV

股関節痛

表 4 ▶ プロから エリートのアスリート FAI 股関節鏡下治療後成績 2017 以降の報告

author	year	n	F, M	sports レベル	sport の種類	結　果
Menge TJ et al[18]	2017	51	全症例男性	プロアスリート	NFL	87% RTP (play in game，平均 3.4 シーズン)
Frangiamore SJ et al[19]	2018	44	全症例男性	プロアスリート	MLB	95% RTP (play in game，平均 3.6 シーズン)
Locks R et al[20]	2018	24	全症例男性	プロアスリート	soccer	96% RTP (play in game，平均 4.3 シーズン) 96% RTP (play in game，平均 4.3 シーズン)
Benedict U et al[21]	2018	40	全症例男性	プロアスリート	NFL	92.5% RTP (play in game，平均 3.3 シーズン)
Schallmo MS et al[22]	2018	180	全症例男性	プロアスリート	NBA，NHL，NFL，MLB	全体 84% RTP 同レベル 種目別 NBA 85%，NFL line 61%，NHL 91%，MLB 81% RTP

(文献 18〜22 より作表)

リカの 4 大メジャースポーツの NBA，NHL，NFL，MLB の選手で股関節鏡下での治療を受けたことがある登録されている選手を検索，これらの選手の手術後のリーグでの成績を調べて発表している．客観的データのみを使用している特徴があり，復帰できなかった理由が股関節の問題のみではない可能性もある．しかし，RTP の定義が手術後に第一線の試合に復帰できたこととしており，股関節鏡下手術のエリートアスリートでの有効性の評価は証明できると思われる．対象人数は 180 人であり，全体の平均 RPT は 84% であった．しかし，スポーツによりそれぞれ異なり，NBA は 85%，NFL は前線の主にブロックをする選手は 61% と低くその他のポジションの選手は 91% であった．NHL は 91% で MLB は 81% であった．スポーツの種目，ポジションにより復帰率は異なっていた[18〜22]．

3 エリートアスリートでの FAI治療成績のまとめ

以上より先に示した疑問に少しずつ答えが見出せるようになってきたと思われる．アマチュアからプロ選手のように活動レベルが極めて高い患者でも股関節疾患に対する股関節鏡下手術の治療の有効性が示されている．スポーツへの復帰率はスポーツにより少しずつ異なるものの初期の発表に比較して近年アマチュアレベルからエリートレベルのスポーツ選手でも復帰率は高くなっている．またスポーツにより復帰率と復帰時期が異なり，股関節に強い負荷がかかる，股関節を深く屈曲する動作が多く，押す，走る，飛ぶといった動作を要するスポーツへの復帰は時間を要する傾向が示された．アマチュアレベルの女性の術後成績は多く報告されているもののエリート女性アスリートの報告はまだ乏しい．

4 エリート女性アスリートと エリート男性アスリートの相違

近年はエリートレベルの女性アスリートは年々増加している．しかし，体型，柔軟性，参加するスポーツは男性と異なることが多く，必ずしも男性の FAI 手術に関する治療成績が女性の成績に相関するとは限らない．そこで，我々は FAI に対して関節鏡下手術を施行した女性と男性のエリートスポーツ選手（全米大学の一部リーグの選手，オリンピック選手，プロ選手）のみを集めその術後成績を報告するとともに，女性と男性のエリートスポーツ選手の術後成績，診断，治療内容を比較検討したので結果を少し述べる[23]．

調査できたのはエリートスポーツ選手 80 人，女性 38 人（42 股関節，平均年齢 21.5 歳），男性 42 人（54 股関節，平均年齢 20.5 歳）であった（表 5）[24]．それぞれの選手が参加していたスポー

表5 ▶ エリートアスリート症例の内訳

	女性	男性	p value
患者の人数 (hips)	38 (42)	42 (54)	
平均年齢 (yrs)	21.5 ± 3.9	20.5 ± 1.9	0.082
経過観察期間 (months)	19.3 ± 13	18.6 ± 12	1
症状自覚期間 (months)	12.1 ± 10.3	15.1 ± 13.6	0.251
両側例	7 (16.7)	14 (25.9)	0.2

（文献24より引用．筆者訳）

表6 ▶ 参加スポーツの内訳

女性 athlete group	n	男性 athlete group	n
サッカー	6	バスケットボール	11
陸上	4	野球	8
ソフトボール	4	アメリカンフットボール	6
水球	3	陸上	4
シンクロ	3	水球	3
マラソン	3	ボート	2
ボート	3	ゴルフ	2
バレーボール	2	ラクロス	1
フィールドホッケー	2	サッカー	1
ラクロス	2	ラグビー	1
トライアスロン	2	フェンシング	1
ボブスレー	1	競歩	1
ダンス	1	テニス	1
重量上げ	1		
レスリング	1		
計	38	計	42

（文献24より引用．筆者訳）

ツは**表6**[24]の示す通りであった．特徴として男性ではコンタクトスポーツや野球のような unilateral なスポーツに多く参加していた．女性は柔軟性を要するスポーツや running のような持久性のスポーツに多く参加していた．

　術前と術後の outcome score（mHHS，iHOT-33）は男女ともに有意（全て p＜0.0001）に改善し，男女で有意な差はなかった．元のスポーツに復帰する率は女性選手で84.2％，男性選手で83.3％であり，それぞれ平均8.3と8.8ヵ月で復帰することができた（**図1**）[24]．

　女性と男性選手での骨形態的 FAI type 分類と治療を要した障害部を詳細にみると（**表7**）[24]，女性選手では pincer type FAI が26％あると共に股関節 instability が40％と高い確率で合併していた．いずれも男性に比較して有意（p＝0.0004）に多かった．反対に男性選手は combined type FAI が女性に比較して有意（p＜0.001）に多く，軟骨損傷（p＝0.004）の有無と microfracture（p＝0.0014）の治療を受ける割合も有意に多かった．また，全体を通してスポーツ復帰の有無に影響を与えたのは軟骨損傷の有無よりも手術を受けるまでの有症状期間の長さであった．

　研究の結果エリートのアスリートであっても，男女を問わず平均約8.5ヵ月で元のスポーツに復帰することができることがわかった．また，女性と男性アスリートでは病態と治療に明確な違いがあったが，それぞれの損傷部を適切に診断し治療をすれば男女を問わず高いレベルでもスポーツに復帰が可能であることが示された．そして，スポーツ復帰の有無に手術を受けるまでの有症状期間の

長さが影響していたことより，早期の診断と適切な治療が重要であることが示唆された．

5 instability に対する治療

　前項で instability を合併する症例の治療成績を示したが，instability の治療に関してはまだ確固たる治療法は確立されていない．筆者が米国 Stanford 大学留学時に Marc Safran 教授より学び行っている手術手技を紹介する．Safran 教授は股関節の安定性には関節包や腸骨大腿靱帯を含む股関節周囲軟部組織が重要な役割を担っていることを以前より報告している[24〜27]，そしてこれらの軟部組織を温存する手術手技を提唱している．術式はポータル間の関節包切開を行わないオールポータル術式である．多くの術者は股関節内の操作性を良くするために mid-anterior ポータル（MAP）と antero-lateral ポータル（ALP）間の関節包を切開する展開を用いている．この手技では腸骨大腿靱

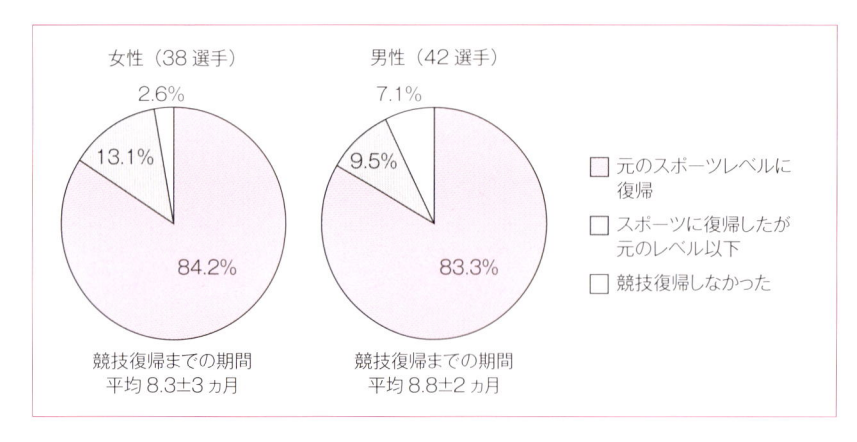

図1 ▶ 競技への復帰率
（文献24より引用．筆者訳）

女性（38選手）

- 2.6%
- 13.1%
- 84.2%

競技復帰までの期間
平均8.3±3ヵ月

男性（42選手）

- 7.1%
- 9.5%
- 83.3%

競技復帰までの期間
平均8.8±2ヵ月

□ 元のスポーツレベルに復帰
□ スポーツに復帰したが元のレベル以下
□ 競技復帰しなかった

表7 ▶ 女性と男性アスリートの診断比較

	女性アスリート	%	男性アスリート	%	p value
股関節の数	42		54		
コンバインド FAI	19	45.20%	50 ***	92.60%	< 0.0001
Cam FAI	6	16%	2	3.70%	0.067
Pincer FAI	11 ***	26.20%	1	1.90%	0.0004
不安定肢	17 ***	40.50%	4	7.40%	0.0001

*** : p<0.001　　　　　　　　　　　　　　　　　　　（文献24より引用．筆者訳）

帯を部分的または完全に横切ることになり，寛骨臼形成不全や不安定性の要素の多いわが国では患者によっては不安定性を惹起してしまう可能性がある．ゆえにSafran教授の術式は本邦で治療する症例に適した術式と考えている．

1 ポータルの設置

　関節内操作をする際，本術式ではポータル孔のみを使用する．ポータル間を切開して繋ぐ術式に比し，靱帯を横切しないため不安定性が出る心配が少ない反面，自由度が少なく，ポータルの設置位置は適切な位置に正確に設置することが要求される．まず，ALPを作成する．ポータルの刺入点は大転子の先端から前方約1横指の部位として，関節包は臼蓋の1時から2時の位置で貫通し設置する．関節内に還流液を入れる前に70°斜視鏡を挿入，臼蓋の後外側部をみながらPLPを作成する．大転子の先端より後方約1横指のところを刺入点とし，関節包を臼蓋の10時の位置で貫通し設置する．この時点で関節内を鏡視，損傷部を確認する．手術操作を要する部位を特定，MAPの

ポータル孔はその直上にくるような位置に作成することを心がける．anterior portalの位置から前方そして遠位に約4〜7cm移動した位置を刺入点として関節包を臼蓋の12時または2時の位置で貫通し設置する（図2）．

2 関節内操作

　関節内鏡視は主にPLPより行い関節内の炎症がみられる滑膜を切除した後，損傷し層間剥離している関節軟骨があれば不安定部分を切除する．軟骨欠損部位が大きくかつ広範囲の関節変性がない場合はmicrofracture処置を行う．股関節唇実質内の損傷や変性が強い場合は関節唇を部分切除，関節唇実質の損傷が少ない場合は可能な限り関節唇を温存する．

　本術式では設置したポータル孔のみで股関節唇とpincerや関節唇の病変部の処置をするため，pincer病変切除には上記ポータル以外にaccessory anterior portal（AAP）を作成することもある．MAPより数cm近位で上前腸骨棘のsagittal line約1cm外側を刺入点とし，ポータル先がpincer

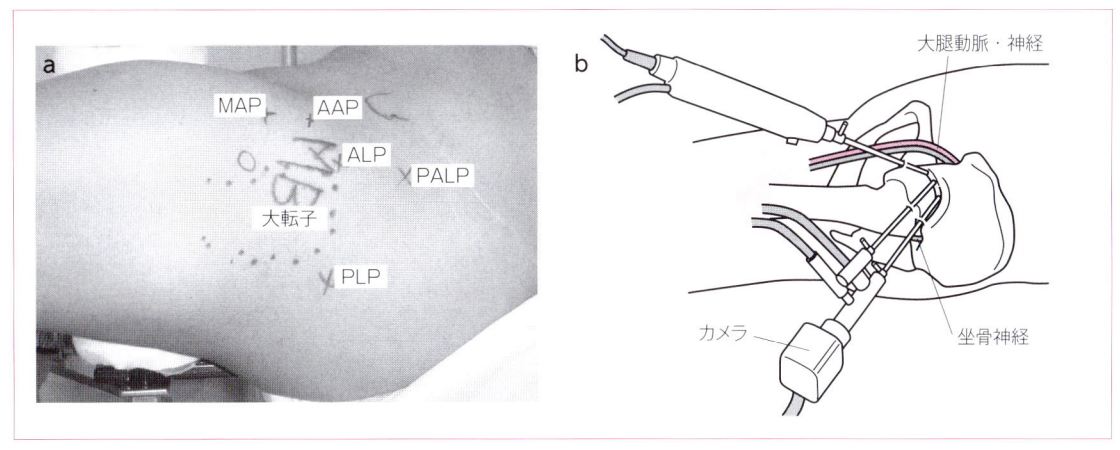

図2 ▶ ポータルサイト
a 股関節鏡ポータルの位置
b 股関節鏡とシェーバーを入れた状態

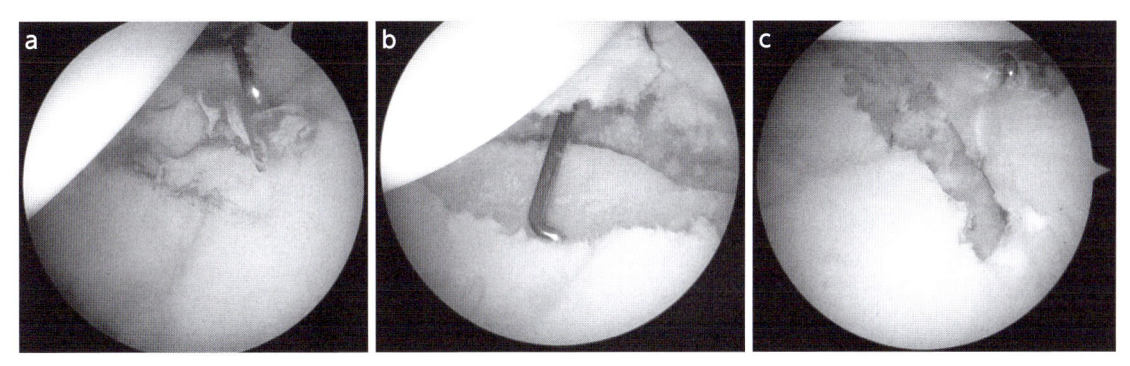

図3 ▶ Cam FAI 症例の股関節鏡視
a 左股関節内 PLP より前方を鏡視．臼蓋の軟骨損傷を認める．
b 軟骨切除，臼蓋形成後の鏡視．関節唇をナイロン糸で牽引して見やすくしている．
c 関節唇縫合後
（巻頭カラー参照）

病変の直上にくるように関節包を貫通し設置する（図3）．このポータルを working ポータルとし pincer 病変や関節唇の処置を行う．AAP は MAP より臼蓋に対して鈍的な角度で刺入されているため，関節唇損傷や関節唇の後方の pincer 領域の操作がより容易となる．

3 関節包粗部の開窓を行っての大腿骨操作と縫縮

ついで，大腿骨側の操作に移る．牽引を解除した後に ALP より 6〜8cm 水平近位の部位に proximal accessory anterolateral portal（PALP）を作成，透視で大腿骨頚部側面を確認，中殿筋を貫通させ股関節鏡の外側部を鏡視下に確認する．腸骨大腿靱帯と坐骨大腿靱帯の間には関節包靱帯成分

のない関節包粗部があり，この部位でシェーバーにて関節包を縦に開窓する．縦に約 2cm，横幅約 1.5cm で開窓を行い大腿骨頚部の cam lesion を確認する．この開窓と透視にて骨形態を確認しながら骨形成を行う．大腿骨形成終了後に開窓部を shoe lace スーチャーにて縫合，関節包を縫縮して手術を終了する．このような手技により，関節の安定性に重要な関節包靱帯を温存，さらに最後に関節包そのものを外側より縫縮することで関節包の面積を縮小し関節の安定性を増す効果が得られる．

我々はこの手技で instability に対して手術を行った 32 名の患者の術後成績を報告している．2 年の follow up で 32 名全員がスポーツに復帰，特にエリートスポーツ選手 13 名も元のスポーツ

に復帰できており，手術の有効性を示している[28]．

おわりに

　股関節疾患への理解，股関節鏡下手術の技術的進歩と普及により活動性の高い患者でも手術を受けるようになってきている．アマチュアからエリート（プロ）スポーツ選手の股関節疾患に対して股関節鏡下手術は良好な成績を認めるようになってきたが，競技，運動の種類によりその復帰率，復帰時期が異なる．競技，性別により診断，疾患の程度，治療選択が異なり，特に女性アスリートではFAIよりも関節不安定性による障害も生じている可能性があり注意を要する．今回は我々のオールポータルテクニックを紹介したが，股関節鏡下手術はまだ歴史が浅くより侵襲が少ない股関節に優しい治療として手術手技も発展が期待される．また，術後スポーツ復帰までのリハビリテーション期間がまだ比較的長いことより股関節のリハビリテーション方法の改善発展も必要と思われる．中長期的な成績や日本人のエリートスポーツ選手での研究が少ないこと，日本での股関節鏡下手術そのものの手術手技を修得する機会が少ないことが今後の取り組むべき課題となっている．

◆ 文　献

1) Gosvig KK, et al：Prevalence of malformations of the hip joint and their relationship to sex, groin pain, and risk of osteoarthritis a population-based survey. J Bone Joint Surg 92：1162-1169, 2010
2) Siebenrock KA, et al：Growth plate alteration precedes cam-type deformity in elite basketball players. Clin Orthop Relat Res 471：1084-1091, 2013
3) Lerebours F, et al：Prevalence of cam-type morphology in elite ice hockey players. Am J Sports Med 44：1024-1030, 2016
4) Agricola R, et al：The development of cam-type deformity in adolescent and young male soccer players. Am J Sports Med 40：1099-1106, 2012
5) Brunner A et al：Sports and recreation activity of patients with femoroacetabular impingement before and after arthroscopic osteoplasty. Am J Sports Med 37：917-922, 2009
6) Nho SJ, et al：The American Journal of Sports Medicine outcomes after the arthroscopic treatment of femoroacetabular impingement in a mixed group of high-level athletes. Am J Sports Med 39(suppl 1), 2011
7) Malviya A, et al：Is hip arthroscopy for femoroacetabular impingement only for athletes？ Br J Sports Med 46：1016-1018, 2012
8) Sansone M, et al：Good results after hip arthroscopy for femoroacetabular impingement in top-level athletes. Orthop J Sport Med 3：2325967115569691, 2015

9) Philippon M, et al：Femoroacetabular impingement in 45 professional athletes：associated pathologies and return to sport following arthroscopic decompression. Knee Surg Sport Traumatol Arthrosc 15：908-914, 2007
10) Singh PJ, et al：The outcome of hip arthroscopy in Australian football league players：a review of 27 hips. Arthroscopy 26：743-749, 2010
11) Philippon MJ, et al：Arthroscopic labral repair and treatment of femoroacetabular impingement in professional hockey players. Am J Sports Med 38：99-104, 2010
12) Klingenstein GG, et al：Hip injuries in the overhead athlete. Clin Orthop Relat Res 470：1579-1585, 2012
13) Byrd JWT：Femoroacetabular impingement in athletes：current concepts. Am J Sports Med 42：737-751, 2014
14) Frank RM, et al：High rate of return to swimming after hip arthroscopy for femoroacetabular impingement. Arthroscopy 34：1471-1477, 2018
15) Frank RM, et al：High rate of return to cycling after hip arthroscopy for femoroacetabular impingement syndrome. Sports Health 10：259-265, 2018
16) Levy DM, et al：High rate of return to running for athletes after hip arthroscopy for the treatment of femoroacetabular impingement and capsular plication. Am J Sports Med 45：127-134, 2017
17) Riff AJ, et al：High rate of return to high-intensity interval training after arthroscopic management of femoroacetabular impingement syndrome. Am J Sports Med 46：2594-2600, 2018
18) Menge TJ, et al：Femoroacetabular impingement in professional football players return to play and predictors of career length after hip arthroscopy. Am J Sports Med 45：1740-1744, 2017
19) Frangiamore SJ, et al：Career length and performance among professional baseball players returning to play after hip arthroscopy. Am J Sports Med 46：2588-2593, 2018
20) Locks R, et al：Return to play after hip arthroscopic surgery for femoroacetabular impingement in professional soccer players. Am J Sports Med 46：273-279, 2018
21) Benedict U, et al：Characteristics and outcomes of arthroscopic femoroacetabular impingement surgery in the national football league. Am J Sports Med 46：144-148, 2018
22) Schallmo MS, et al：Return-to-play and performance outcomes of professional athletes in North America after hip arthroscopy from 1999 to 2016. Am J Sports Med 46：1959-1969, 2018
23) Shibata KR, et al：Arthroscopic hip surgery in the elite athlete：comparison of female and male competitive athletes. Am J Sports Med 45：1730-1739, 2017
24) Shibata KR, et al：Is there a distinct pattern to the acetabular labrum and articular cartilage damage in the non-dysplastic hip with instability? Knee Surg Sports Traumatol Arthrosc 25：84-93, 2017
25) Safran MR, et al：Strains across the acetabular labrum during hip motion：a cadaveric model. Am J Sports Med 39 (suppl)：92S-102S, 2011
26) Shu B, et al：Hip instability：anatomic and clinical considerations of traumatic and atraumatic instability. Clin Sports Med 30：349-367, 2011
27) Ito H, et al：The proximal hip joint capsule and the zona orbicularis contribute to hip joint stability in distraction. J Orthop Res 27：989-995, 2009
28) Kalisvaart MM, et al：Hip instability treated with arthroscopic capsular plication. Knee Surg Sports Traumatol Arthrosc 25：24-30, 2017

❷ 大腿骨寛骨臼インピンジメント ［危険因子・スクリーニング］

解剖とバイオメカニクスからみた股関節の受傷メカニズムとリハビリテーション

宇都宮 啓

IV

股関節痛

要点整理

股関節は不安定性が生じうる関節である．関節唇や関節包は股関節の安定性に大きく寄与している．インナーマッスルの機能維持・改善が股関節の動的安定性に重要である．インナーマッスルとアウターマッスルのバランスが崩れたときに，股関節は傷害のリスクが高まる．体幹トレーニングを行い，インナーマッスルの機能を改善して，アウターマッスルの非生理的な代償が小さい運動連鎖を獲得することが重要である．

はじめに

股関節は他関節と比較しても安定した関節で，不安定性は生じにくいと考えられてきた．しかし，近年のさまざまな研究により，股関節は不安定性を生じうる関節であることが明らかとなった[1]．不安定性が存在するという概念から，股関節のリハビリテーションを見直すことは極めて重要であるが，現状におけるその戦略確立は不十分といえる．本項では，股関節の安定性に寄与する構造物を，解剖学的に，またバイオメカニクスに基づいて検討し，リハビリテーションにおける戦略の概念を提唱することを目的とする．

1 股関節構造理解のための Layer concept

股関節の構造を理解するのに，Draovitch らが提唱した Layer concept が役立つ[2]．第1層は骨である．臼蓋と大腿骨頭がこれにあたる．第2層は関節軟骨・関節唇・関節包である．第3層は股関節周囲筋である．第4層は神経および運動連鎖である．

1 第1層：骨性構造物

第1層では，生まれつき，および成長過程での

骨形態的特徴を考慮する．寛骨臼形成不全があれば，臼蓋被覆が十分ではないために第2層への障害が発生しうる．大腿骨頭非球形，いわゆる Cam lesion は，12〜18歳の間に形成されることが明らかになってきた[3]．臼蓋過被覆（pincer lesion）や下前腸骨棘下（subspine）の骨形態も併せて，寛骨臼大腿インピンジメント症候群（femoroacetabular impingement syndrome：FAI）の原因となりうる．寛骨臼と大腿の衝突すなわちインピンジメントは，後述する microinstability の原因になると考えられている．

2 第2層：非随意運動性構造物

第2層は関節軟骨，関節唇，および関節包である．これらの構造物は股関節の安定性を理解するのに極めて重要であり次頁の第3項にて詳述する．我々は随意的にこれらの構造物を動かすことができない．このため，関節軟骨・関節唇・関節包をリハビリテーションで機能させるというよりも，第3層および第4層で述べる股関節周囲筋機能や運動連鎖を改善することで，これらの組織への負担を軽減するという概念になる．

すなわち，第1層および第2層が，股関節手術で外科的に処置を行うレイヤーであり，第3層および第4層が，本項で取り扱うリハビリテーショ

387

ンの分野にあたるといえよう.

3 第3層：随意運動性構造物

第3層は，股関節周囲に存在する筋組織である．第1層・第2層と比較して，これらの筋組織は随意的に収縮・弛緩させることが可能である．すなわち，リハビリテーションやトレーニングで中心的に取り扱うレイヤーとなる．股関節周囲筋を解剖学的検討から正しく理解することが重要であり，この点については次頁にて詳述する.

4 第4層：神経構造物および運動連鎖

第4層について，神経と運動連鎖に分類して述べることとする.

神経は，（1）股関節組織を支配している神経（股関節の温痛覚・位置覚や，股関節周囲筋の運動を司る神経支配を指す）と，（2）股関節周囲を通過する神経，に分けると理解しやすい．（1）は股関節痛を理解するのに重要である．（2）の障害発生機序は見逃されやすいので注意を要する．例えば内転筋群の overuse によって，閉鎖神経や陰部神経の絞扼性障害が発生することをしばしば経験する．股関節周囲を通過する神経の絞扼性障害は稀ではないことを念頭に，治療従事者は対処にあたらなければならない.

最後に，運動連鎖のなかにおける股関節を包括的・機能的に理解するという概念である．運動連鎖の破綻が股関節の障害を生じさせるということは周知の事実である[4]．筆者はこのことについて，以下の2点に分けて考察することが，リハビリテーションの方針を定めるのに重要と考える．すなわち，（1）【全身の運動連鎖】：頭部−肩甲帯−体幹−股関節−下肢のダイナミックな連動，という観点と，（2）【局所の運動連鎖】：股関節の皮膚−皮下組織−筋膜−筋−関節包の局所的な連動，という観点である．これについては p.391 の第6項で詳しく述べる.

2 股関節不安定性・Microinstability

股関節は臼蓋と大腿骨がボール・ソケット構造

を呈しており，安定した関節であると考えられてきた．しかし，股関節は外傷を契機に，変形性変化に伴い，また手術操作により，不安定になることが報告されるようになった[1].

1 hip microinstability

大腿骨頭が，臼蓋の球中心から外れて存在する状態が捉えられ，報告され始めた．例えば症状のないバレエダンサーがスプリットの姿勢でX線を撮影すると，骨頭は約1.4mm亜脱臼している[5]．また，亜脱臼を生じなくても，Cam lesion は臼蓋関節軟骨への圧ストレスを増大させる[6]．こういった亜脱臼や圧ストレスの増大が hip microinstability と定義され，軟骨損傷や股関節障害の原因として注目されている.

2 手術操作による医原性股関節不安定性

本項の主題からは外れるため詳細は別に譲るが，股関節鏡手術の術後に股関節不安定性が生じることが多数報告されている[7]．これは，腸骨大腿靱帯を手術中に損傷し，適切に修復されないために生じていると考えられる[8]．腸骨大腿靱帯の重要性については第3項で後述する.

3 関節唇・関節包の股関節安定性への寄与

本項では，バイオメカニクス研究を基に，股関節がどのように安定性を得ているかについて述べる.

1 牽引力に対する安定性

筆者らは屍体股関節を用いて，大腿骨を牽引した時にどのような牽引力がかかるかを検討した[9]．すると，牽引力はいったんピークを迎えた後に急激に低下し，再び牽引力が発生するということがわかった（図1）[9]．これは牽引に対して，関節唇による吸着力が先に働き，関節唇のシーリングが破綻した後に関節包の緊張が機能し始めることを意味する．このピークが発生する距離は中央値2.3mmであった．すなわち，関節唇のシーリングは2.3mm程度のところで破綻するということ

図1 股関節の牽引力に対する安定性

牽引力は first drop の位置でいったんピークを迎え，減少し，また増加を始める．すなわち，最初のピークまでが labral suction seal phase：関節唇による吸着力，その後が capsular stability phase：関節包による安定性，である．
（文献9より引用，筆者訳）

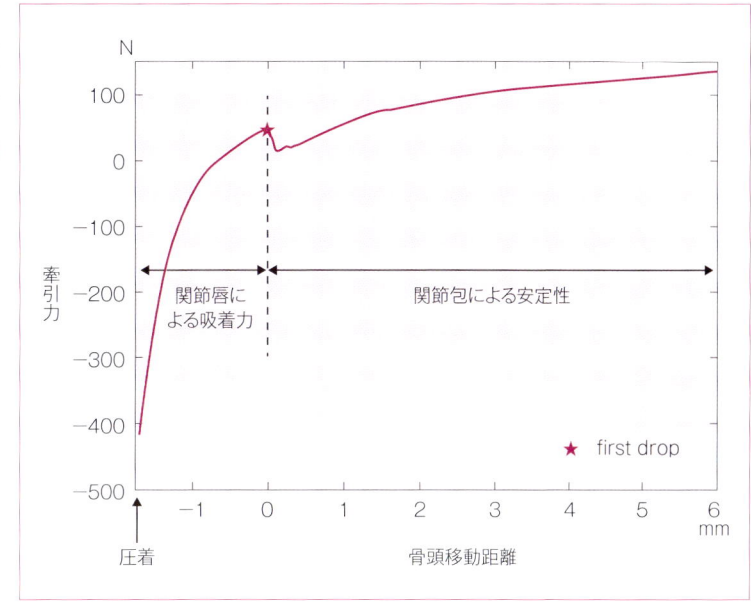

がわかった．逆に，大腿骨頭は関節唇のシーリング内にあっても，2.3mm 程度は動いているといえる．

2 最終可動域における安定性

　最終可動域での安定性は，関節唇ではなく関節包靱帯，特に腸骨大腿靱帯の影響を多大に受けている．ここでは2つのバイオメカニクス論文を紹介する．Myers らは，関節唇を切除しても最終可動域は変化しなかったのに対し，腸骨大腿靱帯を切開すると 10°以上，外旋可動域が増大することを明らかにした[10]．Han らは，腸骨大腿靱帯の弛緩があると，股関節の内外旋が約 8°増大し，股関節屈曲 90°の内旋で大腿骨頭が約 1mm 多く移動することを示した[11]．

　以上の結果から，股関節唇のシーリングは骨頭移動が 2mm 以下の安定した股関節をもたらし，関節包靱帯は関節可動域を規定していることがわかる．

4 股関節の動的安定性理解のための解剖学的知見

　ここまで述べてきた関節唇および関節包は，第2層，すなわち非随意運動性構造物である．これらの組織に異常や損傷がある場合は，外科的な処置によって解決するしかない場合があり，リハビリテーションの役割は限られているといえる．すなわち，リハビリテーションを行ううえでは，股関節周囲筋および股関節の動的安定性をどのように理解するかが極めて重要である．

1 股関節屈曲位での解剖再検討

　股関節の解剖は従来，股関節伸展 0°の状態で検討されてきた．ところで，四足動物は，人類を除く霊長類を含めて，股関節屈曲 90°付近を生理的な位置として生活している．スポーツの現場でも，運動中の股関節は屈曲位を呈している場面が多い．そこで筆者は，股関節屈曲 90°で股関節の解剖を見直す必要があると考えた．

2 股関節腱板

　肩甲骨から肩甲下筋・棘上筋・棘下筋・小円筋が起始し，上腕骨に停止しており，これらが肩腱板を形成している．同様に寛骨も腸骨内板から腸骨筋が，閉鎖孔の外側から外閉鎖筋が，閉鎖孔の内臓側から内閉鎖筋が起始し，大腿骨に停止する形を取っている（図2）．すなわち，腸骨筋・外閉鎖筋・内閉鎖筋は股関節腱板であると考えてみたい（表1）．

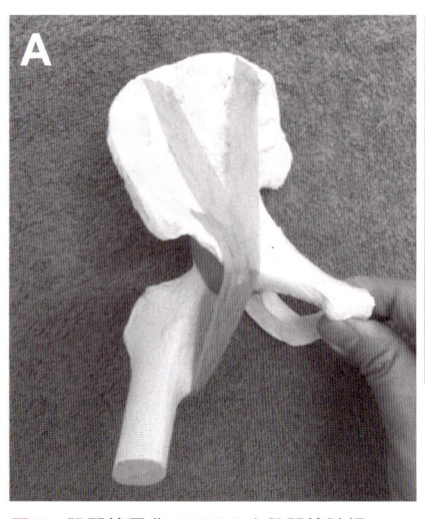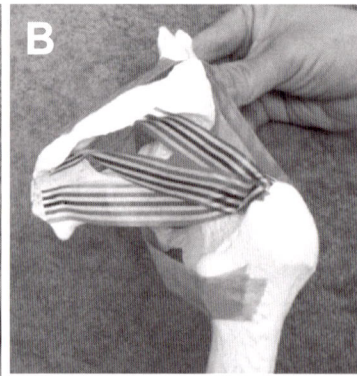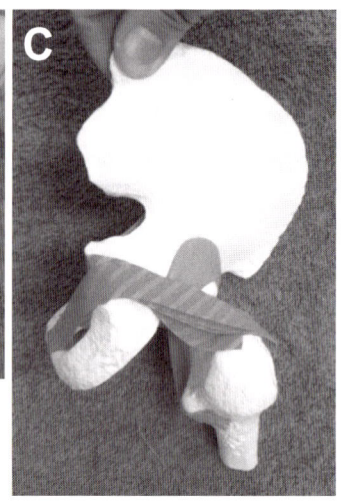

図2▶股関節屈曲90°でみた股関節腱板
A　腸骨筋
B　外閉鎖筋
C　内閉鎖筋・上双子筋・下双子筋

表1▶股関節のインナーマッスルとアウターマッスル

インナーマッスル	アウターマッスル
・腸腰筋 　腸骨筋 　iliocapsularis ・外閉鎖筋 ・内閉鎖筋 　内閉鎖筋 　上双子筋 　下双子筋	・大殿筋 ・中殿筋 ・梨状筋 ・大腿直筋 ・内転筋群 ・ハムストリングス

表2▶股関節と肩関節の類似点および相違点

	股関節	肩関節
類似点	・ボール・ソケット構造 ・大腿直筋反回頭が付着 ・腱板構造/インナー・アウターの二層構造	・ボール・ソケット構造 ・上腕二頭筋長頭腱が付着 ・腱板構造/インナー・アウターの二層構造
相違点	・荷重関節 ・体幹と強靭な靭帯で連続 ・左右の寛骨が靭帯で連続	・非荷重関節 ・体幹と肩甲胸郭関節を形成 ・左右の肩甲骨は独立

3 肩関節解剖と股関節解剖の類似

　両者ともにボール・ソケット構造であり，関節唇を有する．上方に肩関節では上腕二頭筋長頭腱が，股関節では大腿直筋反回頭が付着する．両者ともに腱板構造を有する（**表2**）．

　重要なのは，両者ともにインナーマッスル・アウターマッスルの二層構造を呈しているという点である．**表1**に筆者が提唱するインナーマッスルとアウターマッスルの分類を示す．

4 肩関節解剖と股関節解剖の相違

　まず，股関節は荷重関節である．次に，肩関節は体幹と骨性の連続がない（肩甲胸郭関節を形成）

のに対し，股関節は骨盤と脊柱が仙腸関節の強靭な靭帯構造物によって連続しており，肩甲胸郭関節ほどの可動性はない．さらに，肩関節は左右の肩甲骨が個別に動いているのに対し，股関節は左右の寛骨が仙骨と恥骨結合によって靭帯性に連続していることも重要である（**表2**）．

5 股関節の受傷機転

　股関節が不安定性を有するということは，骨頭が臼蓋に対して求心位ではない（臼蓋の球中心と骨頭の球中心が同一ではない）状況が発生するという事実を意味する．肩関節では，骨頭求心位の

損失が種々のスポーツ障害をきたすことは周知の事実である．これが股関節でも発生していると考えれば，自ずと股関節障害のメカニズムと，リハビリテーション戦略の概要が見えてくる．

1 第1層および第2層が原因の不安定性

骨性支持の不足やインピンジメントによるmicroinstability，関節唇損傷による不安定性，腸骨大腿靱帯伸張による不安定性などが挙げられる．これらが前景にあって第3層や第4層の機能改善によっても症状が改善しないとき，外科的処置での治療が必要な場合がある．

2 股関節腱板機能不全による不安定性

第1層および第2層が原因の股関節不安定性がある場合，股関節腱板による動的安定性は極めて重要である．股関節唇損傷があっても，股関節腱板機能の改善によって競技復帰できるケースを多く経験する．逆もまた然りであって，後述する骨盤−股関節腱板の機能が低下しているために股関節が求心性を獲得できず，アウターマッスルの非生理的な代償をきたす，または関節内にインピンジメントを生じる症例もまた経験する．

3 アウターマッスルの代償による股関節機能障害

肩腱板断裂症例で，上腕二頭筋長頭腱に痛みが生じている患者をしばしば経験する．これは肩腱板断裂による求心性の欠如を上腕二頭筋長頭腱が補おうとし，overuseになり症状が発生している．

股関節でも同様に，アウターマッスルの代償によって起こっているスポーツ障害は多数存在する．例えば外側型ばね股や腸脛靱帯炎である．大殿筋や中殿筋は腸脛靱帯に連続している[12]．第1層や第2層が原因の股関節不安定性，あるいは股関節腱板の機能不全があり，股関節外転筋力で股関節の求心性を得ようと代償した場合，腸脛靱帯の緊張を通じて大転子を介し，股関節を安定させる．この状態が続くと，大転子と腸脛靱帯の間に炎症が生じて，外側型ばね股の原因となる．また，ランナーで腸脛靱帯炎が起こっている症例は，極めて高い確率で股関節腱板の筋力低下が発生しているが，これも同様のメカニズムである．

このメカニズムによって，股関節周囲筋の肉ばなれも説明がつく．FAI症例では難治性の大腿直筋肉ばなれやハムストリングス肉ばなれを生じることがある．これらの肉ばなれは，股関節腱板のoveruseによる筋力低下が発生し，当該筋に過度の負担が瞬発的に掛かること，あるいは股関節が求心位にない状態で筋出力を発揮するために非生理学的な力が発生することによって起こっている．

6 股関節障害に対するリハビリテーション戦略

前項で，股関節腱板の機能低下によりインナーマッスルとアウターマッスルのバランスが崩れ，股関節の機能障害が発生しているというメカニズムについて触れた．すなわち，リハビリテーションの戦略を端的にいえば，如何にして股関節腱板の機能と運動連鎖を維持，改善するかである．

1 骨盤後傾獲得の重要性

肩甲胸郭関節周囲筋の緊張があり肩甲胸郭機能障害があるのに，腱板筋力トレーニングを行ってもその効果は低い．股関節でも同様であり，骨盤機能の低下があると，股関節腱板は機能を発揮できない．すなわち，骨盤の後傾不良を改善させることが何よりも先に行われるべき治療である．

骨盤後傾は股関節屈曲可動域の約20％を占めている[13]．股関節機能障害を生じている選手は，股関節の他動屈曲に伴う骨盤後傾が不十分な症例が多い．筆者らは，pelvic mobility（PM）テストを用いて骨盤後傾不良を評価している[14]．骨盤後傾不良は機能的インピンジメントの原因にもなり，放置すると股関節唇損傷重篤化の原因になるため，対処が重要である．体幹トレーニング，特にbird and dogを行うことで骨盤後傾が即時に獲得される症例が多い．このような症例はリハビリテーションによく反応し，競技復帰の可能性が高い．

2 全身の運動連鎖

腸腰筋の筋力を発揮させるために，反対側の腹斜筋と肩甲胸郭機能が重要である．クロスモーションを機能させることが，股関節の機能を最大

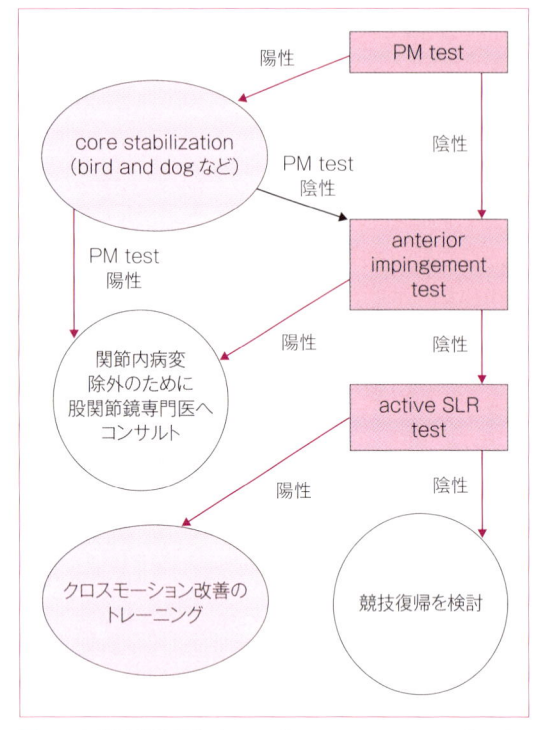

図3 ▶ 股関節機能評価とリハビリテーションのアルゴリズム
PM test：pelvic mobility test（骨盤の生理的後傾運動の有無），active SLR：straight leg raise（腸腰筋筋力の評価）

限に発揮させるために重要であり，これが外傷の予防にも繋がる．肩甲帯の機能障害の有無を確認するために，CAT や HFT，ET や EPT といった原テストを確認する[15]．また，ヘッドコントロールや胸郭運動，足関節不安定性の解消など，全身についての運動連鎖を把握し，股関節機能が発揮できる状態を作り出すことが重要である[4]．

3 局所の運動連鎖

皮膚‐皮下組織‐筋膜の癒着は，見落とされやすいがしばしば股関節機能障害の原因となるため注意する．徒手的にリリースを行うが，頑固な癒着であればハイドロリリースも考慮する．この部位の癒着が，全身の運動連鎖の破綻によって起こっている場合もあるため，全身の状態や運動連鎖パターンを把握することも重要である．

4 単筋収縮を狙ったトレーニングは避ける

股関節のリハビリテーションでも，肩関節のチューブトレーニングのような単筋の収縮を促す

筋力トレーニングを処方しがちである．しかし，単筋の overuse やアウターマッスルの代償をコントロールできないなどの問題が発生し，結果として逆効果となってしまう症例を経験する．特に初期の股関節痛を有するタイミングでは，著者は単筋収縮を狙ったトレーニングは行っていない．あくまで体幹筋力強化と正しい運動連鎖の獲得に努めるべきである．アウターマッスルの筋力強化を含めた単筋のトレーニングは，競技レベルの向上の段階になってから注力すべきものである．

5 簡便な股関節機能評価・リハビリテーション戦略の提案

筆者は**図3**のように股関節機能を評価し，それに対するリハビリテーションを実施して，保存的に治療を行っている．

まず，PM テストを行い，陽性であった症例はbird and dog などを中心とした体幹トレーニングを実施する．PM テストが陰性化した症例では anterior impingement テストを行う．PM テスト陽性時はほとんどの症例で機能的に anterior impingement テストが陽性であるが，骨盤の生理的な後傾獲得とともに anterior impingement テストも陰性化する．この時に PM テストや anterior impingement テストが陰性化しない症例では，専門医をコンサルトし関節内病変の可能性を検討する．次に active SLR テストの左右差を評価する．膝屈曲 30°の active SLR テストで左右差なく，膝伸展 0°の active SLR テストで左右差があった場合は，腸腰筋の筋出力に異常があると判定する．この場合，全身の運動連鎖に注目して，クロスモーションの獲得を目的としたトレーニングを行う．腸腰筋の出力が正常に機能した時点で，予防を意識しながらスポーツ特異的なトレーニングを追加し，競技復帰のタイミングを検討する．

6 体幹トレーニングは股関節機能を有意に改善させる

筆者らは，FAI の女性症例に対してランダム化比較試験を行った．従来の股関節外転筋力トレーニングを行った群と比較して，体幹トレーニングを行った群は有意に臨床スコアが改善した[16]．

これまでの理論を踏まえると，中殿筋トレーニングはインナーマッスルとアウターマッスルのバ

ランス不良を惹起あるいは悪化させる単筋トレーニングであるといえる．体幹トレーニングは骨盤可動性を向上させ，股関節腱板の筋力を発揮しやすくし，全身の運動連鎖を改善したと考えられる．

おわりに

股関節不安定症の概念とリハビリテーションについて概説した．関節唇や関節包に関するバイオメカニクスの知見と比較すれば，リハビリテーションや股関節機能に関するエビデンスは非常に乏しく，経験に基づいたオピニオンの域を出ないと言わざるを得ない．これは，機能やリハビリテーションの効果を客観化・数値化するのが難しいことが原因に他ならない．アートを科学にするためにはさらに検討が不可欠であり，集学的なアプローチを必要とする．

文 献

1) Safran MR：Microinstability of the Hip-Gaining Acceptance. J Am Acad Orthop Surg 27：12-22, 2019
2) Draovitch P, et al：The layer concept：utilization in determining the pain generators, pathology and how structure determines treatment. Curr Rev Musculoskel Med 5：1-8, 2012
3) van Klij P, et al：Cam morphology in young male football players mostly develops before proximal femoral growth plate closure：a prospective study with 5-year follow-up. Br J Sports Med 53：532-538, 2019
4) 畑中仁堂：鼠径部痛症候群のリハビリテーションの有効性―股関節インピンジメントが疑われる場合の保存療法. Sportsmed 26：17-32, 2014
5) Mitchell RJ, et al：Radiographic evidence of hip microinstability in elite ballet. Arthroscopy 32：1038-1044, 2016
6) Ng KCG, et al：Cam FAI and smaller neck angles increase subchondral bone stresses during squatting：a finite element analysis. Clin Orthop Relat Res 477：1053-1063, 2019
7) Yeung M, et al：Gross instability after hip arthroscopy：an analysis of case reports evaluating surgical and patient factors. Arthroscopy 32：1196-1204, 2016
8) Fagotti L, et al：An anatomic study of the damage to capsular hip stabilizers during subspine decompression using a transverse interportal capsulotomy in hip arthroscopy. Arthroscopy, in press
9) Fagotti L, et al：Effects of capsular reconstruction with an iliotibial band allograft on distractive stability of the hip joint：a biomechanical study. Am J Sports Med 46：3429-3436, 2018
10) Myers CA, et al：Role of the acetabular labrum and the iliofemoral ligament in hip stability：an in vitro biplane fluoroscopy study. Am J Sports Med 39 (suppl)：85s-91s, 2011
11) Han S, et al：Does capsular laxity lead to microinstability of the native hip? Am J Sports Med 46：1315-1323, 2018
12) Chahla J, et al：Hip arthroscopy. From Basic Skills to Advanced Techniques, iBooks, 2016
13) Bohannon RW, et al：Research describing pelvifemoral rhythm：a systematic review. J Phys Ther Sci 29：2039-2043, 2017
14) 藤井康成ほか：ハムストリングのタイトネス評価時に簡便に行える骨盤の mobility の評価法. 日整外スポーツ医会誌 26：7-11, 2007
15) 原　正文：復帰に向けて何を目安にどう選手に指導したらよいか―肩の投球障害を中心に―. 関節外科. 22：1189-1194, 2003
16) Aoyama M, et al：A prospective, randomized, controlled trial comparing conservative treatment with trunk stabilization exercise to standard hip muscle exercise for treating femoroacetabular impingement：a pilot study. Clin J Sport Med 29：267-275, 2019

IV

股関節痛

FAIの診断とスクリーニング

錦野匠一

要点整理

FAI の診断においては診断基準による画像所見のみで判断するのではなく，疼痛誘発肢位の確認などの臨床所見や圧痛点を参考にした超音波所見，超音波ガイド下注射の効果など総合的な判断に基づいて診断することが重要である．

はじめに

大腿骨寛骨臼インピンジメント (femoroacetabular impingement：FAI) は 2003 年に Ganz らにより報告された疾患概念である[1]．これは大腿骨頭あるいは寛骨臼の骨形態異常により，股関節運動に伴い大腿骨頭と寛骨臼縁との間で衝突が繰り返し起こる病態である．つまり静的因子の骨形態とインピンジメントを生じる動的因子が関与する．FAI では寛骨臼縁に存在する股関節唇が損傷され疼痛が引き起こされるだけでなく，関節唇—関節軟骨移行部における損傷を契機に関節軟骨損傷に進行することで変形性股関節症の一因として注目されている[2]．またスポーツ選手における鼠径部痛の原因としても注目されるようになった．わが国では 2015 年に日本股関節学会から初めて FAI 診断指針が作成され，その疾患概念が浸透してきている(**表1**)[3]．FAI による股関節唇損傷が生じた場合に鼠径部に症状を呈することが多い．そのため鼠径部痛をきたす疾患との鑑別は必須である．

本項では FAI の診断基準を概説するとともに，現在我々が診療においても有用と考える臨床所見や超音波検査所見，超音波ガイド下注射による鑑別診断・スクリーニングについても述べる．

表1 ▶ FAI の診断指針

画像所見
・pincer type を示唆する所見 　① CE 角 40°以上 　② CE 角 30°以上かつ ARO 0°以下 　③ CE 角 25°以上かつ COS 陽性 ・cam type を示唆する所見 　CE 角 25°以上 　主項目：α 角 55°以上 　副項目：head-neck offset ratio 0.14 未満，pistol-grip 変形，herniation pit 　（主項目を含む 2 項目以上の所見を要する） 　＊X 線，CT，MRI のいずれによる評価も可

身体所見
・AIT 陽性 ・股関節屈曲内旋角度の低下（屈曲 90°にて内旋角度の健側との差）

診断の目安
上記画像所見を満たし，臨床症状を有する症例を臨床的に FAI と診断する．

（文献 3 より引用）

1 FAI診断の流れ

FAI による関節唇損傷に伴う疼痛は股関節運動時による動的因子が大きく関与するため，まずは問診において疼痛発現部位や疼痛誘発肢位の確認が重要であり，FAI に関与する動的因子の存在を評価する．またスポーツ選手においては種目やポジションにより股関節屈曲動作を長時間または頻

図1 ▶ dial test
a 患側. 健側 b と比較して外旋
し dial test 陽性である.
b 健側

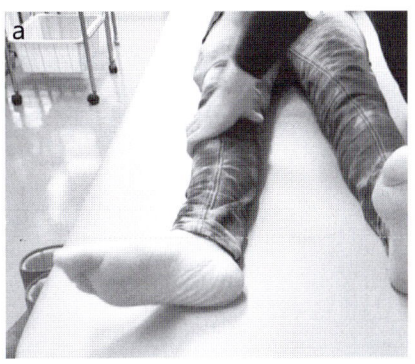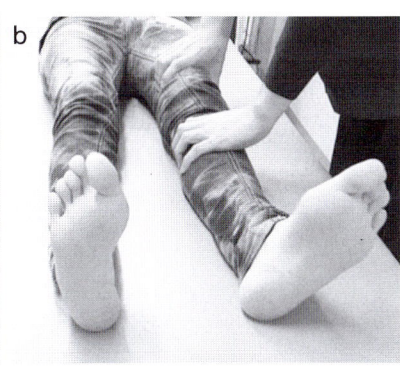

回に繰り返す競技特性もあり，必ず確認しておく．次に視診により姿勢異常の有無，特に脊椎矢状面アライメントを評価する．腰椎の過前弯に伴う骨盤前傾により FAI が生じやすい可能性がある．次いで触診においては anterior impingement test（AIT）などの疼痛誘発肢位や可動域制限の有無を健側と比較して評価する．画像所見は単純 X 線像や CT 検査を用いた骨形態異常の評価，並びに MRI による股関節唇と関節軟骨評価を行う．上記により FAI による股関節唇損傷を強く疑った場合は関節内注射により疼痛改善の有無を確認し診断する．以下に身体所見と画像所見について記載する．

1 身体所見

　FAI 診断指針における身体所見では AIT 陽性であることと股関節屈曲内旋角度の低下とがある．Clohisy らは FAI の診断において，患者の主訴となる疼痛部位は鼡径部が 88％と最も頻度が高いとし，AIT 陽性 88.6％，Patrick's test 陽性であるのが 98.7％としている[4]．また Burnett らは股関節唇損傷を関節鏡で確認できた症例（66 患者）のうち，術前の AIT 陽性は 95％，関節内ブロックで効果を認めたものが 90％であったと報告している[5]．そのことから FAI による股関節唇損傷に起因する鼡径部痛の診断において AIT，Patrick's test，関節内ブロックテストが鑑別の上で非常に重要になる．また上記検査に加えて Fadire test（屈曲内転内旋）による疼痛誘発の有無や前方制動因子（ilio-femoral ligament，股関節唇）の異常を評価する dial test（**図1**），全身の関節弛緩性

の評価も重要である．また我々の経験では，実際に疼痛を多く認める部位は鼡径部前面であるのは確かであるが，大腿外側部や殿部，腰部にも疼痛や圧痛を認める症例が少なくない．前述したように FAI による症状の原因として静的因子と動的因子がある．動的因子は股関節周囲筋や腰部周囲筋のバランスも考慮した考え方が必要である．つまり骨盤前傾が増加すれば大腿骨側の骨形態異常（cam 病変）が軽度であっても屈曲内旋時に関節唇へのストレスは増加する．そのため上記の AIT などの身体所見のみで診断をきたすのではなく，その原因となりうる腰椎−骨盤−股関節の協調性の低下がないかどうか評価することも重要である．骨盤前傾の原因として代表的なのが大腿四頭筋とハムストリングスのアンバランスがある．大腿四頭筋の緊張が高くなる（ハムストリングスの緊張が低下する）と骨盤前傾になる．そのような原因があれば，そのアンバランスを改善するようにリハビリテーション介入を行えば症状が改善する．つまり AIT に代表される身体所見の有無だけにとらわれると病態の結果として生じた鼡径部痛のみ評価したことになる場合もあり，病態の原因を見落とす危険性がある．

2 画像所見

　FAI の診断指針における画像所見には寛骨臼側の骨形態異常である pincer type と大腿骨側の骨形態異常である cam type に分類される．両者を満たすものは combined（mixed）type に分類される（**図2**）．pincer type の診断基準には CE 角に加えて acetabular roof obliquity（ARO），cross-over

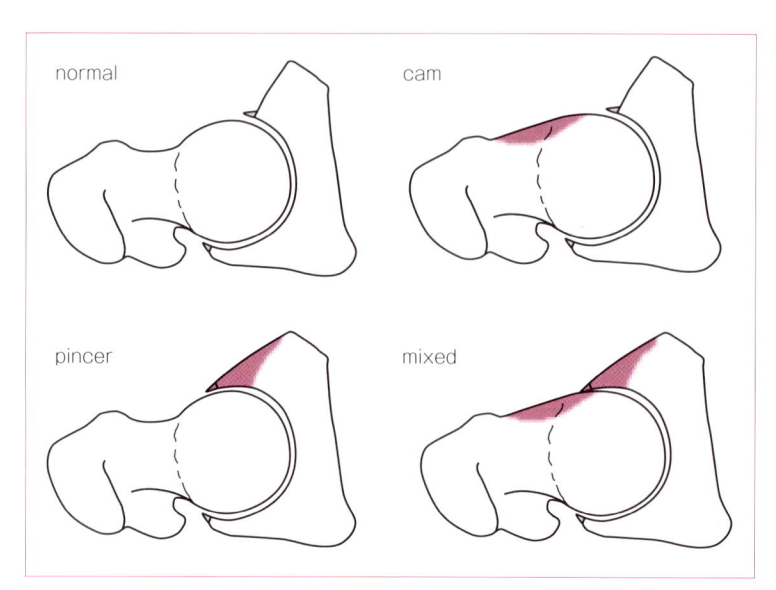

図 2 ▶ FAI の分類

sign（COS）がある．cam type では CE 角 25°以上を前提条件とし，主項目のα角（55°以上）に加えて，副項目として head-neck offset ratio, pistol grip deformity, herniation pit がある（詳細に関しては股関節学会の診断指針を参照）．ここで留意すべきなのは診断指針にも記載があるように，単純 X 線像で評価を行う場合には正確な X 線正面像が必須である．なぜなら骨盤前傾位で撮影されると大腿骨頭に対する寛骨臼被覆は過大評価されることになり，COS 偽陽性となりうる．また回旋位で撮影されると COS は片側において偽陰性または偽陽性となる可能性があり，診断指針（画像所見）に適した確定診断は困難になる．単純 X 線像での評価において我々は診断指針以外にも modified Dunn 撮影（屈曲 45°外転 20°/45°）における大腿骨頚部骨形態も評価している[6]．なぜなら実際に cam 病変を多く認める部位は大腿骨頚部前上方であり，単純 X 線正面像では大腿骨頚部外側部の骨形態を評価し cross-table lateral 像では大腿骨頚部前方の骨形態を評価するため，臨床的に重要な cam 病変を見落とす可能性があるからである（**図 3**）．Agricola らはα角 60°以上の cam type FAI では 5 年後の OA（osteoarthritis）発生リスクは約 3.67 倍と報告しており，cam 病変を正確に評価する重要性が示唆される[2]．

CT 検査は骨形態評価に有用である．特に寛骨臼前方開角や大腿骨前捻角を症例ごとに評価することは病態を把握することに役立つ．さらに CT 検査は FAI の静的因子を評価すること以外に 3 次元構築ソフトを用いれば impingement simulation を行うことで実際に損傷されやすい部位を視覚的に把握することが可能となる．Mimura らは股関節学会 FAI 診断指針に基づいて，CT を用いた日本人（128 股関節）における骨形態を評価し，pincer type 35.1 %，cam type 24.2 %，combined（mixed）type 10.2 % と報告した[7]．わが国における FAI 骨形態分布を認識しておくことも重要である．

MRI 検査は関節唇損傷や軟骨損傷の有無を評価するのに有用である．通常，関節唇損傷は放射状断面像により評価する．Beck らは FAI による軟骨損傷部位は cam type では前上方（1 時：clockface）に最も多く，pincer type では前上方から後上方（11〜1 時：clockface）に多く，関節唇損傷部位も軟骨損傷部位に一致することを報告した[8]．さらに cam type では関節唇が非球形部位である cam 病変に押し込まれること（jamming）で損傷されることや pincer type では関節唇は寛骨臼縁と大腿骨頚部に挟まれることで損傷される．そのため関節唇損傷を評価する際に FAI 分類によって寛骨臼軟骨・関節唇損傷範囲や形態が異なることを理解しておくべきである．また一方で Frank らは

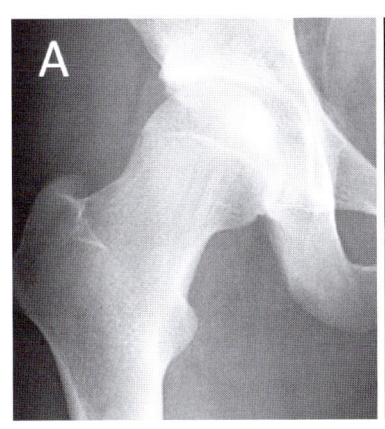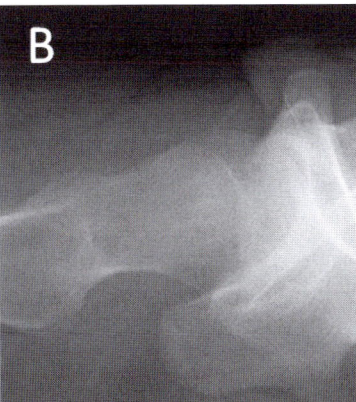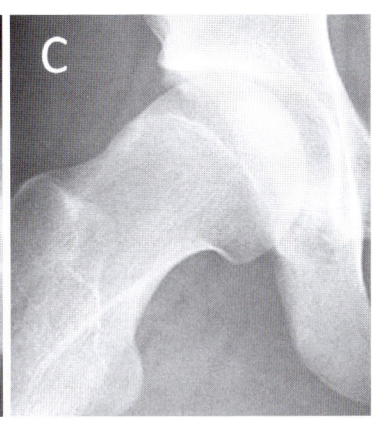

図3 単純X線像による cam 評価（17歳，サッカー選手）
A　正面像
B　cross-table lateral 像
C　modified Dunn view（屈曲45°，外転20°）
A，B では大きな cam 病変は認めないが，C により大腿骨頚部前上方に明らかな cam 病変を認める（α角68°）．

systematic review により無症候性ボランティア（2,114股関節）において MRI 検査で関節唇損傷と診断されるのは68.1％と報告した[9]．このことから MRI 検査のみで関節唇損傷と診断することは困難であることがわかる．つまり FAI による股関節唇損傷の診断には発症機序や身体所見，画像所見など総合的な判断により診断がなされるべきである．

2　鑑別疾患

FAI は病態であり関節唇損傷は疾患であるため，画像所見で FAI の診断基準を満たしていても必ずしも股関節唇損傷による鼠径部痛があるわけではない．前述したように FAI で最も多く認める疼痛部位は鼠径部ではあるが，鼠径部痛をきたす疾患は多岐にわたる．難治性鼠径部痛の中に FAI が潜在していることを理解しておくことは重要ではあるが，鼠径部痛を引き起こす疾患を十分鑑別してから診断し治療にあたるべきである．

鼠径部痛をきたす疾患を明確に分類するために Doha agreement meeting において ① 内転筋関連，② 腸腰筋関連，③ 鼠径部関連，④ 恥骨関連，⑤ 股関節関連鼠径部痛に分類することが提唱され採択された[10]．それぞれの診断方法は各分類

に関与する部位にストレステストを行い疼痛誘発の有無で判断する．FAI による股関節唇損傷は ⑤ にあたる．FAI は寛骨臼と大腿骨との間で繰り返されるインピンジメントにより骨盤不安定性に関与するため，その周囲に存在する恥骨部や内転筋などにも影響を与える．Birmingham らは屍体股を用いて cam 病変を再現し，股関節を屈曲・内旋させインピンジメントを生じさせた際に恥骨結合における回旋ストレスが正常群と比較して有意に大きかったことを報告した[11]．また Schilders らは内転筋関連鼠径部痛において，cam type FAI 患者ではインピンジメントを避けるために股関節を外旋させることで内転筋にストレスがかかり内転筋損傷を生じると報告している[12]．このように鼠径部痛をきたす原因疾患は分類により明確にはなったが，実際には各病態が overlap して存在していることが多い．FAI は関節内における病態ではあるが，関節外にも影響を与える可能性があることを十分理解したうえで鑑別し診断を行う必要がある．

その他の鑑別診断としては疲労骨折があげられる．恥骨下枝疲労骨折，大腿骨頚部疲労骨折がある．前者は女性に多くランニングなどの動作で負荷がかかることで生じる．後者は骨折線が明らかな場合は予防的に外科的手術になることもある．股関節周囲の代表的な剝離骨折には坐骨結節裂離

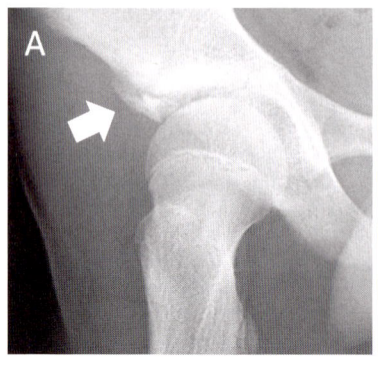
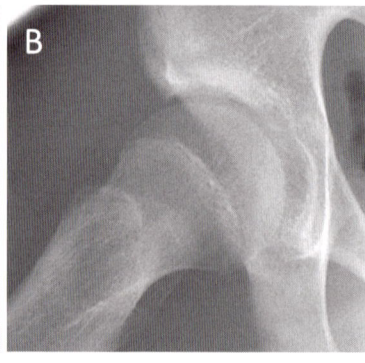

図4 ▶ 下前腸骨棘裂離骨折の症例（14歳，野球選手）
A　下前腸骨棘裂離骨折により転位を認める．
B　受傷後3ヵ月．骨癒合を認める（下前腸骨棘下端の突出あり）．

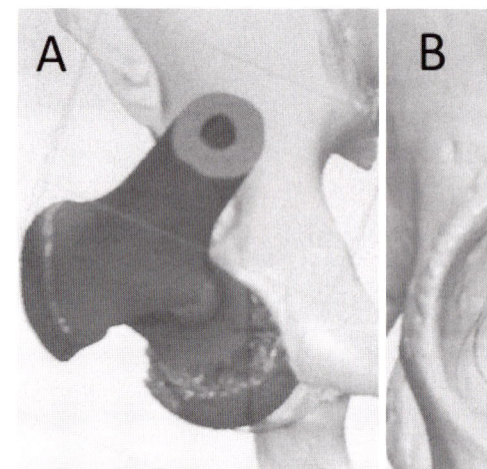
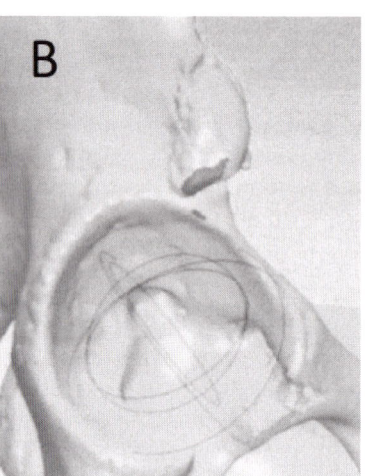
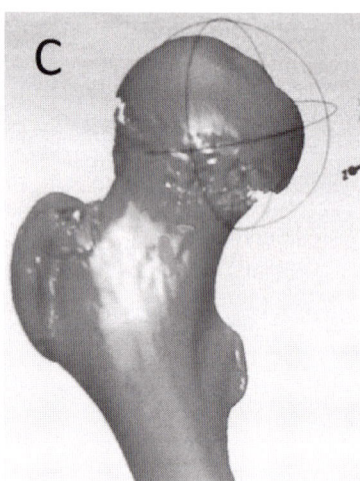

図5 ▶ 3DCT：下前腸骨棘裂離骨折後の subspine impingement 症例（図4と同一症例）
A　屈曲内旋動作の simulation
B　下前腸骨棘下方の衝突部位
C　大腿骨側の衝突部位
骨癒合後にスポーツ復帰したが右鼠径部痛発症．3DCT による simulation により下前腸骨棘下端と大腿骨頚部遠位とのインピンジメントを確認した．
（巻頭カラー参照）

骨折や下前腸骨棘裂離骨折（**図4**）などがある．坐骨結節にはハムストリングスが起始しており前者は短距離走の選手に多い．下前腸骨棘には大腿直筋が起始しており後者はキック動作の多いサッカー選手によくみられる．また下前腸骨棘裂離骨折は骨癒合後に subspine impingement といった関節外インピンジメントを引き起こす可能性もあり，骨癒合後も定期的な経過観察が重要である[13]（**図5**）．また筆者らは10歳代の一輪車選手（3股関節）に発症した思春期 OA を経験した[14]．これは股関節の頻回な屈曲動作や競技姿勢など一輪車競技特性が OA 発症に関与したと考察しており，

病態だけでなくそれぞれの競技特性を理解することも鑑別診断にあたり重要である．

3 超音波検査を用いたスクリーニング

当科では鼠径部痛をきたす症例に対して前述したように問診・視診・身体所見・画像所見により評価を行うが，超音波検査も使用して診断や治療方針の判断材料としている．超音波検査の有用性は主に三つあげられる．一つ目は簡便であり患者への被曝負担がないことである．二つ目は画像所

図6 ▶ 外側型弾発股の超音波所見（短軸像）
→：腸脛靱帯の肥厚を認める.

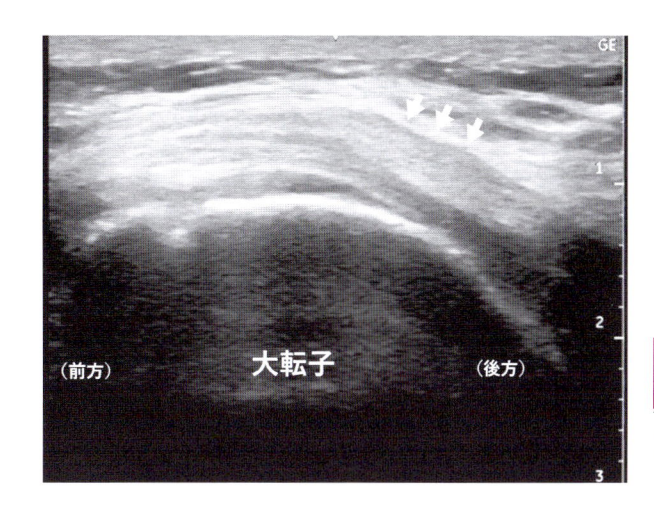

IV

股関節痛

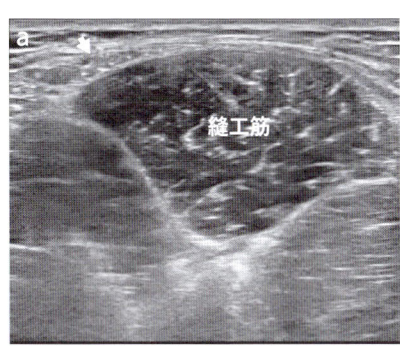

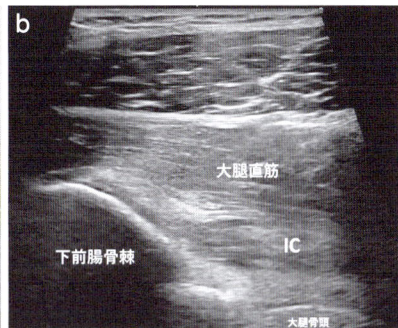

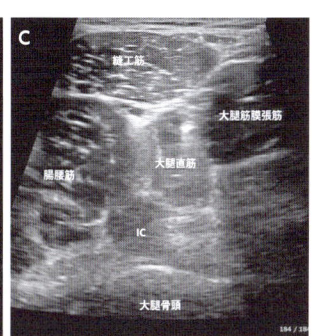

図7 ▶ 鼡径部の超音波像
超音波解剖を理解し，圧痛部位を目安にガイド下注射を行う.
a　短軸像：縫工筋のコンパートメントの外側に外側大腿皮神経を確認できる.
b　長軸像：股関節レベル
c　短軸像：股関節レベル
IC：iliocapsularis

見と異なり動的評価も可能になることで筋層の滑走性評価を行い病態把握が可能になることである. 超音波検査による動的評価が有用である代表疾患としては弾発股があげられる. 外側型では大転子後方を肥厚した腸脛靱帯が通過する際に snapping を呈するのを視覚的に確認できる（図6）. 内側型でも腸恥隆起と腸腰筋の snapping を確認できる. 三つ目は筋腱付着部炎による圧痛部位や炎症部位に対して超音波ガイド下トリガーポイント，鼡径部痛と関連する外側大腿皮神経・大腿神経・閉鎖神経などの絞扼性神経障害を疑う神経周囲に超音波ガイド下ハイドロリリースを行うことが可能になることである（図7）. 超音波ガイド下で狙った部位に確実に注射を施行し，その効果を確認する

ことで鼡径部痛に関与する病態をスクリーニングすることが可能となる. さらにその効果の有無が直接リハビリテーション加療におけるターゲット部位を絞ることにつながる. 当然ながらスポーツ選手にとっては早期復帰が重要である. 超音波検査を用いた診断・治療が早期診断につながり早期復帰に果たす役割は大きいと考える.

おわりに

FAIを診断するにあたり診断指針に基づいて評価することは重要であるが，画像評価のみに頼ることは避けるべきである. FAIと診断した際，まずは保存加療を選択する. それは腰部−骨盤−股関節の協調性運動などの動的因子を改善することに

より骨盤―大腿骨間のインピンジメントを回避できる可能性があるからである．そのためにも病態を含めた診断・スクリーニングが重要である．また超音波検査は今後医師のみだけでなく理学療法士やアスレティックトレーナーにおいても必要な手技となり，超音波による経時的評価は多職種連携による選手の早期診断・早期復帰において有用となる．

◆ 文 献

1）Ganz R, et al：Femoroacetabular impingement：A cause for osteoarthritis of the hip. Clin Orthop Relat Res 417：112-120, 2003
2）Agricola R, et al：Cam impingement causes osteoarthritis of the hip：A nationwide prospective cohort study（CHECK）. Ann Rheum Dis 72：918-923, 2013
3）日本股関節学会FAIワーキンググループ：FAI診断指針. Hip Joint 41：1-6, 2015
4）Clohisy JC, et al：Clinical presentation of patients with symptomatic anterior hip impingement. Clin Orthop Relat Res 467：638-644, 2009
5）Burnett RS, et al：Clinical presentation of patients with tears of the acetabular labrum. J Bone Joint Surg Am 88：1448-1457, 2006
6）Meyer DC, et al：Comparison of six radiographic projections to assess femoral head/neck asphericity. Clin Orthop Relat Res 445：181-185, 2006
7）Mimura T, et al：Prevalence of pincer, cam, and combined deformities in Japanese hip joints evaluated with the Japanese Hip Society diagnostic guideline for femoroacetabular impingement：A CT-based study. J Orthop Sci 22：105-111, 2017
8）Beck M, et al：Hip morphology influences the pattern of damage to the acetabular cartilage. J Bone Joint Surg Br 87：1012-1018, 2005
9）Frank JM, et al：Prevalence of femoroacetabular impingement imaging findings in asymptomatic volunteers：a systematic review. Arthroscopy 31：1199-1204, 2015
10）Weir A, et al：Doha agreement meeting on terminology and definitions in groin pain in athletes. Br J Sports Med 49：768-774, 2015
11）Birmingham PM, et al：The effect of dynamic femoroacetabular impingement on pubic symphysis motion：a cadaveric study. Am J Sports Med 40：1113-1118, 2012
12）Schilders E, et al：Adductor-related groin pain in recreational athletes：role of the adductor enthesis, magnetic resonance imaging, and entheseal pubic cleft injections. J Bone Joint Surg Am 91：2455-2460, 2009
13）Hapa O, et al：Anatomic footprint of the direct head of the rectus femoris origin：cadaveric study and clinical series of hips after arthroscopic anterior inferior iliac spine/subspine decompression. Arthroscopy 29：1932-1940, 2013
14）Nishikino S, et al：Hip arthroscopic surgery after a diagnosis of premature osteoarthritis of the hip in three unicyclists：a case series. J Orthop Case Rep 8：51-54, 2018

インピンジメント回避のための リハビリテーション

高橋　誠

要点整理

　大腿骨寛骨臼インピンジメントに関連する機能障害として，① 股関節可動性・安定性低下，② 腰椎−骨盤帯可動性・安定性の低下が挙げられる．これらの機能障害が複合的に存在しインピンジメントを引き起こすと考えられる．インピンジメントを回避するためには，機能評価による問題抽出および股関節と腰椎−骨盤帯の機能改善に加え，力学的ストレスがかからない協調的な動作の獲得が重要である．

はじめに

　大腿骨寛骨臼インピンジメント (femoroacetabular impingement：FAI) は，Ganz らにより提唱された概念で大腿骨頭の変形 (Cam−type) や臼蓋の変形 (Pincer−type)，あるいは両変形が生じることにより股関節唇損傷を引き起こし，疼痛や軟骨損傷の原因となる疾患である[1]．サッカーやアイスホッケーなどのスポーツで深い股関節屈曲に伴う内転や内旋の複合的な運動の繰り返しストレスにより発症しスポーツ活動が制限される．FAI に対する治療として股関節鏡手術が最もよく選択され，股関節鏡手術後のアスリートの復帰率は 87 ％と良好な成績を得ている[2]．一方で，FAI に対する保存治療による介入効果のエビデンスはまだ不十分であるが，症状緩和に貢献するとの報告[3] やケースシリーズではあるものの保存療法により競技復帰が可能であったとの報告もある[4]．両者に共通することは，股関節と腰椎−骨盤帯機能の改善に焦点をあてたリハビリテーションを実施していることである．FAI に潜在する機能障害の改善がスポーツ復帰や症状緩和に影響を与える[5] 重要な鍵の一つになると考える．以上のような背景を踏まえて，筆者は股関節の機能改善と腰椎−骨盤帯の機能改善を治療コンセプトとしている．本項では，インピンジメント回避に焦点をあてた機能評価や運動療法を解説する．

1　インピンジメントに関連する機能障害

　Safran らの研究では，屈曲・内転・内旋にて上方関節唇に最もストレスが加わると報告されており[6]，骨形態異常と屈曲・内転・内旋で股関節唇損傷が生じる．しかし，症候性と無症候性の cam−type FAI 患者の deep squat を比較した研究では，無症候性の cam−type FAI 患者で矢状面上の骨盤後傾角度が増大していたと報告されている[7]．また，FAI 患者と健常者の骨盤調整能を示す pelvic incidence を比較した研究では，FAI 患者で pelvic incidence が低下していたことも報告されている[8]．このように，骨形態に異常があっても骨盤の代償機能が獲得できれば，インピンジメントを回避できる可能性があると考えられる．

　一方で，Kaya らは大腿直筋の炎症や下前腸骨棘（以下，AIIS）下脂肪体の拘縮，大腿直筋と iliocapsularis 間の脂肪体の拘縮などの柔軟性低下が股関節前面痛の原因になることを指摘している[9]．また，股関節内・外旋筋群の筋バランス不均衡[10] や多方向性の instability の存在[11] も報告されており，股関節の可動性と安定性股関節機能低下がインピンジメントを引き起こす要因となることが考えられる．

　以上のことから，インピンジメントの機序には

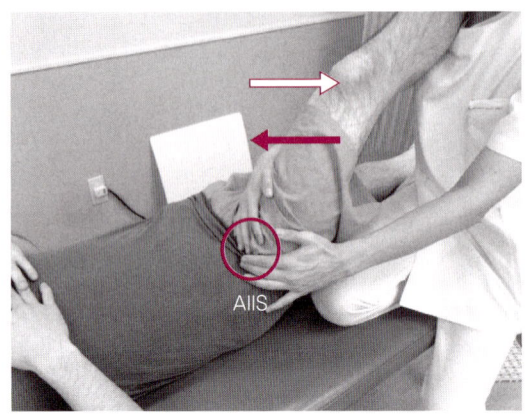

図1 ▶ 大腿直筋へのアプローチ
大腿直筋を触診し下肢の屈曲・伸展を反復収縮することで柔軟性を獲得する.

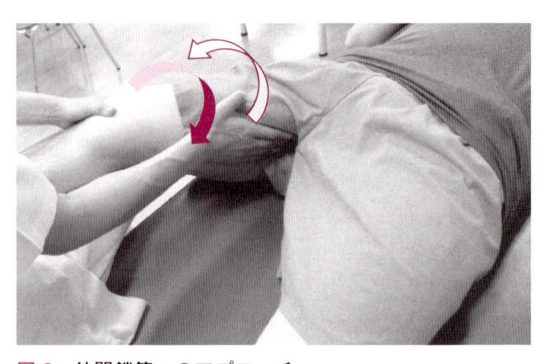

図2 ▶ 外閉鎖筋へのアプローチ
股関節を軽度外転させ長内転筋と薄筋の間から触診し，股関節の内・外旋運動を反復させる.

骨形態異常によるものと股関節機能低下によるもの，あるいは両者が複合的に存在している可能性があり，腰椎−骨盤帯の機能や股関節機能の改善がインピンジメント回避に重要な役割を果たすと考える.

2 身体機能評価

インピンジメントを回避するために身体機能評価と疼痛部位から症状発現メカニズムの仮説を立て治療プランを立案する．身体機能評価は主に股関節機能と腰椎−骨盤帯機能に着目している．股関節機能では，股関節可動性と筋機能の評価を，腰椎−骨盤帯機能では可動性と安定性の評価を実施している．以下に具体的な評価方法とアプローチ法を解説する.

3 股関節機能評価

1 股関節可動性の評価とアプローチ法

股関節屈曲・内転・内旋制限を解除することがインピンジメントを回避し，治療方針を決定する判断材料の一つと考える．屈曲・内転・内旋は，外閉鎖筋，内閉鎖筋，梨状筋の柔軟性低下によって制限される．特に外閉鎖筋の柔軟性低下により

股関節屈曲時に大腿骨頭が前上方に変位し[12]，インピンジメントの要因になると考えられる．また，股関節屈曲では大腿直筋の柔軟性低下[13]やAIIS下脂肪体の滑走不全，大転子後方の拘縮などがインピンジメントを引き起こす因子となりうる．このように股関節屈曲・内転・内旋は，制限因子が複数あることが予測され，一つ一つ確認しながら評価していく．可動性評価の際には，疼痛出現肢位，最終域のエンドフィールや股関節周囲組織の緊張を触診しその制限因子を推測する.

股関節可動性低下に対しては，大腿直筋に対するアプローチ（**図1**）および梨状筋−内閉鎖筋，外閉鎖筋へのアプローチ（**図2**）や徒手的なマッサージなどにより柔軟性を獲得しながら，大転子を介して関節包内運動を誘導し，愛護的に股関節の正常運動を促していく.

2 股関節筋機能評価とエクサイズ

股関節包に付着する筋として，腸腰筋，小殿筋，内閉鎖筋−上下双子筋共同腱，外閉鎖筋[14]があり，これらの筋群により求心位を確保している．筋機能評価を実施する際には，各筋の筋出力の大きさ，左右差，代償の有無などに注意しながら評価する．ここでは，各筋の評価法とそのエクササイズ法を解説する.

a）腸腰筋
腸腰筋は，大腰筋と腸骨筋で角度により作用が異なる．大腰筋は股関節屈曲90°以上で作用し，

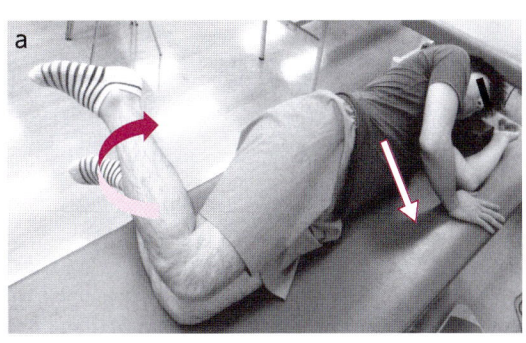
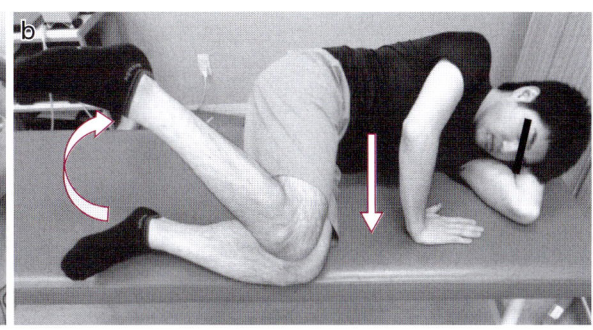

図 3 ▶ 小殿筋エクササイズ
骨盤の代償が入らないように，上側上肢で支持台を圧迫し draw-in させた状態で実施させる．
a　小殿筋前部線維
股関節屈曲 0°の内旋は，小殿筋前部線維の筋活動が高くなる．
b　小殿筋後部線維
股関節屈曲 90°の内旋は，小殿筋後部線維の筋活動が高くなる．

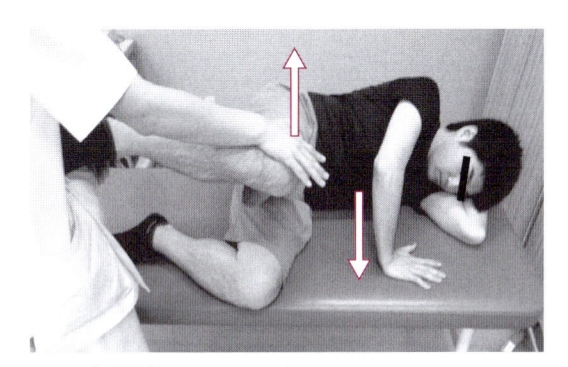

図 4 ▶ 内閉鎖筋エクササイズ
股関節屈曲 90°外転は内閉鎖筋の筋活動が高くなる．

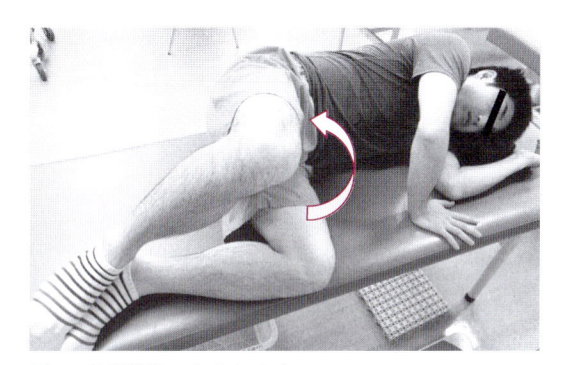

図 5 ▶ 外閉鎖筋エクササイズ
股関節屈曲 90°で外旋作用が高まるため，股関節屈曲 90°位で外旋運動を実施する．

腸骨筋は屈曲 0〜30°で主に作用されていると報告さている[15]ことから，筋機能評価では，股関節屈曲 90°位と 30°位で評価する．エクササイズでは，負荷量が少ないほど活動量が増加する傾向にある[16]ことから，軽負荷でエクササイズを実施する．筆者は介入当初は，大腿直筋など 2 関節筋の収縮が入らないように自動介助運動にて腸腰筋の選択的筋収縮を促している．

b）小殿筋

　小殿筋は，前額面において大腿骨頚部とおおよそ平行に走行しているため，大腿骨頭を求心位に保つ作用がある[17]．小殿筋全体では，中殿筋と協同して外転作用があるが，前部線維は股関節 0〜90°まで内旋作用があり，後部線維は 50°以上で内旋作用がある[15]．また，小殿筋は片脚立位にて中殿筋よりも筋活動が高いとの報告もあり[15]，股

関節安定性に貢献する役割は大きいと考える．小殿筋全体の評価では，股関節外転筋力と各線維の筋力を評価し，エクササイズ（図 3）では小殿筋の各線維の機能を改善させるために屈曲角度を変えて実施する．

c）内閉鎖筋（上下双子筋共同腱）

　内閉鎖筋は，腸腰筋と協同して作用することで股関節の回転軸を形成する[15]．また，内閉鎖筋は屈曲角度が増加するごとに外旋作用が減じ外転作用が強くなる[15]ため，筋力評価やエクササイズ（図 4）は股関節屈曲 90°位での外転運動で実施する．

d）外閉鎖筋

　外閉鎖筋は，股関節の屈曲角度が変化しても外旋作用のある筋である[15]．また，股関節屈曲位にて内転作用[18]もあり，骨頭を内下方へ引き込み内閉鎖筋と同様に股関節の回転軸を形成する筋であ

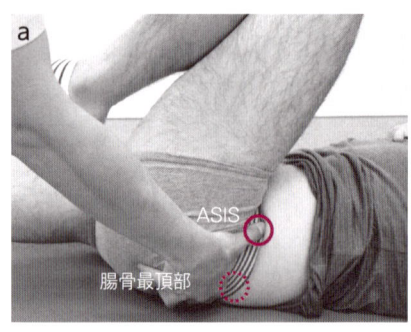
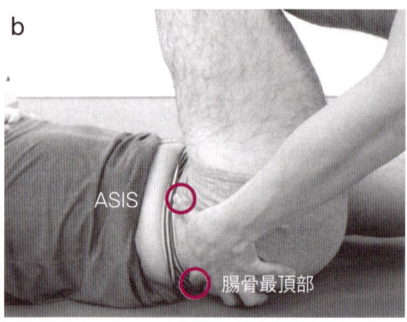

図6 ▶ PM test

股関節屈曲時に上前腸骨棘（ASIS）
と腸骨最頂部の相対的な位置関係
の変化を評価する.
a 陰性
ASIS が腸骨最頂部に達し，骨盤
の後方回旋が起こる.
b 陽性
ASIS が腸骨最頂部までに達する
前に制限され，後方回旋が起こら
ない.

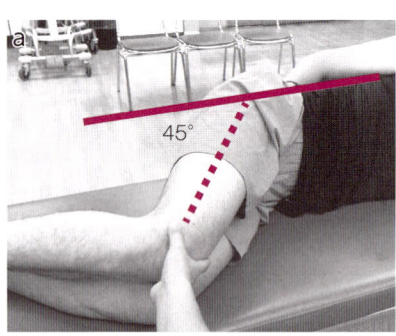
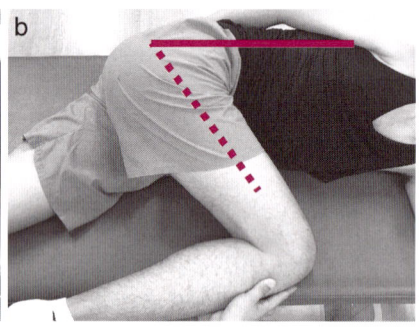

図7 ▶ PLF test

a 開始肢位
側臥位にて両股関節 45°屈曲位
を開始肢位とする.
b テスト肢位
上側股関節を他動的に屈曲し
90°で内転・内旋させさらに屈曲
させていく.仰臥位での可動域よ
りも PLF test 時の可動域が大き
ければ，腰椎–骨盤帯の可動性の
低下があると判断する.

る.筋力評価は，側臥位にて股関節屈曲 90°位で
外旋筋力（**図5**）と内転筋力を評価する.エクササ
イズでは，筋力評価と同様の肢位で実施する.

　各筋のエクササイズは骨盤のアライメントや代
償動作に注意し draw in した状態で呼吸を止めず
実施する.介入開始時はターゲットとする筋を触
診しながら自動介助運動にて選択的筋収縮を促し，
選択的収縮が得られてきたらチューブなどを利用
し徐々に負荷量を上げていく.

4 腰椎–骨盤帯機能評価

1 腰椎–骨盤帯の可動性評価

　筆者は骨盤の可動性を評価する方法として PM
test と PLF test を実施している.

a) pelvic mobility test（PM test）（**図6**）

　股関節屈曲時の正常 kinematics では，pelvi-
femoral rhythm[19]と呼ばれる股関節と腰椎–骨盤
帯の協調した運動がみられる.この運動は，股関
節が屈曲するにつれて腰骨盤帯の後傾運動が生じ，

屈曲側腸骨には inflare が生じるが，FAI では
pelvifemoral rhythm が消失していることが多い.
PM test は，股関節屈曲に伴う骨盤後傾と腸骨
inflare をみるテストである[20].仙腸関節の動きを
コントロールする筋として腹横筋と内腹斜筋下部
線維があり，特に腹横筋の収縮で腸骨が inflare と
後傾を誘導する[20]ため，仙腸関節の可動性ととも
に腹横筋の機能をみる評価法でもある.

b) posterior lumber flexibility test（PLF test）（**図7**）

　筆者は，股関節屈曲時の腰椎–骨盤帯の可動性
を評価する方法として，林が考案した PLF test[21]
を応用し側臥位での前方インピンジメントテスト
（AI）を実施している.このテストでは側臥位にて
両側股関節屈曲 45°を開始肢位とし，上側股関節
90°まで屈曲し，その位置から内転・内旋を加え，
大腿部が胸部に接触するかどうかをみる評価法で
ある.背臥位で AI が陽性でも側臥位では陰性の場
合があり，腰椎–骨盤帯の可動性低下によるもの
と判断する.腰椎–骨盤帯可動性低下の要因の一
つとして，腹横筋の緊張低下により代償的に広背
筋や腰方形筋などの緊張が上がることで腰椎–骨

図8▶ elbow push test
両上肢を胸部の前で組ませ体幹を回旋させ，回旋側肘を押し抵抗させる．回旋側骨盤の動揺の有無を評価する．
a 陰性
外力に対し姿勢保持が可能．
b 陽性
外力に対し姿勢保持ができず骨盤が動揺する．

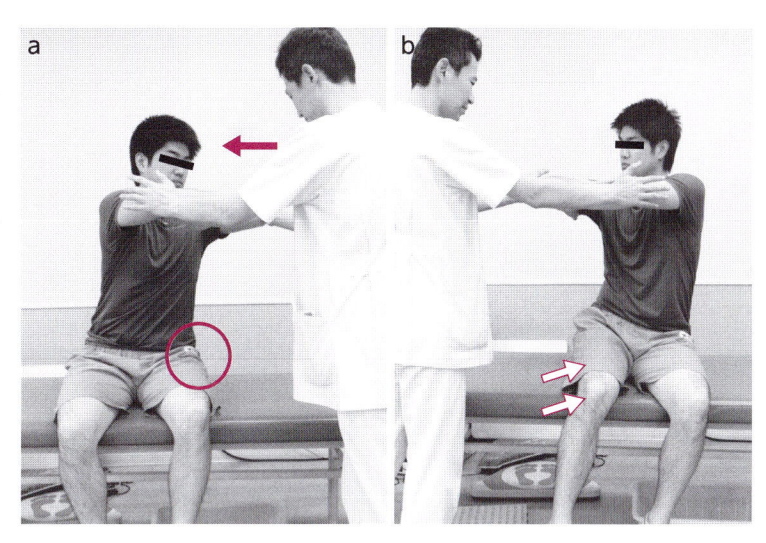

図9▶ trunk shift test
座位にて両上肢を90°外転位で保持させ，片側の殿部を挙上させる．支持側肩関節を上方から押して，姿勢を維持できるかどうかを評価する．
a 陰性
上方からの圧迫に対し姿勢維持できる．
b 陽性
上方からの圧迫に対し姿勢維持できず姿勢が崩れる．

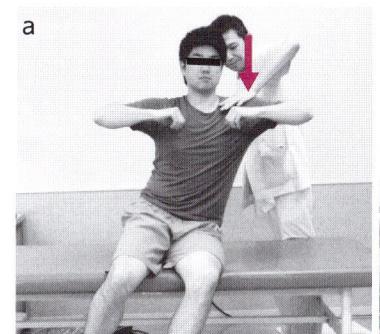
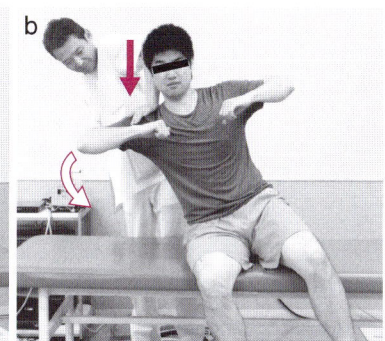

盤帯の後方回旋を制限する[20]．したがって，腰椎-骨盤帯の可動性を改善するためには，腹横筋が重要な役割を果たすと考えられる．

2 腰椎-骨盤帯安定性の評価

Voightらは，再受傷のリスクを最小限に抑えるために腰椎-骨盤帯の安定性と腹部筋のコントロールの重要性を述べている[5]．腰椎-骨盤帯の安定性は横隔膜，腹横筋，多裂筋，骨盤底筋群の活動によって腹腔内圧が上昇し安定性が得られる．したがって，腹横筋や腰部多裂筋の機能は腰椎-骨盤帯の安定性を評価する上で指標の一つになる．筆者は，腰椎-骨盤帯安定性の評価には，elbow push test（図8）やtrunk shift test（図9），active SLR test（図10）を行っている．これらの評価が陽性ならば，腰椎-骨盤帯の安定性を向上させる運動療法を実施する．

3 腰椎-骨盤帯機能障害に対するエクササイズ

筆者は，腰椎-骨盤帯の可動性と安定性獲得を目的に腹横筋と腰部多裂筋に着目してエクササイズを実施している．呼気時に腹横筋と多裂筋の活動量が増加する[22]ことやdraw inで腹横筋の活動量が増加することから，draw inした状態での胸式呼吸エクササイズ（図11）を実施し，腹横筋と腰部多裂筋の筋収縮を促通している．FAI患者の上前腸骨棘（ASIS）内側で腹横筋を触診すると，その筋緊張が低下し腹横筋のコントロールが不良な例が多いため，収縮を確認しながらエクササイズを実施する．それらの筋収縮が得られたら，骨盤帯を安定させた状態で骨盤可動性を獲得するためにpelvic tiltエクササイズ（図12）やcat & dogエクササイズ（図13）を実施していく．

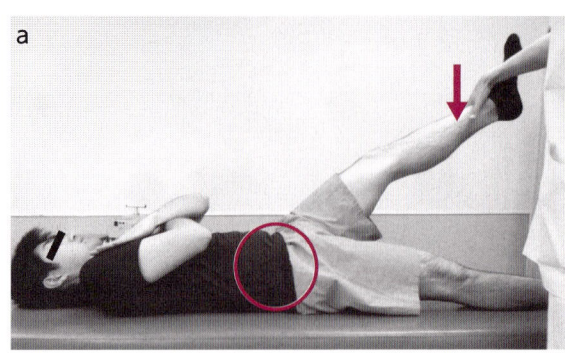
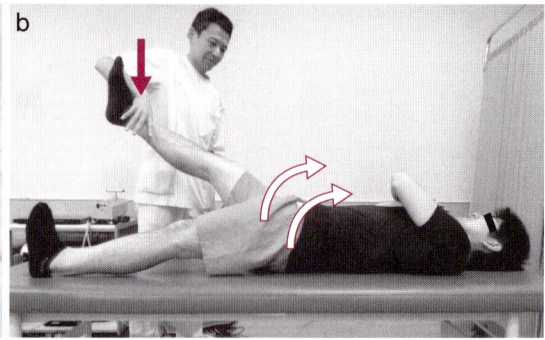

図 10 ▶ active SLR test
背臥位で自動 SLR 時に抵抗を加え，非挙上側の体幹が浮かないかどうかを評価する．
a 陰性
非挙上側骨盤が浮かず姿勢維持できる．
b 陽性
非挙上側骨盤が浮き姿勢維持できない．

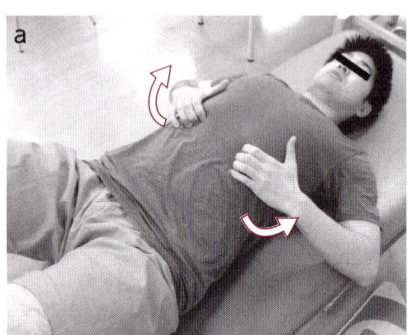
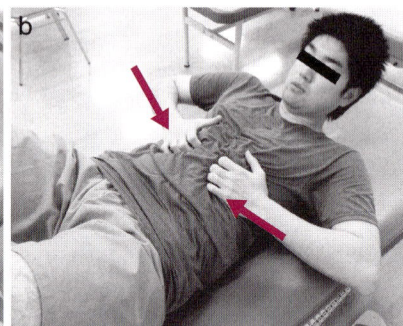

図 11 ▶ 呼吸エクササイズ
a 吸気
両手で胸郭を拡張させながら吸気させる．
b 呼気
胸郭を圧迫し呼気させながら draw in を同時に行わせ腹横筋の機能を高める．

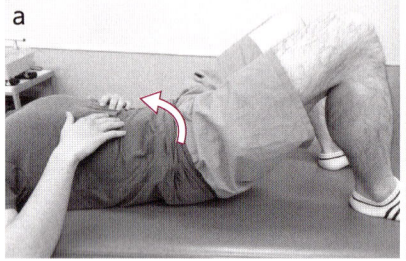
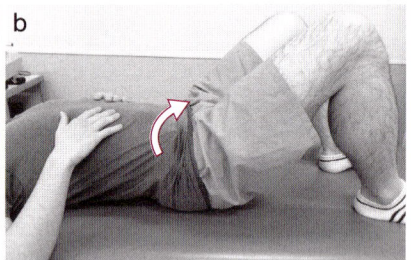

図 12 ▶ pelvic tilt エクササイズ
a 骨盤後傾
b 骨盤前傾
draw in と呼吸に合わせて骨盤を前後傾させ骨盤を安定させた状態での可動性を獲得する．

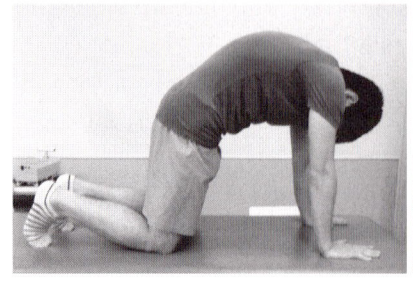
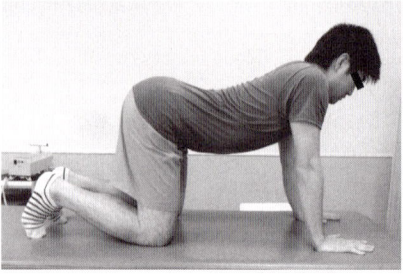

図 13 ▶ cat & dog エクササイズ
骨盤の前・後傾と肩甲骨の内外転を促し協調的な動きを獲得する．エクササイズ時は draw in しながら呼吸を止めないように実施する．

4 協調的な動作の獲得

　仁賀らは，安定かつ円滑の動作遂行のためには，肩甲帯－胸部－骨盤帯－股関節の協調的な運動の重要性を報告している[23]．FAIにおいてもこの協調的な運動を獲得し，股関節唇に力学的ストレスが加わらない動作の獲得が重要な課題となる．筆者は，この肩甲帯－胸部－骨盤帯－股関節の協調的な運動を獲得させるために，bird & dog エクササイズ（図14）やtrunk roll エクササイズ（図15）を実施している．bird & dog エクササイズでは，上肢挙上側の腹横筋の筋活動が高くなり，対側挙上側下肢の腰部多裂筋の筋活動が高くなることが報告されている[24]．実際のエクササイズでは，腹横筋や腰部多裂筋に収縮が入りにくい場合が多く，腹横筋や腰部多裂筋を触診しそれらの緊張を確認しながら運動を誘導していく．trunk roll エクササイズでは，腰椎－骨盤帯を安定させた状態で上部胸椎の回旋を促し，肩甲帯－胸郭－骨盤帯－股関節の各部位が分離した動きを獲得するエクササイズである．このエクササイズでは，腰椎－骨盤帯の安定化に主眼を置き，代償動作を防ぐための上部胸椎の回旋は少しずつ実施させていく．両者のエクササイズでも腹圧を適度に高めるために運動時には呼吸を止めず，尿をとめるような感覚を意識させている．次に閉鎖性運動連鎖（CKC）でのエクササイズへと移行する．CKC エクササイズでは，股関節周囲の同時収縮により動的な安定性や立位での協調的な動作を再獲得することが目的となる．CKC エクササイズでは，スクワットから開始し，ランジ動作やランニング，スポーツ特異的動作へと進めていく．

おわりに

　本項ではFAIに生じる機能障害に着目し，インピンジメント回避のための機能評価とアプローチ法について解説した．インピンジメントは，骨形態異常とともに股関節と腰椎骨盤帯などの機能障害が複合して生じることが多く，詳細な評価が必要であると考える．FAIの治療に対しては，股関節機能と腰椎－骨盤帯機能の改善が鍵の一つとなる．それらの機能を得たうえで股関節唇に力学的

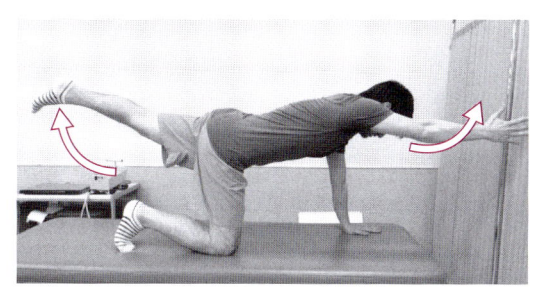

図 14 ▶ **bird & dog エクササイズ**
頚部をチンインした状態で呼吸を止めないように draw in したまま，片側上肢と対側下肢を挙上し保持させる．

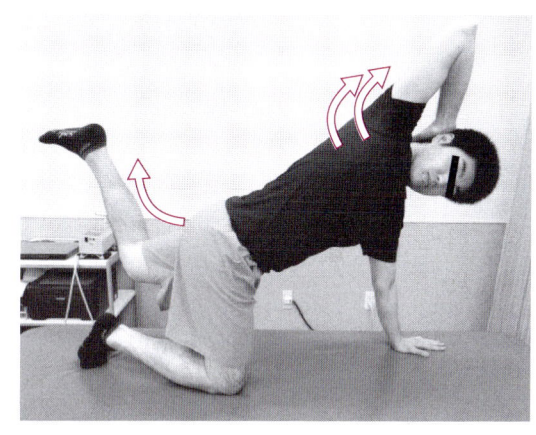

図 15 ▶ **trunk roll エクササイズ**
片側上肢の挙上と上部体幹の回旋に加え，対側下肢を挙上させる．肩甲帯－骨盤－股関節の安定性と協調的な動作獲得を目的に実施する．

ストレスが加わらない動作の獲得がインピンジメント回避につながると考えられる．しかしながら，FAIに対する運動療法効果のエビデンスはまだ不十分で，今後さらなる研究が必要である．

◆ 文 献

1) Ganz R, et al：Femoroacetabular impingement：a cause for osteoarthritis of the hip. Clin Orthop Relat Res 417：112-120, 2013
2) Casartelli NC, et al：Return to sport after hip surgery for femoroacetabular impingement：a systematic review. Br J Sports Med 49：819-824, 2015
3) Emara K, et al：Conservative treatment for mild femoro-acetabular impingement .J Orthop Surg（Hong Kong）19：41-45, 2011
4) Short S, et al：A combined treatment approach emphasizing impairment-based manual therapy and exercise for hip-related compensatory injury in elite athletes：a case series. Int J Sports Phys Ther 12：994-1010, 2017
5) Voight ML, et al：Postoperative rehabilitation guidelines for hip arthroscopy in an active population. Sports Health 2：222-230, 2010

6) Safran MR, et al：Strains across the acetabular labrum during hip motion：a cadaveric model. Am J Sports Med 39 (suppl)：92S-102S, 2011

7) Catelli DS, et al：Asymptomatic participants with a femoroacetabular deformity demonstrate stronger hip extensors and greater pelvis mobility during the deep squat task. Orthop J Sports Med 6：2325967118782484, 2018

8) Hellman MD, et al：Femoroacetabular impingement and pelvic incidence：radiographic comparison to an asymptomatic control. Arthroscopy 33：545-550, 2017

9) Kaya M, et al：Extra-articular debridement of hip joint for management of anterior hip pain. Arthrosc Tech 7：e651-e655, 2018

10) Diamond LE, et al：Isometric and isokinetic hip strength and agonist/antagonist ratios in symptomatic femoroacetabular impingement. J Sci Med Sport 19：696-701, 2016

11) Canham CD, et al：Does femoroacetabular impingement cause hip instability? A systematic review. Arthroscopy 32：203-208, 2016

12) Solomon LB, et al：Anatomy of piriformis, obturator internus and obturator externus：implications for the posterior surgical approach to the hip. J Bone Joint Surg Br 92：1317-1324, 2010

13) 吉尾雅春：セラピストのための解剖学―根本から治療に携わるために必要な知識―. Sportsmed 148：4-26, 2013

14) Walters BL, et al：New findings in hip capsular anatomy：dimensions of capsular thickness and pericapsular contributions. Arthroscopy 30：1235-1245, 2014

15) 木下一雄：股関節深層筋群のコンディショニングと下肢運動連鎖. 臨スポーツ医 30：269-277, 2013

16) 近藤勇太ほか：股関節屈曲トルク増加に伴う股関節屈筋群の筋活動の変化. 理学療法学 43 (suppl 2), 2016

17) Beck M, et al：The anatomy and function of the gluteus minimus muscle. J Bone Joint Surg Br 82：358-363, 2000

18) Gudena R, et al：The anatomy and function of the obturator externus. Hip Int 25：424-427, 2015

19) Van Houcke J, et al：The pelvifemoral rhythm in cam-type femoroacetabular impingement. Clin Biomech (Bristol, Avon) 29：63-67, 2014

20) 藤井康成ほか：骨盤の運動性と下肢運動連鎖. 臨スポーツ医 30：247-254, 2013

21) 林　典雄：多裂筋から考える腰痛の運動療法. 理学療法京都 (41)：25-29, 2012

22) 隈元庸夫ほか：骨盤帯との関係で生じる腰部疾患の機能解剖学的病態把握と理学療法. 理学療法 32：991-999, 2015

23) 仁賀定雄ほか：Groin pain の診断と治療―主として股関節内病変を有しない例について―. MB Orthop 31 (6)：7-14, 2018

24) Okubo Y, et al：Electromyographic analysis of transversus abdominis and lumbar multifidus using wire electrodes during lumbar stabilization exercises. J Orthop Sports Phys Ther 40：743-750, 2010

アスリートにおけるOA発症予防のためのFAI股関節鏡視下手術

大原英嗣

要点整理

FAI患者の治療は，一般的にはまず保存治療を行って，症状の改善しない場合にのみ手術治療を行う．しかし，患者がアスリートの場合には，若年発症のことが多く[1]，発症から手術までの期間が長いほど復帰率が低くなることから[2]，比較的早期に手術を勧める．手術は関節鏡視下に行うが，最も重要なことは病態改善であり，インピンジメントの結果起こった関節唇の縫合により除痛を行うが，再発予防にはインピンジメントの原因となる骨形態異常の処置が必要である．特にOA発症のリスクであるcam病変の骨形成（re-shape）は必須であり，将来の関節症発症を予防でき，さらに患者の選手生命をも守ることにも繋がると考える．

はじめに

近年，股関節インピンジメント femoroacetabular impingement（FAI）に対する関節鏡視下手術がアスリートに行われるようになり良好な治療成績が散見される[3]．その一方で，日本ではいまだにFAIの疾患概念の普及は十分ではなく，初診から診断に至るまでに時間を要するのが現状である．そのようななかで，スポーツ選手は疼痛や機能障害を抱えたまま競技を行っている．まず，股関節唇は生理学的には関節安定性と軟骨の保護の役目を担っており，FAIにより損傷されるとその機能不全が生じる[4]．さらに，cam病変では臼側の軟骨が損傷され，早期の関節症発症に繋がる．筆者の小経験においても，10歳代のアスリートの手術で高度の軟骨損傷を目にする機会が少なくないことから（**図1**），FAIの特にcam病変で発症したアスリートには，できるだけ早期に関節症発症のリスクを低減するために手術すべきであると考える．アスリートの選手生命を脅かす股関節症発症の予防という観点から，FAI股関節鏡手術の役割を述べる．

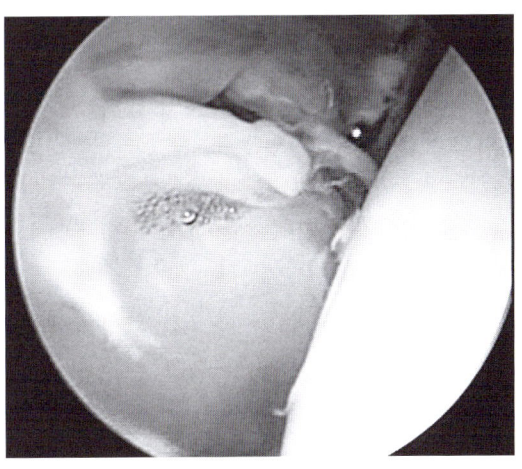

図1　症例
16歳．男子高校生．サッカー．ミックスタイプFAI
臼軟骨のデラミネーションが著明で，関節唇にも変性断裂と充血がみられる．
（巻頭カラー参照）

1 保存治療 vs 手術治療

FAIはアスリートにとって，選手生命を脅かす股関節痛の原因として，大きな注目を集めている．その治療法は，まず保存治療として病態の説明と，

日常生活習慣の工夫，投薬，時に消炎鎮痛薬の関節注射などが行われる．さらにアスリートにはアスレティックトレーナーを介入させたパーソナルトレーニングなどが適用される．手術治療は約3ヵ月の保存治療でも効果がない場合に考慮される．今日の手術治療のスタンダードは股関節鏡視下手術であり，おおむね大腿骨頭頚部移行部の骨形成（re-shape）と関節唇や関節軟骨の修復が行われる．Emara ら[5]は，一般の FAI 症例に対する保存治療の効果を研究し，多くの症例で症状は軽減したが，可動域制限やインピンジメント肢位での症状は残存し，アスリートへの対応には課題を残した．また，Hunt ら[6]は対象者の 46 ％が保存治療で奏効したが，手術治療に至ったものの多くは活動性の高い患者であったと報告している．2018年には Griffin らは FAI に対する保存治療と股関節鏡視下手術との前向き無作為化比較研究を行い，FAI に対する鏡視下手術は保存治療より有効であることが示され[7]，患者がアスリートの場合は，一般患者より活動性が高いことから，手術治療の必要性には疑う余地はないものと考える．さらに近年，FAI の鏡視下手術の良好な中長期成績の報告も散見され[8]，適応のある症例に良い時期に適切な処置が行われる限り，良好な結果が期待できる．ちなみに，アスリートに対する手術で，約 90 ％の高いスポーツ復帰率が多数報告されている[2,9]．

2 アスリートのFAIとOA発症のリスク

Ganz らは FAI を提唱した際に，特に cam 病変で多くの患者が関節症になっていることを経験して，本疾患では軟骨障害が重篤になる前に適切な処置が行われるべきであると強調した[10]．アスリートにおいては cam 病変の有病率（股関節痛などの症状を呈する割合）が高く，エリートアスリートでは FAI を含めた下肢の OA の頻度が高いことも報告されている．Byrd らは，アスリートの FAI 患者で治療が遅れることにより，OA の発症頻度が高くなると述べ[11]，Ellis らは cam プラスティは勿論のこと，股関節唇再建術などの軟骨の保護に有用な新しい鏡視下テクニックの開発によって，

すでに良好な成績が多く報告されていることを挙げ，アスリートに対する手術治療の OA 発症予防に対する有用性を主張している[12]．選手生命を全うできるように，本邦でも近い将来多くの施設で，早期に対応することが可能となることに期待している．

3 手術術式の選択

2003 年に Ganz らが提唱した FAI の概念[10]は，瞬く間に全世界に広まり，一次性 OA と診断されたものに，本疾患が原因であるものが多いことがわかった．治療法にはそれまで，血流障害の問題で進入困難であった股関節内操作を可能にした surgical dislocation 法での直視下手術が 2001 年に報告され[13]，多くの施設で追試され，良好な成績が報告されている．ただし，本術式は大きな皮膚切開で股関節脱臼下に処置を行うことや，大転子の切離や，骨頭靭帯切離などの大きな侵襲を伴い，社会復帰に要する期間が長く，術後合併症も鏡視下手術に比べて多く，次第に鏡視下手術へ移行した．アスリートのスポーツ復帰を考えると鏡視下手術のニーズが高くなるのは，他の関節における現状をみても当然であり，技術的にも直視下手術と鏡視下手術の骨形成を比較して同レベルの処置ができることがわかっている[14]．現に FAI 関連の論文数も 2004 年から open 手術に関するものより股関節鏡手術に関するものが多くなっている．その他，mini open で行う FAI 手術の報告もあるが，中途半端な手術となり，合併症発生率，再手術率ともに他の手術よりも明らかに高く，避けるべき手術である．そのような背景から，現在FAI の治療は特殊例を除いて，ほとんどが股関節鏡視下手術が行われている．

4 手術適応

日本整形外科学会の変股症治療ガイドラインでは，FAI の診断基準に CE 角 25°以上が挙げられている．ただし，0°＜CE 角＜25°の境界型寛骨

臼形成不全（borderline developmental dysplasia of the hip：BDDH）も画像上 FAI の特徴がみられるものは手術適応であり後述する．ノンアスリートに比し，アスリートでは ADL の支障はないが，スポーツ活動時のみの症状にも手術する場合があるのが特徴である．また，未成年のアスリートで，本人や親が手術に過大な期待を持つことがあり，病態および手術治療の目的とリスクについて十分に説明する必要がある．以下に，筆者の手術適応を挙げる．

1. 股関節痛（ADL 上なくても，競技中に出るものも適応）
2. X 線検査で cam 病変か pincer 病変あるいはその両方ともの所見
3. 16 歳以上（股関節の骨成長終了時期）
4. MRI，CT 検査でインピンジメントの所見
   （ア）MRI にて股関節唇損傷，軟骨障害の所見
   （イ）CT 検査：臼側の所見　臼後捻，部分的臼後捻，下前腸骨棘（AIIS）の骨硬化・形態異常，CE 角＞35°
   （ウ）CT 検査：大腿骨側 pistol grip 変形，α 角＞55°，頚部前捻角＜10°，内反股，骨頭頚部移行部の皮質骨の肥厚
5. lidocain test 陽性（ステロイド混合注射）
6. 病態および手術の目的とリスクを理解できる
7. 関節症変化がないか，ごく軽度（Tönnis grade ＜I）

アスリートは股関節唇症状の訴えが軽く，impingement test でも違和感のみで，可動域制限もなく，筋力の低下もみられないことが多く，股関節疾患の存在に確信が持てないこともある．そのような場合，筆者は股関節内の病態の確認に lidocain test を行う．

5 画像診断

FAI のスクリーニングは単純 X 線で行うが，CT 検査は術前検査に欠かせない．FAI は骨形態に起因する疾患であり，骨形態の詳細な検討は，その治療の成否を左右する極めて重要で欠かすことができない．スキャンしたデータを 3D 化して両股

関節全体を縦・横に回転することは勿論のこと，寛骨臼と大腿骨を分離して，それぞれの 3D 像をくまなくチェックする．特に大腿骨では頚部軸に回転軸をとって MPR（multi-planer reconstruction）を作成，インピンジメントの起こりそうな前上方断面での形状や骨硬化の有無を確認，3D 像を同じ回転軸を中心に全周をチェックして病変の確認を行い，骨形成（re-shape）の目安にする．さらに筆者のこだわりの部分でもあるが，術後早期にも CT 検査を行い，骨形成の過不足を評価している（図2）．MR-arthrography は関節唇損傷の部位・程度の診断に優れており，臼軟骨損傷を低信号像で確認できるので，手術の要否と時期を決めるのに最も参考になる．

6 手術術式

1 ポジショニング

仰臥位で牽引手術台を使用．両股関節は軽度屈曲・外転位．両側の下肢牽引を行い（15〜25 kg）vacuum seal を解いて関節腔を拡大する．

2 ポータル

antero-lateral portal（ALP），mid-anterior portal（MAP）の 2 portal を使用する．スコープと処置デバイスの操作性を上げるためにポータル間の関節包を切開して繋げる．鏡視は狭い空間でより広い視野が得られる 70°斜視鏡で行う．

3 cam の処置

処置内容は関節唇や関節軟骨の状態を鏡視下に確認して決定する．股関節唇は不安定性のある場合は anchor を用いて修復し，その際に臼軟骨のデラミネーションやソフトニングをみて cam 病変の存在を診断する．牽引を解除して，良好な視野のもと，透視を見ながら cam プラスティを行い，あらゆる方向でインピンジメントの解消を確認する．骨形成の範囲は，削り残しが再手術の原因になる[15]ことから，十分な切除が重視されたが，削りすぎも成績を悪くするという報告もある[16]．骨

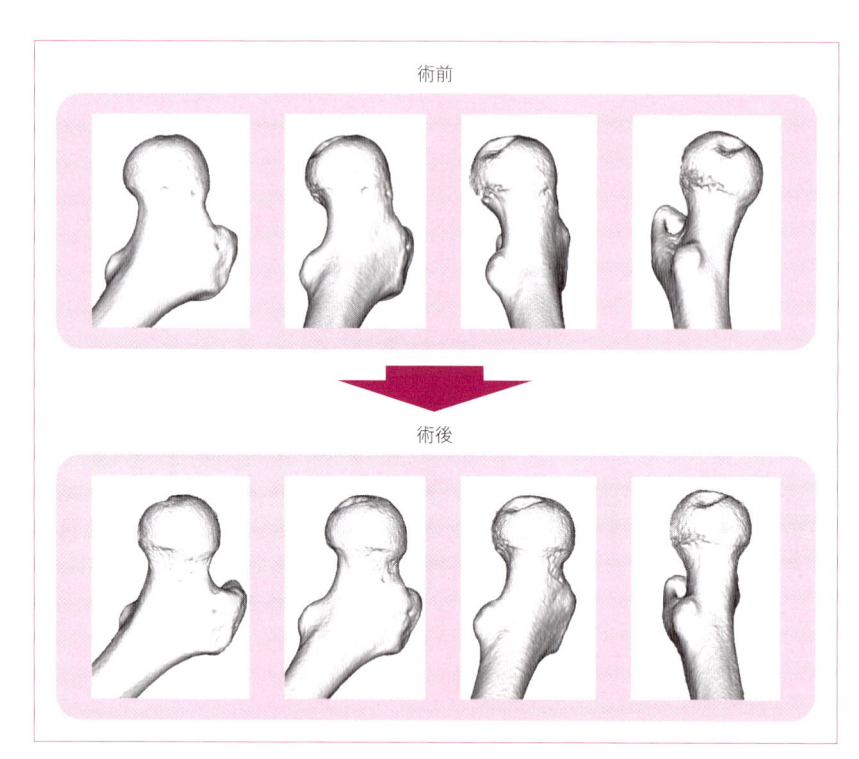

図2▶全周性に骨頭頚部移行部の括れができていることを術後CTでチェックする

術前

術後

頭頚部の形状は，理論的には機械的に球と円筒の組み合わせであることが理想であり，可能な範囲でそれを目指して手術する（**図2**）.

4 pincerの処置

臼側の処置による不安定性からの術後脱臼や最近では pincer FAI では関節症には至らないことを示す報告[17]もあり，pincer 病変の処置に関しては反省期に入っている感がある．ただし，アスリートにおいては，そのパフォーマンス低下の原因と考えられる病変がみられた場合，術中の所見で判断して処置を行っている．具体的には関節唇の実質の変性や充血，臼辺縁の軟骨の肥厚や CT で局所の骨の出っ張り，CE 角 35°以上の患者には，前上方から後上方まで rim-trimming を行うこともある．

5 関節包縫合

ALP，MAP の 2 portal 間の関節包を切開する手技がスタンダートとなっているが，切開部の閉鎖については議論が多い．現在のところ，その必要性を示すエビデンスはない．ただし，スポーツ復帰を目指す場合や，臼不全に対する手術の場合に限定して必要性を示す報告がみられており[18]，アスリートの FAI 手術には推奨される．筆者も症例に応じて，結節縫合 3〜4 針と shoelace 縫合を使い分けてアスリートにかかわらず全例で閉鎖している．

7 境界型寛骨臼形成不全（BDDH）・ハイキックアスリート

日本人を含むアジア人の体型はコーカサス人に比較して臼不全の比率が高く[19]，寛骨臼の浅いアスリートも多い．もっとも，CE 角が 20°未満や ARO（acetabular roof obliquity）が 15°以上となると，静的な不安定性を示す症例が増えるので，治療の方針は慎重にすべきである．FAI の要素として cam 病変，臼後捻，大腿骨頚部後捻，内反股などの存在があれば，インピンジメントによる関節唇・関節軟骨障害を診断でき，股関節鏡視下手術の適応となる．BDDH に対する股関節鏡手術の良好な成績が散見される[20]．筆者の経験した 500 症例中約 40 例の BDDH が含まれ，そのうち

25 例の平均 5.8 年の術後成績（JOA score 96.4）では，他の術前 OA のない FAI 症例の術後成績（97.8）に劣らず，経過良好である．さらに，フィギュアスケート，クラシックバレエ，体操・新体操，空手などのハイキックアスリートとされる種目では，骨形態がほとんど正常でもインピンジメントが生じることから，股関節唇損傷の原因にもなり，場合によっては手術の対象としている．

8 リハビリテーション

通常の FAI 手術に準じて 6〜8 週間で ADL 自立レベルに達するが，その後はアスレティックトレーニングを取り入れて術後 4〜6ヵ月での競技復帰を目指している．筆者の行うアスリートの手術では cam 形成を行う場合が多いので，切除部の骨リモデリングのことも考えて少し慎重にリハビリテーションを勧める．必要に応じて競技レベルの高いアスリートには，アスレティックトレーナーの常在する施設との連携も行う．

おわりに

FAI の cam 病変は関節軟骨障害の原因となり，関節軟骨に神経終末がないことから，無症候性に病状が悪化することもある[21]．今のところ，無症候 FAI に対する手術成績はないようである[22]が，患者がアスリートの場合は少なくとも股関節痛を発症した時点で，早急に医療機関で詳細な画像診断を行い，著明な cam 病変が判明した場合は保存治療により症状が軽減した場合でも，引き続きフォローすることが必要であると考える．レベルや活動期間による違いはあるが，FAI は繰り返すインピンジメントにより早期の OA 発症にもつながり，OA の発症は成績不良因子であることから，選手生命を守るためにも症状の続く患者にはできるだけ早い手術治療が望ましいと考える．

◆ 文 献

1) Byrd JW, et al：Arthroscopic femoroplasty in the management of cam-type femoroacetabular impingement. Clin Orthop Relat Res 467：739-746, 2009
2) Casartelli NC, et al：Return to sport after hip surgery for femoroacetabular impingement：a systematic review. Br J Sports Med 49：819-824, 2015
3) Byrd JW, et al：Hip arthroscopy in high-level baseball players. Arthroscopy 31：1507-1510, 2015
4) Ferguson SJ, et al：An in vitro investigation of the acetabular labral seal in hip joint mechanics. J Biomech 36：171-178, 2003
5) Emara K, et al：Conservative treatment for mild femoroacetabular impingement. J Orthop Surg 19：41-45, 2011
6) Hunt MD, et al：Clinical outcomes analysis of conservative and surgical treatment of patients with clinical indications of prearthritic, intra-articular hip disorders. PM R, 4：479-487, 2012
7) Griffin DR, et al：Hip arthroscopy versus best conservative care for the treatment of femoroacetabular impingement syndrome（UK FASHIoN）：a multicentre randomised controlled trial. Lancet 391：2225-2235, 2018
8) Lee JW, et al：Arthroscopic repair of acetabular labral tears associated with femoroacetabular impingement：7-10 years of long-term follow-up results. Clin Orthop Surg 11：28-35, 2019
9) Salvatore J et al：Career length and performance among professional baseball players returning to play after hip arthroscopy. Am J Sports Med 46：2588-2593, 2018
10) Ganz R et al：Femoroacetabular impingement：a cause for osteoarthritis of the hip. Clin Orthop Relat Res 417：112-120, 2003
11) Byrd, JW et al：Arthroscopic management of femoroacetabular impingement in athletes. Am J Sports Med 39（suppl）：7S-13S, 2011
12) Ellis HB, et al：Innovation in hip arthroscopy：is hip arthritis preventable in the athlete? Br J Sports Med 45：253-258, 2011
13) Ganz R, et al：Surgical dislocation of the adult hip a technique with full access to the femoral head and acetabulum without the risk of avascular necrosis. J Bone Joint Surg Br 83：1119-1124, 2001
14) Botser IB, et al：Surgical dislocation versus arthroscopic treatment of femoroacetabular impingement：a comparison of clinical outcomes. Arthroscopy 27：270-278, 2011
15) Philippon MJ et al：Revision hip arthroscopy. Am J Sports Med 35：1918-1921, 2007
16) Chaharbakhshi EO et al：Is hip arthroscopy effective in patients with combined excessive femoral anteversion and borderline dysplasia? A match-controlled study. Am J Sports Med 47：123-130, 2019
17) Agricola R et al：Pincer deformity does not lead to osteoarthritis of the hip whereas acetabular dysplasia does：acetabular coverage and development of osteoarthritis in a nationwide prospective cohort study（CHECK）. Osteoarthritis Cartilage 21：1514-1521, 2013
18) Westermann RW et al：Does closure of the capsule impact outcomes in hip arthroscopy? A systematic review of comparative studies. Iowa Orthop J 38：93-99, 2018
19) Kim CH et al：Prevalence of radiologic acetabular dysplasia in asymptomatic Asian volunteers. J Hip Preserv Surg 25：55-59, 2019
20) Nawabi DH et al：Outcomes after arthroscopic treatment of femoroacetabular impingement for patients with borderline hip dysplasia. Am J Sports Med 44：1017-1023, 2016
21) Buckley PS et al：The evolution of treated versus untreated femoroacetabular impingement in a professional hockey player with a 10-year follow-up：a case report. JBJS Case Connect 9：e15, 2019
22) Collins JA, et al：Is prophylactic surgery for femoroacetabular impingement indicated? A systematic review. Am J Sports Med 42：3009-3015, 2014

IV
股関節痛

V

腰部障害

腰椎分離症を偽関節予防に導くための疫学知識

辰村正紀

要点整理

本院を受診した 336 例，366 椎弓 560 分離の症例の解析を行い，文献的考察を加え概説する．中学生，男子，潜在性二分脊椎の保有者，運動選手（特に野球，空手）に多くみられた．分離は L5 に多く，来院時すでに偽関節化している分離が 4 割以上であった．

はじめに

腰椎分離症は腰椎における椎間関節突起間部（椎弓峡部とも表現される）の疲労骨折である．一般的には，骨折線のない骨髄浮腫から偽関節化した状態まで全てを含めて腰椎分離症と定義されている．画像診断として単純 X 線が重用されている時代には，完全骨折もしくは偽関節に至った状態になってから初めて診断が可能となる症例が多かったと推測する．MRI による骨髄浮腫が同定可能となった 2000 年代から診断精度が飛躍的に向上し[1]，現代では骨折線が貫通しない不全骨折でも CT の MPR を応用し，特に矢状断を用いることでより正確かつ早期の診断が可能となった[2]．腰椎分離症の疫学を理解するうえで，画像診断の進歩に伴い時代によって診断精度が異なることを意識しておく必要がある．

治療は骨癒合が期待できるのものに対しては多くの場合が保存治療の適応となる．しかし癒合がほとんど見込めない症例に対して長期間の運動離脱を強いることは選手にとって本意ではない結果を生み出すことがある．腰椎分離症の疫学ならびに予後を理解しておくことが重要と考える．

1 症例解析の目的

腰椎分離症は早期に発見すること，見逃さないことが重要といえる．腰椎分離症の発生はどのような背景を持っている患者に発生しやすいのか見出すことを目的に本院のデータを解析した．

2 解析の項目と方法

2014 年 4 月から 4 年間に本院を受診し腰椎分離症と診断された高校生以下の症例で，再発例も含む延べ 336 例，366 椎弓，560 分離を対象とした．

解析項目は年齢，男女比，運動習慣ならびに競技種目，高位，側性（片側両側・左右差），初診時病期，潜在性二分脊椎（SBO）保有率とした．

病期分類は当院の先行研究と同様に[3]，西良ら[4]による CT 水平断分類，大場[5]による初期を 3 段階に分ける CT 矢状断分類を参考にして，**図 1a, b** のように病期を評価した．左右の数に関して両側症例は右と左それぞれ別々にカウントし，SBO は分離罹患高位と異なる部分（仙椎含む）もカウントした．

3 解析の結果

・平均年齢 14.6 歳（8〜18 歳）．男性 14.7 歳（8〜18 歳），女性 14.4 歳（10〜18 歳）であっ

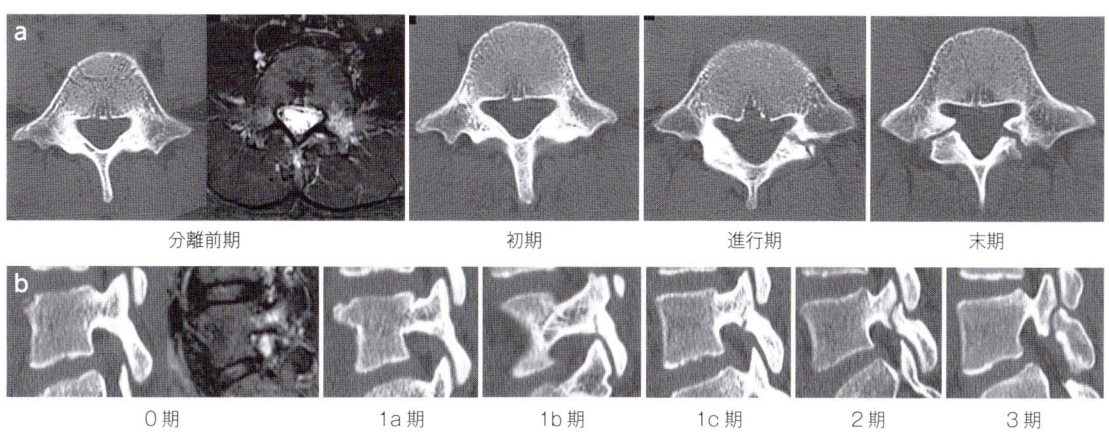

図1　CTによる分離症病期分類
a　水平断
b　矢状断

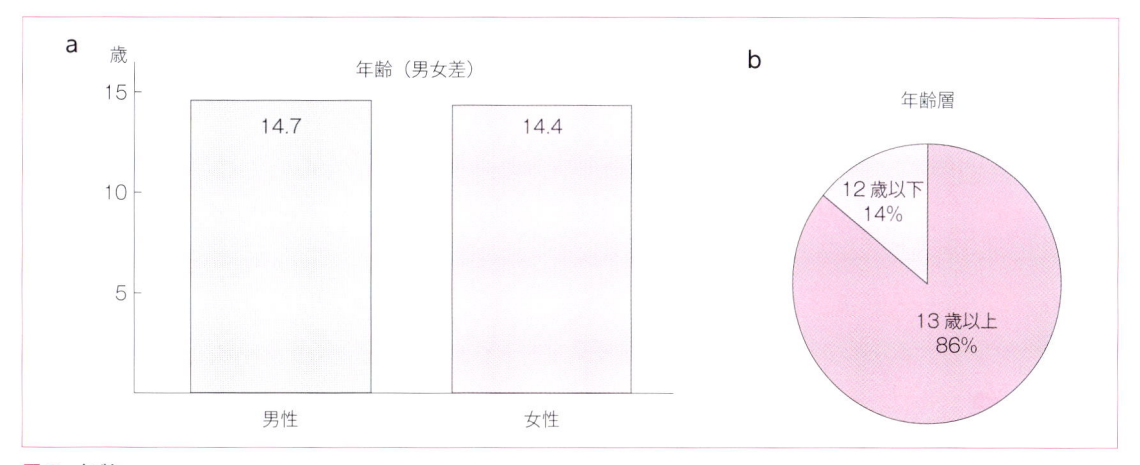

図2　年齢
a　平均年齢は男女間に有意差を認めなかった.
b　12歳以下は14％であった.

た. t検定ではp＝0.25と男女間の有意差を認めなかった（図2a）. 12歳以下は47名であり, 全体の14％程度を占めた（図2b）.

・男女比262：74と男性は77.9％を占め, カイ二乗検定でp＜0.01と男性が有意に多かった. 12歳以下の男女比は37：10と男児は78.7％を占めた（図3）.

・運動習慣ならびに競技種目：特定の運動従事なしが5例（1.5％）だった. 331例は運動習慣があり, 2つの競技に従事する兼部8例を含めた延べ339例の競技種目は次の通りである. 野球119例（ソフトボール14例含む）, サッカー69

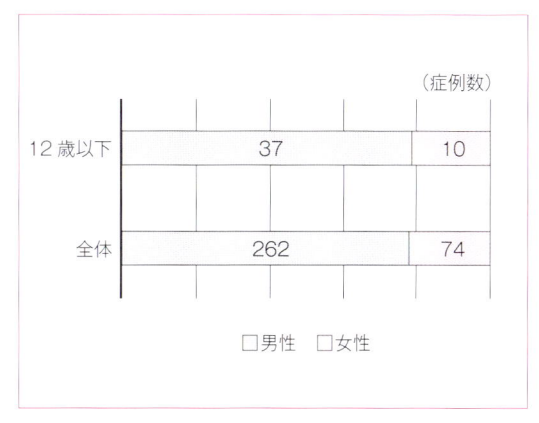

図3　男女の比率
全体も低年齢層も同等であった.

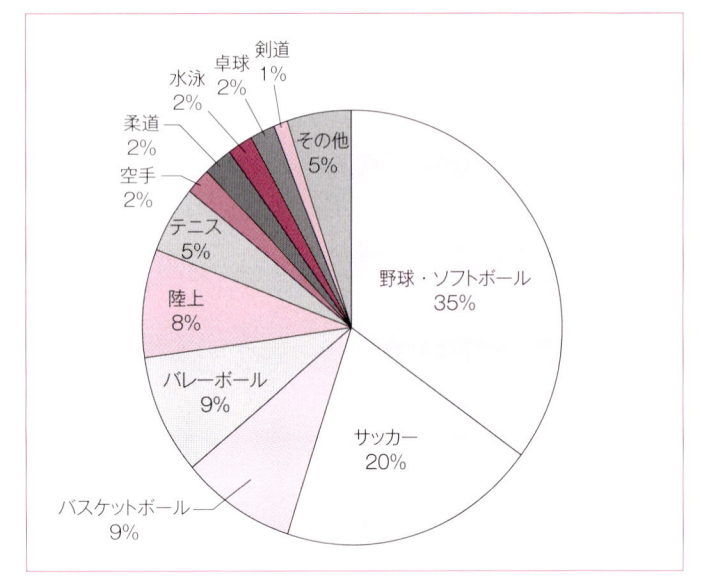

図4 ▶ 競技種目
野球・ソフトボールが最多であった．

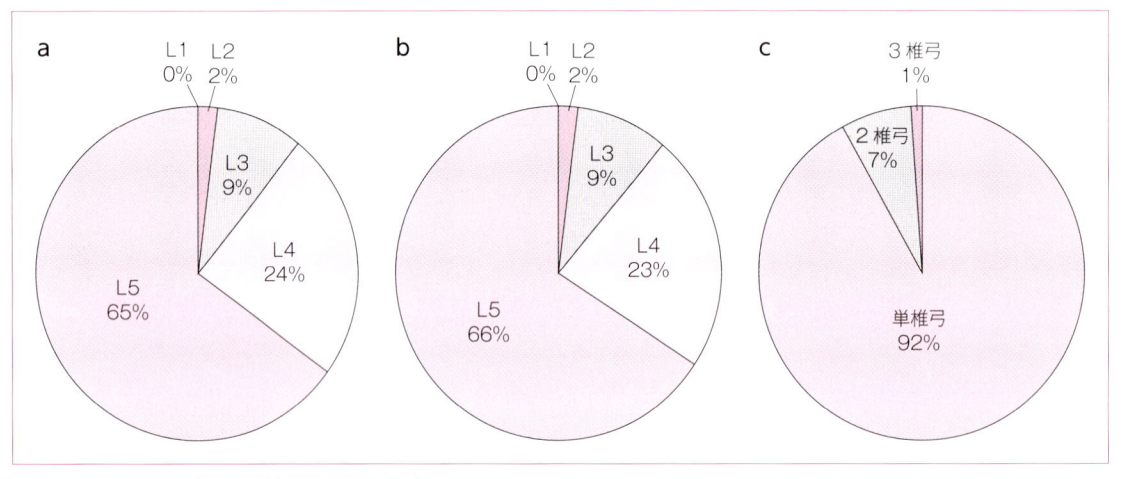

図5 ▶ 罹患高位の分布および多椎弓罹患の割合
a 　高位別椎弓数．高位別椎弓数はL5が最多であった．
b 　高位別分離数．高位別分離数もL5が最多であった．
c 　多椎弓症例の椎弓数内訳．8％であるが多椎弓罹患症例を認めた．

例，バスケットボール30例，バレーボール29例，陸上26例（駅伝1例含む），テニス18例（ソフトテニス6例含む），空手8例，柔道8例，水泳8例（飛込1例含む），卓球6例，剣道3例，テコンドー2例，レスリング2例，バドミントン2例，新体操2例，アイスホッケー1例，自転車1例，薙刀1例，ハンドボール1例，ライフセービング1例，ラグビー1例，スキー1例だった（**図4**）．運動習慣のない5名中

3名が12歳以下であった．

- 高位：第1腰椎が1椎弓1分離，第2腰椎が6椎弓10分離，第3腰椎が33椎弓50分離，第4腰椎が90椎弓131分離，第5腰椎が239椎弓369分離だった（**図5a, b**）．1椎弓のみの罹患が308例だった．多椎弓罹患は28例58椎弓であり，内訳は2椎弓罹患が26例で3椎弓罹患が2例だった（**図5c**）．多椎弓罹患28例のうち27例がL5の分離を有していた．多

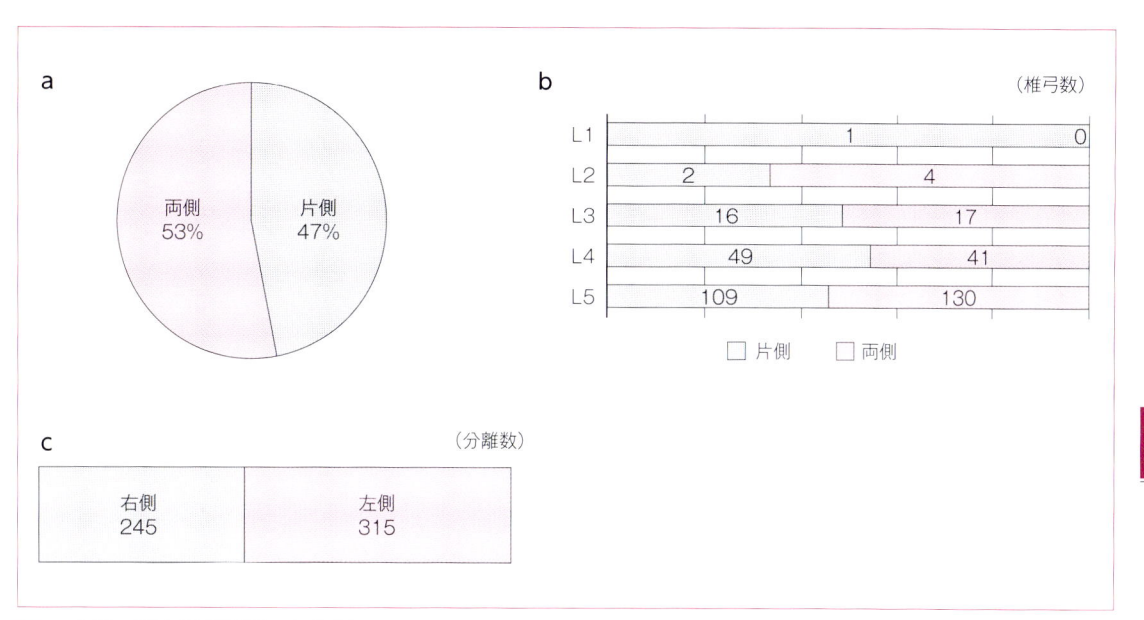

図6 ▶ 分離の側性（片側両側・左右差）
a 片側・両側の比率は同等であった.
b 片側・両側の比率は高位による影響はなかった.
c 左右比率. 左側罹患が多かった.

椎弓罹患の症例で分離部が全て骨髄浮腫を伴うのは6例のみであり，22例はいずれかの分離部が偽関節化していた.

- 側性（片側両側・左右差）：片側罹患が172椎弓（172分離），両側罹患が194椎弓（388分離）だった（図6a）. また高位別には第1腰椎が片側1椎弓，第2腰椎が片側2椎弓・両側4椎弓，第3腰椎が片側16椎弓・両側17椎弓，第4腰椎が片側49椎弓・両側41椎弓，第5腰椎が片側109椎弓・両側130椎弓だった（図6b）. 左右差に関しては右245分離（44％），左315分離（56％）であった. カイ二乗検定でp＜0.01と左側が有意に多かった（図6c）.

- 初診時病期：560分離のうち98分離は評価ができなかったため，462分離を対象とした. 水平断分類では分離前期が55分離（12％），初期が140分離（30％），進行期63分離（14％），終末期204分離（44％）だった（図7a）. 矢状断分類では0期19分離（4％），1a期73分離（16％），1b期46分離（10％），1c期63分離（14％），2期57分離（12％），3期204分離

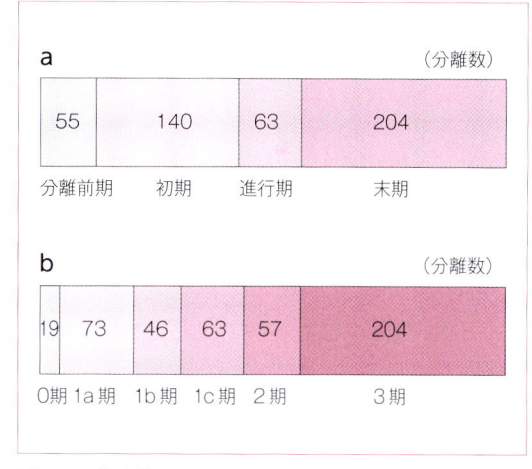

図7 ▶ 病期内訳
a 水平断. 末期症例が4割以上であった.
b 矢状断.

（44％）だった（図7b）.

- SBO保有率：CT未撮影56例を除く解析できた280例を対象として解析した. SBO保有が150例（53.6％），SBOなしが130例（46.4％）であった（図8）.

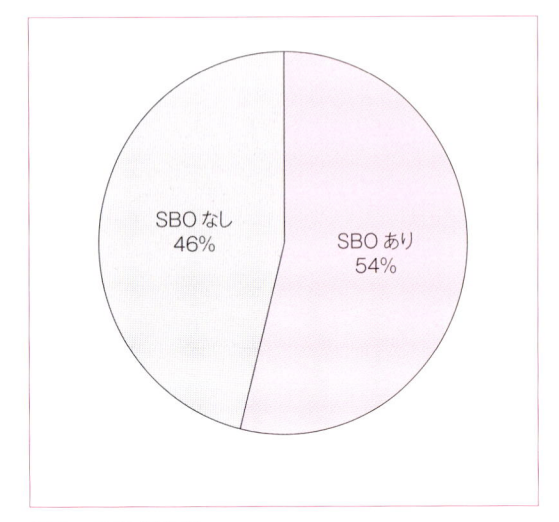

図8 ▶ SBO 保有率
半数以上が SBO を保有していた.

4 年齢・性差・高位・病期などの特徴

1 年齢層

　本研究では腰椎分離症患者の受診時平均年齢は14.6歳であり，男女間で受診時の年齢の有意差は認めなかった．腰椎分離症の発症は発育期に多いとされているが，Scammon の成長曲線で見られるような男女の年齢差は生じてない．これは中学生になると部活動による定期的運動が導入されるため，男女の受診時期が同年齢になるのではないかと推測する．また腰椎分離症患者のうち学童期患者が3割を占めるとする報告もあるが[6]，画像検査法の精度が時代により異なるため必ずしも分離罹患年齢そのものが低年齢化しているわけではないと考える．本研究における受診時平均年齢は14.6歳ではあるが，過去に発症して偽関節となってから来院している症例も多く存在するため，実際に分離症に罹患する年齢はさらに若いと推測される．

2 男女比

　本研究では男性が77.9％と多かった．母集団の人口ならびに運動習慣がある比率が男女が同じであると仮定した場合の検定ではあるが，有意に男性に多いといえる．男女の比率に関しては，腰痛と関連のない病態で撮影された CT から抽出した分離を母集団とする報告では男女比2：1[7,8]，ある小学校に在籍したものを母集団として後に分離が発生した報告でも男女比2：1[9]といずれも男性の方が多いものの本研究よりも女性の比率が高い結果であった．これは実際の分離症発生と比べ，分離を保有して腰痛を伴って来院するのは男性が多いためではないかと考える．言い換えれば女性は分離症に罹患しながらも腰痛が軽いため来院していない可能性があると考える．

　また学童期は女性の比率が多くなるという報告もあるが[6]，本研究では12歳以下でも男女の比率は13歳以上と同様であった．特に腰痛で来院した発育期男性の6割が腰椎分離症であったという報告もあり[10]，発育期の男性の腰痛は腰椎分離症を積極的に疑い精査治療に取り組む必要がある．

3 運動習慣

　分離症は一般的に運動選手に多いと報告されている[11]．本研究では運動習慣のない分離症5例のうち60％が12歳以下であった．小児は運動機会がなくても分離症に罹患していることもあるが，その理由としては先天的なものも含まれるためではないかと推測する．また塚越らは潜在性二分脊椎を伴う若年の腰痛の診察に際しては，たとえ運動頻度が低くても腰椎分離症を積極的に疑う必要があるとしており[12]，本研究もその提言を支持する結果といえる．

4 競技種目

　茨城県内の中高生の運動部およびクラブチーム所属人数を合算すると本院で分離症患者が多く行っていた競技種目の競技人口は，野球・ソフトボールが10.4％，サッカー13.6％，バスケットボール11.8％，バレーボール7.6％，陸上7.1％，テニス・ソフトテニス16.0％，空手0.5％，柔道2.2％，水泳2.2％，卓球11.2％だった[13,14]．それぞれの運動の母集団が同数となるように補正して，卓球の発生頻度と比較すると空手29.9倍，野球21.4倍，サッカー9.5倍，バレーボール7.1倍，陸上6.8倍，柔道6.8倍，水

泳 6.8 倍，バスケットボール 4.7 倍，テニス 2.1 倍という結果となった．これらの結果は登録選手と実働選手の数も異なり，選手数は県全域が対象であるのに対し本院を受診した症例は県内の一部の地区に限られており，母集団は異なるため必ずしも実際の発生頻度を表しているとは限らない．しかし競技種目により分離部に加わる力学的負荷や頻度は異なるため，分離症の発生頻度は異なるのは当然といえる．Sakai らの review においては野球が最多であり[15]，本研究でも空手に次いで頻度が高いため，野球選手には分離症が発生しやすいと考える．Jackson らは女子体操選手に多いと報告しているが[16]，本症例の中には体操選手の分離症の発生は認めなかった．

また種目での特徴はサッカーは両側性が多く（本院未発表データ），野球は片側が多い（本院未発表データ）．野球は投球など非対称性の動作が多いためではないかと推測する．

5 発生高位

他科の報告同様に L5 に多くみられた[17]．L5 が占める割合は Sakai らは 90.3 ％，Beutler らは 73 ％と報告によりばらつきがある[8,9]．CT を用いて横断的に分離症の頻度を確認する研究では偽関節化した症例を中心に抽出されているのに対して，本研究では最終的には治る症例も含めて発生高位の分布を調査している．高位別の癒合率は L5 の方が低いとされており[18,19]，本研究にて横断的な偽関節部位を評価した報告よりも L4 以上が占める割合が高いのは癒合する例も含まれているためと考える．

6 多発椎弓

本研究では 336 例中 28 例だった．過去に L4 に分離を有する患者は L5 の分離を合併していることが多いと報告されている[20]．これは L5 病変が偽関節化した後に上位に新鮮病変が発生することが多く，その理由として患者において身体的タイトネスが残る場合に上位の新鮮病変が続発している可能性があると考察されている[21]．本症例では多椎弓罹患者のうち 26 例中 22 例が偽関節を保有していた．分離が同時期に多発して罹患すると

いうよりは，初回は分離したことに気がつかず偽関節部となった後に新たな分離の診断の際に過去の分離が発見されたというケースが多いと考える．多椎弓症例の頻度は Sakai らの報告では分離群の 4 ％としており[8]，本研究の方が頻度が高かった．これも高位同様に CT で横断的に頻度を確認する研究では偽関節化した症例のみが抽出されているのに対して，本研究では最終的には癒合する症例もカウントされている．多椎弓の癒合率は単椎弓と同様とされており[21]，本研究が過去の報告より多椎弓の頻度が高いのは将来癒合する椎弓も含めて数えているためと考える．

7 片側両側

両側例がやや多かったが，片側例とほぼ同数であった．両側例には両側同時に罹患する症例もあると思われるが，片側が進行して偽関節化してから反対側も罹患して両側に移行する例も少なくない．片側症例の比率がより高くなることで，より早期に診断でき，治療成績の向上に繋がると考える．Belfi らならびに Sakai らは両側が 79 ％，Beutler らは両側が 73 ％と報告しており[7〜9]，本研究よりも両側が多い．これも高位同様に CT で横断的に頻度を確認する研究では偽関節化した症例が抽出されているのに対して，本研究では最終的には治る症例も含めて発生高位の分布を調査している．片側・両側の癒合率は両側の方が低く[22]，対側の病期が進行するほど癒合率は低くなるとされている[23]．本研究において片側が占める割合が横断的研究より高いのは癒合する例も含まれているためと考える．

8 左右差

左右が同率に起こると仮定したとすると有意差を持って左の罹患が多かった．これは非対称性の動作を行う野球などの競技に従事する選手が多いためと考える．やはり同様の理由で Engstrom らはクリケット選手でも非投球側に多いと報告している[20]．第 5 腰椎に隣接する仙骨翼の疲労骨折は右に多いとする報告もあるが[24]，仙骨翼の疲労骨折が後発する競技種目は異なるため[25]，競技種目による特性が影響していると考える．

9 病　期

　保存治療では骨癒合の望めない末期・3期は44.4％にものぼる結果であった．骨折線は尾側から頭側にかけて入る．本調査群でも矢状断分類の1a，1b，1cに相当する尾側のみに骨折線を有する不全骨折型は多くみられる一方で，頭側のみに骨折線を有する不全骨折型は存在しなかった．

10 SBO合併

　Sakaiらの報告からは分離群のSBO保有率が21％，非分離群のSBO保有率が4％としている[8]．本研究の分離症患者にはSBO保有は約半数にも登った．これは仙骨を含め分離罹患と異なる高位のSBOも含めたためと推測する．SBOを有すると癒合率が低くなるという報告もみられるため[26]，予後を推測するためにも分離罹患部のみならずSBOの合併の有無を確認することは必要と考える．一方で年齢が低ければSBOの保有率が高いとされており[27]，SBOの保有を含めて保存治療の方向性を定める必要があると考える．

おわりに

　「発症に特に注意すべき人」は性別は男性．中学生．競技種目は空手・野球．SBO保有．

◆ **文　献**

1) Sairyo K, et al：MRI signal changes of the pedicle as indicator for early diagnosis of spondylolysis in children and adolescents；a clinical and biomechanical study. Spine 31：206-211, 2006
2) 神谷光広ほか：成長期腰椎分離症の保存加療における矢状断CTの有用性．J Spine Res 6：176-179, 2015
3) Tatsumura M, et al：Prevalence of curable and pseudoarthrosis stages of adolescent lumbar spondylolysis. J Rural Med 13：105-109, 2018
4) 西良浩一ほか：腰椎分離症―発症メカニズムとその予防・再発予防．臨スポーツ医 25 (臨時増刊)：211-220, 2008
5) 大場俊二：腰椎疲労骨折の治療と復帰―治療開始3ヵ月が重要―．日整外スポーツ医会誌 34：312-321, 2014
6) 塚越祐太ほか：学童期の急性期腰椎分離症の特徴．日臨スポーツ医会誌 26：115-120, 2018
7) Belfi LM, et al：Computed tomography evaluation of spondylolysis and spondylolisthesis in asymptomatic patients. Spine 31：E907-E910, 2006
8) Sakai T, et al：Incidence of lumbar spondylolysis in the general population in Japan based on multi-detector CT scans from 2000 subjects. Spine 34：2346-2350, 2009
9) Beutler WJ, et al：The natural history of spondylolysis and spondylolisthesis：45-year follow-up evaluation. Spine 28：1027-1035, 2003
10) 奥脇　駿ほか：発育期スポーツにおける腰椎分離症患者の解析と積極的保存療法．日整外スポーツ医会誌 38：66-70, 2017
11) Sakai T, et al：Incidence and etiology of lumbar spondylolysis：review of the literature. J Orthop Sci 15：281-288, 2010
12) 塚越祐太ほか：9歳以下で発生した腰椎疲労骨折 (腰椎分離症) の特徴．日整外スポーツ医会誌 37：232-234, 2017
13) 平成30年度本県中学校運動部活動状況調査，茨城県中学校体育連盟調査研究委員会，2019
14) 平成30年度高等学校部員調査，茨城県体育協会，2019
15) Sakai T, et al：Incidence and etiology of lumbar spondylolysis：review of the literature. J Orthop Sci 15：281-288, 2010
16) Jackson DW, et al：Spondylolysis in the female gymnast. Clin Orthop Relat Res 117：68-73, 1976
17) 蒲田久典ほか：初期・進行期腰椎分離症の病期分類からみた癒合率：水平断分類と矢状断分類の特徴．日整外スポーツ医会誌 37：299-302, 2017
18) 吉田　徹：成長期腰椎分離症の診断と治療．日本腰痛会誌 9：15-22, 2003
19) 辰村正紀ほか：不成功例から学ぶ腰椎分離症の治療予後不良因子．日整外スポーツ医会誌 39：269-272, 2019
20) Engstrom CM, et al：Pars interarticularis stress lesions in the lumbar spine of cricket fast bowlers. Med Sci Sports Exerc 39：28-33, 2007
21) 蒲田久典ほか：青少年の腰椎分離症における多椎体症例の検討．日整外スポーツ医会誌 39：189-194, 2019
22) 坂登忠範：発育期腰椎分離症〜新鮮例に必要なストラテジーとは〜．日整外スポーツ医会誌 37：99-102, 2017
23) 蒲田久典ほか：青少年の腰椎分離症における両側分離の骨癒合率―対側病変の病期が骨癒合に及ぼす影響―．日臨スポーツ医会誌 27：34-40, 2019
24) 平林　匠ほか：発育期運動選手の仙骨翼疲労骨折に対するMRIの有用性．関東整災誌，in press, 2019
25) 兼子秀人ほか：成長期腰部スポーツ損傷における仙骨疲労骨折．整形外科 65：451-455, 2014
26) 石本　立ほか：潜在性二分脊椎併発の有無と片側・両側分離が腰椎分離症治療に及ぼす影響．日臨スポーツ医会誌 26：442-450, 2018
27) Urrutia J, et al：Spondylolysis and spina bifida occulta in pediatric patients：prevalence study using computed tomography as a screening method. Eur Spine J 25：590-595, 2016

腰椎運動のバイオメカニクスと分離症の受傷メカニズム

加藤欽志

要点整理

　腰椎分離症は，腰椎の関節突起間部（pars）に生じる疲労骨折である．生体力学的検討によれば，pars 周囲への応力は，腰椎の伸展と回旋の複合運動時に増大し，回旋運動時には回旋方向と反対側の pars にストレスが集中する．腰椎分離症の予防には，腰部への伸展・回旋負荷を最小限にしながら，競技のさまざまな動作を遂行することが要求される．そのためには，体幹深部筋が賦活化され，隣接部位の可動性を十分に獲得した状態で，腰部運動を制御しつつ，伸展や回旋を含む複合的な動作を行う必要がある．

はじめに

　腰椎分離症（spondylolysis）は，腰椎の関節突起間部（pars）に生じる片側性あるいは両側性の骨欠損を指す．本項では，骨欠損の前駆状態である疲労骨折の状態も含めて解説する．

　腰椎分離症は，もともと骨形成が不十分で，椎骨の左右の椎弓板が正中部で結合していない欠損と考えられていた．近年では，pars の疲労骨折により生じた後天的な欠損であることが明確に示されており，予防に関しては，力学的ストレスに対する対応が考慮されるべきである．

　腰椎分離症は，競技動作で腰椎の過伸展や回旋，もしくは軸圧が加わることが多いスポーツ種目で多く発症することが知られている[1]．本項では，腰椎運動のバイオメカニクスに関する要点をまとめ，腰椎分離症の受傷メカニズムについて概説する．また，受傷メカニズムをもとに考え得る予防法について考察する．

1 ｜ 腰椎運動のバイオメカニクスと腰椎分離症との関連

　脊椎と脊椎の各関節に認められる運動は，屈曲，伸展，側屈，軸回旋に分けられる．脊椎骨格標本を用いた研究によって測定された各椎間の最大可動域を図1[2]に示す．屈曲／伸展は頚椎高位，そして下位胸椎から腰椎にかけて可動域が大きくなる．側屈は若干の違いは認められるものの特異的な可動域を有する高位はない．軸回旋では，環軸関節（C1/2）が最も可動域が大きく，頚椎－胸椎－腰椎と下行するに従って可動域が小さくなる．これは椎間関節の関節面の形状が矢状面方向に近づいていくためである．次に，生体における腰椎の各高位における運動方向の可動域を測定した研究の結果を図2[3]に示す．実際の生体から得られた測定値では，骨格標本を用いた研究よりも全体として腰椎の屈曲可動域はやや大きく，伸展可動域は小さいことが知られている．また，側屈は下位腰椎ほど可動域が小さくなり，軸回旋はいずれの高位でも1°未満である．側屈と軸回旋については，骨格標本と生体を用いた各々の研究における測定値の差はほとんどない．これらの運動方向の可動域は，解剖学的な構造により規定される要素が大きいためと推察される．以下に，腰椎の各運動と腰椎への力学的負荷の関係について解説する．

1 屈曲運動

　腰椎の屈曲運動では，上位椎体が前方に回旋し，椎間関節が滑走する（図3a）．腰椎全体のアライメントでみると，腰椎全体が前方に傾くよう

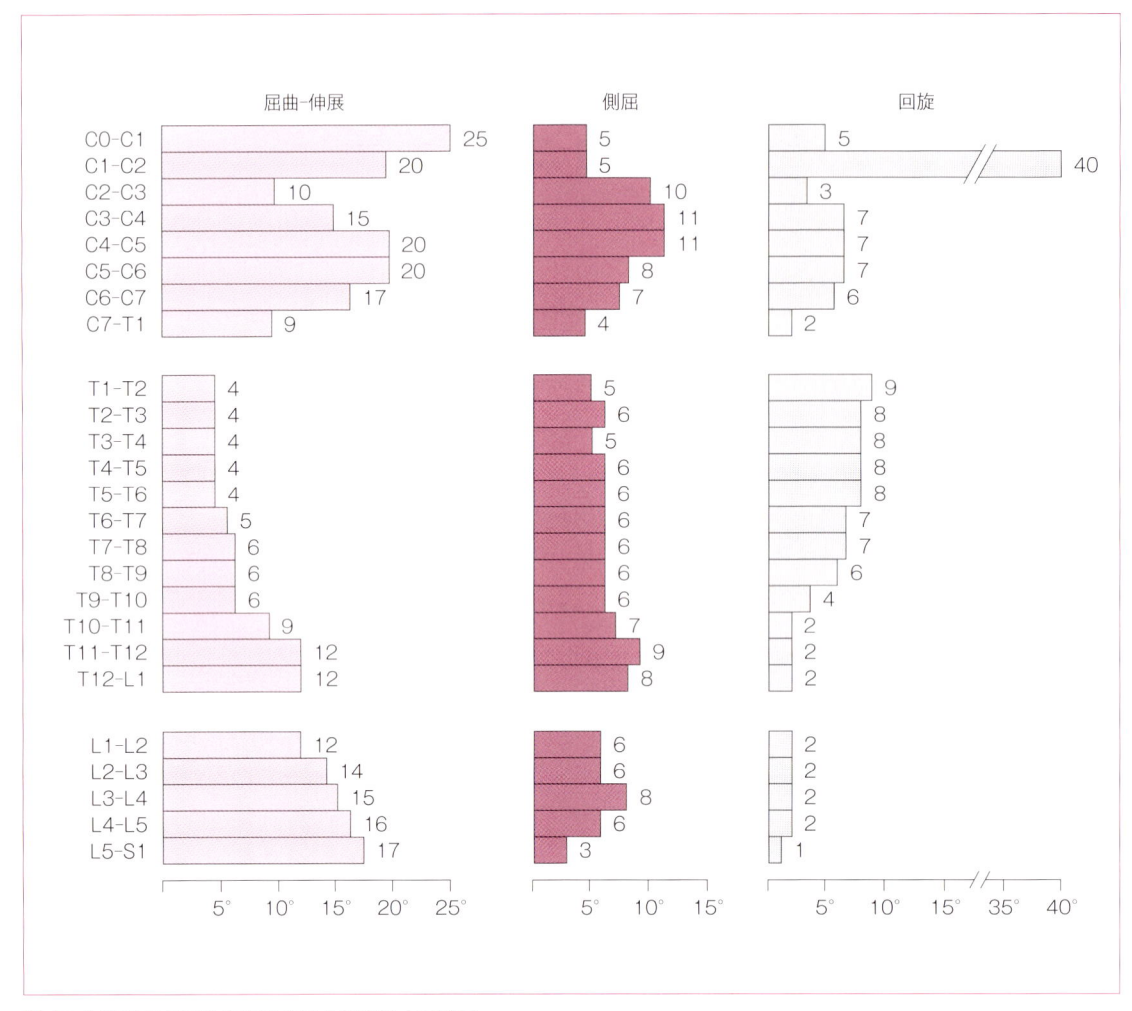

図1▶全脊椎の各運動方向における推定最大可動域
（文献2より作図，筆者訳）

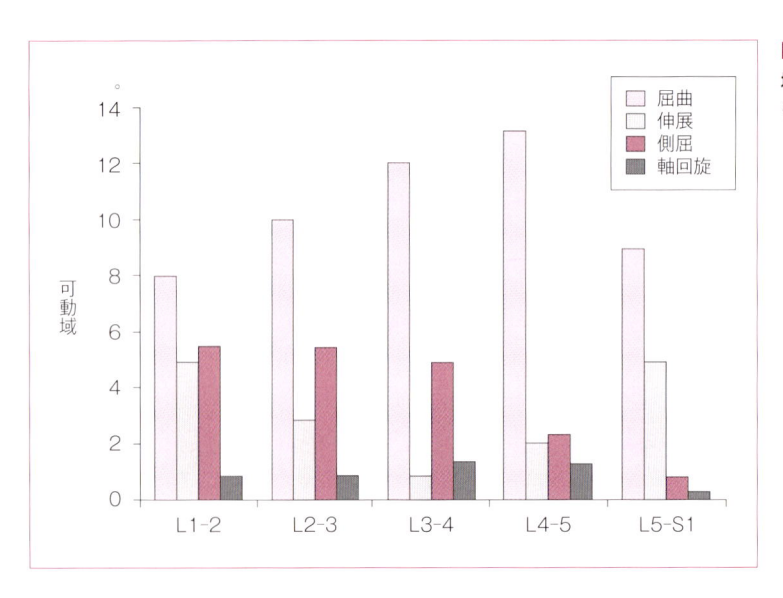

図2▶腰椎における各運動方向の可動域（健常人）
（文献3より引用，筆者訳）

図3 ▶ 腰椎の屈曲・伸展運動
a 屈曲運動. 上位椎体が前方に回旋し, 前方に滑走する. 椎間関節を含む後方の組織は離開, 伸張される.
b 伸展運動. 上位椎体が後方に回旋し, 後方に滑走する. 椎間関節は強く圧迫され, 棘突起は接触する.
c 屈曲・伸展運動時の腰椎アライメント. 屈曲の際には腰椎の前弯は減少し直線化する. 伸展の際には腰椎の前弯が増強する.

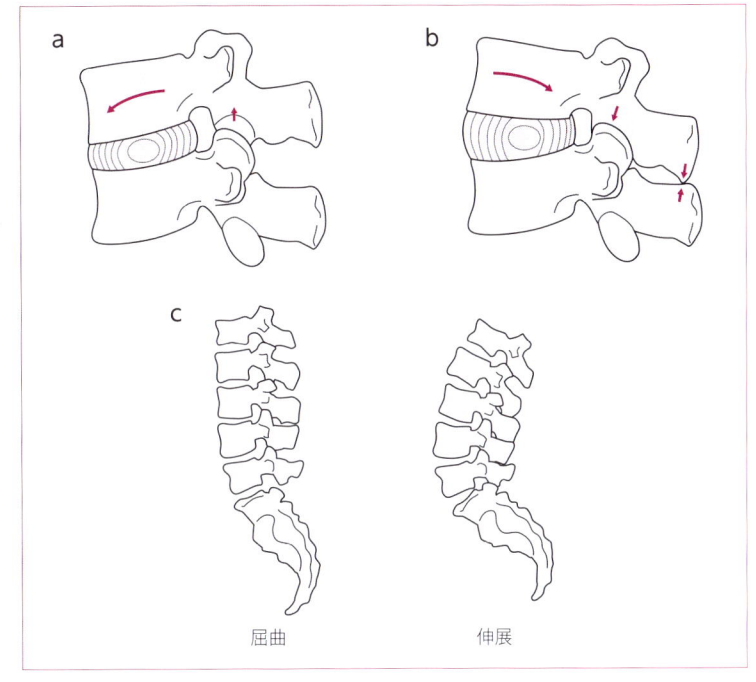

屈曲　　　　　　　　伸展

な挙動で直線化し, 腰椎全体の屈曲可動域は約40〜50°となる（**図3c**）. 分節的に観察すると屈曲運動は各腰椎が前弯位から中間位に戻ることにより行われ, 隣接する椎体の上面と下面が平行となる. この結果parsを含む脊椎後方要素への圧迫ストレスは軽減する. 一方, 脊椎後方の軟部組織要素（靱帯, 筋, 関節包など）には, 伸張ストレスが加わる. そのため, これらの組織に損傷・炎症がある場合には, 腰椎屈曲運動で疼痛が誘発される[4].

2 伸展運動

　腰椎の伸展運動では, 上位椎体が後方に回旋し, 椎間関節が滑走する（**図3b**）. 腰椎全体のアライメントでみると, 腰椎全体の前弯が増強し, 腰椎全体で約15〜20°の可動域がある（**図3c**）. 伸展運動時には, 下関節突起と棘突起が下方に動くが, この動きは靱帯の緊張ではなく, 棘突起同士と下関節突起と椎弓の衝突により制限される. 腰椎の前弯が強くなると, 椎間関節への軸圧迫力（荷重負荷）が下関節突起を通って, 椎弓に伝達されることが知られている. したがって, 腰椎が過剰な前弯位となっている場合, 腰椎への荷重負荷

それ自体が, parsへの負担となることが危惧される. また, 椎間関節への軸圧迫力は上位（L1/2, L2/3）よりも下位（L3/4, L4/5, L5/S1）の方が大きいため, 下位腰椎は上位椎体よりparsへの負担が大きくなる. 一方, 有限要素法による解析では, parsの応力は屈曲以外のすべての運動形態で背側より腹側が高く, 最大応力値は腰椎伸展時の腹側骨皮質で背側の2倍であることが報告されている（**図4a**）[5]. すなわち, 腰椎分離症は, 腰椎の伸展運動あるいは前弯位での軸圧迫によるparsの腹側皮質骨への離開ストレスが原因で発生し（**図4b**）, また, その応力の方向から骨折線は腹側から背側へ進行する.

3 側屈運動

　腰椎の側屈運動は, 上位椎体が側屈側に傾斜することで行われ, 腰椎全体で約20°の可動域がある. 側屈運動では, 他の運動と連動する複雑な動きが報告されており, 矢状方向では, 側屈には腰椎のわずかな伸展運動が連動するとされている. また, 腰椎の軸回旋により軸回旋の反対側の椎間関節の接触圧は増大するが, この際, 仙骨の側屈が加わるとその接触圧はより増大する（**図5**）[6]. す

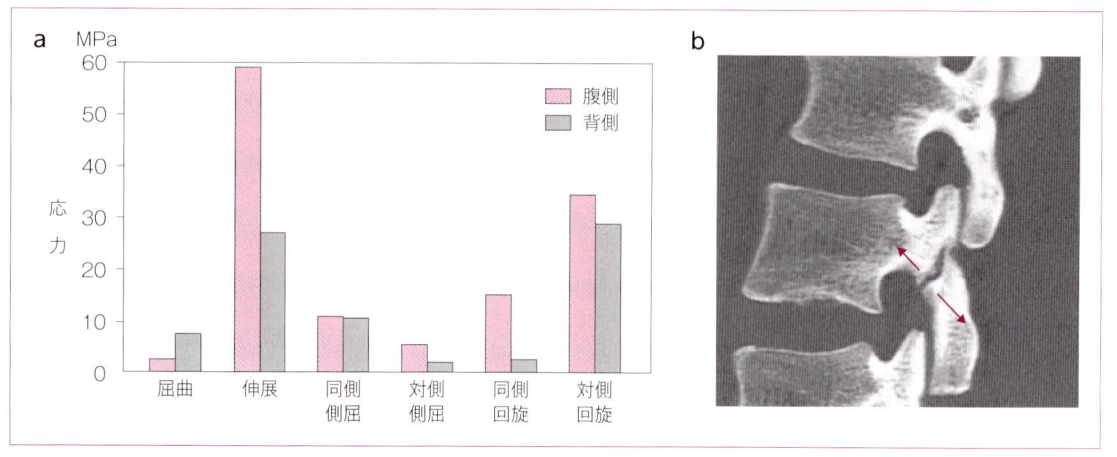

図4 ▶ 腰椎分離症の発生メカニズム
a　腰椎運動時の関節突起の腹側と背側にかかる応力．腰椎伸展と対側回旋時に応力が高い．また，腰椎屈曲以外のすべての運動で腹側の応力が高く，伸展時に最大応力が認められる．
b　腰椎分離症は関節突起間部の腹側皮質骨にかかる張力により発生し，腹側から背側へ進行する．
（a：文献5より引用）

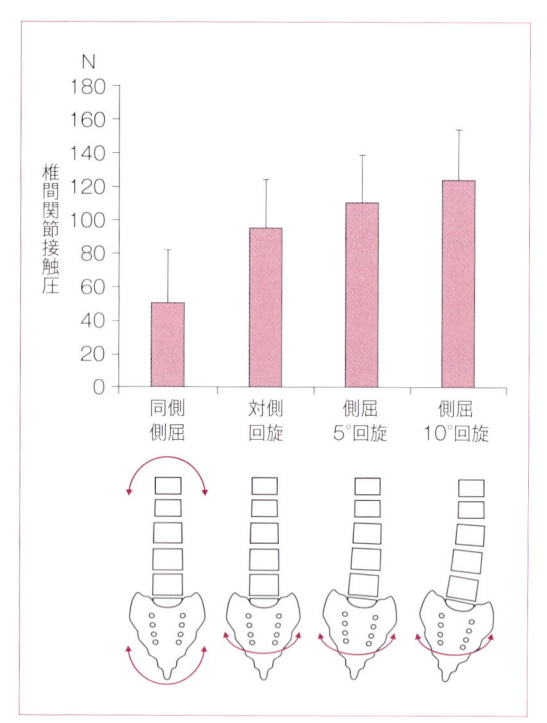

図5 ▶ 腰椎の側屈による椎間関節の接触圧の変化
側屈が加わると回旋時の椎間関節の接触圧は上昇する．
（文献6より引用．筆者訳）

なわち，仙骨の側方傾斜による下位腰椎の側屈は，腰椎の椎間関節やparsへの負荷が上昇する可能性が示唆される．

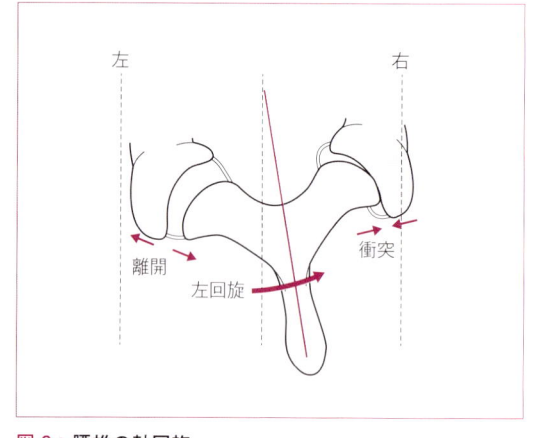

図6 ▶ 腰椎の軸回旋
腰椎の軸回旋では，対側の椎間関節の衝突により回旋が制限される（左回旋時は右椎間関節が衝突し，左椎間関節が離開する）．

4 軸回旋運動

　腰椎の軸回旋は，椎間関節の関節面が矢状面に近いため，可動域は大きく制限されている（腰椎全体で5〜7°）（**図6**）．腰椎の軸回旋では，回旋方向と反対側のparsに応力が集中することが報告されている（**図4a**）[5]．また，体幹の回旋には腰椎だけでなく肩甲骨部，胸椎，骨盤の回旋も関与している．水平面での回旋可動域は，おおよそ肩甲骨15°，胸椎30〜35°，骨盤15°を有する[7]．し

表1 ▶ 腰椎運動と関節突起間部（pars）への負担の関係

運動方向	pars への負担	競技における実例	主な対処法
屈曲	軽減	——	——
伸展	増加	オーバーヘッド動作（投球，スパイク，サーブなど） 腰椎伸展位での走り込み	隣接関節（胸椎・胸郭，股関節）の伸展可動域の改善 腰椎過前弯の改善（骨盤の後傾誘導） 腰椎伸展に抵抗する浅層体幹筋群の賦活化
側屈	同側で増加	ピッチング時の体幹側屈 キック動作（パントキックなど）	腰椎−骨盤部での異常側屈動作の修正 骨盤周囲筋トレーニング
回旋	反対側で増加	投球（インステップ） バッティング（骨盤の回旋不足による代償性の過回旋） キック動作（センタリングなど）	隣接関節（肩甲骨，胸椎/胸郭，骨盤/股関節）の回旋可動域の改善 骨盤回旋の誘導 腰椎過回旋動作の修正

たがって，これらの体幹回旋を担う肩甲骨，胸椎，骨盤部の可動域が制限されると代償性に腰部への回旋負荷が増加する可能性がある．

2 受傷メカニズムから考える腰椎分離症の予防

　腰椎運動に伴う pars への力学的ストレスの影響と，それに対する主な対処法について**表1**にまとめた．生体力学的検討によれば，腰椎を伸展した際に pars に最も高い応力が集中しており，さらに回旋では対側の pars（左回旋時の右側）にも応力が集中することが明らかになっている[5, 8]．すなわち，腰椎分離症の予防には，腰部への伸展・回旋負荷を最小限にしながら，競技のさまざまな動作を遂行することが要求される．現時点で受傷メカニズムをもとに考え得る予防法の原則について述べる．

1 体幹の安定化

　深部体幹筋の賦活化による腰椎安定性の獲得は，まず試みるべき対応と考えられる．腹横筋の収縮運動をまず習得し，深部体幹筋の筋活動が高いハンドニー，バックブリッジなどのトレーニングを行う．また体幹の安定化には体幹深部筋と浅層筋の共同活動（ブレーシング）が極めて重要である．

2 腰椎隣接部位の可動性改善

　腰椎の隣接部位の可動性改善は，伸展・回旋負荷の軽減に極めて重要である．腸腰筋，大腿四頭筋，および大腿筋膜張筋のタイトネスは腰椎伸展時の股関節の伸展を妨げ，結果的に骨盤前傾と腰椎の前弯を増強させる．また，股関節の回旋制限は，骨盤の回旋を制限するため，腰部への回旋ストレスを増加させる．胸椎・胸郭の伸展制限は，腰椎伸展時の腰部への伸展負荷を増大させる．このような所見が認められた場合は，可動性の獲得を図るアプローチが必要となる．

3 腰椎−骨盤部の運動制御能の向上

　腰部への伸展・回旋負荷をかけず，競技で要求されるさまざまな動作を遂行するには，腰椎−骨盤部の運動制御能の向上が必須である．例えば，単純な骨盤の前後傾運動を，臥位，座位，立位（膝関節伸展位），立位（膝関節屈曲位）と順に行い，骨盤の動きの随意的な制御を訓練する．このような比較的単純な動作から開始し，少しずつ負荷や速度を増加させながら，回旋運動も含めて，競技に要求される複合動作に移行していく．

4 競技動作における問題動作の同定と修正

　選手個人における競技動作のなかで，腰椎への伸展・回旋負荷を増大させる問題動作の同定に努め，修正する．野球を例にとると，オーバーハンドスローの投手で，リリース時の肩外転角度が，好調時に比較してわずかに低下している場合，そのリリースポイントの変化を脊柱の側屈と伸展で代償するため，腰椎の伸展・回旋ストレスが増大する可能性がある．また，大きくインステップする投手では，体幹の大きな回旋が要求されるため，

腰椎に加わる回旋ストレスが増大する可能性がある．このような問題動作の同定と修正は予防に有効である一方で，一部の選手においてはパフォーマンスに負の影響を与えてしまうことがある点にも注意が必要である．このような場合は，選手本人だけではなく，理学療法士，アスレティックトレーナー，指導者などの専門職と連携しながら対処法を決定する必要がある．各競技種目における対応に関しては，他項において詳細に解説されているため，参考にしていただきたい．

おわりに

　腰椎分離症の予防には，腰部への伸展・回旋負荷を極力軽減しながら，競技でのさまざまな動作を遂行することが要求される．そのためには，腰部の運動制御能の向上が必須である．体幹深部筋が賦活化され，隣接部位の可動性を十分に獲得した状態で，腰部運動を制御しつつ，伸展や回旋を含む複合的な動作を行う必要がある．競技動作における問題動作への評価も必須であり，選手本人，

理学療法士，アスレティックトレーナー，指導者などの専門職と連携しながら対処法を決定する．

◆ **文　献**

1) Sakai T, et al：Incidence and etiology of lumbar spondylolysis：review of the literature. J Orthop Sci 15：281-288, 2010
2) White AA, et al：Chapter 2 Kinematics of the spine. Clinical Biomechanics of the Spine, 2nd ed, Lippincott Williams & Wilkins, Philadelphia, 98-107, 1990
3) Herkowitz HN, et al：Chapter 7 Biomechanics of the Spinal Motion Segment. Rothman-Simeone The Spine, 6th ed, vol I, Saunders-Elsevier, Philadelphia, 109-128, 2006
4) 小林良充ほか：成長期脊椎分離症における腰痛．特に初期例の腰痛について．整・災外 34：1327-1332, 1991
5) Terai T, et al：Spondylolysis originates in the ventral aspect of the pars interarticularis：a clinical and biomechanical study. J Bone Joint Surg Br 92：1123-1127, 2010
6) Popovich JM, et al：Lumbar facet joint and intervertebral disc loading during simulated pelvic obliquity. Spine J 13：1581-1589, 2014
7) Neumann DA：カラー版 筋骨格系のキネシオロジー，原著第 2 版，嶋田智明ほか監訳，医歯薬出版，東京，342-467, 2012
8) Chosa E, et al：A biomechanical study of lumbar spondylolysis based on a three-dimensional finite element method. J Orthop Res 22：158-163, 2003

腰椎すべり症への進展メカニズム

山下一太

要点整理

腰椎分離症は発育期に pars interarticularis の疲労骨折として発生し，癒合が得られず偽関節となれば腰椎分離症が完成する．脊椎が未熟な年齢では，椎間板変性あるいは終板解離を巻き込み分離すべり症に進行することがあるため，その治療にあたり，骨年齢を考慮しなければならない．骨年齢が未熟なうちの初期・進行期の分離症は，しっかりとスポーツ休止期間を置き，可能な限り骨癒合を目指す．骨年齢が成熟した進行期・終末期の分離症は，すべり症に進行する可能性が少ないので，患者に十分に説明したうえで症状の程度や大会の期日に合わせて競技復帰を検討してもよい．

はじめに

腰椎分離症は腰椎椎弓の関節突起間部（pars interarticularis）に起こる疲労骨折であり，青少年のスポーツ選手に多発する[1,2]．腰椎分離症は発生形態においては pars 部の疲労骨折であるが，経年的に病態が変化し，その治療にあたっては，それぞれの病期や病態に応じた知識と治療が必要となる．

本項では，まず分離すべり症に進展する好発年齢，そしてすべり症が発生する部位とその原因について詳述する．続いてそれらのメカニズムを元にして，すべり症進展を防止するための方策について述べる．

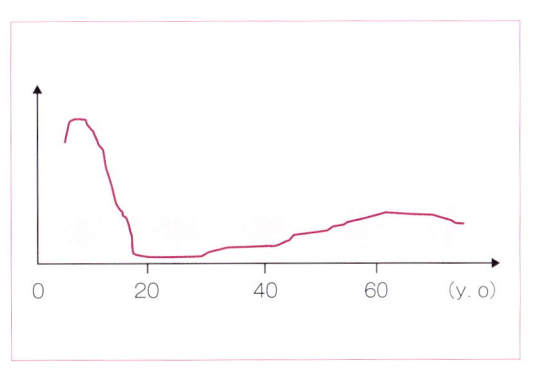

図 1 腰椎分離すべり症の発症時期
腰椎分離すべり症の発症時期には 10 代前半の発育期と 60 歳以降の二つのピークがある．
（文献 3〜6 より作図）

1 腰椎分離すべり症の好発年齢と骨年齢（骨成熟度）

これまでの腰椎分離すべり症の疫学調査では，分離症がすべり症に進展する時期として，2 つのピークがあることがわかっている（**図 1**）[3〜6]．

ひとつは 50 歳以降になってすべり症に進展するパターンである．これは若年期に発症した腰椎分離症に椎間板変性を伴ってすべり症に進展したものであり，いわゆる腰椎変性すべり症と同様に変性した椎間板の部分ですべる．もうひとつの大きなピークは 10 歳代前半から後半にかけての発育期にすべり症に進展するパターンである．この 2 つのピークの間の 20 歳代前半から 40 歳代後半にかけては分離症があっても分離すべり症に進展しにくい．これは，骨年齢（骨成熟度）と関連している．**図 2** に成人と小児腰椎の有限要素モデルの矢状断を示す[7]．成人での椎体終板と椎間板の間には，小児では成長軟骨板と apophyseal ring が存在する．同じ発育期でも apophyseal ring が軟

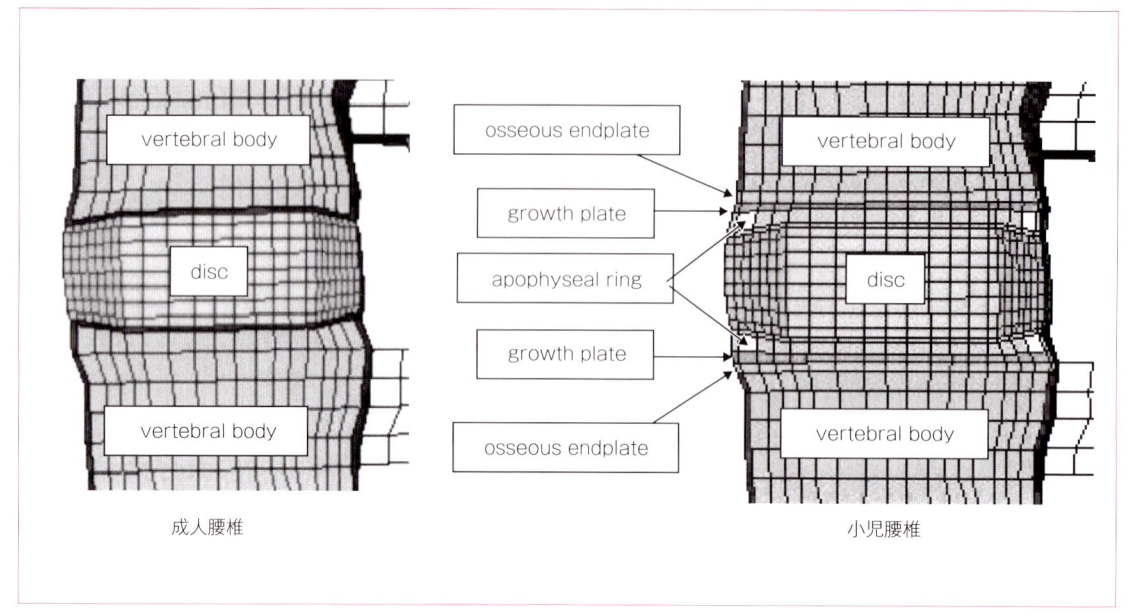

図2 ▶ 成人腰椎と小児腰椎の有限要素モデル
（文献 7 より許諾を得て改変し転載）
（巻頭カラー参照）

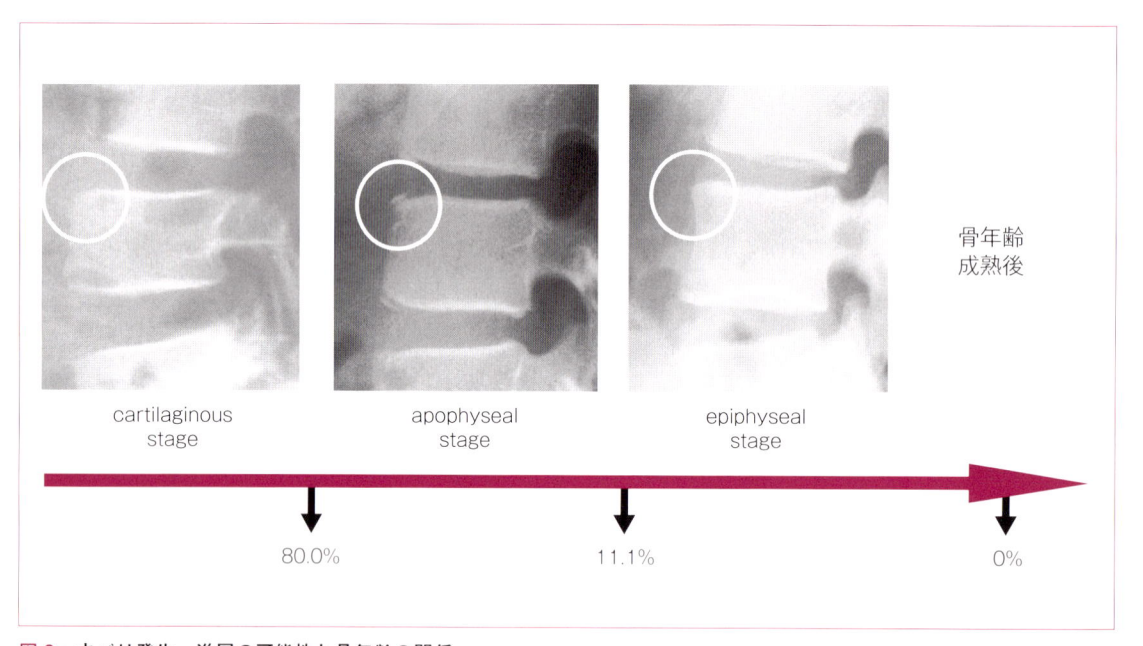

骨年齢
成熟後

図3 ▶ すべり発生・進展の可能性と骨年齢の関係
二次骨化核は A stage に明瞭化し，E stage で椎体と骨癒合する．
（文献 8 より許諾を得て改変し転載）

骨の時期と骨化している時期があり，この apoph-yseal ring の骨化や椎体との骨癒合を指標とした骨年齢を正確に把握しなければならない．**図3**[8)]に

椎体発育の各 stage の X 線画像を示す．二次骨化核のみられない cartilaginous stage（C-stage），明瞭な二次骨化核がみられる apophyseal stage

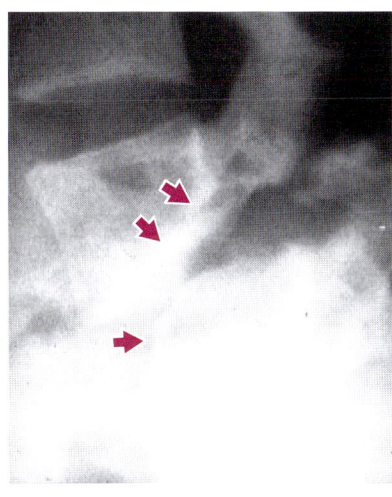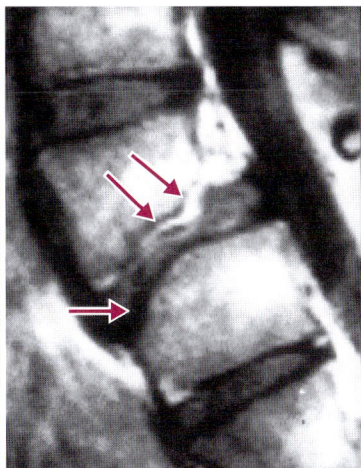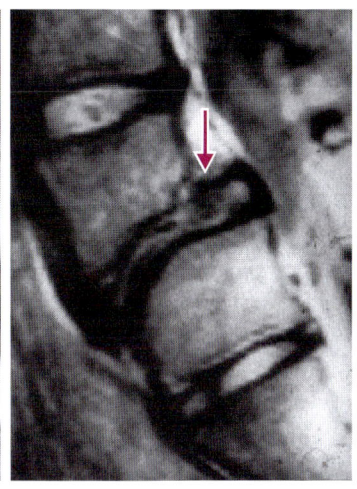

図 4　小児腰椎分離すべり症の椎体変形
（文献 8 より許諾を得て転載）

（A-stage），さらに二次骨化核が椎体と癒合している epiphyseal stage（E-stage）に分類される[9]．一般的に成長軟骨板は長管骨と同様に剪断力には弱いため，骨が未熟であるほど椎体のすべりが発生・進行しやすくなる．逆に，いったん骨が成熟するとすべりは発症しにくい．つまり C-stage，A-stage ではすべりに進行する可能性があるが，E-stage になるとすべりには進行しない（図 3）[8]．

2　腰椎分離すべり症の発生部位

　最初のピークの若年期の腰椎分離すべり症も，以前は椎間板の部分ですべると考えられてきた．しかしながら，若年期では椎間板が変性していることはまれである．また発育期に分離すべり症に進展した多くの症例では，椎間板変性を伴ってすべり症に進展した症例とは異なる画像を呈していた．つまり，単純 X 線や MRI での椎体の変形（すべり椎の楔状変形，尾側椎の円形変化）である（図 4）[8]．このことより，発育期の分離すべり症は中年期以降のすべり症とは異なるメカニズムですべりに進展していると考えられた．

　Sairyo らはこの仮説を子牛の新鮮死体脊椎を用いて検証した[10〜12]．子牛の脊椎も人間の発育期と

同様の構造をしており，脊椎に成長板が存在する．図 5[10] に示すように，子牛の腰椎分離症モデルを作成し，専用の固定器に尾側椎体を固定した状態で分離椎体に剪断力を負荷してすべり症を再現させた．図 6[10] にすべりの発生前後の X 線画像と模式図を示す．発育期の分離症モデルでは，すべりの発症部位は椎間板ではなく，成長板であることが証明された．

3　腰椎分離すべり症の進展メカニズム

　腰椎分離すべり症は，これまでの徳島大学整形外科での研究により，以下のようなメカニズムで分離すべり症が進展することがわかっている．

①　発育期分離症における分離椎体の生体力学的変化
②　分離椎体の椎体成長軟骨板の応力負荷上昇
③　成長軟骨板（終板）での疲労骨折（軟骨板と椎体の解離）
④　成長軟骨板（終板）での前方すべり
以下にその詳細について述べる．

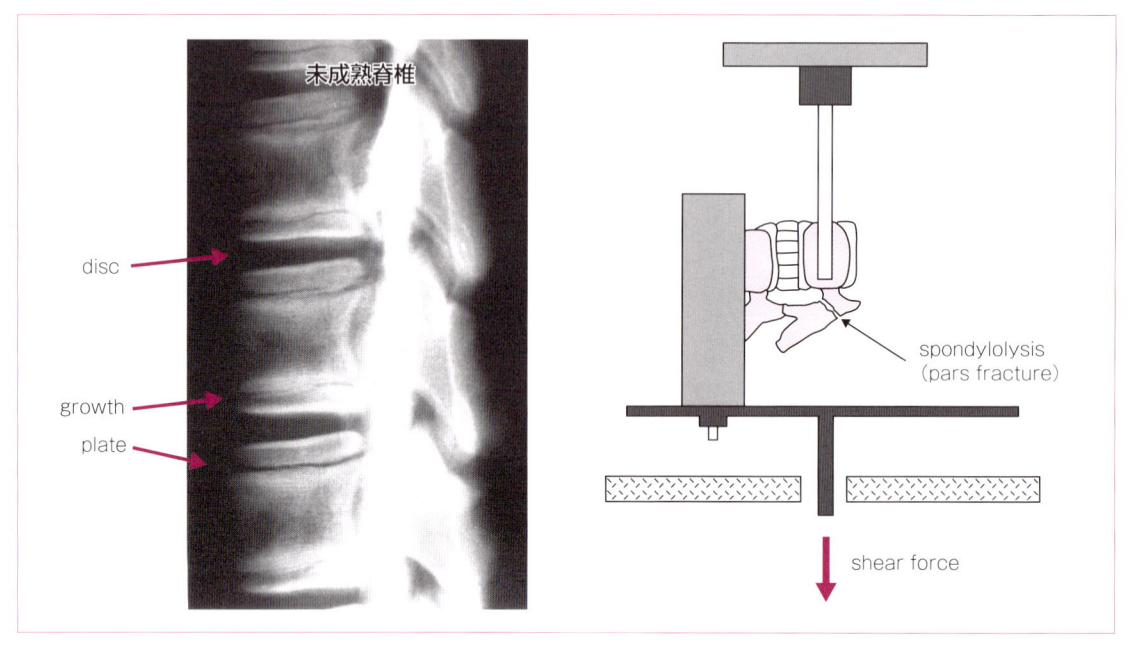

図5：新鮮仔牛脊椎分離モデルに前方剪断力を負荷することによる成長軟骨での破損
（文献 10 より許諾を得て改変し転載）

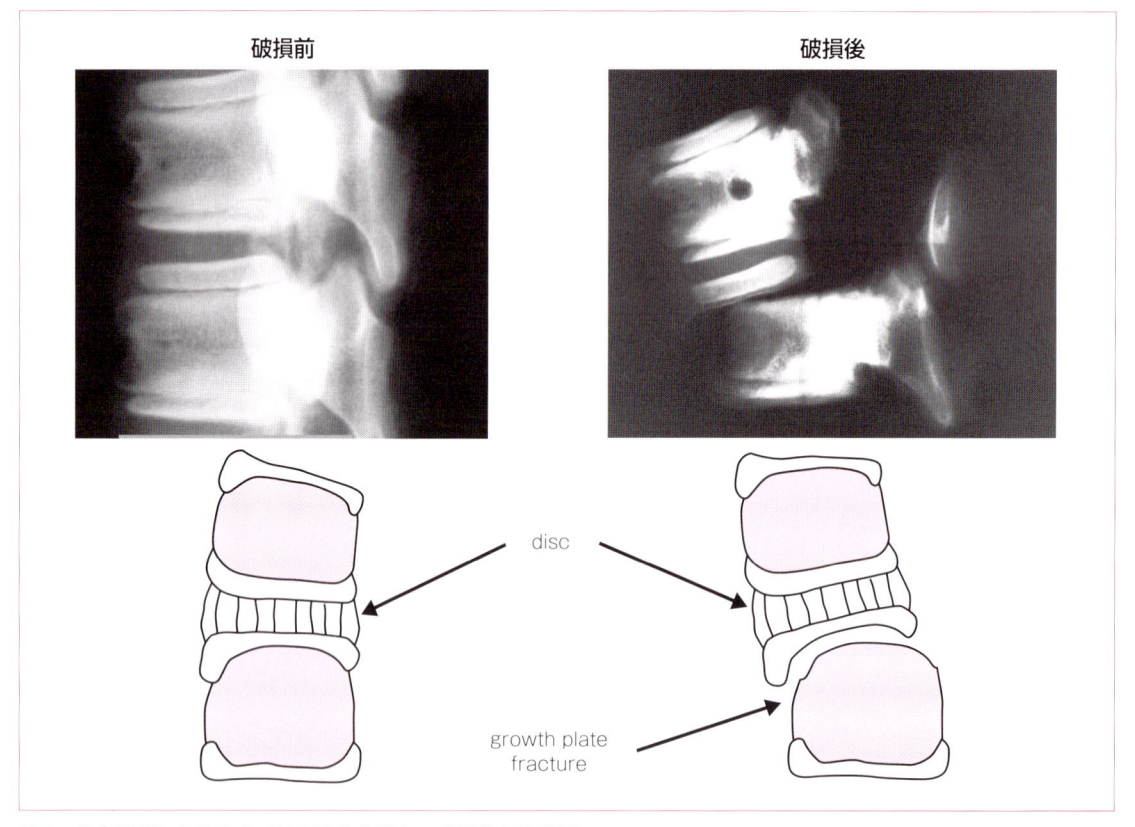

図6：仔牛脊椎におけるすべりの発生前後の X 線画像と模式図
発育期腰椎分離症では，椎間板ではなく成長軟骨板ですべる．
（文献 10 より許諾を得て改変し転載）

1 分離椎体の生体力学的変化

発育期腰椎に分離症が発生すると，罹患脊椎において生体力学的破綻が生じる．Sakamaki らはこの力学的破綻を，患者の X 線画像を用いて検証した[13]．成長期脊椎の屈曲・伸展回転中心は，分離脊椎ではその回転中心が椎間板部から離れ，回転椎体内に偏移するといった異常をきたしていることを提示した．また Sairyo らは有限要素解析（FEM）を行い，分離脊椎ではその回転中心が乱れていることを証明した[14]．

2 椎体成長軟骨板の応力負荷上昇

Sairyo らは同様に FEM を用い，発育期の腰椎分離症モデルを作成して，椎体の成長軟骨板での応力負荷を解析した[14]．小児分離脊椎では，非分離脊椎と比べて運動中に最大 6 倍もの応力集中が成長軟骨板に生じていることが明らかとなった（表1）[14]．図7[14]に小児腰椎伸展時の応力分布を示す．分離脊椎では成長軟骨板周囲の応力が上昇していることがわかる．

3 成長軟骨板での疲労骨折

前述したように，発育期分離症脊椎の前方剪断力に対する最脆弱部位は成長軟骨板である．この力学的脆弱部位に応力が集中すると，成長軟骨板に疲労骨折が起こり，それを基盤として前方にすべると考えられる．成長軟骨板の疲労骨折によるすべりは Sakamaki らがラット分離すべりモデルを作成して証明した（図8）[15]．

4 分離すべり症での椎体変形

さらに，上述したように，分離症から分離すべり症に進展する過程で下位椎体の前方は円形変化をきたし，すべり症をさらに進展させることが知られている（図4）．ラット分離すべりモデルでも同様な円形変化が確認された．Higashino らは，変形椎体を組織学的に解析し，すべりの直接的な原因は後方部での成長軟骨板の解離であるが，すべりの重症化因子である前方の円形変化を呈し

表1 ▶ 分離脊椎における応力集中の相対評価（分離椎体／正常椎体）

	growth plate	apo. ring	endplate
extension	6.0	4.3	3.8
flexion	1.3	1.3	1.2
lateral bending	1.1	1.2	1.1
axial rotation	1.8	1.7	1.6

（文献 14 より許諾を得て改変し転載）

た部位では軟骨層の拡大があることを示した（図9）[16]．この軟骨層では成長軟骨が確認されるが，増殖細胞層が増生し，肥大細胞層は減少していた．同部分の免疫染色を行い検討したところ，椎体の骨化様式である内軟骨骨化の過程で，増殖細胞層から肥大細胞層への分化障害が起きていることが明らかとなった．まとめると，下位椎体の円形変化は，後方要素の破綻→椎体不安定性発生→椎体前方の荷重負荷→下位椎体前方の内軟骨性骨化障害の流れで起こることがわかった．

5 すべり症進展を防ぐための方策

すべり症進展を防ぐためには，まずは分離症を初期の段階で診断し，適切な保存療法により骨癒合させることが肝要である．残念ながら，診断された時点ですでに終末期となっている場合は骨成熟度を十分に考慮して治療方針を決定する．すでに骨成熟した椎体の場合はすべりに進行する可能性は少ないので疼痛がなくなったらスポーツ復帰を許可してもよい．一方，骨未成熟の椎体の場合も疼痛がなくなれば同様にスポーツ復帰は許可できるが，すべり症へ進展する可能性が十分にある．適切な保存療法により，後方不安定性の制動と椎体前方の荷重負荷を軽減させる必要がある．また定期的に，X 線検査で% slip・分離椎体の楔状変化の有無・下位椎体の円形変化の有無をチェックしていく（図10）．

おわりに

脊椎が未熟な年齢では，成長板解離を巻き込み

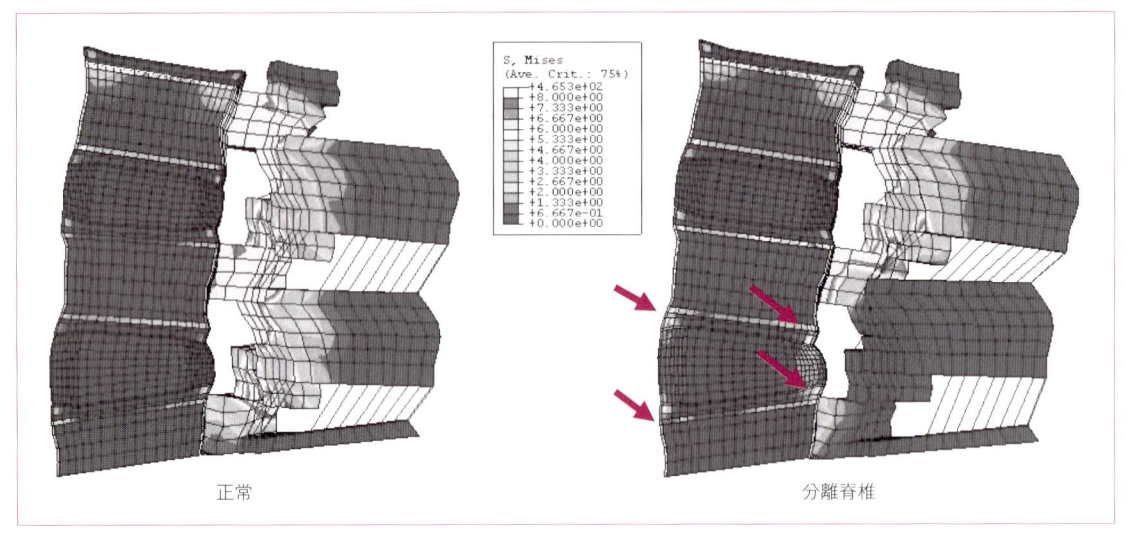

図 7 ▶ 腰椎伸展時の応力分布
（文献 14 より許諾を得て改変し転載）
（巻頭カラー参照）

正常　　　　　　　　分離脊椎

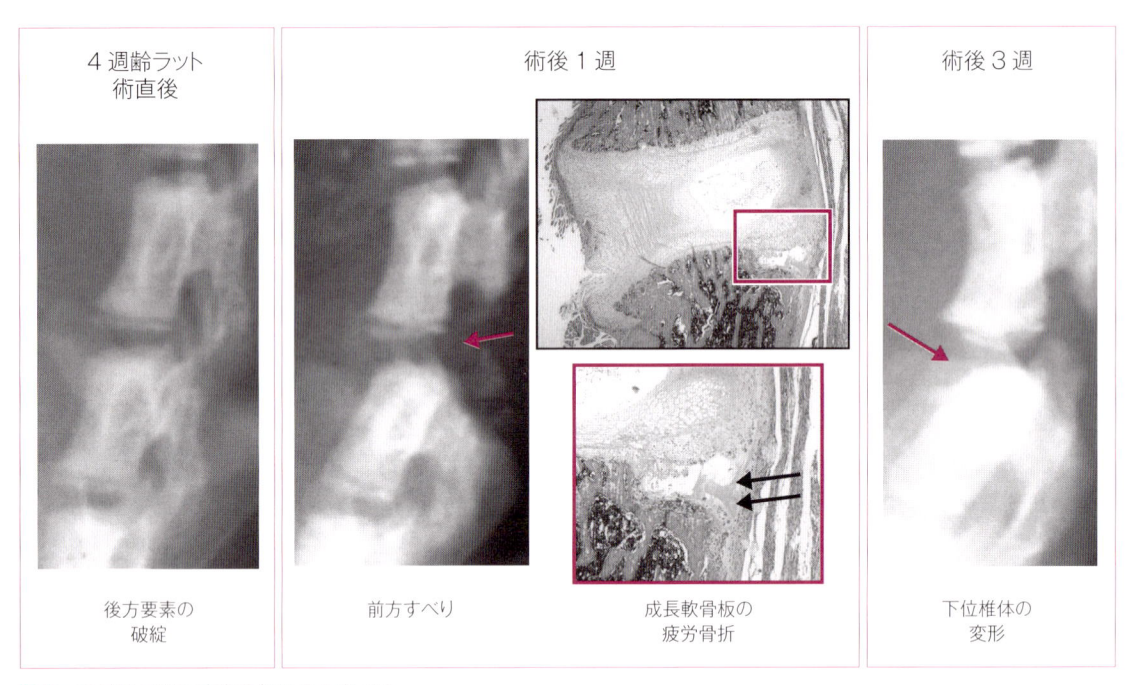

４週齢ラット　　　術後１週　　　　術後３週
術直後

後方要素の　　　前方すべり　　成長軟骨板の　　　下位椎体の
破綻　　　　　　　　　　　疲労骨折　　　　　　変形

図 8 ▶ 成長軟骨板の疲労骨折によるすべり
（文献 15 より許諾を得て改変し転載）
（巻頭カラー参照）

分離すべり症に進展することがあるため，その治療にあたり，骨年齢を十分に考慮しなければならない．発育期分離すべり症は椎間板ではなく，成長軟骨板で起こる．すべり症が重症化しないようにするために，椎体変形の有無や程度にも注目して慎重にフォローしていく必要がある．

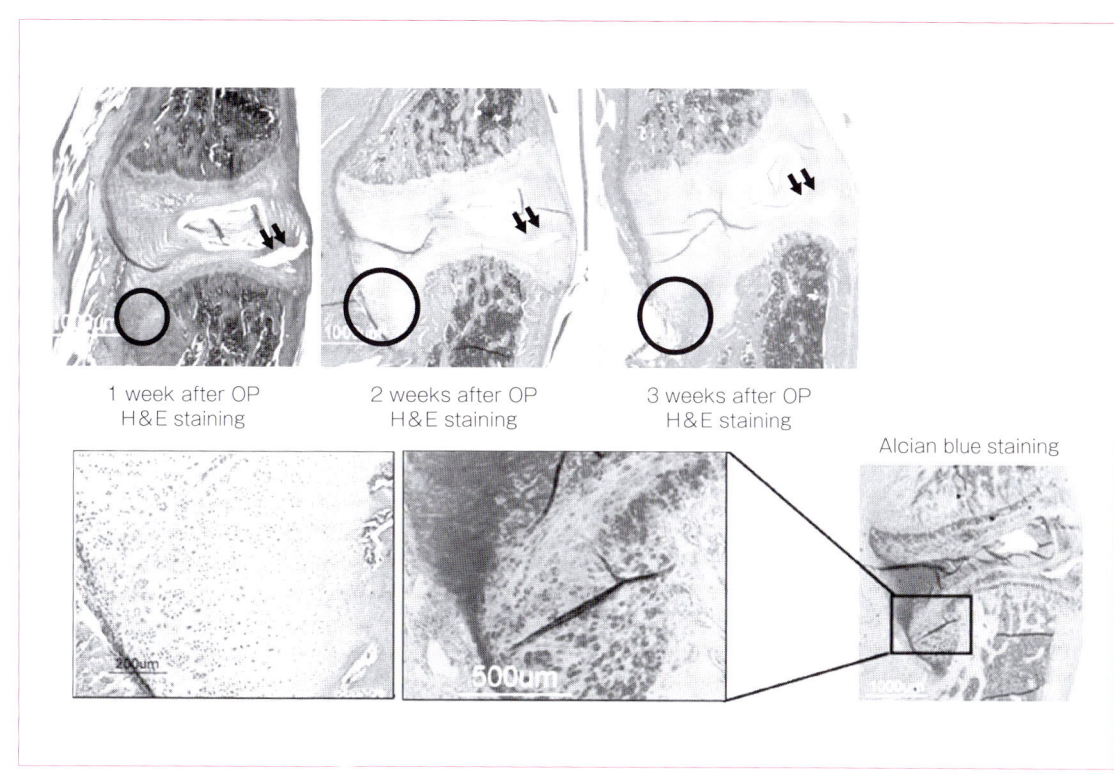

1 week after OP
H&E staining

2 weeks after OP
H&E staining

3 weeks after OP
H&E staining

Alcian blue staining

図9　ラット分離すべりモデルの組織学的所見
（文献16より許諾を得て転載）
（巻頭カラー参照）

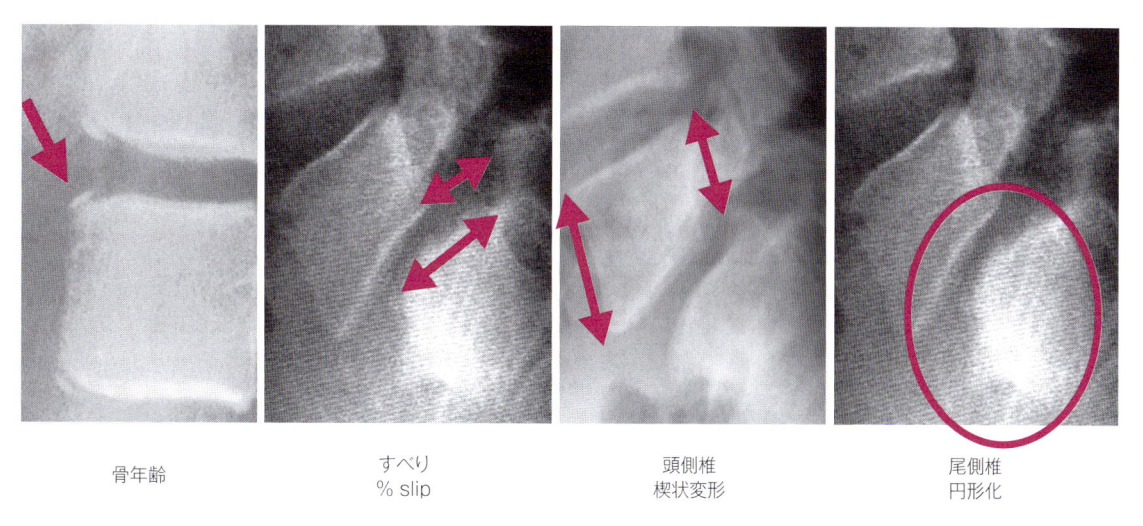

骨年齢

すべり
% slip

頭側椎
楔状変形

尾側椎
円形化

図10　小児腰椎分離すべり症（外来フォロー時の画像的着目点）

◆ 文　献

1）Wiltse LL：The etiology of spondylolisthesis. J Bone Joint Surg Am 44-A：539-560, 1962

2）Sairyo K, et al：Athletes with unilateral spondylolysis are at risk of stress fracture at the contra-lateral pedicle and pars interarticularis：A clinical and biomechanical study. Am J Sports Med 33：583-590, 2005

3）Fredrickson BE, et al：The natural history of spondylolysis and spondylolisthesis. J Bone Joint Surg Am 66：699-707, 1984

4）Dandy DJ, et al：Lumbo-sacral subluxation．(Group 1 spondylolisthesis). J Bone Joint Surg Br 53：578-595, 1971

5）Laurent LE：Spondylolithesis a study of 53 cases treated by spine fusion and 32 cases treated by laminectomy. Acta Orthop Scand Suppl 35：1-45, 1958

6）Seitsalo S, et al：Progression of spondylolisthesis in children and adolescents. A long-term follow-up of 272 patients. Spine (Phila Pa 1976) 16：417-421, 1991

7）Sairyo K, et al：Three-dimensional finite element analysis of the pediatric lumbar spine. Part I：pathomechanism of apophyseal bony ring fracture. Eur Spine J 15：923-929, 2006

8）Ikata T, et al：Pathogenesis of sports-related spondylolisthesis in adolescents. Radiographic and magnetic resonance imaging study. Am J Sports Med 24：94-98, 1996

9）Uraoka H, et al：Study of lesions of the lumbar endplate based on the stage of maturation of the lumbar vertebral body：the relationship between skeletal maturity and chronological age. Eur J Orthop Surg Traumatol 28：183-187, 2018

10）Sairyo K, et al：The pathomechanism of isthmic lumbar spondylolisthesis. A biomechanical study in immature calf spines. Spine (Phila Pa 1976) 23：1442-1446, 1998

11）Kajiura K, et al：Slippage mechanism of pediatric spondylolysis：biomechanical study using immature calf spines. Spine (Phila Pa 1976) 26：2208-2212；discussion 2212-2213, 2001

12）Konz RJ, et al：The pathomechanism of spondylolytic spondylolisthesis in immature primate lumbar spines in vitro and finite element assessments. Spine (Phila Pa 1976) 26：E38-49, 2001

13）Sakamaki T, et al：Normal and spondylolytic pediatric spine movements with reference to instantaneous axis of rotation. Spine (Phila Pa 1976) 27：141-145, 2002

14）Sairyo K, et al：Three dimensional finite element analysis of the pediatric lumbar spine. Part II：biomechanical change as the initiating factor for pediatric isthmic spondylolisthesis at the growth plate. Eur Spine J 15：930-935, 2006

15）Sakamaki T, et al：The pathogenesis of slippage and deformity in the pediatric lumbar spine：a radiographic and histologic study using a new rat in vivo model. Spine (Phila Pa 1976) 28：645-650, 2003

16）Higashino K, et al：Vertebral rounding deformity in pediatric spondylolisthesis occurs due to deficient of endochondral ossification of the growth plate：radiological, histological and immunohistochemical analysis of a rat spondylolisthesis model. Spine (Phila Pa 1976) 32：2839-2845, 2007

腰椎分離症／すべり症の早期診断

青木保親

要点整理

　腰椎分離症は急性期には椎弓関節突起間部の疲労骨折として発症し，骨癒合が得られなければ偽関節化することにより障害を起こすことがある．疲労骨折は診断時期により治療結果が大きく異なるため，医療者は早期診断に注力する必要がある．早期診断には MRI が最も有用であり，腰椎分離症を疑うべき特徴を持つ患者では MRI を考慮すべきである．診断確定後は極力骨癒合を目指して保存治療に取り組むべきであるが，ひとたび偽関節化した場合には症状の改善や将来の障害発生を防止する努力も必要である．

はじめに

　腰椎分離症とは腰椎関節突起間部の連続性が断たれた状態を指すが，その病期により病態が大きく異なる．病期により診療の方針が異なるため，本項では便宜上，急性期と慢性期の状態を分けさせていただく（**表1**）．急性期腰椎分離症は腰椎関節突起間部の疲労骨折である．厳密には関節突起間部の連続性が完全には断たれていないものも含まれる．本項では疲労骨折後になかなか骨癒合が得られない，もしくは骨癒合が得られなかった状態を慢性期腰椎分離症として話を進める．慢性期分離症は最終的には骨折部が偽関節化し，関節突起間部の連続性が完全に断たれた状態となる（**図1**）．急性期分離症に対する治療の目的は骨癒合であるが，慢性期分離症に対する治療の目的は症状のコントロールと椎間板変性やすべり症などへの進展による新たな障害の防止である．

　本項では急性期腰椎分離症の早期診断と，慢性化した腰椎分離症が分離すべり症へ進展していく過程での診断について解説する．

1 急性期腰椎分離症の早期画像診断

　急性期腰椎分離症の治療において，早期に診断

表1　急性期腰椎分離症と慢性期腰椎分離症の相違点

	急性期分離症	慢性期分離症／すべり症
病態	疲労骨折	偽関節，椎間不安定性
症状	急性腰痛	慢性腰痛，下肢症状
治療目的	骨癒合	鎮痛，新たな障害の防止
主な治療法	安静，コルセット	対症治療，リハビリテーション，手術

を下すことは骨癒合の確率を高めるための最重要項課題である．硬性コルセットや軟性コルセットを用いた保存治療の成績が多数報告されているが，その病期分類により骨癒合確率は大きく異なることがわかっている[1]．

　急性期腰椎分離症患者の多くは若年者であり，急性の腰痛により受診することが多い．急性腰痛患者に対しては，まずは単純X線撮影を行うのが一般的である．腰椎分離症を想定した場合は腰椎斜位像を撮影する．しかし単純X線検査で分離症がみつかった場合でも，他部位に単純X線検査で検出できない分離症がある可能性が否定できない（**図2**）．以上より急性期腰椎分離症を疑う場合の早期画像診断は単純X線検査のみでは不十分である．

　早期診断のための画像診断としては骨シンチグ

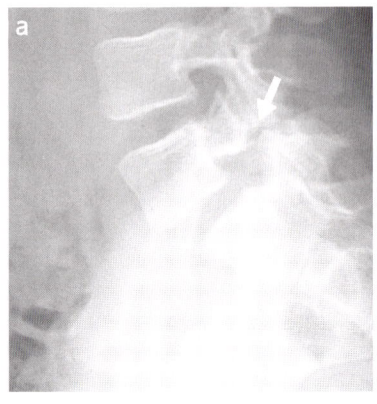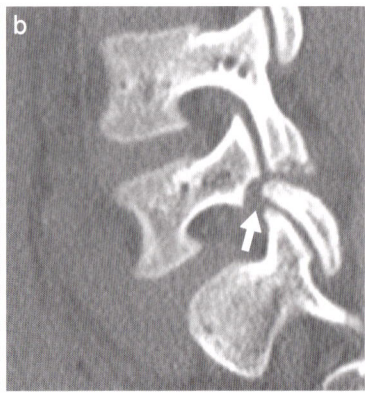

図1 ■ 偽関節化した腰椎分離症

a 腰椎単純X線側面像．分離部は単純X線で十分に診断可能である（矢印）．
b CTの矢状断像で関節突起間部の不連続性が確認できる（矢印）．

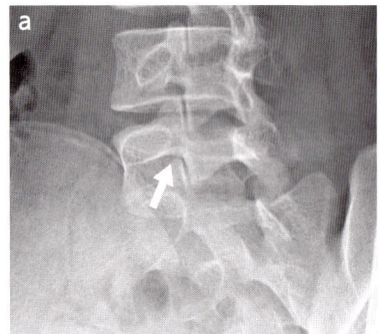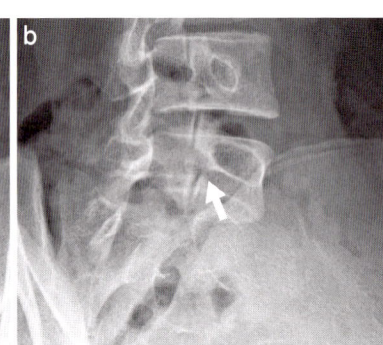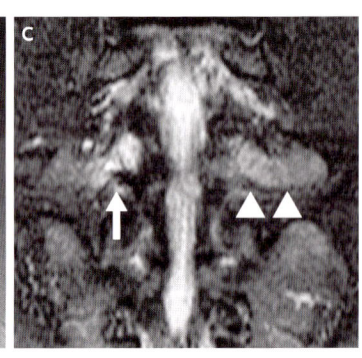

図2 ■ 若年急性腰痛

a, b 腰椎単純X線斜位像．第5腰椎の右側には分離を認めず（a：矢印），左側のみに分離を認めた（b：矢印）．
c 同患者の腰椎MRI画像．STIR冠状断像では左右のL5椎弓根に高輝度変化を認めたことより，右側は単純X線で検出できない初期の分離であることが判明し，両側の急性期分離症の診断となった．右は強い高輝度（矢印），左はやや弱い高輝度を呈していた（矢頭）．輝度の左右差から左右の分離の発症時期が異なることが推察される．

ラムやSPECTが有用であるという報告もあるが，臨床現場において最も有用な検査はMRIである．MRIの目的は椎弓根から関節突起間部にかけての骨髄浮腫像を検出することである[2,3]．骨髄浮腫はT1強調画像で低輝度，T2強調画像で高輝度変化を呈する．最も鋭敏な撮像法は脂肪抑制T2強調画像かshort-tau inversion recovery（STIR）像であり，椎弓根に高輝度変化を認めると急性期分離症である可能性が高い（図3a, b）．初期診断の場合にはまずは冠状断像による評価を行う．冠状断像撮影のメリットは多レベルの左右椎弓根を同時に撮影できることでありスクリーニングに適している（図3a）．横断像ではより詳細に高輝度領域の範囲を評価することができる（図3b）．以上で急性期腰椎分離症の早期診断は可能であるが，同様の症状を呈する他疾患の評価のために，椎間板

や仙骨付近の評価も行うことが望ましい．

次にCT検査を行い，関節突起間部に亀裂を認めれば急性期腰椎分離症の確定診断となる．ただし，超急性期の分離症ではCTにおいても亀裂を認めないことがあり，その場合は総合的な判断が必要となる．腰椎分離症は関節突起間部の椎弓尾側から亀裂が入ることが多く，CTでは横断像の尾側端スライスか矢状断像で微小な亀裂を認めることがある（図3c, d）．CTによる評価の意義は分離の程度により病期分類をすることであり，それにより骨癒合の確率や治療効果の推測をすることができる．

急性期腰椎分離症の早期画像診断のポイントを3点にまとめ，以下に列記する．

1. 単純X線のみで判断しないこと．

2. MRIで椎弓根の骨髄浮腫像を検出すること．

図3 急性期腰椎分離症

a 腰椎 MRI 画像．STIR 冠状断像では両側多レベルの椎弓根を観察することができ，スクリーニングとして有用である．本症例では左第5腰椎の分離症であった（矢印）．STIR 横断像では分離部周囲の強い高輝度変化が認められたが（b：矢印），CT 横断像では椎弓尾側部に微かな亀裂を認めるのみであった（c：矢印）．CT 矢状断像が椎弓尾側部のわずかな亀裂を検出しやすい（d：矢印）．

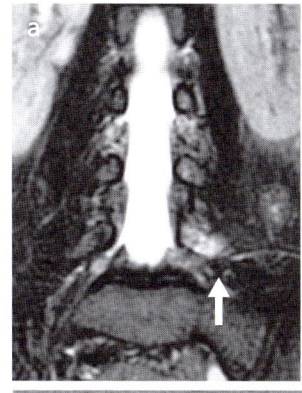
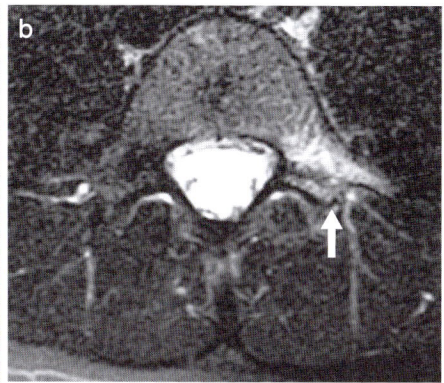
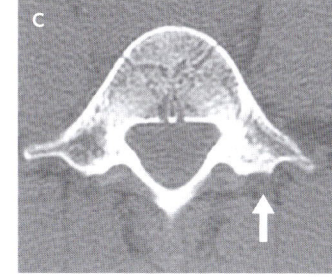
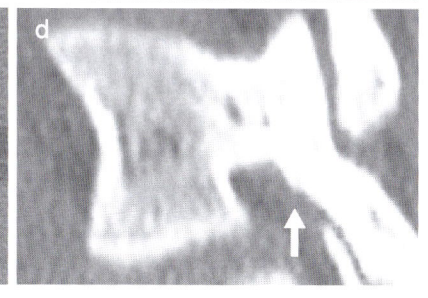

3．CT で亀裂の程度を評価すること．

　急性期腰椎分離症患者に対する早期画像診断を行う際には，各検査の目的をはっきりとして診療に当たることが重要である．

2 急性期腰椎分離症患者の特徴

　早期診断のために最も重要なことは，若年者の急性腰痛患者を診察したときに急性期腰椎分離症を疑うことである．そのためには急性期腰椎分離症患者の特徴を知ること，つまり分離症を疑うべき患者の特徴を念頭に置いておくことが重要である．

　急性期腰椎分離症患者の年齢，性別に関しては12〜17歳，男性が多く，ほとんどがスポーツ活動を行っているという特徴がある[4,5]．筆者の経験では6歳以下，20歳以上の急性期腰椎分離症患者は非常に稀である．男女比はおよそ4：1と報告されており，我々の調査でも同様である[4,6]．

　一般的な診察法としては，局所の圧痛（もしくは叩打痛）と腰椎を伸展するか疼痛側へ側屈をする際に腰痛が誘発されることが診断の参考にな

る[4,7]．ただし，急性期には伸展のみならず屈曲でも腰痛が誘発されることが多いため，屈曲時と比べ伸展時に腰痛が強いという所見が腰椎分離症を示唆する所見と考えるべきであろう．

　それ以外にも急性期腰椎分離症患者の腰痛は，分離症以外が原因である若年腰痛症患者と比較すると**表2**のような特徴があるので，そのような患者をみた際には早期に MRI を用いて画像評価を行うことを検討いただきたい（**表2**）．我々の研究では，上記特徴のうち最も腰椎分離症に特有な症状は動作時以外の腰痛が少ないことであった．急性期腰椎分離症患者はスポーツ活動中や立ち上がり動作などで腰痛を感じるが，長時間の座位や立位による腰痛の増強がない場合が多く，この点を特に重要視していただきたい[8]．

　ただし，症状から腰椎分離症の存在を100％否定することは難しく，現時点で見逃しをなくすためには全症例に MRI 撮影を行うしか解決策がない．筆者らは患者の年齢，性別，スポーツ活動状況や腰部症状の特徴から，腰痛の原因が腰椎分離症である可能性を類推し，MRI を撮影するかどうかを決定している．腰椎分離症の可能性が低い場合でも，本人および保護者に我々の見解を伝えて

表 2 ▶ 急性期腰椎分離症患者と分離症以外の若年者腰痛患者の症状の特徴

	急性期分離症	非分離症性若年者腰痛
腰椎伸展時痛	＋	−〜＋
腰椎屈曲時痛	−〜＋	＋
疼痛誘発体位	動作時（運動時）	座位時
疼痛範囲	狭い	広範
腰痛の性質	鋭い痛み	鈍い痛み
偏在性	片側が多い	両側性が多い

MRI 撮影希望がある場合には MRI を撮影するようにしている.

　一般的な急性腰痛診療では, 腰痛が長期継続する場合にのみ精査を行うことが推奨されるが, 急性期腰椎分離症患者の腰痛は急速に改善することがあるので注意を要する. 我々の調査では急性腰痛で来院した若年患者のうち, 腰椎分離症が腰痛の原因であった患者の方が早期に症状が軽快していた[9]. 実際には約半数が 1 ヵ月後に症状が消失していたことより, 症状が継続しなかったからといって, 腰椎分離症の存在を否定する根拠にはならないことを知っておく必要がある. このような知見から考えると, 分離症を起こしているにもかかわらず症状が改善したために精査を行わずにスポーツ復帰をしてしまい痛みが再発するということを繰り返し, 最終的に疲労骨折部が偽関節化してしまうというシナリオが容易に想像される.

　以上より我々は急性期腰椎分離症に特徴的な所見を有する患者は早期に MRI 撮影を行い, そうでない場合にも 2 週程度にわたり症状が継続する患者には MRI を提案することが得策であると考えている.

3 慢性期腰椎分離症および腰椎分離すべり症の画像診断

　偽関節化した腰椎分離症は若年者から高齢者まで幅広くみられる病態であり, 関節突起間部が偽関節化した状態に限定すれば診断は単純 X 線で十分に可能である（図 1）. 偽関節化した腰椎分離症があると若年者でも椎間板変性を生じやすく, 高齢者の場合には高率にすべり症を合併している[10, 11].

　偽関節化した腰椎分離症は無症状である場合もあり, その場合は単純 X 線以外の検査は不要である. ただし若年者の場合には急速にすべりが進行することがあり, 単純 X 線による経過観察を行うことが望ましい場合がある. 急性期分離患者から偽関節に移行したばかりの比較的低年齢（小学生年代以下）の患者や, 椎間不安定性を有する若年患者などでは, 単純 X 線による経過観察を検討する.

　腰痛を有する患者では MRI 検査により腰痛の原因を推定できる場合がある. 分離椎体の尾側椎間板の変性（図 4）や, 分離部周囲の液体貯留や浮腫状変化などを認めることがあり, ブロック治療や手術治療などの治療方針決定に有用な情報となる.

　下肢症状を有する患者の場合, 特に分離すべり症患者では MRI 検査にて神経根が圧迫像を呈することがある. ただし分離すべり症は変性すべり症と異なり高度の中心性脊柱管狭窄を呈することは少なく（図 5a）, 分離部から椎間孔にかけて神経根の圧迫を受けやすい（図 5b）. この場合の MRI 横断像では硬膜管が前後（腹背）方向へ延びる形を呈するのが特徴的である（図 5c）.

4 治療方針の立案

　急性期腰椎分離症の治療目的は骨癒合であり, 初期治療の原則は保存治療である. そして保存治療成功のために最も重要な要素は早期診断である. 超早期の腰椎分離症は保存治療でほぼ 100％骨癒合が得られ, パフォーマンス維持のための運動療法も注意深く行えば骨癒合率に対する影響は少ない. 保存治療はスポーツ中止とコルセット着用が基本であるが[1, 12], 症例に応じて安静期間中のパフォーマンス維持, 再発予防のために運動療法により体幹筋力や柔軟性を高めることも検討する. しかし患者には現役スポーツ選手が多く, 長期間のスポーツ中止が困難な場合もある. そのような場合は分離の程度（病期）により骨癒合の可能性や骨癒合までの期間を推測し, 患者本人やチーム事

図4 慢性腰痛

a 腰椎単純X線像：第5腰椎に分離症を認めた（矢印）.

b 同患者の腰椎MRI画像. T2強調矢状断像では分離椎の尾側椎間板に椎間板変性が合併していた（矢印）.

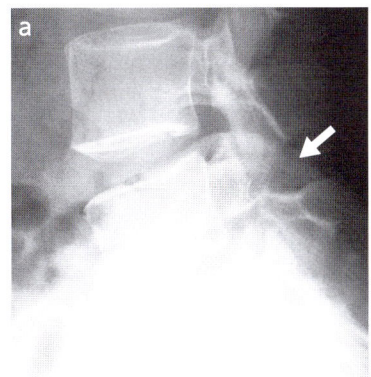
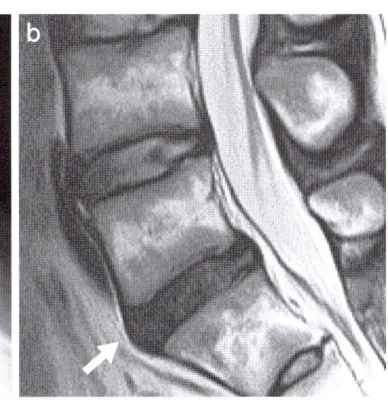

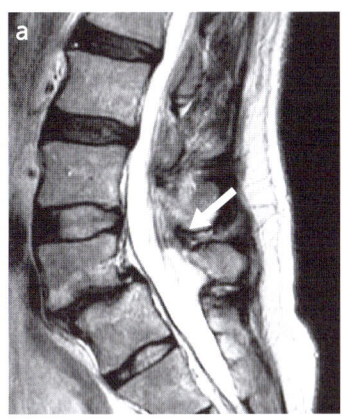
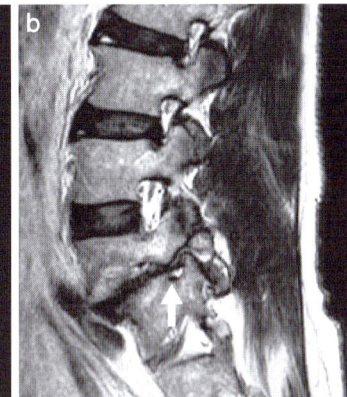
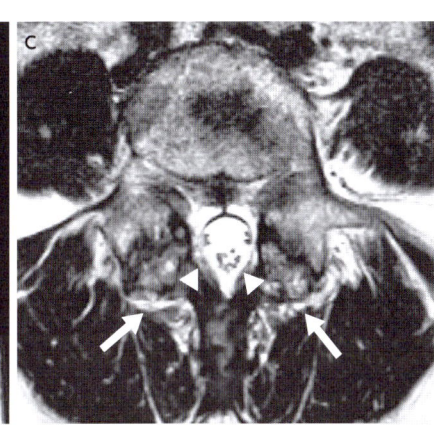

V 腰部障害

図5 腰椎分離すべり症

a 腰椎MRI画像. 矢状断T2強調画像による脊柱管の評価では, すべり椎間で分離椎弓が前方移動しないため中心性脊柱管狭窄は認めなかった（矢印）.

b 椎間孔付近の矢状断像を観察すると, すべり椎間の椎間孔狭窄が認められた（矢印）.

c すべり椎間のMRI横断面T2強調画像では, 分離部で分離椎弓は後方に残っていることにより（矢印）, 脊柱管は前後（腹背）方向に延びる形態となっており, 分離すべり症特有の形態であった（矢頭）.

情も考慮して骨癒合を目指さずに対症療法のみを行い, スポーツ復帰を優先するという選択肢もある. 徹底した保存治療でも強い腰痛を残してしまった場合や, スポーツ復帰を果たせなかった場合には手術治療を検討する場合もある.

慢性期腰椎分離症の治療目的はすべりなどの続発性障害の防止と腰痛や下肢痛などの症状の改善である. 経時的にすべりの悪化を認める場合には, 一時的にスポーツ制限やコルセットの使用を検討する. 腰痛や下肢痛が強い場合には, リハビリテーションや薬物療法, ブロック療法などにより疼痛改善を目指すが, 効果が得られない場合には手術治療を考慮する. 椎間板変性やすべりの認められない症例では分離部修復術を検討するが, 椎間板変性やすべりが認められる場合は椎体間固定術を選択することが多い.

おわりに

以上, 腰椎分離症の早期診断と治療方針立案のアウトラインを解説させていただいた. 腰椎分離症は若年スポーツ選手を悩ます腰椎疾患の代表である. 診断の遅れは治療期間に大きな影響を与えるため, 早期診断ができるよう若年腰痛患者を診察する際に腰椎分離症の可能性を意識して臨んでいただくことが大切である. また, 治療方針の決定には選手の立場を考慮して決定していくことも重要である.

◆ 文　献

1) Sairyo K, et al：Conservative treatment for pediatric lumbar spondylolysis to achieve bone healing using a hard brace：what type and how long?：Clinical article. J Neurosurg Spine 16：610-614, 2012

2) Yamane T, et al：Early diagnosis of lumbar spondylolysis by MRI. J Bone Joint Surg Br 75：764-768, 1993

3) Sairyo K, et al：MRI signal changes of the pedicle as an indicator for early diagnosis of spondylolysis in children and adolescents：a clinical and biomechanical study. Spine 31：206-211, 2006

4) 吉田　徹：成長期腰椎分離症の診断と治療. 日本腰痛会誌 9：15-23, 2003

5) 青木保親ほか：腰椎分離症の診断とスポーツ復帰. 関節外科 35：12-22, 2016

6) Sugiura S, et al：Characteristics of low back pain in adolescent patients with early-stage spondylolysis evaluated using a detailed visual analogue scale. Spine 40：E29-E34, 2015

7) Masci L, et al：Use of the one-legged hyperextension test and magnetic resonance imaging in the diagnosis of active spondylolysis. Brit J Sports Med 40：940-946, 2006

8) 杉浦史郎ほか：発育期腰椎分離症に特徴的な所見　腰痛の状況別VAS, 部位, 性質に着目して. 日整外スポーツ医会誌 37：7-10, 2017

9) 大山隆人ほか：成長期腰椎分離症急性期患者の臨床経過に関する検討. 臨整外 2：185-189, 2017

10) Dai LY：Disc degeneration in patients with lumbar spondylolysis. J Spinal Disord 13：478-486, 2000

11) Sakai T, et al：Incidence of lumbar spondylolysis in the general population in Japan based on multidetector computed tomography scans from two thousand subjects. Spine 34：2346-2350, 2009

12) 青木保親ほか：スポーツ復帰を見据えた保存治療の最前線. 臨スポーツ医 34：880-884, 2017

❶ 腰椎分離症［発症予防のためのコンディショニング］

Joint by Joint Theory に基づくコンディショニング

本橋恵美

要点整理

　関節機能を説いた Joint by Joint Theory の理論と，可動性と安定性の機能が逆転した際の代償について言及する．さらに分離症の要因となる腰椎の過伸展とオーバーユースによって起こる筋のタイトネスや他部位の関節への代償動作を回避するためのピラティスとヨガのエクササイズを紹介する．

はじめに

　腰椎分離症の予防とリハビリテーションには正しい腰椎の機能と動作を理解することが重要である．しかし，腰椎のみ機能に固執せず，全身の動作を包括的に観察することである．本項では，関節を包括的に見るための可動性と安定性に関する理論 Joint by Joint Theory（JBJT）について言及する．さらに，筆者が JBJT に基づいて考案し実践している Athlete Pilates AP™（ピラティス）と Core Power Yoga CPY®（ヨガ）からコレクティブエクササイズを紹介する．この両メソッドは分離症が発症する 10 代に実施することもでき，予防やリハビリテーションに非常に有効なエクササイズである．

1 Joint by Joint Theory

　動作に関与する関節の機能を考えるうえで非常に重要なコンセプトが JBJT である．理学療法士の Gray Cook とストレングスコーチの Mike Boyle の考え方である．関節はそれぞれ，可動性（モビリティ）と，安定性（スタビリティ）のいずれかの一つを主要な機能として持ち，それが交互に積み重なっているというものである[1]．ただし，逆の機能が全く不要というわけではなく，慢性障害との関連で考えたときに，これらの主要な機能が

失われた際に問題が起こりやすいということである．また，関節の動作不全によるものが原因で，隣接する部位に問題を引き起こす可能性がある．この JBJT は，リハビリテーションから競技パフォーマンスを高めることまで，さまざまな動作不全に対する包括的アプローチと考えられている．動作を精査したり，評価したりするうえで必要な理論である．正しい動作とは，効率的かつ効果的な動きの連続性を生むために，協調的に作用する関節の可動性と安定性を意図的に組み合わせたものなのである．この連動性によって動作や姿勢がコントロールされている．

2 各関節の主要な機能と代償

　身体の下から関節の主要な機能を確認していく．距骨下関節は安定性，距腿関節は可動性，膝関節は安定性，股関節は可動性，腰椎は安定性，胸椎は可動性，中・下位頚椎（C 3 – 7）を安定性，上位頚椎（C 1 – 2）を可動性，肩甲胸郭関節は安定性，肩甲上腕関節は可動性である[1]（図1）．本項では主に分離症に関わる股関節・腰椎・胸椎・距腿関節・肩甲上腕関節の主な機能による役割と，その機能が失われた場合に何が起こるか例を挙げて分析する．

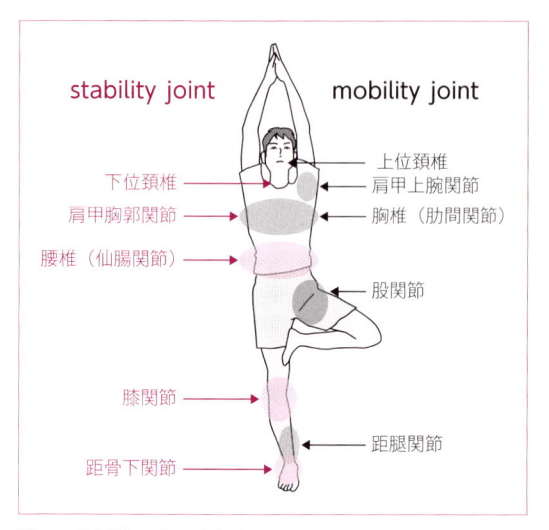

図1 ▶ 各関節の主要な機能
各関節は，優先されるべき可動性と安定性が交互に下から積み上がっている．

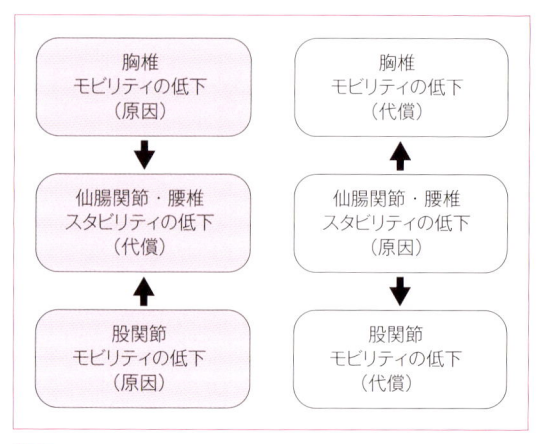

図2 ▶
安定性の腰椎を中心に考えた場合，安定性低下が原因で，上下の胸椎と股関節は安定性を供給するために，可動性を低下させなければならないという代償を受ける（右）．また，因果関係が逆転したケースでは，上下の可動性の低下は，中心の安定性の関節が代償的に可動性を供給しなければならない（左）．

1 股関節

　股関節は，三面上の関節自由度を有することから，基本的に可動性が重要となる．特に水平面の可動性は回旋を伴うスポーツにとって非常に重要である．また，股関節の屈曲筋と伸展筋のどちらが低下しても，腰椎に代償が生じる．一方で，lumbo-pelvic-hip complex（腰椎-骨盤-股関節複合体）などといわれることから，腰椎や骨盤とセットで考えられることが多く，この部位の安定性が重要であることも忘れてはならない．さらに股関節外転の筋力低下がある場合，股関節内転・内旋を抑制できなくなり，膝にストレスが生じる．他には，腸腰筋の筋力低下は，股関節屈曲の代償動作として腰椎が屈曲し，殿筋群の筋力低下は腰椎が伸展するという代償動作が起こるのである．これら筋力低下による疼痛は安定性の欠如によって発生するといえるだろう．こうして股関節の筋力・可動性低下の代償として腰椎が必要以上に可動することで，股関節の可動性はさらに低下するという，まさに負のスパイラルが起きるのである．このように，可動性低下によって腰痛が，不安定性によって膝に疼痛が起きやすいことから，股関節は可動性が主な機能であるべき関節であるが，安定性も同じように求められる．

2 腰　椎

　腰椎は明らかに安定性が求められる．特に回旋と伸展の動作に注意が必要である．回旋のROMは約5°しか起こらないことから，回旋には適さない．また腰椎の伸展は約15°であるが，競技特性によっては過伸展動作を繰り返す．この反復性のストレスが腰椎に集中し加わることにより，分離症といった後方要素の障害を発症することになる．適切な可動域の範囲内での可動性を兼ね備えた上で安定させ，コアにアクティベートさせることにより，力学的ストレスを脊柱全体に分散させる．もしも腰椎が過可動すれば，股関節や胸椎が代償し可動性を発揮できず低可動となるだろう（図2）．

3 胸　椎

　胸椎は可動性の関節に分類される．胸椎の回旋は約30°であり，伸展は約20〜15°である．しかし，胸郭周囲の筋または筋膜によって硬くなりやすく，可動性が低下しやすいという特徴がある．胸椎の過剰後弯曲とそれに伴って発生する肩甲骨の外転で，肋間筋群の過緊張が起きやすい．よって胸椎だけでなく胸郭全体の可動性向上が必要である．分離症の発症率が高い過剰な伸展動作や，回旋プラス伸展動作が繰り返し行われるスポーツ

においては，股関節と胸椎の可動性は腰椎の安定性と並んで，障害予防やパフォーマンス発揮の観点からも非常に重要である．

4 距腿関節と肩甲上腕関節

また前述したように機能不全は全身の動作から評価することが必要である．よって腰部から離れた距腿関節や肩甲上腕関節の可動性低下が起きている場合も，腰部に大きな影響を与えることを念頭に置くとよい．ジャンプの着地や踏み込み動作時などに距腿関節の背屈制限がみられる場合，力の吸収は膝関節や股関節だけでなく腰椎，特にL2/3に負荷がかかる．また上肢の挙上時において肩甲上腕関節や胸椎の可動性が低い場合，腰椎，特にL4/5に強い伸展負担が課せられ，分離症の要因となる．こうした脊柱を大きく伸展させる際には，股関節と腰椎は伸展し骨盤は前傾する．骨盤と腰椎の挙動が連携し，ここで腰椎骨盤リズムが生じる．スポーツでは上肢の動作も加わるため股関節・骨盤・腰椎・胸椎・肩甲帯に一定のリズムが生じるともいえる．したがって，脊柱隣接関節のみならず特に可動性を要する関節においては適切な可動域を確保することが，腰椎にダメージを与えず，腰痛予防および改善に繋がるといえる．骨年齢がC Stage（Cartilaginous stage）やA Stage（Apophyseal stage）の分離症で，硬性体幹装具を装着して固定し運動が制限されている場合でも，これらの関節の可動性を向上させるエクササイズを処方することはできるのではないだろうか．

3 モビリティファースト スタビリティネクスト

可動性の獲得は，コアの安定性の獲得に用いられるエクササイズと表裏一体となり，プログラムをデザインする上では優先的に取り組まれるべき事項である．適切な関節の可動域や，適切な筋の伸張がないなかでの安定性は必ず代償動作が加わり，本来目的としている主働筋が出力できず，協働筋に過負荷がかかることになる．代償動作によって得られた安定性は不適当な動作である．こ

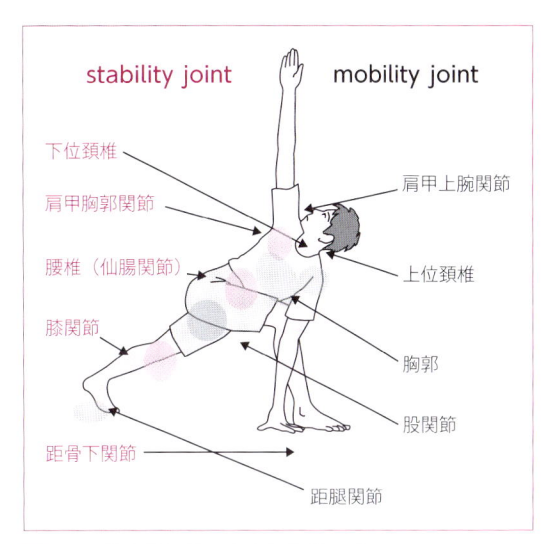

図3 ヨガのランジツイストのポーズ
右脚の距骨下関節は床をしっかりと捉え安定している．左脚の距腿関節は十分に背屈させ可動性を引き出している．右脚の膝関節はニーインを起こさず安定性に優れた肢位を保っている．股関節は理想的に屈曲が行われ可動性を向上させている．また，胸椎は十分な回旋によって可動性を増し，腰椎および仙腸関節は代償を受けず安定している．同様に環軸関節は正しい範囲内で回旋が行われ可動することによって，頚椎の中・下部は安定している．床と垂直に挙上された上肢は肩甲上腕関節の可動性を高め，肩甲上腕リズムに沿った挙上により，肩甲胸郭関節は安定性が高められている．

れは誤魔化しの安定性であり，スティフネスと過緊張によって，単に固めていることが多い．運動療法においては，可動性の確保により全身の自由度が獲得されてから，安定性を確保したい．

4 コレクティブエクササイズ

JBJTに沿ったヨガやピラティスによるエクササイズは，安全かつトレーニング効果を最大に引き出すために有効だろう．ただし，ここでいうヨガは適切な関節可動域や，適切な筋の長さに配慮したものであり，過可動性を美徳としたヨガではない．ランジツイストを例に挙げる（図3）．

5 分離症に適応するエクササイズ

腰椎の伸展位において加重分担が増加するため

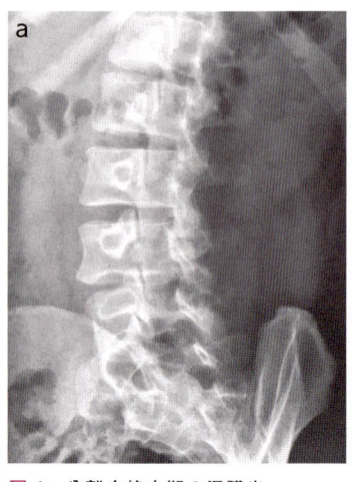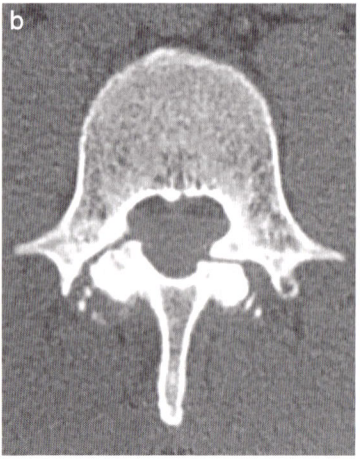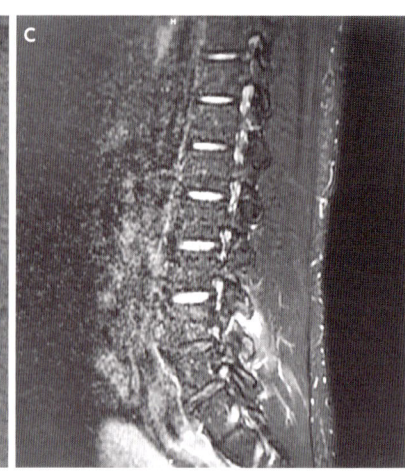

図4 ▶ 分離症終末期の滑膜炎

a　X線画像ではL4にスコッチテリア犬の首輪サインが見られる.

b　CT画像では両側に分離が起きているのがわかる.

c　MRI画像（STIR）では滑膜炎による水腫が確認された.

（徳島大学　西良浩一教授よりご提供）

に分離症の症状を増悪しやすい. 腰椎の前弯が増強することにより, 椎間関節に負荷がかかり, 伸展時痛が増す. 一例として分離症終末期に伴う滑膜炎と確定診断されたラグビー選手を挙げる（**図4**）. 分離ブロックをし, 炎症を取った後, ヨガとピラティスの両メソッドを実施した. はじめに競技特性やポジションのプレースタイルから疼痛の要因を推察する. パスワーク時には, 伸展に回旋トルクが加わり, 椎弓・椎間関節への負荷が増強する. そのため, 胸椎の伸展・回旋の可動域改善と多裂筋や腹横筋を賦活化させ, 椎弓や椎間関節への負荷を減少させた. また, スクラムなど腰椎の伸展位で爆発的な力を発揮する際には, エキセントリックに腹筋群が活動するため, 腹筋群遠心性機能の向上も視野に入れて行い, 脊柱起立筋群のタイトネスを改善した. また股関節屈曲位であるゆえ股関節伸展制限, 大腿四頭筋や腸腰筋のタイトネス, また股関節屈曲位での内転制限や外旋・内旋といった回旋制限による股関節側面のタイトネスを改善する. ラインアウト時には, 上肢の挙上を伴うため, 腰椎が代償的に過伸展を起こさないよう肩甲上腕関節の主に屈曲可動域も向上させた.

1 エクササイズ1：ヨガの鳩のポーズ（図5）

骨盤は若干横向きとし, 後下肢の股関節を伸展, 膝関節屈曲にし, 呼気に合わせ, 踵を殿部に近づける. 主に胸椎の伸展可動域の改善や大腿四頭筋や腸腰筋のタイトネス改善が望める. 注意点として, こうした脊柱を伸展させるエクササイズは, 特に腰椎のハイパーモビリティの患者への指導では, 腰椎過伸展を起こさないよう十分配慮したい. またエクササイズのあと, 腰椎を屈曲するストレッチを行いたい.

2 エクササイズ2：ヨガのランジツイスト（図6）

十分な幅をとり前後開脚し, 呼気に合わせ脊柱を回旋し, 上肢を前後に伸ばす. 体幹筋を意識することで腹斜筋群や多裂筋も活動する. 股関節屈曲可動域向上や胸椎の回旋可動域の改善が望める.

3 エクササイズ3：ヨガのトライアングルツイスト（図7）

ランジのポーズよりも若干狭めの下肢前後開脚のスタンスをとり, 前下肢とは逆の手を床につき, 呼気に合わせ脊柱の回旋を行う. 胸椎の回旋可動域の確保だけでなく, 下肢側面の筋群を伸長し, タイトネスを改善する.

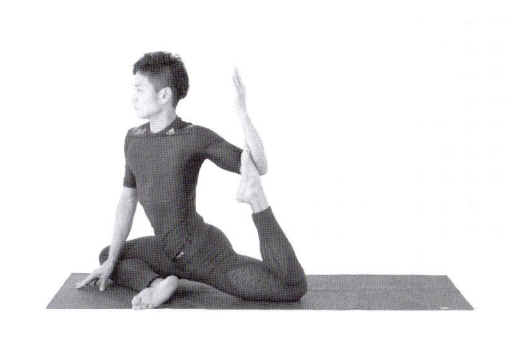

図5 ▶ 鳩のポーズ

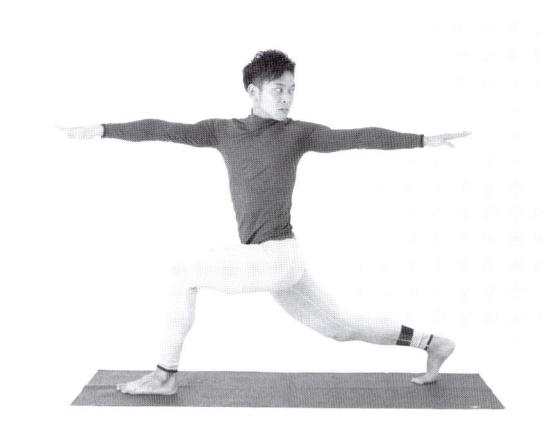

図6 ▶ ランジツイスト

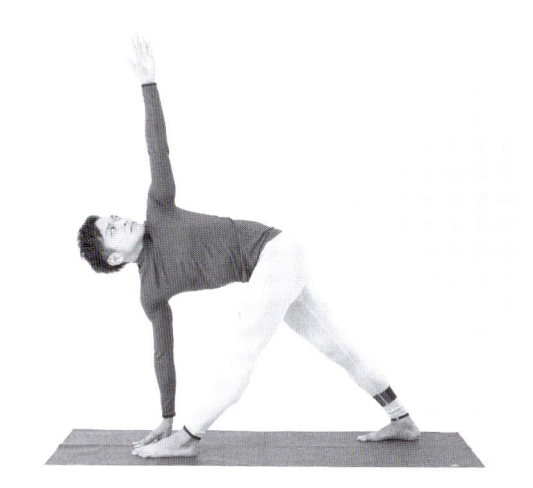

図7 ▶ トライアングルツイスト

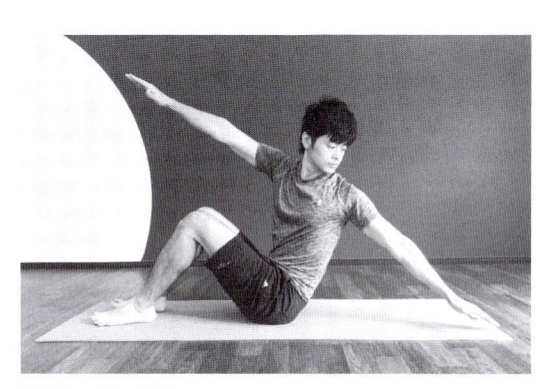

図8 ▶ ヘリコプター

4 エクササイズ4：ピラティスのヘリコプター（図8）

殿部と足底を床につけ，上体を45°後方に倒し，胸椎を回旋させ，さらに上肢を遠位に伸ばす．骨盤・腰椎の安定性を保つために，腹横筋の下部を姿勢筋として持続的に緊張させ，同時に腹横筋上部を呼吸筋として使い，呼吸を連続的に行うことで，腹圧を適切に保つ．肩関節の過剰な水平伸展とならないよう，上肢を鎖骨の延長線上に保つことも，より胸椎の回旋を向上させるためによい．また頚部の筋に過緊張を起こさないためにも肩甲骨を下制させることが大事である．胸郭の可動性を補完させるために，骨盤・腰椎が無理に回旋し片側の坐骨が床より浮いてしまう，またはつま先の位置にズレが生じてしまうこともある．これは

関節の機能が逆転して代償動作が起きていると評価できる．その場合，コレクティブエクササイズとして，同じヘリコプターのリグレッションパターン（軽減法）を応用する．まず肘関節を屈曲し，指先を胸部前方で合わせ，体幹への負荷を軽減し，代償動作を起こさず正しい動作を習得するとよいだろう．

5 エクササイズ5：ヨガのアップドック（図9）

吸気に合わせ，脇をしめたまま肘関節を伸展し胸郭を広げる．腹筋群をエキセントリックに収縮し，腹筋群遠心性機能を向上させる．腰椎の過伸展を起こさないよう肋骨は引き入れておく．エキセントリックに前鋸筋・小胸筋を働かせ肩甲骨を内転・下制させることで，胸椎の伸展を促す．ま

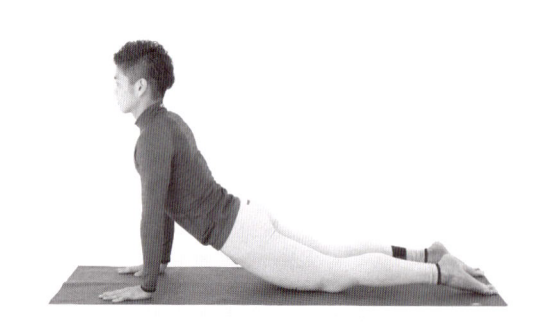

図9 ▶ アップドック

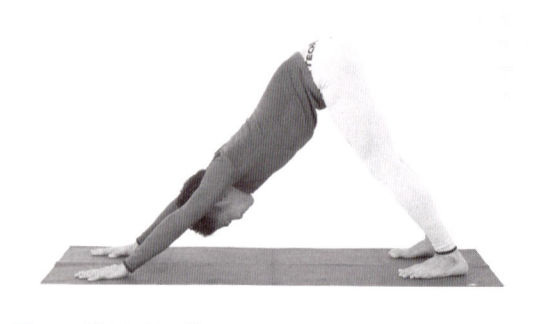

図10 ▶ ダウンドッグ

た股関節を伸展させることで股関節のモビリティも獲得できる.

6 エクササイズ6：ヨガのダウンドッグ（図10）

呼気に合わせ，坐骨を斜め上に引き上げ，胸椎を伸展させる．上肢に体重をかけすぎないように，上肢と下肢に均等な加重をする．肩甲上腕関節の屈曲可動性を高め，肩甲骨を外転・下制させることで，胸椎のモビリティを高める．腸腰筋をコントロールし骨盤を前傾させることで殿部・ハムストリングスは伸長され，踵を床に近づけることで距腿関節の背屈制限はかなり改善される.

おわりに

正しい動作とは身体のさまざまなシステムが協調して働き，制限や機能不全なくあらゆる動作を行える状態である．そのためにはJBJTのアプローチを活用し，可動性を優先し，動くべき関節が適切な可動域まで動くように改善する．こうして身体の自由度が獲得されてから，安定性やモーターコントロールが行われることを念頭に置くとよい.

可動性がないために代償を受けた安定性の関節は，負のスパイラルを引き起こし，スティフネスやタイトネスといった問題を起こしてしまうことを忘れてはならないのである．このように各関節は相互に強い関係を持っていることから，総合的なアプローチが重要といえる．問題のある部位のみだけでなく，必ず上下の関節の状態も確認し，評価することがJBJTの意図するところである．また，エクササイズをプログラムする際にはJBJTに基づいて考案することが障害の予防となる．これはリハビリテーションやトレーニングに大きな影響を与えることになるだろう.

◆ 引用文献
1）Cook G：SFMAブレイクアウトの詳細とフローチャート．ムーブメント，中丸宏二ほか監訳，ナップ，東京，311，2014

◆ 参考文献
・本橋恵美：CPY METHOD　コアパワーヨガ　メソッド，ベースボール・マガジン社，東京，72-115，2018

パフォーマンス向上を両立させた予防トレーニング—野球

四家卓也・加藤欽志

要点整理

　野球選手における腰部障害の発生には，投げる，打つ，守る，走るという動作の反復による力学的ストレスの蓄積が大きくかかわっている．腰椎分離症は，腰椎の関節突起間部に生じる疲労骨折であり，腰椎の伸展と回旋の複合運動が発症に関与する．野球で要求されるさまざまな競技動作を，腰部運動を適切に制御しつつ遂行するためには，野球の競技特異性に配慮した対策が必要である．

はじめに

　腰椎分離症は，腰椎の関節突起間部に生じる疲労骨折であり，発育期から成人期まで，野球選手に高頻度に認められる腰部障害である[1,2]．野球選手における腰部障害の発生には，投げる，打つ，守る，走るという動作の反復による力学的ストレスの蓄積が大きくかかわっている．腰椎分離症に関する生体力学的検討によれば，関節突起間部周囲への応力は，腰椎の伸展と回旋の複合運動時に増大することが判明している．したがって，腰椎分離症の発症予防のためには，腰部への伸展・回旋負荷を最小限にしながら，野球で要求されるさまざまな動作を遂行することが要求される．このために，体幹深部筋の賦活化，隣接部位の可動性の獲得などの各競技に共通する身体機能改善に取り組むことは必須であり，加えて，野球における競技動作の特異性に配慮した対策が重要である．

　本項では，野球に必要とされる投球，打撃，守備，および走動作におけるチェックポイントを解説し，パフォーマンス向上を両立させた予防トレーニングについて考察する．

1 投球動作におけるチェックポイント

　投球動作は，下肢から体幹，肩甲帯，手指への運動連鎖が導く一連の動作である（図1）．この運動連鎖が破綻した場合に，代償動作が生じて局所への力学的ストレスが増大し投球障害へと進展する．腰部障害の観点からみた，投球動作におけるチェックポイントは，① ワインドアップ期から前期コッキング期における骨盤アライメント，② 後期コッキング期から加速期にかけての骨盤回旋，③ 加速期から減速−フォロースルー期にかけての骨盤回旋，以上の3点が重要である．この3点における機能破綻により腰部での代償動作が生じるケースを多く経験している．

1 ワインドアップ期から前期コッキング期（図2）

　この投球フェーズでは，骨盤中間位を保持することがきわめて重要である．並進運動から回旋運動へと移行する際に，骨盤のアライメントが回旋運動に大きく影響する．図2の状態は，軸足にタメを作るともいわれる．このポジションで骨盤中間位（やや前傾位）を保つことによって膝の突き出しを防ぎ，スムーズな骨盤回旋へと移行する準備ができる．骨盤後傾で膝の突き出しが生じた場合には，骨盤の早期回旋が生じやすく結果として早期の体の開きにつながる．また，腰椎が側屈するケースや，インステップとなって腰椎の過剰な回旋につながるケースも見受けられる．

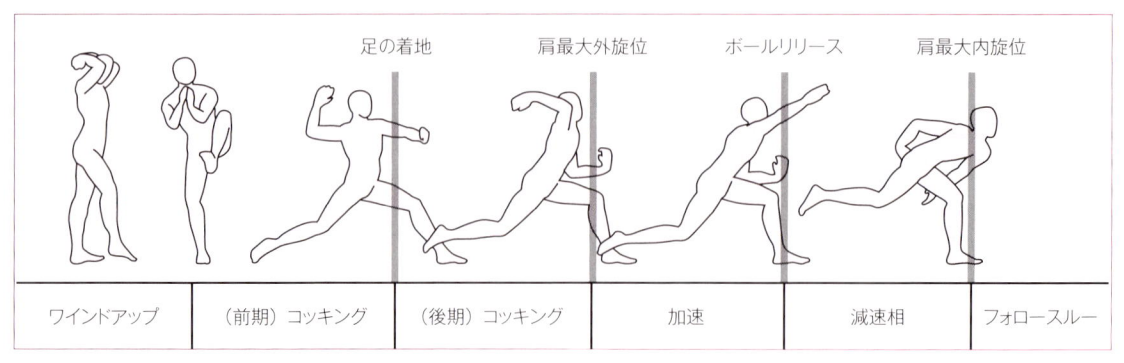

	足の着地	肩最大外旋位	ボールリリース	肩最大内旋位
ワインドアップ	（前期）コッキング	（後期）コッキング	加速	減速相	フォロースルー

図1 ▶ 投球フェーズ

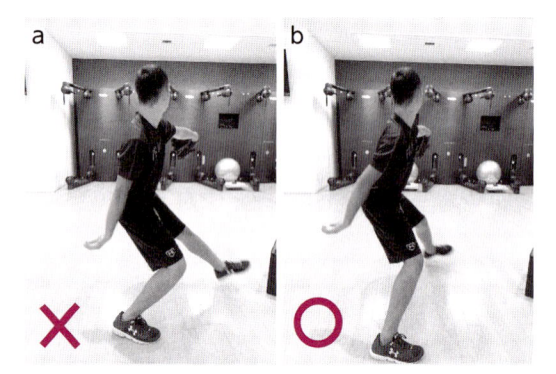

図2 ▶ 軸足のタメのポジション
a　骨盤後傾位で膝の突き出しが生じている.
b　股関節屈曲位（骨盤中間−前傾位）での重心移動.

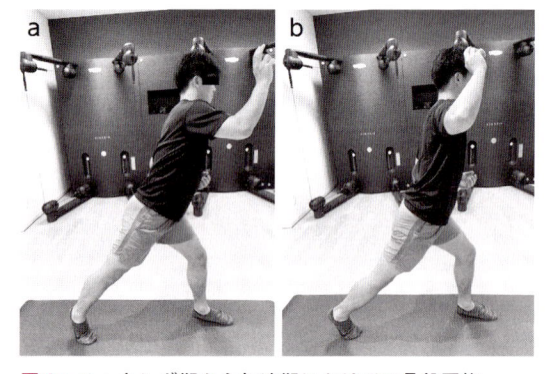

図3 ▶ コッキング期から加速期にかけての骨盤回旋
a　骨盤回旋が不十分な状態での投球.
b　骨盤回旋ができていることでしなりが認められる.

2 後期コッキング期から加速期（図3）

　この投球フェーズでは，骨盤の回旋が十分に行われているかに注目する．骨盤の回旋が不十分な選手では，腰椎の回旋を過度に行う代償動作が生じる．仰臥位・股関節屈曲位における，ステップ脚の股関節内旋可動域の評価で十分な可動域が獲得されていても，荷重位の投球動作では骨盤の回旋がスムーズに行われていないケースもあるため，実際に投球動作をさせての確認が必要である．また，軸脚側の股関節外旋制限が存在する場合や，股関節周囲筋の機能低下が存在する場合，いわゆる腰割りの姿勢が保てない状態となる．この場合は，ステップ脚接地後の不安定性で骨盤が左右にぶれる（前額面での腰椎側屈動作が生じる）こととなり，腰部障害の発生に影響する可能性がある．

3 加速期から減速−フォロースルー期（図4）

　加速期からフォロースルー期にかけては，ステップ脚に荷重が移行し骨盤の回旋は最終域となる．このフェーズにおいて骨盤の回旋が不十分な場合，腰椎の側屈動作で代償する場合がある（図4b）．また，骨盤回旋が十分に行われているようにみえても，骨盤が利き手側に前額面で側屈しているケースも認められる．このような場合には，腰椎の過屈曲負荷が生じ，腰背筋群には遠心性収縮のストレスがかかるため，筋・筋膜性腰痛を合併するケースが見受けられる．

2 打撃動作におけるチェックポイント

　打撃動作は，投球動作と同様に，下肢からの運

図4 ▶ ステップ脚荷重位での骨盤回旋

a　骨盤回旋が十分に行われていることで腰椎回旋がスムーズである.
b　骨盤回旋が不十分な場合腰椎の側屈での代償がみられる.
c　骨盤回旋ができていても投球側に落ちてしまうことで腰椎屈曲の代償がみられる.

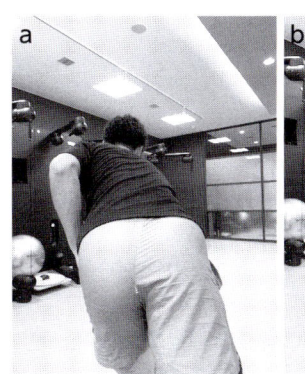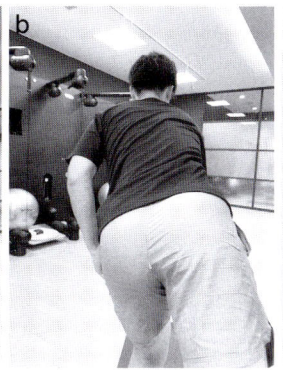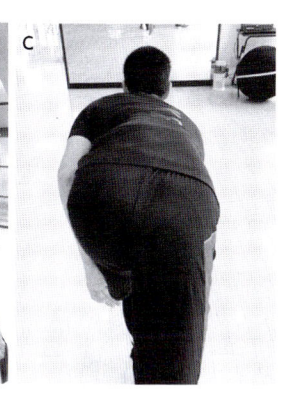

動連鎖によってバットを介してボールに力を伝える動作である（図5）．本項では，環境要因となるバットの重さの選定などは省いた形での解決策を提示する．打撃動作においても，投球動作と同様に骨盤のアライメントと回旋動作に注目する（図6）．

1 スタートポジション（構え）（図7）

打撃動作の構えは，タイミングの取り方とも関連するため，個人差が大きい．重要な点は，テークバックにスムーズに移れる状態で構えることであり，特に骨盤の回旋が適切に行われるための準備として，骨盤アライメントは重要である．骨盤の過剰な前傾位や後傾位は，骨盤の回旋がスムーズに行えなくなるため注意する．

2 テークバック期から体重移動期（図5, 6）

テークバックでは正確に軸脚に体重が乗せられているかが重要である．前脚を高く挙げる選手ではフットオフ時の体軸の安定性を確認する．並進運動では軸脚の股関節に乗っていた体重を，前脚の股関節に体重移動させる（並進運動）．体重移動しながら下半身からスイングを開始すると，体幹の回旋とともにバットが遅れてくる体幹のねじり（バットラグ）が生じる．理論上，バットラグが大きいほど，腰椎への力学的負荷が高まる一方で，スイングの力は大きくなる[3]．

3 インパクトからフォロースルー（図5, 6）

インパクトでは前脚に移動した体重をしっかりボールにのせることが重要であり，前脚股関節を軸として十分に骨盤を回旋させる．骨盤の回旋が不足すると代償的に腰椎の回旋ストレスが増大する．技術指導において，「体を開いてはいけない」「前の膝やつま先が割れないように」という指導を受けている場合に，無理に前足側の股関節の回旋を止めようとして，骨盤の回旋が不十分となり，腰椎への回旋ストレスが増大しているケースもある．

4 競技復帰に向けた打撃練習の立ち上げ方

腰椎分離症を受傷し治療期間を経て，打撃練習を再開する際には，練習の立ち上げ方（負荷の上げ方）には注意が必要である．再受傷を予防するためには，段階的な負荷の上げ方が望ましい．目安として，素振りは40本程度から開始し，1日に20本ずつ増加させ，100本まで達成したら，ティーバッティングに移行する．ティーバッティングも同様に40球から開始して，段階的に増量し100球に到達したらフリーバッティングへ移行する．各段階ともに，3〜4日かけて負荷を上げたら，1日休みか負荷を横ばいにする日をはさむようにする．打つ強さはコントロールが難しいが，基本は％で本人に提示する．

3 守備動作におけるチェックポイント

守備動作に関連した腰部障害についての報告は少ない．筆者らは，内野守備における捕球姿勢からの立ち上がり，さらには捕球姿勢から送球に向けての切り替え動作について注目している．

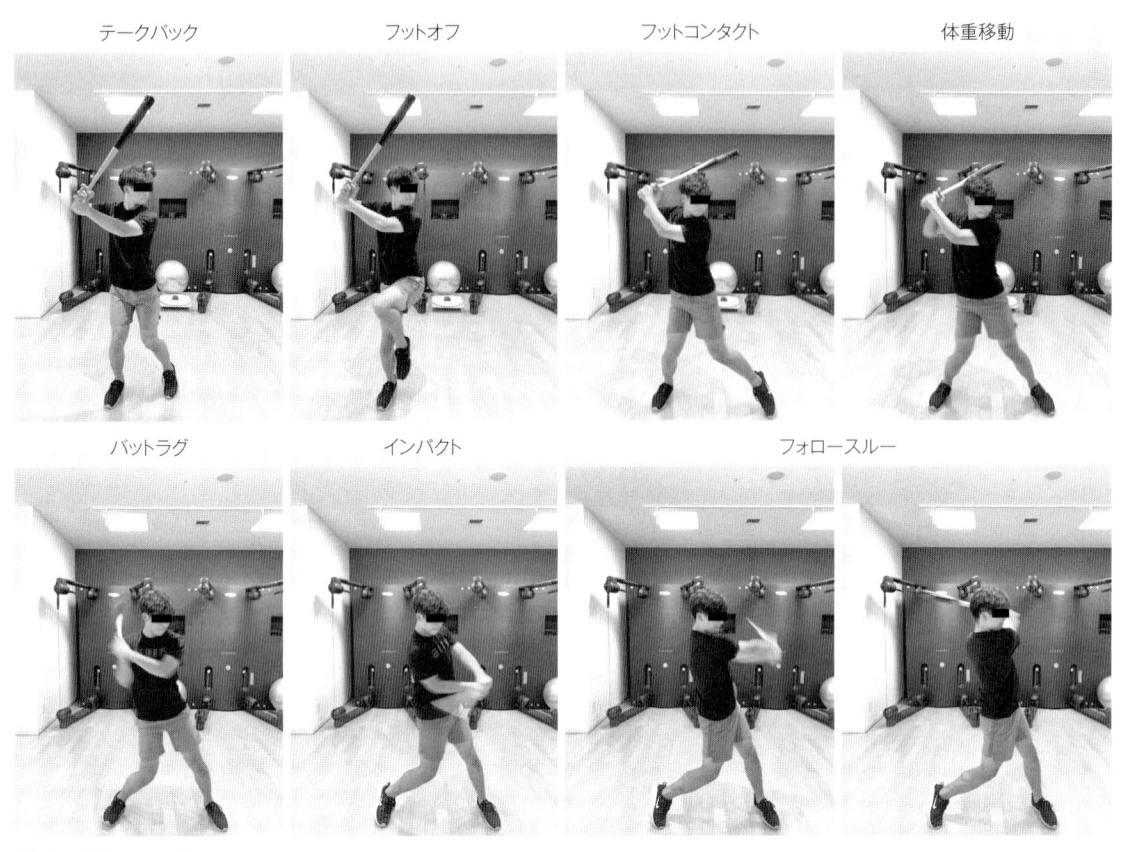

テークバック　　　フットオフ　　　フットコンタクト　　　体重移動

バットラグ　　　インパクト　　　フォロースルー

図5 ▶ 打撃フェーズ

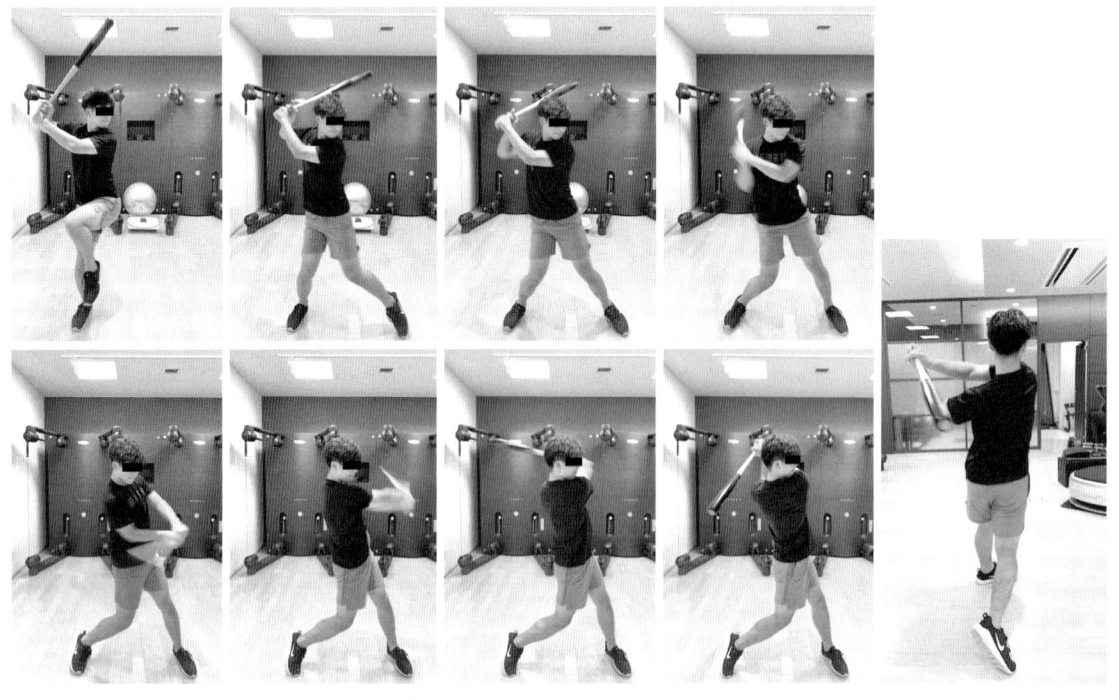

図6 ▶ 腰椎に過度なストレスが生じている打撃動作
動作最終期に向けて，骨盤の回旋が不足して腰椎の伸展，側屈を伴った伸び上がりが認められる．

図7 打撃動作でのスタートポジション（構え）
a　骨盤中間位
b　骨盤前傾位
c　骨盤後傾位
b，cは動作の中で骨盤の回旋が不十分となり腰部での回旋ストレスが大きくなる．

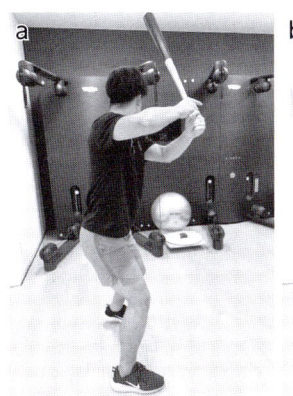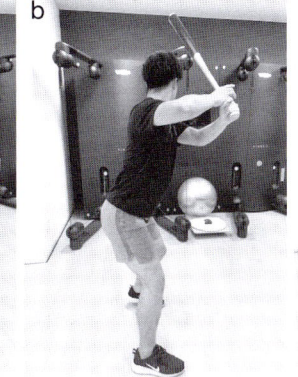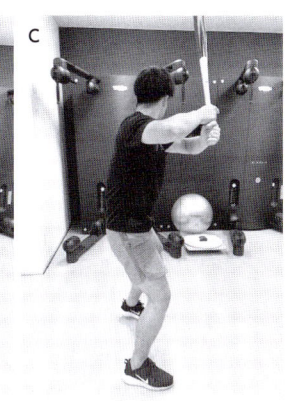

図8に通常のスクワットポジションと捕球ポジションの違いを示す．通常のスクワットポジションでは，股関節の屈曲が少なく，重心が後方に位置しているため，前方への重心移動に不利な姿勢となっている（図8a）．捕球動作とその後の送球をスムーズに行うためには，前方への重心移動が行いやすく，側方への切り返しもしやすい姿勢が重要である．具体的には股関節を十分に屈曲し，重心をつま先側に移動させた捕球ポジションが適切と考えている（図8b）．図8aのように重心が後方に残った状態での立ち上がりでは，股関節伸展筋群の作用が低く，腰背部筋の負荷が大きくなり，さらに体の向きを切り替えると下肢での切り返しが困難となり，腰部の回旋ストレスの増大を招く要因となる（図9）．

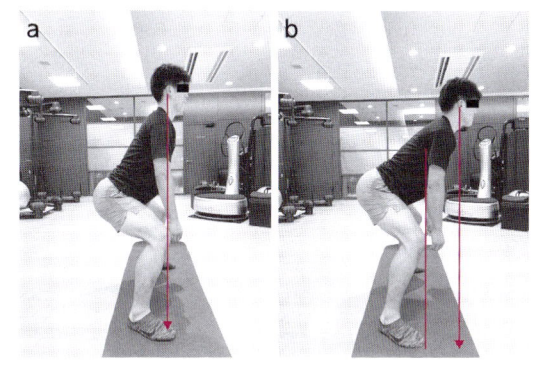

図8 スクワットポジションと捕球ポジション
a　いわゆるスクワットポジション
b　重心を前方に位置させた捕球ポジション

4 走動作におけるチェックポイント

　野球選手が腰痛を発症する場合に，投球動作や打撃動作における腰痛を訴える前の時期から，走動作における腰部の違和感を訴える選手が少なくない．野球の練習には，多くの場合，ランニングメニューが組み込まれており，シーズンオフの期間においては，「走り込み」として高強度のランニングメニューが課される期間がある場合が少なくない．しかし，野球選手の多くは，投球動作や打撃動作の指導は受けていても，ランニングフォームの指導を受けているケースは少ない．筆者らは，野球選手における腰部障害の予防のために，ラン

ニングメニューの負荷の確認やフォームのチェックも行うように心がけている．特に注意すべき点としては，① 中距離メニューで本数をこなす際に，練習の後半/疲労時に上半身の前傾が保てず，腰椎伸展位となる，② ランニング時の骨盤前後傾の動きが大きい，③ キック動作における股関節伸展動作が不十分で，腰背部筋群に負荷がかかっている，などがある．走動作における対応に関しては，他項においても詳細に解説されているため，参照していただきたい．

5 パフォーマンス向上を両立させた予防トレーニング

　腰椎分離症を含めた腰部障害の予防プログラムを作成する場合，予防と同時にパフォーマンス向

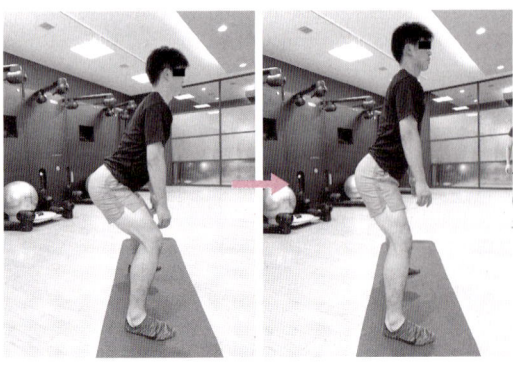

図9 ▶ 不良なスクワット姿勢（捕球姿勢）からの立ち上がり
骨盤前傾が強く，股関節伸展筋群を作用させての立ち上がり動作ができていない．

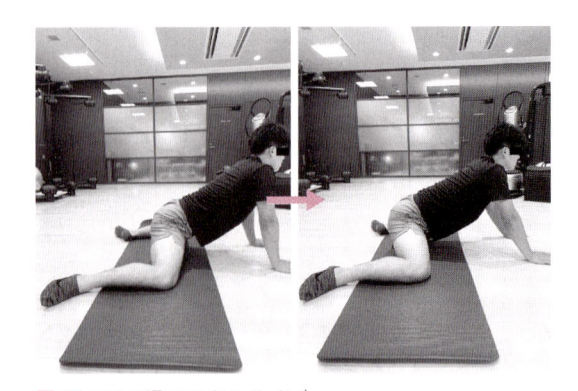

図10 ▶ 四つ這いエクササイズ
骨盤中間位保持での股関節エクササイズ（スクワット時の基本）．

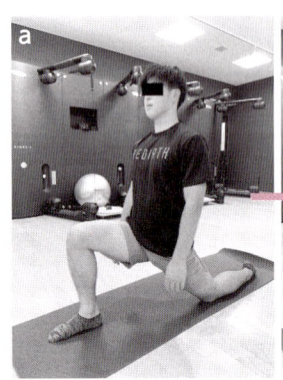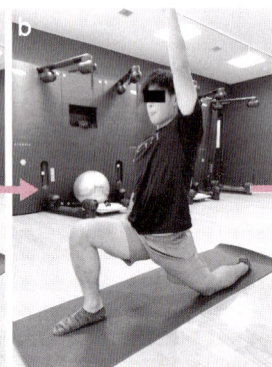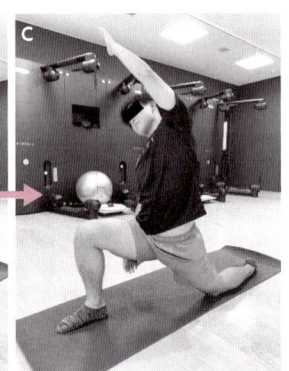

図11 ▶ フロントラインストレッチ
a 腰椎伸展を抑えた状態で股関節伸展ストレッチを行う．
b ストレッチ側上肢を上方へ突き上げてストレッチ効果を強化．
c bの状態よりさらに対側へ体幹を側屈させることでストレッチ効果を強化．

上をプログラムの目標として掲げることは，選手とチームの取り組みに大きく影響する．選手は，あくまでもパフォーマンスを向上させたいという思いが強い．障害予防ためのエクササイズではなく，あくまでパフォーマンス向上のためのエクササイズであり，そのエクササイズが，同時に障害予防にもつながる，という伝え方が，選手のトレーニング・コンプライアンスを向上させるうえで重要である．筆者らが，特に重要視しているすべての野球選手に共通したトレーニングを紹介する．

1 股関節の柔軟性向上（図10, 11）

　股関節の柔軟性獲得は，競技動作のなかで，骨盤を適切なアライメントに保つために基礎となる要素である．あくまで非荷重下での柔軟性ではなく，荷重下での股関節の柔軟性，骨盤の適切なアライメントを意識させた状態でのエクササイズとしている．荷重下でのエクササイズの方が，野球

の動作へのつながりをイメージしやすく，取り組む姿勢も変化する．

2 胸椎の可動域改善（図12）

　野球はオーバーヘッドスポーツであり，競技動作の特性から，肩甲帯，胸椎，胸郭などの可動域が不十分な場合，腰椎への負荷が増大する可能性が高い．胸椎伸展と肩甲骨後傾を意識したコンディショニングを行う．

3 随意的な骨盤前後傾運動の誘導（図13）

　腰椎分離症を発症する選手では，座位や四つ這い位において，随意的な腰椎の屈曲（骨盤の後傾）を誘導することが困難な選手が多い．このような場合に，筆者らは**図13b**のような腹臥位のポジションから下部腰椎の屈曲（骨盤の後傾）を誘導し，随意的な筋収縮に伴う骨盤前傾と腰背部のリラクゼーションに伴う腰椎屈曲を繰り返して，骨盤の

図12 ▶ 胸椎伸展, 肩甲骨後傾エクササイズ

骨盤中間位にて肩甲骨内転位保持の状態でハーフボールを持って上肢を挙上することで, 胸椎伸展, 肩甲骨後傾へと作用する.

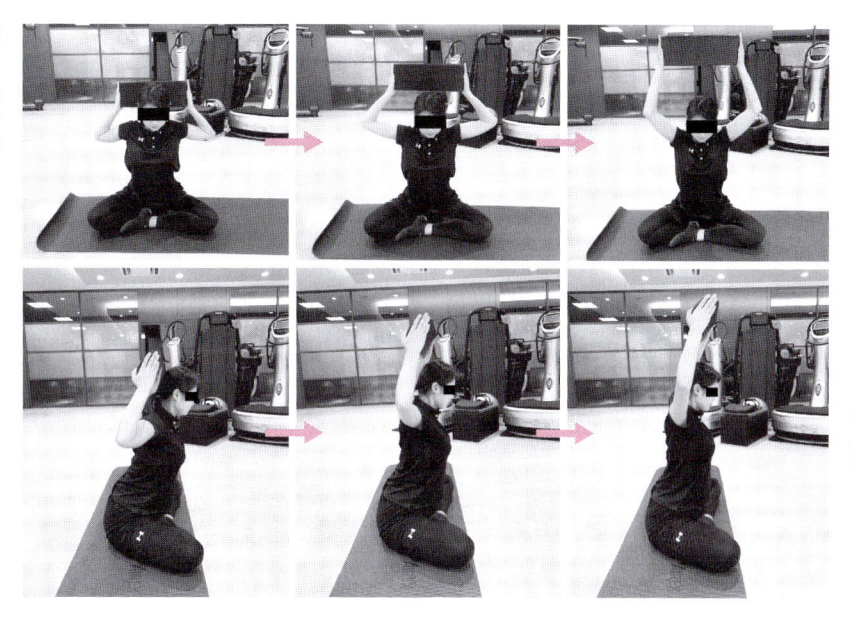

図13 ▶ 随意的な骨盤前傾と骨盤後傾誘導へのリラクゼーションエクササイズ

a 座位での随意的コントロールでは骨盤後傾・腰椎屈曲の可動域改善には不十分である.

b 腹臥位で荷重をできる限り取り除いた状態で骨盤の前後傾の誘導を行う.

特に仰臥位で随意的な骨盤の前後傾が困難な症例に有効である.

セルフエクササイズとしても用いることができる.

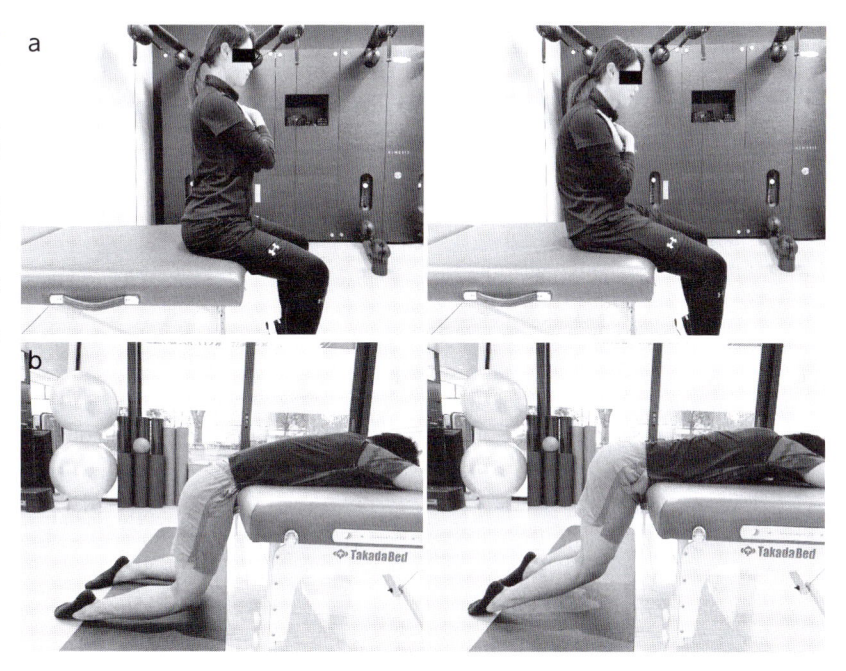

前後傾運動を誘導するアプローチを多く活用する.

4 殿筋, ハムストリングスを意識したスクワット動作の獲得 (図14, 15)

野球の動作において, 捕球後や走塁時など真上に起き上がる動作はほとんどなく, 前方や側方への移動が基本となる. 瞬発的な動きを必要とする際は特に殿筋群とハムストリングスの活動によって推進力を得る必要性がある. そのため重心をや

や前方に位置させた状態からの前方移動, 側方への方向転換を図14, 15のような抵抗下で行うことで動作を習得する.

5 荷重下での骨盤回旋獲得 (図16)

投球動作, 打撃動作における腰部への力学的ストレス増大の要因として, 骨盤回旋不足が最も重要な要因である. また, 非荷重下では獲得できて

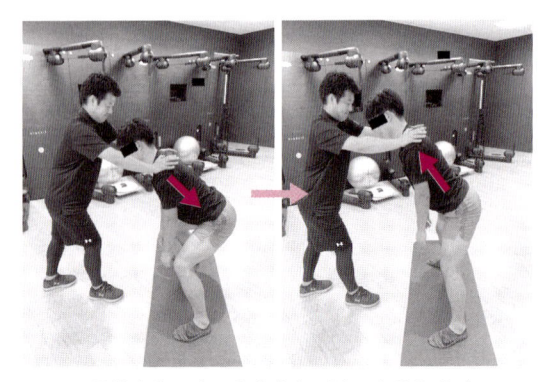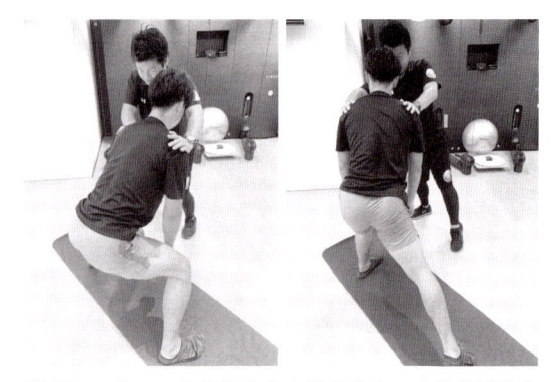

図14 ▶ 殿筋を作用させた立ち上がりエクササイズ
前方から矢印の方向に徒手抵抗を加える．抵抗に抗した立ち上がり動作により，殿筋群を作用させた動作を訓練する．体幹回旋運動を必要とする野球の動作においては骨盤回旋をしやすい身体環境につながる．

図15 ▶ スクワット姿勢からの進行方向への骨盤回旋を伴った動作
捕球から送球に向けての動き，走者が走り出す際の骨盤の動きにつながる．この動作ができない場合には，腰椎伸展を伴った側屈動作で上体を起こしてしまう．

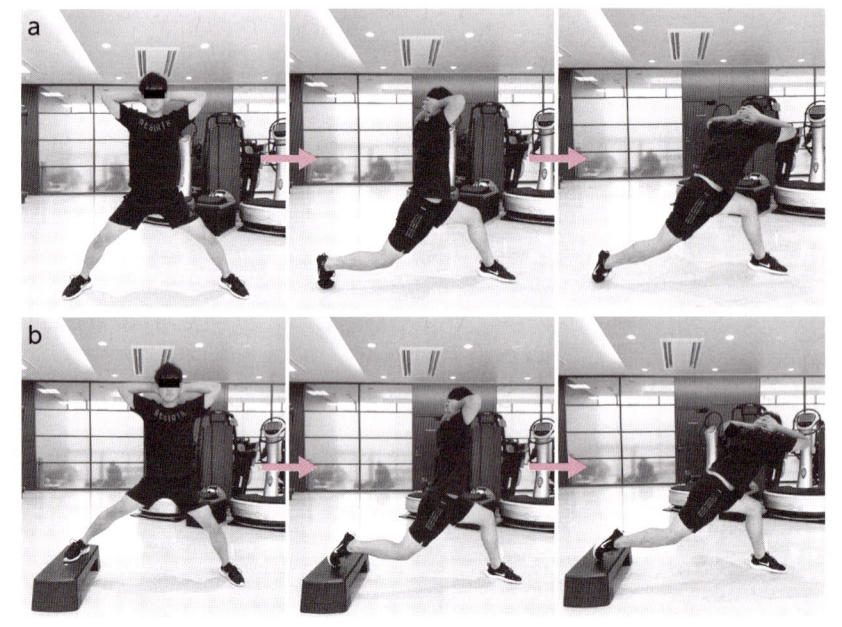

図16 ▶ 荷重位での回旋エクササイズ
a 両下肢荷重位での骨盤回旋動作
b 傾斜を追加した骨盤回旋動作

いる可動域が荷重下ではコントロールできないケースも多く認められる．そのため，荷重下での骨盤回旋動作を行うエクササイズを多く取り入れている．また，水平移動だけでなく，マウンドでの投球動作に類似させた骨盤回旋として，軸脚側を高くすることで傾斜を伴った環境での骨盤回旋動作の獲得も行う．

6 競技動作に類似させた環境下での体幹機能の向上（図17）

投球動作や打撃動作では，ステップ脚を踏み出した状態での安定性が重要となる．側方よりワイヤーマシンやチューブにて抵抗を加えることで，実際の投球動作や打撃動作に近い形で体幹機能向上と骨盤との連動性向上を目指す．

おわりに

　野球においては，投球動作，打撃動作，守備動作，走動作と多様な要素の動作が含まれており，腰部を含めた体幹は，すべての動作の起点となる．そのため，隣接部位を含む身体の各部位の機能障害は腰部へのストレスを増大させ，また，腰部障害は，身体の他の部位への障害発生に関与する場合もある．腰部への力学的ストレスを軽減するためのトレーニングは，腰部‐骨盤部の運動制御能の向上，運動連鎖の改善など，腰部障害の予防だけでなく，パフォーマンス向上へと直結する．これらのことを，選手本人，チームにも十分理解を得ることが，トレーニングに対する取り組みを改善し，障害予防の可能性を高めると考えている．

◆ 文　献

1) Sakai T, et al：Incidence and etiology of lumbar spondylolysis：review of the literature. J Orthop Sci 15：281-288, 2010
2) 加藤欽志ほか：プロ野球選手における腰部障害の病態評価への挑戦―診断的ブロックの有用性―. 日整外スポーツ医会誌 37：1-6, 2017
3) Fleisig GS, et al：Trunk axial rotation in baseball pitching and batting. Sports Biomech 12：324-333, 2014

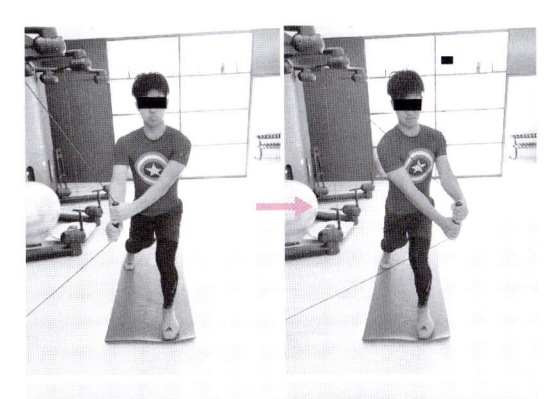
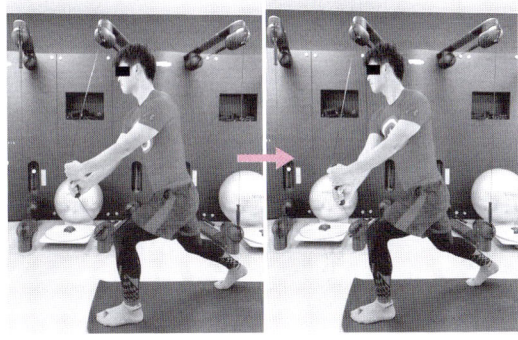

図 17　体幹機能向上のためのエクササイズ
側方からの抵抗に対して腹斜筋機能を活性化させての骨盤との連動性を持たせるエクササイズ.

V
腰部障害

パフォーマンス向上を両立させた予防トレーニング──サッカー

松本裕司・加藤欽志

要点整理

発育期腰椎分離症に関するさまざまな研究が報告されている．しかし，スポーツ種目ごとに，発症の予防に関して検討した研究は，十分ではない．本項では，サッカー競技に注目し，キック動作の注意点や復帰時の立ち上げ方を考察した．発育期分離症のサッカー選手のコンディショニングにあたっては，下肢の柔軟性だけでなく，肩甲帯，胸郭，胸椎を含めた前胸部の柔軟性にも着目する必要がある．また，キック動作の指導には，発育発達の観点からも注意すべき点がある．

はじめに

腰椎分離症は，発育期に腰痛の原因となる最も重要な疾患の一つである．これまで，疫学，発生機序，バイオメカニクス，骨癒合，保存療法に関する多くの研究が報告されており[1~7]，近年では予防に関する報告も増えつつある[8,9]．また，スポーツ現場で活動している理学療法士やトレーナーなどにより，身体特性や競技種目に関連した報告も増えてきている．しかしながら，発育期腰椎分離症において，骨癒合後の運動復帰と各競技復帰の進め方に関しては明確なコンセンサスが得られていないのが現状である．本項では，発育期腰椎分離症（以下，分離症）の特徴を踏まえながら，サッカー競技におけるパフォーマンス向上と分離症の再発予防を両立させたトレーニングについて考察する．

1 発育期腰椎分離症とサッカー

我々は 1,164 例の分離症例を検討し，分離症の骨折形態がスポーツ競技別に異なる傾向があることを報告した（**図 1**）[10]．サッカーでは，新鮮分離の段階から両側性の発症が多く，次いで片側性の発症（右，左の順）であった．サッカーは，ボール

を蹴ってゴールを決める競技のため，キック動作による受傷や障害が考慮されることが多い．しかし，両側性の発症が多いという結果は，必ずしもキック動作による受傷とは言い切れないことを示唆している．両側性の発症が多い競技として陸上競技の走種目が挙げられる．サッカーは 1 試合あたり 3 分間程度しかボールに触れる時間はなく，それ以外は他動作の時間であり，主に"走行"の時間が長い．一方，キック動作における腰椎の椎弓，関節突起間部へのストレスをどのように軽減するかについて考えることも復帰の過程では重要な課題である．

2 キック動作

1 キック動作とは

キック動作は，アプローチ期，テイクバック期，コッキング期，アクセレレーション期，インパクト期，フォロースルー期の 6 つの相に分けられている（**図 2，3**）[11,12]．アプローチ期は，ボールに対して軸脚が踏み込むまでの相であり，テイクバック期は，蹴り脚が地面から離れて股関節伸展角度が最大になる相である（**図 2a**）．コッキング期

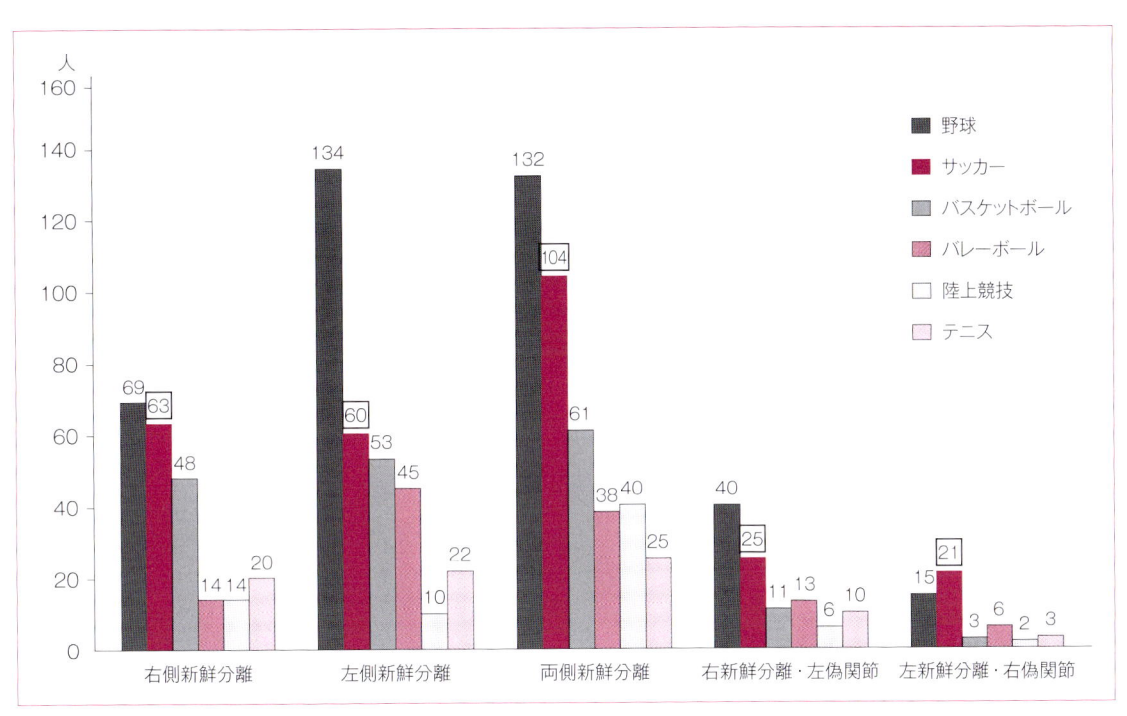

図1 ● 競技ごとにおける分離形態
（文献 10 より引用）

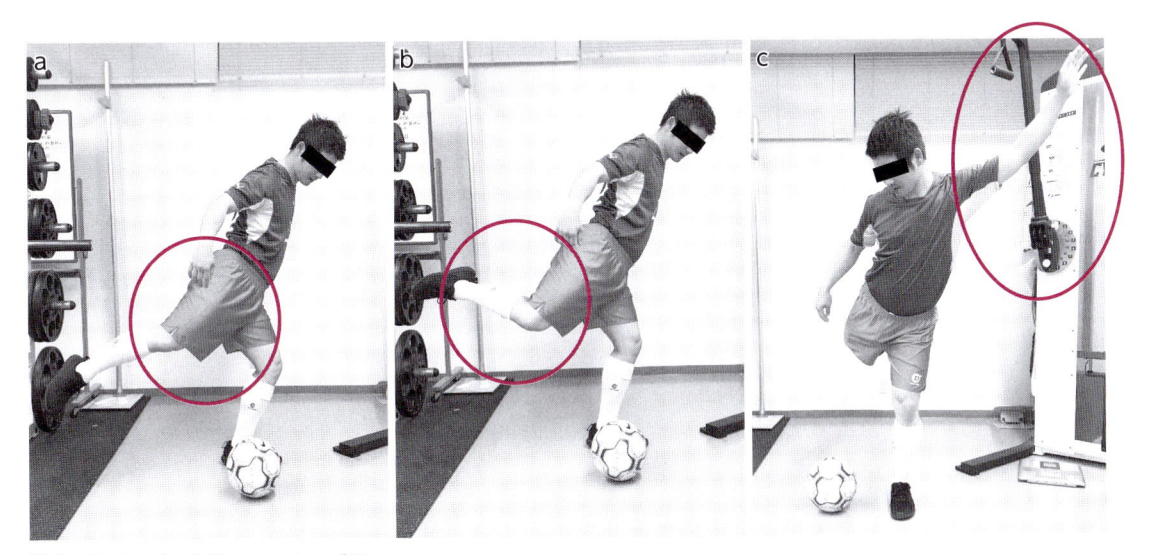

図2 ● テイクバック期～コッキング期
a テイクバック期では股関節の伸展角度が最大となる．
b コッキング期では膝関節の屈曲が最大となる．
c 両時期に蹴り脚側の対側（左）の上肢の tension arc がみられる．

は，膝関節が最大屈曲角度となり，蹴り脚のスイングが後方から前方へ切り替わる相（図 2b, c）である．このテイクバック期とコッキング期では，対側の上肢から誘導して，脊柱がなめらかに伸展する

tension arc が形成される．tension arc とは，蹴り脚と体幹，対側上肢にかけて形成される弓のような "しなり" を指す．この動きは，胸椎，胸郭，肩甲帯が複合的に可動することで得られる動作で

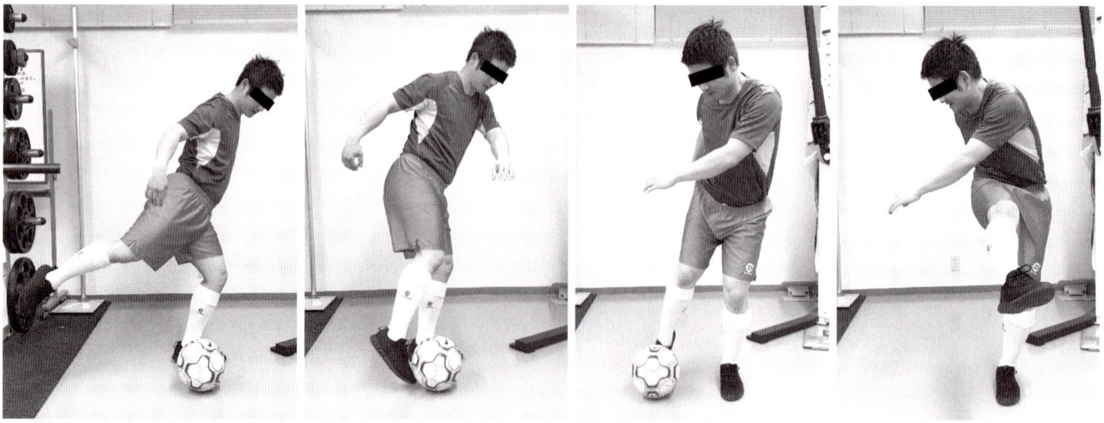

アクセレレーション期　　　　　　　　　インパクト期　　　　　　　　　フォロースルー期

図3 ▶ アクセレレーション期〜フォロースルー期

あり，上半身のバネを効率的に働かせるためには，肩甲帯，胸郭，胸椎の柔軟性が重要となる．アクセレレーション期は，蹴り脚の加速度が増し，膝関節が最大屈曲から伸展しインパクトまでの相であり（図3），インパクト期は，足部がボールにインパクトする相（図3）である．フォロースルー期は，インパクト後の蹴り脚が再度地面に接地するまでの相（図3）である．アクセレレーション期からフォロースルー期にかけて tension arc が形成された後，蹴り脚と対側上肢が対角的に協調する運動であるクロスモーションが生じる[12]．この上肢と下肢が連動して，身体全体で屈曲/回旋運動を生み出すクロスモーションは，キック動作における最も重要な動作である．腰椎分離症の選手では，このクロスモーションが破綻し，下肢のみのキック動作が認められる場合が多い．

2 キックの種類

サッカーにおけるキック動作は目的に応じて異なり，さまざまな種類がある．選手は適宜，瞬時の判断により蹴り分けている．まず，インサイドキックはパスを主とし，インステップキックではシュートなど強い球威を主とする．インフロントキックは長いパスを主とする．他に，トウキック，アウトサイドキック，チップキック，ヒールキックなど，状況に応じて選択される．

3 パフォーマンス向上を両立させた再発予防トレーニング

分離症におけるパフォーマンス向上を両立させた再発予防トレーニングは，体幹硬性コルセット装着下のもとに開始する[8]．再発の予防には，障害の発生要因を追究することが重要である．各スポーツ競技によってその要因はさまざまであるが，関節突起間部への機械的ストレスが過剰になる要因を，身体特性や競技動作など多方面から考察することが，解決の糸口となる．まず，サッカーにおける多くの分離症の症例において，腸腰筋，大腿筋膜張筋を中心とする股関節の屈筋群のタイトネスが認められ，発症要因となる身体特性の一つとして指摘されている[8, 13, 14]．すなわち，サッカーのキック動作において，蹴り脚のテイクバック期〜コッキング期において股関節伸展可動域制限が存在する場合，それを補う形で骨盤の前傾とともに腰椎が伸展し関節突起間部への機械的ストレスの集中が生じる（図2）．この同時期において，蹴り脚側と対側の上肢の適切な tension arc が形成される必要があるが，これには前胸部の柔軟性[15]（図4）が必要である．肩甲帯，胸郭，胸椎いずれかの可動域が制限されていると，その代償として腰椎の伸展，回旋が生じ関節突起間部への機械的ストレスの集中が生じる．これらのことからサッカー選手における分離症の予防には，股関節

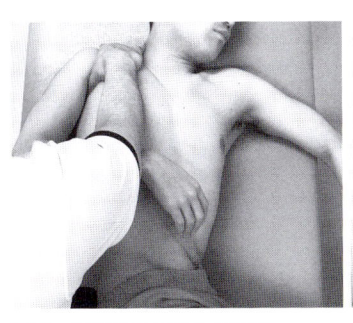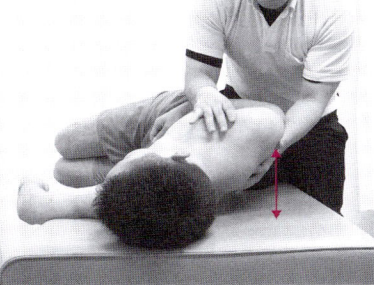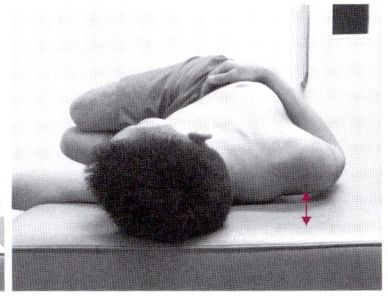

図4 前胸部の柔軟性の評価

非検者はベッドに側臥位，股および膝関節90°屈曲位にて行う．検者は股関節と腰椎の代償に注意しながら，肩甲帯背側へ他動的に捻転させ，肩峰後角とベッドとの距離をみる．肩甲骨の可動性，胸椎伸展可動性，胸郭の柔軟性が求められる．

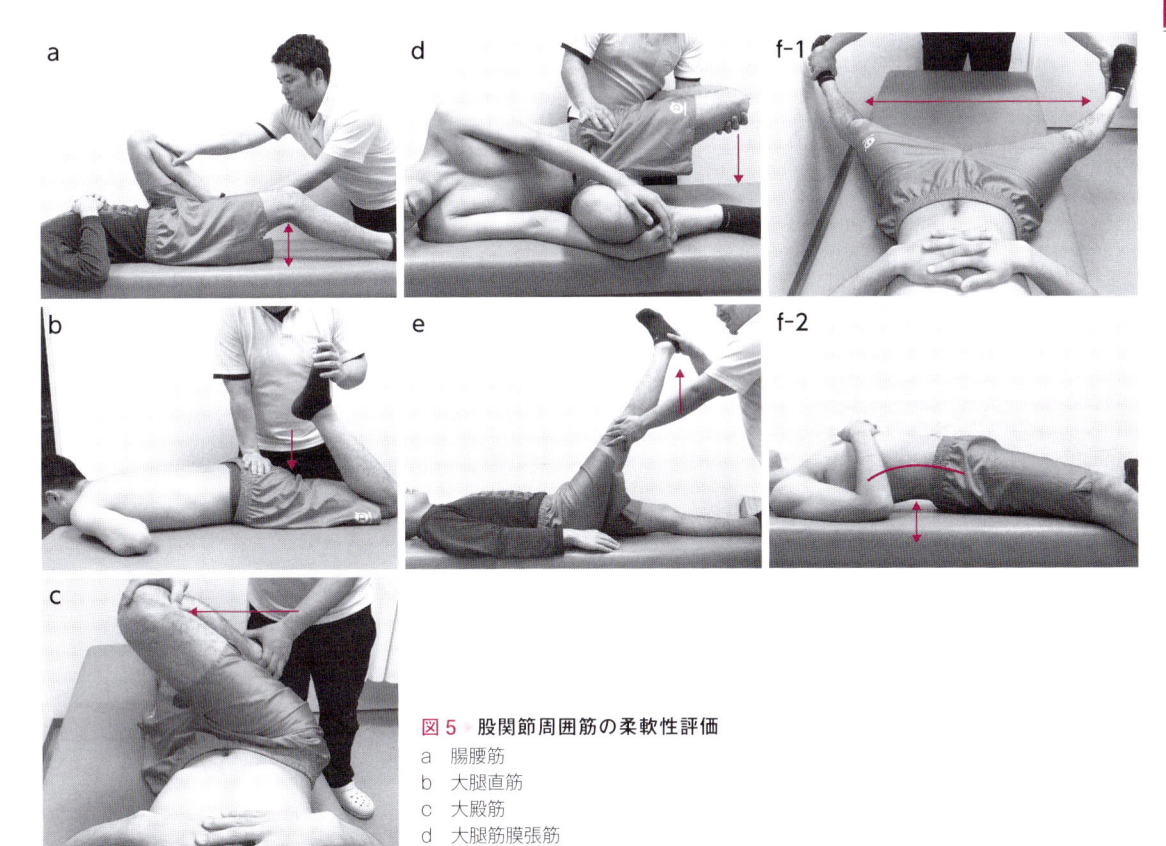

図5 股関節周囲筋の柔軟性評価

a 腸腰筋
b 大腿直筋
c 大殿筋
d 大腿筋膜張筋
e ハムストリングス
f-1 内転筋短縮テスト
f-2 短縮している場合腰椎の前弯が増強する

筋屈筋群のタイトネスの解除と，肩甲帯，胸郭，胸椎を含めた前胸部の柔軟性の獲得が重要[13]である．

1 股関節周囲筋群の柔軟性改善と移動動作の立ち上げ方

対象とする筋は，股関節の屈筋群である腸腰筋，大腿筋膜張筋，大腿直筋，内転筋と伸展・外旋筋群である大殿筋，ハムストリングスである[8,13,14]．各筋のタイトネス評価（図5）を行い，筋タイトネスが認められた場合，柔軟性の改善を試みる．この柔軟性の改善には，それぞれの筋に対して選択的に stretching を行うが，PNF（固有受容性神経

表1 ▶ キック動作の立ち上げ時に考慮すべき因子

> ・キックの種類
> 　（例. インフロント＞インステップ＞インサイド）
> ・強度
> ・距離
> ・ボールへアプローチする助走スピード
> ・アプローチ角度
> ・軸足からボールまでの距離

＊ボールを使わない上肢-体幹-下肢の連動性の訓練を先行させる.

＊ボールを用いたキック動作は上記の因子を考慮しながら負荷を漸増する.

筋促通法）手技の一つである hold relax を組み合わせるとより有効である. また, 自宅でも可能なように self-stretching も指導する. いずれの場合にも, stretching 中に体幹の過度な伸展, 回旋動作が入らないように確実に骨盤の固定を行う（意識させる）ことが重要である.

股関節周囲筋の柔軟性が得られたら, ゆっくりとした歩行から移動動作の訓練を徐々に開始する. 前後方向, 左右の横方向, 最後に回旋動作・方向転換の順に, 動作の範囲を拡大する. 歩行, jogging, そして running と, 徐々に速度を上げると歩幅が大きくなるため, この際に体幹の回旋, 骨盤の前・後傾が必要以上に大きくなっていないかを確認する. 併せて, ステップ動作も前後, 左右横方向, クロス, ランダムの順に行い, 最後に全力走行, dash を確認する. いずれの動作においても, 下肢の動きに対して骨盤が代償的に回旋, 前・後傾が生じていないかを徹底して確認する.

2 キック動作の立ち上げ方

キック動作の立ち上げには, キックの種類, 強度, 距離, 助走スピード, アプローチ角度, および軸足からボールまでの距離など, さまざまな因子を考慮しながら進めていく必要がある（**表1**）. まず, キックの種類に関しては, 球威をあまり求めないインサイドキックから始め, インステップキック, インフロントキックの順に上げていく. また, 距離に関しても, ショートパス, ミドルパス, ロングパスのように段階的に伸ばしていく必要がある. キック動作においては, キック強度, アプローチ期のボールへの助走速度, およびアプ

ローチ角度が, 骨盤と体幹の回旋に影響する[12, 16, 17]（**図6**）. したがって, 特に上記の因子を調整する際には, キック動作時の体幹と骨盤の回旋, 前・後傾運動に注視し, 過度な代償動作がないか確認する. まずは, ボールを蹴る際にターゲットを決めて, 止まったボールを2人で互いに蹴る. ボールへのアプローチ角度を45～60°の範囲内で徐々に変化させる. アプローチ角度と蹴る方向の角度が, 急激であるほど体幹への負荷が強くなる. 次のステップとして, アプローチ角度とターゲットをややずらして蹴るために転がしたボールを蹴る. さらに動きながら2～3人でパスを交えながら行う. そして, 上肢との連動に注意しながら強いキックに上げていき, センタリングなど実戦同様にパスコースを複数つくり状況判断を含める. センタリングや急な反転を要するポジションの選手におけるこのようなキック動作は復帰の最終段階に確認する. また, 踏み込み脚である軸足とボールの位置関係も, 腰椎への負荷に影響する重要な因子である. ボールの真横に踏み込みインパクトでは, なるべく重心に近づけるように注意する（**図7**）. 球種, 状況に応じて踏み込み足を置く位置は変化するが, 踏み込み足がボールから離れれば離れるほど, 体勢が崩れた状態でのキックとなり, 腰椎への負担は増加する（**図8**）. そのため, ボールを正確に蹴ることができなくなり, パフォーマンスが低下する. 股関節周囲筋群の柔軟性と体幹の支持筋力が十分ではない選手は注意を要する.

キックパフォーマンスとして, ① スピード, ② 飛距離, ③ 正確性, ④ 変化球などの要素があげられるが, ① と ② のパフォーマンス向上と腰椎への負担を軽減することの両立には限界がある. 発育期腰椎分離症の選手における発達段階を考慮すると, 特に小学生, 中学生のキック動作においては, ③ の正確性をより主眼とすることも考慮されるべきである. また, 小学生から中学生への進学のタイミングで, ボールサイズが大きくなることにも注意が必要である. キック動作と年齢については, 11歳ごろからインステップキックによる速度, 正確性をコントロールする能力が顕著に発達[18]することが知られている. したがって, 特に

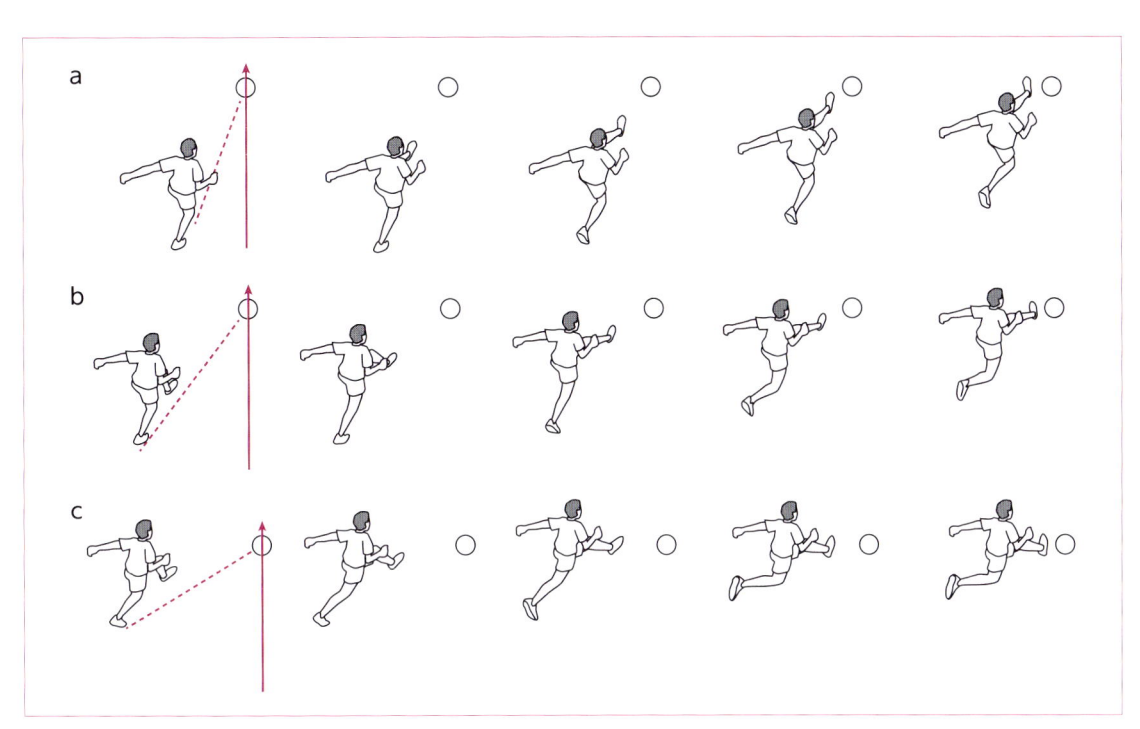

図6　アプローチ角度
a　アプローチ角度が小さい蹴り方：比較的下肢，骨盤の回旋が少なく蹴ることができ，脊柱への負担は少ない．
b　アプローチ角度が正常の蹴り方：蹴るボールに対して，45～60°程度の角度がつく．
c　アプローチ角度が大きい蹴り方：比較的下肢，骨盤の回旋が大きい蹴り方で，脊柱への負担は大きい．

図7　軸足の置く位置による違い
左　不良例．コッキング期の体幹の傾きが非常に大きく，代償に骨盤の回旋も大きくなっている．
右　良好例．コッキング期の体幹の傾きは小さく，tension arc もしっかりとれている．

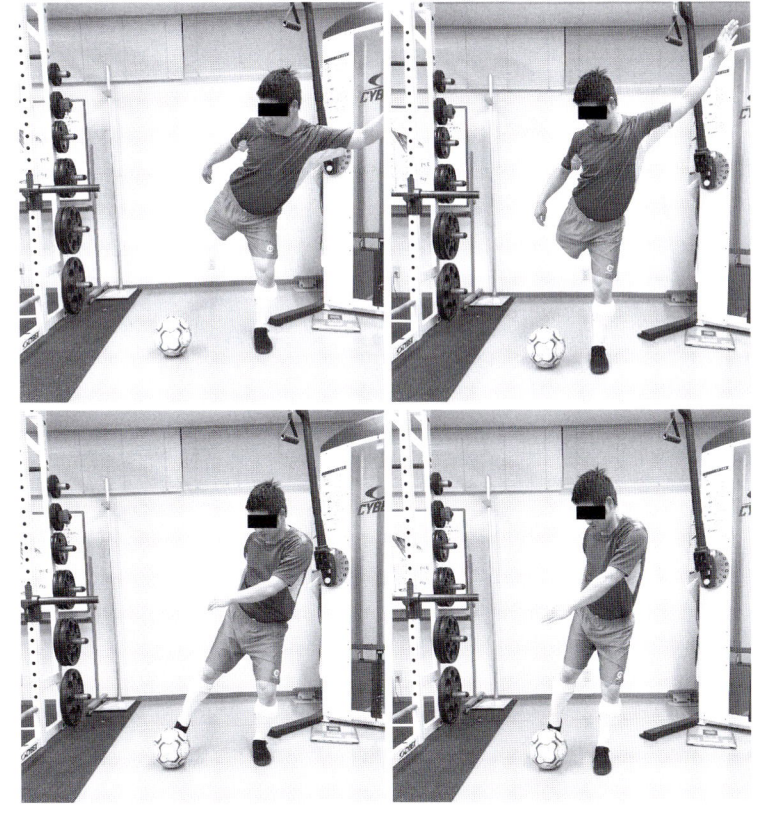

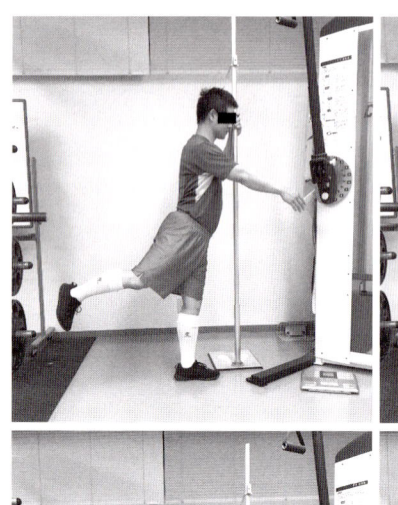
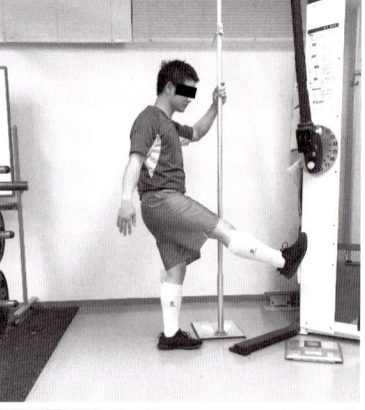
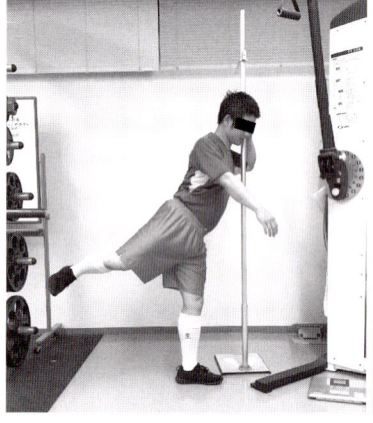
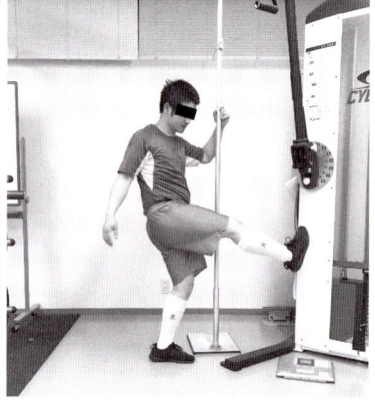

図8 ▶ スイング動作（前後方向）
上　良好例．テイクバック期：骨盤の回旋は小さく前後傾も少ない．フォロースルー期：骨盤の後傾は認められない．
下　不良例．テイクバック期：骨盤の回旋は大きく前後傾も少ない．フォロースルー期：骨盤の後傾は認められる．
股関節周囲筋の硬さを残していると，下肢のスイングに併せて，骨盤の動揺とそれに伴い腰椎の代償を伴う．

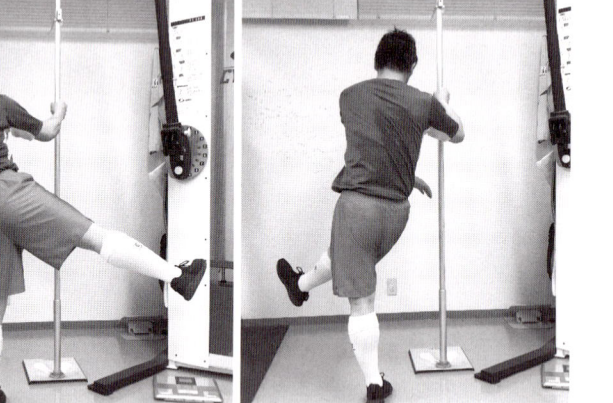

図9 ▶ スイング動作（内・外転方向）

10歳以下の患児における，キック動作の指導には患児の発達段階を考慮した注意深い指導が望ましい．

　また，実際にボールを蹴る前に，体軸がぶれないように柱を持ち支持させながら，立位で下肢をスイングさせ，足関節から膝関節，股関節，骨盤，腰椎，胸椎へと連動して動くように，小さい動きから徐々に大きな動きへとスイングさせる訓練も有用である[19]．スイング方向は，後方〜前方（図8），外方〜内方へのスイング（図9）とし，

徐々に対側上肢と連動させる．この運動は，実際にボールを蹴る前の動作確認として，鼠径部痛症候群の予防，治療にも用いられている．

おわりに

分離症は，サッカー競技において頻度の高いスポーツ障害の一つである．本項では，その予防のために，キック動作における注意点を中心に考察した．キック動作のテイクバック期からコッキング期に骨盤，脊椎全体に及ぶ伸展，回旋動作が関節突起間部にストレスを集中させる．股関節を含めた下肢の柔軟性，肩甲帯，胸郭，胸椎を含めた前胸部の柔軟性を獲得し，上肢，体幹，下肢が適切に連動したキック動作（クロスモーション）を身につけることが重要である．また，発育期の児童にとっては，心身の発達段階を考慮した運動負荷の調整も重要と考えられる．

◆文　献

1）吉田　徹：成長期腰椎分離症の診断と治療．日腰痛会誌 9：15-23，2003
2）青木保親ほか：スポーツ復帰を見据えた保存療法の最前線．臨スポーツ医 34：880-884，2017
3）Sairyo.K.et al：Spondylolysis fracture angle in children and adolescent on CT indicates the fracture producing force vector—A biomechanical rationale. Internet J Spine Surg 1（2）：2, 2005
4）西良浩一ほか：腰椎分離症の疫学と発生メカニズム．臨スポーツ医 25：1345-1351，2008
5）吉田　徹ほか：脊椎分離症に対する基本原則．整・災外 48：625-635，2005
6）吉田　徹ほか：腰椎分離症の保存的治療法．臨スポーツ医 25：1371-1383，2008
7）杉浦史郎ほか：Mobilization と Stabilization による復帰支援．臨スポーツ医 34：886-890，2017
8）大場俊二ほか：腰椎分離症発生防止への取り組み—早期受診，早期診断のために．日臨スポーツ医会誌 16：339-348，2008
9）奥脇　透ほか：成長期スポーツ外傷・障害の現状．臨スポーツ医 33：1024-1030，2016
10）松本裕司ほか：思春期腰椎分離症におけるスポーツ競技別の検討．第 25 回日本腰痛学会抄録集，東京，269，2017
11）広瀬統一：スポーツ動作の観察・分析⑦蹴る．アスリートのリハビリテーションとリコンディショニング上巻，外傷学総論/検査・測定と評価，小林寛和編，文光堂，東京，202-210，2010
12）藤原　務：第 10 章サッカー障害．外来整形外科のためのスポーツ外傷・障害の理学療法．医歯薬出版，東京，407-415，2014
13）田中幸彦ほか：成長期脊椎分離症の発生要因について．理学療法学 31：407，2004
14）整形外科リハビリテーション学会編：思春期腰椎分離症新鮮例に対する運動療法．関節機能解剖学に基づく整形外科運動療法ナビゲーション 上肢・体幹，改訂第 2 版，メジカルビュー社，東京，272-275，2014
15）伊藤孝信ほか；前胸部柔軟性低下と投球障害の関連．東海スポーツ傷害研会誌 30：16-18，2012
16）内山秀一ほか：サッカーキック動作におけるボール飛距離の調節に関する基礎的研究．Tokai J Sports Med Sci 29：13-24，2017
17）Scurr J, et al：The effects of approach angle on penalty kicking accuracy and kick kinematics with recreational soccer player. J Sports Sci Med 8：230-234, 2009
18）後藤幸弘ほか：インステップ・キックにおけるボール速度と正確性の発達について．大阪市立大学保健体育学研紀 10：67-75，1975
19）仁賀定雄ほか：鼠径部痛症候群の病態と治療．整・災外 48：585-596，2005

パフォーマンス向上を両立させた予防トレーニング—ランニング

後藤　強

要点整理

　キックおよび走行動作が脊椎・骨盤に及ぼす影響について，3次元動作解析を用いて明らかにした．その結果，キック動作のなかでも高強度のインステップキックと繰り返し行うダッシュが腰椎の伸展・回旋ストレスの増加に影響している可能性が示唆された．ランニング障害の予防において，腰椎の前方および後方要素への負荷を考慮する必要があり，そのためには，脊椎・骨盤のみではなく，隣接関節およびローカル筋の評価が重要と考えられた．

はじめに

　スポーツ競技では，試合のみならずさまざまな場面で走行動作がみられる．特に陸上競技，サッカー，バスケットボールおよび野球では，頻繁に見受けられる動作であり，障害予防およびパフォーマンスの向上の観点からも走行動作をいかに効率良くするかが重要である．走行動作の分類は，厳密には定義されていないが，大きくジョギング，ランニングおよびスプリント（いわゆるダッシュ）の3種類がある．スポーツの競技種目によって特性は異なるもののウォーミングアップ，競技動作，クールダウンを踏まえて考えると，大半の競技は，ジョギング，ランニングおよびスプリントが混在していることになる．

　走行動作は，歩行速度がある一定の速度以上になると，両脚ともに地面に接していない時期が出現することであり，歩行と比較すると，走行動作では，立脚期の短縮，エネルギー消費の増大，床反力の増大，下肢関節の動きの速度の上昇，股関節・膝関節の関節角度の増加がみられる．ランニングなどの走行動作を継続して行うことで，脊椎，股関節，膝関節，足関節などに対して繰り返し負荷が加わることにより，各関節周囲の筋骨格系障害であるランニング障害が起こる．

　本項では，主にランニングが腰部（脊椎・骨盤）に与える影響について3次元動作解析から得られた知見を提示し，これまでの報告を踏まえて，パフォーマンスの向上に繋がるトレーニング方法についても言及する．

1 ランニング障害：これまでの報告

　Ferber ら[1]は，レクリエーションおよび競技レベルのランナーの27〜70％が1年間の練習中にランニング障害を受傷していると報告している．また，ランニング障害の部位は，膝関節42.1％，足部/足関節16.9％が受傷率が高く，股関節/骨盤10.9％，腰部3.4％であると報告されている[2]．腰痛は，肋骨最下端と殿溝の間に存在する疼痛であるため，骨盤を含む約15％と考えると，ランナーにおける腰部の障害は比較的高頻度にみられている．

　生体力学的な観点からは，中部腰椎に対して foot strike 直後であれば，体重の2.7〜5.7倍の圧縮荷重が起こるとされており[3]，ランニング量，走行路，シューズなどの問題に加えて，動作上の特徴が腰部への応力を集中させることで腰痛の発生に至る対象者が多いと考えられる．また，腰部のランニング障害の場合，特異的腰痛として原因

を明らかにしなければ長期間のリハビリテーションを必要とする可能性がある．すべての症例で当てはまるものではないが，腰部－骨盤－股関節複合体のランニング損傷に関連している1つの要因として，骨盤前方傾斜の増加であると報告されている[4]．脊椎の過伸展による椎間関節の反復的な衝突は，ランナーの腰痛の発症に関連していると考えられている[5]．一方で，Congdonら[6]は，ハムストリングスの柔軟性は骨盤前方傾斜に影響すると報告している．これらのことより，腰部のランニング障害は，なんからの影響で脊椎アライメントが破綻し，骨盤が前傾もしくは後傾することで，腰椎の前方要素および後方要素への負荷が原因で起こる可能性が高いことが予測される．

表1 腰椎分離症患者のスポーツ種目の割合

種目	患者数（%）
野球／ソフトボール	30（34）
サッカー	22（25）
トラック／ロードレース	13（15）
バスケットボール	7（8）
バレーボール	5（6）
フィールド競技	4（4）
柔道	3（3）
テニス	2（2）
水泳	2（2）
空手	1（1）
計	89

（文献7より引用，筆者訳）

V 腰部障害

2 腰椎分離症の発症に影響するのは，キック動作？ 走行動作？

　腰椎分離症（分離症）は，発育期スポーツ障害の一つであり，腰椎伸展・回旋の反復動作による疲労骨折と考えられている．我々は野球やサッカーにおける明らかなリスク動作が求められる競技だけではなく，短距離走者にも頻発することに着目し，ダッシュ（走り込み）が危険因子となっているのではないかと仮説を立てた．そこで，各スポーツ活動におけるどのような動作が，腰椎伸展・回旋（リスク動作）を導いているのかについて3次元動作解析装置を用いて，サッカーにおけるキック動作・走行動作におけるリスク動作の発生状況について調査した[7]．

　89名の分離症患者のうち，種目別の発生頻度は，野球・ソフトボール30名（34%），サッカー22名（25%）に続いて，トラック・ロードレース競技者は13名（15%）であり[7]，走行動作中心の競技でも比較的高頻度に発生することが明らかとなった（**表1**）．

　3次元動作解析における対象は，サッカー経験を有する健常成人男性17名とした．3次元動作解析装置（Vicon motion systems Ltd），カメラ8台（Vicon MX T20），マーカーは，Plug-in gaitモデル（Oxford Metrix Ltd）に従い35箇所設置した．10mランニング，10mダッシュ，インサイ

ドキックおよびインステップキックの4条件とし，検討項目は，股関節角度，骨盤角度，脊椎角度，股関節屈曲モーメントおよび床反力とした．走行速度は，ダッシュが25.9±1.9km/h，ランニングが12.9±1.9km/hであった．股関節最大伸展位における4条件の各数値を示す（**図1**）[7]と，股関節伸展角度は，ランニングで13.1±6.6°，ダッシュで22.6±6.8°，インサイドキックで20.5±12.2°およびインステップキックで30.3±10.8°であった．骨盤前傾角度はそれぞれ13.3±5.2°，17.1±7.0°，6.7±5.9°および13.6±5.2°であり，骨盤回旋角度はそれぞれ3.3±2.5°，6.3±5.1°，27.4±10.2°および28.0±9.4°であった．脊椎屈曲角度はそれぞれ−1.9±6.2°，11.1±9.6°，3.2±7.1°および−3.1±8.1°であり，脊椎回旋角度はそれぞれ13.2±3.4°，20.4±4.2°，15.6±6.6°および19.8±7.3°であった．股関節最大伸展角度でのダッシュとインステップキックでは，股関節伸展角度，骨盤前傾角度，脊椎回旋角度および股関節屈曲モーメントが同程度であった．また，床反力に関しては，各条件間に有意な差は認められなかった．

　今回の調査の結果から，関節突起間部に高負荷がかかると考えられる股関節最大伸展角度でのダッシュとインステップキックでは，大半の項目

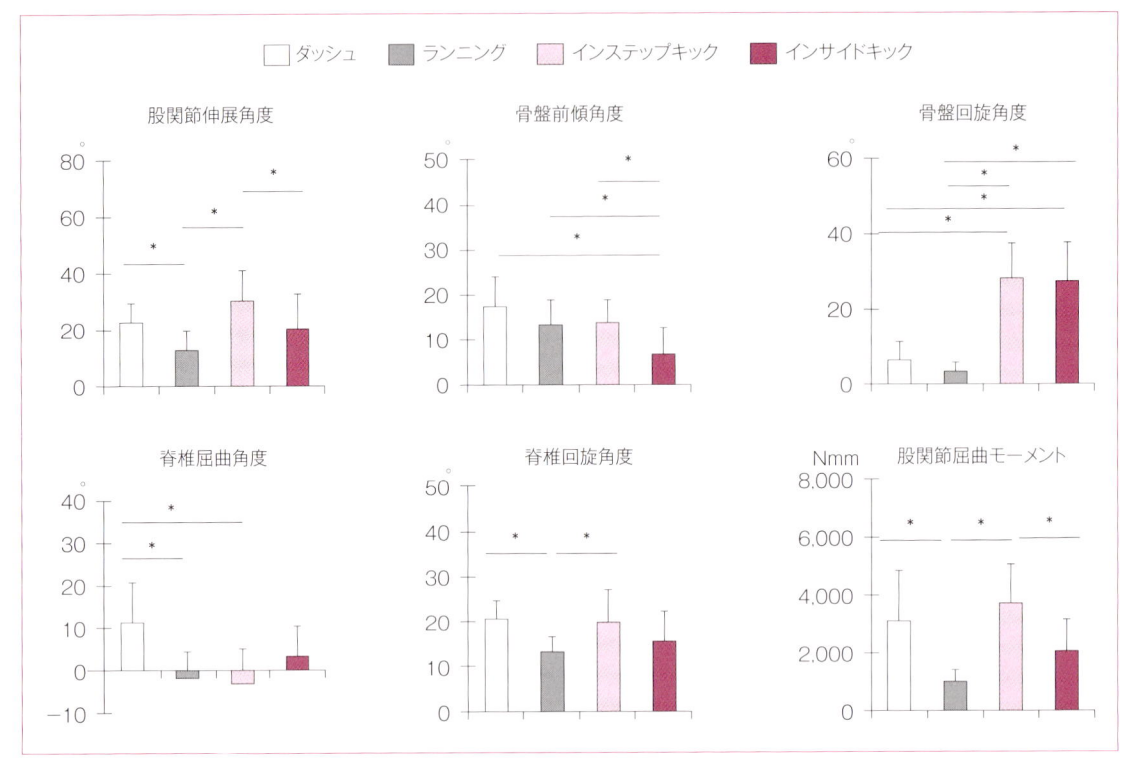

図1 ■ 股関節最大伸展時の4条件の各関節角度および股関節屈曲モーメント
* p<0.05
（文献7より引用．筆者訳）

において同程度の値であった．そのため，分離症の発症において，キック動作のなかでも高強度のインステップキックと繰り返し行うダッシュが影響している可能性が示唆された．一方で，ランニングに関しては，股関節伸展角度，骨盤回旋角度，脊椎回旋角度および股関節屈曲モーメントにおいて最も低値を示したことより，今回，検討した4条件のなかでは比較的負担の少ない動作であることが示唆された．しかしながら，限界点として，① 対象が健常成人，② スタートから10m地点での測定，③ マーカーセットが plug-in gait モデル，④ 胸部の評価が行えていないなどが挙げられるため，今後，更なる検討が必要である．

3 ランニング時の腰椎の前方要素への負荷

ランニングで腰椎および下位胸椎の前方要素，すなわち椎間板への応力が増加する姿勢は，骨盤が後傾位を呈することである（**図2a**）．骨盤が後傾位となることで代償動作として腰椎が後弯方向へシフトする．その結果，椎体の前方の応力が増加して椎間板内の応力が増加する．したがって，髄核は後方変位し，腰椎椎間板ヘルニアおよび青少年スポーツ選手に多い限局性後方終板障害などに繋がる可能性がある．さらに，腰椎の後方要素である棘間・棘上靱帯および脊柱起立筋が伸張されることで，棘間・棘上靱帯炎の発症に繋がる恐れがある．

Esola ら[8]によるとハムストリングスの柔軟性の低下は，骨盤の前方傾斜の減少に繋がると報告している．ハムストリングスは坐骨結節から下腿に付着する2関節筋である．そのため，骨盤，股関節，膝関節の動きに影響を及ぼすハムストリングスの柔軟性が低下すると骨盤の後方傾斜が助長され，腰部-骨盤-股関節複合体の機能が破綻することが考えられる．

図2　ランニング時の骨盤傾斜角度の影響
a　骨盤後傾位でのランニング姿勢になると，腰椎の前方要素（椎間板）への応力が増加する.
b　骨盤前傾位でのランニング姿勢になると，腰椎の後方要素（椎間関節・椎弓）への応力が増加する.

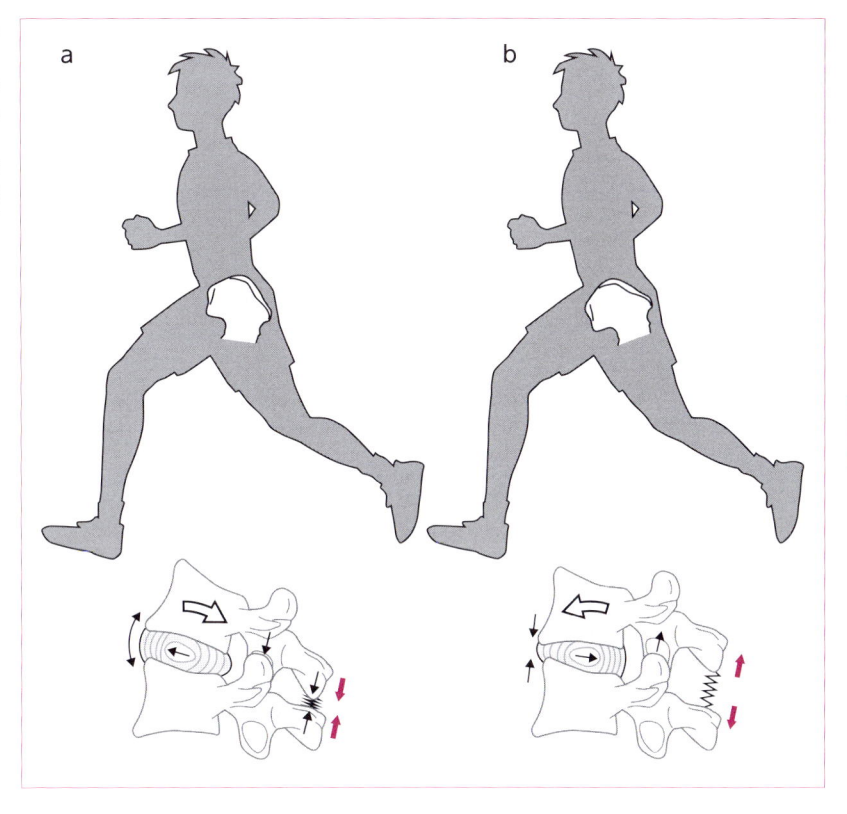

4 ランニング時の腰椎の後方要素への負荷

　腰椎の後方要素である椎間関節への応力が増大する姿勢は，骨盤が前傾位を呈することである（**図2b**）. 骨盤が前傾位となることで，腰椎の前弯角度の増加が起こる. Sairyoら[9]の生体力学的検討によると，腰椎伸展時には椎間関節周囲，特に関節突起間部に応力が集中すると報告されている. さらに腰椎伸展および回旋運動が加わることにより，椎間関節の関節突起間部にかかる応力は最大となるため[9]，骨盤の前傾および腰椎の前弯角度を増加させた姿勢でランニングを続けると分離症もしくは椎間関節炎などの発症に繋がる可能性が考えられる.

　腸腰筋および大腿直筋の柔軟性が低下した場合，立位姿勢時，骨盤が前傾位となるため，代償動作として腰椎の前弯が起こるとされている. さらに体幹，特に胸郭（胸椎）の可動性および上肢の振り方を工夫しなければ，伸展に加えて回旋ストレス

がかかり，後方要素の損傷に寄与する可能性が考えられる.

5 症例提示

　ランニング時の腰痛症例を提示する. 骨盤前傾および腰椎前弯増強姿勢であり（**図3a**），ランニング中は継続的に下位腰椎部に疼痛を認めており，特に左下肢の立脚時の右上肢を後方に引く（肩関節伸展）際に腰痛が増強していた. そのため，筋・筋膜性腰痛，分離症もしくは椎間関節障害と仮説を立てて，評価および治療を実施した.

　体幹自動運動テストで後屈時に疼痛が出現しており（**図3b**），体幹の回旋角度においても左右差を認めていた（**図3c, d**）. また，椎間関節および棘突起に圧迫を加えると疼痛が出現した. 佐藤[10]は，疼痛減弱テストを実施するにあたり，責任部位は椎間関節と仮説を立てた場合，伸展過可動性を起こしている分節椎間を開大させるように上位

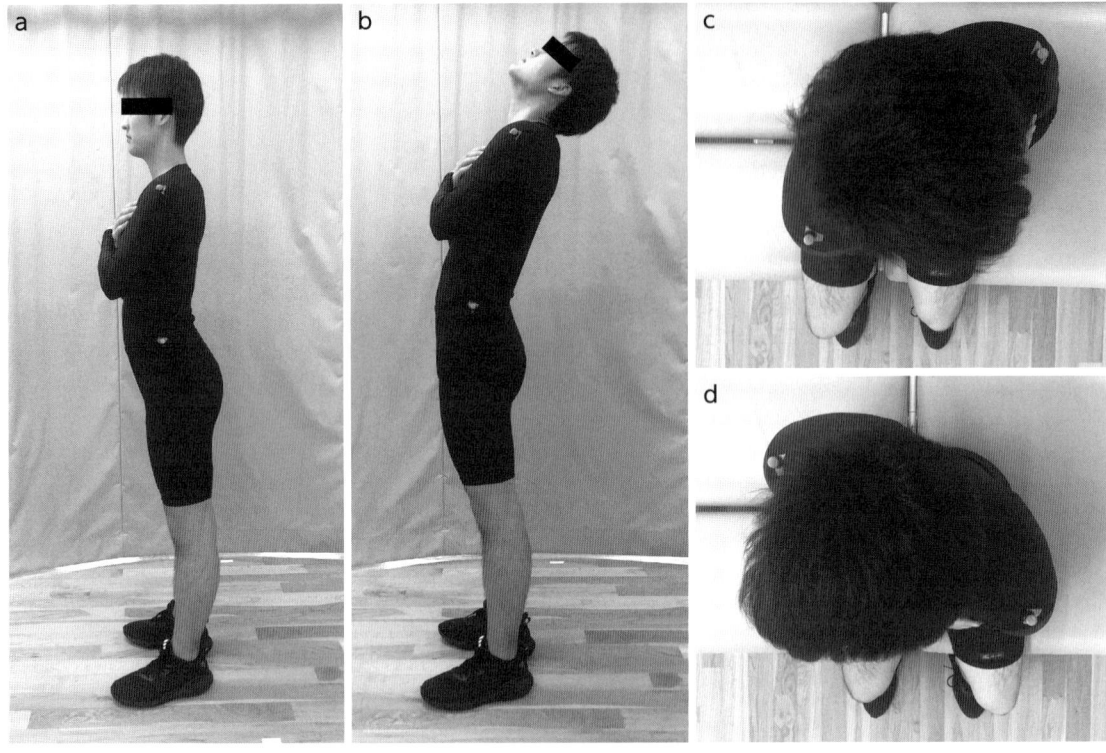

図3▶姿勢アライメントの評価
a　骨盤前傾位，腰椎前弯位となっている．
b　股関節前面および胸郭拡張不全のため，骨盤の後傾位がとれていない．
c.d　骨盤を固定し，体幹の回旋を行い，左右差を確認する．左回旋（c）と比較して，右回旋の方が可動性の低下を認める

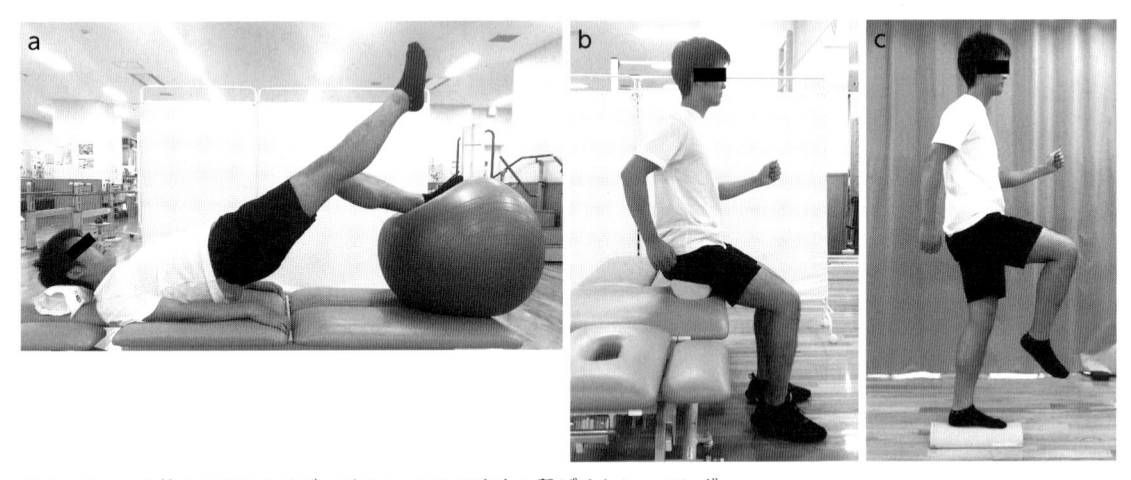

図4▶ローカル筋のエクササイズ，パフォーマンス向上へ繋げるトレーニング
a　ドローインを行った状態で，多裂筋の筋活動が高まる肢位でのヒップリフト．
b　骨盤をニュートラルに保った状態での両上肢の腕振り動作の反復．
c　一側下肢を不安定環境下におき，右下肢の振り出し，右上肢を後方に引く動作を反復した．

棘突起を下方から徒手操作で挙上したまま後屈させた際に疼痛が減弱すれば，病因はその椎体間の伸展過可動性と解釈できると述べている．本症例においても同様のテストを実施し，伸展可動性の向上が認められたため，評価結果を基に治療を行った．

症例は，体幹の回旋の左右差，modified Thomas test での大腿直筋および腸腰筋の短縮を認めたため，まず，腰椎の隣接関節である胸郭・股関節の柔軟性の獲得を試みた．また，腹横筋の収縮の左右差を認めたため，超音波画像診断装置を用いて腹横筋の収縮をフィードバックしながらのドローインエクササイズ，ハンドニー上肢挙上などの低負荷のトレーニングを実施した．腹横筋の収縮が行えるようになった段階で，漸増的に強度および難易度を上げて（図4a），最終的には実際のランニング姿勢に類似した不安定環境下で腰椎をニュートラルに保ち腕振りを行うトレーニングに移行した（図4b, c）．Raabe ら[11]はランナーの体幹の深部筋であり腰椎の分節的安定化を制御しているローカル筋，特に多裂筋の強度を保つことが，ランナーの腰痛発症のリスクを減少させる可能性があると報告している．これらのことより，胸椎，腰椎，骨盤の動きはもちろんのこと，隣接関節の評価およびローカル筋の収縮状態の確認など，多面的な角度からの正確な臨床推論に基づく，治療アプローチが必要であると考えられる．本症例は，4 回の介入で疼痛は軽減し，最終的にはレクリエーションレベルのランニングを行うことが可能となった．

おわりに

本項では腰部のランニング障害について，これまでに報告されている知見および 3 次元動作解析装置を用いたランニング動作の検討を提示した．また，ランニング障害の原因となりやすい腰椎の前方・後方要素への負荷を中心に述べ，腰痛改善のためのエクサイズについて紹介した．ランニング動作に限らず腰部の障害は，脊椎アライメントに着目しがちであるが，隣接関節の正確な評価が重要であると考える．我々は，新たに脊椎をセグメントに分割した動作解析に取り組んでいる．今後，ランニング動作の新たな知見を提示し，障害予防および早期復帰を図れるようにトレーニングメニューを紹介できるように努めていきたい．

Ｖ 腰部障害

◆ **文　献**

1) Ferber R, et al：Suspected mechanisms in the cause of overuse running injuries：a clinical review. Sports Health 1：242-246, 2009
2) Taunton JE, et al：A retrospective case-control analysis of 2002 running injuries. Br J Sports Med 36：95-101, 2002
3) Cappozzo A, et al：Loads on the lumbar spine during running. Biomechanics, Winter DA, et al eds, Human Kinetics, Champaign IL, 97-100, 1985
4) Bach DK, et al：A comparison of muscular tightness in runners and nonrunners and the relation of muscular tightness to low back pain in runners. J Orthop Sports Phys Ther 6：315-323, 1985
5) Stokes VP, et al：A method for obtaining the three dimensional kinematics of the pelvis and thorax during locomotion. Human Movement Science 3：77-94, 1984
6) Congdon R, et al：Intrinsic and imposed hamstring length influence posterior pelvic rotation during hip flexion. Clin Biomech 20：947-951, 2005
7) Goto T, et al：Dash-associated spondylolysis hypothesis. Spine Surg Relat Res 3：146-150, 2019
8) Esola MA, et al：Analysis of lumbar spine and hip motion during forward bending in subjects with and without a history of low back pain. Spine 21：71-78：1996
9) Sairyo K, et al：Spondylolysis fracture angle in children and adolescents on CT indicates the fracture producing force vector-A biomechanical rationale. Internet J Spine Surg 1：2005
10) 佐藤正裕：アスリートに発生しやすい腰痛に対する理学療法．理学療法 34：823-832, 2017
11) Raabe ME, et al：Biomechanical consequences of running with deep core muscle weakness. J Biomech 23：98-105：2018

471

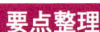

スポーツ復帰後の再受傷予防のためのリハビリテーション

佐藤正裕

要点整理

　発育期腰椎分離症はスポーツ復帰率が高い腰部障害であるが，復帰後の再分離や腰痛の再受傷率が高いことが問題となる．再受傷の予防のためのリハビリテーションでは，症例それぞれの分離症に至った発生メカニズムを解明し，原因因子である身体機能不全を改善すること，そして段階的な復帰サポートが重要となる．

はじめに

　腰椎分離症は発育期のアスリートに多い腰部障害である．その主訴は腰痛であるため，安静により腰痛が消失すればスポーツ復帰はできてしまうことが多い．発育期腰椎分離症のスポーツ復帰状況を調査したレビューによれば，スポーツ復帰率は68〜100％（平均92％），スポーツ復帰までの期間は2〜5.2カ月（平均4.6カ月）と良好であった[1]．一方 Sakai ら[2]は発育期腰椎分離症アスリートにおいて，骨癒合後に分離症を再受傷した症例が26.1％にのぼることを示した．また Selhorst ら[3]の後ろ向き調査によれば，腰椎分離症後にスポーツ復帰したアスリートの45.5％で腰痛の再発を認め，そのうち7.4％が競技レベルを下げ，10.7％が競技を辞める選択をしていた．さらに Sairyo ら[4]は，小学生の両側終末期分離例では短期間のうちにすべり症に移行する確率が高くなることを示し，その後の長期的な腰部障害につながる可能性を危惧した．このように発育期腰椎分離症はスポーツ復帰率などの治療成績は良好であるものの，復帰後の再分離や腰痛の再発が多いこと，その後の構造的破綻の進行の可能性が問題視されるべきであり，スポーツ復帰後の再受傷予防は重要な課題である．

　本項では，当院における発育期腰椎分離症のリハビリテーションの流れについて述べたのち，スポーツ復帰が許可された後の再受傷を予防するためのアスレティックリハビリテーション（アスリハ）について紹介する．

1 発育期腰椎分離症のリハビリテーションの流れ

　発育期腰椎分離症の病態は大きく2つに分けられ，それぞれの病態で治療方針が異なる（図1）[5]．

　病態の1つは関節突起間部に疲労骨折が生じた状態であり，発育期腰椎分離症の超初期，初期，進行期にあたる．この場合，基本的に骨癒合を目的とした治療方針が選択される．治療早期は腰部の局所安静を図るために硬性体幹装具による外固定と運動休止を行う[6]．受傷急性期は，腰部にストレスの加わらない範囲で股関節を中心とした柔軟性改善と体幹筋の等尺性収縮に留める．腰痛軽減後のトレーニング期では，より積極的なスタビライゼーションエクササイズや荷重位エクササイズなど運動療法の強度を漸増し，さらに安静期間中に弱化しやすい持久力の向上を目的としたトレーニングを追加する．おおよそ2〜3カ月間の外固定後に MRI と CT で再評価し，骨癒合あるいは病態の改善傾向を認めた場合に医師から硬性体幹装具の除去とスポーツ復帰が許可される．この時期から競技への完全復帰と分離症の再受傷予防を目指

図1 発育期腰椎分離症の保存療法の流れ
（文献5より引用）

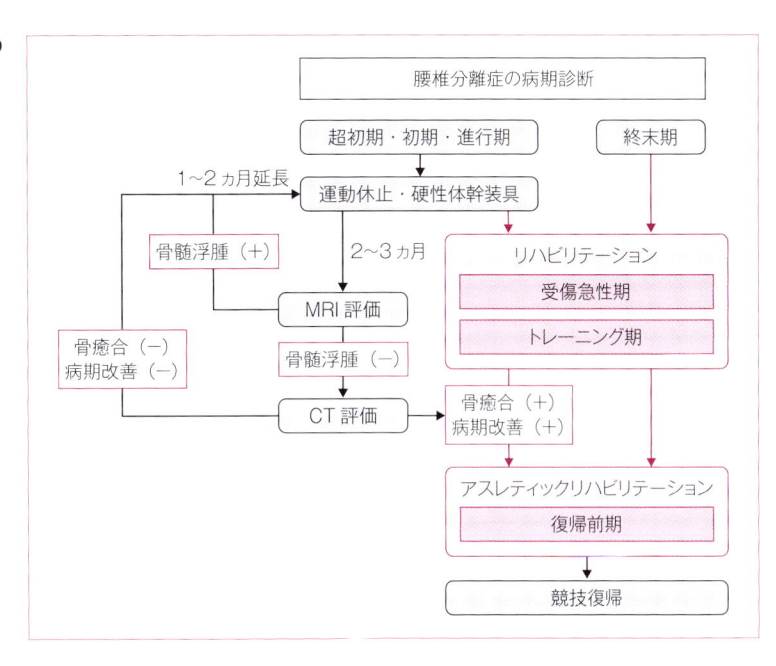

V

腰部障害

したアスリハを開始する.

　もう1つの病態は，疲労骨折が完成して分離部が完全に偽関節化した終末期である．この場合は骨癒合が期待できないため[6]，外固定や長期間の運動休止は不利益が大きい．よって，腰痛の原因となる偽関節周囲の滑膜炎に対する疼痛コントロール後，可及的に腰痛の再発予防を目指したアスリハを開始して競技への完全復帰を目指す.

2 スポーツ復帰後の再受傷を予防するためのリハビリテーション

　現在のところ，骨癒合を目指した治療法におけるスポーツ復帰指標は画像所見における骨癒合以外に明確なものはない．しかし，腰椎分離症の病態は疲労骨折であることから，原因となった身体機能不全や動作異常が改善されていないままスポーツ復帰すれば再分離や腰痛の再発の可能性が高いことは明らかである．再受傷を予防するためには，症例それぞれの分離症に至った発生メカニズムを解明し，原因因子である身体機能不全を改善すること，そして段階的な復帰サポートが重要と考えている.

1 腰椎分離症の発生メカニズムの理解

　生体力学的研究によると，関節突起間部を含む椎間関節周囲への応力は腰椎の伸展と回旋の複合負荷で増大し，特に回旋方向と反対側に応力が集中することから[7,8]，これらの負荷が腰椎分離症の原因とされる．さらにPopovichら[9]によれば，伸展よりも回旋の方が椎間関節の接触圧が大きく，仙骨の側方傾斜（側屈）が加わると回旋時の接触圧がさらに増大することが示された．このことから腰椎回旋を伴うスポーツ種目において，仙骨傾斜などの骨盤マルアライメントがある状態では椎間関節への負荷が増大する可能性が示唆される．このような隣接関節の機能不全が腰部の安定性低下を招くメカニズムについては，Cookが提唱したjoint by joint theory の概念から考えると理解しやすい[10]．つまり腰部の安定性低下は腰部の機能不全によるものだけではなく，隣接した胸椎や骨盤・股関節の可動性や安定性の低下の代償として引き起こされていることが多いといった概念である．したがって，腰椎分離症の発生メカニズムを把握するうえでは，腹筋群などの腰部機能だけでなく，隣接関節あるいは全身の関節のマルアライメントや可動性および筋機能との関連性にも注意を払う

473

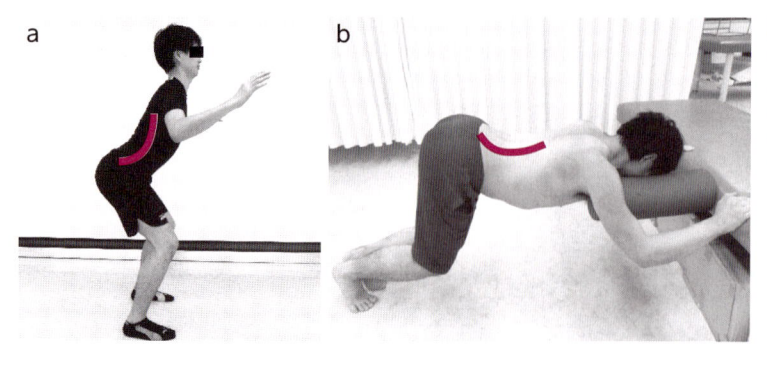

図2 ▶ 骨盤過前傾および腰椎過前弯姿勢

a　腹筋群の緊張が低く骨盤過前傾および腰椎過前弯を呈した構え姿勢．
b　当たり動作など軸圧が加わった際に腰椎前弯が増強する．
（文献5より転載）

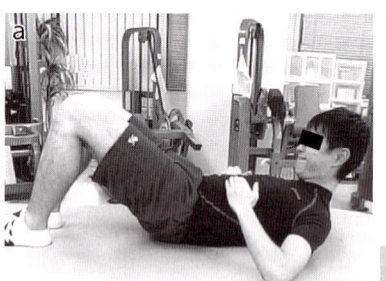
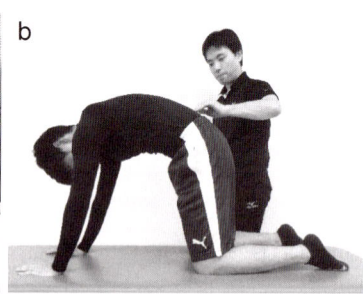

図3 ▶ 骨盤後傾および腰椎後弯可動性獲得のためのエクササイズ

a　シットアップでの下部腹筋群のモーターコントロールエクササイズ．
b　キャットバック動作での下位腰椎後弯可動性の獲得．分離症例では分離高位の椎間関節屈曲可動性低下を呈しやすい．
（文献5より転載）

必要がある．

2 機能不全および動作異常の評価とアスリハの実際

　復帰前期のアスリハでは，実際のスポーツ動作における動作異常からみたトップダウンモデルの評価でアプローチを組み立てることが多い[11]．以下に腰椎分離症例で多い機能不全とそれに伴う動作異常を挙げ，修正のためのエクササイズについて述べる．

a）腰椎後弯可動性低下

　腰椎分離症では腰椎過前弯アライメントがリスクの一つとなるが，そもそも分離高位の椎間関節の分節的屈曲可動性が低下している場合がある．このような症例では腹筋群の緊張が低く，構え姿勢での骨盤過前傾および腰椎過前弯を呈する（**図2a**）．さらに当たり動作など軸圧が加わった場面でより顕著に腰椎前弯が増強しやすい（**図2b**）．この原因として，分離高位周囲の多裂筋や脊柱起立筋の過緊張や骨盤後傾可動性の低下，腹筋群の筋機能やモーターコントロールの不良が挙げられる．

　修正のためのエクササイズでは，骨盤後傾可動性低下の原因となる股関節屈筋群に対してスト

レッチや徒手療法で拘縮を改善する．特に腸骨筋や大腿筋膜張筋のタイトネステストであるThomas test と Ober test の陰性化が重要である（**図6d, e**）．多裂筋や脊柱起立筋の過緊張に対しては，多裂筋の単独収縮や徒手療法で緊張緩和と滑走性改善を図る．またシットアップやキャットバックエクササイズなどの自動運動で骨盤後傾および腰部後弯可動性を獲得し，下部腹筋群のモーターコントロール能力改善を図る（**図3**）．

　下部腹筋群の機能指標として，Sahrmann core stability（SCS）テストを用いてブレーシング能力を評価し[12]，レベル3未満を腰部不安定性陽性とする[13]．さらにオーバーヘッドスポーツ種目のアスリートでは胸椎機能との協調性を評価するため上肢挙上位でも行い，上肢挙上位でレベルが下がる場合は胸椎機能不全と判断する（**図4**）．

b）股関節可動性低下

　股関節屈筋群のタイトネスによる伸展制限を有する例では，ランニング動作のテイクオフ期に股関節伸展不足となり，その代償として骨盤過前傾と骨盤後方回旋で蹴り出すため，下位腰椎では過回旋と過伸展を呈しやすい（**図5a**）．また股関節

図4 ▶ SCS テスト（レベル3）
a 開始肢位を背臥位の膝屈曲位から両脚の股関節100°屈曲位まで挙上した肢位とする.
b 片側の踵を床から12cmの高さまでゆっくり降ろし，その後，踵を浮かせたまま滑らせるように膝を完全伸展させ，そこから開始肢位に戻る．この時腰椎後弯による腰部後方の圧が保てずに前弯増強する場合を陽性とする（写真は上肢挙上位で実施）.

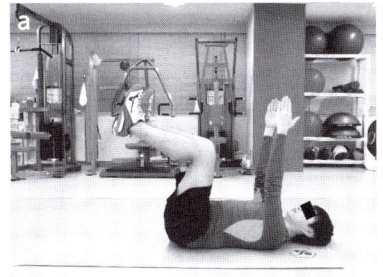
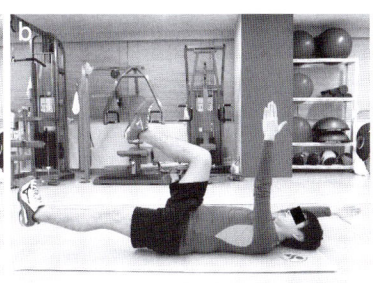

図5 ▶ 股関節可動性低下による動作異常
a ランニング動作のテイクオフ期に股関節伸展不足（点線矢印）となり，代償として骨盤前傾（実線矢印）と骨盤後方回旋で蹴り出すため，下位腰椎過伸展（実線曲線）を呈する.
b バッティング動作で踏み込み脚の股関節内旋制限（点線矢印）があると，代償として腰椎回旋増大（実線矢印）を招く.
（文献5より転載）

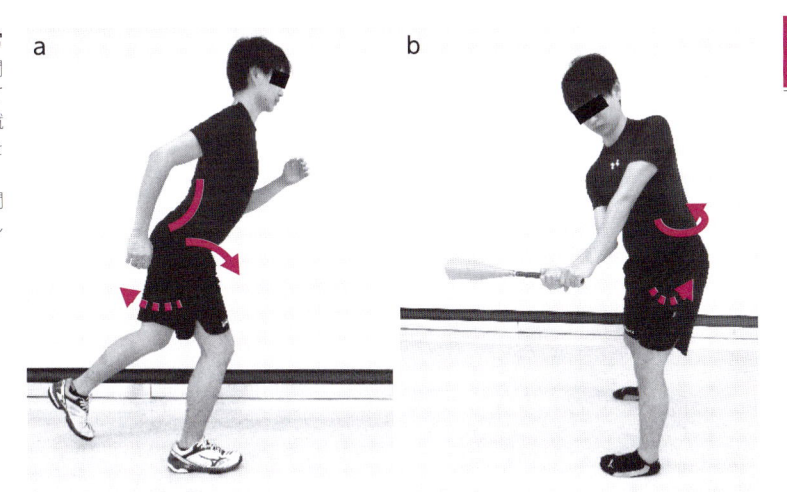

側方および後方筋群（大腿筋膜張筋，中殿筋，大殿筋，外旋筋群など）のタイトネスを有する例では，バッティングなどの回旋動作で踏み込み脚側の股関節内旋が制限され，その代償として腰椎回旋増大を招く（**図5b**）.

発育期腰椎分離症では，特に股関節可動性の改善が最重要と考えており[14]，**図6**に示すタイトネステストが陰性化しなければ競技復帰できないことを伝えて，選手自身が積極的に柔軟性改善エクササイズを行うよう啓発する．どんなに頑固な股関節可動域制限であっても，徒手療法やさまざまな手段を用いて完全復帰までに必ず改善させる.

c) 胸郭および胸椎可動性低下

胸椎の回旋や伸展制限あるいは肩関節挙上制限を有する例では，バレーボールでのスパイク動作やバレエでの脊柱伸展動作，テニスでのサーブや投球などのオーバーヘッド動作において，上半身のしなりやひねりが減少して代償的に下位腰椎に過伸展と回旋負荷が生じやすい．この原因として，上位胸郭後弯増強や下位胸郭拡張性低下といったマルアライメントが挙げられ[15]，近年では横隔膜の柔軟性低下や位置異常などの呼吸機能との関連も報告されている[16].

修正エクササイズでは，キャットバック（脊柱最大後弯）姿勢（**図3b**）での深呼吸エクササイズで肋椎関節の可動性改善と下位胸郭の拡張性および収縮性改善を図る．上位胸椎後弯増強に対しては，チンインと腰部安定を意識して前胸部の筋群の柔軟性改善や胸椎伸展エクササイズを行う（**図7**）．下位胸郭拡張性低下に対しては，肋骨弓周囲の軟部組織の滑走性を改善した後に胸部多裂筋や下後鋸筋の機能向上のためのエクササイズを行う（**図8**）．上肢－体幹－下肢の連動性の改善のためには，フルアークストレッチや熊の肢位でのクロスモーションエクササイズで可動性と安定性を高めていく（**図9**）.

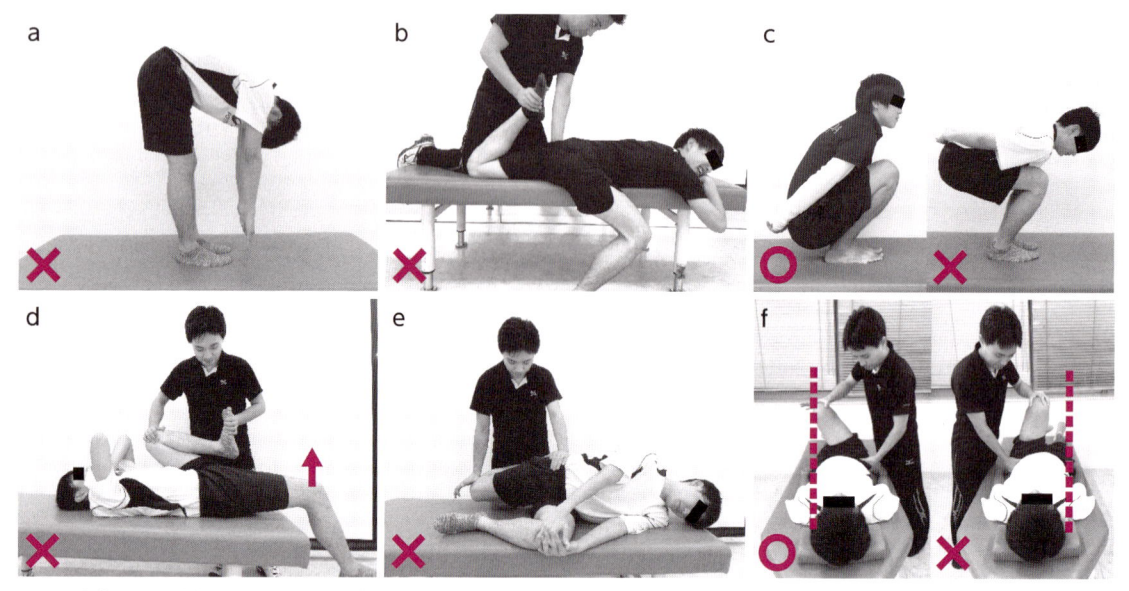

図6 ▶ 発育期腰椎分離症の下肢タイトネステスト

a　ハムストリングスと腰背部筋（FFD：指床間距離）．掌が床につくことを目標．
b　大腿直筋（HBD：踵殿距離）．腹臥位で対側下肢をベッドから降ろして骨盤固定位とし，検査側の踵が殿部につくことを目標．
c　脊柱および股関節屈曲と足関節背屈（蹲踞）．両手を身体の後ろで組んで踵を上げずにしゃがむことができることを目標．
d　腸腰筋（Thomas test）．検査側の下腿をベッドから降ろし，対側の股関節最大屈曲位で検査側の膝窩部が床から離れないことを目標．
e　中殿筋・小殿筋と大腿筋膜張筋（Ober test）．側臥位で対側下肢最大屈曲位で骨盤を固定し，検査側を膝屈曲した状態で股関節内転して膝が仙骨ラインを超えることを目標．
f　大殿筋と股関節後方筋群（股関節90°屈曲位内転テスト）．検査側の膝が対側腋窩ラインに達することを目標．
（文献5より転載．一部写真変更）

d）骨盤および股関節の動的安定性の低下

　中殿筋や股関節外旋筋の機能不全を有する例では，片脚動作中に骨盤傾斜（遊脚側下制）や後方回旋を呈しやすく，それ伴い腰椎側屈や回旋増大を招く（図10a）．大殿筋の機能不全を有する例では股関節伸展の出力低下のため，前述した股関節伸展制限と同様の動作異常につながる可能性が高い．

　エクササイズでは，まず基本的なMMT（徒手筋力テスト）で腰部の代償のないグレード5を獲得することを目指す．大殿筋による骨盤安定性の評価では，両脚ヒップリフトでの徒手抵抗テストで骨盤動揺の有無を評価する（図10b）．中殿筋や内転筋による骨盤安定性の評価では，片脚ヒップリフトでの徒手抵抗テストで骨盤動揺の有無を評価する（図10c）．さらにオーバーヘッドスポーツ種目のアスリートでは上肢挙上位でも評価して，骨盤動揺が増強する場合に胸椎機能不全と判断する．これらの筋機能改善を図りながら，片脚荷重動作での上肢の運動性と股関節による矢状面コント

ロールのためにルーマニアンデッドリフト，水平面コントロールのためにウインドミル，並進および垂直負荷のコントロールのために垂直ホップおよび前方ホップ動作などの持久的安定化を目指す（図11）．

3 当院の治療成績から考える段階的競技復帰サポートの検討

　当院の発育期腰椎分離症のアスリート84名（男性69名，女性15名：2014年1月から2018年3月までの症例）の治療成績を調査した[17]．その結果，82名（97.6％）がスポーツへの完全復帰が可能であった．初診からスポーツ復帰までの期間は，骨癒合を目指した群で5.1±2.0カ月（うち固定期間3.5±1.6カ月），早期復帰を目指した群で1.7±1.5カ月であった．スポーツ復帰した82名のうち，腰痛を訴えて当院に再来し同部位あるいは対側や別高位に分離症の再受傷を認めた症例

図7 上位胸椎後弯増強の改善のためのエクササイズ

a 前胸部の柔軟性改善のためのエクササイズ．この時，ストレッチボール上でチンインと腰部前弯させないようドローインを意識する．

b バランスボールシットアップ．チンインと腰部安定を意識したまま下肢の安定と胸椎伸展を促す．（文献5より転載）

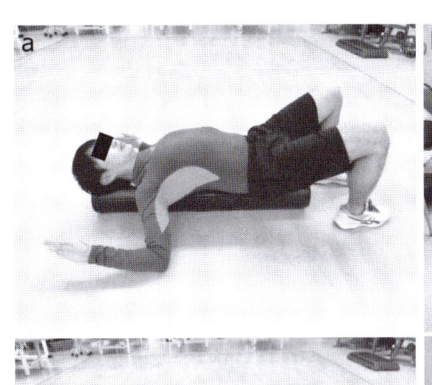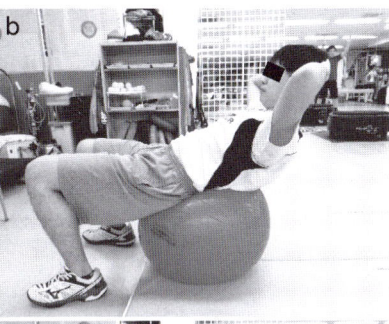

図8 下位胸椎拡張性低下の改善のためのエクササイズ

a 肋骨弓に付着する腹直筋や外腹斜筋の滑走性改善のためのエクササイズ．肋骨弓の下に指を挿し入れたり，軟部組織を把持して骨盤帯の回旋運動を行う．

b 胸郭拡張作用を持つ下後鋸筋と胸部多裂筋の筋活動を狙ったサイドローテーションエクササイズ．

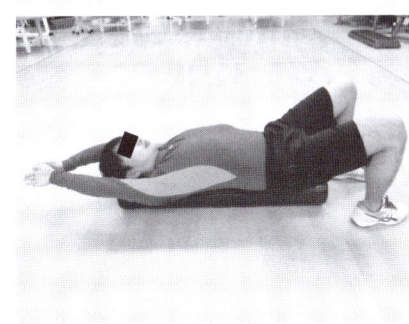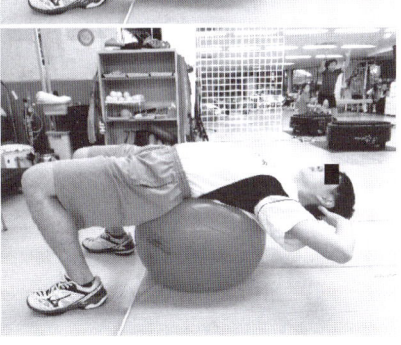

図9 上肢―体幹―下肢の連動性向上のためのエクササイズ

a フルアークストレッチ．腰部を安定をさせたまま，股関節と胸椎の伸展を促す（上）．腰部を安定をさせたまま，股関節と胸椎の回旋を促す（下）．（文献5より転載）

b 熊の肢位でのクロスモーションエクササイズ

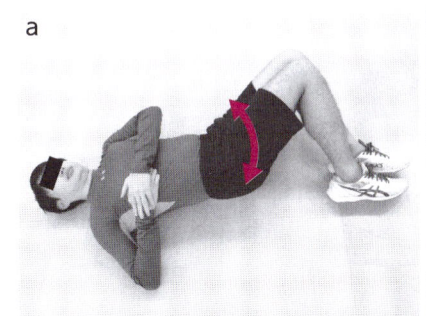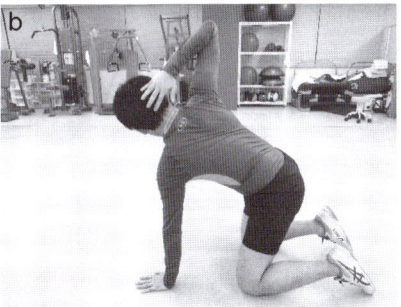
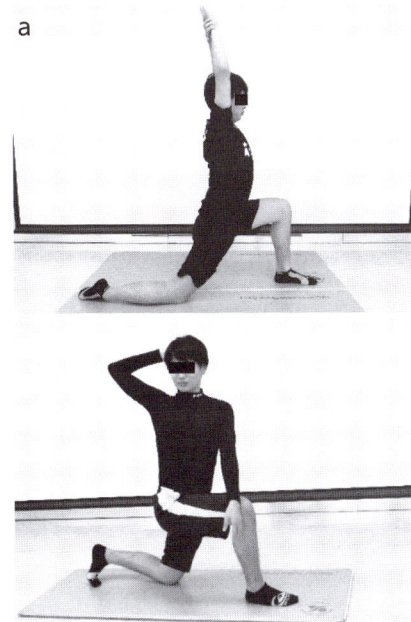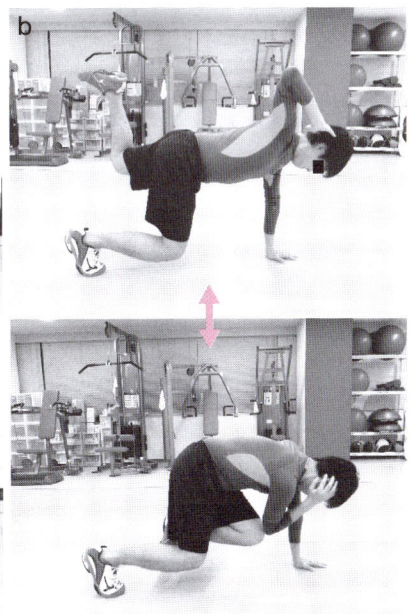

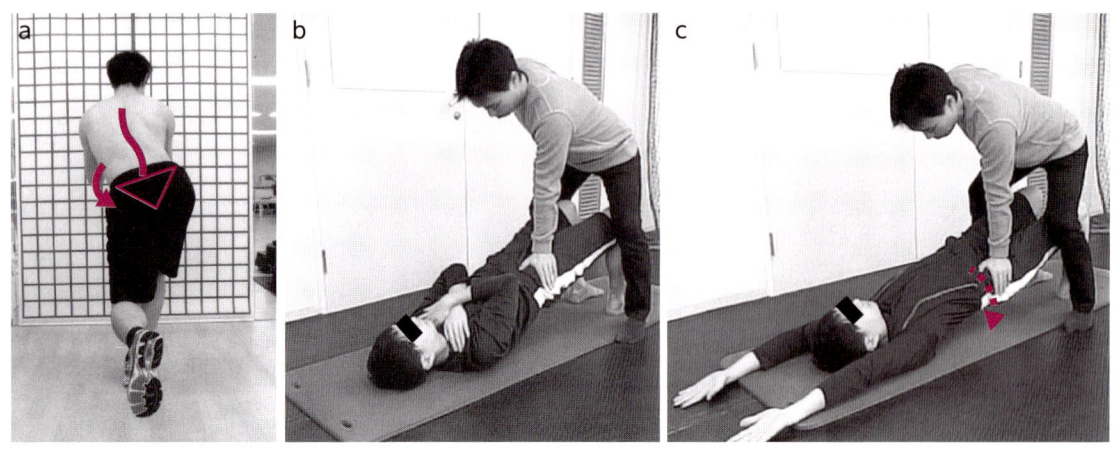

図10 ▶骨盤および股関節の動的安定性の低下による動作異常と骨盤安定性評価
a　右中殿筋および股関節外旋筋の機能不全による右片脚動作中の骨盤傾斜とそれに伴う腰椎側屈および回旋増大．（文献5より転載）
b　大殿筋による骨盤安定性評価．ヒップリフト肢位で徒手抵抗に抗せるかを判定する．中殿筋や内転筋による骨盤安定性評価では片脚ヒップリフトで行う．
c　上肢挙上位で行った際に，顕著に安定性低下する場合，胸椎機能不全と判定する．

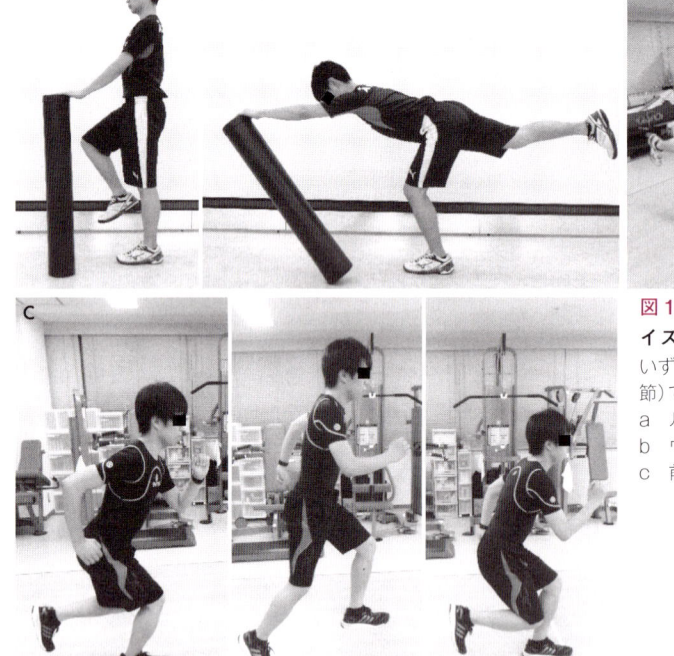

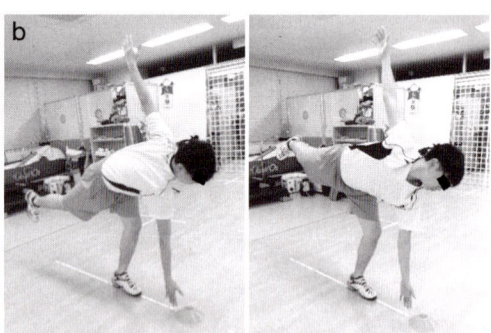

図11 ▶片脚荷重動作の持久的安定のためのエクササイズ
いずれの動作でも腰部の安定を保持したまま，下肢（股関節）でのコントロールと上肢（胸椎）の運動性を意識させる．
a　ルーマニアンデッドリフト
b　ウィンドミルエクササイズ（文献5より転載）
c　前方ホップ

は8名（9.8％）であった．競技復帰から再受傷までの期間は14.1±10.9カ月（1〜37カ月）であった．再受傷者の特徴として，スポーツ復帰許可後に急激に運動量と運動強度を増加させた例で早期（1カ月と6カ月）の再受傷を認めた．また，ス

ポーツ復帰後に半年間で10cm以上の急激な身長増加がみられた例では，再受傷時に特に股関節周囲筋のタイトネス増悪を顕著に認めた．
　発育期腰椎分離症では，特に骨癒合を目指す場合，長期間の運動休止が余儀なくされるため心肺

機能低下による持久性低下が免れない．そのため
スポーツ復帰が許可されたとしても，急激な運動
量と運動強度の増加は再受傷の危険性が高いと思
われる．当院の実績では，骨癒合を目指した群に
おいて硬性体幹装具除去からスポーツ復帰までの
期間は平均1.6ヵ月であり，これはアスリハに要
した期間を意味する．よって当院では医師からの
スポーツ復帰許可後，最低1ヵ月以上かけて段階
的に完全復帰させていくことを取り組んでいる．
また，完全復帰後も1ヵ月程度は定期的な通院で
腰痛の有無などをチェックし，腰痛出現時は適時
運動量をコントロールしていくことが望ましい．
一方，学生が大半の発育期腰椎分離症においては，
個人での適度な運動量のコントロールは難しい場
合が多い．競技種目に合わせた段階的練習復帰メ
ニューを紙面で配布して，選手や家族，チームへ
詳細に伝達する方法をすでに行っている施設もあ
り[18]，現場との連携のために大いに参考となる．
発育期の選手自身が腰痛や股関節可動性のセルフ
チェックとセルフコンディショニングを継続でき
ること，そして腰痛が出現した際は運動休止とす
ぐに再受診することなど，自己管理能力の向上が
再受傷予防につながると思われる．

おわりに

発育期腰椎分離症の保存療法では骨癒合を待つ
期間が長いため，モチベーションの低下により
フォローアップを失敗するケースが散見される．
アスリハに対するモチベーション維持が重要なポ
イントとなるため，身体機能の改善が再受傷予防
だけでなくパフォーマンス向上につながることな
どを説明するなど，選手とのコミュニケーション
の中での工夫が大切である．

◆ 文 献

1) Grazina R, et al：Return to play after conservative and surgical treatment in athletes with spondylolysis：A systematic review. Phys Ther Sport 37：34-43, 2019
2) Sakai T, et al：Conservative treatment for bony healing in pediatric lumbar spondylolysis. Spine 42：E716-E720, 2017
3) Selhorst M, et al：Long-term clinical outcomes and factors that predict poor prognosis in athletes after a diagnosis of acute spondylolysis：A retrospective review with telephone follow-up. J Orthop Sports Phys Ther 46：1029-1036, 2016
4) Sairyo K, et al：Development of spondylolytic olisthesis in adolescents. Spine J 1（3）：171-175, 2001
5) 佐藤正裕：腰椎分離症のリハビリテーション．アスレティックリハビリテーションガイド，第2版，福林 徹ほか編，文光堂，東京，80-89，2018
6) Sairyo K, et al：Conservative treatment for pediatric lumbar spondylolysis to achieve bone healing using a hard brace：what type and how long? J Neurosurg Spine 16：610-614, 2012
7) Sairyo K, et al：Spondylolysis fracture angle in children and adolescents on CT indicates the facture producing force vector：a biomechanical rationale. Internet J Spine Surg 1（2）, 2005
8) Farfan HF, et al：The effects of torsion on the lumbar intervertebral joints：the role of torsion in the production of disc degeneration. J Bone Joint Surg Am 52：468-497, 1970
9) Popovich JM, et al：Lumbar facet joint and intervertebral disc loading during simulated pelvic obliquity. Spine J 13：1581-1589, 2013
10) Cook G：関節別アプローチの概念．ムーブメント，中丸宏二ほか監訳，ナップ，東京，308-311，2014
11) 佐藤正裕：アスリートに発生しやすい腰痛に対する理学療法．理学療法34：823-832，2017
12) Stanton R, et al：The effect of short-term Swiss ball training on core stability and running economy. J Strength Cond Res 18：522-528, 2004
13) 加藤欽志ほか：体幹─腰部障害からのスポーツ復帰─．総合リハ 44：581-586，2016
14) Sato M, et al：Active stretching for lower extremity muscle tightness in pediatric patients with lumbar spondylolysis. J Med Invest 64：136-139, 2017
15) 蒲田和芳：第4章 コア・体幹 ①ローカル・リアラインとローカル・スタビライズ．リアライン・トレーニング 体幹・骨盤編，講談社，東京，45-66，2014
16) Kolar P, et al：Postural function of the diaphragm in persons with and without chronic low back pain. J Orthop Sports Phys Ther 42：352-362, 2012
17) 笠舛拓也ほか：当院の発育期腰椎分離症の保存療法におけるスポーツ復帰と再発状況の検討．日整外スポーツ医会誌 38：690，2018
18) 酒巻忠範ほか：発育期初期（疲労骨折性）腰椎分離症．極めるアスリートの腰痛，西良浩一編，文光堂，東京，34-51，2018

Ｖ 腰部障害

腰椎椎間板ヘルニアの発症メカニズムと関連因子

半谷美夏

要点整理

　腰椎椎間板ヘルニアは，男性，20〜40歳代に多く，好発高位は L4/5，L5/S1 間である．遺伝的要因，喫煙や労働などのさまざまな要因が発症に複雑に関与しているが，その関与が明らかになっているものは少なく，スポーツ活動も発症を誘発するものとも抑制するものとも判明していない．本項では，腰椎椎間板ヘルニア発症のメカニズムや，発症に関与している因子，関与が推測される因子について解説する．

はじめに

　椎間板は，椎体間を連結する円板状の組織で，後方の椎間関節とともに脊柱の支持・運動・衝撃緩衝機能を受け持つ脊柱運動単位の中核である．髄核，線維輪，その上下を覆う軟骨終板より構成され（**図1**），中心部の髄核はプロテオグリカンを多量に含むゲル状構造で含水機能を保ち，それを取り巻く線維輪は，コラーゲン線維が交互に織りなす層構造により髄核のプロテオグリカンの流出を防いでいる．

　椎間板は，加齢による栄養供給路の閉塞や力学的負荷，含水量の減少や線維輪の亀裂といった構造的な変化と，拡散作用の減少，細胞活性やプロテオグリカン合成能の低下，コラーゲン分布の変化などの分子学的変化により変性をきたすとされる．

　腰椎椎間板ヘルニアは，椎間板変性に伴い脆弱化した線維輪から髄核が突出して，後方に存在する馬尾や神経根を圧迫し，腰痛や下肢症状を生じた状態であり（**図2**），高エネルギー外傷による1回の負荷のみで，正常な椎間板の破損耐性能力を超えて椎間板ヘルニアが生じることは稀である．

　本項では，腰椎椎間板ヘルニアの発症メカニズムや，発症に関与している因子，関与が推測される因子について解説する．

1 | 腰椎椎間板ヘルニアの発症メカニズム

　椎間板ヘルニア発症の契機になるとされる最も一般的な動作は，「腰椎を前屈させ，物を持ち上げようとした時」というものである．

　Kapandji は，そのメカニズムを**図3**に示す通り，3段階で説明している[1]．

　第1段階：腰椎の屈曲が，前方の椎間板高を減少させ椎間板腔を後方開大させる．髄核物質は，あらかじめ存在している線維輪の断裂部を通って後方に押し出される．

　第2段階：物を持ち上げる際の初期の軸圧の増加が，椎間板全体を押しつぶし，髄核物質は後方に強く押しだされ，髄核が後縦靱帯の深層に到達する．

　第3段階：体幹の立て直しが終わり（腰椎が中間位に戻り），椎間板ヘルニアの茎部が通過したジグザグの経路は椎体上面の圧力下に閉鎖され，ヘルニア塊は後縦靱帯にブロックされる．

　実際には，ヘルニア塊は後縦靱帯を穿孔することもあり，椎間板ヘルニアは**図4**に示すタイプに分類されることが多い[2]．

　物を持ち上げる以外の場合でも，該当椎間板の内圧が，椎間板の耐性能を超えてしまった際に，ヘルニアが生じると推測される．

図1　椎間板の構造

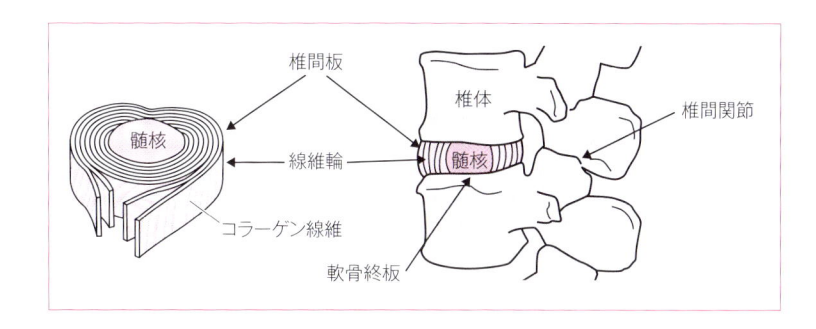

図2　腰椎椎間板ヘルニアの模式図

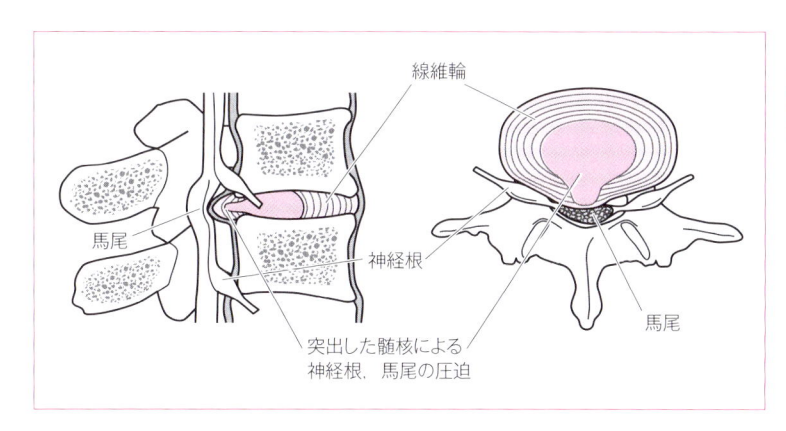

図3　腰椎椎間板ヘルニア発症のメカニズム

（文献1より引用改変）

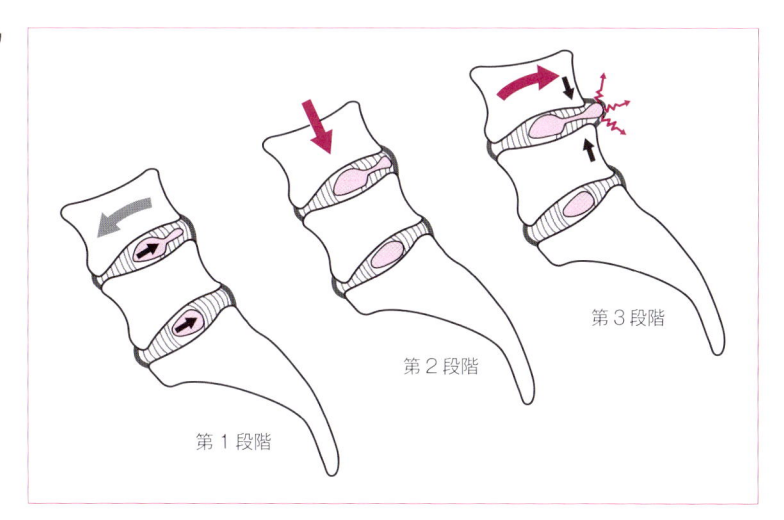

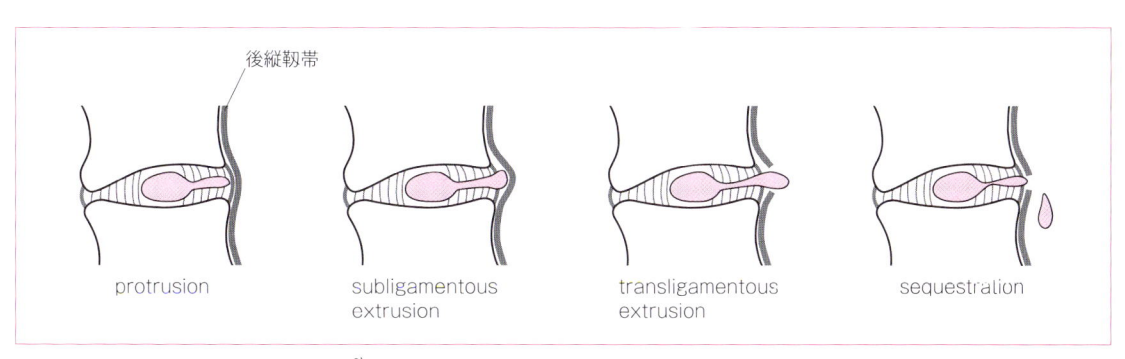

図4　腰椎椎間板ヘルニアの脱出形態[2]

2 腰椎椎間板ヘルニアの好発年齢・性差・好発高位・年代による特徴[3]

20～40歳代が好発年齢とされ，男女比は約2～3：1で，好発高位はL4/5，L5/S1間である．また，L2/3，L3/4間の椎間板ヘルニアの平均年齢はL4/5，L5/S1より高く，年齢の上昇とともに高位の椎間板ヘルニアの確率が高くなるとの報告もある．有病率の詳細は明らかにされていない．

また，高齢者では，脱出型のヘルニアを呈する頻度が高く，線維輪や椎体終板の断片を含むことが多いのに対し，若年者ではヘルニアに椎体骨端核の離開を伴った症例が多いといったように組織学的にも異なっている．

さらに若年者では，下肢伸展挙上テストstraight leg raising（SLR）テストが強陽性を示す傾向がある．

3 腰椎椎間板ヘルニアのリスクとされる環境因子（外的因子）

先に述べたように，椎間板ヘルニアは椎間板変性に伴い脆弱化した線維輪から髄核が突出して発生する病態である．椎間板の変性にさまざまな環境因子が寄与していることは明らかとなっているが，椎間板ヘルニアの発症に環境因子の果たす役割は明らかになっておらず，スポーツ活動に関しても明らかな関係は認められていない[3]．しかし，高エネルギー外傷による椎間板ヘルニアでない限りは，前段階として変性が生じていると考えるのが一般的であるため，椎間板ヘルニアのみならず椎間板変性との関係が報告されている環境因子についても述べる．

1 喫　煙

Battiéら[4]は，22組の双生児研究において，喫煙が椎間板変性の進行に影響を及ぼしたと結論づけているが，ヘルニア発症の有無にまでは言及していない．

しかし，Weiminらのsystematic reviewでは12の論文を検討し，喫煙は椎間板ヘルニアのリスク因子と結論づけている[5]．

2 労　働

重労働者（ブルーワーカー）の方が，ホワイトワーカーに比べて椎間板ヘルニアのリスクが高い，車の運転は椎間板ヘルニア発症のリスク因子の一つであるとの報告[6]，重労働は上位腰椎の椎間板変性と関係していたとの報告[7]がある一方で，その関与を否定する報告も出ており，結論の一致をみていない．

3 スポーツ活動

日本整形外科学会から出版されている「腰椎椎間板ヘルニア診療ガイドライン　第2版」では，7競技種目の椎間板ヘルニア患者と対照群を比較した研究において2群間にヘルニア発症に有意差がなかった，過去のトップアスリートの追跡調査で，腰痛と椎間板高の減少は有意に関連していたが，腰痛については2群間に有意差はなかったといった報告などから，スポーツがヘルニア発症を誘発するとも抑制するともいえないと結論づけている[3]．

一方，椎間板は，姿勢の変化や労働，スポーツ活動などによる力学的な負荷を受けると，内圧を発生させ荷重に抵抗しており，その内圧が，姿勢や運動の種類によって大きく異なることを，Nachemsonは実際に椎間板の内圧を測定し報告している（**図5**，**6**）[8]．スポーツ活動による腰椎への力学的負荷は，競技種目やポジションにより特異的な姿勢が大きく異なる上に，競技レベルが上がり練習量が増えれば増えるほど力学的負荷の頻度や程度は大きくなると推測され，無視できない因子と考える（反対に，不適切なフォームで競技活動を続けていることが，腰椎への負荷を増大してしまっていることもあり得る）．

これまでには，男子体操選手では対照群より変性割合が有意に高率であった[9]，クリケット選手を対象とした縦断調査では，投球フォームにより変性割合が異なっていた[10]との報告がある．また，National Football Leagueの選手を対象とした後ろ向き調査のポジションごとの比較では，腰椎椎間板ヘルニアはオフェンスラインマンに最も多かったことなども報告されている[11]．

図5 **姿勢による L3/4 椎間板内圧の変化**
立位を100％とする.
（文献8より引用）

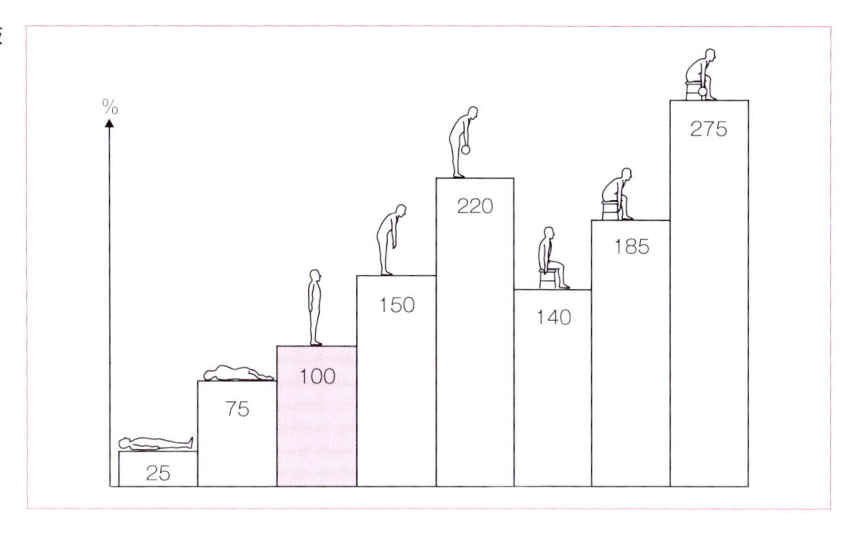

図6 **運動による L3/4 椎間板内圧の変化**
立位を100％とする.
（文献8より引用）

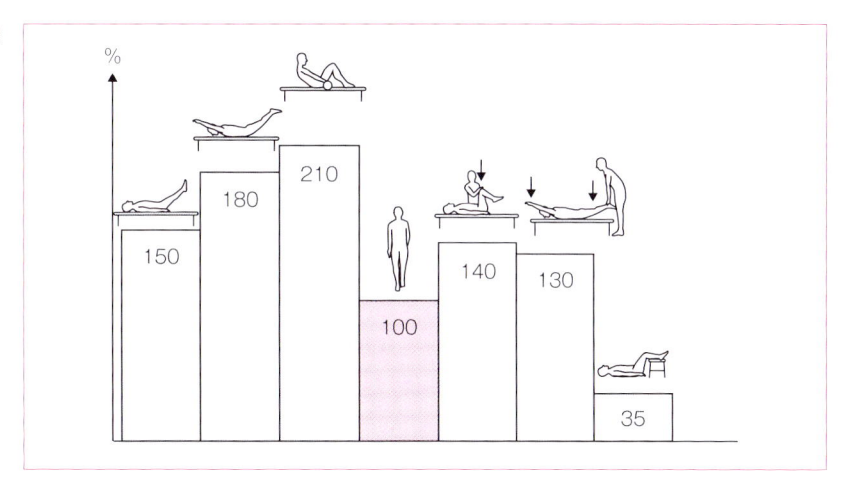

　我々も，競技スポーツ種目による腰椎への力学的負荷の違いが椎間板変性に与える影響を検討すべく，高い競技レベルで5年以上活動をしていた6競技スポーツ種目（野球，競泳，バスケットボール，剣道，サッカー，陸上の中でも走競技のみ）の大学生選手と，過去に競技スポーツ活動経験のない大学生（非競技群）を対象に腰椎MRIを用いて椎間板変性割合を解析した[12]．その結果，野球群（オッズ比，3.23）と競泳群（オッズ比，2.94）で腰椎椎間板変性保有者の割合が，非競技群より有意に高率であったことを報告している（**図7**）．

　また，2013〜2017年に国立スポーツ科学センターのスポーツメディカルセンターを受診し腰椎椎間板ヘルニアと診断された選手の割合を，受診のべ人数（整形外科以外の受診も含む）が多かった10競技種目で検討したところ，ウエイトリフティングが2.3％，バレーボールが2.0％であったのに対し，卓球は0.5％，サッカーは0.4％と競技種目によりその割合は大きく異なっていた．トップレベルになればなるほど競技スポーツ活動による椎間板への軸圧や回旋負荷の繰り返しにより変性が進行することで，椎間板の耐性能が低下し，その閾値を超えてしまった時に，椎間板ヘルニアが生じてしまっている可能性は十分にあると考えるが，さらなる研究が待たれるところである．

　その一方で，レクリエーションレベルではあるがランニングやクロスカントリースキーなどの持久系のスポーツは椎間板変性に影響を与えなかっ

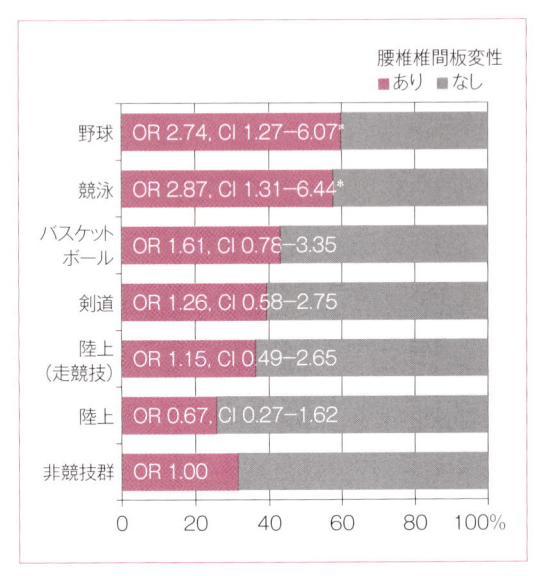

図7　競技スポーツ種目と腰椎椎間板変性との関係
ロジスティック回帰分析．OR：オッズ比．CI：95％信頼区間．＊：p<0.05．
（文献12より引用改変）

たとの双生子研究結果もあり[13]，これらの結果は，競技スポーツの種類や頻度，程度によっては，腰椎椎間板を良好な環境に保つのに適切な負荷となっている可能性も示していると考える（我々の前述研究の走競技の選手は，対象群より変性割合が低かった）．McGill は，椎間板に限定した話ではないものの，組織を最適な状況にするためには負荷は必要で，負荷とその後の組織の破損耐性の低下の後に休息があると，組織の適応反応により耐性は増大すると述べている[14]．スポーツにせよ，労働にせよ，腰椎椎間板ヘルニアにつながるような負荷はどのようなものなのか，逆に椎間板を良好な状況に保ち続けることができる至適な負荷とはどのようなものなのかという観点からも考えていく必要がある．

4 腰椎椎間板ヘルニアのリスクとなる内的因子

1 遺伝的要因

21 歳以下や 18 歳以下で腰椎椎間板ヘルニアの手術を行った報告では，いずれも家族的要因が認められており，特に若年性の腰椎椎間板ヘルニアにおいては，家族集積性が高いとされる[3]．また，双生児研究では，椎間板変性における家族的要因の割合は上位腰椎で 54％，下位腰椎では 32％に達することも報告されている[7]．タイプ IX や XI コラーゲンやビタミン D 受容体の遺伝子多型，CLIP（軟骨内に介在するタンパク）などの関与も報告されているが，民族間での差異や頻度に差があり，臨床の現場で活用されるには至っていない[3]．

2 肥満

50 歳以上を対象に，生活習慣病関連因子と腰椎椎間板変性との関連を検討した著者らの研究では[15]，BMI $\geqq 25$ の対象者は，L2／3〜L5／S1 間の椎間板が有意に変性していたとの結果を得ている．過去の肥満が現在の肥満より椎間板変性に大きく関与しているとの報告もあることから[16]，肥満は変性過程に何らかの影響を及ぼしている可能性は高い．

3 動脈硬化・高コレステロール血症・糖尿病・高い骨密度

これらの因子が，椎間板変性やヘルニアに関係していたとの報告はあるが，結論の一致をみていない．

4 椎間関節の非対称性（facet tropism）

腰椎椎間板ヘルニアのある椎間で，椎間関節の非対称性（**図8**）を有意に認めていたことが，若年症例においても，成人症例[17]においても報告されている．若年者では成人の 5 倍の頻度で非対称性が認められていたとの報告もあり[18]，脊椎形成異常が若年者の腰椎椎間板ヘルニアの発症に関与している可能性も指摘されているが，椎間関節の非対称性が先天的なものなのか，幼少期のスポーツ活動などによる腰椎への負荷も影響しているものであるのかは，まだ解明されていない．

さらに，非対称な場合に，関節の傾きが sagittally な側，coronally な側のどちらにヘルニアが突出しやすいかについてもいまだ結論が一致していない．

図8 ▶ 腰椎 MRI 画像

a 矢状断像. L4/5, L5/S1 高位に椎間板ヘルニアを認める.

b L5/S1 高位の横断像. 椎間関節の非対称性 (facet tropism) を認める.

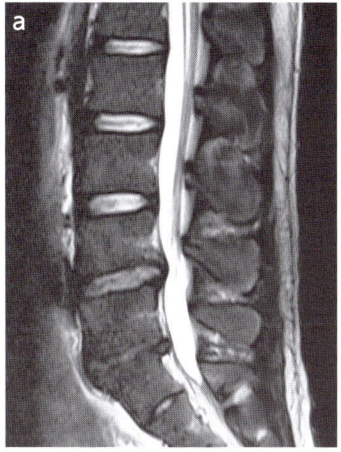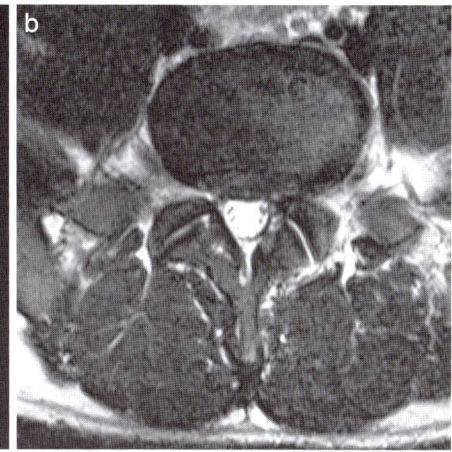

V

腰部障害

おわりに

　腰椎椎間板ヘルニアは，環境因子や遺伝的要因など多数の因子が複雑に関与して発症していることには異論はない. 排除することが不可能な因子もあるが，椎間板に影響を与え得る因子を知り，対応可能な因子に対しては予防策を講じることで，そのリスクを減らすことは十分に可能であると考える. 今後は，椎間板ヘルニアの危険因子を探るだけでなく，椎間板に対して至適なスポーツ活動や力学的な負荷を探索するという視点で考えていくことも椎間板ヘルニア対策につながるのではないであろうか.

◆ 文　献

1) Kapandji AI：椎間板ヘルニアによる神経圧迫のメカニズム. カパンジー機能解剖学 III 脊椎・体幹・頭部, 原著第7版, 塩田悦仁訳, 医歯薬出版, 東京, 138-139, 2019

2) Macnab I：Disc ruptures. Backache, 2nd ed, Grayson TH ed, Williams & Wilkins, Baltimore, 130-134, 1990

3) 日本整形外科学会診療ガイドライン委員会, 腰椎椎間板ヘルニア診療ガイドライン策定委員会編：第1章 疫学・自然経過, 第2章 病態. 腰椎椎間板ヘルニア診療ガイドライン, 改訂第2版, 日本整形外科学会, 日本脊椎脊髄病学会監, 南江堂, 東京, 7-31, 2011

4) Battié MC, et al：Smoking and lumbar intervertebral disc degeneration：an MRI study of identical twins. Spine 16：1015-1021, 1991

5) Weimin H, et al：Is smoking a risk factor for lumbar disc herniation? Eur Spine J 25：168-176, 2016

6) Heliövaara M：Occupation and risk of herniated lumbar intervertebral disc or sciatica leading to hospitalization. J Chronic Dis 40：259-264, 1987

7) Battié MC, et al：Determinants of lumbar disc degeneration. A study relating lifetime exposures and magnetic resonance imaging findings in identical twins. Spine 20：2601-2612, 1995

8) Nachemson AL：The lumbar spine and orthopaedic challenge. Spine 1：59-71, 1976

9) Sward L, et al：Disc degeneration and associated abnormalities of the spine in elite gymnasts. A magnetic resonance imaging study. Spine 16：437-443, 1991

10) Elliott B, et al：Disk degeneration and fast bowling in cricket：an intervention study. Med Sci Sports Exerc 34：1714-1718, 2002

11) Benjamin L, et al：Disc herniations in the National Football League. Spine 38：1934-1938, 2013

12) Hangai M, et al：Lumbar intervertebral disk degeneration in athletes. Am J Sports Med 37：149-155, 2009

13) Videman T, et al：The long-term effects of physical loading and exercise lifestyles on back-related symptoms, disability, and spinal pathology among men. Spine 20：699-709, 1995

14) McGill S：第1章 本書の論点と本書特有の科学的アプローチへの導入, 力学的負荷と損傷のプロセス：腰部組織損傷入門. 腰痛, 原著第3版, 小山貴之ほか監訳, ナップ, 東京, 18-21, 2017

15) Hangai M, et al：Factors associated with lumbar intervertebral disc degeneration in the elderly. Spine J 8：732-740, 2008

16) Liuke M, et al：Disc degeneration of the lumbar spine in relation to overweight. Int J Obes (Lond) 29：903-908, 2005

17) Hassan G, et al：Is facet tropism associated with increased risk of disc herniation in the lumbar spine? Asian Spine J 12：428-433, 2018

18) Ishihara H, et al：Facet joint asymmetry as a radiologic feature of lumbar intervertebral disc herniation in children and adolescents. Spine 22：2001-2004, 1997

保存療法による復帰の注意点

山﨑良二

要点整理

　腰椎椎間板ヘルニアの多くは退縮がみられ，症状が改善する病態である．よくみられる疾患であり，治療の第一選択は保存療法である．保存療法の期間はストレッチングやモーターコントロールの重要性を再確認する期間に充てていただきたい．後遺症を残さないためにも，手術療法転換へのタイミングを常に考慮しながら保存療法の効果を判断すべきである．

はじめに

　ヘルニア（hernia）とは，ラテン語で「臓器があるべき部位より逸脱した状態」を意味する言葉である．腰椎椎間板ヘルニアという病名からは，腰椎の椎間板が突出した病態と認識される．腰椎椎間板ヘルニアの症状は，無症候性のもの，腰痛だけのもの，下肢痛を伴うものまでさまざまである．腰椎椎間板ヘルニアを治療する際に，何の症状に対し何の治療をするのかを明確にしなければ，医師患者間での混乱が生じ治療がうまくいかないときがある．腰椎椎間板ヘルニア診療ガイドライン[1]には，腰痛だけでなく下肢へ放散する神経根障害を伴うものを腰椎椎間板ヘルニアとして診断基準が提示されている．一般的にも下肢へ放散する神経痛の症状を伴ったときに症状が強いため，積極的な治療の対象となることが多い．しかし，アスリートについては，日常生活には問題がなく競技中のみ症状を呈することがあり，腰部・仙腸関節部・殿部の疼痛のみで神経根障害かどうか判断に迷うことも多い．本項では，アスリートにおける腰椎椎間板ヘルニアからの保存療法による復帰について記載する．そのために，腰椎椎間板ヘルニアの疼痛，診断の重要性（画像診断を含む），ヘルニアの退縮，保存療法，手術適応と復帰の注意点と順に解説したいと思う．

1 腰椎椎間板ヘルニアの疼痛

　アスリートの75％は競技人生の中で1回は腰痛を経験すると報告されており[2]，全腰痛のうち椎間板由来のものは40％程度といわれている[3,4]．椎間板ヘルニアの疼痛は，前述したように神経根障害による腰下肢痛と椎間板性腰痛に大別される（図1）．

　神経痛を呈する時は，神経根に刺激が加わっている．直接的な圧迫だけでなく神経根周囲の炎症によって疼痛が惹起されることが知られている[5]．

　痛みを伴う椎間板には本来存在するはずのない神経線維が椎間板亀裂部などに侵入していることが確認されている[6]．椎間板（線維輪）最外層，前縦靱帯，後縦靱帯には神経線維と感覚受容器が確認されている[7]．椎間板損傷が生じると炎症反応が惹起され，椎間板性腰痛として痛みを生じるようになる．炎症状態が遷延化すると感覚神経系の感作が成立し，通常動作による椎間板内圧の上昇，線維輪や靱帯の伸張などでも痛みが生じるようになる[8]．

図1 ▶ 2選手（A選手（a, b），B選手（c, d））の腰椎MRI画像

ともにラグビー選手．
a　T2W sagittal．椎間板変性を認め，椎間板高も狭小化している．
b　T2W L4/5 axial．椎間版の突出を認め，右L5神経根の圧迫がみられる．
c　T2W sagittal．椎間板変性は軽度，L4/5椎間板が突出している．
d　T2W L4/5 axial．椎間板の突出を認め，右L5神経根の圧迫がみられる．
2選手のL4/5腰椎椎間板の突出程度はMRI上大きな差はないと思われる．しかし，A選手は腰痛のみでプレー可能，B選手は右下肢痛を伴いコリジョンプレーができない．椎間板の突出する圧力の違いによるものと考えている．画像のみで症状や今後の経過を推察することは困難である．

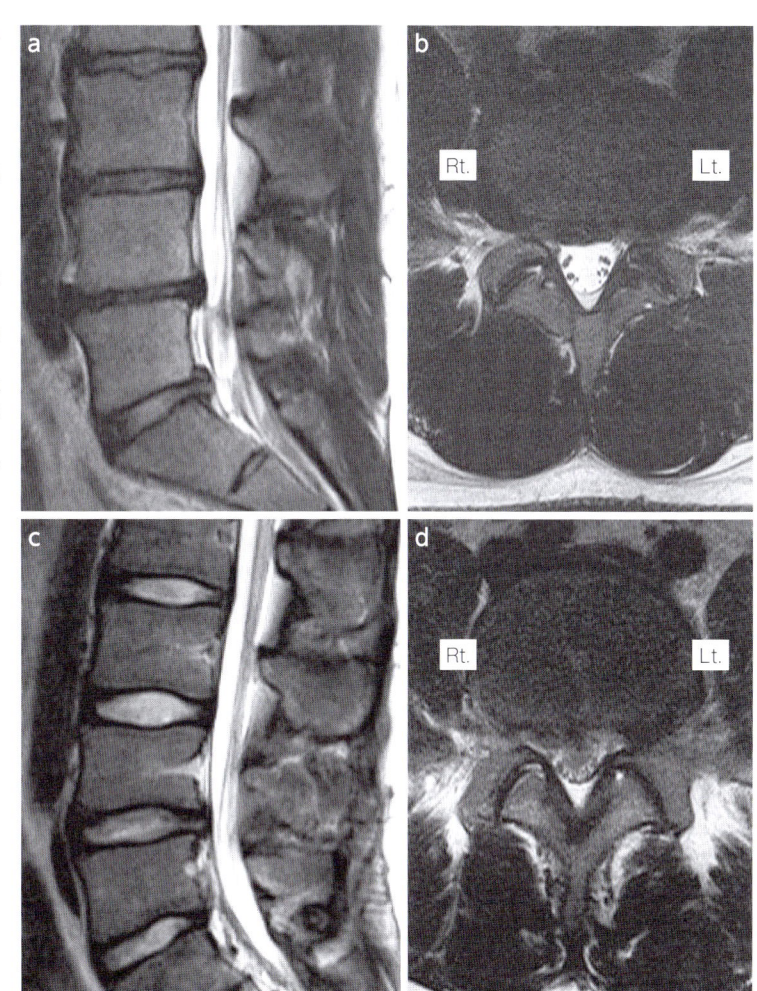

2 診断の重要性（画像診断を含む）

　診断が間違っていれば治療が無駄になるだけでなく，アスリートの一番の願いである早期復帰への妨げとなる．さらには，患者の信頼を損なうことになりかねない．

　腰椎椎間板ヘルニアは下肢伸展挙上テスト（straight leg raising：SLR），指床間距離（finger floor distance：FFD），膝蓋腱反射（PTR）やアキレス腱反射（ATR）などの腱反射，支配神経領域の筋力低下や筋萎縮，疼痛の部位，知覚異常などにより診断される．神経根障害による症状が強いときには診断は容易であるが，下肢痛がなくSLRが陰性で腰部・仙腸関節部・殿部の疼痛のみの症状

のときは腰椎椎間板ヘルニアの診断で良いのか判断に迷う．初期の保存療法で改善がみられず，治療方針の決定に難渋する際は，積極的に診断的ブロックを勧めるようにしている．神経根ブロック，椎間板ブロック，椎間関節ブロック，分離部ブロック，仙腸関節ブロックなどがそれにあたる（**図2**）．診断的ブロックは疼痛の軽減が得られるという治療効果もさることながら，疼痛原因を確定することにより患者との信頼関係を構築する意味でも重要である．

　画像診断として，単純X線ではヘルニアの描出は不可能であるが，腰椎の前後屈動態撮影をすることで不安定性の評価をすることができる．MRIが診断に最も優れた方法であることはいうまでもないが，STIRにて分離症，骨挫傷，他の炎症性疾

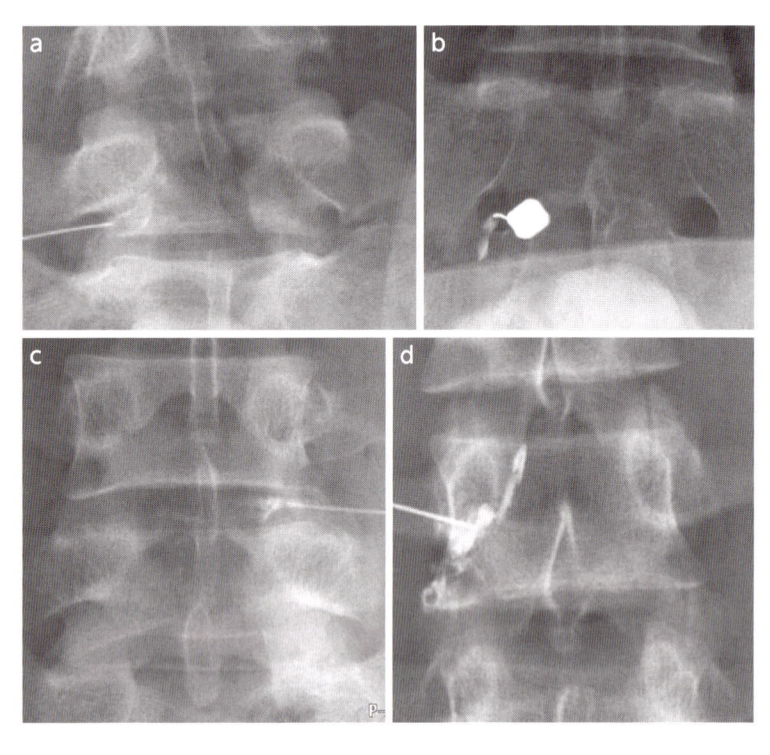

図2 **腰椎疾患を鑑別するための各種ブロック**
a L5神経根ブロック
b S1神経根ブロック
c 椎間板ブロック
d 分離部ブロック

患を鑑別することも重要である．さらにアスリートには，CTも必須であると考えている．胸腰椎移行部から仙腸関節を撮像範囲に含めるようにしている．野球選手に多い黄色靱帯骨化症や仙腸関節部痛・殿部痛の原因となりやすい仙腸関節障害などを捉えることができるだけでなく，腰仙椎に15％程度と比較的多くみられる移行椎[9]や椎間板ヘルニアに伴う腰椎終板障害[10]の有無を知ることは治療を選択する上で非常に重要であると考えている．移行椎の影響で可動椎間が制限されるとストレスが集中する隣接椎間の椎間板変性は進行し，腰下肢痛が生じやすいことが報告されている[11]．幼少期からスポーツをしているアスリートでは腰椎終板障害の既往がみられることがあり，外側陥凹の骨性狭窄を呈していると保存療法が奏功しないことがある（図3）．

3 ヘルニアの退縮

椎間板ヘルニアの自然退縮機序においてマクロファージがヘルニア組織内に確認され，重要な役割を演じていることが報告されている[12]．無機質な椎間板に血管新生が生じ炎症が惹起され，サイトカインの作用でさまざまな酵素が誘導され腰椎椎間板ヘルニアを分解すると考えられている[1]．椎間板ヘルニアのサイズは腰下肢痛や神経症状とよく相関し，SLRの陽性率や障害神経領域の運動・知覚障害がより高度であると報告されている[13, 14]が，大きく遊離脱出（後縦靱帯を破り硬膜外腔に脱出している noncontained type）したヘルニアほど高率に自然退縮するとされている[15]（図4）．

4 保存療法

言うまでもなく，退縮が見込める腰椎椎間板ヘルニアの第一選択は保存療法である．一般的には，約7割の患者は発症から3〜6ヵ月以内に症状が軽減するといわれている[1]．当然，ヘルニアの脱出部位や大きさなどにより症状の軽減する期間は異なる．アスリートに対する保存治療の最も重要な点は，治療期間を設定し説明することであると考えている．しかし，初回の診察のみで保存治療

図3　腰椎終板障害の既往がみられ，早期に手術を選択した症例

腰椎椎間板ヘルニア
a　MRI T2W sagittal. L5/S から脱出するヘルニアが確認される.
b　MRI T2W L4/5 axial. 脊柱管内左よりにヘルニアの脱出を認め，左 S1 神経根を圧迫している.
c　CT sagittal. S1 後岬角に腰椎終板障害の既往と思われる骨性の膨隆がみられる.
d　CT S1 axial. 脊柱管内左よりに骨性の膨隆がみられ，左外側陥凹部の骨性狭窄を有している.
腰椎終板障害の既往のため左外側陥凹が骨性狭窄をきたしており，左 S1 神経根はスペースのないところでヘルニアによる圧迫を受けていた. 保存治療が奏功せず，ヘルニアの退縮も大きな期待はできず早期に手術療法を選択した症例である.

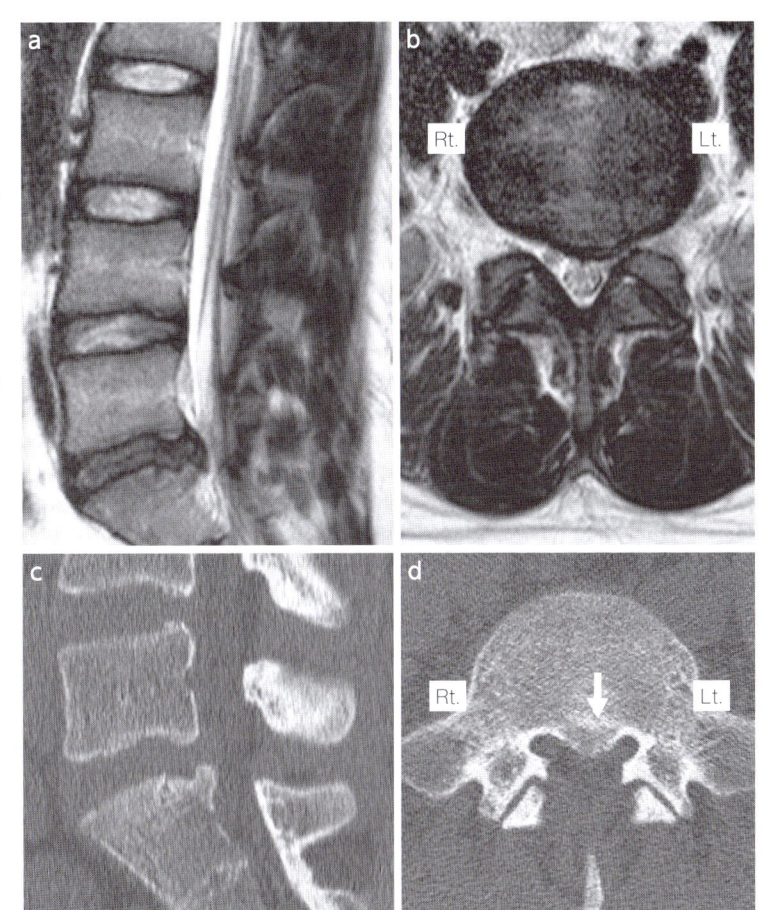

の期間を予測するのは非常に難しい. 薬物療法やブロックなどにより疼痛がどの程度コントロールできるのか？ 筋力低下が出現してきていないか？ いたずらに保存療法を延長しトレーニングができない期間が延びていないか？ など，常にアスリートのパフォーマンスを落とす要素がないか注意しながら観察し，保存療法に要する期間を可能な限り早期に伝えられるように心がけている.

　保存療法に要する治療期間の予測として，前述したように移行椎，腰椎終板障害や変性による狭窄症を有していないかなども判断の材料になる.

　保存治療には薬物療法，硬膜外ブロック，spinal manipulation，腰椎牽引療法などがあげられる. 副腎皮質ステロイド薬を使用した硬膜外ブロックは治療開始早期で疼痛軽減の可能性があるとされるが，エビデンスレベルの高いその他の保存療法の報告は見当たらない[1].

　薬物療法について. 非ステロイド性抗炎症薬（non-steroidal antiinflammatory drugs：NSAIDs）の内服は下肢痛を有する椎間板ヘルニアに対しての治療効果について十分に示した研究はないが，腰痛に対しての有効性は示されている[16]. 近年はプレガバリン（リリカ®）やトラマドール/アセトアミノフェン（トラムセット®）など，NSAIDsよりも強い鎮痛効果が期待できる薬剤も使用可能となっている. 前者は神経痛に，後者は腰痛に積極的に使用するようにしている. 2019 年 6 月現在，副腎皮質ステロイド薬以外の前述の薬剤はドーピング対象薬には含まれていないが，アスリートに投与をする際には情報が最新のものかを確認して投薬する必要がある.

　硬膜外ブロックも副腎皮質ステロイド薬と局所麻酔薬を併用し，積極的に施行している. 副腎皮質ステロイド薬の非全身的使用（関節内注射，関

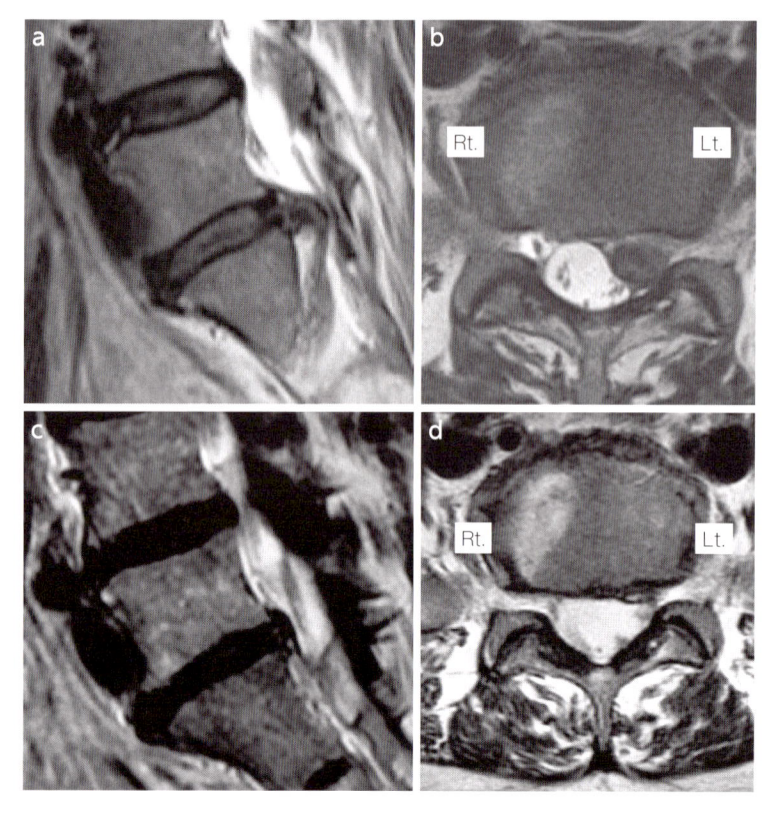

図4 ▶ 腰椎椎間板ヘルニアの退縮（a，b：退縮前，c，d：退縮後）

a　MRI T2W sagittal．L5/S から脱出するヘルニアが確認される．

b　MRI T2W L5/S axial．脊柱管内左よりにヘルニアの脱出を認め，左S1神経根を圧迫している．

c　発症後4ヵ月のMRI T2W sagittal．L5/S 椎間から脱出していたヘルニアが退縮している．

d　発症後4ヵ月のMRI T2W L5/S axial．脊柱管内左より脱出していたヘルニアが退縮し消失している．

節周囲注射，腱周囲注射，硬膜外注射，皮内注射，吸入）は，禁止されていないので，治療使用特例（therapeutic use exemptions：TUE）申請は不要である．特に発症初期の強い疼痛を呈している時に施行することが多い．硬膜損傷による低髄圧症状を懸念し，アスリートには仙骨硬膜外ブロックを勧める報告もあるが，筆者はより患部に近い腰部硬膜外ブロックを勧めることが多い．

　積極的に薬物療法や硬膜外ブロックをする理由は，単なる除痛のためだけでなく，早期からのストレッチングが腰椎椎間板ヘルニアの治療の一つとして重要であり，それを可能にする鎮痛の手段として必要であると考えているからである．ストレッチングは柔軟性を改善しパフォーマンスを向上させるだけでなく，伸張反射を抑制し筋緊張を低下させる[17]．疼痛が強ければ筋緊張が亢進し，タイトネスを増すことになる．関節可動域が低下すれば，モーターコントロールやコンディショニングの観点からも，パフォーマンスは低下し復帰後の怪我につながる恐れもある．さらに，ハムス

トリングのタイトネスは腰痛と強い相関があり，ハムストリングに柔軟性を持たせることは，骨盤の動きを改善し腰痛を軽減させる．相反抑制を利用しハムストリングを伸長させる jack-knife stretching は，特に有用な方法である[18]．

　最も頭を悩ませるのは，トレーニングをどこまで制限し，いつまで運動制限を設けるのか？ いつからどのトレーニングを再開し，制限するべき運動があるのか？という運動療法に関する問題であろう．明確な答えは未だにない．疼痛の程度によるが，疼痛が強い急性期には積極的な運動療法を処方しておらず，安静時痛が引くまでは安静期間を設け，疼痛が出現しない程度のストレッチングのみとしている．ストレッチングはハムストリングだけでなく股関節の回旋や肩甲骨周囲を含め，復帰後の腰椎への負荷が軽減できるような教育・指導を行っている．急性期の疼痛改善がみられ，安静時痛が落ち着いた亜急性期には，前述したハムストリングのストレッチングを積極的に行い，体幹を安定化させる体幹安定化運動（stabilization

図5 ▶ **椎間板内圧と姿勢との関係**
（文献 19 より引用）

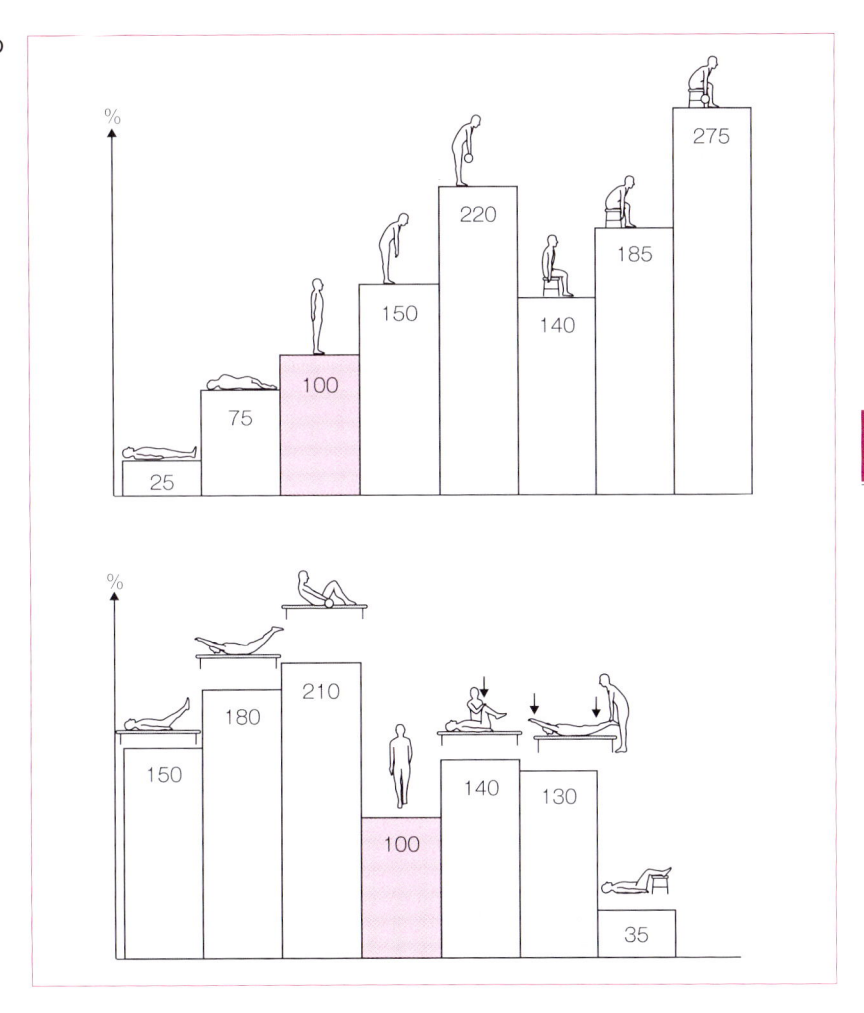

exercise）を開始している．体幹安定化運動は draw-in から開始し各種 bridge exercise（prone, back, side）まで，可及的早期に許可している．体幹深部筋（ローカル筋）の exercise を中心としたアイソメトリックの体幹安定化運動は，椎間板内圧を上げ過ぎず（**図5**）[19]，フィードフォワード機能を再構築することができるとされる[20]．このように，急性期から亜急性期は椎間板内圧を上げる運動療法は制限し，ストレッチングと体幹安定化運動を中心としている．回復期では疼痛の増悪を認めなければ，ランニングやバイクを開始，症状の改善に応じてダッシュ・ジャンプなどを含むアジリティトレーニングへと移行している．体幹への負荷が少ない四肢の筋力強化訓練（例；肘・膝の屈伸の筋力増強訓練など）も，この時期から許可している．慢性期（維持期）にはさらに運動強度を

上げ，競技特異性のある運動（例；野球であればピッチングやバッティングなど）へとすすめ，体幹に負荷がかかる筋力強化訓練（例；スクワットなど）も許可している．程度の差はあるが，通常は競技復帰までに 3～6ヵ月を要することが多い．

5 手術適応と復帰の注意点

　保存療法のおおまかなスケジュールを示すが，あくまで順調にいった場合のものである（**図6**）．疼痛の再燃や筋力低下が持続・増悪するようであれば経過中に手術療法を勧める．保存療法の経過中，症状改善が不良で，回復期から慢性期の期間に運動療法の強度を上げることができなくても手術療法を検討することが多い．

	急性期 発症〜2週	亜急性期 2週〜1ヵ月	回復期 1〜2ヵ月	慢性期 （維持期） 2〜3ヵ月	寛解 3〜6ヵ月
安静時痛	++	±	−	−	
運動時痛	++	+	±	±〜−	−
ストレッチ	疼痛の でない範囲で	積極的に	→		
運動		体幹安定化運動	ランニング ⇒アジリティ	競技運動	競技復帰
筋トレ			四肢	体幹	制限なし

図6 ▶ 保存療法のスケジュール
＋＋：疼痛が強い，＋：疼痛あり，±：疼痛は軽度か時々，−：疼痛なし

保存療法に比べ，手術療法の方が復帰の計画性が立てやすいと筆者は考えている．手術療法は合併症があるためリスクを負う治療ではあるが，いたずらに保存療法の期間を延長し手術のタイミングを失うことだけは避けなければならない．神経障害による筋萎縮だけでなく，トレーニングができないことによるパフォーマンスの低下，それらに伴うモーターコントロールの喪失，競技復帰後の続発性障害（肘・肩障害など）などが懸念される．

患者の所属するチームやトレーナーともよく相談する必要がある．若手選手なのかベテラン選手なのか，シーズン中なのかオフシーズンなのか，選手の立場や所属競技のタイミングによっても治療方針の選択は影響を受ける．

SLR や FFD などは定量的に評価でき，経過判断の良い指標となる．アスリートは筋力が強く筋力低下の評価が難しい場合がある．L5 神経障害による長母趾伸筋（extensor hallucis longus：EHL）やS1 神経根障害による長母趾屈筋（flexor hallucis longus：FHL）は大きな筋力を有していないのでアスリートでも筋力低下の評価がしやすい．筋萎縮は不可逆的になることがあるため，見逃してはいけない評価の1つである．大腿周囲径や下腿周囲径の評価も経過には重要な指標となる．

上記以外で復帰の際に注意しているのは，中臀筋の筋力低下（L5 神経根障害で多くみられる），知覚鈍麻（特にS1 神経根障害の足底部）である．左右を比較して観察しないと気づかないことも多く，体幹バランスに影響があるため続発性障害の原因となりうると考えている．

保存療法の期間はアスリートにとってつらいものとなる．この期間に腰椎椎間板ヘルニアという病気がどういったものであるか把握し，ストレッチングやモーターコントロールの重要性を再度勉強し確認することは，決して無駄な時間ではなくポジティブに捉え，復帰後の良いパフォーマンスにつなげるための準備期間としてほしい．保存療法がうまくいかず，手術療法に移行した時も同様である．保存療法のこの期間を有意義なものとしていただきたい．こういった経験がある選手ほど，復帰後のトレーニングを継続することができ，細部までコンディショニングケアができるようになっている．

おわりに

競技特性や年齢により当然異なるが，アスリートの競技復帰率は 70〜90％以上であり，保存治療と手術療法では概ね差はないとされている[21, 22]．しかし，近年の脊椎の低侵襲手術の発展，体幹トレーニングとコンディショニング技術の進歩により，これまでの報告が今後も統一された見解のままではないと考えている．可及的早期に確定診断

し，治療スケジュールを決定する．保存療法による改善が不十分であった際の対応を判断するタイミングと指標を十分に説明する．初回の診察のみですべてを判断するのは難しく，疼痛の経過，ストレッチングや運動強度を上げていった時点で再評価が必要となる旨も伝えておく．

保存療法で大事なことは，つらい期間を共に過ごすための信頼関係である．復帰後にうまくパフォーマンスを引き出し維持できるように，後遺症を残さないためのアドバイス，ヘルニア再発防止への取り組み，復帰後の続発性障害を生じさせないための指導などを説明することが大切である．

◆ 文 献

1）日本整形外科学会診療ガイドライン委員会，腰椎椎間板ヘルニア診療ガイドライン策定委員会編：前文．腰椎椎間板ヘルニア診療ガイドライン，改訂第2版，日本整形外科学会，日本脊椎脊髄病学会監，南江堂，東京，1-6，2011

2）Ong A, et al：A pilot study of the prevalence of lumbar disc degeneration in elite athletes with lower back pain at the Sydney 2000 Olympic Games. Br J Sports Med 37：263-266, 2003

3）DePalma MJ, et al：What is the source of chronic low back pain and dose age play a role? Pain Med 12：224-233, 2011

4）Schwarzer AC, et al：The prevalence and clinical features of internal disc disruption in patients with chronic low back pain. Spine 20：1878-1883, 1995

5）西田康太郎ほか：椎間板変性の疼痛発生機序について．脊椎脊髄 28：25-31，2015

6）Freemont AJ, et al：Nerve ingrowth into diseased intervertebral disc in chronic back pain. Lancet 350：178-181, 1997

7）Edgar EA：The nerve supply of the lumbar intervertebral disc. J Bone Joint Surg Br 89：1135-1139, 2007

8）高橋 弦：腰椎椎間板ヘルニア 痛みの構造と導かれる治療．脊椎脊髄 25：295-304，2012

9）Tang M, et al：Lumbosacral transitional vertebra in a population-based study of 5860 individuals：Prevalence and relationship to low back pain. Eur J Radiol 83：1679-1682, 2014

10）Sairyo K, et al：State-of-the-art management of low back pain in athletes：Instructional lecture. J Orthop Sci 21：263-272, 2016

11）Taskaynatan MA, et al：Clinical significance of congenital lumbosacral malformations in young male population with prolonged low back pain. Spine 30：E210-213, 2005

12）Haro H, et al：Matrix metalloprotease-3-dependent generation of a macrophage chemoattractant in a model of herniated disc resorption. J Clin Invest 105：133-141, 2000

13）Thelander U, et al：Describing the size of lumbar disc herniations using computed tomography. A comparison of different size index calculations and their relation to sciatica. Spine 19：1797-1984, 1994

14）Jonson B, et al：Clinical appearance of contained and noncontained lumbar disc herniation. J Spinal Disord 9：32-38, 1996

15）Maigne JY, et al：Computed tomographic follow-up study of forty-eight cases of nonoperatively treated lumbar intervertebral disc herniation. Spine 17：1071-1074, 1992

16）高橋和久：第4章 腰痛の薬物療法に関するエビデンス．（旧版）科学的根拠（Evidence Based Medicine；EBM）に基づいた腰痛診療ガイドラインの策定に関する研究，厚生科研（21世紀型医療開拓推進研究事業），199-247，2001

17）鈴木重行：ストレッチングの効果．IDストレッチング，第2版，鈴木重行編，三輪書店，東京，5-9，2006

18）Sairyo K, et al：Jack-knife stretching promotes flexibility of tight hamstrings after 4 weeks：a pilot study. Eur J Orthop Surg Traumatol 23：657-663, 2013

19）White AA, et al：The clinical biomechanics of spine pain. Clinical biomechanics of the spine, 2nd ed, Lipincott Williams & Wilkins, Philadelphia, 379-474, 1990

20）金岡恒治：脊椎の安定性とは？ 腰痛の病態別運動療法，金岡恒治編，文光堂，東京，2-12，2016

21）Earhart JS, et al：Effects of lumbar disk herniation on the careers of professional baseball players. Orthopaedics 35：43-49, 2012

22）Schroeder GD, et al：Performance-based outcomes after nonoperative treatment, discectomy, and/or fusion for a lumbar disc herniation in National Hockay League athletes. Am J Sports Med 41：2604-2608, 2013

V

腰部障害

保存療法におけるヘルニア再発予防のためのリハビリテーション

長谷部清貴・阿久澤 弘

要点整理

腰椎椎間板ヘルニアに対する理学療法は脊柱屈曲運動時に生じる椎間板内圧を減少させるために，腹横筋を中心とした体幹深部筋機能による脊柱のモーターコントロール，股関節とその隣接する関節の機能を改善することが重要である．また競技への復帰，再発予防のために骨盤前傾を維持した状態での動作の再学習を行うことが重要である．

はじめに

腰椎椎間板ヘルニアは，体幹深部筋機能の機能低下による安定性低下や，隣接する関節（上部腰椎，胸椎，股関節など）の可動性の低下によって，脊椎分節椎間に不安定性が生じ，関節をニュートラルゾーンに保持できなくなり，さらにスポーツ活動で屈曲負荷が繰り返されることで椎間板内圧を上昇させ，線維輪の損傷が生じ，腰椎椎間板ヘルニアを発症させると考える（**図1**）．またアスリートでは痛みや動作制限がある期間に練習や競技を継続していたことなどによる誤った運動学習や代償動作が存在する可能性があるため，これらの動作を評価することも重要となる．以上のことを踏まえたうえで，保存療法による復帰，さらに再発予防に必要なリハビリテーションに関して概説する．

1 機能的な脊柱とは？

機能的な脊椎を知るうえでは，Panjabi[1]の脊椎安定化システムを理解する必要がある．脊椎の安定性は骨・関節・靱帯による「他動サブシステム」，筋による「自動サブシステム」，筋群の制御を担う「神経制御サブシステム」の3つのシステムから構成され，これらの3システムが相互に関連して機能的な脊柱が獲得される．他動サブシステムは構造的安定性に頼って脊柱を安定化させることであり，前方では椎間板に，後方や側方では椎間関節に負荷をかけることで制動する．この最終可動域周辺の骨，関節，靱帯に負荷をかけながら脊柱動作を制御している領域を elastic zone と呼ぶ（**図2**）．この領域での負荷を繰り返すことは，構造的な破綻が生じやすいと考えられている（反復的な腰椎前屈→線維輪損傷→腰椎椎間板ヘルニア）．一方，構造的安定性に頼らない領域を neutral zone（わずかな負荷によって生理学的椎間運動が生じる領域）と定義した（**図2**）．この neutral zone に脊柱の運動を保つことで障害を予防できるとされる．

1 体幹筋機能

体幹筋は腰椎の安定性を得るうえで重要な役割を担っており，脊椎に直接付着している体幹深層筋（ローカル筋）と，脊椎には直接付着しない多分節間を横断する体幹浅層筋（グローバル筋）の2つに分類される（**図3**）[2]．

ローカル筋は体幹深部に位置しており，腰椎の分節的安定性を増加させることや，腹圧の上昇や，腰背筋膜を介して腰椎の安定性に寄与しているとされる．

グローバル筋は，主に脊椎に起始停止をもたな

図1 屈曲負荷による椎間板内圧の上昇

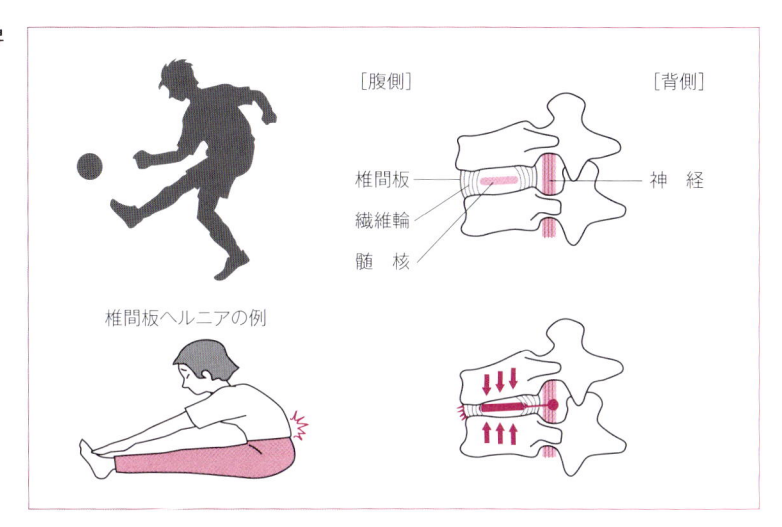

図2 elastic zone と neutral zone

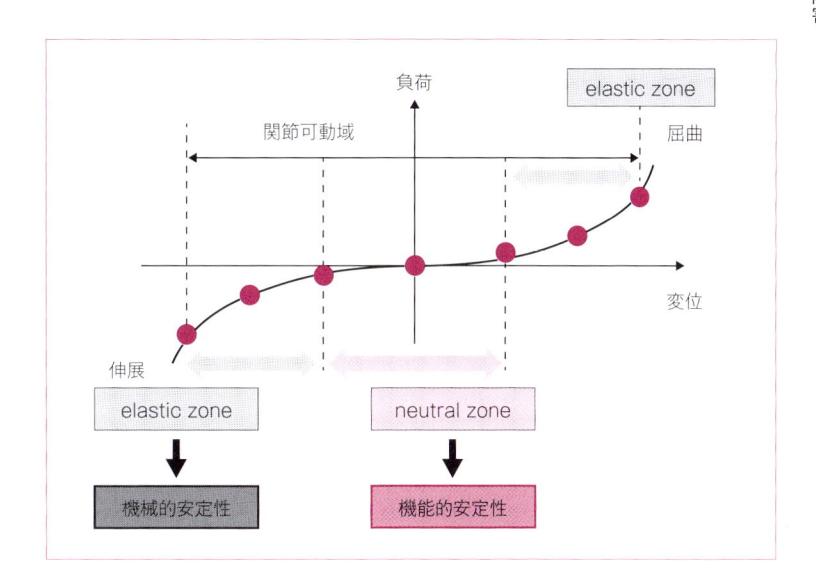

図3 体幹深層筋（ローカル筋）と，体幹浅層筋（グローバル筋）の分類
（文献2より引用，筆者訳）

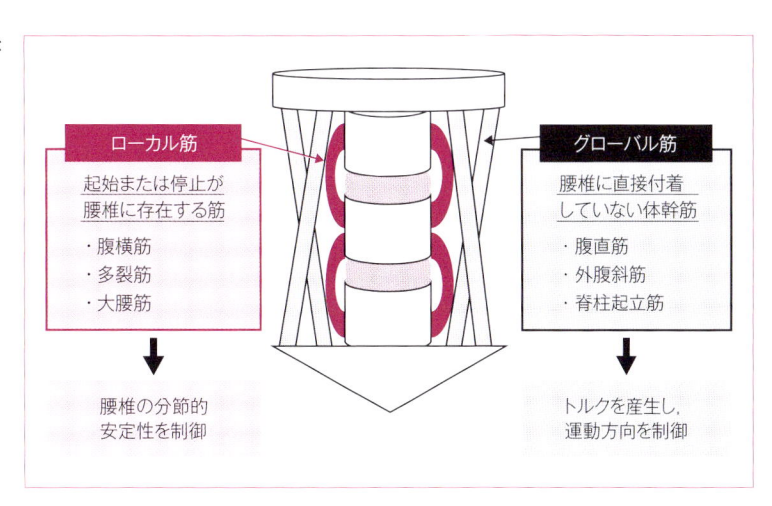

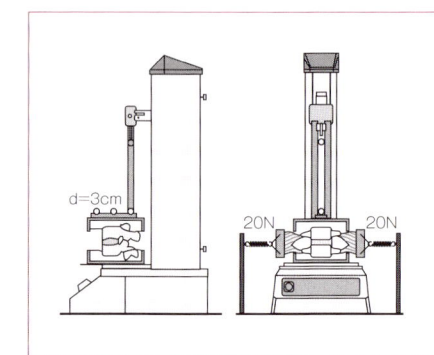

		圧縮負荷（屈曲方向）				
		25N	50N	100N	200N	400N
スティフネスの変化量（N/mm）		6.3	5.7	2.9	2.0	1.2
標準偏差		5.7	4.5	2.3	1.9	1.8
スティフネスの変化（%）		44.0	28.3	9.8	4.2	1.7
標準偏差		37.5	17.8	6.0	3.3	2.3

図4 ▶ 腹横筋の機能
腰背筋膜に冠状面方向に20N（腹横筋の最大随意収縮の50％程度）の張力を加えることによって脊柱分節の屈曲方向スティフネスが高まる.
（図：文献3より引用，表：文献3より作表）

いため，胸郭と骨盤間の運動の力限として働き，脊椎運動時のトルクを発生させる．この2つの筋システムが相互に作用することにより腰椎の安定性が増加し，体幹の剛性が高まると考えられている．また，屍体実験において，腹横筋の最大収縮の50％程度の20Nの張力を，両側の横突起に付着する腰背筋膜に冠状面方向に加えることによって，脊椎屈曲時に屈曲 stiffness が44％の制動力を示した（**図4**）[3]．これは腹横筋の中等度の収縮によって腰背筋膜の緊張が高まることで，椎間板内圧の上昇を抑制できるということになる．これらの観点に立って，リハビリテーションはローカル筋の単独収縮から開始することが望ましい．ローカル筋の強化はただ単に筋力増強を目的とするだけではなく，腰椎を安定させ円滑な運動を行うために，動作が始まる前に働いて体幹の安定性を提供する役割を担っている．このためローカル筋が先行収縮し，次いでグローバル筋，四肢の筋群が順次活動していくモーターコントロールを指導する．

2 可動性

　脊椎の局所的なメカニカルストレスを軽減するため，隣接する関節の柔軟性を向上させる必要性がある．柔軟性と傷害発生に関する報告では，柔軟性が低下した人は平均的な人に比べ2倍，柔軟性が高い人と比べると8倍も傷害（足関節捻挫，下肢の疲労骨折など）のリスクが高いとされてい

る[4]．またハムストリングの柔軟性の低下は前屈動作の股関節運動を制限し，腰椎運動を代償的に増加させる．腰背部痛既往者はハムストリングの柔軟性の低下があるとされている[5]．以上のことから異常な腰椎骨盤リズム（**図5**）を呈することで椎間板内にかかる負担が増大すると考えられる．そのため，股関節周囲筋の柔軟性を改善し，十分な股関節の可動性を確保した状態で，前屈動作に伴う骨盤前傾運動を大殿筋の遠心性収縮によってコントロールしつつ，さらに体幹深部筋の収縮によって分節的な各腰椎の屈曲運動をコントロールすることで，椎間板へのストレスを最小限に抑えることができると考える．

3 神経の滑走性

　腰椎椎間板ヘルニア患者の疼痛や痺れなどの神経症状の原因として，下記の2点が挙げられる．1つ目は，椎間板の後方突出，髄核の脱出などによる脊柱管における馬尾神経や椎間孔での神経根圧迫である．2つ目は，末梢神経周囲の長期間の炎症によって周辺組織との癒着が起こることで生じる神経の滑走性障害である．

　直接的な圧迫が原因の場合，神経の伝達障害や血流障害を呈し，異常感覚，筋力低下などの症状がみられることがある．これらに対して局所的なストレス（神経への圧迫），血流を改善させるために，徒手療法が用いられることがある．末梢神経は関節の運動に伴い，身体内を大きく滑走するこ

図 5　腰椎骨盤リズム
一般的な腰椎骨盤リズムとして，前屈時の可動範囲は約 110°で，腰椎約 40°，骨盤約 70°である．股関節周囲筋の柔軟性が生じるとこのリズムが変化し，腰椎にかかる負担が増大する．

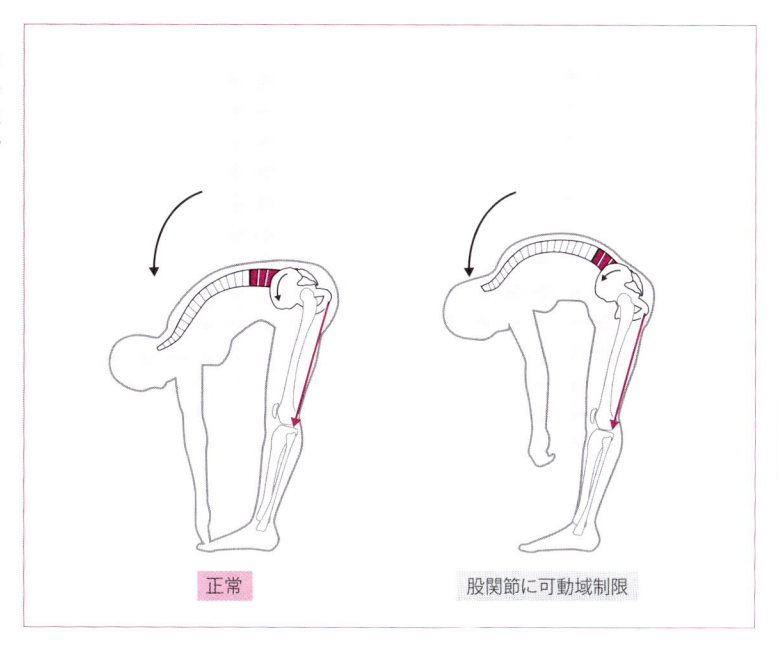

正常　　　　　　　股関節に可動域制限

とで伸長ストレスを軽減している．しかし，末梢神経の周囲に炎症が生じることで，周辺組織の線維化，瘢痕化，末梢神経との癒着という段階を経て，その滑走性が低下する．この神経の滑走性の低下に対して，神経モビライゼーションを用い神経の滑走性を改善するとよい．神経の滑走性に関しては，腰椎椎間板ヘルニア患者の SLR（straight leg raising）時に症状を有する下肢において，症状がない下肢と比較して 66％神経の滑走性が低下していることが報告されている（**図 6**）[6]．神経の滑走性を再獲得することは腰椎椎間板ヘルニアの神経症状を緩和することに寄与していると考える．また 2 つの神経障害が混在する場合には，先に神経圧迫が生じている神経原性圧迫性神経炎の治療を優先し，その後神経の滑走不全の治療を行うとよい[7]．

4　髄核前方修正

　繰り返しの腰椎屈曲運動は後方あるいは後外側に髄核を偏位させる．後方へ移動した髄核の修復，椎間板内圧減少，腰椎の生理的前弯の再獲得を目的に腰椎伸展保持運動を用いるとよい．マッケンジー法（mechanical diagnosis and therapy）に代表されるような伸展運動と同様に，はじめは腹臥位から開始し，段階的に腰椎の前弯角度を増大さ

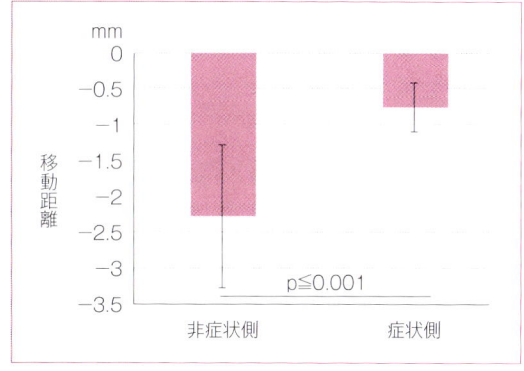

図 6　腰椎椎間板ヘルニア患者の SLR 時の神経滑走性の比較
SLR を行った際の脊髄神経の移動距離は，症状がある側で 0.76mm と症状がない側で 2.28mm で，症状がある側で 66％の減少がみられた．
（文献 6 より引用，筆者訳）

せて行う．

2　コンディショニングの実際

　腰椎椎間板ヘルニアという器質的変化を伴う病態に対して，身体機能面の改善からどのように競技復帰につなげていくか，症例を通して具体的なコンディショニング方法について述べていく．

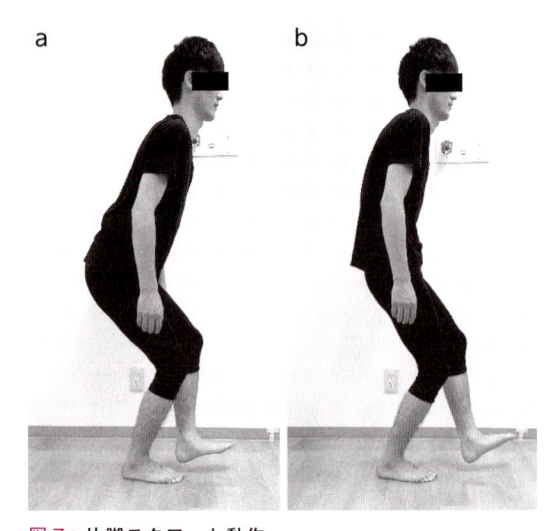

図7 ▶ 片脚スクワット動作
a 正常, b 異常
右片脚スクワット時に骨盤が前傾せず，股関節屈曲角度が小さい．

1 症　例

20歳男性

競技種目：バドミントン

競技レベル：日本選手権出場レベル

診断：L5/S1レベルの腰椎椎間板ヘルニア

主訴：右殿部から右大腿後面の疼痛．右下肢に力が入りにくく，右下肢で踏み込んだ際に支えられない感じがする．

経過：5ヵ月前から症状を感じていたが，練習は可能であったため，我慢しながら行っていた．しかし，1ヵ月前より症状が増悪し，練習困難となった．

2 身体評価

自動運動：体幹屈曲時に右腰部から右殿部にかけて疼痛増悪．特に頚胸椎を含めた脊柱全体の屈曲で著明に疼痛が増悪する．伸展，側屈，回旋では疼痛増悪を認めない．

SLR：右65°，左90°．右挙上時には右腰部から右大腿部後面に疼痛あり．

片脚スクワット動作：右片脚スクワット時に骨盤が前傾せず，股関節屈曲角度が小さい（図7）．

MMT（大殿筋）：左右とも正常レベルではあるが，抵抗を加えない状態での右股関節伸展時には

骨盤前傾，回旋の代償動作が左よりも大きい．股関節伸展動作で疼痛は出現しない．

3 身体機能からの臨床推論

現在の身体機能として，最も留意するべき点は，バドミントンの踏み込み脚である右側片脚スクワット時に，骨盤が前傾しないことである．腰椎椎間板ヘルニアの発症以前からこのような動作パターンだったのかは不明であるが，神経伸長刺激となるSLRの角度が低下していくにつれ，ハムストリングスの伸長性も同時に低下していったことが推察される．その結果，ハムストリングスの伸長性低下とともに，動作時に骨盤を後傾させたままの動作パターンを誤学習してしまった可能性がある．このことにより，踏み込み時に骨盤が前傾せず，腰椎も屈曲位となることから，椎間板への負荷は増加し症状増悪につながったと推察する．さらに，骨盤後傾位で股関節が十分に屈曲しない踏み込み動作では，大殿筋やハムストリングスといった股関節伸展筋群が動員されにくいため，体重支持がより難しくなっていったと考える．その状態で練習を継続したことで，負荷の増加から神経症状の増悪，ハムストリングスの伸長性低下，骨盤前傾減少，股関節伸展筋群の動員低下といった悪循環に陥っていたと考えて，保存療法の内容を決定した．

4 理学療法アプローチ

これらの状態に対して，身体機能へのアプローチとして下記の点に焦点を絞って理学療法を実施していった．

・徒手的介入による神経滑走性の改善
・ハムストリングスの伸長性改善
・多裂筋，腹横筋の機能改善
・大殿筋機能の改善
・骨盤前傾を維持した状態での動作再学習

a) 徒手的介入による神経滑走性の改善

ヘルニアによる神経圧迫が続くと，神経自体の滑走性が低下し，軽度の伸長刺激でも過敏に症状を誘発することになる．そのため，徒手的に骨盤を介して腰椎側屈運動を繰り返すことで神経根への血流改善や神経滑走性の改善を図った（図8）[8]．

図8　神経滑走性の改善のモビライゼーション

患者の姿勢は側臥位とする．モビライゼーションを加えたい分節の上位棘突起を母指にて固定（写真では左手）する．一方の前腕（写真では右前腕）を骨盤，大転子に当て，矢印の方向に骨盤を傾斜させる．骨盤を介して棘突起を固定している腰椎より下位では右側屈方向の動きが生じ，神経の伸長・弛緩が繰り返される．
（文献8を基に撮影）

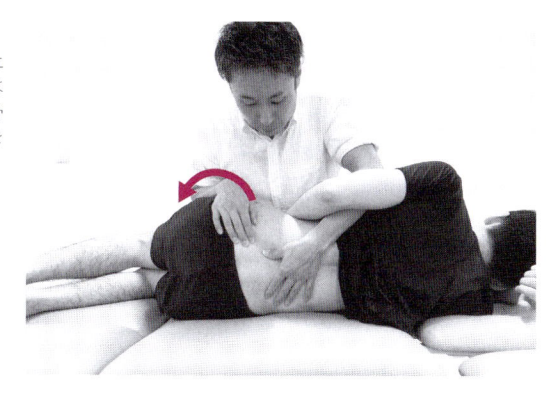

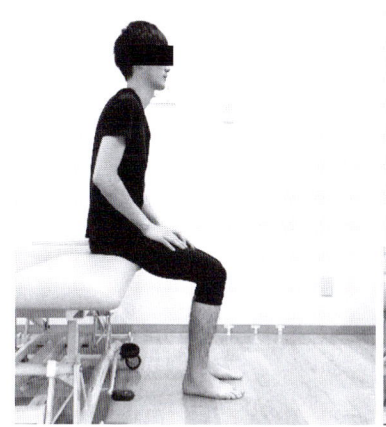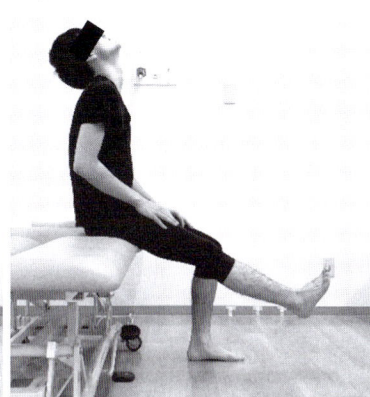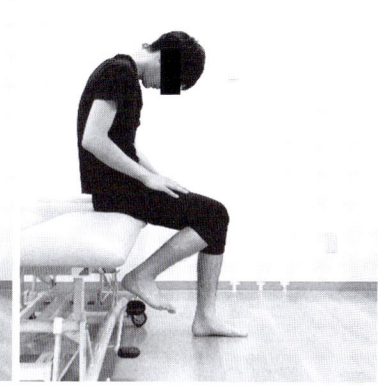

図9　神経モビライゼーション

神経の滑走性改善のため，頚部伸展時に膝関節伸展，頚部屈曲時に膝関節屈曲させる．ゆっくり狭い範囲から徐々に範囲を拡大し行う．

さらに，坐骨神経の走行に沿って，その周囲にある筋などの軟部組織に対して，徒手的に緊張の緩和や滑走性の改善を目的としたマッサージを行った．また，脊髄神経から末梢神経までを1つのコードとみなし，末梢側と中枢側を交互に緊張，弛緩させる姿勢を指導し，身体内で神経を滑走させていった（図9）．

b）ハムストリングスの伸長性改善

SLRの形でのストレッチでは神経症状を誘発してしまう．そのため，ストレッチを行う前に上記の神経滑走性改善を行っていった．その後，上記と同様にハムストリングス筋腹や筋間に対して徒手的にマッサージを加え，筋緊張緩和や滑走性改善を図ったのち，愛護的にストレッチを行った（図10）．

c）大殿筋，多裂筋，腹横筋の機能改善

骨盤を前傾させた姿勢で踏み込んだ際，大殿筋が適切に機能することで，下肢や体幹が安定し，高い運動パフォーマンスが発揮される．今回の症例では，極端な大殿筋の筋力低下は認めないが，腹臥位での股関節伸展によって右側はより大きな骨盤の同側回旋を認めた．そのため，腹横筋収縮によって体幹を安定させた状態で，大殿筋を使って股関節の独立した運動を促すことで，体幹筋と大殿筋の協調的なモーターコントロールを改善することを目的とした．

具体的には，多裂筋を賦活化できる片脚ブリッジ姿勢で大殿筋の収縮を維持させ，同時にドローインによって体幹深部筋も収縮させた[9]．その姿勢から体側股関節を外旋させ，骨盤や体幹には回旋が起こらないように意識させた（図11a）．さらに，四つ這い姿勢から股関節外転→伸展させ，体幹深部筋群による体幹，骨盤のコントロールと大殿筋による股関節の独立した運動を促した（図11b）．

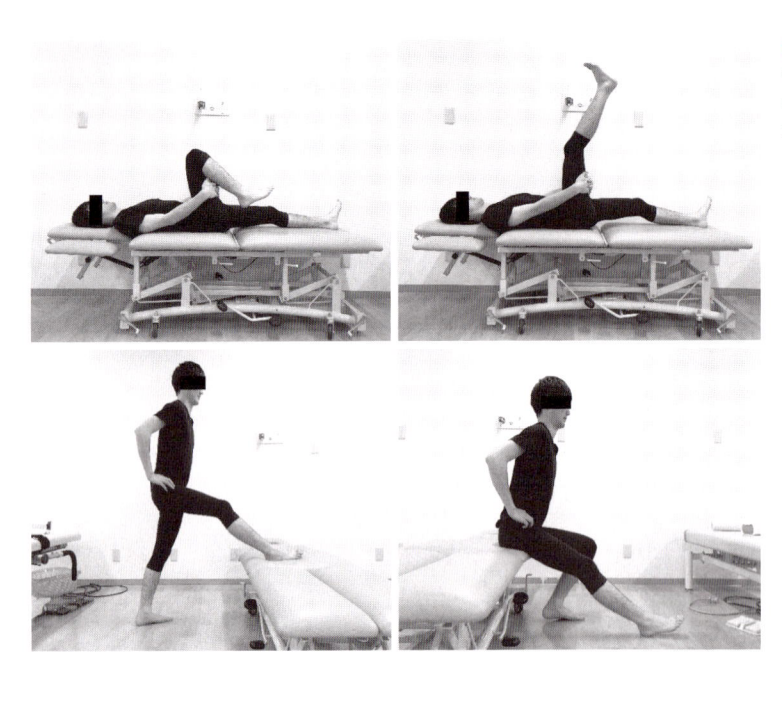

図 10 ▶ ハムストリングスの伸長性改善
背臥位，立位，座位でハムストリングスを
伸長する．しびれや下肢痛などの神経症状
が出現しない範囲で行う．

a

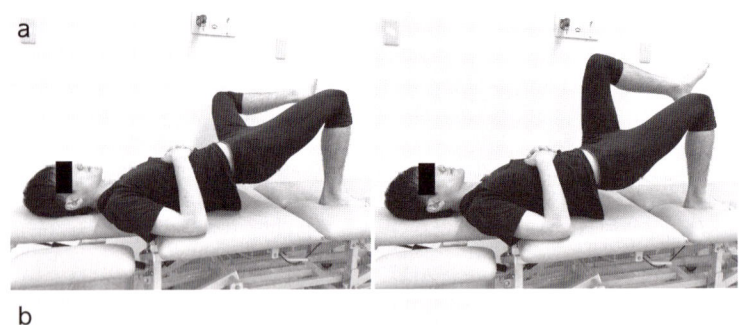

b

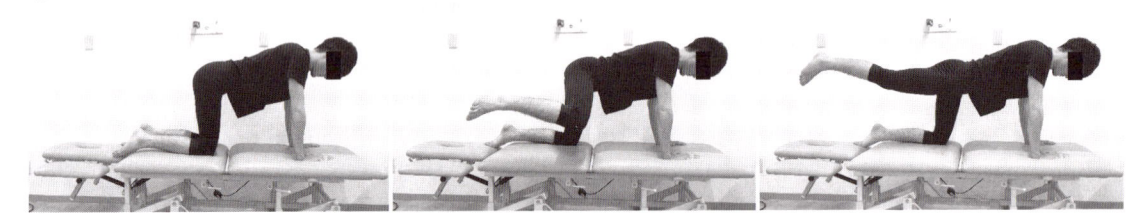

図 11 ▶ 片脚ブリッジ
a　体幹深部筋と大殿筋の収縮を意識させる．その状態で骨盤を挙上してから，対側股関節を外旋させる．その際，骨盤や体幹には回旋が起こらないように意識させる．
b　四つ這い姿勢から腹横筋の収縮を意識させ，股関節を外転から伸展させる．その後，再び外転位に戻し，四つ這い姿勢に戻す．体幹の回旋が起こらないように意識させる．

d) 骨盤前傾を意識させた荷重位でのトレーニング

体幹深部筋と大殿筋のモーターコントロールが改善し，ハムストリングスの柔軟性も改善を認めた時点から，荷重位でのトレーニングを追加した．ここでは，踏み込み動作の際に，適切な骨盤前傾を保持した動作を再学習させることを目的に，ス

クワット動作やランジ動作を中心としたプログラムを実施した（**図 12**）．いずれの動作でも，体幹深部筋群の収縮，股関節屈曲，骨盤前傾を意識しての動作から開始し，無意識のうちに適切な筋収縮，動作を行えるように進めていった．

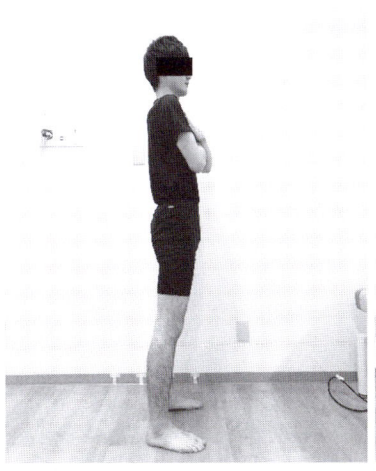
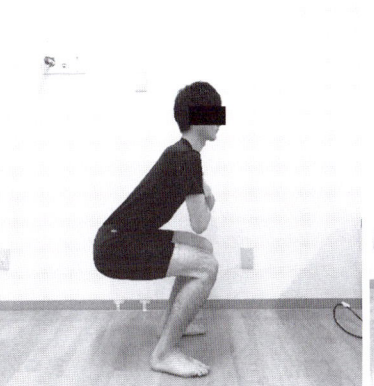
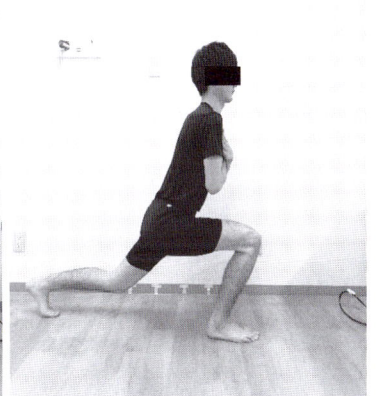

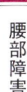

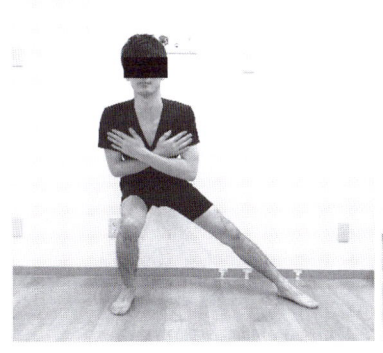
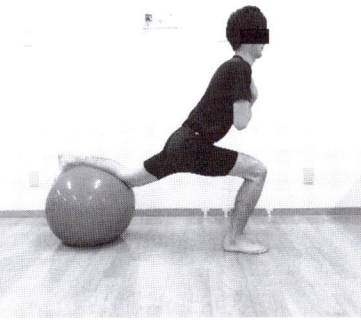

図12 ● スクワット動作やランジ動作を中心としたプログラム

おわりに

　腰椎椎間板ヘルニアのアスリートの競技復帰率を検討したシステマティックレビューにおいて，保存療法と手術療法では同程度の確率でスポーツ復帰が可能であったとされている[10]．また腰椎椎間板ヘルニアのガイドラインにおいて，2次3次予防として体幹の筋力強化，ストレッチなどの有効性が示されている[11]．以上のことから保存療法における腰椎椎間板ヘルニア患者は適切の評価，治療を選択していくことで十分に競技復帰，再発予防に繋げられると考えられる．

◆ 文　献

1) Panjabi MM：The stabilizing system of the spine. Part 1. Function, dysfunction, adaption, and enhancement. J Spinal Disord 5：383-389, 1992
2) Bergmark A：Stability of the lumbar spine. A study in mechanical engineering. Acta Orthop Scand 230（suppl）：20-24, 1989
3) Barker PJ, et al：Effects of tensioning the lumbar fasciae on segmental stiffness during flexion and extension：Young investigator award winner. Spine 31：397-405, 2006
4) Pope RR, et al：Effects of ankle dorsiflexion range and pre-exercise calf muscle stretching on injury risk in Army recruits. Aust J Physiother 44：165-177, 1998
5) Li Y, et al：The effect of hamstring muscle stretching on standing posture and on lumbar and hip motions during forward bending. Phys Ther 76：836-849, 1996
6) Rade M：Reduced spinal cord movement with the straight leg raise test in patients with lumbar intervertebral disc herniation. Spine 42：1117-1124, 2017
7) Schafer A, et al：Classification of low back-related leg pain—A proposed pathomechanism based approach. Man Ther 14：222-230, 2009
8) 金岡恒治ほか：徒手療法を用いた評価（疼痛除去テスト）．腰痛のプライマリ・ケア，文光堂，東京，19-25, 2018
9) Okubo Y, et al：Electromyographic analysis of transversus abdominis and lumbar multifidus using wire electrodes during lumbar stabilization exercises. J Orthop Sports Phys Ther 40：743-750, 2010
10) Reiman MP, et al：Return to sport after open and microdiscectomy surgery versus conservative treatment for lumbar disc herniation：a systematic review with meta-analysis. Br J Sports Med 50：221-230, 2016
11) van Tulder M, et al：Chapter 3. European guidelines for the management of acute nonspecific low back pain in primary care. Eur Spine J Suppl 2：S169-S191, 2006

◆ 執筆協力者

金岡恒治

腰椎椎間板ヘルニアに対する低侵襲手術

中前稔生・安達伸生

要点整理

アスリートの腰椎椎間板ヘルニアに対する低侵襲手術である全内視鏡的腰椎椎間板ヘルニア摘出術（full-endoscopic lumbar discectomy：FELD）について概説した．保存的治療に抵抗する腰椎椎間板ヘルニアに対して筋肉や骨組織などの後方支持組織を温存するFELDを行うことで良好な除痛効果と早期のスポーツ復帰が可能であった．アスリートの腰椎椎間板ヘルニアに対するFELDは有用な手術方法である．

はじめに

腰椎椎間板ヘルニアはアスリートの下肢痛や腰痛の原因となることがあり，選手のパフォーマンス，さらには選手生命にも影響を及ぼすことがあるスポーツ障害の一つである．アスリートの腰椎椎間板ヘルニアに対して保存療法の良好な成績が報告されている一方で[1]，保存的治療に抵抗性の腰椎椎間板ヘルニアに対しては手術療法が必要となることもある．腰椎椎間板ヘルニアに対する低侵襲手術としてこれまで顕微鏡下椎間板摘出術や内視鏡下椎間板摘出術が行われてきたが，最近ではより低侵襲な治療法である全内視鏡的腰椎椎間板ヘルニア摘出術（full-endoscopic lumbar discectomy：FELD）が行われるようになってきた[2~4]．FELDは局所麻酔下に内視鏡を挿入し傍脊柱筋，椎弓などの後方支持組織を温存しながらヘルニアを摘出する究極の低侵襲手術とされている．本項では，アスリートの腰椎椎間板ヘルニアに対するFELDについて概説し，ヘルニアの再発予防のコツとピットフォールについて述べる．

1 アスリートにおける腰椎椎間板ヘルニアの病態

アスリートの腰椎椎間板ヘルニアは，スポーツに伴う外力の繰り返しなどによる椎間板変性を基盤とした線維輪の力学的破綻により，髄核などの椎間板を形成する組織が線維輪を穿破することで生じる．ヘルニアが脊柱管や椎間孔に進展すると神経が圧迫されるが，物理的な圧迫のみでは下肢痛は生じない．ヘルニアと接触した神経根ではtumor necrosis factor（TNF）やinterleukinなどの炎症性サイトカインによる炎症が惹起されることにより下肢痛が生じる[5]．すなわち腰椎椎間板ヘルニアによる下肢痛には物理的な圧迫と化学的な炎症の双方が関連していると考えられている．一方，腰椎椎間板ヘルニアでは腰痛や腰椎の不撓性を生じることがある．椎間板性腰痛では疼痛に関係する感覚神経線維が椎間板内層まで進入して腰痛を惹起するといわれているが[6]，われわれは腰椎椎間板ヘルニアでは，免疫に暴露されていない髄核が線維輪表層の硬膜外腔に漏出し，免疫応答を介してTNFなどの炎症性サイトカインにより線維輪表層の感覚神経線維が感化されて腰痛を引き起こしていると考えている[7,8]．今後，椎間板性腰痛のさらなる基礎研究が待たれる．

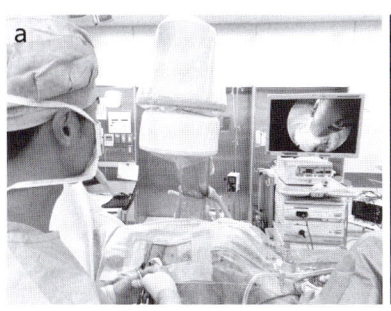
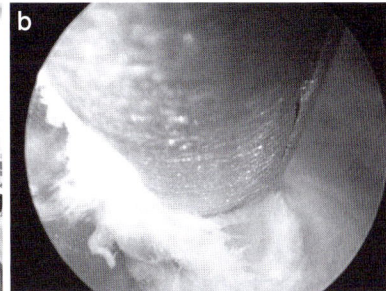
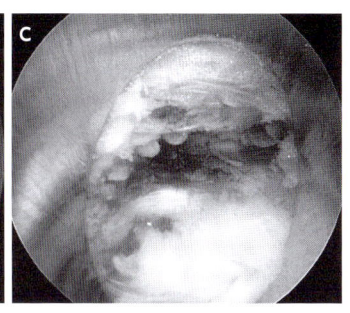

図1 ▶ FELD の実際

局所麻酔下に腹臥位となり，透視下に内視鏡を椎間板に刺入しモニターを見ながら手術を行う（a）．椎間板造影を行い，患者の下肢痛の有無に注意しながら内視鏡を挿入し，髄核鉗子を用いてヘルニアを摘出する（b）．ヘルニア摘出後，神経根の除圧を確認する（c）．（b，c：巻頭カラー参照）

2 アスリートの腰椎椎間板ヘルニアに対する低侵襲治療

1 治療方針の選択

　腰椎椎間板ヘルニアに対する治療方針としては保存療法を選択することが多く，これはアスリートにおいても同様である[1]．しかし，アスリート，特にプロ選手では治療に長期間を要するようであればポジションを奪われたりコンディションの回復に難渋し選手生命を脅かされたりすることもあり，状況に応じて早期の手術治療を要する場合があることを常に念頭に置いて治療にとりかかる必要がある．われわれは保存的治療に抵抗したり，下肢筋力低下を伴うような場合には，手術治療を積極的に考慮する．手術治療においては，アスリートでは特に手術侵襲が少なく早期復帰ができる術式が求められる．FELD は土方らによって報告された経皮的髄核摘出術[9]を発展させ，内視鏡下および経皮的にヘルニアを摘出する低侵襲手術であり，我々はアスリートの腰椎椎間板ヘルニアに対する手術治療として FELD を第一選択とした治療戦略をとっている．

2 FELD の手術方法（図1）

　FELD は局所麻酔下に X 線透過性の手術台を使用し腹臥位で行う．よって術前に腹臥位になることができるかチェックする必要がある．疼痛のために腹臥位になることができない症例は FELD の適応外である．FELD にはさまざまなアプローチ方法があるが，我々は transforaminal approach を採用している．刺入部は体格や手術高位にもよるが，正中から約8〜12 cm 外側であることが多い．透視下にインジゴカルミン入りの造影剤を用いて椎間板造影を行い，患者の下肢痛の有無に注意しながらガイドワイヤーおよびダイレーターを用いて内視鏡を挿入する．ダイレーター挿入時には線維輪表層に十分局所麻酔を行うことでダイレーター挿入時の腰痛出現を予防している．ただし多量の局所麻酔薬を使用すると exiting nerve root まで麻酔されてしまうことがあるため注意を要する．ペンシル，カニューラの設置部のポイントはヘルニア基部の後縦靭帯直下の線維輪内部に挿入することが肝要となる．内視鏡を挿入するとインジゴカルミンによって青く染まった髄核が観察されるのでヘルニア基部の髄核をまず摘出する．この操作によりヘルニアが一塊に摘出できることがある．続いてカニューラを引き出しながら椎間板外に内視鏡を出し（inside-out 法），内視鏡の向きを変えて（hand-down）脊柱管内に内視鏡を挿入し，残っているヘルニアを摘出する．FELD の操作においては transverse nerve root，exiting nerve root を十分に確認し損傷しないように注意する必要がある．

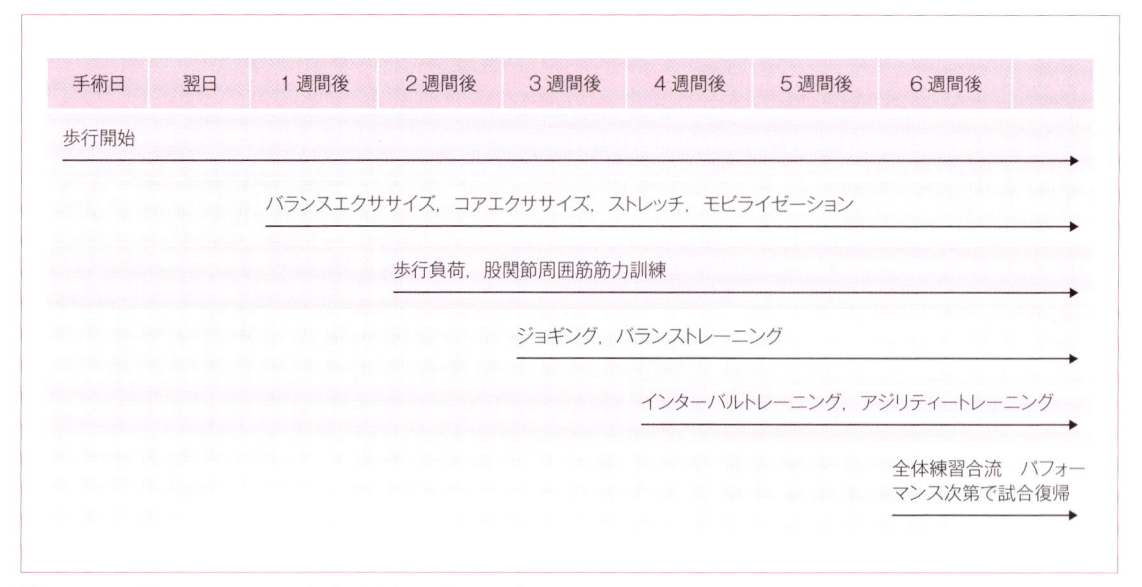

手術日	翌日	1週間後	2週間後	3週間後	4週間後	5週間後	6週間後	

歩行開始

バランスエクササイズ，コアエクササイズ，ストレッチ，モビライゼーション

歩行負荷，股関節周囲筋筋力訓練

ジョギング，バランストレーニング

インターバルトレーニング，アジリティートレーニング

全体練習合流　パフォーマンス次第で試合復帰

図2 ▶ FELD後のアスレティックリハビリテーションプロトコール
術後6週からの競技復帰を目指してアスレティックリハビリテーションを行う．

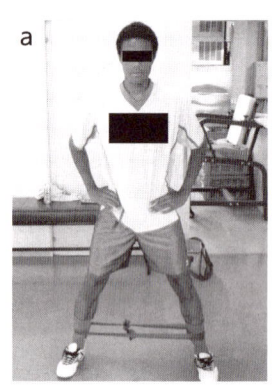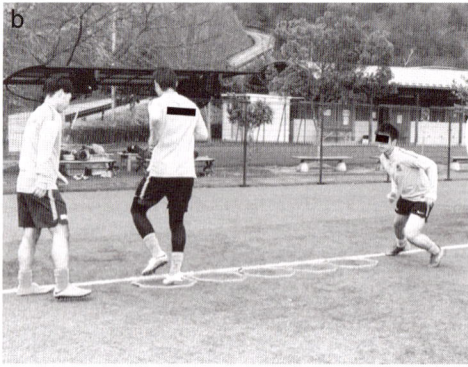

図3 ▶ アスレティックリハビリテーションの実際
a　チューブウォーキング：チューブを足関節にかけてカニ歩きを行い，中殿筋の強化を行う．術後2週後より開始する．
b　スピードラダートレーニング：SAQ（speed, agility, quickness）トレーニングの1つで，神経系を活性化し敏捷性の向上を目的とする．術後4週後より開始する．

3 アスレリートに対するFELDの治療効果

保存療法に抵抗する腰椎椎間板ヘルニア症例で，競技レベルのスポーツ活動を行っている21名のアスリートについて検討した．男性18例，女性3例，平均年齢は22.9歳（15〜43歳）であった．スポーツ活動の内訳はJリーガーを含めたサッカー7例，セミプロを含めた野球4例，バレーボール，テニス，陸上がそれぞれ2例，バスケットボール，競輪，ボクシング，卓球がそれぞれ1例であった．罹患高位は全例でL4-5高位であった．FELDを行うことで全例において下肢痛は有意に改善し，また腰痛に関しても有意に改善した．活動性の評価であるOswestry Disability Indexも有意に改善した．今回の検討では神経・硬膜損傷などの合併症は認めなかった．1例において隔角解離のためにヘルニア全摘ができず，後日顕微鏡下でのヘルニア摘出を行った．スポーツ競技への復帰率は93.3％であり，復帰時期は術後平均9.2週であった．

4 術後アスレティックリハビリテーション（図2，3）

FELDは局所麻酔での手術なので，術後当日より歩行が可能である．アスレティックトレーナー

図4　Jリーグ選手のFELD症例

右殿部痛で受診．MRIではL4/5右にヘルニアを認める（a：T2強調矢状断像，b：T2強調水平断像）．局所麻酔下にFELDを行い右殿部痛および腰痛は消失．術直後のMRIではヘルニアの縮小を認め，ヘルニアが存在していた部位には液体貯留を認める（c：T2強調矢状断像，d：T2強調水平断像）．

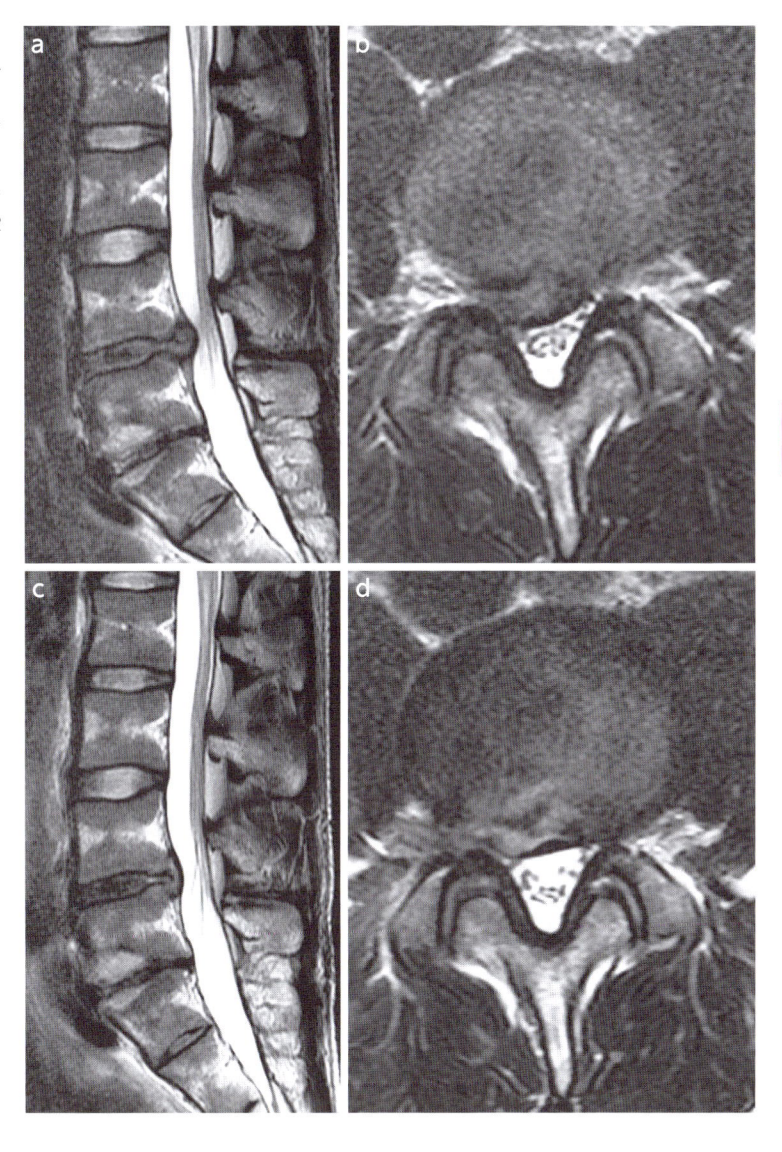

のもと，バランスエクササイズや体幹および股関節のストレッチ，モビライゼーションを術後1週から開始する．また神経・筋コントロールの回復，体全体の安定感を高めるコアエクササイズによる体幹筋力の強化を行う．術後2週より持久力改善のために歩行負荷増強，股関節周囲筋の筋力訓練を開始する（**図3a**）．術後3週よりジョギングやバランストレーニングを開始し，術後4週よりインターバルトレーニングおよびアジリティートレーニングを開始（**図3b**）．術後6週よりコンタクトプレーを含めた全体練習に合流し，パフォーマンス次第で試合復帰としている．

5 症例提示

症例1：30歳台 男性（Jリーガー）．主訴は右殿部痛（visual analogue scale（VAS）：80/100）と腰痛（VAS：80/100）．3ヵ月前より右殿部痛ならびに腰痛が出現し，競技に支障を生じるようになった．明らかな筋力低下は認めなかった．MRIではL4/5右にヘルニアを認めた（**図4a, b**）．局所麻酔下にFELDを行い，ヘルニアを摘出した．術後，右殿部痛・腰痛は消失した．術直後のMRIではヘルニアの縮小を認め，ヘルニアが存在していた部位には液体貯留を認める（**図4c, d**）．術後

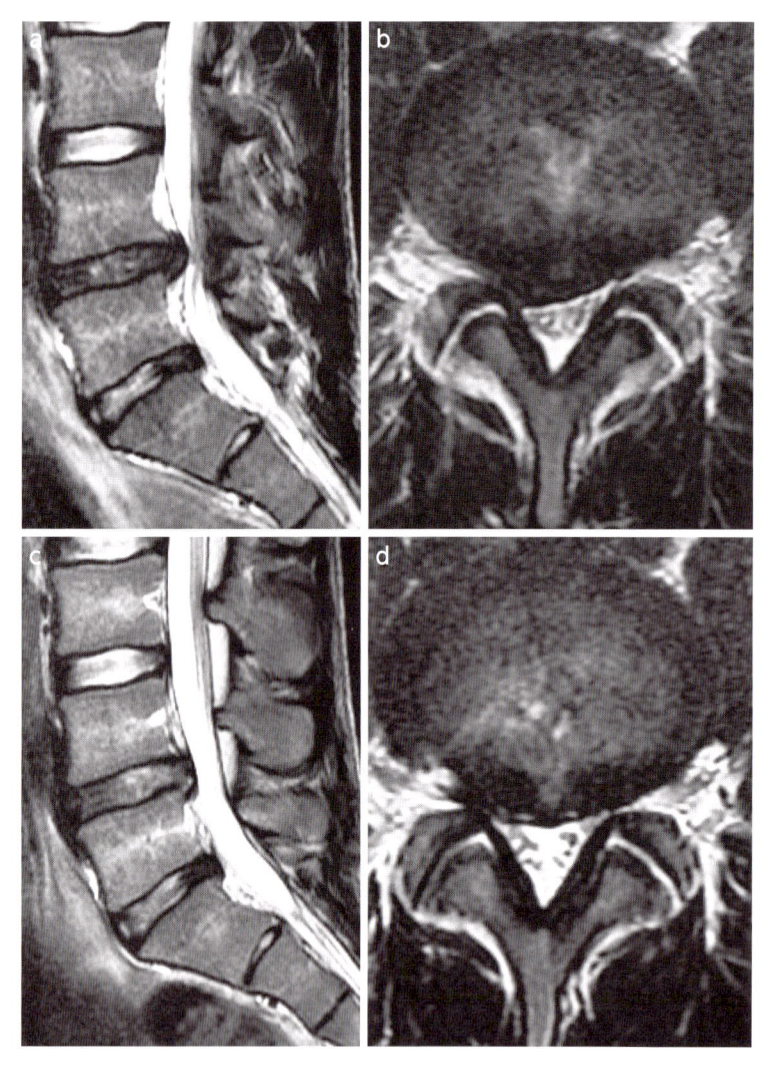

図5 ● 大学サッカー選手の FELD 症例
右下肢外側痛で受診．MRI では L4/5 右にヘルニアを認める（a：T2 強調矢状断像，b：T2 強調水平断像）．局所麻酔下に FELD を行い，ヘルニアを一塊に摘出した．術後，右殿部痛および腰痛は消失．術直後の MRI ではヘルニアの縮小を認める（c：T2 強調矢状断像，d：T2 強調水平断像）．

アスレティックリハビリテーションを行い，術後7週より対人プレーを含めた競技に復帰した．

症例2：20歳台 男性（大学生，サッカー部，ディフェンダー）．主訴は右殿部痛（VAS：70/100）と腰痛（VAS：50/100）．6ヵ月前より腰痛および右殿部痛が出現．他院で保存療法を行うも疼痛の改善なく手術を希望され受診．straight leg raising（SLR）テストは左90°陰性であるのに対して右30°陽性であった．明らかな筋力低下は認めなかった．MRI では L4/5 右にヘルニアを認める（図5a, b）．局所麻酔下に FELD を行い，ヘルニアを一塊に摘出した．術後，右殿部痛，腰痛は消失．術直後の MRI ではヘルニアの縮小を認め

る（図5c, d）．術後アスレティックリハビリテーションを行い，術後10週よりサッカー競技に復帰した．

3 │ FELD 後のヘルニア再発およびその予防

腰椎椎間板ヘルニア摘出手術は根治的な治療法ではないため，再発の可能性を常に有している．しかしながら再発ヘルニアの定義が研究により異なっていることもあり，再発予防に関するまとまった報告は少ない．同一椎間での再手術例を再発ヘルニアとする研究では，顕微鏡下ヘルニア摘出術

において再発率は術後1年で約1%，5年で約5%との報告がある[10]．FELD後の腰椎椎間板ヘルニアの再発については，Yinらはメタアナライシスの検討で平均3.6%（0〜12.5%）であったと報告し，高齢者・body mass index（BMI）高値・罹患椎間が高位の症例でより再発率が高く，また術後6ヵ月以内での再発が多いと報告した[11]．FELDと顕微鏡下椎間板摘出術を比較した研究では，両群間でヘルニア再発率に有意差を認めなかった[12〜14]．要するに最小侵襲手術であるFELDは従来法と比較し筋肉や骨に対する侵襲は少ない一方で，ヘルニア再発のリスクは変わらないと考えられる．しかしながら椎間板自体に対する侵襲は従来法と同様であり，やはりヘルニア再発のリスクを含んでいることは十分に考慮すべきである．

　ではどのようにしてFELD後のヘルニア再発のリスクを軽減することができるか？　FELD後のヘルニア再発を予防するデータについては明らかではないが，術後アスレティックリハビリテーションは重要な要素となると考えている．前述のように，我々は術後早期からのアスレティックリハビリテーションを行い，術後6週からのスポーツ競技への復帰を目指してプロトコールを組んでいる．言わずもがな，コンディションが整わないうちの復帰はヘルニア再発のリスクを高めるのみでなく，他のスポーツ障害発生の危険性もあり，アスリートのコンディショニングをしっかりと把握したうえでのアスレティックリハビリテーションが重要である．またFELDの手術においては，やはり問題となるのはヘルニアの取り残しである．確実な鏡視によるヘルニアの摘出が望まれ，近年ではFELD用のさまざまな手術器具が開発されており，その有用性についても報告されている．またFELD後の再発ヘルニアに対してもFELDでの対応が可能であるとの報告もあり，再発時には再度FELDを行うことも考慮する必要がある[15]．ヘルニア再発の完全なる抑止は不可能であるが，ヘルニア再発予防に向けては手術やリハビリテーションを含めた総合的な介入が重要となる．

おわりに
　アスリートの腰椎椎間板ヘルニアに対して筋肉や骨組織などの後方支持組織を温存することができるFELDを行うことで良好な除痛効果と早期のスポーツ復帰が可能であった．アスリートの腰椎椎間板ヘルニアに対するFELDは有用な手術方法であると考えられた．術後のヘルニア再発を予防する意味でもアスレティックリハビリテーションなどの介入が重要となる．

◆ 文　献
1) 中前稔生ほか：アスリートにおける腰椎椎間板ヘルニアの保存的治療．臨スポーツ医 30：773-779，2013
2) Mayer HM, et al：Percutaneous endoscopic discectomy：surgical technique and preliminary results compared to microsurgical discectomy. J Neurosurg 78：216-225, 1993
3) Kambin P, et al：Transforaminal arthroscopic decompression of lateral recess stenosis. J Neurosurg 84：462-467, 1996
4) Yeung AT, et al：Posterolateral endoscopic excision for lumbar disc herniation：surgical technique, outcome, and complications in 307 consecutive cases. Spine 27：722-731, 2002
5) Olmarker, K, et al：Tumor necrosis factor alpha and nucleus pulposus-induced nerve root injury. Spine 23：2538-2544, 1998
6) Freemont AJ, et al：Nerve ingrowth into diseased intervertebral disc in chronic back pain. Lancet 350：178-181, 1997
7) Olmarker K：Puncture of a lumbar intervertebral disc induces changes in spontaneous pain behavior：an experimental study in rats. Spine 33：850-855, 2008
8) Nakamae T, et al：Pharmacological inhibition of tumor necrosis factor may reduce pain behavior changes induced by experimental disc puncture in the rat：an experimental study in rats. Spine 36：232-236, 2011
9) 土方貞久ほか：経皮的髄核摘出術について―腰部椎間板ヘルニアの新しい治療法．東電医報 5：39-44，1975
10) Gaston P, et al：Survival analysis is a better estimate of recurrent disc herniation. J Bone Joint Surg Br 85：535-537, 2003
11) Yin S, et al：Prevalence of recurrent herniation following percutaneous endoscopic lumbar discectomy：a meta-analysis. Pain Physician 21：337-350, 2018
12) Qin R, et al：Percutaneous endoscopic lumbar discectomy versus posterior open lumbar microdiscectomy for the treatment of symptomatic lumbar disc herniation：a systemic review and meta-analysis. World Neurosurg 120：352-362, 2018
13) Kim CH, et al：The surgical outcome and the surgical strategy of percutaneous endoscopic discectomy for recurrent disk herniation. J Spinal Disord Tech 27：415-422, 2014
14) Shi R, et al：Comparison of percutaneous endoscopic lumbar discectomy versus microendoscopic discectomy for the treatment of lumbar disc herniation：a meta-analysis. Int Orthop 43：923-937, 2018
15) Yamashita K, et al：Revision percutaneous endoscopic lumbar discectomy under the local anesthesia for the recurrent lumbar herniated nucleus pulposus in a high class athlete：A case report. J Med Invest 63：135-139, 2016

V
腰部障害

術後のヘルニア再発予防のためのリハビリテーション

倉持梨恵子

要点整理

腰椎椎間板ヘルニアの摘出によって，神経痛や腰痛などの主症状は解消する．しかしながら，そもそも椎間板脱出をもたらした不適切な姿勢や動きを修正せずに競技復帰を試みると，摘出後の組織的な脆弱性も相まって，再発するリスクが高まる．特に低侵襲手術には早期復帰が期待されるが，痛みなどの症状のみを評価指標とせず，腰椎をニュートラルに保ちながら，仰臥位から立位へ，負荷なしから負荷ありへ，段階的なリハビリテーションを計画的に進めることが再発予防につながる．

はじめに

腰椎椎間板ヘルニアは下肢痛，腰痛を伴い，パフォーマンスの低下を引き起こす．観血的治療に至るまで，競技やトレーニングからの離脱，痛みの回避による不良姿勢や代償動作への曝露などが長期間に渡ることも多い．近年では低侵襲手術により，ヘルニア摘出による症状緩解はもちろん，筋や軟部組織の損傷が最小限であるため，さまざまな側面で早期競技復帰への期待が高まっている．一方で，椎間板脱出をもたらした不適切な姿勢や動きを修正するには一定の時間が必要である．ヘルニア術後のリハビリテーションを考えるうえで，患部の組織的修復や症状改善はもちろん，その原因となった動作や姿勢，つまり「腰が痛む前」に存在していた諸問題の是正が重要な課題である．椎間板に不適切な歪みを与えない，正しい姿勢と動作を徹底的に追及することが，再発予防の鍵となる．

1 腰椎椎間板ヘルニア術後の再発率やリハビリテーション

アスリートにおける腰椎椎間板ヘルニア術後の復帰率は8割以上であると報告されている[1,2]．さまざまな術式によるヘルニアからの復帰を比較したReimanらの報告では，競技復帰までの期間はプロ選手で5.2〜8.7ヵ月，アマチュア選手では7.5週〜6ヵ月の範囲であるとしている[1]．復帰までの期間のばらつきはこれらの研究に含まれるスポーツ種目の多様性が反映されており，復帰までの期間は一概に設定できない可能性が読み取れる．また，プロアスリートにおいて復帰に時間がかかっていることについては，より慎重にその後のパフォーマンスやキャリアへの配慮がなされた結果であるとしている[1]．一方で，低侵襲手術のみの競技復帰に関する報告では5〜16週（平均10.8週）とされ[2]，早期復帰が示されている．これまでの術式と比較して，低侵襲手術の術中の出血，手術時間，入院期間，復帰までの期間が短いことは多くの報告で明らかである[3]．術後ヘルニアの再発率に関するレビューによると2年以内に同レベルの再手術が約6％，腰痛の発症は15〜25％とされている[4]．低侵襲手術とその他の術式の再発率の比較にはより多くの報告による検討が必要であり[4]，術後リハビリテーションとのかかわりに関する研究は乏しいのが現状である[1]．

図1 姿勢による腰椎椎間板内圧の変化
（文献5より引用）

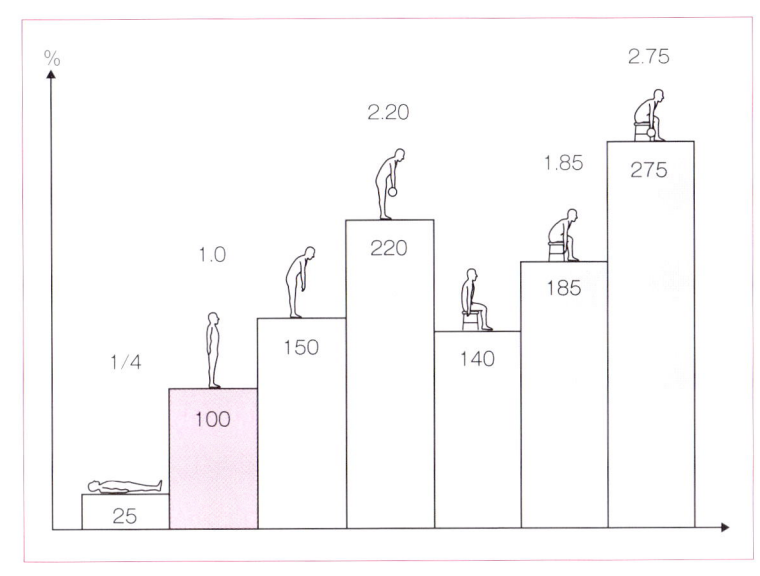

2 椎間板内圧を上げないために

　腰椎椎間板ヘルニアのリハビリテーションにおいて，椎間板内圧を上げず，再発を防ぐために，最も単純で重要なことは腰椎屈曲を起こさないようにすることである（図1）[5]．一方で腰椎の過伸展は椎間関節へのストレスを増大させるため，腰椎を常に「ニュートラル」な位置に保ち，腹腔内圧を維持したまま運動を行うことが基本となる[6]．

　再発を予防するためには，患者本人がこの原則を理解することが重要であり，監視下におけるリハビリテーション以外の場面でも常に応用できるように理解を促す．

3 仰臥位でのエクササイズ

　術後初期においては，仰臥位での適切な呼吸の訓練，体幹を安定させる訓練，その後四肢の運動を伴わせたエクササイズを行う（図2）．仰臥位では，椎間板内圧が高まる危険性が低く，より安全な肢位であるため，この段階で腹腔を構成する筋群の機能を改善し，体幹部の安定性を高める訓練を徹底する[7]．術後早期から運動療法を実施することは，疼痛緩和に効果的であることが報告され

ており，リスクを管理しながらも早期の介入が有効である[8]．

　ただし，仰臥位において股関節の深い屈曲位を取らせると，骨盤後傾に連動して腰椎の屈曲が生じる．つまり股関節屈曲の可動域が小さいと，腰椎屈曲による代償を起こしやすく椎間板内圧を高めるリスクが高まる（図3）．この後に続く四つ這いや立位でのリハビリテーションにおいて，股関節屈曲の可動域制限はさらにこの代償リスクを高める．したがって術後初期に股関節屈曲の可動域を拡大しておくことが重要となる．特に股関節前面の「つまり」による屈曲制限を訴える選手が多く，多くの症例で腸腰筋へのアプローチにより改善が得られるため，積極的に解消しておく（図4）．

4 四つ這い・腕立て・膝立ち姿勢でのエクササイズ

　次に四つ這い姿勢でのエクササイズを実施する．脊柱や骨盤が地面から離れることで，姿勢調整・保持能力が必要となる．四つ這い姿勢でも体幹部を安定させ，腰椎・骨盤と股関節との動きを分離させた「股関節ヒンジ」での運動学習が非常に重要である（図5）．

　腕立て姿勢は四つ這いに比べて，体幹部への負荷が高く，高いレベルで体幹安定性が確保されて

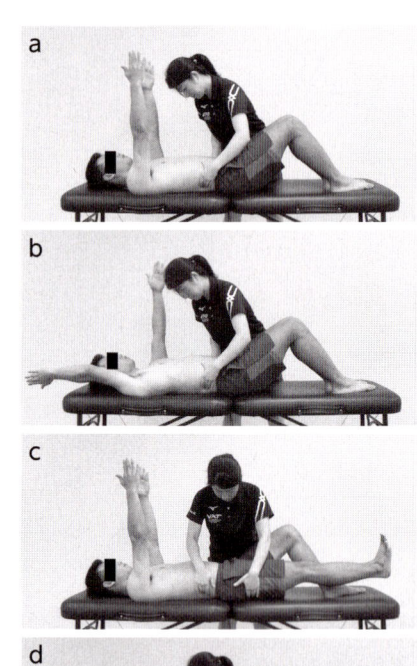

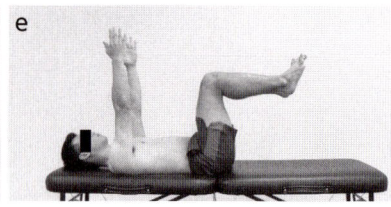

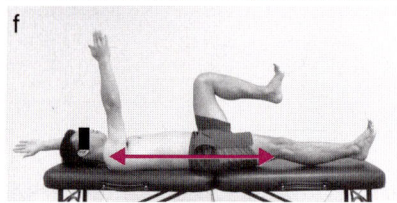

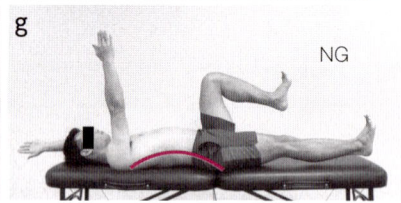

図2 ▶ 仰臥位での体幹安定化エクササイズ

難易度低：
　a　開始姿勢
　b　上肢挙上
　c　下肢伸展
　d　対角方向への動作

難易度中：
　e　開始姿勢
　f　対角方向への動作
　g　体幹が不安定となり腰椎過伸展

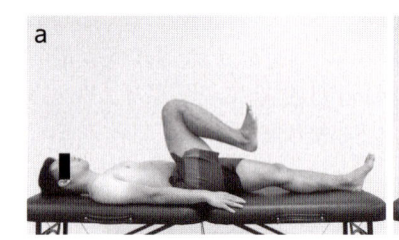 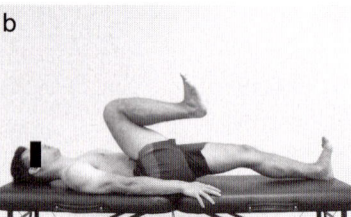 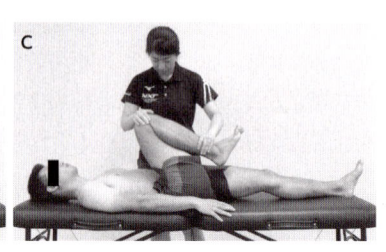

図3 ▶ トーマステストにおける股関節屈曲の可動性評価

a　自動での股関節屈曲
b　骨盤の後傾に伴う反対側の股関節屈曲（トーマステスト）
c　他動での股関節屈曲で股関節前面の「つまり」も併せて確認する．

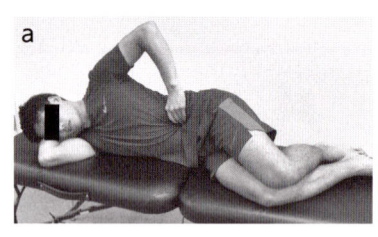 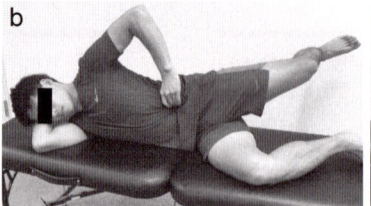 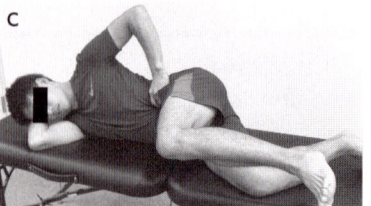

図4 ▶ 股関節屈曲可動域改善のためのセルフケア

a～c：大腰筋のセルフケア．腹直筋の外縁から深く手を差し込み股関節を屈伸する．

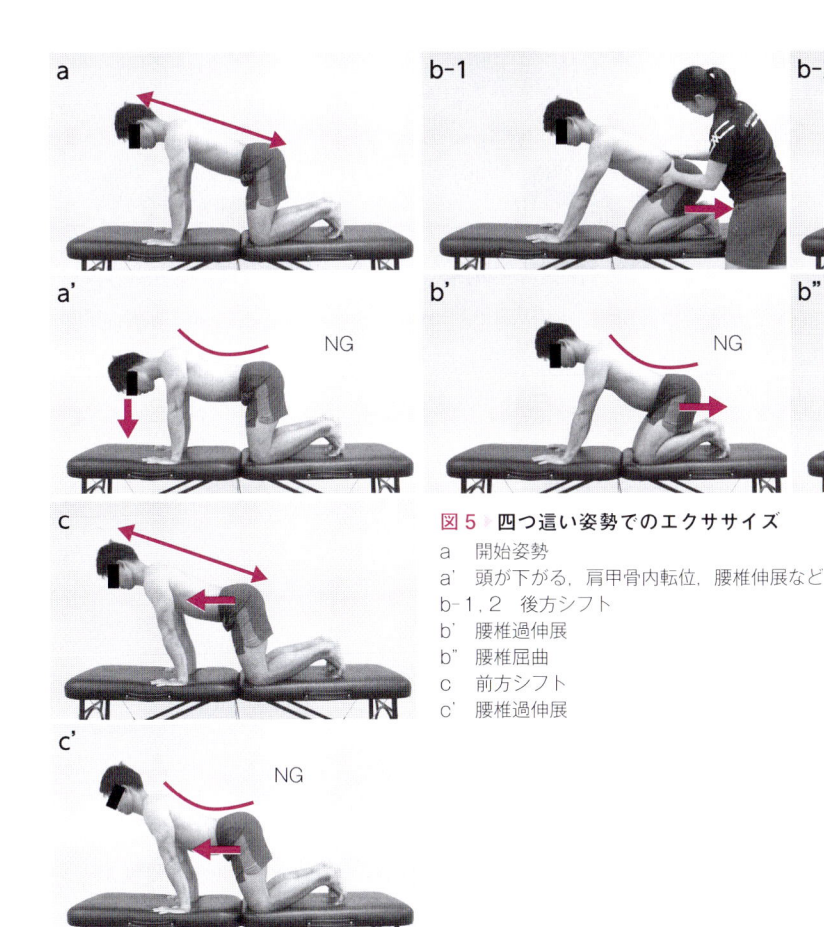

図5 四つ這い姿勢でのエクササイズ

a 開始姿勢
a' 頭が下がる，肩甲骨内転位，腰椎伸展など
b-1,2 後方シフト
b' 腰椎過伸展
b" 腰椎屈曲
c 前方シフト
c' 腰椎過伸展

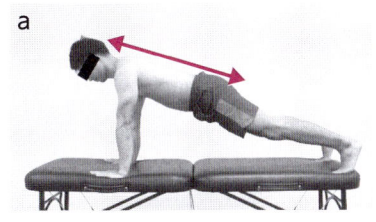
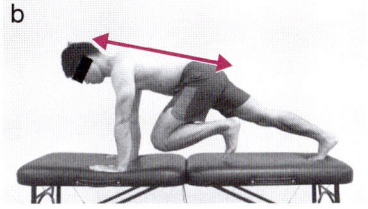
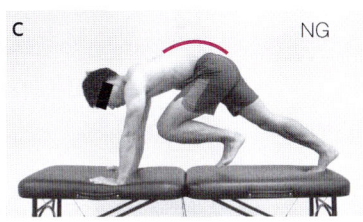

図6 腕立て姿勢でのエクササイズ

a 開始姿勢
b 股関節屈曲
c 腰椎屈曲を伴った股関節屈曲

からの段階づけとなる（図6）．いずれの姿勢でも
腕や脚を挙げた時に肩や骨盤の傾き，腰椎の屈曲
などの代償が起こらないように徹底する．

　その後，四つ這い姿勢から膝立ち姿勢でのエク
ササイズを加えることによって，立位姿勢でのエ
クササイズに向けた段階的なアプローチとなる
（図7）．

5 立位姿勢でのエクササイズ（スクワット・ルーマニアンデッドリフト）

　立位姿勢で重要なスクワット動作の初期段階で
は椅子などを用いて「座る→立つ」，「立つ→座る」
に動きを分離して，その後の一連の動作につなげ
る（図8）．スクワットの動作においても腰椎が

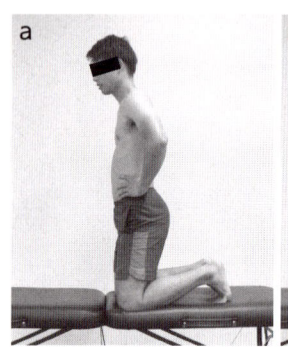
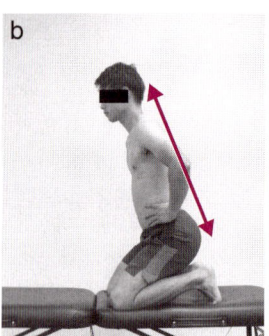
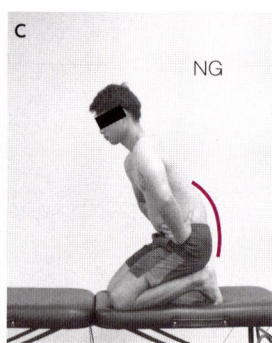

図7 ▶ 膝立ち姿勢でのエクササイズ
a 開始姿勢
b 股関節屈曲
c 腰椎屈曲を伴った股関節屈曲

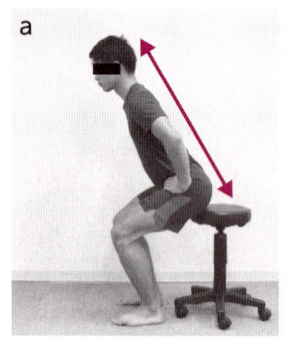
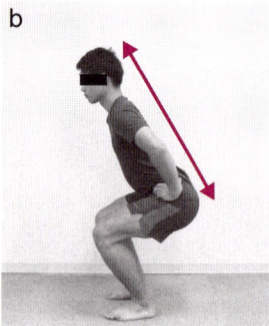
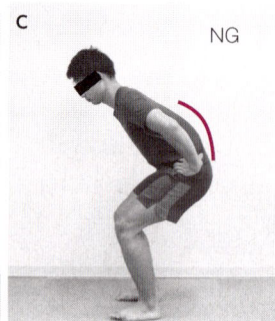
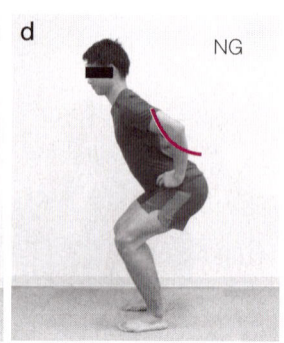

図8 ▶ 無負荷でのスクワット
a 初期段階の訓練
b 正しいスクワット姿勢
c 腰椎屈曲
d 腰椎過伸展

ニュートラルに保たれ，股関節屈曲でしゃがむ動作の獲得ができているかを評価する．足関節の背屈が制限されると，しゃがむ動作において腰椎も含めた他関節での代償に繋がりやすい．股関節同様，他の関節で必要な可動範囲を獲得できているかも重要な修正点となる．

　また，立位姿勢から股関節ヒンジで前屈動作を行うルーマニアンデッドリフト（RDL）は姿勢維持能力の確認に有用なエクササイズである．背中に軽い棒を持ち，頭・胸椎・仙骨をつけた状態から始め，前屈時にその3点が離れずに動けているかどうかを確認しながら正しい姿勢を身につけるとよい（図9）．

6 フリーウエイトによるトレーニング

　アスリートが競技復帰するためには，より高く，速い負荷をかけてトレーニングする必要がある．手術前に長く腰痛を経験した選手は，ウエイトトレーニングを制限している期間も長いことが多く，負荷をかけたトレーニングに不安を見せる選手も少なくない．術後，負荷をかけない動きにおいて痛みが消失すると，ウエイトトレーニングをせずに早期復帰を希望する選手も多い．しかしながら，受傷前，もしくは他の選手と同等の負荷をかけたトレーニングができていない状態は復帰後の再発やパフォーマンス制限に繋がる．したがって，最初は軽いバーを用い，正しいフォームの習得を徹底しながら，トレーニングの側面でも機能を回復させる．

　代表的な種目であるバックスクワットでは，しゃがみ込む深さに注意をし，骨盤後傾がどの深さで起こっているか，外からのチェックはもちろん，選手自身が自覚できるように訓練することがリスク回避となる（図10）．また，身体の前下方に

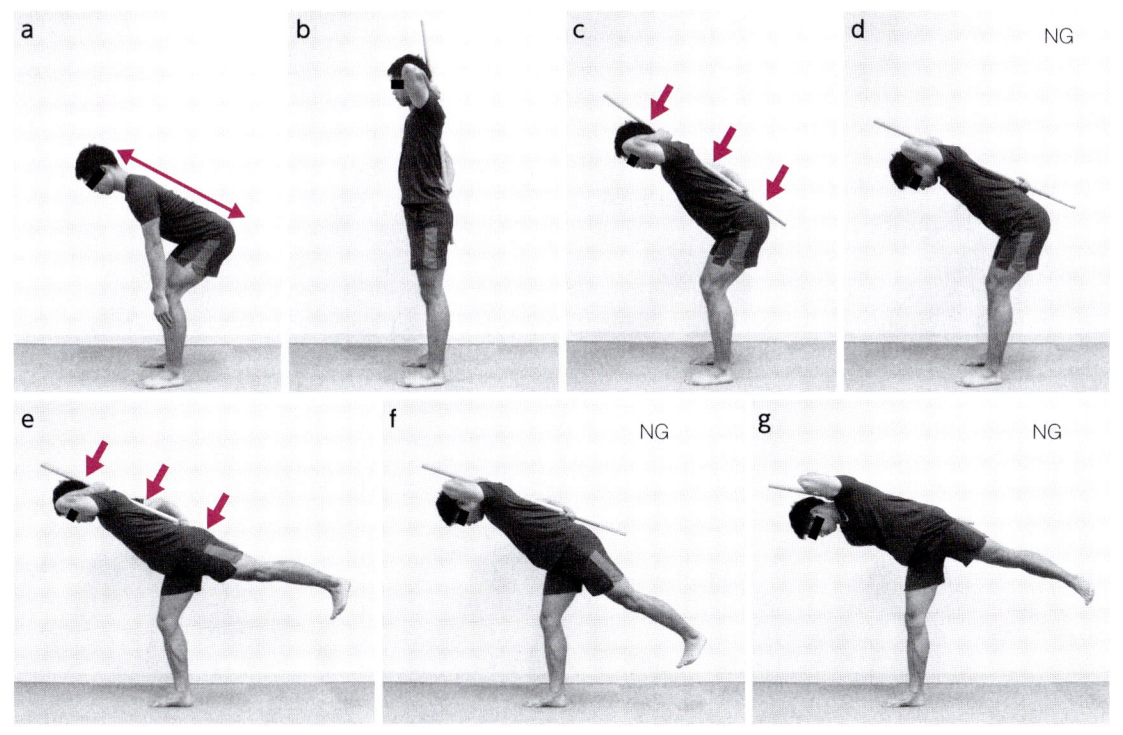

図9　無負荷でのルーマニアンデッドリフト（RDL）
a　脊柱を一直接に保つ．
b　姿勢と可動範囲確認のため，開始姿勢で頭・胸椎・仙骨に棒をつける．
c　3点を維持する．
d　頚椎・腰椎の屈曲
e　片脚でのRDL
f　頚椎・腰椎の屈曲
g　股関節・骨盤の代償

図10　フリーウエイトを用いたバックスクワットでのフォームチェック
a〜c　骨盤後傾になる手前の深さまで．

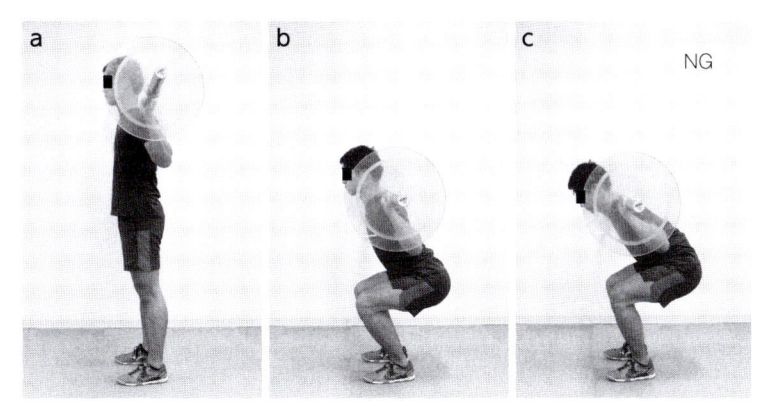

錘を持つデッドリフトにおいては，特に開始姿勢での円背は危険である．これまでに獲得した体幹の安定性に加え，胸椎伸展の可動性と肩甲帯の安定性が重要な役割を占める（図11）．このようにデッドリフトを安全に実施するためには他の部位

の機能を整える必要があり，リスクが大きいとして敬遠されがちであるが，クリーンやスナッチなど，パワー獲得のためのリフティング動作に繋げるためにも正しいフォームの習得は必須である．

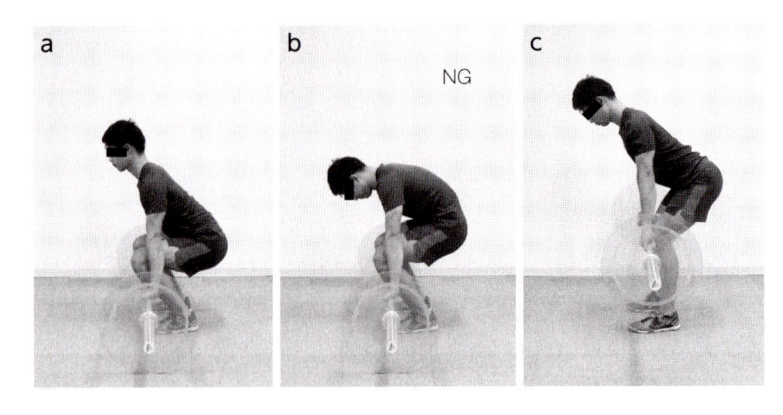

図11 ▶ **フリーウエイトを用いたデッドリフトでのフォームチェック**
a～c　開始姿勢で腰椎が屈曲しないように注意する.

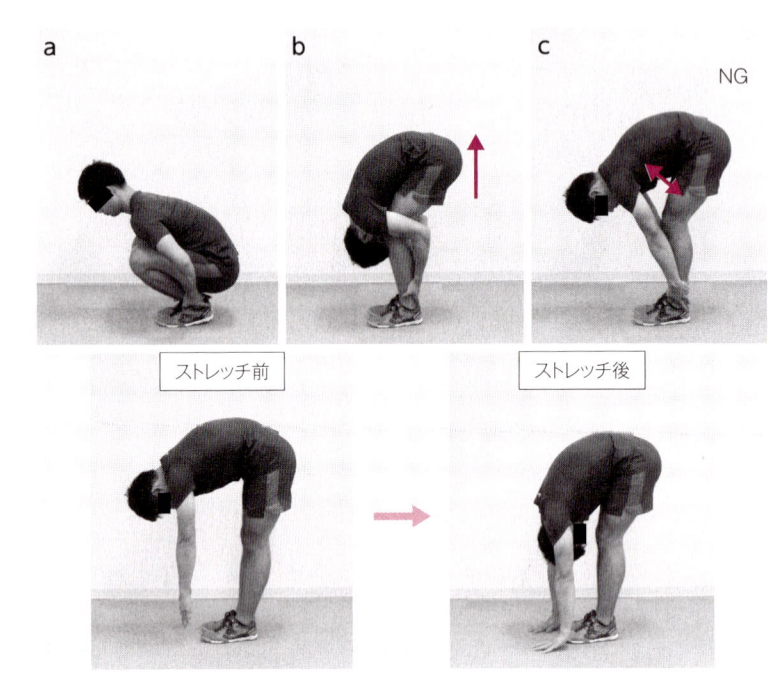

図12 ▶ **ジャックナイフストレッチによる前屈動作の改善**
a　開始姿勢. 両手でアキレス腱を握る（踵は上がってもよい）.
b　ストレッチ姿勢. 胸と大腿を離さずに殿部をできるだけ高く上げる（10秒×5回）.
c　胸と大腿が離れてしまっている（膝を伸ばす必要はない）.

7 前屈動作の獲得

　腰椎椎間板ヘルニアにとって最もリスクの高い前屈動作の拡大は慎重に行う. 腰椎の屈曲を少なくしつつ, 前屈動作を獲得するためには, 股関節の可動性を高めることが重要である. 「ジャックナイフストレッチ」は大腿四頭筋の収縮とハムストリングの伸長を同時に行うことで, 相反性神経支配のメカニズムによって著しい効果が期待される. 術後の組織が修復されて前屈が許可された後, 可動域改善のために積極的に取り入れる（**図12**）.

8 競技復帰に向けて

　競技への復帰に向けて, 負荷が高く, スピードが速くなり, 対人練習によるリアクション動作など, 競技場面に近くなった時の再発には細心の注意を払う必要がある. リハビリテーションの初期やスタッフの管理下では正しい動きに意識を集中していた選手も, 競技の場面になると, 途端に以前の不適切で強固な運動パターンに戻る可能性がある（**図13**）. 受傷した動きや痛みの出ていた姿勢などを聴取し, リハビリテーションとしてもそれ

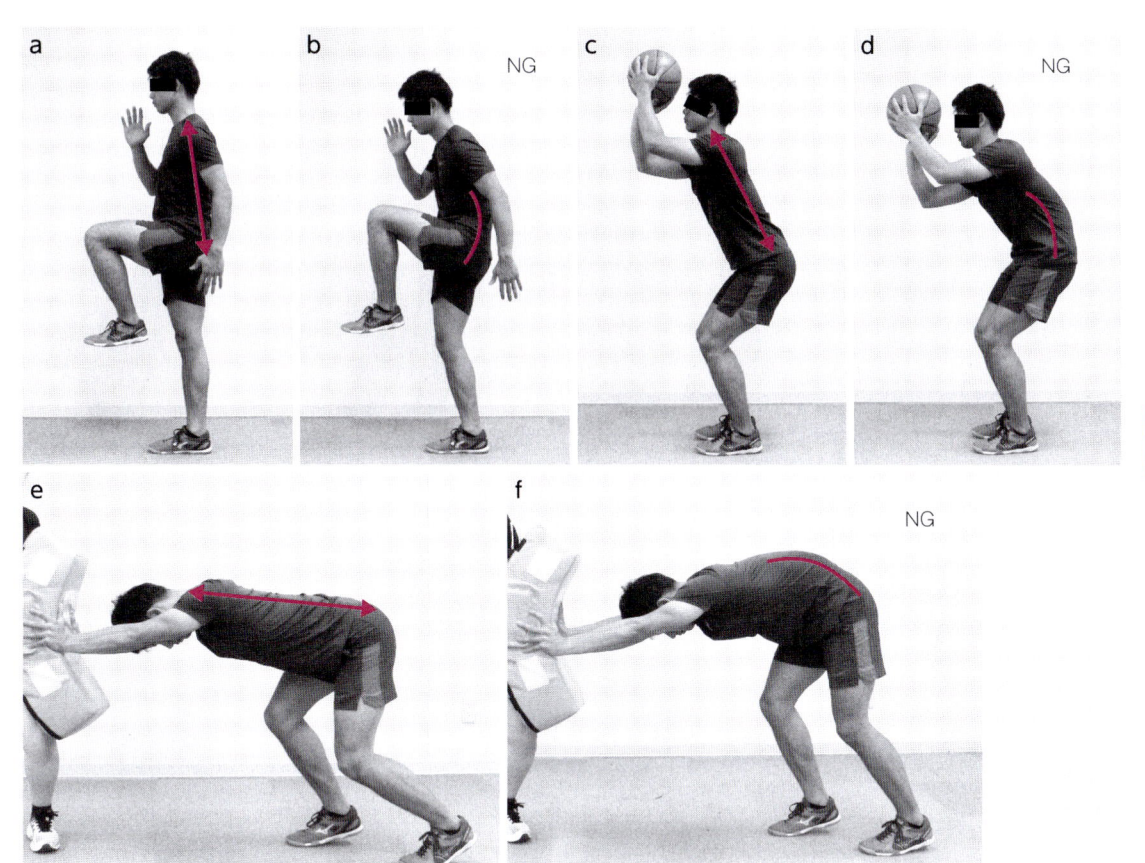

図13 スポーツ動作におけるフォームチェック
a, b　ランニング
c, d　バスケットボールでの構え
e, f　ラグビーでのスクラム姿勢

らの競技動作での不適切な動作を修正する．また，復帰後の練習時間やメニュー，競技時間なども確認し，その時間に渡って正しい姿勢や動作が維持できる持久性の側面についても回復しておく必要がある．練習に復帰した後も競技中の動画を基に動作確認を行うなど，復帰期の競技動作を評価することは再発予防に重要である．

表1に筆者らが経験した症例における競技復帰までの経過をまとめたので供覧する．

これまでヘルニア再発予防のための基本的なリスク回避として，腰椎屈曲を起こさないための動作修正を徹底するよう述べてきた．しかしながら，我々が経験してきた症例における想定外の状況として，屈曲時の腰痛よりも伸展時の腰痛の方が長く残存する症例が少なくない．この現象の解釈と

して，器質的損傷が起こる前に「体幹部の不安定性」が大きな問題として存在しており，ヘルニアによる屈曲時の症状が消失したことで，伸展時の不安定性による痛みが表出したと考えられる．したがって，あらゆる方向での不安定性を解消しない限り，ヘルニア以外の機序でも腰痛が再発するリスクがあると推察される．腰痛そのものの再発を包括的に予防し，根本的な解決に導く視点が重要である．

おわりに

腰椎椎間板ヘルニアの術後リハビリテーションにおいて重要なポイントをまとめた．術前からの機能不全の是正，筋力の強化，体力の回復などの諸条件を考えると，競技レベルに復帰するまでの

表1 ● 腰椎椎間板ヘルニア術後の症例

症例1 19歳 男性 トライアスロン選手 169cm 59kg

X年Y月		練習中に腰痛，6～7月にかけて神経症状が増強．Bike以外の練習は継続
X年Y＋7月	術前14週	筆者らによる初回評価．右SLR・前屈制限が顕著．体幹の安定化エクササイズ開始
X＋1年Z月中旬	手術	PED法によりL4/5椎間板ヘルニア除去．4日後の退院時より体幹安定化エクササイズ開始
X＋1年Z＋1月	4週	前屈許可．ただし，この時期には怖さがあり前屈動作はできず
X＋1年Z＋2月	6週	低強度でのJogとSwimを開始．前屈動作の不安改善．Bikeはできず
X＋1年Z＋5月	18週	Bikeを開始
X＋1年Z＋6月	24週	負荷をかけたウエイトトレーニング開始
	28週	下旬にチーム練習に合流
X＋1年Z＋7月5日	30週	スプリントのトライアスロン，その後デュアスロンレースに出場（X＋2年6月にトライアスロンフル出場）

症例2 19歳 男性 ラグビー選手（センター） 183cm 86kg

X年Y月		大学入学直前の練習中に腰痛．その後腰痛のため練習の参加と離脱の繰り返し
X年Y＋8月	術前40週	筆者らによる初回評価．左SLR・前屈制限が顕著．体幹の安定化エクササイズ開始 症状緩和し，練習ならびにウエイトトレーニングにも参加するが，寛解はせず
X＋1年Z月上旬	手術	MED法によりL4/5，L5/S椎間板ヘルニア除去．入院中より体幹安定化エクササイズ開始
X＋1年Z＋2月	8週	前屈許可．ただし，この時期には怖さがあり，前屈動作はできず．Jogを開始
X＋1年Z＋3月	12週	ダッシュ（80%程度）実施，アジリティ開始．ストップ動作で前屈が強制されると不安 負荷をかけたウエイトトレーニング開始
X＋1年Z＋4月	18週	コンタクト許可．前屈動作の不安改善．コンタクト以外の練習，ウエイトトレーニングはすべて実施
	20週	ラグビーの練習にすべて復帰（X＋2年4月に試合出場）

段階的なリハビリテーションは必須である．再発を予防するためには，症状の改善だけでなく，さまざまな姿勢や負荷に耐えられる機能を有しているかに重点を置き，ある程度の期間を確保して復帰を計画しておく必要があると思われる．低侵襲術後の競技復帰に至るプロトコルを確立するために，今後はさまざまな競技における症例を集積し，再発予防を踏まえた復帰時期の目安を整理する必要がある．

◆ 文 献

1) Reiman MP：Return to sport after open and microdiscectomy surgery versus conservative treatment for lumbar disc herniation：a systematic review with meta-analysis. Br J Sports Med 50：221-230, 2016

2) Yoshimoto M, et al：Microendoscopic discectomy in athletes. J Orthop Sci 18：902-908, 2013

3) Akinduro OO, et al：Open versus minimally invasive surgery for extraforaminal lumbar disk herniation：a systematic review and meta-analysis. World Neurosurg 108：924-938, 2017

4) Parker SL, et al：Incidence of low back pain after lumbar discectomy for herniated disc and its effect on patient-reported outcomes. Clin Orthop Relat Res 473：1988-1999, 2015

5) Nachemson AL：Disc pressure measurements. Spine 6：93-97, 1981

6) 倉持梨恵子：コレクティブアプローチによる復帰支援（腰椎椎間板ヘルニア）．臨スポーツ医 34：872-878, 2017

7) Stokes IA, et al：Intra-abdominal pressure and abdominal wall muscular function：Spinal unloading mechanism. Clin Biomech（Bristol, Avon）25：859-866, 2010

8) Machado GC, et al：Early comprehensive physiotherapy after lumbar spine surgery（PEDro synthesis）. Br J Sports Med 52：96-97, 2018

和文索引

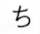

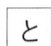
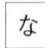
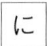

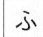

欧文索引

検印省略

予防に導くスポーツ整形外科

定価（本体 7,200円＋税）

2019年11月10日　第1版　第1刷発行

編　　者　古賀 英之・二村 昭元・齋田 良知
　　　　　山藤　　崇・加藤 欽志

発行者　浅井 麻紀
発行所　株式会社 文 光 堂
　　　　〒113-0033　東京都文京区本郷7-2-7
　　　　TEL （03）3813-5478（営業）
　　　　　　 （03）3813-5411（編集）

©古賀英之・二村昭元・齋田良知・山藤　崇・加藤欽志, 2019
　　　　　　　　　　　　　　　　　印刷・製本：広研印刷

ISBN978-4-8306-5189-2　　　　　　　　　Printed in Japan